NEW

병원정보 시스템

-OCS를 중심으로

양옥렬 · 김병화 · 박주희 · 변지혜
이동희 · 이상영 · 정영필 · 정용기

Hospital
information
system

MeDi 메디시언
CEAN

책과 관련된 질문사항이나 관련 자료는 홈페이지(i-cache.net)나 이메일(cache@hj.ac.kr)로 보내주시면 적극적으로 답변드리겠습니다.

머리말 Prologue

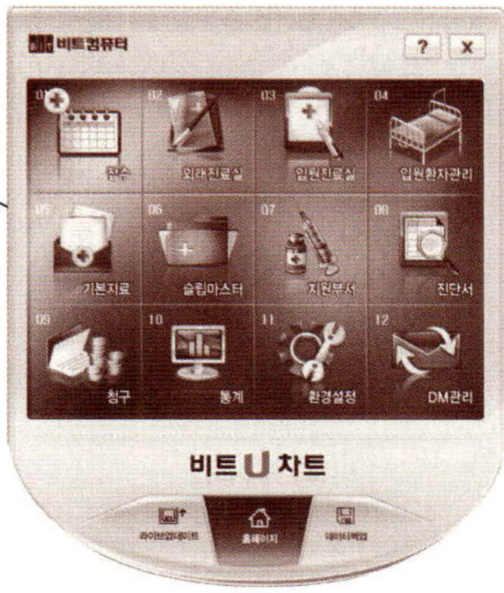

전 세계의 의료기관은 Chartless, Slipless, Filmless, Paperless의 4-LESS라는 시대적 변화를 맞이하고 있습니다. 이는 의료기관이 더이상 종이에 의존하는 시대는 사라졌다는 의미입니다. 또한 RFID, Ubiquitous, Telemedicine, EMR, CPR, EHR과 같은 새로운 패러다임과 함께 병원의 구성원과 조직에 많은 변화를 요구하고 있습니다.

이제 1차 의료기관에서 3차 병원에 이르기까지 병원에서 컴퓨터 없이는 그 어떤 일도 불가능한 시대에 살고 있습니다.
이러한 병원정보시스템(HIS)의 가장 기초적이고 기본이 되는 처방전달시스템(OCS)은 의료인으로서 반드시 학습해야 할 프로그램입니다.

본 교재는 이러한 시대적 요구에도 불구하고 처방전달프로그램(OCS)에 대한 수행 교재가 없는 것을 인지하고 초보적인 수준의 본 교재를 개발하게 되었습니다. 본 교재는 실무위주의 교재로서, 외우면서 공부할 분야는 절대로 아닙니다.

본 교재를 통해 눈으로 프로그램 사용법을 익히면서 보험, 의무기록실무, 표준질병 및 사인분류코드, 의학용어, 해부생리학 등의 과목을 복습한다고 생각하면 부담없이 사용할 수 있으리라 생각합니다.

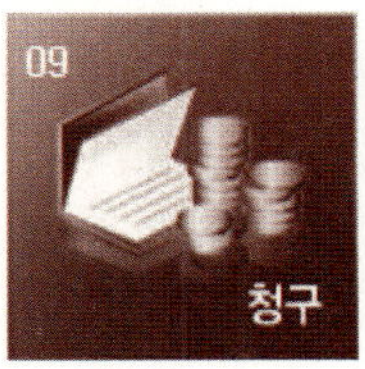

책을 내는데 많은 도움을 주신 메디시언, 비트컴퓨터에 감사드리고 부족한 점이 많은 책이지만, 새로운 보건의료정보인들에게 좋은 참고자료가 되길 바라며, 본 교재를 사용하시는 여러분들의 따끔한 지도와 편달을 기대해마지 않습니다. Seiwed the Day !!!

을미년 가을

양 옥 렬

차례

Contents

Part Ⅱ 건강보험제도 및 의료법규 개요

Chapter 5. 국민건강보험제도의 개요

Chapter 6. 행위별 요양급여 산정방법

차례

Part Ⅲ OCS 실무

Chapter 7. OCS 프로그램의 설치 및 실행

Chapter 8. OCS 환경설정

Chapter 9. OCS 기본자료 관리

Chapter 10. OCS 원무관리(접수 및 수납)

Contents

Chapter 11. OCS 외래진료실 관리 (의사영역)

Chapter 12. OCS 입원진료실 관리

Chapter 13. OCS 청구

Chapter 14. OCS 지원부서

Chapter 15. OCS 통계

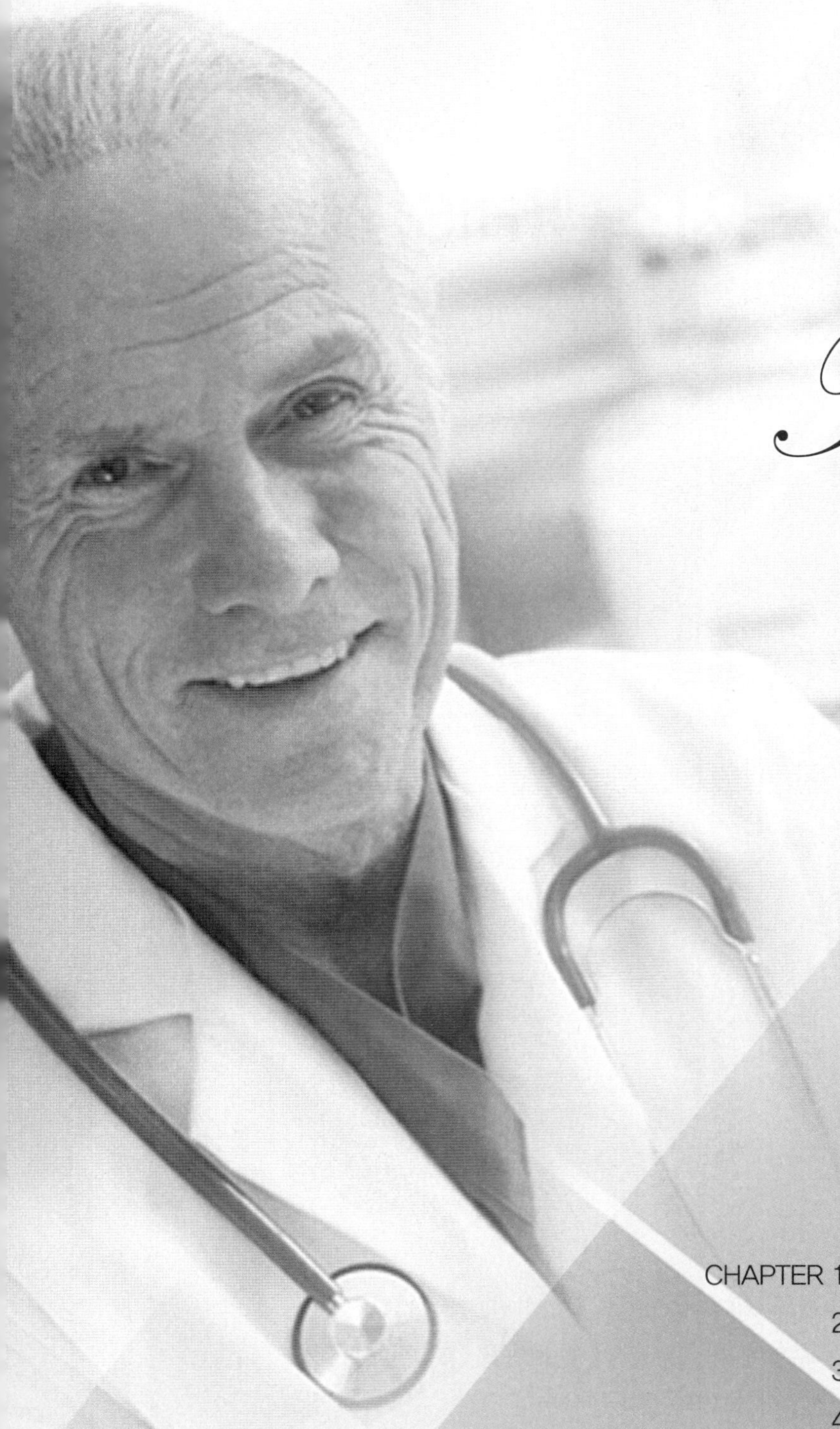

Part I

의료정보기술 개요

CHAPTER

1. 병원정보시스템(HIS)의 개념

mind map

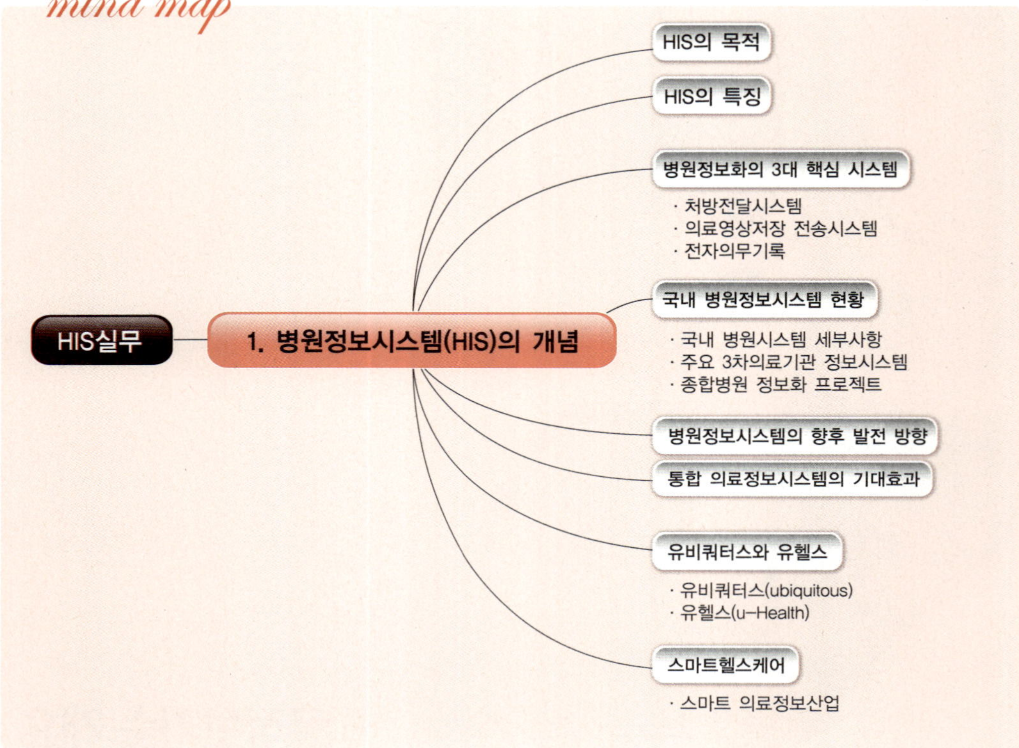

병원정보시스템(HIS, Hospital Information System)을 정의하면, 의료기관(병원)의 진료, 진료지원, 영상정보, 접수 · 수납에 이르는 관리 업무를 전산화 한 시스템이라 할 수 있다. 다시 말해, 환자가 병원에 들어와 등록에서부터 진료, 수납까지 병원 내에서의 모든 데이터를 관리 · 저장 · 전달을 통해 병원의 모든 업무를 효율적으로 관리하기 위한 통합의료정보시스템을 의미한다.

다시 말해서 **병원정보시스템은 효율적인 병원의 관리 및 경영을 위해 컴퓨터를 활용한 정보처리 및 통신시스템으로 정의**할 수 있다.

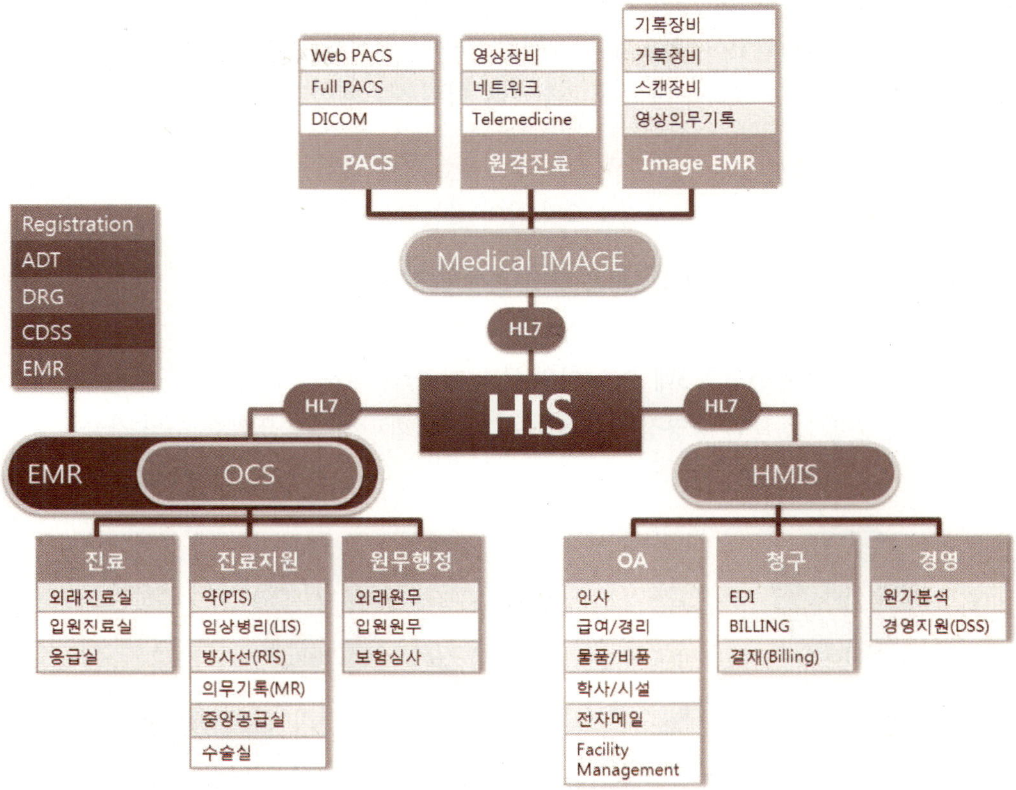

그림 1-1 병원정보시스템(HIS)의 구조

병원정보시스템(HIS)과 처방전달시스템(OCS)을 구별하자면, HIS가 OCS보다 훨씬 더 큰 개념이며, HIS를 기능적으로 분류하면 크게 3가지로 나눌 수 있는데 **처방전달시스템(OCS)**, **영상정보(Medical IMAGE)**, **병원경영정보시스템(HMIS)**이 바로 그것이다.

1-1 HIS의 목적

병원정보시스템의 목적은 병원 내에 존재하는 다양한 의료정보의 커뮤니케이션을 촉진시키기 위해 컴퓨터 기반 시스템을 제공하는 것이다. 시스템적 차원에서 병원정보시스템은 환자진료나 서비스 영역에서의 입출력 장비들을 필요 공간으로 움직이는 활동을 조정하는 중앙처리 단위의 통신 네트워크이다.

따라서 병원정보시스템은 병원 내의 부서간 정보를 수신, 정렬, 전송, 저장, 검색하는 중앙정보시스템이면서, 빠르고 경제적인 데이터 처리를 통해 가장 유용한 형태로 정보를 제공할 수 있도록 하는 초고속 자료 처리 시스템이기도 하다.

병원정보시스템의 구축 목적에 따라 살펴보면 생산성, 경쟁력 제고, 자원관리, 효율적인 운영의 4가지 구축 목적을 그림 1-2와 같이 갖는다고 할 수 있다.

① **생산성 증가** : 진료 및 진료지원을 통해 생산성 증가
② **경쟁력 제고** : 의료서비스 향상으로 경쟁력 제고
③ **자원 관리 : 병원행정의 3대 요소(인원, 물자, 자금)**의 체계적 관리
④ **효율적 운영** : 정확한 경영정보 분석정보를 통한 합리적인 운영계획 수립 가능

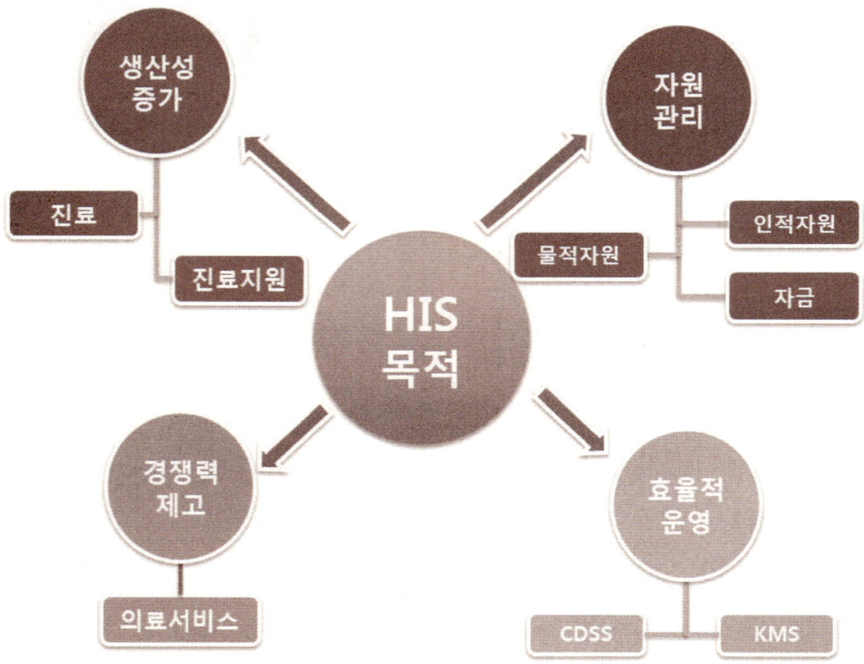

그림 1-2 병원정보시스탬(HIS)의 구축 목적

1-2 HIS의 특징

병원정보시스템의 특징은 크게 5가지로 구분하여 설명할 수 있다. 그 내용은 **시스템의 성능, 시스템의 안정성, 신속한 정보전달 능력, 전문화된 정보관리, 환자중심의 정보전달 체계**로 구성되어져야 한다는 것이다.

병원정보시스템의 특징을 보다 자세히 설명하면 아래와 같다.

① **높은 시스템 성능** : 서버, 네트워크, 클라이언트, 저장 장치 등의 높은 성능 요구
② **시스템의 안정성** : 무정전원원장치(UPS), 데이터베이스관리시스템(DBMS) 안정성, 방화벽(Firewall) 등의 안정성 요구
③ **신속한 정보전달 능력** : 진료과별, 부서별 요구정보에 대한 응용프로그램의 빠른 처리 및 전송 능력 요구
④ **전문화된 정보관리** : 분야별 정보의 전문화, 표준화된 정보관리 체계 요구
⑤ **환자중심의 정보전달 체계** : 모든 정보의 시작과 끝이 병원중심이 아닌 환자중심의 정보전달 체계 요구

1-3 병원정보화의 3대 핵심 시스템

병원정보시스템의 3대 구조는 처방전달시스템(OCS), 영상정보(Medical IMAGE), 병원경영정보시스템(HMIS)이 이에 해당한다. 그러나 실제로 가장 핵심이 되는 기능은 OCS, PACS, 그리고 EMR이라고 할 수 있다. 여기에서는 핵심 3대 구조에 대하여 설명하도록 하겠다.

1. 처방전달시스템

OCS(Order Communicatinon System)는 의사의 처방을 인력이나 기계적인 방법에 의존하지 않고 컴퓨터를 이용해 신속, 정확하게 진료 지원부서에 전달하는 시스템이다. 앞서 설명했듯이 OCS는 진료, 진료지원, 원무행정으로 구분된다. 이 중에서 진료파트는 크게 외래진료실(외래 OCS)과 입원진료실(입원 OCS)이 그 핵심이다.

(1) 외래 진료실 특징

① 주로 **낮 시간 대 사용량 증가**
② 집중사용시간 **(10~12시 / 14시~16시)**
③ 환자의 병원 **방문(접수)→진료→귀가(혹은 입원)** 처리의 전산화
④ **진료수가 자동 산정**
⑤ **진료대기시간 및 각종 검사 소요시간 단축**

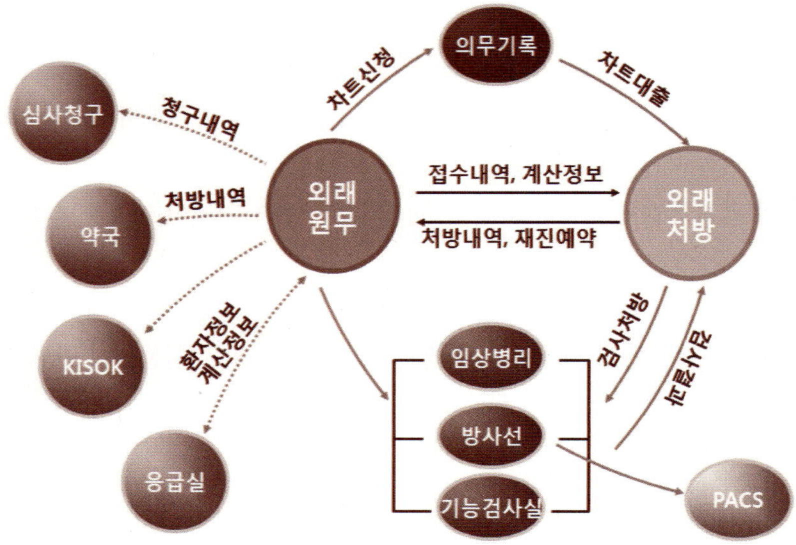

그림 1-3 외래 처방전달시스템(OCS)의 구조

(2) 입원 진료실 특징

① **24시간 온라인** 상태로 작동
② **백업(backup)** 기능을 제공
③ 환자가 외래나 응급실을 거쳐 입원하여 퇴원할 때 까지의 **모든 행위 정보 전산화**
④ 원무수납 이후에 이루어짐.
⑤ **식사와 처방**이 발생

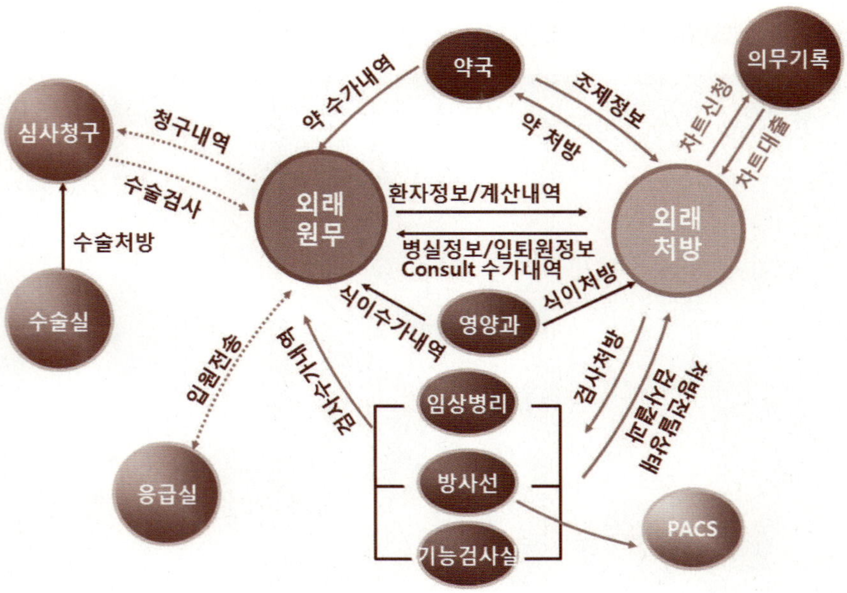

그림 1-4 입원 처방전달시스템(OCS)의 구조

2. 의료영상 저장전송 시스템

PACS(Picture Archiving and Communication System)는 의료영상기기로부터 획득된 디지털 영상을 고속의 네트워크를 이용해 의학용 영상 정보의 저장(Archiving), 판독(Diagnosis), 검색(Viewing), 전송(Forwarding)하는 의료영상 통합 관리시스템을 의미한다.

PACS는 영상획득 장치를 통해 생성된 의학영상을 디지털 데이터로 변환시켜 저장 관리하고, 이를 네트워크로 연결된 단말기를 통해 조회하는 시스템으로 현재 영상정보의 매체로 사용되는 필름을 대체할 수 있다(Filmless).

PACS는 병원에서 발생하는 모든 영상정보의 전산화, 저장, 검색을 할 수 있는 시스템이라고 생각하면 된다. 여기에 사용되는 영상장비에는 X-Ray, CT, MRI, MRA, PET, US 등 모든 영상정보가 해당된다.

구축된 체계적인 의료영상정보는 의학연구 및 교육 기초자료를 제공하며, 통신망을 통한 원격 영상 진단 시스템(Teleradiology system)의 구축도 가능해진다. PACS는 초기 구축비용이 많이 들지만 현재 거의 모든 2, 3차 병원은 PACS를 도입했다고 볼 수 있으며 CT, MRI 등의 촬영이 의료보험이 적용되면서부터 한국은 세계 최고의 PACS 구축 국가가 되었다.

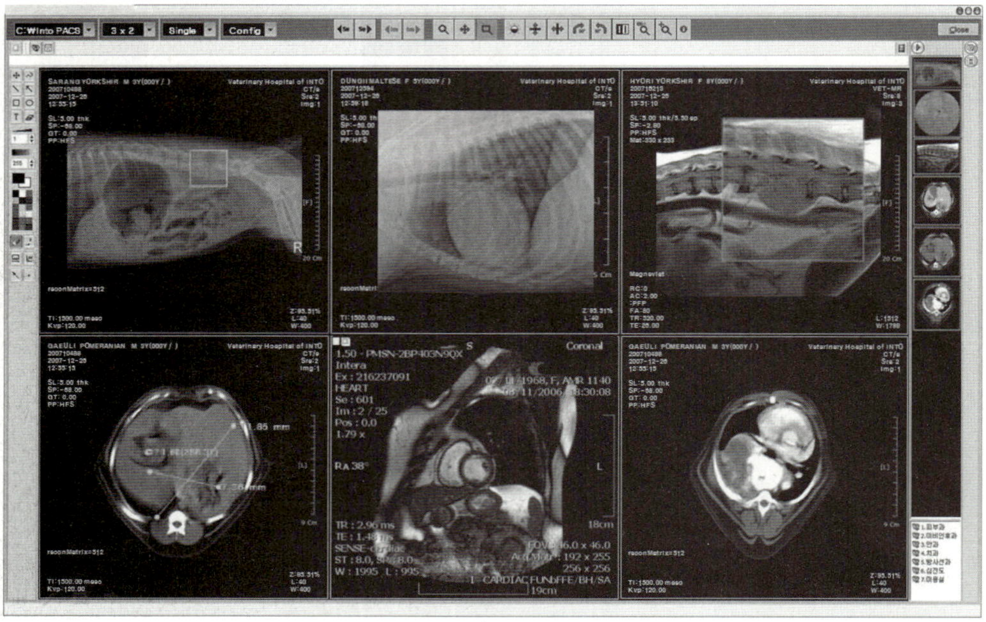

그림 1-5 의료영상저전송시스템(PACS)의 뷰어 실행 예

3. 의무기록전산화

EMR(Electronic Medical Record)은 진료, 원무, 통계에 걸친 전 병원업무를 자동화함은 물론 영상 저장 및 전송시스템과의 자동연계로 의무기록관리의 효율성을 극대화한다. OCS의 개념 보다 EMR은 포괄적인 의미이며, 쉽게 얘기하자면 **병원에서 종이로 구성된 진료차트들이 모두 사라지고 데이터형식으로 주고 받도록 해주는 의무기록 전산화에 초점을 맞춘 개념**이다(Chartless).

(1) EMR 도입 기대효과

① 보험청구업무 **자동화** 및 **실시간 청구** 가능
② 진료 및 **대기시간 단축**
③ 진료비, 검사내역 등 **자동 통계 처리**
④ 외래간호사나 간호조무사 **인건비 절감**
⑤ PACS와 연계 차트, **필름없는 병원(Filmless)** 환경 마련
⑥ 종이형태 의무기록지의 소멸(Chartless)

최근 3차병원을 중심으로 많은 의료기관들이 EMR을 도입하고 있다. 또한 OCS와 EMR의 중간 단계적 형태로 영상EMR을 도입하는 경우도 있는데, 이는 EMR 도입 이

전의 종이로 된 진료차트, 수술기록, 처방전, 영상정보 등의 진료기록을 모드 고속 스캔해 파일링하여 사용하는 방식이다.

아래 [그림 1-6]은 영상EMR 서버에 저장된 환자의 스캔된 진료기록을 보는 뷰어 프로그램의 실행 예이다.

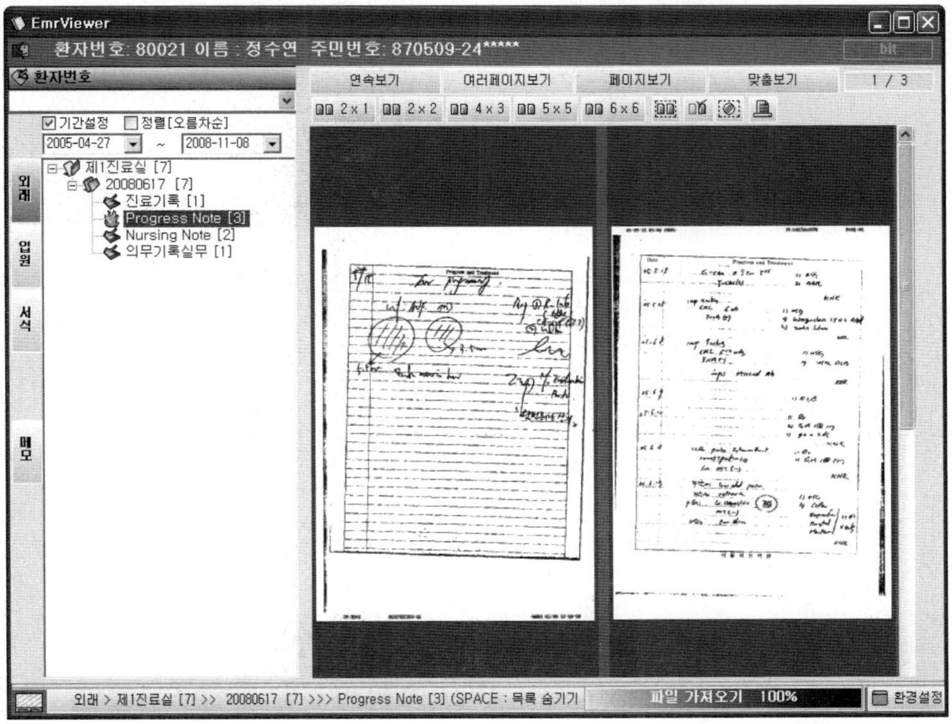

그림 1-6 영상 EMR 서버에 접속한 EMR 뷰어의 예

1-4 국내 병원정보시스템 현황

1. 단계별 각 종합병원의 정보화 프로젝트(2000년 현재)

자료 : 한림대학교 의료원

병원명	강남성모	분당차병원	삼성서울	서울대	서울순천향	서울중앙	성바오르	신촌세브란스	한국보훈	한양대
1단계	OCS구축	원무중심 병원정보 시스템	OCS, 풀 PACS 도입	OCS 구축	OCS, 풀 PACS 도입	OCS, 풀 PACS	OCS 업그레이드	OCS, OA	원가분석, DW, 네트워크 백본 교체	네트워크 백본 교체 OCS구축
	96.3~98.4	99.1~00.12	94년 완료	99년 완료	00.12 월까지	95~2000.5	2001년	91~99년	01~03 년까지	금년 11월 까지
2단계	병원정보화 구축	풀 PACS 도입	EMR, DW구축	풀 PACS 도입	DW구축	DW구축 및 전사적시스템 모델 구성	풀 PACS 도입 및 네트워크 업그레이드	풀 PACS 도입, OCS 업그레이드, DW 구축	풀 PACS 도입	풀 PACS 도입
	99.5~200.5	00.8~01.2	향후	올해부터	2002년	00.6~00.10	2001년 경	내년 하반기	내년 하반기	내년부터
3단계	풀 PACS, DW, KMS 구축	EMR, DW		인터넷 시대에 맞는 전략 추진	EMR, e비즈니스 추진	ERP 도입	EMR, DW 구축	전 시스템 재구축	EMR 구축	EMR구축
	올해부터	향후				올해부터	향후	2002~2004	향후	향후
4단계	EMR, PMS				CRM, 전체 전사적 DB구축					DW 구축
	향후				01.1~01.6					향후

2. 주요 3차의료기관의 정보시스템 현황(1999년 현재)

자료 : 한림대학교 의료원

병원명	경희의료원	고려대안암	삼성서울	서울대	서울중앙	신촌세브란스	중앙길	아주대	인하대	분당제생
허가병상	1,070	1,050	1,226	1,546	2,200	1,470	1,270	905	897	600
서버	컴팩 알파 4100 2대 (클러스링)	DG MV 40000 HA2	알파 8400 등 19대	컴팩 GS 140 4대, 알파 4100 1대	NCR3600 등 3대, SGI 2대, 썬E-3000, 액실320	NT서버 30대	DG 4대 등 23대	유니시스 U6000/85 NT 6대	IBM 서버 4대	썬엔터프라이즈서버 2대 등
DBMS	CACHE (M전신)	DG SQL	오라클	오라클	오라클	MS SQL	사이베이스	오픈M	오픈M/SQL	오라클
네트워크		교수동 일부구축	100MPS FDDI	ATM	FDDI	기가비트 이더넷	기가비트 이더넷	FDDI	ATM	ATM
IT예산	14억 원	3억 원	30억 원	200억 원	39억 원	30억 원	40억 원	30억 원		프로젝트당 지원
IS실 인원	10명	7명	7명		50명		30명(의료전산개발센터 및 멀티미디어센터 포함)	40명		22명

(계속)

(계속)

병원명	경희의료원	고려대안암	삼성서울	서울대	서울중앙	신촌세브란스	중앙길	아주대	인하대	분당제생
OCS	자체개발 2월 완료 예정	검토 후 중단 상태 (구로병원은 96년 도입)	94년 10월		96년 7월 (외래, 입원)	98년 10월 전부문	91년	94년 개원부터		98년 5월 (개원부터 적용)
PACS	방사선과	도입 안 함	94년 10월	종합 의료정보 시스템 99년 10월 예정	95년 5월 (신경외과, 진단방사선과, 신경과), 2000년부터 전체적용	시험적 사용 중	7월 말 일부시험 가동 예정 (올해 전부분 적용)	올해 도입 예정		98년 5월 (전부문)
EMR	타당성 검토 중	미도입	일부적용 (치료 방사선과)		올해 개발, 2003년부터 본격 적용	미도입	준비중	준비중	96년 개원부터 (외래환자)	98년 5월
비고	네트워크 구축예정		KMS 15 개과 대상	KMS, DW 구축예정	그룹웨어 도입, DW 구축준비, KMS 도입, PC 2,200대	PC 200대	PC 900대	PC OCS용 642대,	PC 500대, OA용 215대	인트라넷 도입

3. 국내 병원정보시스템 세부현황 (2012년 현재)

건강보험심사평가원에서는 매년 의료기관의 정보화 현황을 조사하여 발표하고 있다. 심평원은 전국 병원급 이상 의료기관 10곳 중 6곳이 EMR(전자의무기록) 시스템을 구축해 운영하고 있는 것으로 파악되었다.

심평원은 매년 12월에서 2월 사이에 전국병원을 대상으로 조사가 이루어지는데 전국병원 1,192개소(종합병원 316개소, 병원급 876개소)를 대상으로 진행한 병원 정보화에 대한 설문조사 결과를 발표했다.

조사결과에 따르면 IT 전담인력은 종합병원(3차의료기관) 이상 76%가 1~5명이었으며, 병원급(2차의료기관)은 36%가 구축되었고, 병원급은 43% 구축되어 있는 상태이며, OCS는 종합병원 93%, 병원급 74%의 구축률을 보였다.

임상병리검사시스템(LIS)과 건강검진 시스템, 처방약제 관리시스템(PIS)의 경우에는 종합병원 이상은 75% 정도의 구축률을 보였으며 병원급 의료기관은 40% 이하에 그쳤다.

정보화 투자비용은 과반수 이상이 연간 총 수입의 2% 미만을 투자하는 것으로 나타났으며, 대부분이 소프트웨어 개발보다는 시스템의 유지보수 비용으로 지출하는 것으로 파악됐다.

1-5 병원정보시스템의 향후 발전 방향

도입 목적	기대 효과
1. PACS의 일반화	• 하드웨어 성능 향상 • 고속 네트워크 환경 (High Performance ATM Network) • 소프트웨어 품질 향상
2. Non Delivery Chart System(EMR)	• 전자 문서의 법적 효력 인정 • 대용량 데이터 관리 기술의 일반화 • 데이터 웨어 하우징 기술의 보편화
3. 원격진료시스템	• Teleradiology • Teleconsultation • Teleanalysis • Teleencephalogram • Telecardiology
4. 인터넷, EDI, 화상회의시스템	• 화상, 음성압축기술과 네트워크 기술의 통합 발전 • 초고속 정보통신망 설치

참고 자료 : http://home.inje.ac.kr/~ihi/his.htm

1-6 통합 의료정보시스템의 기대효과

도입 목적	기대 효과
1. 진료서비스 개선	• 처방, 전달, 원무행정의 정확성 • 간편성 • 환자서비스(대기시간) 개선
2. 행정업무 개선	• 중복업무 감소 • 입력정보 및 통계의 정확성
3. 자원관리의 효율성	• 인원 · 물자 · 자금 등의 재고관리 • 표준화 도입 • EDI 도입의 용이
4. 의사결정지원시스템	• **CDSS** • **신속한 의사결정** • **정확한 원가분석**
5. 수익성 개선	• 인원 · 물적 · 자금의 과다 지출 억제 • 수입원 증가 요인 분석 • 집중투자 항목 설정 용이
6. 의료진	• 의료진의 사용자 편리성 • 임상연구자료 확보 용이 • 의학교육발전 • EMR 도입 가능 • 수련의 질적 향상 • 시/공간의 초월

1-7 유비쿼터스와 유헬스

1. 유비쿼터스

(1) 유비쿼터스의 정의 및 기원

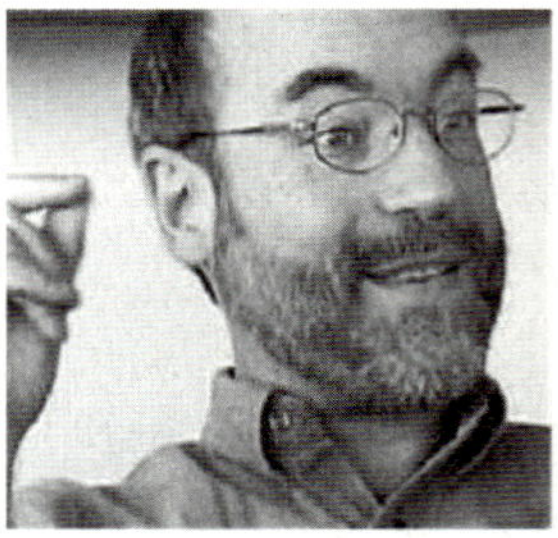

'도처에 널려 있는', '언제 어디에서나 동시에 존재하는'을 뜻하는 'ubique'라는 라틴어에서 유래한 용어가 유비쿼터스(ubiquitous)이다. 정보화 사회에서의 유비쿼터스의 개념은 언제(any-time), 어디서나(any-where), 어떤 네트워크 환경(any-network), 어떤 장치(Any-device)에서라도 누구나(any-body) 안전하게 이용할 수 있는 환경을 의미한다.

이러한 기원으로부터 출발한 유비쿼터스는 1991년 미국 제록스사의 유명한 연구소인 팔로알토 연구센터(PARC, Palo Alto Research Center)의 마크와이저(Mark Weiser, 1952~1999)가 'Scientific American'이라는 과학저널에 발표했던 논문에서 유래한다.

그후 1993년 게재 된 "Some Computer Science Problems in Ubiquitous Computing"이라는 논문을 통해 새로운 컴퓨터 환경의 패러다임으로 발전해 나가기 시작한다. 마크와이저의 이 논문에서 미래 사회는 컴퓨터들이 현실 공간 전반에 걸쳐 편재 되어 있고, 이들 사이에는 유 · 무선 통신망을 통해 이음새 없이 연결되어 사용자가 필요로 하는 정보나 서비스를 즉각적으로 제공할 수 있다고 기고하였다.
또한 이 기술의 핵심은 기존의 컴퓨터나 노트북처럼 눈에 보이는 형태가 아닌 물이나 공기처럼 자유로운 상태로의 기술 구현이 가능하다고 주장하였다.

(2) 유비쿼터스의 특징

유비쿼터스 기술이 실현되기 위한 전재조건은 반드시 네트워크에 접속되어 있어야 하며, 가능한 장치가 사용자에게 보이지 않아야 하며, 상황에 따라 제공되는 서비스의 형식이나 조건이 달라져야 한다는 것이다.

이러한 유비쿼터스를 기반으로 하는 **유비쿼터스 컴퓨팅 기술은 크게 4가지로 구분**할 수 있다. 첫 번째로, 유비쿼터스 컴퓨팅 기술은 생활공간 속에 녹아드는 **융합기술(Convergence Technique)이라는 점**이다.

생활가전, 주방기기, 사무용품, 식품, 인형, 책, 소파, 비데 등의 생활용품 속에 들어가 있으면서 언제 어디서나 편리함을 주는 기술이라는 개념이다.

두 번째로, 센서(Sensor), 칩(Chip), 태그(Tag), 라벨(Label) 등의 형식을 갖지만 사람의 눈에 띄지는 않으면서 주변 환경(온도, 습도, 교통, 인구밀집도 등)에 따라서 언제 어디서나 실시간으로 통신하는 **시 · 공간적 독립 기술(Temporal/Spatial Independence Technique)**이라는 점이다.

세 번째로, 일반적인 가전이 갖는 전선이나, 무게감 등을 없애고 눈 앞에 물체를 보는 듯 한 느낌을 줄 수 있는 실감형 정보서비스를 제공하는 **증강현실 기술(Augmented Reality Technique)**을 활용하다는 점이다.

네 번째로, 아이폰(iPhone), 아이패드(iPad), 갤럭시S, 갤럭시탭과 같이 사람이 정보를 보기 위한 정보 뷰어(viewer)의 형태가 매우 작으며, 무선이면서 새로운 형태의 신기술과의 접목이 매우 빠르게 일어나는 **트랜드기반 기술(Trend Oriented Technique)**이라는 점이다.

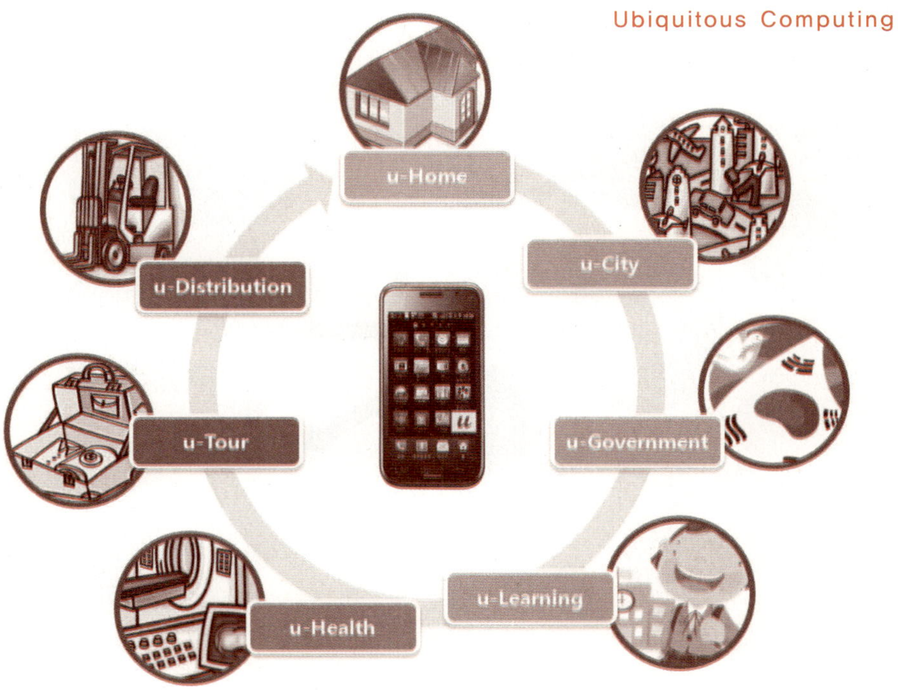

그림 1-7 유비쿼터스 컴퓨팅 기술의 적용분야

(3) 실생활에 적용되고 있는 유비쿼터스 기술

① **가전제품 :** 가장 많은 혜택을 가장 가까운 곳에서 접할 수 있는 유비쿼터스 컴퓨팅 기술이 정보가전일 것이다. 홈네트워크의 세부기술로도 불리는 이 기술은 가정 내에 가전제품이 환경에 따라 사용자에게 정보 상태정보를 제공할 수 있는 기술이다.

예를 들어 냉장고에 들어 있는 고등어 한 마리의 유효기간은 언제까지이고, 이 생선을 가지고 조리할 수 있는 다양한 레시피 등의 정보도 제공할 수 있는 기술이나, 난방장치가 알아서 실내 적정온도를 사람의 손을 사용하지 않고도 조절할 수 있는 기능도 가능해 질 것이다.

② **홈네트워크 :** 홈네트워크는 가정 내에 방, 거실, 주방 등 모든 공간에 존재하는 휴대폰(스마트폰), 가전제품, 조명제품, 방범 및 보안, 홈오토메이션, 냉 난방, AV제품 등에 대한 모든 기기를 홈서버 컴퓨터와 통신 가능하게 하여 서로의 자원을 공유하고 점검할 수 있는 서비스를 제공할 수 있다.

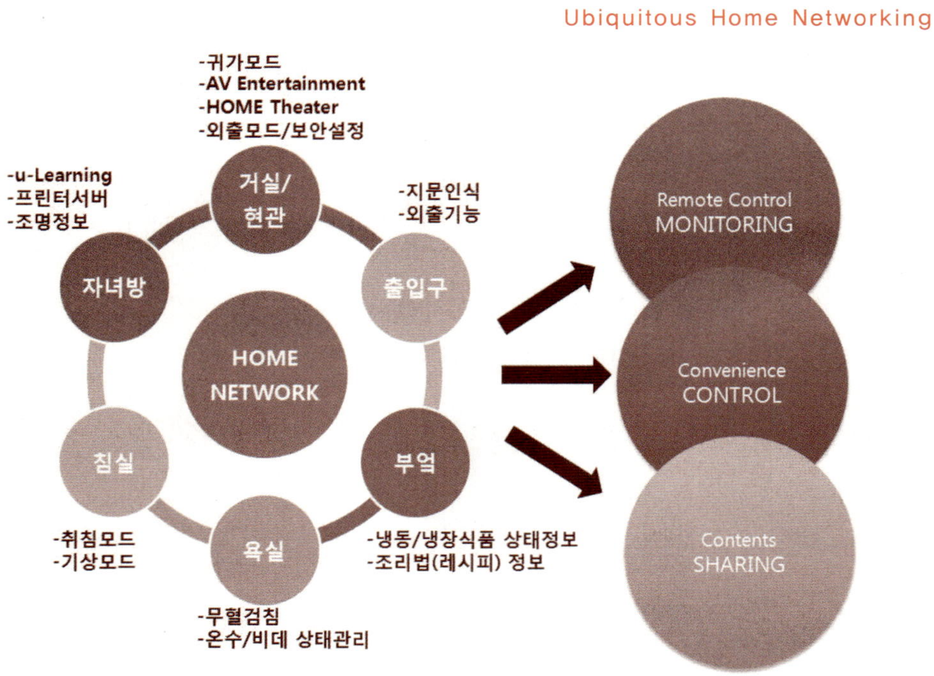

그림 1-8 홈네트워크의 개념도

③ **모바일 컴퓨팅 :** 최근 대세인 아이폰이나 갤럭시S, 안드로이드폰, 심비안폰 등의 스마트폰 등을 이용하여 언제, 어디서나 다양한 정보를 검색하거나 수집하여 새로운 정보를 창출 할 수 있는 기술을 의미한다. 대표적인 서비스로 모바일 헬스서비스, 텔레매틱스, 원격제어, 위치추적서비스, 모바일브로드캐스팅, 영상전화 등의 서비스가 모두 포함된다.

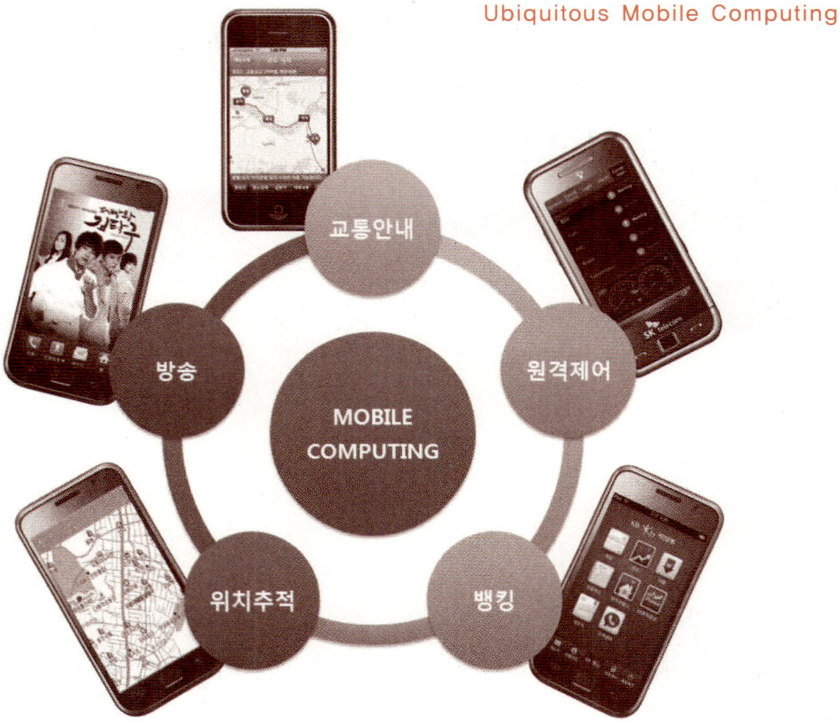

그림 1-9 스마트 폰을 이용한 모바일 컴퓨팅의 개념도

④ **지능형 자동차 :** 기존의 핸들과 패들로 이루어진 자동차를 보다 쉽고 안전하게 운전할 수 있는 서비스를 의미한다. 자동차가 차선을 벗어나면 경보음이 울리거나 안전벨트를 조여줌으로써 졸음을 퇴치하는 차선이탈 경고시스템(Lane Departure Warning System), 운전 시 발생하는 사각지대를 감지해주는 사각지대 감지 시스템(Blind Spot Detection System), 안개나 폭우로 인해 전방 시야가 좋지 않을 때 시야 확보와 자동 운전을 도와주는 크루즈 컨트롤 시스템(Cruise Control System), 위치추적 시스템은 GPS(Global Positioning System) 등의 기술이 지능형 자동차에 들어가는 유비쿼터스 컴퓨팅 기술에 해당한다.

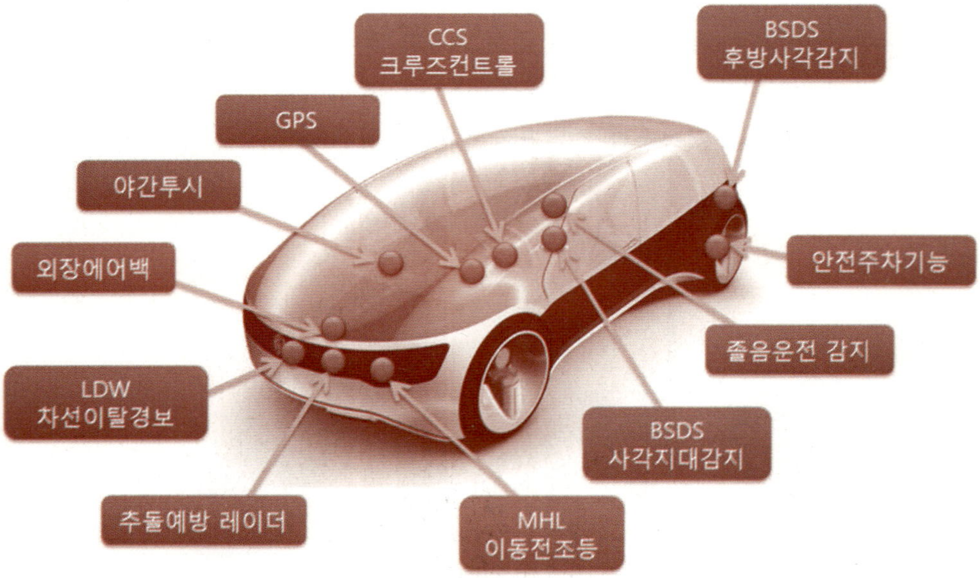

그림 1-10 유비쿼터스 기술을 탑재한 지능형 자동차의 개념도

⑤ **3D 서비스** : 2010년 영화시장의 혁명처럼 나타났던 제임스카메론 감독의 '아바타(Avatar)'와 같은 3차원 서비스는 영화관의 형식의 변화를 가져올 것으로 예상된다. 또한 의료기관에서 정밀한 수술이나 원격지에서의 원격수술에서 3D를 이용한 유비쿼터스 컴퓨팅 기술로 수술의 효율과 효과를 극대화 할 수 있다.

⑥ **모바일 헬스서비스** : 최근 스마트폰의 본격적인 응용프로그램의 출시와 함께 모바일을 이용한 요가, 조깅, 심전도 등의 건강체크 서비스를 의료기관과 연계하여 서비스 할 수 있는 기술들이 개발되고 있다. 스마트폰 등을 이용하여 평소 질병을 갖고 있는 만성질환자의 건강관리와 함께 응급관리까지 가능한 기술이 모바일 헬스서비스 기술이다. 미국의 애플사에서 제공하는 MobileMD는 대표적인 모바일 헬스서비스의 하나이다.

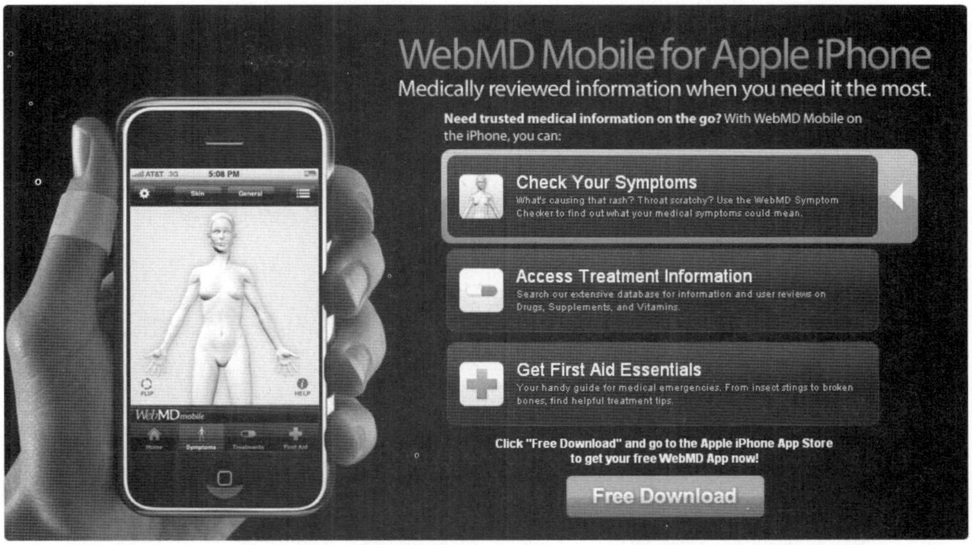

그림 1-11 모바일헬스 서비스의 예(MobileMD)

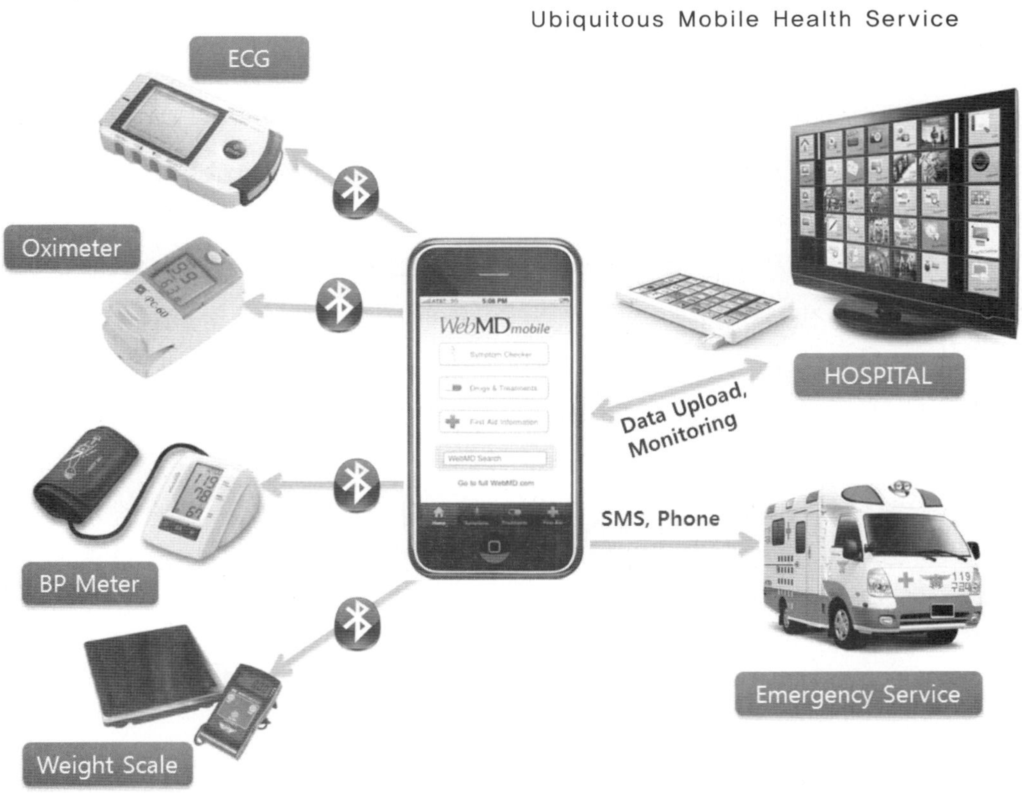

그림 1-12 모바일 헬스 서비스의 개념도

2. 유헬스(u-Health)

(1) 유헬스의 개념

국내에서는 2008년 보건의료 서비스 전달체계의 선진화 및 미래 신성장동력산업의 주축 사업의 일환으로 유헬스(u-Health)의 활성화의 필요성을 느끼고 이에 대한 단계적 실천방안을 위한 연구조사가 시작되었다.

국내에서는 유비쿼터스 기술을 보건의료서비스에 접목시킨 기술을 u-헬스, 유헬스(u-Health), 혹은 유헬스케어(u-Healthcare) 등으로 부르고 있었으나, 2010년 7월 9일 한국정보통신기술협회(IIA)의 TTA PG419 위원회의 14차 정기회의에서 공식명칭을 '유헬스'로 공식 명명하기로 정해졌다.

유헬스를 정의하면, **'유비쿼터스 컴퓨팅 기술 환경을 이용하여 언제 어디서나 건강상태의 평가, 진단, 치료를 위한 모든 활동이나 제품 혹은 서비스를 통칭하는 보건의료와 정보기술(IT)의 연결서비스'** 라고 할 수 있다.
이를 위해 유헬스는 유·무선통신 인프라를 사용하여 언제 어디서나 질병의 예방, 상태파악, 예후, 건강 및 생활 관리의 개인 맞춤형 보건 의료서비스를 제공하는 기술이다.

유헬스의 개념은 처음 임상데이터를 동영상, 이메일, 인터넷 등의 기술을 이용하여 원거리에서 보건의료서비스를 제공하는 의료행위인 원격진료(Telemedicine)라는 용어에 근간을 두고 있다.
지역이나 원거리에서 정보기술을 이용하여 의학지식과 환자정보를 제공하는 환자진료 및 건강관리 정보체계의 용어인 e-헬스라는 용어에서도 그 기원을 찾을 수 있다. 즉, 유헬스는 유비쿼터스 컴퓨팅(ubiquitous computing) 기술과 보건의료(healthcare)의 결합에 의해 만들어진 기존의 컴퓨터 기술의 복합적 연계를 통해 새롭게 만들어진 기술 패러다임이다.
또한 '유헬스'와 'e-헬스' 기술이 구분하는 요소로서 정보화의 대상이 기술 중심의 수단일 경우 'e-헬스'로 명명하고, 정보화의 대상이 사람 중심의 환경으로 존재할 때 '유헬스'로 명명하기도 한다.

표 1-1 e-헬스와 u-헬스의 비교

	e-Health	u-Health
목표	• 보건의료서비스 제공기관 중심 • 의료기관간의 정보교환 중심	• 보건의료대상자와 제공기관을 포괄하는 물리적 공간과의 연결성 중심 • 보건의료기술의 전자적 공간의 연결성 중심
관련기술	• 의료기관 내의 서버시스템과 연결 • 서버시스템과 인터넷을 이용한 의료정보 시스템의 연결	• 생체신호 센서를 통한 신호 획득 기술 • 유 · 무선 통신기술 • 컴퓨터 기기들 간의 네트워킹 기술

(2) 유헬스의 서비스 대상

유헬스를 통한 보건의료서비스의 대상은 건강상태를 평가하여 크게 건강한 사람군, 위험인자 보유군, 질환보유군 등 3그룹으로 나눌 수 있다.

건강한 사람군에게 사용할 유헬스 기술은 예방 및 건강증진을 위한 의료정보 서비스를 제공하는데, 예방접종, 운동, 스파, 마사지 등의 활동에 유헬스 기술을 이용하는 것이다.

위험인자 보유군에게 사용할 유헬스 기술은 비만, 음주, 흡연, 스트레스 등으로 인해 건강 손상이 예측되는 사람들을 대상으로 생활습관을 개선하는 교육이나 지도 활동에 유헬스 기술을 이용하는 것이다.

마지막으로, **질환보유군**에게 사용할 유헬스 기술은 크게 만성질환자와 급성질환자를 대상으로 의료인에 의한 직접적인 치료의료에 유헬스 기술을 이용하는 방법이다.

(3) 유헬스에 사용되는 기술

유헬스는 유선이나 무선통신 인프라를 이용하여 언제 어디서나 질병의 예방, 상태파악, 예후, 건강 및 생활 관리의 개인 맞춤형 보건 의료서비스를 제공하는 기술이다. 이를 위해서는 생체 및 생활정보에 대한 **감지(sensing), 분석(analysis), 응용(adaption) 하는 기술**이 필요하다.

표 1-2 유헬스에 사용되는 기술

<table>
<tr><th>기술</th><th>내용</th></tr>
<tr><td rowspan="3">생체/생활정보
감지 검출기술</td><td>센서를 이용한 건강정보 감지하는 기술
• 생체신호 : 심전도, 호흡, 체온, 체중, 혈압, 체지방
• 검사정보 : 혈액검사, 소변검사
• 영상정보 : 피부영상
• 운동정보 : 각종 운동기기로부터의 측정
• 생활정보 : 낙상감지, 수면패턴</td></tr>
<tr><td>센서를 이용한 감시
• 바이오 칩, 바이오 센서, 인식 칩</td></tr>
<tr><td>형태
• 웨어러블(wearable) 센서 : 손목시계, 목걸이, 반지, 의류 등에 생체신호 측정을 위한 센서 내장하여 측정
• 환경(circumstance) 센서 : 거울, 침대, 변기, 의자, 욕조 등에 내장하여 생체신호와 활동량 측정</td></tr>
<tr><td rowspan="2">생체/생활정보
전송기술</td><td>무선 및 유선을 이용한 데이터 통신
• 유선 : 인터넷
• 무선 : RF, ZigBee, WLAN, 블루투스</td></tr>
<tr><td>형태 : 휴대단말, PDA 등을 이용하여 가정내 게이트웨이로 전송</td></tr>
<tr><td rowspan="2">생체/생활정보
DB기술</td><td>대량 데이터의 처리, 빠른 검색, 실시간 처리</td></tr>
<tr><td>형태 : 전자기록, 라이브러리, HL7</td></tr>
<tr><td>생체/생활정보
분석기술</td><td>감지된 데이터를 기반으로 생활 패턴 분석 기술
• 일상행위 추론 : 일상행위 센서로부터 수집된 데이터를 이용하여 일상행위 추론
• 식습관 패턴 분석 : 식이정보를 통한 식습관 패턴 분석
• 복약분석 : 복약 정보를 이용한 복약 분석</td></tr>
<tr><td>개인정보
보호기술</td><td>측정이나 분석된 개인 데이터의 정보보호기술
• 생체데이터 등의 의료정보 보호
• 외부 공격의 차단
• 사용자의 신원 인증</td></tr>
<tr><td>응용기술</td><td>분석 결과를 통해 응급상황 경고 등 각종 서비스 제공하는 기술
• 위험 상황 판단 서비스
• 재택 건강관리 서비스
• 응급 상황 관리 서비스
• 모바일 건강관리 서비스
• 만성질환 관리 서비스</td></tr>
</table>

(4) 국내외 유헬스 현황

국내에서는 2010년 5월 11일 지식경제부가 〈u-health 신산업 창출전략〉을 발표하고 및 〈스마트케어서비스 시범사업〉을 SK텔레콤과 LG전자의 컨소시엄 대표와 체결하였다. 이를 통해 유헬스의 국내시장 규모는 2010년 1조 6,849억원에서 2014년에는 33조 341억원 (연평균 12.5% 증가, khidi, 2010.1. 보고서)으로 예상하고 있으며, 고용창출 예상인원도 2010년 22,000명에서 2014년에는 39,000여명으로 증가하여 본격적인 유헬스 기술의 응용이 국내에서도 본격화 될 것으로 예측하고 있다.

국외에서는 의료기 제조사와 서비스회사, 반도체 제조사 들이 건강관련 제품들을 출시하기 시작하였으며, 미국과 유럽을 중심으로 유헬스 기술에 대한 연구가 본격화 되고 있다.

유럽연합(EU)의 경우 2004년 3월에서 2005년 8월까지 'MobiHealth'라는 프로젝트에 네덜란드, 독일, 스페인, 스웨덴 등이 국가와 필립스 HP가 기술적 지원을 하고 있다. 이 프로젝트는 임산부와 천식환자(네덜란드), 심혈관환자(독일), 호흡기질환자(스웨덴), 홈헬스케어 및 실외 재활훈련(스페인) 등에 임상적용이 진행되었다.

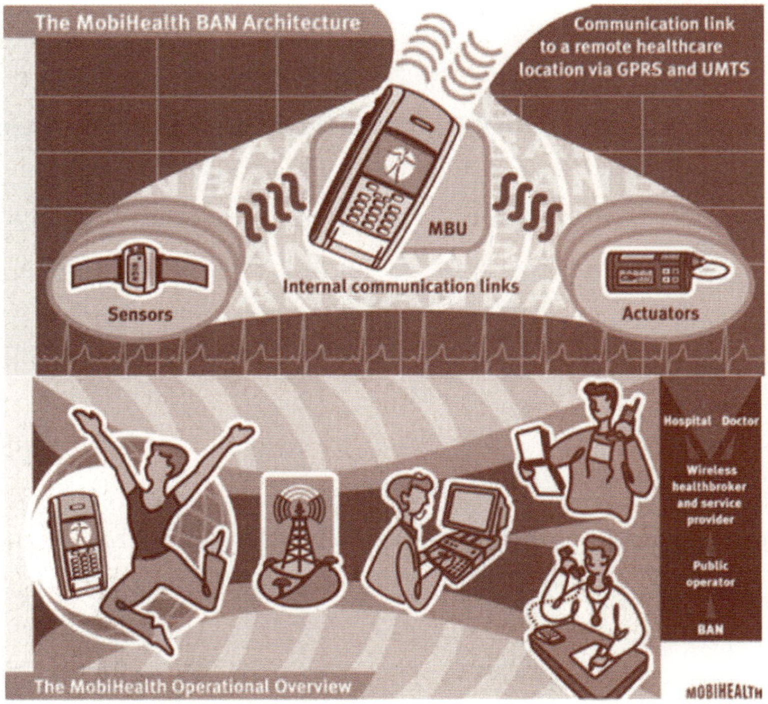

그림 1-13 유럽연합 'MobiHealth' 프로젝트 개념도

이후 2005년에는 'e-Europe'의 보건의료 정보화 실현 계획의 하나로 'e-Europe 2005 Action Plan'을 기반으로 광대역 네트워크 내에서 보건의료정보화를 실현하고자 노력하고 있으며, 6th Framework Programming이라는 EU의 과학기술발전 전략의 일환으로 홈네트워크에 헬스케어시스템의 연구지원을 강화하고 있다.

일본의 경우 1997년부터 정보통신기기를 활용한 원격진료를 공식 인증하면서부터 유헬스에 대한 연구가 시작되었으며, 2001년에는 "국가 Grand Design"의 일환으로 헬스케어 정보화를 중장기 정책으로 제시하는 유헬스 프로젝트를 추진하였다. 이밖에도 일본은 유헬스의 영역으로 원격상담(tele-consulting), 진료행위 실시간지도, 원격 방사선 판독(tele-radiology), 원격병리진단(tele-pathology), 원격가정간호(tele-homecare), 협동의료(co-medical) 등의 연구를 진행하고 있다.

미국의 경우에는 1996년 보건의료서비스에 대한 HIPPA의 법제화를 시행하고, 1997년에는 원격진료연방법제정, 2003년 Telehealth 관련 법안 제정을 통해 유헬스 산업의 기반을 구축하고, 이후 2004년부터 전자건강기록을 위한 표준을 완성하기 위해 **DHHS(Department of Health and Human Services)**를 중심으로 **NHII(National Health Information Infrastructure)**를 신설하고 병원과 의료계가 협력할 수 있는 기반을 만들었다. 또한 DAPA를 중심으로 하는 군과 20여개의 연방정부를 중심으로 유헬스관련 프로젝트를 진행중에 있다.

캐나다의 경우에는 유헬스를 위한 기반 기술인 초고속네트워크 망을 구축하기 위해 1999년 **초고속보건정보망사무국(OHIH, Office of Health and the Information Highway)**을 설립하고 2002년 OHIH를 중심으로 통합의료공급자 솔루션, 개인건강정보 보호, 지불보상제도, 변화관리 등의 유헬스정책을 개발하였으며, 2003년에는 **국가유헬스케어제안(NIFTE)** 위원회를 통해 휴헬스 지침을 제시하고 캐나다 국가차원의 보건의료 관련 기술, 조직, 의료임상, 인적자원, 정책적 유의사항 등을 제안하였다. 캐나다 역시 미국과 유사하게 국가차원의 유헬스 기술 개발을 진행하고 있다.

(5) 실행활에서의 유헬스의 적용

유헬스의 실생활에서의 적용은 현재 기초적인 기술 적용이 가능해진 상태이다. 전체적인 활용은 원격진료와 건강관리를 중심으로 개발되고 있으며, 그 형태는 그림 1-14, 1-15와 같다.

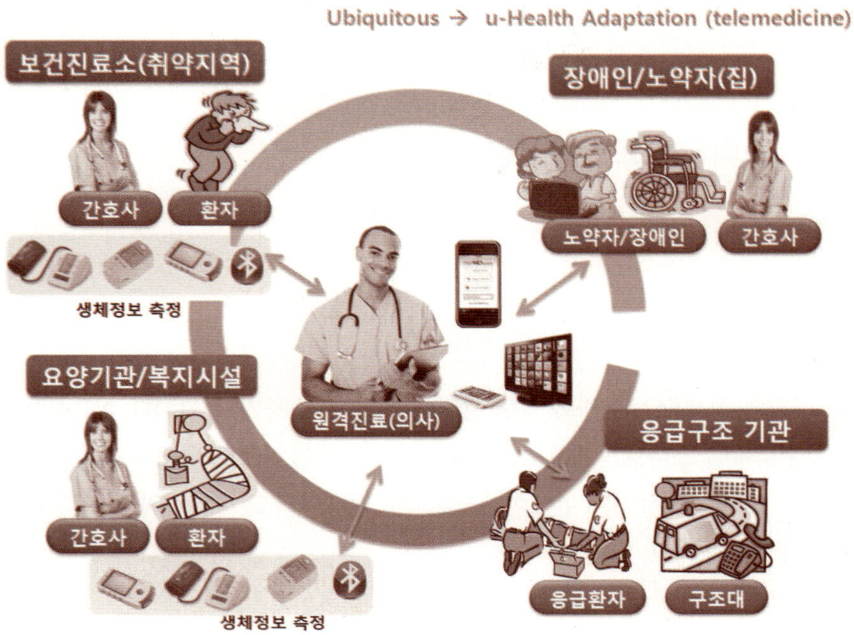

그림 1-14 유헬스 응용 개념도-1 (원격진료 분야)

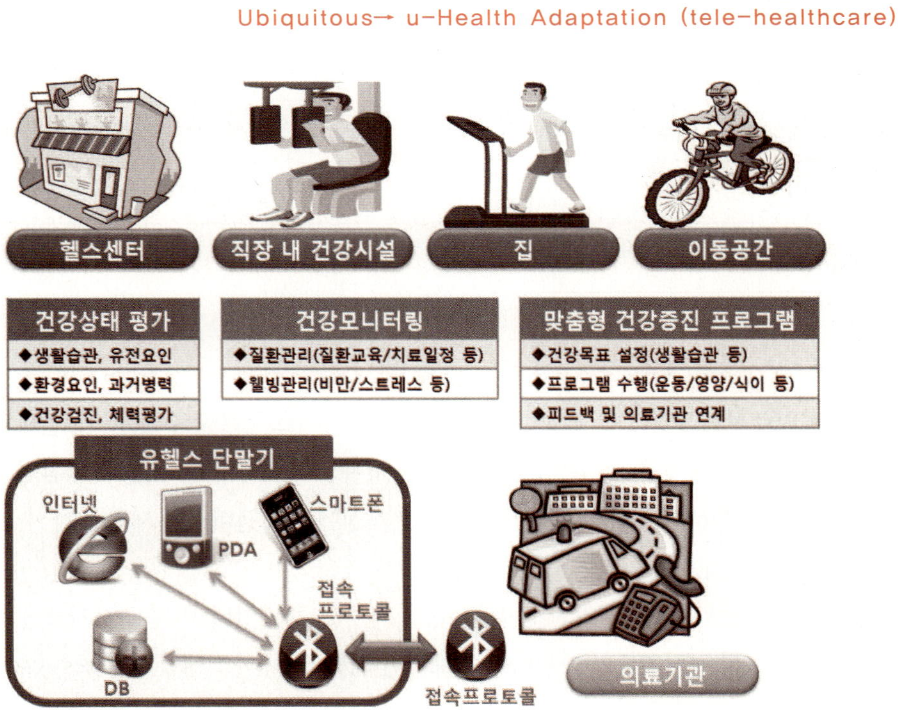

그림 1-15 유헬스 응용 개념도-2 (원격 건강관리)

1-8 스마트헬스케어

1.8.1 스마트의료정보산업

스마트의료정보산업은 개인맞춤 건강관리, 의료관광, 예방의학, 환자중심의 의료서비스체계 등에 영향을 미치는 차세대 의료기술이다.

(1) 스마트의료정보산업의 발전형태

인구고령화와 식생활습관 변화, 건강관리에 대한 관심 증가로 IT, BT, NT, HT 등의 융복합 기술분야인 스마트의료정보 산업은 공간적, 시간적으로 확대되고 관련공급자 및 소비자의 영역도 확산되는 추세이다. 따라서, 우리나라도 국가차원의 전략적 기술 표준 개발이 이루어지고 있다.

표 1-7 스마트의료정보산업의 발전형태

	의료정보화 사회	스마트의료정보화 사회
공간적확대	의료기관(병원)	가정, 직장, 이동공간으로 확대
시간적확대	단발성 서비스	평생건강관리 서비스
서비스확대	치료중심	건강증진, 예방 및 맞춤치료 다양화
공급자확대	의료기관(병원)	통신, 건강관리, 간호사업자로 확대
소비자확대	환자	건강군, 아건강군으로 확대

(2) 스마트의료정보산업의 패러다임 변화

스마트 의료정보산업의 전세계적인 추세는 크게 5가지로 구분할 수 있다. 첫 번째는 환자 중심의 서비스체계인데, 이는 공급자 위주의 서비스 체계에서 고객(환자) 중심의 서비스 체계 및 One-Stop-Shopping 개념의 도입 및 가정에서도 서비스를 제공 받을 수 있는 서비스를 추구한다.

두 번째는 예방의학 및 개인 맞춤 건강관리 서비스 체계인데, 이는 정보기술을 접목하여 조기치료 및 정밀치료가 가능하고 정보기간 의학 및 웰니스케어(Wellness care)가 가능한 서비스를 추구한다.

세 번째로는 **의료관광 서비스 체계**이다. 이는 의료관광산업 화성화와 민간기업의 의료산업 투자에 기인하는 세계적인 서비스 추세라고 할 수 있다.

네 번째로는 **스마트 투약 서비스체계**인데, 이는 비침습 투약을 위한 지능적인 투약서비스 제공을 추구한다.

다섯 번째로는 **병원 연계 및 질병관리 서비스 체계**인데, 이는 의료기관 간 혹은 국가 차원의 연계를 통한 가상병원 실현 및 원격진료, 원격감시 등의 서비스를 추구하는 것이다.

표 1-8 스마트의료정보산업의 패러다임 변화

	의료정보화 사회	스마트의료정보화 사회
초점	공급자 중심	환자 중심
목적	질병 치료	질병 예방
접근방식	One-size-fits-all	개인 맞춤 의학
진단 · 치료	침습(Invasion)	비침습, 예방
도구	치료/진단/기기	치료진단(Theranostics)
환자 동선	단속적	통합 및 자동화
감시 장치	중앙집중화/병원	분산화/지역

(3) PMI에서 Smart Healthcare로의 변환

정보통신 기술의 발달로 의료정보관리시스템은 급속하게 발전하였는데 그 역사를 살펴보면 1980년대를 기점으로 발전하기 시작했다고 볼 수 있다.

- 1980년대 : 환자정보를 독립적으로 관리할 수 있는 PMI(Personal Medical Information) 시스템을 활용
- 1990년대 : PMI를 확장한 HI(Health Informatics) 개념을 도입. 제한된 상호운용성(interoperability) 확보
- 2000년대 : HI 개념이 확장된 EMR(Electronic Medical Record) 시스템 도입. 임상영역을 포함하고 동일지역 냉 상호운용성 확보.
- 2010년대 : EMR이 확장된 e-Health, u-Health 개념 도입, 상호운용성 확장, 평생전자건강기록(EHR, Electronic Health Record) 시스템 도입.

· 2015년 이후 : e-Health, u-Health에서 진화된 Smart Healthcare시대 도래 예측, 개인맞춤 건강관리 및 가정감시체계, 지식기반 등 복합시스템 발전 예측.

(4) Smart Healthcare 관련 기술

기존의 e-Health, u-Health 기술의 발전과 함께 아래 표와 같은 다양한 스마트 기술이 접목되어 Smart Healthcare로 진화할 것으로 예측된다.

표 1-8 스마트의료정보산업의 패러다임 변화

의료정보산업기술	내 용
초소형/초절전 플랫폼 기술	· 차세대 퍼스널 컴퓨팅 관련 부품 및 주변기기 등에 활용
Fabric Area Network	· 차세대 퍼스널 컴퓨터와 전도성 의료접속 인터페이스 등 미래전략 원천기술분야로 의료기반 웨어러블 컴퓨팅기기, 지능형가젯 및 생환편의서비스 응용기술에 활용
인체통신기술	· 고속 인체 모뎀 구현 방법 등 활용
헬스아바타	· 사이버상의 건강분신 헬스아바타로 환자의 진료와 투약, 유전자 정보 등 병원의료 기록부터 스마트폰 이용, 섭취 갈로리 운동량 등 건강 관련 생활정보 등 저장
스마트I/O 인터페이스	· 무선펜, 햅틱펜, 가상키보드, 통합리모콘, 안경형 디스플레이 등 휴대형 입출력 장치 인터페이스로 초소형 플랫폼과 연계하여 활용
후각인식 표현기술	· 냄새정보 전송에 의한 오감정보서비스 관련 응용기술로 융합
촉각인식 표현기술	· 모든 종류의 미디어와 인터페이스에 촉각(햅틱) 기술이 적용되고, 향후 정보서비스 관련 기술로 융합
생체신호인식	· 휴먼-컴퓨터 인터페이스(HCI) 수단을 제공하는 근전도, 움직임 가속도, 눈동자 움직임 등 미래전략 원천기술
CBR(Case Based Reasoning)	· 사례기반추론(CBR)의 4R 프로세스를 적용하여 건강지식이 재사용 되고 새로운 지식으로 생산되어 지식이 끊임없이(seamless) 재창출

(계속)

의료정보산업기술	내 용
PHR(Personal Health Record)	· 개인의 증상이나 약물사용과 같이 스스로 생성한 정보, 진단/검사결과와 같은 의사로부터의 정보, 약국/보험회사로부터의 정보 등 건강정보를 통합, 포괄적으로 제공
Robotics	· 의료 관련 서비스 로봇으로 환자 원격모니터링 및 원격검진과 환자가 스스로 생체리듬 측정이 가능하고 원격으로 의사와 상담이 가능
Smart Phone	· 일반PC와 같이 고기능의 범용 운영체제를 탑재하여 다양한 모바일 앱(App)을 자유롭게 설치 · 동작시킬 수 있는 고기능 휴대폰으로 '손안의 PC' 기술
IPTV	· 인터넷을 통해 고품질의 영상 · 음성 · 텍스트 · 데이터 등의 멀티미디어를 시청자에게 전송, 양방향 서비스 제공 기술로, 인터넷과 텔레비전의 융합(디지털 컨버전스) 기술
Smart TV	· 지상파 방송시청은 물론이고 인터넷에 연결되어 VoD, 게임, 영상통화, 앱활동 등 컴퓨터의 기능이 가능한 TV 로서, 에너지제어와 같은 스마트홈 기능도 수행
Cloud Computing	· u-Health 서비스에 있어서 사용자가 필요로 하는 서버, 스토리지, 어플리케이션, SW플랫폼 등의 IT자원을 구매하여 소유하지 않고 필요한 때 인터넷이나 스마트미디어를 통해 서비스 형태(as a service)로 이용하는 방식
스마트헬스 관련부품	· 나노바이오센서, 무채혈 혈당센서, 무자각 생체센서, 비접촉 바이오레이더 센서, 나노섬유 센서, 인체이식형 디바이스
스마트보안 기술 핵심요소	· 기밀성, 무결성, 부인방지, 사용자인증, 모바일 보안
차세대컴퓨터 핵심기술	· 인간중심(Human-centeric)의 개인컴퓨팅, 끊임없는 지능적 컴퓨팅(Seamless INtelligent Computing), 대용량 컴퓨팅(Tera-Scale Computing)

Chapter 1 병원정보시스템 학습평가

1 병원에 병원정보시스템의 도입이 필요한 이유가 아닌 것은?
① 병원정보의 신속하고 합리적인 처리
② 병원의 현대화, 세분화, 전문화로 의료정보의 발생 분산
③ 병원정보의 대량 생산
④ 환자의 진료기술의 발달
⑤ 의료정보의 소량화

2 환자진료나 의학교육에 이용되는 병원정보 기술로 가장 올바르지 않은 것은?
① 다변량분석법
② 오프라인기법
③ 시뮬레이션기법
④ 화상처리기법
⑤ 분산처리기법

3 전 세계 병원정보시스템의 시작 시기는?
① 1950년대 ② 1960년대
③ 1970년대 ④ 1980년대
⑤ 1990년대

4 1978년에 우리나라 병원정보시스템의 본격적인 설치 및 시작 병원은?
① 경희의료원
② 삼성서울병원
③ 서울아산병원
④ 연세세브란스병원
⑤ 서울대학교병원

5 우리나라 Big 4 병원에 해당하지 않는 것은?
① 연세세브란스병원
② 삼성서울병원
③ 서울아산병원
④ 고려대학교병원
⑤ 서울대학교병원

6 우리나라 처방전달시스템(OCS)의 본격적인 도입 시기는?
① 1960년대 ② 1970년대
③ 1980년대 ④ 1990년대
⑤ 2000년대

7 원무행정을 의미하는 용어로 올바른 것은?
① HIS ② PA/PM
③ OCS ④ EMR
⑤ PACS

8 임상병리시스템을 의미하는 용어는?
① Picture Archiving and Communication System
② Electronic Medical Record
③ Laboratory Information System
④ Nursing Information System
⑤ Hospital Information System

9 병원정보시스템의 구축 시 고형사항이 아닌 것은?
① 정확성
② 안전성
③ 보안성
④ 경제성
⑤ 폐쇄성

10 병원정보시스템에 가장 적합하지 않은 것은?
① 원무행정(PA/PM)
② 경영정보(MIS)
③ 처방전달시스템(OCS)
④ 의료영상저장전송시스템(PACS)
⑤ 문서편집프로그램(Word Processor)

ANSWER 1 ⑤ 2 ② 3 ② 4 ① 5 ④ 6 ④ 7 ② 8 ③ 9 ⑤ 10 ⑤

CHAPTER

2. 처방전달시스템(OCS)의 개념

mind map

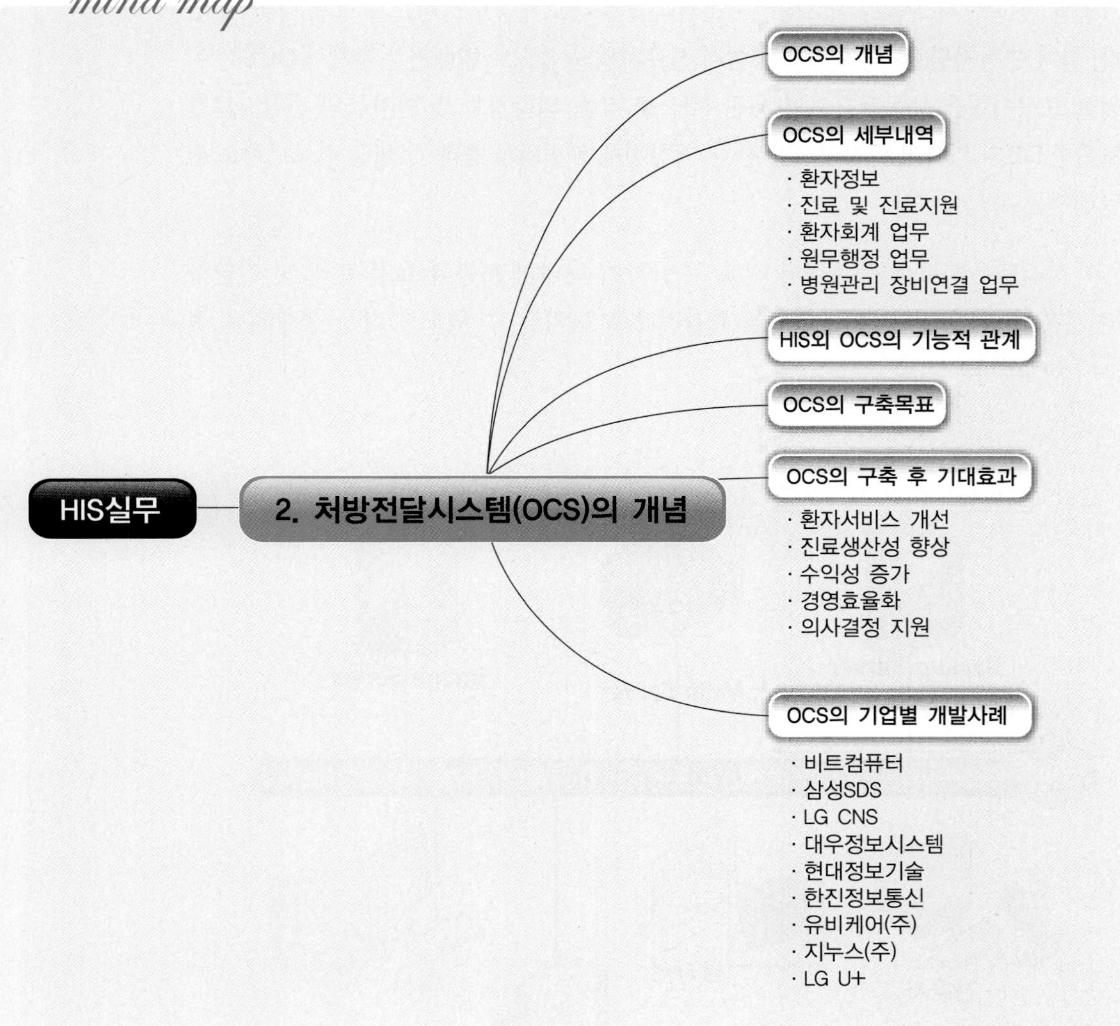

2-1 OCS의 개념

처방전달시스템(OCS, Order Communication System)는 병원에서 **환자를 중심으로 의사 간호사 진료지원부서 간의 정확하고 신속한 의사전달과 정보전송을 전산화하는 병원정보시스템의 핵심부분**이라고 정의할 수 있다.

병원 전산화 시스템은 진료행정시스템과 진료정보제공시스템으로 크게 나눌 수 있다. 과거 행정지원(청구) 중심에서 현재 진료지원 중심으로 변해가는 추세에 OCS는 이러한 요구사항을 능동적으로 수용한 것으로 각종 의학정보 및 환자들의 진찰자료를 보관한 DB와 의사가 환자를 진단한 후 처방전을 통신망을 통해 각 해당 진료부서로 전달해주는 시스템이다.

이 시스템은 **환자의 등록에서 진료, 수납까지 원내의 모든 data를 관리 및 전달하는 것은 물론 병원의 모든 행정을 효율적으로 관리할 수 있도록 하는 통합의료 정보시스템**이다.

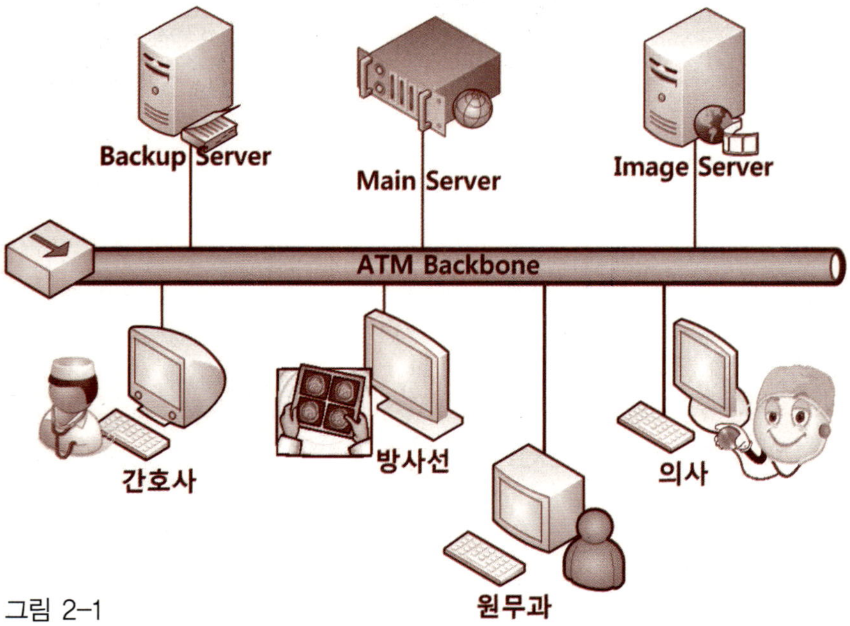

그림 2-1
OCS 시스템 일반 구성도

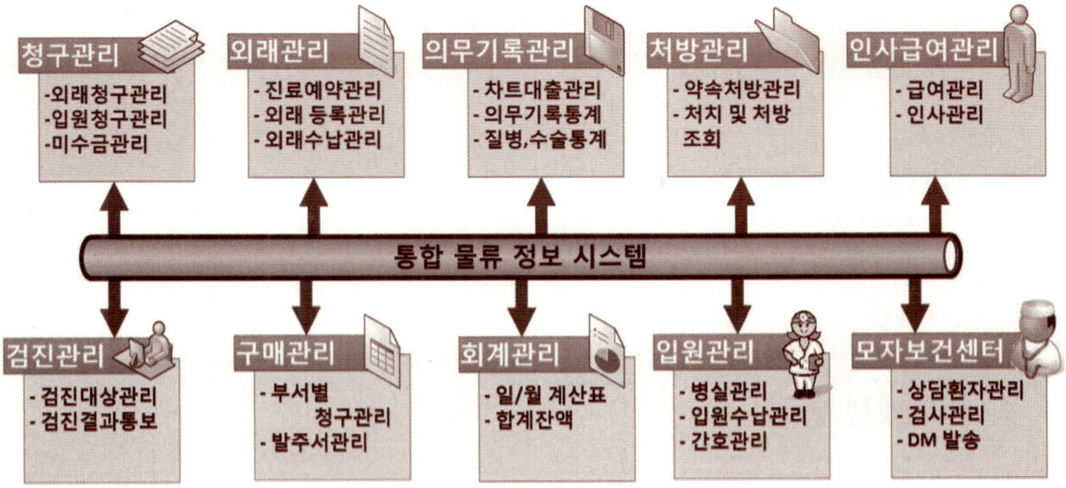

참조 : 송표, '통합의료정보시스템의 도입전략에 대한연구', 단국대학교대학원, 2000.

그림 2-2 OCS 포함 프로그램의 종류

2-2 OCS의 세부내용

OCS는 크게 의사의 '진료', 진료를 지원하는 '진료지원', 각종 보험 및 원무(접수/수납)에 해당하는 '원무행정'의 3가지 부분으로 구분할 수 있다. 또한 OCS를 개발하기 위해서는 환자정보, 진료, 진료지원, 회계, 병원관리, 보험심사 등의 다양한 개발 분야를 포함시켜야 한다. 이를 간단히 요약하면 아래와 같다.

1. 환자정보

- 외래환자 관리, 입원환자 관리, 응급환자 관리
- 환자 통계(급여, 비급여, 입원비율, 외래비율)
- 환자정보 조회, 입원환자 진료조회

2. 진료 및 진료지원 업무

- OCS(Order Communication System)
- 약품 및 조제 관리

- 의무기록 관리, 간호관리(간호 Acting, 간호기록지)
- 식이요법, 건강진단 검사 관리

3. 환자회계 업무

- 외래수납, 수입금 통계 관리
- 입퇴원 수납관리, 청구 · 미수 관리

4. 원무행정 업무

- 인사관리, 회계관리
- 일반재고 관리
- 급여관리, 고정자산 관리

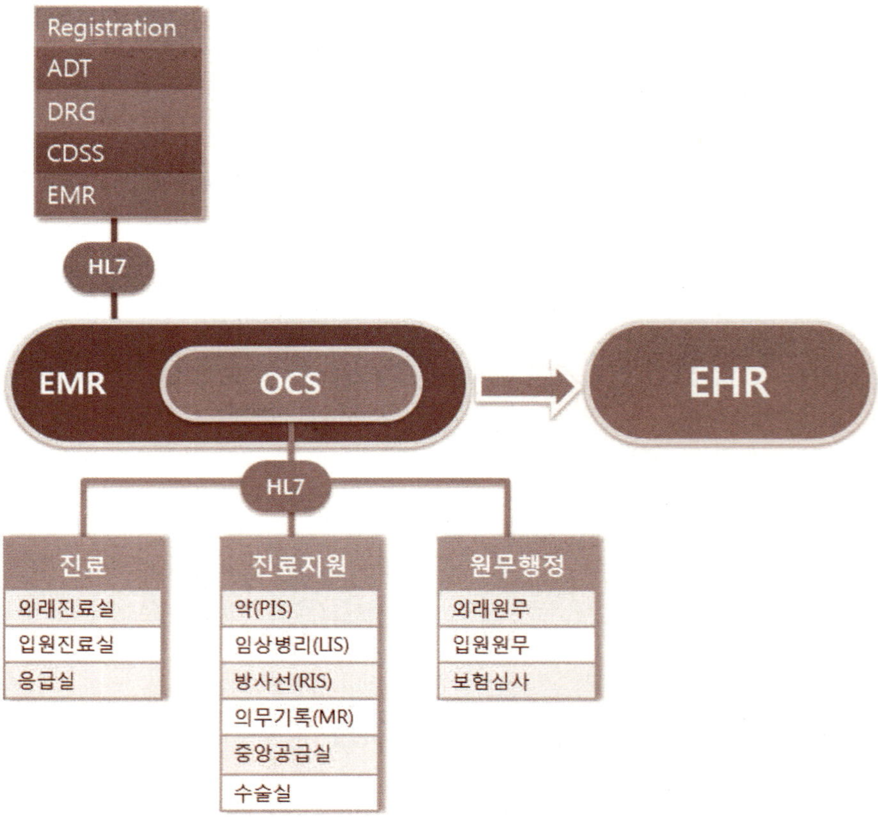

그림 2-3 OCS 기능적 구조도

5. 병원관련 장비 연결 업무

- 약품 자동포장장비
- 환자대기순서 관리장비
- 바코드처리기
- 신규환자 고객카드 발행기
- 임상병리 검사장비
- 원외처방전 출력장비 연동

2-3 HIS와 OCS의 기능적 관계

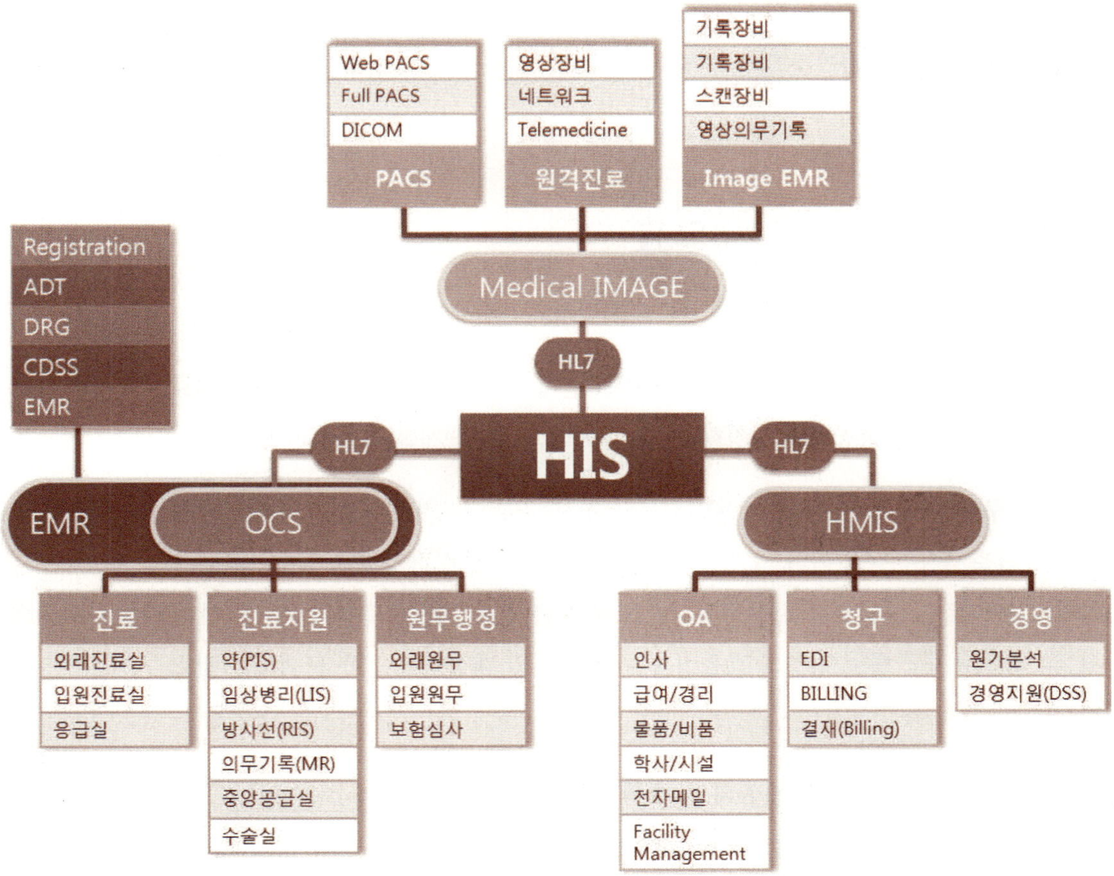

그림 2-4 HIS와 OCS의 기능적 관계 구조도

병원정보시스템(HIS, Hospital Information System)과 처방전달시스템(OCS, Order Communication System)을 구별하자면, HIS가 OCS보다 훨씬 더 큰 개념이다. **HIS**를 **기능적으로 분류**하면 크게 세 가지로 나눌 수 있는데 **처방전달시스템(OCS), 영상정보(Medical Image), 병원경영정보시스템(HMIS)**이 바로 그것이다.

OCS의 세부항목으로는 **진료부분, 진료지원부분, 원무행정부분**으로 크게 세 가지 세부분야로 구분할 수 있으며, 그림 2-3은 OCS의 기능적 구조를 설명하고 있다. 또한 1장에서 언급한 바와 같이 아래 그림 2-4는 HIS와 OCS의 기능적 관계를 보여준다. 의료영상(Medical IMAGE)의 세부항목으로 PACS, 원격진료, 영상EMR 등으로 구분하였으나 최근에는 대표적 기술인 의료영상저장전송시스템(PACS, Picture Archiving & Communication System)으로 통칭하기도 한다.

마지막으로 병원경영정보시스템(HMIS)은 HIS에서 병원의 인사, 급여, 기획, 예산 등의 다양한 병원경영관리를 위한 부분이라고 할 수 있다.

2-4 OCS의 구축목표

우리나라의 처방전달시스템인 OCS는 **1980년대 후반** 보험심사 급여비용을 의료기관(병원)이 건강보험공단에 신청하기 위한 목적으로 처음 개발되기 시작했다.

OCS를 구축하는 목표는 크게 2가지로 구분할 수 있는데, 첫째는 환자의 **진료대기 시간을 단축**시켜주는 것이며, 둘째는 의사가 차트를 수기로 작성하고 접수·수납을 거치는 번거로운 아날로그적인 작업시간을 줄여 **진료시간을 단축**시켜주는 것이다. 이 두 가지는 결국 병원 경영의 효율성을 통해 병원의 재정적 안정을 모색하는 것으로 **OCS의 궁극적인 목표**일 것이다.

① **환자서비스의 극대화** : 자동화 및 통합의료정보시스템의 구축
② **진료생산성의 극대화** : 진료지원시스템 구축
③ **병원운용의 효율성** : 경영자 정보시스템 구축

표 2-1 OCS의 목표

	과거 병원 전산화 형태	현재 병원 전산화 형태
관심분야 치중	**공급자 중심** (원무관리, 일반관리)	**소비자 중심** (진료/진료지원)
정보이용자	전산 전문요원 행정관리 직원	관리자 및 경영자 의사, 간호사, 환자
보고 체계	일정기간 자료수집 및 분석	**온라인 방식** (즉시 보고)
활용 컴퓨터	**중대형 서버** (중앙집중식)	**소규모 서버** (분산 처리)

2-5 OCS의 구축 후의 기대효과

앞서 OCS의 목표에서 설명한 바와 같이 의료기관(병원)이 OCS를 구축하면 환자의 진료대기 시간 단축, 1일당 의사의 환자진료수 증대를 통해 병원의 수익증대와 의학적 의사결정을 지원할 수 있다. 이를 요약하면 아래와 같다.

1. 환자서비스 개선

① 외래접수, 수납, 진료, 투약 등의 대기시간 단축
② 간호사 사무업무의 감소로 인한 재원환자의 간호서비스 개선
③ 진료정보의 활용 및 정확한 전달 체계를 통한 진료의 질적 향상

2. 진료생산성 향상

① 외래 대기시간 단축을 통한 외래환자 증가
② 병상 회전율 증가
③ 지역의료서비스를 통한 환자 증가

3. 수익의 증가

① 처방의 누락 방지
②고의적 누락의 최소화
③의료물품의 철저한 관리를 통한 손실 최소화

4. 경영효율화

① 전산을 통한 인원증가 요인 억제
②효율적 재료관리를 통한 진료재료비율 감소
③각종 경영통계를 통한 재무구조 개선

5. 의사결정 지원

① 원내 활동의 변화추이 분석을 통한 미래예측
②진료, 사무, 경영 등 오류에 대한 근거 추적

2-6 OCS의 기업별 개발사례

1. 비트컴퓨터(www.bit.co.kr)

비트컴퓨터는 OCS를 의원 및 중대형병원을 중심으로 공급하고 있으며, **닥터비트**(Dr.BIT Digital Chart)라는 이름에서 2007년 '**비트U차트**' 라는 이름으로 OCS 시스템을 버전업하여 판매하고 있다.

비트컴퓨터는 의료정보사업 분야로는 크게 병원솔루션, 의원솔루션, 약국솔루션의 3가지 의료정보사업부문과 원격진료(telemedicine)에 해당하는 유헬스 사업부분과 공공보건 사업부문으로 사업영역을 진행하고 있다.

(1) 의료정보 사업부문

① 병원솔루션 : IMIS, bitnixEMR, bitnixChart, Real PACS, MEDIOSK, Medi Web Tel, BIT CRM, Medigent-Pro

② 의원솔루션 : 비트 U차트, Real PACS, BIT CRM, DrugInfo, Medicheck
③ 약국솔루션 : 약국정보화(S/W), 약국자동화(H/W)

(2) 유헬스 사업부문 : 원격진료

(3) 공공보건 사업부문 : 전염병정보망, 결핵정보 감시체계, 예방접종 정보망, 기타

2. 삼성 SDS(www.sds.samsung.co.kr)

삼성SDS는 서비스분야 중 거의 모든 IT 분야에 걸쳐 개발을 수행하는 기업이다. 과거 삼성제일병원, 대구곽병원, 구미중앙병원, 삼성서울병원 등 국내 대형 병원정보시스템 구축과 강북삼성병원과 원광의료원에 종합의료정보시스템을 구축하였다.

OCS, PACS, 전자의무기록(EMR) 등을 자체 개발 솔루션과 대형병원의 정보화구축 경험을 바탕으로 국내 시장점유율이 매우 높은 기업이다. 삼성SDS는 유무선 환경의 의료사이트 통합과 업무 표준화 및 통합화를 통해 병원의 통합관리 의료정보시스템을 주로 구축하고 있다.

[삼성 SDS의 세부 의료서비스 관련 개발 항목]

① **의료정보 ITQ** : 병원정보시스템 제공 및 운영, 진료 및 행정 인터페이스 제공
② **패키지판매** : 병원통합관리, 통합 및 표준화, 복수병원 통합관리
③ **신규의료정보 SI** : 병원에 맞는 기본엔진 Cutomizing
④ **의료정보 ASP** : 로컬병원 및 1, 2, 3차 병원 통합, 환자정보 축적
⑤ PACS : 진단영상의 디지털 저장 · 판독 및 진료정보 제공

3. LG CNS(www.LGCNS.co.kr)

LG CNS의 OCS는 접수에서 수납에 이르기까지 원무, 진료, 일반 행정과 같은 병원 전체 업무를 간편하게 수행할 수 있도록 시스템화 되었다. 청구나 미수관리 등 병원의 매출과 관련된 업무까지도 자동화함으로써 업무 효율성을 극대화할 수 있고, 체계적인 데이터 관리를 통해 임상연구의 질을 향상시켜 병원의 경쟁력을 높일 수 있도록 구축되었다.

구축 사례로는 원주기독병원 처방전달시스템(OCS) 구축, 고려대학교의료원 의료영상 전송시스템(Full PACS) 구축 등이 있다. 2008년 9월에는 터치닥터(Touch Dr.)라는 의료원격관리 솔루션을 시장에 내놓았으며, 포털사이트(www.TouchDr.com)를 운영하고 있다.

[LG CNS의 사업 영역]

① **처방전달시스템(OCS)** : 병원에서의 환자 중심 모든 과정의 전산화
② **전자의무기록(ESR)** : 환자 진료정보를 전산으로 관리하는 전자차트 시스템
③ **의료영상전송시스템(PACS)** : 의료영상 디지털 저장 · 전송시스템
④ **의료 ERP** : 병원 내의 인적 · 물적 자원 효율적인 통합관리 시스템
⑤ **의료 DW** : 의료 데이터 웨어하우스 솔루션
⑥ **의료 콜센터/CRM** : 콜센터 시스템과 고객관리 CRM
⑦ **의료 IT 아웃소싱** : 각 병원에 적합한 IT 아웃소싱 사업
⑧ **의료 스마트카드** : 하나의 병원카드로 병원 내 · 외부의 다양한 편의시설 사용 시스템

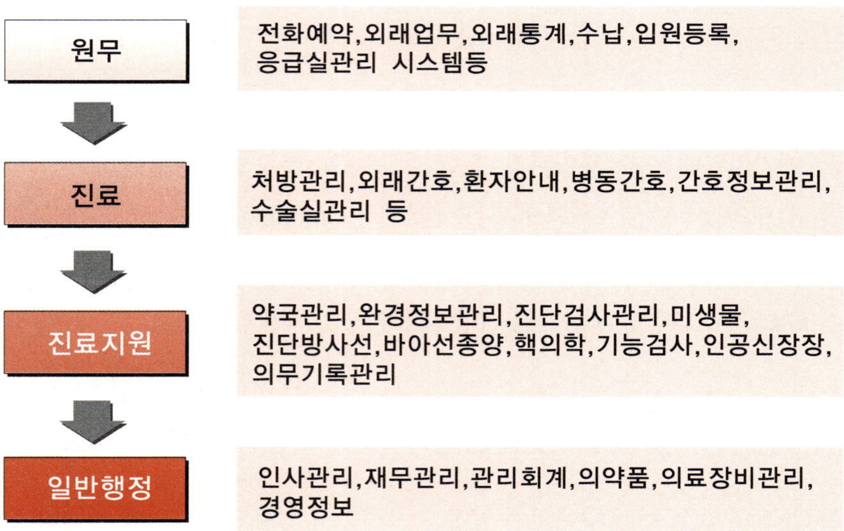

참조 : http://www.lgcns.com

그림 2-5 LG CNS OCS 제공 서비스

4. 대우정보시스템(www.daewoobrenic.com)

1996년에 관계형 DB나 계층형 DB 중 어느 것으로도 전용할 수 있는 'M기술' 을 도입하여, 경영혁신과 정보시스템 구축을 동시에 지원하는 통합형의료정보시스템인 〈Xm-MUSE, Medical Utility of Systematized Entirety〉의 독자 개발에 성공했다.

1990년 아주대학교 부속병원에 국내 최초의 분산시스템 기술을 도입한 통합의료정보시스템(ATOM-Ajou TOtal Medical Information System)을 구축하였다. 1999년 국립암센터의 NICE, 2000년 차병원의 CHARMS 등의 통합의료정보시스템을 구축하였다.

[대우정보시스템의 의료사업영역]

① 통합 의료정보시스템 구축(HIS, OCS, MIS)
② 병원 원가 분석시스템 및 경영정보시스템
③ EMR 시스템 구축
④ PACS 시스템 구축
⑤ Health Level 7, 의료정보 표준화 컨설팅

5. 현대정보기술(www.hit.co.kr)

현대정보기술은 국내 최초로 1989년 서울중앙병원(현 아산병원)의 OCS를 개발하였으며, 〈한국형 PACS〉도 개발하였다. 이후 울산대학교병원 HIS구축, 이대목동병원 HIS구축, 단국대학교 병원 HIS구축, 서울아산병원 Full PACS구축, 국립암센터 HIS 및 Data Warehouse 구축, 2006년에는 우크라이나에 원격진료시스템 구축, 경희 동서신의학병원 HIS구축(EMR, PACS, D/W포함)을 수행하였다. 2008년 현재에는 보건복지부 의료정보화 사업과 가톨릭중앙의료원의 CMC 8개 기관의 통합 EMR을 개발하고 있다.

2013년 현재 보건복지부(공공의료정보화 사업), 가톨릭 중앙의료원(CMC 8개 기관(강남성모/여의도성모/성빈센트/성가/성모자애/성바오로/대전성보) EMR구축), 질병관리본부(예방접종시스템), 중앙응급의료센터(응급환자진료정보망 구축) 등의 사업을 진행하고 있다.

현대정보기술의 대표적인 사업분야는 현재 EMR과 PACS의 두 가지 분야로 통합하여 진행하고 있다.

6. 한진정보통신(www.hist.co.kr)

한진정보시스템은 제주한라병원 정보화시스템 구축, 인하대학교병원 HIS구축(OCS, ABC, PACS, EMR포함), 전국 12개 응급의료센터 정보시스템 구축, 국립재활원 정보화시스템 OCS 구축한 실적을 가지고 있다.

이밖에도 통합의료정보시스템 구축(서울의료원, 서남병원), 의료정보시스템 운영유지(인하대학교병원, 건국대학교병원, 인하국제의료센터), 전국지방의료원연합회 정보화 사업 등을 수행하였다.

한진정보시스템의 대표적인 사업 분야는 EMR, PACS, 응급의료정보센터시스템인 EMS(Emergency Medical System) 등 크게 3가지로 진행하고 있다.

7. 전능아이티(www.alm.co.kr)

전능아이티(주)는 윈도우 환경에서 운영되는 보험청구 프로그램을 만들어 소규모병원을 대상으로 보급하고 있다. (주)전능아이티의 경우 **아담스(Adams) 시리즈**를 개발하여 현재는 아담스-OCS(Adams-OCS)가 주 개발 종목이다.

전능아이티(주)의 주 사업분야는 의원용 넌-차트, 의원용 원무관리, 병원용 원무관리, 병원용 OCS 등의 4가지가 주요 개발 품목이다.

8. 유비케어(주)(www.ubcare.co.kr)

유비케어(UBcare)는 **'의사랑'** 이라는 OCS 프로그램으로 유명한 회사이다. 2009년 유비케어 최대주주가 SK케미컬이라는 SK그룹사로 편의되면서 이수유비케어에서 유비케어로 사명을 변경하였다. 2011년 대한민국의료장비전에서 유비케어는 다양한 형태의 OCS 및 연동프로그램을 선보였는데, 아이패드나, 갤럭시탭 등을 활용하여 OCS와 WebPACS의 연동으로 병원 외부에서도 진단, 검사 등이 가능한 솔루션을 개발 중에 있다. 유비케어의 OCS 및 기타 **솔루션에는 '의사랑', '의사랑CRM', '의사랑Lab', '의사랑Media', '의사랑On-line'** 등의 솔루션을 판매하고 있다.

9. 지누스(주)(www.ginus.co.kr)

지누스는 1998년에 처음으로 병원용 의료정보시스템인 '히포크라테스98' 이라는 제품을 개발하였으며, 이후 피닉스(PHOENIX)라는 솔루션을 개발, 배포 중인 업체이다. 지누스에서 개발한 OCS 솔루션에는 'e-IRS', 'Phoenix', 'Beagle', 'e-IRS Plus & Dr' 등의 제품이 판매중이며, 다른 OCS 솔루션과 조금 다른 특징으로는 지누스의 OCS 서버에 지역의 로컬병원이 접속(Client) 하여 사용하는 클라이언트 서버 방식으로 시스템을 운영하고 있다.

10. LG U⁺(www.uplus.co.kr)

LG유플러스는 세계 최초 LTE 전국망 구축을 바탕으로 ICT기반신규성장동력의 하나로 스마트헬스 분야를 선정해 '클라우드 HIS'(Cloud Hospital Information System)과 개인건강정보를 통합관리하는 PHR플랫폼, 개인 고객의 생활습관 변화를 위한 '케어코치', 건강한 다이어트를 위한 'DietU' 등 헬스케어 부분에 진출해있다.

LG유플러스의 '클라우드HIS'는 고속의 인터넷 인프라와 IDC를 기반의 웹방식 클라우드 기술을 HIS(OCS/EMR)에 도입한 국내최초의 기술이다. 웹방식을 채택하고 있기 때문에 채택한 모든 병원에서는 동일한 UI를 24시간 언제 어디서나 사용할 수 있다는 장점이 있다.

[클라우드 HIS의 포함 내용 및 특장점]

① My Chart를 통한 사용병원간 환자정보 조회, 진료예약서비스
② LG유플러스를 활용한 마케팅 인프라의 강점
③ OCS 및 EMR 구축비용이 적은 디지털병원 구축이 가능
④ 유지보수의 원격화 및 신속한 서식지 변경 및 생성 가능
⑤ 시스템 장애 24시간 장애 대응 가능

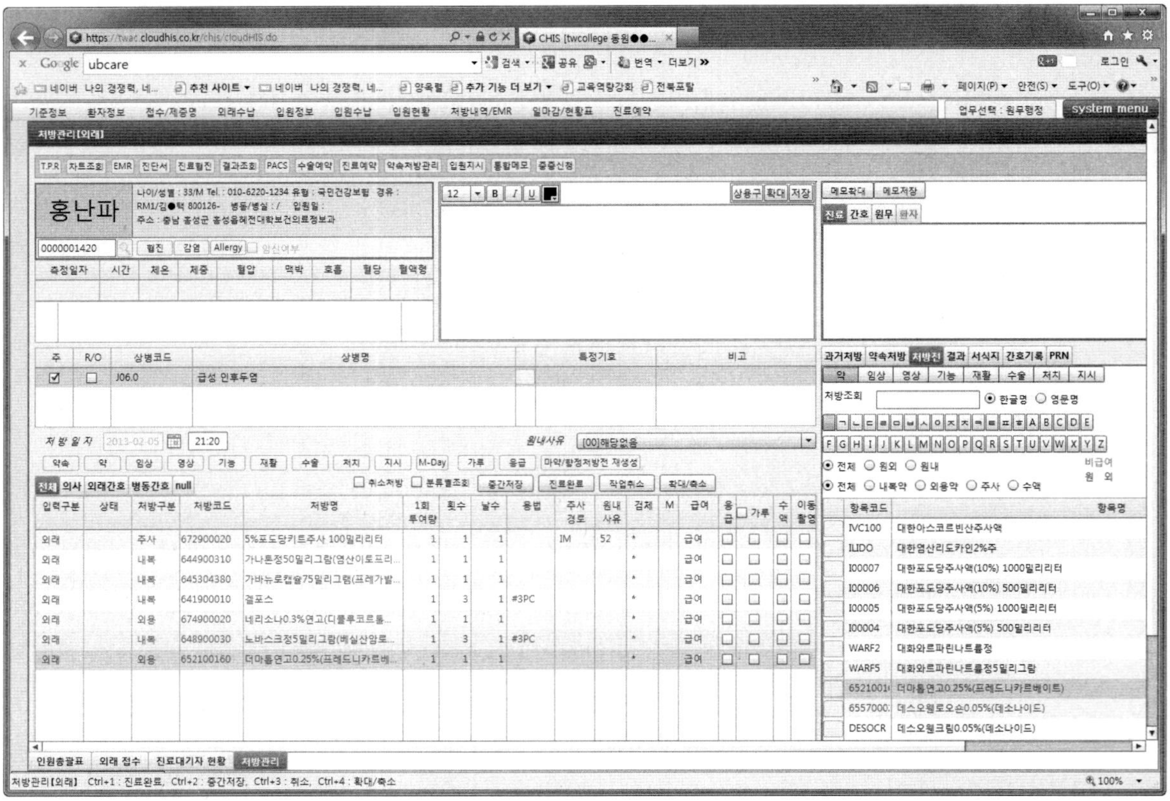

그림 2-6 클라우드HIS의 실행 예

Chapter 2 처방전달시스템(OCS) 학습평가

1 1990년대 중반 본격적인 처방전달시스템이 우리나라에 도입된 이유로 가장 적합한 것은?
① 1989년 전국민 건강보험의 통합에 의한 청구프로그램의 사용이 많아졌기 때문에
② 1990년대 PACS의 도입이 본격화되었기 때문에
③ 1990년대 병원규모가 소형화되기 시작하였기 때문에
④ 1980년대 개인용 컴퓨터 보급이 본격화되었기 때문에
⑤ 1990년대 병원의 의료수익이 증가하기 시작하였기 때문에

2 처방전달시스템에 포함되지 않는 것은?
① 외래진료 ② 진료지원
③ 병동진료 ④ 원무행정
⑤ 경영정보

3 처방전달시스템의 풀이로 올바른 것은?
① Order Communication System
② Offer Control System
③ On-line Communication System
④ Order Control System
⑤ Office Communication System

4 처방전달시스템의 기대효과가 아닌 것은?
① 환자서비스 개선
② 진료생산성 향상
③ 의료기관의 수익증가
④ 의사결정 지원
⑤ 의사의 수 감소

5 처방전달시스템에서 건강보험심사평가원에 보내는 청구 자료의 서식은?
① FAX ② EDI
③ e-Mail ④ HTML
⑤ XML

6 OCS의 진료를 크게 2부분으로 구분한 것은?
① 내과진료와 외과진료
② 오전진료와 오후진료
③ 외래진료와 입원(병동)진료
④ 온라인진료와 오프라인진료
⑤ 예약진료와 비예약진료

7 원무행정을 의미하는 용어로 올바른 것은?
① NCS → DSS → NSS → RAR
② NCS → RAR → NSS → DSS
③ RAR → NCS → NSS → DSS
④ NSS → DSS → RAR → NCS
⑤ NSS → NCS → DSS → RAR

8 처방전달시스템의 구축 시 고려사항이 아닌 것은?
① 정확성 ② 안정성
③ 공간성 ④ 경제성
⑤ 종속성

9 처방전달시스템에서 외래병동 환자의 진료 회수에 따른 구분으로 올바른 것은?
① 초진/재진
② 응급/비응급
③ 소아/성인
④ 보험/비보험
⑤ 건강보험/산업재해보상보험

10 OCS의 진료지원 부분에 해당하지 않는 것은?
① 약제(PIS)
② 임상병리(LIS)
③ 방사선(RIS)
④ 중앙공급실
⑤ 응급실

ANSWER 1 ① 2 ⑤ 3 ① 4 ⑤ 5 ② 6 ③ 7 ④ 8 ⑤ 9 ① 10 ⑤

CHAPTER 3.

전자의무기록(EMR)의 개념

mind map

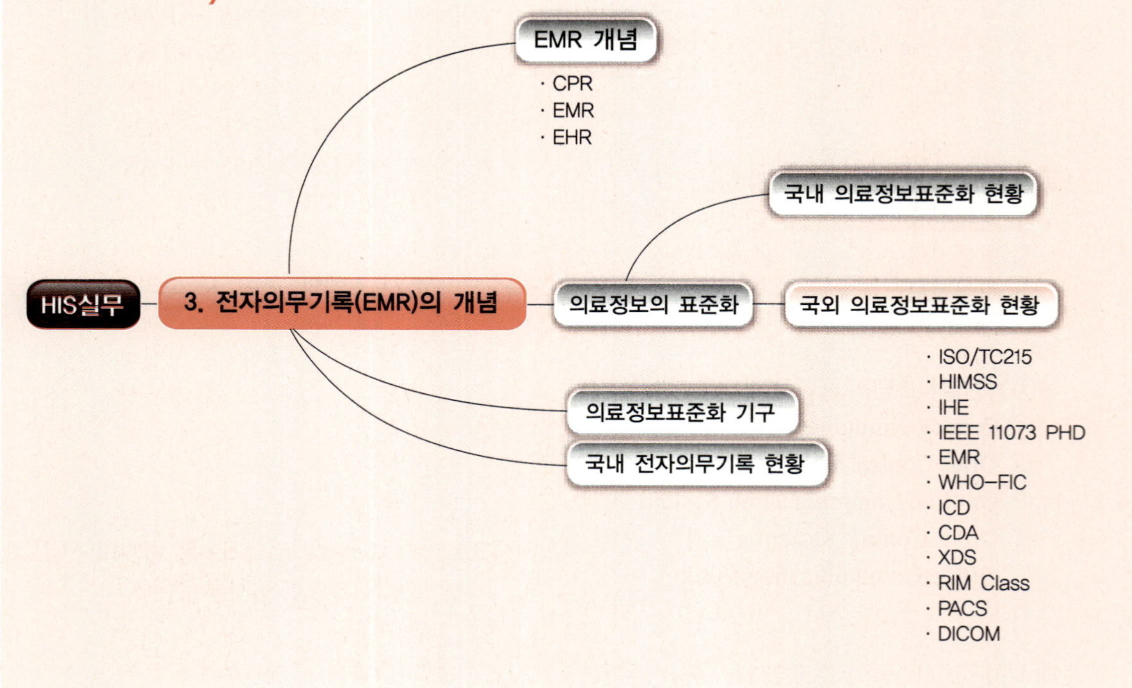

3-1 EMR 개념

전자의무기록(EMR, Electronic Medical Record)이란 의료기관에서 치료를 받거나 입원중인 **환자 개인별 병력, 투약상태, 검사결과 등 건강상태 정보를 쉽게 입력하고 저장하며 사용자(의료인)가 이를 편리한 형태로 정보교환 하여 사용할 수 있도록 처리해주는 임상적 의사결정지원 및 의학참고자료 정보시스템**이라고 할 수 있다.

전 세계적으로 의무기록전산화가 가장 잘 되어있는 국가는 스웨덴과 네덜란드이다. 이 두 국가는 거의 완전한 의무기록전산화가 이루어져 있다. **미국의무기록연구소(MRI, Medical Record Institute)**에서 의무기록전산화에 대한 단계를 5단계로 구분하고 있는데, 의무기록 자동화(Automated Medical Record, **AMR**), 전산화된 의무기록 시스템(Computerized Medical Record System, **CMR**), 전자의무기록(Electronic Medical Record, **EMR**), 컴퓨터기반 환자기록(Computer-based Patient Record System, **CPR**), 평생건강기록(Electronic Health Record, **EHR**) 등의 순서로 발전하고 있다고 규정하기도 하였다.

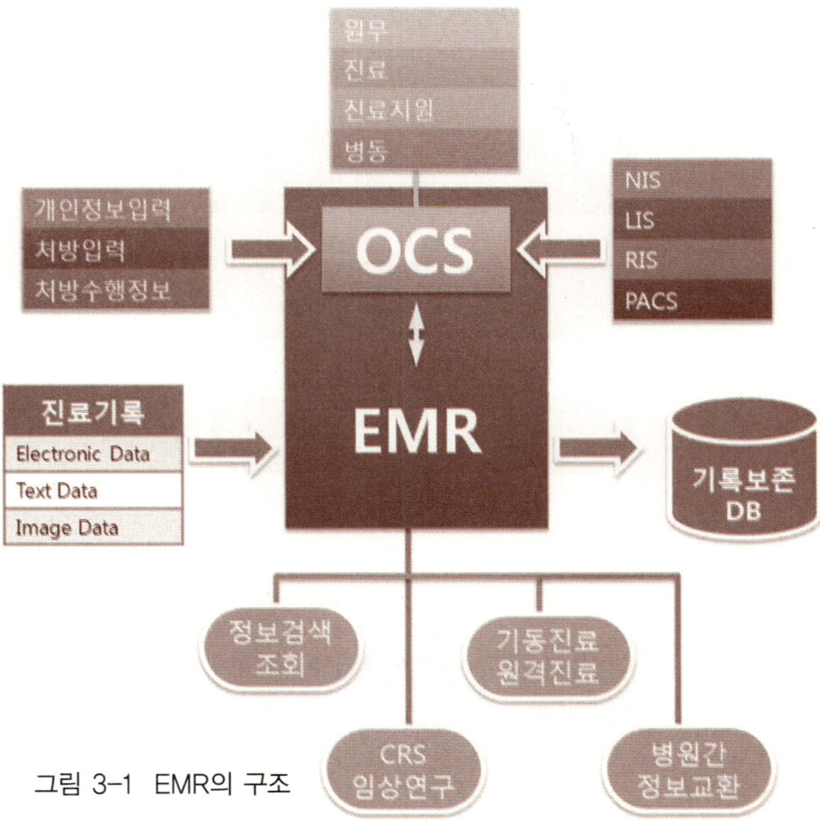

그림 3-1 EMR의 구조

본 장에서는 의무기록전산화에 관련된 주요 개념인 EMR, CPR, EHR 등을 중심으로 의무기록전산화에 대한 개념을 설명하고자 한다.

1. CPR(Computer Based Patient Record)

CPR은 특정 의료기관에서 진료를 받은 **환자의 진료기록을 공유하여 환자의 필요(요구)에 따라 다른 어느 병원이나 보건기관에서 환자의 정보를 즉시 사용할 수 있도록 하는 전국적인 의무기록 정보 시스템**을 의미한다. 또한, 환자의 치료에 관련된 의료인에게 완전하면서도 정확한 의무기록 정보를 사용할 수 있도록 정보의 안전성을 제공한다. 이를 통해 의료인은 환자의 질병에 대한 의학적 지식과 연계된 의무기록정보를 전산화 시킨 시스템을 CPR이라고 정의할 수 있다. CPR은 EPR(Electronic Patient Record)라는 용어로도 사용하며 EMR이 의료기관 중심 기록 관리의 개념이라면 CPR(EPR)은 환자 중심 기록 관리의 개념이라고 할 수 있다.

이는 병원 간 모든 정보는 디지털화 되어 저장되고 있음을 전제로 하기 때문에 모든 의료기관 사이에는 사용하는 용어나 서식 등을 모두 통일해 사용할 때 실제적인 CPR의 실현이 가능하다고 할 수 있다.

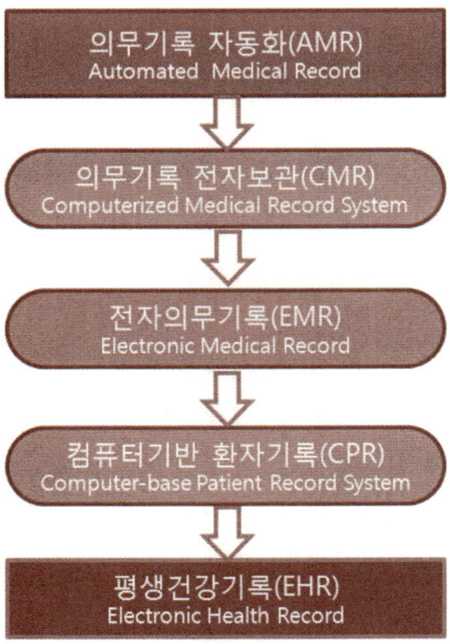

그림 3-2 EMR 발전단계

처음 CPR 연구의 시작은 미국을 중심으로 하는 선진국 중심의 연구가 이루어 졌는데, 당시에는 기존의 종이의무기록의 내용과 함께 환자의 인적사항, 임상 관련 정보 등을 정보화하여 구축한 획기적인 시스템을 구상한 것이 바로 CPR이라는 개념이었다.

그러나 최근까지도 이러한 CPR의 개념 도입에는 3차의료기관(종합병원) 마다 구축되어 온 의료정보 지식베이스가 매우 다르기 때문에 모든 병원간 정보 통일화가 가장 어려운 관건이다.

CPR이 가장 잘 구축된 국가로는 싱가폴을 예로 들 수 있다. 싱가폴에서 종합병원을 중심으로 CPR 구축이 가능했던 것은 싱가폴이란 국가의 특수성 때문이기도 하다. **도시형 국가인 싱가폴은 국가의 면적이 좁고 정부 정책에 대한 의료기관의 참여가 빠르게 진행되어 가능했다고 평가**하고 있다. 예를 들어, 싱가폴에서는 A병원에서 감기로 3일분 처방을 받은 H라는 환자가 3일 후 호전되지 않은 증상(감기)으로 인해 현재 위치에서 더 가까운 B라는 병원에서 A병원의 H환자의 모든 정보를 B병원에서 읽어들여 환자에게 처방 및 치료가 가능하다는 의미이다.

2. EMR(Electronic Medical Record)

의료기관의 의무기록전산화가 추구하는 궁극적 목표가 CPR이라고 할 때, CPR의 완전한 실현을 위해서는 많은 비용과 시간이 필요하다. 따라서 단계적으로 주로 **의료기관 내부에서 환자의 치료, 처방 등의 환자 정보인 의무기록과 연관된 정보를 중심으로 구축된 정보를 개발하여 사용함을 말한다.**

다시 말해서, **CPR은 한 국가 내의 어느 의료기관에서나 환자에 대한 진료 정보를 이용하는 것에 초점**을 두는 광의의 개념인데 비해 **EMR은 병원 내의 의무기록을 전산화하는 데 초점**을 둔 협의의 개념이다. 따라서 EMR은 병원에서 사용되는 종이 기록을 없애고 모든 데이터를 전산매체에 저장하는 방식이다.

EMR의 도입 이전의 종이로 기록된 의무기록은 일정시간 동안 모은 후 관리 및 보관상의 한계로 인해 의무 기록을 영구보존하기 위해 진료 후 일정기간이 지난 비활용 의무기록을 마이크로필름, 광디스크, 컴팩트디스크(CD-ROM) 등에 수록(백업)해 관리했다.

1980년대 말 국내에서는 의료법 개정과 함께 수가처리, 보험청구를 위한 처방전단 시스템(OCS)이 도입되기 시작하면서부터 본격적인 전자의무기록의 보관, 검색을 목적으로 제한적으로 활용될 수 있는 초기 단계의 전자의무기록이 구성되었다.

이러한 OCS환경에 얻어진 환자의 인적사항, 처방내역, 검사결과 등이 데이터화가 완료되고 환자의 진단영상정보 등을 추가적으로 디지털화 함으로써 본격적인 EMR이 가속화 되었으며, 현재 국내의 3차의료기관의 경우에는 대부분 EMR의 구축이 완료되거나 완료시점에 근접해 있다.

또한 OCS와 EMR의 중간적인 영상EMR은 기존의 종이로 보관되어 있는 환자의 의무기록을 스캔하여 이미지 형태로 보관 · 관리하는 시스템으로 주로 2차의료기관에서의 구축이 일반적이다. 2012년 현재 국내 EMR구축율은 종합병원(66%), 병원급(52%)의 구축률을 보이고 있다.

3. EHR(Electronic Health Record)

EHR은 미국의무기록연구소(MRI, Medical Record Institute)에서 전자의무기록을 5가지의 발전단계로 구분한 최종단계의 전자의무기록을 의미한다.

EHR은 병원에서의 치료 정보 이외에도 식습관이나 예방접종, 흡연, 음주, 과식 등의 평상 시 건강에 대한 위험요소 정보까지 환자에 대해 기록하는 평생건강 의무기록 시스템이다. 이를 통해 장기적인 환자의 건강관리를 할 뿐만 아니라 EHR의 개념에는 네트워크화 된 진료정보에 대한 저장, 원격진료, 치료, 처방, 건강관리, 분석, 기록 등의 전반적인 의무기록 표준화 정보를 제공한다.

국내에는 현재 EHR핵심공통기술연구사업단(www.ehrkorea.org)에서 '요람에서 무덤까지 가져가는 평생 건강기록' 이라는 의미로 EHR을 '평생전자건강기록' 이라고 명칭화하여 2005년 12월부터 현재까지 보건복지부의 지원을 받아 표준화 개발에 힘쓰고 있다.

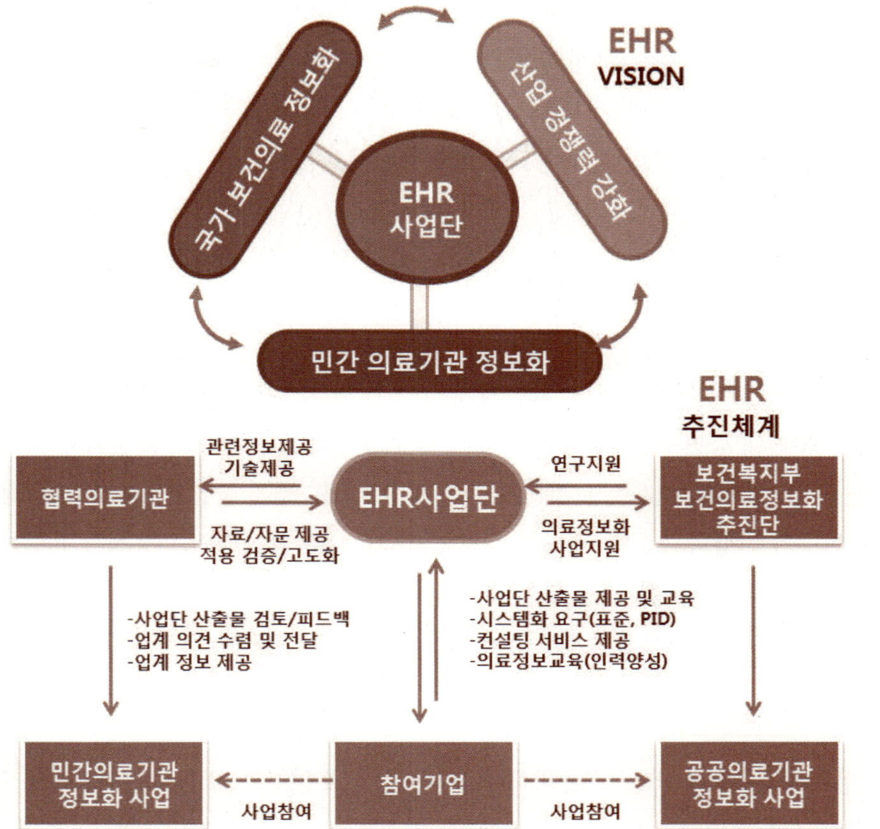

참고 자료 : EHR핵심공통사업단

그림 3-3 EHR사업단 비전 및 표준화 추진체제

3-2 의료정보의 표준화

의료정보의 표준화 목적은 한 환자의 진료정보를 진료 받은 특정 의료기관 내부에서만 폐쇄적으로 사용하는 것이 아니라 환자가 지역적으로 치료 병원과 멀리 떨어져 있어도 가까운 의료기관에서 자신의 진료기록 정보를 검색하고 치료받을 수 있게 하는 것이 궁극적이라고 할 수 있다.

이를 위해서는 모든 병원이 사용하는 디지털화 된 의무기록이 표준화 되어야만 네트워크를 통해 정보를 주고 받고, 또한 활용(치료)이 가능해 진다. 이를 위해 데이터의 표준화가 필요하다.

미국에서는 1996년에 의무기록전산화를 위한 표준안이 발표되었고, 이후로 의무기록 · 영상정보 · 텍스트 정보 등의 표준화가 전 세계적으로 활발하게 진행되고 있으며, 현재 우리나라에서도 **HL7 · ASTM · ACR/NEMA · DICOM · EHR · JCI · QMentum** 등의 다양한 표준화에 참여하고 있다.

1. 국내 의료정보표준화 현황

최근 우리나라의 의료정보 표준화 활동은 매우 활발하게 이루어지고 있다. 우리나라는 90년대 중반부터 의무기록서식의 표준화 작업을 시작으로 표준화에 대한 연구가 시작되었으며, 현재는 보건복지부, 의료정보학회 등을 중심으로 하여 다양한 표준화 연구가 진행되고 있다. 국내에서 이루어지고 있는 대표적인 의료정보 표준화 작업은 크게 용어표준, 정보교환표준, 지식표준, 기술표준, 기구와 자원에 관한 표준, 프로세스표준 등 7개 항목을 중심으로 이루어지고 있다.

(1) 용어표준

용어표준에 있어서는 국내의 국제표준을 근거로 하거나 국내 보건의료정보 환경에 적합하도록 다양한 표준안이 2004년부터 보건복지부의 보건의료정보표준화위원회를 중심으로 용어표준에 대한 연구가 2006년까지 완성되었으며 현재까지 지속적인 연구가 이루어지고 있다.

(2) 정보교환 표준

보건의료정보에서의 정보교환 표준은 크게 **HL7(Health Level 7)**과 **DICOM(Digital Imaging & Communication in Medicine)**일 것이다. 1987년 미국에서 병원 내 정보시스템 및 의료장비 접속 표준 개발을 위해 설립된 것이 HL7이다. 국내에서는 2002년 HL7 Korea를 설립하여 활동 중이며, EHR 핵심공통기술 연구사업단의 지원으로 임상진료표준서식과 임상사전에 대한 개발도 진행하고 있다.

또한, DICOM은 1984년 **미국의 방사선과학회(America College of Radiology, ACR)**와 **의료기 제조업체연합(National Electric Manufacturers Association, NEMA)이 공동으로 표준화**를 시작하여 CT, MRI, CR, HIS, RIS, 필름 디지타이저, 비디오 영상 등 다양한 의료영상정보를 저장 · 전송하는 표준으로 PACS(Picture

Archiving & Communication System)에서 사용하는 표준 전송프로토콜이다. 국내에서는 1995년에 한국 DICOM 지부를 설립하고, 전 세계적으로 가장 많은 PACS 도입 국가가 되었다.

(3) 문 서

문서의 경우 2004년에 '지능형진료지원 및 정보공유 시스템 개발' 에 관한 보건복지가족부의 과제 진행 단계에서 서울대학교병원의 CDA(Clinical Document Architecture)에 대한 연구개발이 수행되었으며, EHR사업단과 보건의료정보표준화위원회의 임상문서분과에서 의료기관 간의 문서교환을 위한 문서표준화 연구를 진행하고 있다.

(4) 지 식

국내에서는 역시 EHR사업단을 중심으로 의료정보 지식 표준화 작업으로 CDSS 시스템 개발에 대한 연구와 온톨로지(ontology) 기반의 First Databank의 'Drug Knowledge-base System' 의 도입과 'RDF base module' 등의 컨텐츠 관리시스템 등의 연구가 서울대학교에서 이루어졌다.

(5) 기술표준

기술표준은 응용프로그램 통합 차원에서는 대부분의 국내 의료기관이 DICOM표준을 완벽히 활용하고 있으며, 개인건강기록의 공유, 검색, 접근이 가능한 MiCARE Framwork의 개발이 진행되었다.

네트워크상의 기술표준으로는 ebXML(Electronic Business using eXtensible Markup Language)이나 XML (eXtensible Markup Language)을 활용하여 건강정보 및 진단 지원 시스템에 대한 개발이 진행되고 있다.

보안과 관련해서는 표준화위원회 정보보호 분과에서 국제 보안표준인 HIPPA (Health Insurance Portability and Accountability Act) 보안 표준 및 가이드라인, SAML(Security Assertion Markup Language), XCBF(XML Common Biometric Format), IHE Korea(Integrating The Health-Care Enterprise) 등에 대한 연구가 진행되고 있다.

(6) 기구와 자원에 관한 표준

국내에서는 사생활보호를 위해 KOIS(Korean Overseas Information Service)가 활동 중이며, 2006년에는 건강정보 보호 및 운영에 관한 법률 제정을 위한 입법안이 추진되는 등의 법률적 표준화 활동이 있었으나, 국내 보건의료정보 표준화를 위한 기구 정책이나 자원은 아직까지 완성된 형태를 확인하기 어렵다.

(7) 프로세스 표준

절차적 프로세스 표준을 위해 ICES(International Council for the Exploration of the Sea)라는 국제기구에 가입하여 활동하고 있다.

2. 국외 의료정보표준화 현황

(1) ISO/TC 215

ISO/TC 215는 보건의료정보표준화 전문위원회라고도 하며, ISO 산하 190여개의 전문위원회(TC, Technical Committee) 중의 하나로 보건의료정보표준을 정하는 위원회의다. 이 위원회의 목표는 보건의료정보를 국가별 혹은 전 세계를 대상으로 표준화하고 활성화하며, 보건의료정보산업 발전시키는 보건의료정보시스템 간 상호 호환과 교환을 목표로 하고 있다.

ISO/TC 215는 다시 전문작업그룹으로 세분화 되어 있는데 이것이 ISO/TC 210/Working Group이다. 이는 위의 [표 3-1]에서 보는바와 같이 ISO/TC 215/WG는 크게 9개의 그룹으로 분류할 수 있다.

(2) HIMSS(Healthcare Information and Management System Society)

1961년 설립된 **미국 보건의료정보관리시스템협회(HIMSS, Healthcare Information and Management Systems Society)는 헬스케어관련 기관으로 구성된 조직**이며, 헬스케어를 위한 정보기술(IT)와 관리시스템을 선도하는데 그 목적을 두고 있는 기관이다. 매년 HIMSS 컨퍼런스를 개최하고 있으며 400여개의 기업회원과 30여개의 비영리단체가 가입되어 있다.

HIMSS의 가입자는 약 3만 여 명 이상이며, 의료정보표준화, 인증, EHR/EMR/EPR/PHR, 헬스케어IT, 개인정보, 보안, 의료정보공유, 모바일 헬스케어 등의 기술에 대한 다양한 정보교환이 이루어지고 있다. HIMSS는 국제적으로 모바일 헬스케어와 국제의료정보 표준화 이니셔티브(Initiative)인 IHE(Integrating the Healthcare Enterprise)를 주도하여 가이드라인을 만들고 있는 협회이다. 또한, HIMSS에서는 EHR의 도입을 위한 표준화 작업에도 가이드라인을 제공하는 협회이다.

표 3-1 ISO/TC215 세부위원회(SC) 및 작업그룹(WG)

Subcommittee/ Working Group	내용
TC 215/CAG 1	최고위원회 (Executive council, harmonization and operations)
TC 215/WG 1	자료구조 (Data structure)
TC 215/WG 2	자료교환 (Data interchange)
TC 215/WG 3	의미내용 (Semantic conent)
TC 215/WG 4	보안 (Security)
TC 215/WG 6	의약품 및 의료산업 (Pharmacy and medicines business)
TC 215/JWG 7	Joint ISO/TC 215 – IEC/SC 62A WG : 의료장비관리
TC 215/WG 7	의료장비 (Devices)
TC 215/WG 8	EHR을 위한 산업요구사항 (Business requirements for Electronic Health Records)
TC 215/WG 9	SDO 조합 (SDO Harmonixzation)

참고 자료 : http:// iso.org/iso/standards_development/technical_committees/list_of _iso_technical_committees/iso_technical_committee.htm?commid=54960

최근에는 의료정보분야에 IT기술의 접목이 활발하게 이루어지면서 iPhone, Android Phone 등을 이용한 헬스케어 어플리케이션의 개발이 빈번하게 이루어지고 있다. 또한 이들 스마트폰을 이용한 원격진료, 홈헬스케어 서비스가 본격적인 도입이 이루어지고 있는데 이러한 기술을 모바일 헬스케어라고 통칭한다.

국내에서는 2010년에 분당서울대학교병원이 처음으로 HIMSS Analytics의 레벨 7 단계를 인증 받았는데 이는 의료기관이 EMR 기능 수준을 표시하는 것이며 OCS, PACS, EMR, 진료지원시스템, 표준용어체계, 표준진료지침, 실시간투약시스템, 약제/항생제/수혈/진단검사 CDSS 등을 모두 충족하면 레벨6을 받게 된다. 이후 레벨7을 받으려면 레벨6을 받은 의료기관에 한해 받을 수 있는 현장실사에 의한 심사단계이다.

(3) IHE(Integating the Healthcare Enterprise)

IHE(Integating the Healthcare Enterprise)는 보건의료정보를 표준화하고 기존에 개발된 DICOM, HL7 등의 표준방식을 통합하고 확대하여 의료기관 간에 정보공유를 위한 통합 표준 보급을 위해 만들어졌다. IHE는 **의료정보시스템과 의료기기 사이에 정보전달을 원활하게 하기 위해 만들어진 의료정보통합 프레임워크**이다.

IHE는 1998년 HIMSS(Healthcare Information and Management System Society)와 RSNA(Radiological Society of North America)에 의해 공동으로 추진된 보건의료정보 표준화 가이드라인을 제공한다. IHE는 보건의료전문가, 의료영상기기업체, IT관련업체 등이 최적화된 환자진료에 필요한 의료정보 표준화인 DICOM, HL7과 같은 기존 의료정보 통신표준을 기반으로 병원정보시스템과 의료영상기기 사이에 의료정보 공유를 촉진하기 위한 가이드라인을 제공한다.

IHE의 구성요소는 아래와 같다.

또한 IHE PCD(Integrating the Healthcare Enterprise Patient Care Devices)는 IHE를 기반으로 환자 치료를 위한 장치를 의미하는데 이는 표준화된 환자 치료 기기들을 개발하여 의료기관 간에 표준화된 보건의료정보의 상호 호환이 가능해진다.

표 3-2 IHE 구성요소 및 목적

IHE 구성요소	의미
IHE Technical Framework	• 시스템 간 연동에 필요한 표준규격 및 워크플로우를 업무 형태별 분류 • 형태별로 구분, Integration Profile 및 Transactions로 정의
IHE Connectathon	• Connect + Marathon 합성어 • IHE 표준을 준수하는 업체별 시스템 검증 및 크로스 체크 • IHE 표준의 호환성 테스트
MESA Tool	• 시스템 개발업체별 호환성 테스트를 위한 시뮬레이션 툴
IHE Demonstration	• 세계적 규모의 의료기기 전시회를 통한 IHE 표준지원 업체간 연동시연

(4) HL7

HL7(Health Level 7)은 1987년 **미국 펜실베니아 대학에서 보건의료기관 및 관련 단체들이 보건의료정보의 전자적 문서교환을 위해 만들어 놓은 데이터 표준형식을 개발하기위한 단체**를 의미한다.

HL7의 개발에 필요성은 의료분야에서 비용절감과 의료서비스의 질 향상을 위해 다른 정보시스템들과 기능적으로 연계되어야만 정보교환이 가능하기 때문에 반드시 필요하다.

HL7은 ISO/TC215 활동 영역 이외의 보건의료정보 분야에서 컴퓨터시스템의 이기종간 및 데이터베이스 사이에 정보공유 및 접속을 위한 메시징(Messaging)과 통신(Communication)을 위한 표준 프로토콜이다.

대표적인 인터넷 통신프로토콜인 ISO의 OSI(Open Systems Interchange) 7계층 프로토콜을 일부 형식을 포함하고 있는 HL7 프로토콜은 1994년 미국의 ANSI에서 승인하였다. 정확히 말하자면 HL7은 OSI 7계층의 가장 상위계층인 7계층(응용계층, Application Layer)과 상응하는 계층적 개념이라고 할 수 있다.

HL7은 특정한 네트워크 프로토콜을 필요로 하지 않으면서 네트워크 상에 하위6계층(표현계층, Presentation Layer)을 지원하는 기존 네트워크 접속을 전제로 한다.

HL7은 보건의료정보 중에서 입원(Admission), 퇴원(Discharge), 전원(Transfer) 등의 ADT에서 발생하는 메시지를 HL7의 형태로 인터페이스 간에 직접적으로 전송하고 전송받는 교환표준이라고 할 만큼 가장 많은 정보의 전송이 이루어진다. 이밖에 처방입력 및 검사결과(Result)에서도 HL7 형태의 메시지가 전송된다.

HL7 프토토콜의 구조는 크게 **메시지**(Message), **세그먼트**(Segment), **필드**(Field)로 구성된다.

① **메시지**(Message) : 메시지는 데이터 전송의 가장 작은 단위로 세그먼트들로 구성되어 있으며, 헤더 세그먼트(MSH)로 시작하여 메시지 타입(Message Type)과 트리거 이벤트(Trigger Event)를 사용하여 메시지와 메시지 사이를 구별할 수 있게 한다. 이때 메시지 타입과 트리거 이벤트는 일대다(1:N)의 관계가 성립되며, 'Z'로 시작하는 모든 메시지 타입과 트리거 이벤트 코드는 각 지역의 특수성에 맞게 사용자 정의 메시지로 사용할 수 있다.

② **세그먼트**(Segment) : 세그먼트는 정해진 순서가 있는 필드(Field)의 논리적 집합이며, 필수 세그먼트와 선택적 세그먼트로 구성된다. 모든 세그먼트에는 이름이 존재하며 세그먼트 ID라고 하는 처음 3글자에 의해 식별 가능하다. 또한 세그먼트는 구분자(<CR>)에 나누어지며, 메시지와 같이 'Z'로 시작하는 모든 세그먼트 ID코드는 사용자 정의 세그먼트 용도로 사용된다.

③ **필드**(Field) : 필드는 메시지의 실제 내용을 표현하는 것으로 컴포넌트들의 집합이며, 컴포넌트는 다시 서브컴포넌트로 구성된다. 필드의 길이는 다양하며 필드 구분자에 의해 구별되고, 필드에는 자료형(String/Text/Numeric/Date/Time)이 정의되지만 전송 때에는 모두 문자열의 형태로 전송된다.

표 3-3 HL7의 메시지 구분자

구분자 종류	값	위치	
세그먼트 구분자	〈CR〉	–	• 세그먼크의 종류 알림 • 임의로 변경 불가
필드 구분자	〈CR〉	–	• 세그먼트 내 인접한 두 필드 구분에 사용 • 각 세그먼트의 첫 번째 필드와 세그먼트ID 구분에도 사용
컴포넌트 구분자	^	1	• 데이터 필드의 인접한 컴포넌트 구분에 사용
서브컴포넌트 구분자	&	4	• 데이터 필드의 인접한 컴포넌트 구분에 사용 • 서브컴포넌트가 없는 경우에도 무방함
반복구분자	~	2	• 하나의 필드에서 같은 내용을 반복할 때 사용
탈출문자	\	3	• ST/TX/FT 자료형으로 표현되는 필드나 ED 자료형의 데이터 컴포넌트에서 사용

참고 자료 : http:// 한국보건사업진흥원(2004)

(5) IEEE 11073 PHD(u-Health 11073)

IEEE 11073 PHD(Personal Health Device)는 **환자 개인의 건강정보 프로파일을 생성하여 원거리의 의료기가와 매니저(정보수집기기) 사이에 정보를 교환하는데 필요한 공개적인 전송표준**이다. 개인 헬스 디바이스(PHD)에는 혈압계, 체중계, 심전도계 등이 해당하는데 이러한 에이전트 디바이스(Agent Device)에서 수집된 환자의 정보를 컴퓨터나 스마트폰 등의 매니저 디바이스(Manager Device)로 보내는데 사용하는 P2P(Point-to-point)방식의 정보교환표준이다.

(6) EMR

EMR(Electronic Medical Record)은 전자의무기록이라고도 하는데, 이는 기존에 종이형태의 진료차트를 인적사항, 병력, 건강상태, 진찰, 입퇴원기록 등의 환자의 임사 관련 모든 정보를 전산화하여 입력 관리, 저장하는 형태의 시스템을 의미한다.

EMR이 병원에 구축되면 의료기관에서 사용되는 종이 또는 문서양식에 기록되는 모든 의료 기록을 없애고, 모든 정보를 컴퓨터 시스템 내에 디지털 형태로 저장하게 된다.

따라서 환자의 진료행위를 중심으로 발생한 모든 자료나 진료, 수술, 검사기록을 컴퓨터 기반으로 입력, 저장, 보관하는 시스템을 통칭한다.

의료기관에 EMR이 구축되면 의료기관의 4-LESS 중에 하나인, 차트를 없애주는 Chartless를 실현하게 된다.

(7) WHO-FIC

WHO-FIC(World Health Organization Family of International Classifications)는 **의료정보 국제표준분류체계**라고도 하는데, 이는 질병, 장애, 의료행위 등에 대한 국제 표준용어 및 분류기준으로 보건의료통계 작성, 보험청구코드, 진단서 등에 사용하기 위한 분류체계 만들고, 회원국 간의 원활한 보건의료 통계작성 및 정보교환을 도모하기 위한 표준협력기구 패밀리이다.

WHO-FIC에서는 관할하는 질병분류표준에는 국제질병 · 사인분류체계(ICD, International Classification of Diseases and Procedures), 국제장애분류체계(ICF, International Classification of Functioning Disability & Health), 국제의료행위분류체계(ICHI, International Classification of Health Interventions) 등의 국제표준분류체계의 제정 및 개정을 의결하는 역할을 담당하고 있다.

WHO는 국제적인 사인이나 질병 통계를 국가간 비교하여 질병분류체계를 표준화하고 현재의 질병, 기능상태, 시술 등의 보건의료 전 영역을 포괄하는 종합적인 분류체계 패밀리를 개발하고 있다.

이를 통해 분류체계의 일치성을 높이고 질병분류체계와 의료용어체계 간의 연계를 통해 통합적인 보건의료정보시스템 개발에 협력하고 있는 기구이다.

(8) ICD

ICD(International Classification of Diseases and Procedures)는 **국제질병분류 혹은 국제질병 · 사인분류체계**라고도 하는데, 1900년 처음으로 초판을 발행하였으며 WHO에서 거의 10년에 한 번씩 발행하고 있는 감염증 및 기생충류, 신생물, 내분비 · 영양 · 대사 및 면역질환, 해부학적 계통별 질병군, 분만 · 기형 · 신생아질환, 진단, 증상, 손상, 중독 등의 17개 분류항을 대상으로 사망 및 질병분류 통계에 사용되는 국제사인분류체계로 표준화코드를 의미한다.

또한 WHO는 ICD를 보다 세분화된 상세분류를 위해 분류를 편집하기도 한다. 임상적 의료 수정판ICD-9-CM, 종양학 ICD-O, 치과구강학 ICD-DA, 안과학 ICD-Oph 등의 전문가용 보조분류나 국제의료행위 분류인 ICPM(International Classification of Procedures in Medicine), 국제일차진료(Primary Care) 분류인 ICPC(International Classification of Primary Care) 등이 있다.

이밖에도 미국병리학회에서 각 상병마다 해부학적 부위, 형태, 병인, 기능 등의 4가지를 중심으로 코드화한 SNOP(Systematized Nomenclature of Pathology)와 SNOP에 병명, 직업, 수술처치 등을 부가한 SNOMED(System of Nomenclature in Medicine) 등이 있다.

표 3-4 ICD 대분류

항목	구간	내 용
I	A00–B99	전염병 및 기생충성 질환
II	C00–D48	종양
III	D50–D89	혈액 및 혈액 생성기관 질병으로 면역체계와 관련된 질환
IV	E00–E90	내분비선 영양 및 순환기계 질환
V	F00–F99	정신적, 행동적 장애 질환
VI	G00–G99	신경계통의 질환
VII	H00–H59	눈과 그에 딸린 기관의 질환
VIII	H60–H95	귀와 유양돌기 질환
IX	I00–I99	순환계통의 질환
X	J00–J99	호흡기 계통의 질환
XI	K00–K93	소화 계통의 질환
XII	L00–L99	피부와 피하조직의 질환
XIII	M00–M99	근육과 연결조직의 질환
XIV	N00–N99	생식, 배설계통의 질환
XV	O00–O99	임신, 출산, 산후조리
XVI	P00–P96	출산 전후기간에 일어나는 어떤 상태
XVII	Q00–Q99	선청성 기형, 변형, 염색체의 이상
XVIII	R00–R99	다른 곳에서 분류되지 않은 증상, 증세나 임상 또는 연구에서 발견한 비정상
XVX	S00–T98	상처, 중독과 외부 원인에 의한 질환
XX	V01–Y98	질병이나 사망의 외부적 원인
XXI	Z00–Z99	건강상태에 영향을 미치는 원인들과, 보건 서비스와의 관계
XXII	U00–U99	특별 목적 코드

참고 자료 : http:// ko.wikipedia.org/siki/ICD-10

(9) CENTC251

CEN(European Standard Committee, 유럽표준화기구)는 1990년 유럽 30여 국가에서 1,500여 명의 전문가들로 구성된 유럽연합에서 전자기술분야 및 전기통신분야를 제외한 모든 분야의 표준을 담당하는 민간표준화기구이다.

그 중에 **CEN TC251(CEN Technical Committee 251)은 데이터통신, 용어, 정보안전성(정보보안, 안전성, 품질), 의료기기 간 상호운용기술 등에 관한 보건의료정보 및 통신기술 표준화기구**이다. 이는 이에 관련한 표준화 기술위원회를 4개의 WG(Working Group)으로 세분화하여 의료정보 표준화를 담당하고 있다. 아래 표는 이러한 작업그룹(WG)에 대한 설명이다.

표 3-5 CEN TC 251의 WG(Working Group)

세부그룹	표준화주제	내용
WG1	Communications	• 데이터 통신 • 정보 모델, 메시징 및 스마트 카드용
WG2	Terminology	• 표준용어
WG3	Terminology	• 정보보안, 안정성, 품질
WG4	Terminology for interoperability Devices	• 의료기기간의 상호운용성을 위한 기술 • 의료기기와 정보시스템간의 데이터 통신 • 전달매체를 통한 표현된 데이터의 통합 • 분산 데이터의 통신 표준화 작업

참고 자료 : http:// www.cen.eu

(10) CDA

CDA(Clinical Document Architecture)은 임상의료문서(Clinical Document)의 교환을 목적으로 문서 작성에 필요한 구문구조를 규정한 표준문서를 의미한다. CDA문서는 HL7의 RIM에서 파생된 문서이며, 문서의 작성은 XML(eXtensible Markup Language)로 작성되어 구조적인 문서형식을 갖는다. CDA문서의 주요한 관점은 역시 의료인이 얼마나 쉽게 읽을 수 있는가와 서로 다른 시스템 간에 교환이 얼마나 쉽게 이루어질 수 있는가이다.

(11) XDS

XDS(Cross-Enterprise Document Sharing)은 2004년에 IHE에서 제시하는 통합 프로파일(Integration Profile) 중에 **서로 다른 의료기관 간에 전자임상자료(Electronic Clinical Document)를 공유하거나 교환하는 것에 대한 표준**이다. IHE-XDS는 u-Health를 위한 익명성 보장과 보안감시 방법 등의 보안기술을 포함한 데이터접근 및 교환 기술이라고 할 수 있다.

XDS를 좀 더 자세히 설명하자면 공유하고자 결정한 의료기관이나 환자가 존재하는 범위(Clinical Affinity Domain)를 정하고, 각 범위의 의료기관 간에 효율적인 관리를 위해 HL7, DICOM 등의 표준들을 기반으로 서로 긴밀한 연결 방법론이라고 할 수 있다.

XDS의 세부 정보를 살펴보면, 의료정보를 공유하기 위한 각각의 기능을 수행하는 행위자(Actor)와 일의 처리묶음인 트랜잭션(Transaction)으로 구성된다. 행위자에는 Document Source, Document Consumer, Document Repository, Document Registry, Patient Identity Source 등 5개, 트랜잭션에는 Provider & Register, Document Set, Register Document Set, Query Documents, Retrieve Document, Patient Identity Feed 등 5개가 사용된다.

또한 XDS Contents Profile은 의료인에게 가독성을 보장하고, 기계적인 정보처리에 있어서 보건의료정보가 의료기관 이기종시스템간에 원활한 문서교환을 위해 XDS의 확장표준이라고 할 수 있다. 처음에는 XDS 문서형식은 CDA(Clinical Document Architecture) 등의 간단한 문서교환을 위해 사용되었으나 점차적으로 의료환경이 복잡해지고 처리해야할 문서의 양이 늘어남에 따라 문서자체의 특성이나 의료환경 도메인의 특성에 따라 문서를 분류하는 것이 바로 XDS Contents Profile이라고 할 수 있다.

XDS는 데이터 교환관점에 따라 CD 및 USB 매체를 위한 XDM(Cross-Enterprise Document Media Interchange)과 단대단(Point-to-point) 환경에서의 문서교환을 위한 XDR(Cross-Enterprise Document Reliable Interchange)로 구분할 수 있다.

표 3-5 CEN TC 251의 WG(Working Group)

세부그룹	내용
Actor	① Document Source ② Document Consumer ③ Document Repository ④ Document Registry ⑤ Patient Identity Source
Transaction	① Provider & Register Document Set ② Register Document Set ③ Query Document ④ Retrieve Document ⑤ Patient Identity Feed
Contents Profile	① XDS-DS(XDS Scanned Document) ② XDS-I(XDS for Imaging) ③ BPPC(Basic Patient Privacy Contents)
Data Interchange	① XDM(Cross-Enterprise Document Medis Interchange) : CD 및 USB용 ② XDR(Cross-Enterprise Document Reliable Interchannge) : P2P용

참고 자료 : 주민철(2008)

(12) RIM Class

HL7의 버전 2.x에서 메시지 사용에서 발생하는 문제점을 해결하기 위해 v3표준으로 개발된 객체지향 방법론 RIM으로 정의하였는데, RIM(Reference Information Model)은 **HL7 Version 3의 참조정보모델을 의미**한다.

다시 말해, HL7의 RIM(Reference Information Model)은 의료정보 전 분야에서 필요로 하는 핵심 클래스, 계층구조를 정의하고, 이를 참조하여 진료, 원무, 재무, 검사 등 각 세부 도메인 정보 모델과 결합하여 메시지나 진료문서 타입으로 생성하도록 하는 의료정보 참조 모델이다.

의료기관에서 환자를 치료하기 위한 의료활동에서 이벤트가 발생하면 전달해야 할 내용을 메시지에 저장할 때 필요한 메시지 구조나 타입을 RIM에서 파생시켜 XML(Extensible Markup Language) 문서로 인코딩하여 활용한다. 진료문서규격인 CDA도 RIM을 참조하여 진료문서에 관한 일반적 구조를 모델링 하는 것이다.

CDA는 임상문서의 교환을 목적으로 사용된다. RIM이 기본 6개 클래스(Act, Participation, Entity, Role, ActRelationship, RoleLink)와 클래스 연관관계로 표현하는데, 이는 RIM을 XML로 인코딩할 때 CDA 문서가 서로 다른 의료기관 간에 임상문서를 쉽게 교활할 수 있도록 해주는 역할을 담당한다.

(13) PACS

PACS(Picture Archiving and Communication System)는 보건의료정보 중에서 특히 방사선 의료영상들을 디지털 상태로 획득한 후, 고속의 통신망을 이용하여 디지털 이미지로 획득, 저장, 전송, 조회를 통합적으로 처리하는 의료영상저장전송시스템을 의미한다.

최근에는 방사선 관련 이미지 이외에도 의료기관에서 발생하는 모든 의학적 영상을 획득 처리하여 저장, 전송, 조회가 HIS나 OCS 등의 병원정보시스템과 연동되어 사용되는 통합 의료영상저장전송시스템의 형태로 진화하고 있다.

PACS를 도입하게 되면 의료기관의 4-Less 중에 하나인 의료기관의 모든 필름을 없애주는 Filmless를 구현할 수 있다.

(14) DICOM

DICOM(Digital Imaging Communication System in Medicine)은 의료용 디지털 영상 및 통신에 관한 표준으로 **의료용 기기에서 디지털 영상에 대한 데이터 상호전송 및 수신 등의 통신에 사용되는 표준 통신 프로토콜**을 의미한다.

DICOM은 1982년 미국방사선학회(ACR, American College of Radiology)와 미국전기공업회(NEMA, National Electronics Manufacturing Association)가 연합하여 의료용 영상전송 표준프로토콜을 개발하기 위해 만들어 낸 프로토콜이다.

이는, PACS의 4가지 처리기능(획득, 저장, 전송, 조회) 중에서 전송에 해당하는 표준프로토콜이라고 이해하면 될 것이다.

3-3 의료정보 표준화 기구

대표적인 의료정보표준화 기구로는 서로 다른 보건의료분야의 소프트웨어 호환을 위한 규칙인 **HL7**(Health Level 7)이 1987년 의료정보의 전자적 교환을 위한 표준으로 나타났으며 세계적인 표준화 연구가 이루어지고 있다. 미국 표준재료시험협회인 **ASTM**(American Society for Testing and Materials)에서는 다양한 의료정보에 대한 표준화 시험 협회이다.

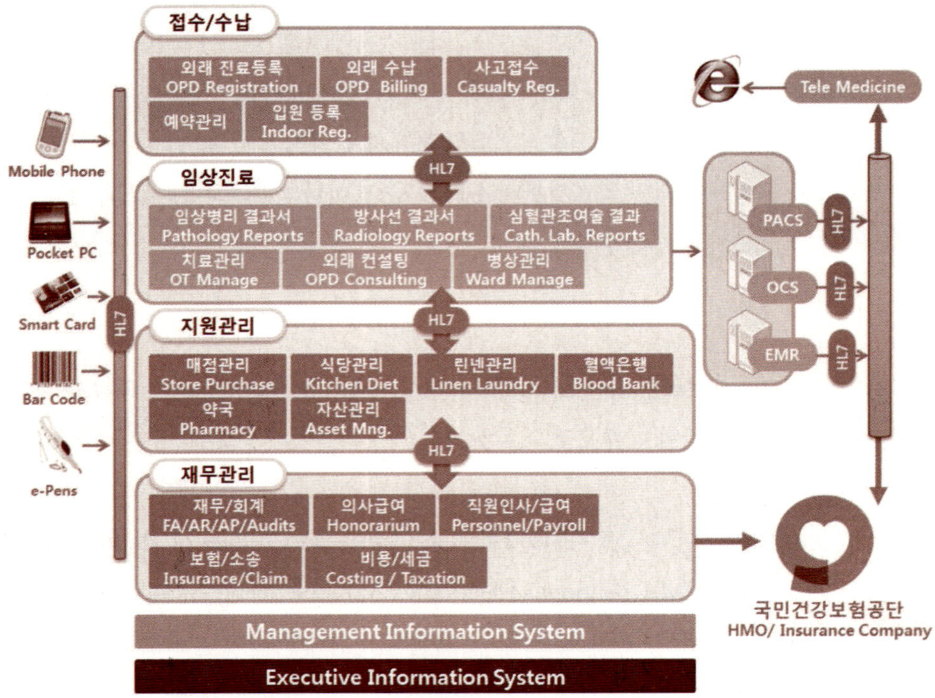

그림 3-4 HL7의 사용구조

또한 유럽을 대표하는 유럽표준화위원회인 **CEN**(Committee for European Normalization)은 비영리 의료정보표준화 국제연합이다.

표 3-1 의료정보표준화기구

구 분	세 부 내 용
1. 의료정보 표준화기구	① HL7(Health Level) ② ASTM(American Society for Testing and Materials) ③ ACR / NEMA(American College of Radiology and National Electronic Manufactures) ④ IHE(Integrating the Health Care Enterprise) ⑤ ISO(International Standard Organization) ⑥ IEEE(Institute of Electrical and Electronics Engineers) ⑦ CEN(Committee for European Normalization) ⑧ DICOM(Digital Imaging and Communications in Medicine)
2. 기타 의료정보 표준화 및 세부기구	① AENOR(Association Espanola de Normalization) ② ANS(American Nurses Association) ③ ANSI HISPP(American National Standards Institute-Healthcare Informatics Standards Planning nel) ④ ASCX3(Accredited Standards Committee X3) ⑤ CEN / TC 251 / WG(Healthcare Terminology, Semanticsand Knowledge Bases, Healthcare security) ⑥ CPRI(Computer Based Patient Record Institute) ⑦ DISA(Data Interchange Standards Inatitute) ⑧ MRI(Medical Record Institute) ⑨ HIMSS/RSNA (Healthcare Information and Management Systems Society / Radiological Society of North America)

국제표준화기구 **ISO**(International Standard Organization)은 1947년 설립 이후로 거의 대부분의 국가가 채택하는 표준화기구로 의료정보에서도 표준화를 이끌어가고 있다.

미국전기전자학회인 **IEEE**(Institute of Electrical and Electronics Engineering)는 의료정보의 하드웨어적인 기술 표준을 주도하고 있다.

3-4 국내의 전자의무기록 현황

1990년대에 들어오면서 건강보험공단의 의료급여수여를 위한 청구를 위해 전자차트 혹은 처방전달시스템이 도입되기 시작하였다. 90년대 중반에는 종합병원을 중심으로 하는 처방전달시스템의 개발이 본격화 되었으며, 이러한 처방전달시스템을 기반으로 하여 최근에는 3차의료기관을 중심으로 하는 EMR 시스템의 개발이 완료되었거나 완료 중에 있는 상태이다.

아래 표 3-7는 2004년 이후에 국내 3차의료기관을 중심으로 이루어진 EMR을 비롯한 병원정보화 현황을 살펴볼 수 있다.

표 3-7 국내 병원정보화 구축 현황

No.	병원	병상수	정보화 범위	개발툴/DB	구축일자
1	Se-Y 병원	800	OCS, EMR, DW, GW, ERP	.NET/MS-SQL	2006. 9.
2	KM 병원	950	OCS, EMR	VB, .NET	2006. 4.
3	Se 병원	2300	OCS, EMR, DW, GW, ERP	.NET/MS-SQL	2005. 11.
4	KK 병원	870	OCS, EMR, DW, GW, MIS	JAVA	2005. 8.
5	So 병원	1500	OCS, EMR, DW, GW	ASP.NET	2004. 12.
6	B 병원	900	OCS, EMR, DW, GW	ASP.NET	2003. 5.

참고 문헌 : 신은경, "RFID기반의 전자의무기록(EMR) 시스템의 설계 및 구현", 부경대학교 대학원 석사학위논문, 2008.

(1) 서울대학교병원 EMR 구축 사례

1990년대 초 울산의대 중앙병원(현재 아산병원)과 삼성의료원의 개원에 발맞춰 처방전달시스템이 개발되었다. 국내 대표 대학병원인 서울대학교병원은 S사와 공동 개발을 통해 1998년에 검사 및 약국처방 전표를 폐지하는 처방전달시스템을 도입하였고, 2002년 PACS를 도입해 방사선 필름을 없애는 디지털화 사업을 완료하였다.

이를 기반으로 서울대학교병원 의료정보실의 독립 벤처회사인 (주)이지케어텍을 설립하여 2004년 10월에는 종이 차트를 없애고 모든 진료기록을 디지털화 하는 전자의무기록(EMR)인 'BESTCare'를 도입하였으며, 2006년에는 완전한 EMR 구축이 완료되었다.

서울대학교병원은 신축 준비 중이던 분당서울대학교병원에서 EMR 시스템을 구축하고, 이것이 안정화되는 시점에서 서울대학교병원(본원)의 구축을 완료하였다.

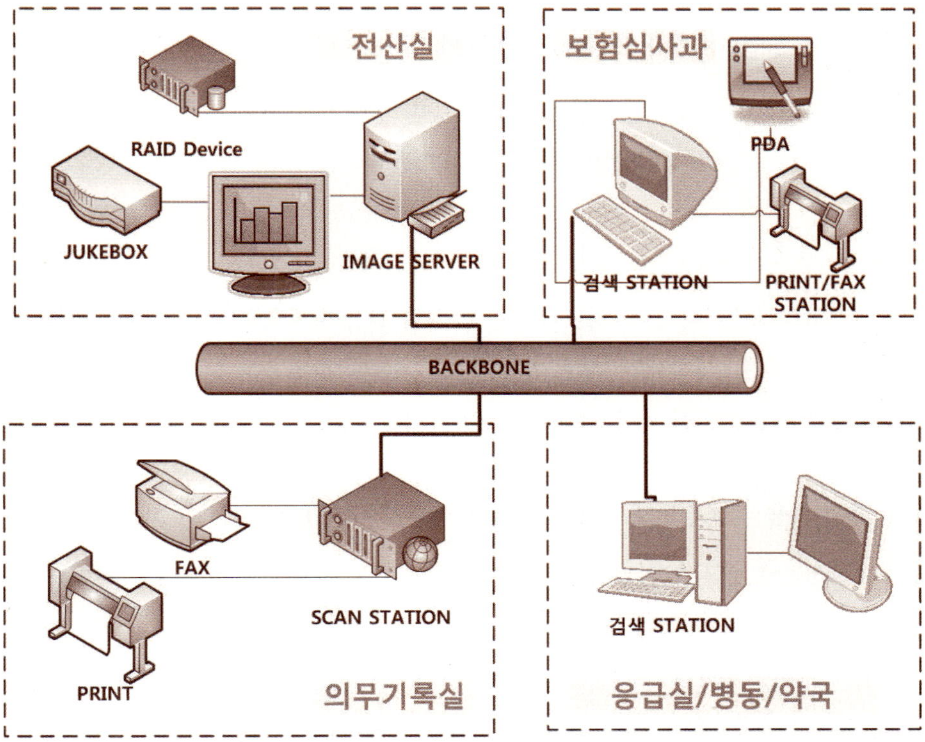

참고 자료 : "EMR(전자의무기록)의 현황 및 발전방안", 순천향대학교부속병원, 2000.

그림 3-5 EMR 시스템 구성도

① **기초준비단계**(26개월 : 2000. 1. ~ 2002. 2.)

- 전자의무기록 도입을 위한 컨설팅
- 정보화전략 계획 수립(ISP, Information Strategy Planning)

② **기초설계단계**(6개월 : 2002. 3. ~ 2002. 8.)

- 기본골격 설계(입력화면, 조회화면, 주요메뉴 등)
- 클라이언트-서버 방식에서 웹 방식으로 전환
- 닷넷(.NET) 체제로 개발 결정

③ **파일럿 실험단계**(2개월 : 2002. 9. ~ 2002. 10.)

- 전자의무기록의 기본구상을 구현 가능한지 여부를 시험
- 업무분석, 서식분석, 화면 프레임 등의 구체적인 평가

④ **개발단계**(4개월 : 2002. 11. ~ 2003. 2.)

- 전자의무기록을 위한 하드웨어와 네트워크 장비 도입 완료
- 용어, 코드, 서식 등 콘텐츠 개발
- 보안, 인증, 권한, 사용자 교육 등을 수립

⑤ **초기 적용 및 조정단계**(2개월 : 2003. 3. ~ 2003. 4.)

- 운영상태 테스트(리허설)
- 문제점 발견 및 수정 및 적응시험

⑥ **개통 및 운영단계**(7개월 : 2003. 5. ~ 2003. 11.)

- 전자의무기록을 이용한 진료시작
- 발견된 임상에서의 튜닝 작업 실시
- 전자의무기록과 관련한 행정조직과 규정 정비

⑦ **2차개발 단계**(6개월 : 2003. 12. ~ 2004. 5.)

- 전자의무기록 시스템 보완 작업
- Flow Sheet, CP(Critical Pathway), CDW(Clinical Data Warehouse) 등의 보조프로그램 개발 완료

(2) 그 밖의 사례

서울대학교 병원과 분당서울대병원 이외에도 건국대학교병원, 동국대학교 일산병원 등이 EMR 시스템의 구축을 완료했으며, 한국보훈복지의료공단, 국립경찰병원 등도 EMR 구축 중에 있다. 정부에서는 2010년까지 약 3,650억 원의 예산을 투입하여 전자건강기록시스템을 전국에 구축할 계획이다.

표 3-8 국내 주요 EMR 개발업체 현황

No. 개발업체	업 체 동 향	구축업체 및 참고사항
1. 비트컴퓨터	• OCS 도입 중형병원 중심의 EMR 구축 주력 • 의료정보화 선도기업의 브랜드 이미지강화	성빈센트병원, 가톨릭대학교성모병원, 성광의료재단, 구로성심병원 등 개발
2. 삼성SDS	• 500병상 이상의 대형병원 주력 • 통합의료정보시스템 수주 주력	삼성서울병원, 국군의무사령부
3. 유비케어	• 의원용 EMR 시장 주력 • 병원용 EMR '큰의사랑' 개발 • EMR 관련 정보보호 특허 보유	8,800개 의원 및 7,000개 약국 보유
4. 이지케어텍	• 500병상 이상의 대형병원 주력 • 국공립 및 대형병원 집중 개발 • 웹기반 호환성/확장성 강화 • EMR 핵심 기반기술 특허 보유	서울대학교병원, 분당서울대학교병원, 동국대일산병원, 경상대학교병원
5. 투윈정보 시스템	• 200~300병상의 중소형 병원 주력 • 중소형병원 집중 개발 • 한국형 EMR 강조	국립마산병원, 대구천주성심병원, 대구남산병원, 광주열린병원, 사상중앙병원, 부처서울여성병원, 옥천성모병원, 전주고려병원, 인하대병원, 국립목표병원, 전주예수병원 등 구축
6. 현대정보기술	• 500병상 이상의 대형병원 주력 • 웹기반 J2EE 기술로 EMR 구현 • 통합의료정보시스템 수주 집중	건국대병원, 경희대학교부속 동서신의학병원 등 구축
7. 후지쯔	• IT/서비스 벤더인 LGCNS와 협업을 통합 EMR 개발	광명성예병원, 영동세브란스

참고 문헌 : 한국소프트웨어진흥원(www.software.or.kr), "전자의무기록(EMR) 시장동향", 2006.

최근에는 차세대(2세대) 전자의무기록에 대한 표준화기술 논의가 활발해지고 있으며, 전자의무기록에 RFID, 블루투스(Bluetooth) 등의 u-헬스케어(u-Healthcare) 기술과의 연동에 대한 연구가 진행되고 있다.

국내 EMR 개발 업체로는 (주)이지케어텍, 현대정보기술(주), 투윈정보시스템, LGCNS, 삼성 SDS, 비트컴퓨터(주), 이수유비케어(주), 후지쯔, LG유플러스 등이 가장 활발한 전자의무기록 개발 업체이다.

Chapter 3 전자의무기록(EMR) 학습평가

1 'Chartless'를 위해 필요한 가장 적합한 병원의 정보화 기술은?

① EMR ② PACS
③ OCS ④ HIS
⑤ MIS

2 전자의무기록(EMR)의 장점으로 올바른 것은?

① 의무기록 검색 및 진료대기 시간이 길어진다.
② 전자의무기록 관리에 의해 기록물 분실이나 부정확성이 증가된다.
③ 병원 경영상 가장 큰 도움을 주는 병원정보기술이다.
④ 환자진료 정보의 교환이 잘 되지 않아서 불필요한 검사와 진료가 중복될 가능성이 높다.
⑤ 의무기록의 보관장소가 줄어들고, 각종용어 표준화로 진료와 연구에 큰 도움을 준다.

3 미국의 MRI에서 정의한 전자의무기록 발전단계의 순서로 올바른 것은?

① AMR → CMR → EMR → EPR → EHR
② CMR → AMR → EPR → EMR → EHR
③ CMR → AMR → EMR → EPR → EHR
④ AMR → EMR → CMR → EPR → EHR
⑤ CMR → EMR → EPR → EHR → AMR

4 EMR에 축적된 고객(환자)을 통해 새로운 병원의 이익창출을 위한 고객관리시스템은?

① MIS ② CDSS
③ HL7 ④ DSS
⑤ CRM

5 EMR 구축에 의한 가장 큰 결과는?

① Filmless ② Chartless
③ Paperless ④ Slipless
⑤ Peopleless

6 EMR 구축의 효과가 아닌 것은?

① 데이터의 접근성 향상
② 자료의 질 향상
③ 비용의 증가
④ 의사결정 및 의료의 질 보장
⑤ 연구수준의 향상

7 EMR의 특징 설명으로 올바르지 않은 것은?

① 환자의 누적정보 검색이 용이하다.
② 임상교육정보로서 인증된 여러 사람의 동시접속이 가능하다.
③ 자료검색의 다양성을 추구할 수 있다.
④ 정보의 보안성을 위한 동시접속에는 제한을 두고 있다.
⑤ 임상교육수련생을 둔 대학병원에서는 교육정보 활용으로도 매우 유용하다.

8 EMR의 풀이로 올바른 것은?
① Electric Medicine Record
② Electronic Medicine Read
③ Electric Maintenance Record
④ Emergency Record Record
⑤ Electronic Medical Record

9 환자의 진료정보에 대하여 병원 내부에서 발생된 정보 이외에도 환자의 일상생활에서의 흡연, 음주, 식습관 등의 모든 정보를 통합한 의료정보 체계는?
① EHR ② CMR
③ EMR ④ AMR
⑤ EPR

10 EMR의 입원 및 기록업무 중 구환이거나 재입원의 업무정보가 아닌 것은?
① 입원 등록창구에서 환자의 진료 카드를 읽으면 환자에 관한 기본 정보가 자동 입력된다.
② 의무기록지에서는 의무기록 대출요구서가 자동으로 출력된다.
③ 기록실 담당자는 해당 의무기록지를 색출하여 바코드 판독을 한 후 병동 보조원이 가져 온 대출서를 받고 의무기록지를 대출한다.
④ 환자가 퇴원한 다음날 의무기록지가 기록실로 반납되면 반납 확인을 한 후 바코드 판독을 하여 반납 정보가 입력이 되도록 한다.
⑤ 의무기록실에서 신규환자 형태로 등록환자로 바코드 스티커가 자동 생성된다.

ANSWER 1 ① 2 ⑤ 3 ① 4 ⑤ 5 ② 6 ③ 7 ④ 8 ⑤ 9 ① 10 ⑤

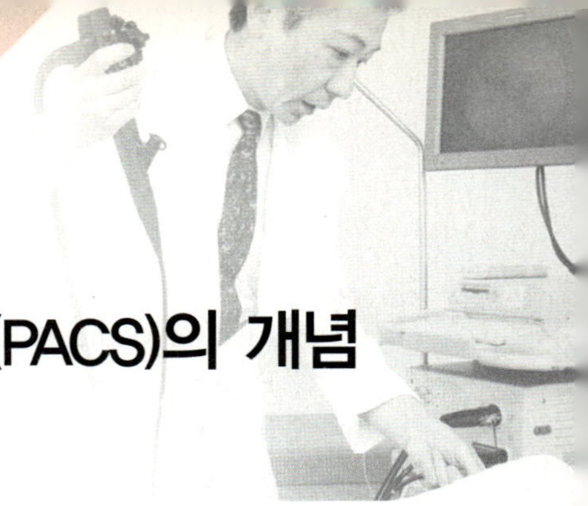

CHAPTER 4. 의료영상저장전송시스템(PACS)의 개념

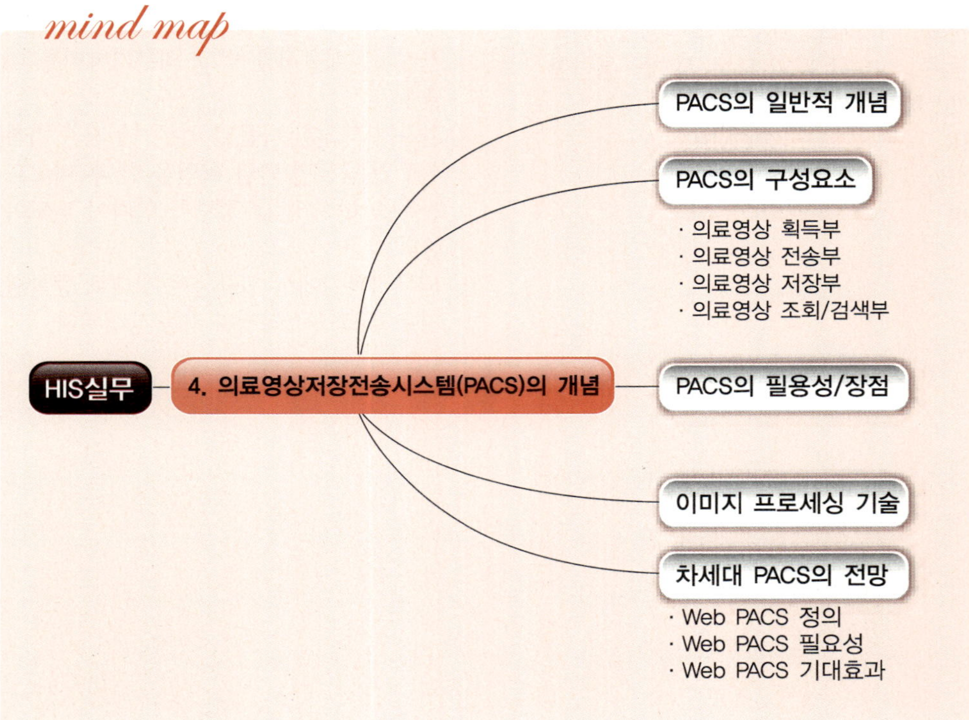

4-1 PACS의 일반적 개념

PACS(Picture Archiving and Communication System)는 의료영상기기로부터 획득된 디지털이미지(digital image)를 고속의 네트워크를 이용해 의학용 영상 정보의 저장(**Archiving**), 판독(**Diagnosis**), 검색(**Viewing**), 전송(**Forwarding**)하는 의료영상 통합 관리시스템을 말한다.

즉, PACS는 X선, CT, MRI, PET, PET-CT, 초음파 기기 등에 의해 촬영된 모든 방사선 검사 결과를 디지털 이미지로 변환 · 촬영과 동시에 대용량 기억장치에 저장시켜 영상의학과 전문가가 모니터를 통해 판독할 수 있도록 해주는 시스템이다.

PACS는 DICOM(Digital Imaging & Communication in Medicine) 규격에 따라 이미지 데이터를 저장 · 관리하고 있으며 의료영상획득기기, 진단방사선과, 각 임상의사들을 하나로 연결하고 있다. PACS는 관계형 데이터베이스를 이용하여 의료영상을 저장하거나 요청에 따라 검색하여 전송하는 일을 한다.

아래 그림 4-2에서 보는 바와 같이 PACS는 크게 4가지 영역으로 구성되는데, 의료영상을 촬영하여 필요한 영상을 획득하는 **의료영상 획득부**(Image Acquisition), 의료영상을 전송하는 **전송부**(Network), 의료영상을 저장하는 **의료영상 저장부**(Image Storage), 마지막으로 저장된 의료영상을 각 단말기에 재생하는 **의료영상 조회부**(Image Display)가 이에 해당한다.

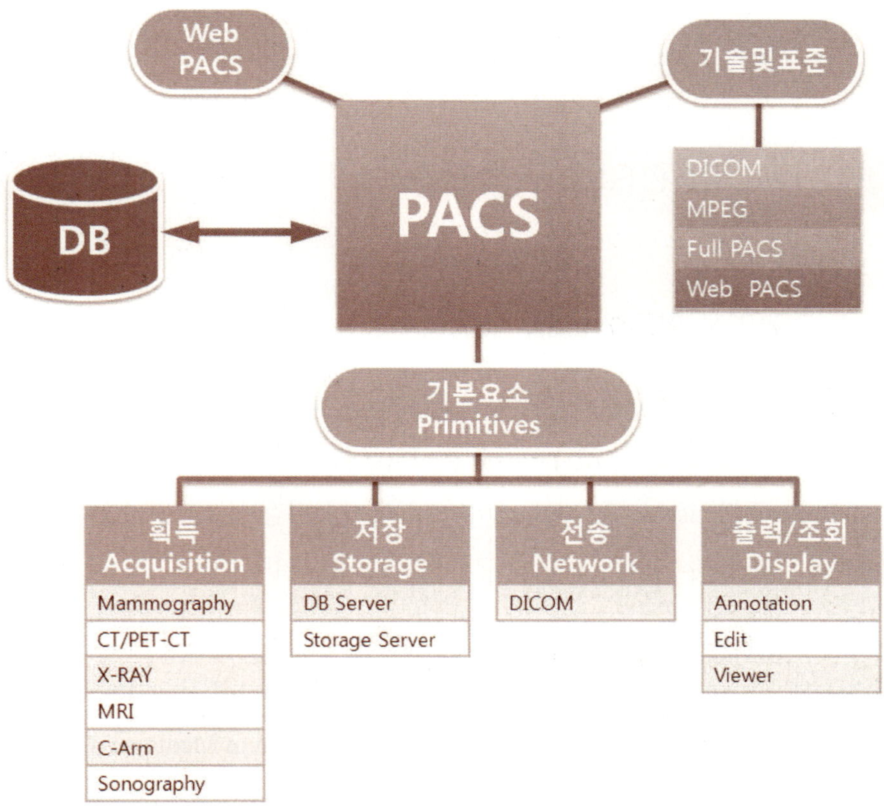

그림 4-1 의료영상저장전송시스템(PACS)의 구조

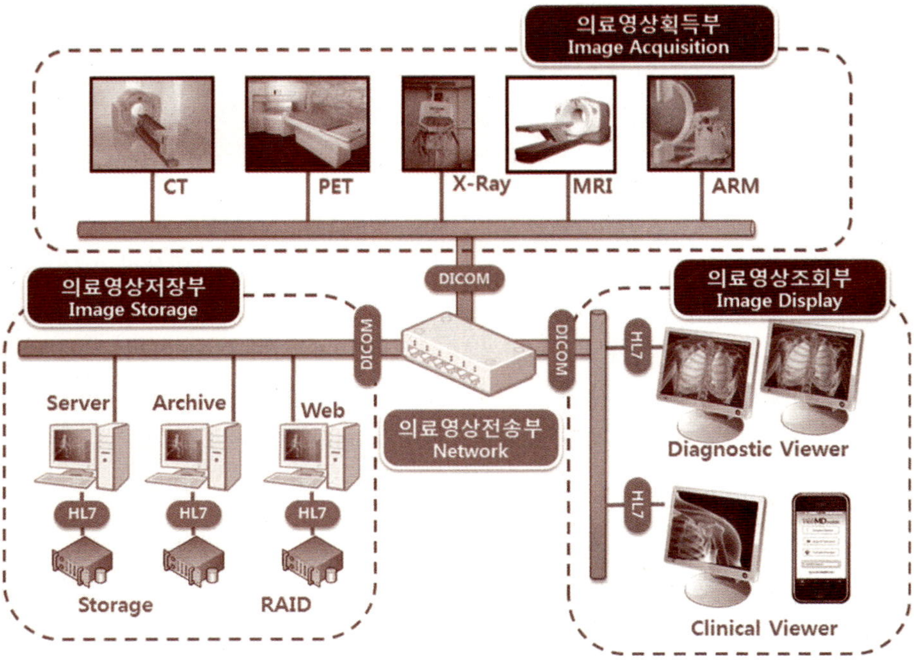

그림 4-2 PACS의 흐름도

[참고 자료]
이재은, "상황인식기반 의사중심의 의료영상전송시스템(PACS) 미들웨어", 숙명여자대학교대학원 석사학위논문, 2008.

4-2 PACS의 구성요소

1. 의료영상 획득부(Image Acquisition)

의료영상 획득부는 PACS에서 CT(Computerized Tomography), MRI(Magnetic Resonance Imaging), DR(Digital Radiology), CR(Computer Radiology), PET(Positron Emission Tomography), 초음파, 내시경검사, 조직병리검사 등 다양한 **의료영상을 디지털화하여 저장하는 가장 중요한 부분**이다.

의료영상 획득부는 데이터의 흐름이 시작되는 부분이기 때문에 영상의 전송과 재현을 위해서는 반드시 표준화가 필요한데 이러한 의료장비에 사용되는 표준 프로토콜이 바로 DICOM(Digital Imaging and Communication in Medicine)으로 이를 채택하여 사용하고 있다. 이는 ACR/NEMA에서 제안한 PACS를 위한 의료영상 전송 표준프로토콜이다.

2. 의료영상 전송부(Network)

의료영상 전송부는 의료영상기기로부터 촬영된 영상자료의 획득, 저장, 조회 등의 전 과정에 걸쳐 **데이터의 이동 및 제어관리를 담당하는 부분**이다. 의료영상 촬영 후 생성되는 영상은 수 메가바이트에서 수십 메가바이트에 이르는 대용량이다. 이러한 대용량의 데이터를 2초에서 3초 이내에 해당 서버나 사용자에게 전송하기 위해서는 매우 빠른 네트워크 속도가 필요하다.

따라서 PACS의 의료영상 전송부의 네트워크 구조는 일반적으로 ATM (Asynchronous Transfer Mode) 방식을 사용한 155Mbps의 네트워크 백본을 이용하여, 데이터의 트래픽에 의한 정체현상이 발생하지 않도록 설계 · 구축하여 사용하고 있다.

3. 의료영상 저장부(Image Storage)

의료영상 저장부는 저장된 대용량의 **영상자료를 안전하게 저장**해놓고 사용자가 빠르고 쉽게 조회할 수 있도록 하는 부분이다. 의료영상 저장부에서는 저장장치의 안정성과 신뢰성이 매우 중요하며, 데이터의 운용방식과 사용자 수에 따라 다양한 저장장치가 필요하다.

의료영상 저장부는 일반적으로 촬영된 영상을 단순히 저장장치에 저장하는 저장서버(Storage Server)와 의료영상정보 데이터베이스(DB)의 두 부분으로 구성된다.

대표적인 의료영상 저장매체는 하드디스크를 병렬로 설치하여 사용하는 RAID(Redundant Array of Independent Disks)를 사용한다. RAID는 대규모의 의료영상 데이터를 효율적으로 저장하기 위해 하드디스크를 중복배열하여 사용하는 방식의 저장장치이다.

이밖에도 Archiving 저장매체로는 광학디스크(Optical Disk Drives)나 광테이프(Optical Tapes), 광학주크박스(Optical Jukebox) 등을 활용하기도 한다.

4. 의료영상 조회부(Image Display)

의료영상 조회부는 **의료영상을 저장장치로부터 로딩(loading)하여 조회할 수 있도록 하는 장치 부분**을 의미한다. 이는 영상의학과나 외래 임상의사들이 의료영상을 조회하여 환자의 진료업무 효율의 극대화를 위해 가장 필요한 PACS의 단말사용자와 연관있다.

또한 저장된 의료영상을 활용한 교육, 연구에도 사용할 수 있어야 하기 때문에, 각 사용자의 업무 성격에 따라 사용자 인터페이스를 다르게 제시해주어야만 효율성을 극대화 할 수 있다.

4-3 PACS의 필요성과 장점

1. 영상 정보의 신속한 전달

촬영된 의료영상을 판독을 필요로 하는 영상의학과(판독실), 임상의학과(의국, 진료실), 응급실 등에서 ATM과 같은 고속의 전송선로를 이용하여 빠르고 신속하게 환자에 대한 결과를 확인하고, 이에 대한 신속한 후속처리가 가능해 질 것이다.

PACS가 없는 경우에 몇 분에서 몇 십 분에 걸쳐서 전달되던 영상 데이터가 촬영되는 즉시 수 초 내에 전송되기 때문에, 환자에 대한 신속한 진료가 가능해진다. 이를 통해, 병원 내에서의 정보흐름 병목현상을 해소하여, 환자의 진료시간 및 입원기간을 단축하는 효과를 얻을 수 있다.

2. 필름없는 의료영상 (Filmless)

① 일반 필름을 사용하지 않으므로 필름의 분실로 인한 데이터 분실 방지
② 같은 의료영상을 여러 곳에서 동시에 관찰 가능
③ 필름의 운반 등 인력 낭비 감소
④ 대용량의 데이터 필름을 보관할 장소(창고)를 없앨 수 있으므로 저장 공간의 효용성 극대화 가능
⑤ PACS시스템에서는 찾고자 하는 영상을 모니터에서 신속하게 검색 가능

3. 반영구적인 디지털 의학영상

PACS에서는 컴퓨터 단층촬영기(CT), 자기공명 영상 진단장치(MRI), 초음파 촬영장치(VS) 등 모든 의료영상이 컴퓨터 서버에 디지털 형태로 저장된다.

일반적으로 PACS에서 최근 촬영된 영상은 데이터베이스에 저장되어 있으며, 데이터베이스의 물리적 저장공간에 한계가 있기 때문에 일정 기간에 따라 광학디스크나 광학테이프에 백업해 저장하기도 한다.

또한 이미 촬영되어 보관되고 있는 의료영상 필름은 필름 스캐너를 이용하여서 PACS의 이미지 서버에 디지털 형태로 변환하여 저장한다.

이러한 데이터베이스나 광학디스크 등에 저장하기 때문에 의료영상의 PACS 시스템화는 데이터의 반영구적인 보관을 가능하게 한다.

4. 초고속통신망 네트워크 필요

의료영상의 데이터는 매우 크기 때문에 이를 보관하고 전송하기 위해 반드시 고속의 네트워크 망을 필요로 한다. 이를 위해 FDDI나 ATM 등의 100Mbps 또는 그 이상의 전송속도를 갖는 전송망을 사용한다.

4-4 이미지 프로세싱 기술

1. 확 대(Zooming)

획득된 의료영상을 크게 보거나 여러 영상을 하나의 스크린상에서 보고자 할 때에 영상의 확대 및 축소기능이 필요하다. 확대 시 알고리즘은 픽셀(pixel)을 복사하는 0차 보간법이나 이웃한 픽셀의 중간값을 취하는 1차 보간법(First Order Interpolation)이 흔히 쓰인다. 확대된 상태에서 영상을 이동하는 panning 기능도 제공해야 한다.

2. 회전 및 전환(Rotate & Flip)

영상 획득 시 방향이나 상하좌우가 바뀌었을 경우 이를 수정하는 회전 및 대칭 기능이 필요하다.

3. 확대경(Mangfying Glass)

사각형 모양의 디지털 확대경이 있어서 이 확대경의 위치를 이동하며 영상을 부분 확대하는 기능이 필요하다.

4. 밝기 및 대비(Brightness & Contrast)

영상의 판독 시 사용자의 조절에 따라 실시간에 영상의 밝기(Brightness)와 대비(Contrast)를 조절하는 기능이 필요하다.

5. 측정(Mensuration)

획득된 영상에서 특정부위의 길이, 면적, 각도를 측정하는 기능이 필요하다.

6. ROI(Region of Interest)

영상에 잡음이 많거나 영상의 섬세한 변화를 강조하여 보기 위하여 주변부강조처리(Edge Enhancement), 엠보싱(Embossing), 선명처리(Sharpening), 매끄러움 처리(Smoothing) 등의 기술이 필요하다.

7. 사인 뷰(Cine View)

움직이는 영상을 시간의 변화에 따라 정지 영상을 획득하였을 경우 이를 주기적으로 동영상 처리하여 움직이는 모습을 보여주는 기능이 필요하다. 이 기능을 구현하기 위하여 초당 약 30장(30fps, Frame Per Second)의 영상을 스크린의 같은 위치에 디스플레이해 움직임을 구현한다.

8. 이미지 포맷(Image Format)

의료 영상의 파일 포맷(Format)이나 의료 영상에 포함되어야 할 정보의 종류 및 포맷에 대한 표준안을 ACR-NEMA(The American College of Radiology and National Electrical Manufactures Association)에서 준비하여 의료진단시스템과 PACS에서 사용하도록 하고 있다. 이 NEMA 표준안은 MRI나 CT 등의 영상시스템들이 네트워크와 연결될 수 있는 실제 커넥터(connector)에 대한 정의 등 하드웨어에 대해서도 표준안을 정의하였다. 의학 정보를 ACR-NEMA 형식 및 일반 상용형식으로 상호 변화하는 기능이 필요하다.

4-5 차세대 PACS의 전망

1. Web PACS의 필요성

웹팩스(Web PACS)란 **각 의료기관에 구축된 의료영상저장전송시스템(PACS)을 인터넷 기반의 웹 환경으로 연동하는 시스템을 의미**한다. 웹팩스 이용하면 의료인이나 환자는 언제 어디서나 시간과 공간에 제약을 받지 않고 관련된 의료영상을 판독하고 처치할 수 있기 때문에 여러 의료인이 서로 다른 공간에서 환자의 증상을 판독하고 협진할 수 있는 원격의료(Telemedicine)의 가장 핵심 기술 중에 하나가 웹팩스라고 할 수 있다.

2. Web PACS의 필요성

의료영상 기록의 디지털화와 함께 개인의 평생건강기록 관리의 가능성이 대두 되고 있는 21세기에는 기존 의료기관의 권역별 치료에서 국가 어느 곳에서도 개인의 의료영상에 대한 처리가 가능하도록 하는데 가장 좋은 방법이 Web PACS라고 할 수 있다.

Web PACS는 우리가 인터넷 브라우저를 통해서 네이버나 다음, 페이스북, 트위터, 카카오스토리 등에서 사진이나 동영상을 공유해 활용하듯이 의료영상을 웹 상에서 공유하여 활용한다는 이론이다.

또한 국가에서는 전국의 보건소에서 시행되는 의료영상관련 연구사업에서도 Web을 이용한 PACS의 연결은 매우 유용한 개연성을 가지고 있다. **우리나라는 2012년 기준 종합병원의 경우 96%, 병원급은 43%의 보급률**을 보이고 있다. 여기에 Web 방식의 PACS는 궁극적인 전자의무기록(EMR)이나 평생건강기록(EHR)의 발전과 함께 반드시 필요한 기술이다.

3. Web PACS의 기대효과

현재 국내에서는 PACS가 구축된 의료기관 중 20여개의 병원이 Web PACS의 기능을 보유할 수 있도록 구축되어 있는데, 원 내외에 상관없이 모든 PACS 이미지에 접근할 수 있는 병원도 있고 병원 인력이 외부에서 선별된 의료영상만을 조회할 있도록 그 기능을 제한해 사용하도록 제한성을 두고 있다.

인터넷이 사회 전 분야에 걸쳐 확산되어 있는 오늘날에는 의료분야의 응용에 있어서도 인터넷은 매우 유용하다. 특히 의료영상정보를 서로 다른 지역의 의료기관에서 신속하게 교류할 수 있다면, 환자의 진단과 치료를 위한 의사결정을 신속하고 정확하게 할 수 있기 때문에 유럽과 미국에서는 지속적인 연구가 시작되고 있다.

Chapter 4 의료영상저장전송시스템(PACS) 학습평가

1 의료영상저장전송시스템의 풀이로 올바른 것은?
① Picture Archiving and Communication System
② Program Architecture and Communication System
③ Process Archiving and Communication System
④ Picture Arriving and Comprehension System
⑤ Picture Architecture and Communication System

2 PACS의 구성요소에 해당하지 않는 것은?
① 의료영상 획득부
② 의료영상 저장부
③ 의료영상 전송부
④ 의료영상 조회/출력부
⑤ 의료영상 삭제부

3 PACS의 기본 구성요소에 해당하지 않는 것은?
① Computer ② Acquisition
③ Network ④ Storage
⑤ Display

4 PACS의 표준화 구축과 관련된 위원회는?
① ASTM ② HL7
③ ANSI ④ EHR
⑤ ACR/NEMA

5 PACS의 도입으로 병원에서 가능한 것은?
① Slipless
② Filmless
③ Chartless
④ Paperless
⑤ Peopleless

6 원격으로 의료영상의 전송에 사용되는 원격 의료영상전송시스템을 의미하는 용어는?
① Telemedicine
② Teleconference
③ Teleradiology
④ Telephone
⑤ Telegraphy

7 PACS에서 사용하고 있는 의료영상전송 표준은?
① ANSI ② EDI
③ E1394 ④ DICOM
⑤ XML

8 병원에서 PACS 시스템을 위해 사용되는 네트워크로 가장 적합한 것은?
① Ethernet
② MODEM
③ E1
④ Wireless LAN
⑤ ATM

9 병원에서 'NO' 만들기 위한 디지털화 과정이 잘못 짝지어진 것은?
① No-Slip : HIS
② No-Paper : OCS
③ No-Chart : EMR
④ No-Film : PACS
⑤ No-Slip : OCS

10 X-ray, CT, MRI 등의 각종 의료영상을 획득, 저장, 전송, 검색을 통합 관리하는 시스템은?
① OCS ② EHR
③ HIS ④ EMR
⑤ PACS

ANSWER 1 ① 2 ⑤ 3 ① 4 ⑤ 5 ② 6 ③ 7 ④ 8 ⑤ 9 ① 10 ⑤

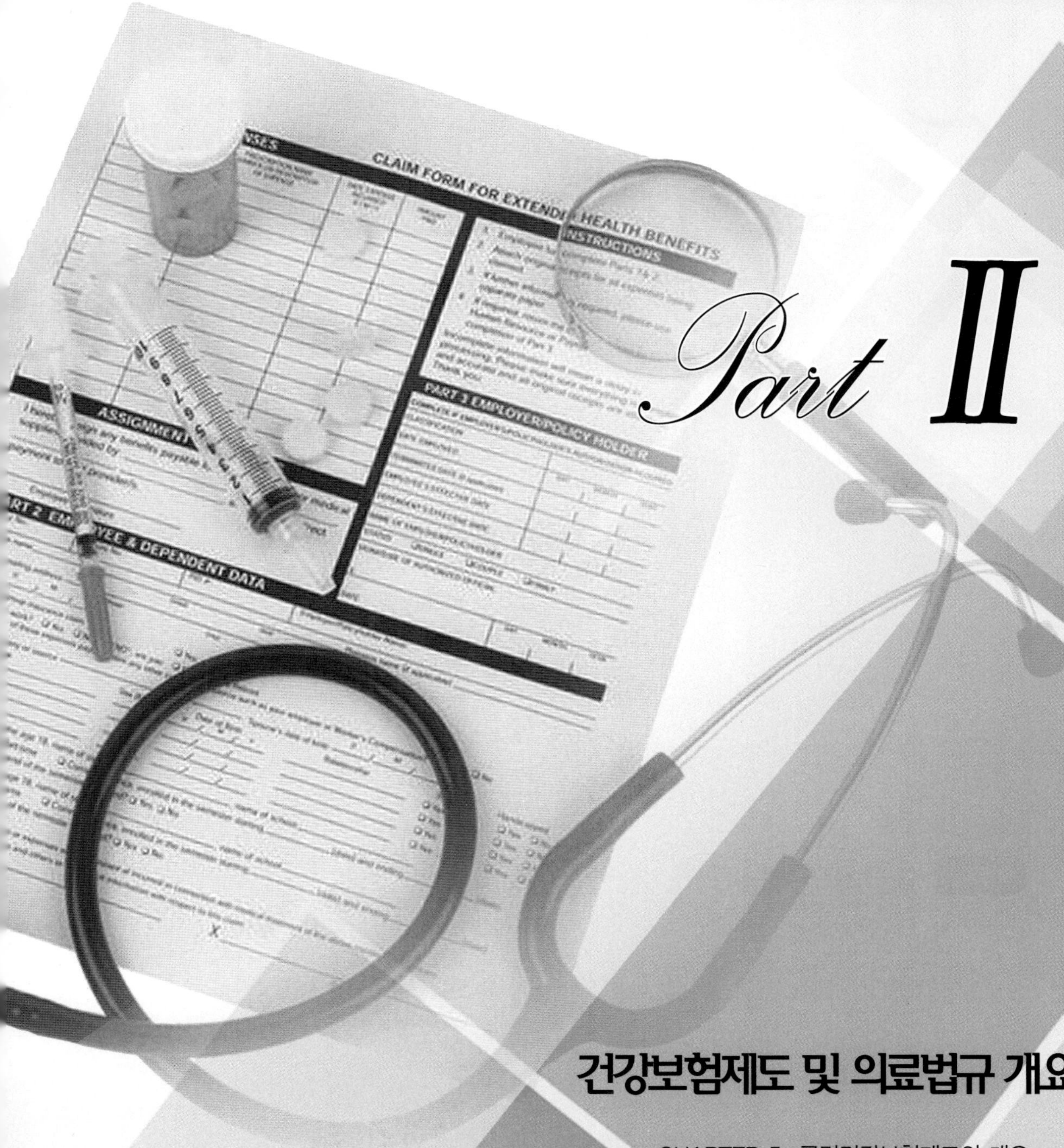

Part Ⅱ

건강보험제도 및 의료법규 개요

CHAPTER

5. 국민건강보험제도의 개요

mind map

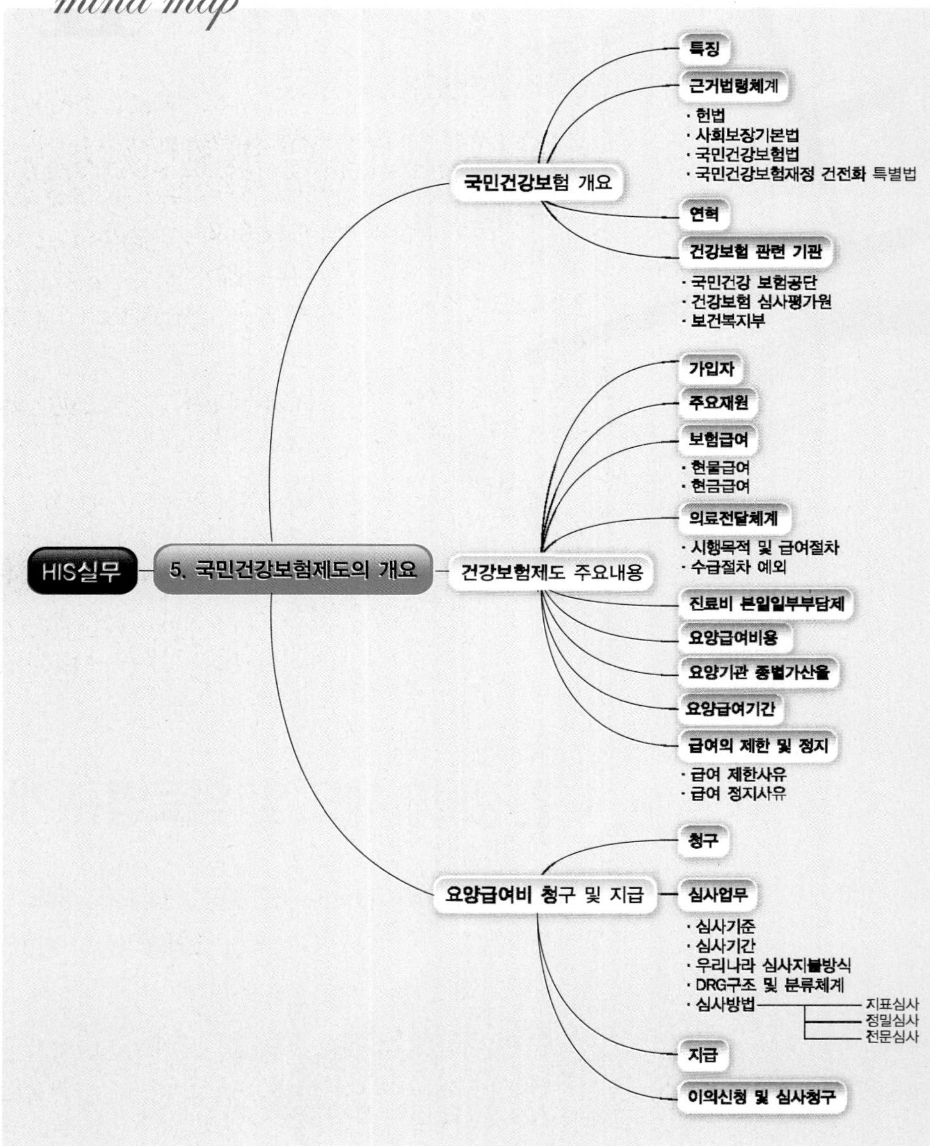

과거의 의료기관은 경쟁자(다른 의료기관)와의 이해관계가 적었거나 거의 없었다. 또한 'Build Bed, Filled Bed' 라는 말처럼 병상을 지으면 무조건 병상을 채우던 시절이 있었다. 과거 보건의료의 패러다임이 질병치료였다면, 오늘날 보건의료의 패러다임은 건강유지와 증진이라는 측면으로 변화하였다.

또한 오늘날의 의료기관은 인구 노령화, 기술적인 진보, 세계화, 정보기술 발전 등의 이유로 매우 급속한 변화를 겪고 있다. 이러한 변화를 해결하기 위해 발생한 것이 **관리의료**(Managed care)이다. 관리의료는 **비용을 관리하는 의료를 의미하는데, 최대한 의료 비용을 절감하기 위한 방법**을 모색하는 것이다. 이러한 관리의료는 지불체계가 바뀌면서 행태의 변화를 가져왔다.

이러한 관리의료는 다양한 수가제 적용을 받으면서 인두제(Capitation), 봉급제(Salary),총액계약제(Global Budget), 포괄수가제(Diagnosis Related Group, Case-payment), 행위별수가제(Fee for service) 등의 다양한 선불 · 후불 상환제를 도입하게 되는 계기를 마련하게 되었다.

우리나라에서 사용하고 있는 관리의료의 대표적인 방식(진료비 지불상환 방식)은 후불상환제인 행위별수가제(Fee-For-Service)이면서 부분적으로 포괄수가제(DRG, Diagnosis Related Group, Case-payment)를 사용하고 있다. 행위별수가제의 형태는 [그림 5-1]과 같은 형태로 설명할 수 있다.

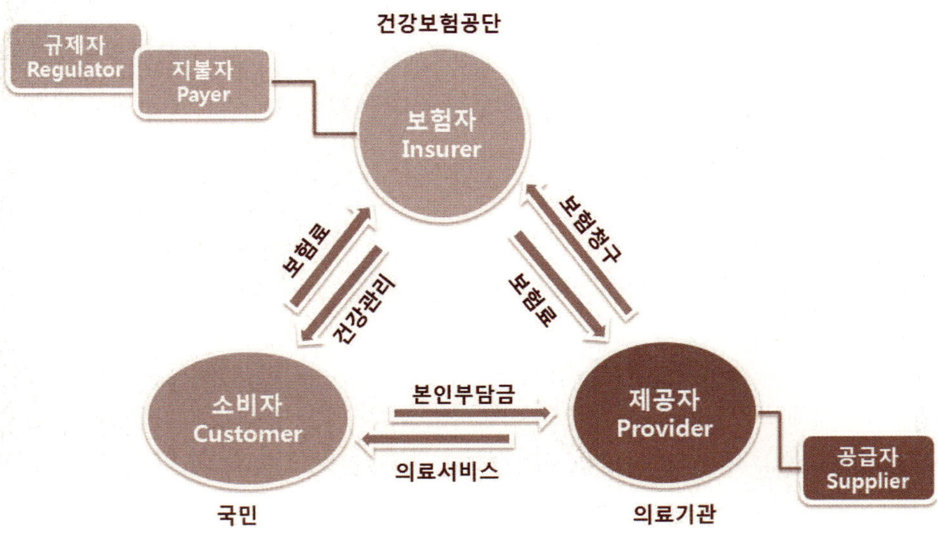

그림 5-1 제3자 지불자방식에 의한 행별수가제 모형

이러한 행위별수가제는 모든 서비스를 제공받을 수 있다는 장점이 있는 반면에, 의료비를 증가시킬 수 있는 맹점을 갖는다. 무조건 치료를 받으면 의료기관은 모든 치료 행위에 대하여 급여비용을 받을 수 있는 이 제도는 의사의 지나친 의료(치료) 남용을 발생시킬 수 있기 때문이다.

이러한 행위별수가제의 단점을 보완하기 위해 나타난 방법이 급여상한제도인데, 대표적인 급여상한제도가 **인두제**이다.

또한 인두제를 개선하여 미리 1년에 일정금액만을 국민의 의료비용으로 사용하겠다고 미리 정해 놓고 의료비용을 처리하는 방식이 **선불상한제**(Pre Pay System)이다. 선불상한제를 사용하면 보험자와 제공자 모두가 의료비용을 줄이려고 노력하게 된다는 장점을 갖는다. 이는 결국 보험자와 제공자의 전략적 제휴를 가져와 [보험자+제공자]가 하나로 통합 · 결합된 형태로 발전하게 된다. 이러한 선불상한제에 의해 최종적으로는 국민건강증진(예방) 쪽으로 의료의 패러다임을 변화하게 만든다.

결국 보험자와 제공자의 의료비용 절감을 위해 통합된 조직의 대표적인 형태가 바로 **HMO**(Health Maintenance Organization)이다.

이는 미국의 건강보험 형태의 대표적인 형태로 볼 수 있으며, 회원제 민간 건강유지 단체로 회원의 종합적인 의료서비스를 중앙의료센터에서 제공받을 수 있는 구조이다.

이는 지극히 의료서비스를 경제적 논리에 의해서 제공하고 제공받을 수 있는 이상적인 구조이지만, 맹점 역시 가진 제도이다.

우리나라는 현재(2008년) 행위별수가제이지만 내부적으로는 의료기관들이 의료비용을 절감하기 위해 임상진료지침, 질향상 등의 관리의료의 양상을 보이고 있다.

본 장에서는 우리나라의 국민건강보험제도가 후불상환제도인 **행위별수가제** 범위 안에서 수행되고 있으면서 부분적으로 선불상환제도인 **포괄수가제**(DRG, Diagnosis Related Group)를 함께 사용하고 있다는 전제에서 국민건강보험제도의 이해가 필요하다.

우리나라의 포괄수가제는 1997년 시범사업으로 시작하여 2002년 1월부터 4개 진료과 8개 질병군에 제한을 두고 본격적으로 시행되었다.(2003년 9월부터 질식분만이 제외되어 7개 질병군으로 운영 중)

포괄수가제 적용 질병군은 아래의 **4개 진료과 7개 질병군**으로 병원에 입원(외래는 제외됨) 하여 수술을 받거나 출산한 경우에 적용된다.

(1) **안과** : ① 수정체수술(백내장수술)
(2) **이비인후과** : ② 편도 및 아데노이드 수술
(3) **외과** : ③ 항문 및 항문주위수술(치질수술), ④ 서혜 및 대퇴부 탈장수술, ⑤ 충수 절제술(맹장염수술)
(4) **산부인과** : ⑥ 자궁 및 자궁부속기 수술(악성종양 제외), ⑦ 제왕절개분만

표 5-1 신포괄수가제 시범사업 현황

출처 : 의료심사평가 선진화를 위한 미래전략(심평원)

구분	대상기관	사업기간	대상질병군
신포괄수가제 1차시범사업	국민건강보험공단 일산병원(1개소)	2009.4.20-2010.6.30	20개 질병군 (전체 입원환자의 16%)
신포괄수가제 2차시범사업	국민건강보험공단 일산병원(1개소)	2010.7.1-2011.6.30	76개 질병군 (전체 입원환자의 53%)
신포괄수가제 3차시범사업	국민건강보험공단 일산병원(1개소)	2011.7.1-2012.6.30	553개 질병군 (전체 입원환자의 96%)
지역거점 공공병원 신포괄수가제 1단계 시범사업	부산, 대구 남원의료원(3개소)		76개 질병군
신포괄수가제 시범사업	국민건강보험공단 일산병원 및 전국 40개 공공병원(지방의료원, 적십자병원) (총합 41개소)	2012.7.1-2013.6.30	550개 질병군 (전체 입원환자의 94%)
포괄 · 신포괄수가제 통합모형	병의원 및 종합병원	2014년 이후 예정	수요조사 및 확대 질병군 개발 이후 예정

2012년 7월 기준으로 7개 질병군을 진료하는 전체 의료기관의 91.2%가 포괄수가제에 참여하고 있으며, 그 참여율은 의원급(100%, 2,441개소), 병원급(100%, 464개소), 종합병원(13.1%, 36개소), 종합전문요양기관(0%) 등으로 나타나고 있다. 이러한 비율은 2012년 8월 현재 포괄수가제로 지급된 건강보험료의 전체 입원비의 약 5%에 해당하며 진료건수의 7%를 차지하는 비율을 보이고 있다.

또한 2009년부터 7개 질병군에 대한 문제점을 보완하여 전체 입원한자에게 가능한 **신포괄수가제** 모형을 개발하여 사용하고 있는데 이는 기존의 포관수가제와 행위별수가제의 혼합형이라고 할 수 있다. 아래 표에서와 같이 2012년 7월 이후 550개 질병군까지 확대하여 시범사업화 하고 있다.

5-1 국민건강보험의 개요

1. 특 징

질병은 모든 국민 어느 누구에게나 일어날 수 있는 보편적인 위험이며, 개별적인 차원에서는 그 발생시기를 정확히 예측하기 어렵다. 따라서 집단적인 차원에서 질병의 발생률을 예측하고, 가입자들로부터 보험료를 받은 후에 이들 중 수요가 발생할 경우에는 쉽게 의료 이용을 할 수 있도록 사회적인 장치가 필요하며, 이런 역할을 하는 것이 의료보험제도이다.

우리나라 대표적인 의료보험제도인 국민건강보험은 **국민의 질병이나, 부상에 대한 예방 · 진단 · 치료 · 재활과 출산 · 사망 및 건강증진에 대하여 보험급여 실시함으로써 국민보건을 향상시키고 사회보장을 증진하는 것을 목적으로 하고 있으며, 국가기관인 보건복지부가 관장하는 대표적인 공보험제도**이다(국민건강보험법 제 1조).

본 보험은 국내에 거주하는 국민으로서 일부 적용 예외자를 제외한 사업장근로자 · 공무원 · 교직원 · 지역거주자를 대상으로 하는 보험으로 다른 공보험이나 사보험에 비해 다음과 같은 특징을 갖고 있다.

① **강제가입 및 강제 비용부담**

건강보험 가입자나 요양기관은 법률에 의해 강제 가입하게 되어 있다. 또한 보험료나 진료비에 대해서도 규정에 의해 강제적으로 적용된다.

② 질병보험의 범주에 속함

③ **전국민보험의 성격**

1989년에 도시지역 가입자까지 적용 범위가 확대되면서, 실질적인 전국민을 대상으로 한 보험제도가 되었다.

④ **단기보험**

1회계 연도를 기준으로 보험료를 계산하는 단기 보험이다.

⑤ **적용대상과 관리운영이 분리**

적용대상은 모든 국민, 관리운영은 건강보험관리공단이 한다.

⑥ **보험료의 차등화**

부담능력에 따른 건강보험 부담액이 차등화되어 있다.

⑦ **가입자에게 동일한 혜택**

보험 가입자는 보험료 납입 금액 등의 조건에 관계없이, 건강상태나 필요 의료행위에 따라 동등한 혜택을 받게 된다.

2. 근거법령체계

(1) 헌 법

대한민국헌법 **제 34조**에 **'모든 국민은 인간다운 생활을 할 권리를 가지며 국가는 사회보장 · 사회복지의 증진에 노력할 의무를 진다.'** 고 규정하고 있고, **제 36조**에서는 **'모든 국민은 보건에 관하여 국가의 보호를 받는다.'** 라고 명시되어 있다. 국민건강보험은 국가가 헌법에 명시되어 있는 보건에 대한 국민보호 의무에 따라 시행되는 보험 제도이다.

(2) 사회보장기본법

'사회보장기본법' 제3조(정의)에서 '사회보장'은 '질병 · 장애 · 노령 · 실업 · 사망 등의 사회적 위험으로부터 모든 국민을 보호하고 빈곤을 해소하며 국민생활의 질을 향상시키기 위하여 제공되는 사회보험 · 공공부조 · 사회복지서비스 및 관련복지제도' 이며, '**사회보험**' 은 '**국민에게 발생하는 사회적 위험을 보험방식에 의하여 대처함으로써 국민건강과 소득을 보장하는 제도**' 라고 규정하고 있다.

또한 제 24조(운영원칙)에서 '국가 및 지방자치단체는 사회보장제도를 운영함에 있어 이를 필요로 하는 모든 국민에게 적용하여야 한다.' 라고 명시되어 있다. 즉, 국가는 질병 등의 사회적 위험으로부터 국민건강을 보호하기 위한 사회보장제도의 일환으로 국민건강보험제도를 시행하는 것이다.

(3) 국민건강보험법

국민건강보험법은 **국민의 질병 · 부상에 대한 예방 · 진단 · 치료 · 재활과 출산 · 사망 및 건강증진에 대하여 보험급여를 실시함으로써 국민보건을 향상시키고 사회보장을 증진함을 목적**으로 하고 있다. 이 법에는 국민건강보험제도 운영기관 및 운영방법, 국민의 수급권 등 권리보장, 적용대상 및 보험료 부담 의무 등 보험 운영을 위한 실질적인 내용이 명시되어 있다.

(4) 국민건강보험재정건전화특별법

'국민건강보험재정건전화특별법' 은 국민건강보험의 재정적자를 조기에 해소하고, 재정건전화를 이른 시일 내에 달성하기 위하여 보험료 및 보험수가의 산정 등에 관하여 국민건강보험법에 대한 특례를 규정하고, 국민건강보험에 대한 재정지원의 근거를 마련하기 위해 2002. 1. 19부터 2006. 12. 31까지 5년 동안 **한시적으로 시행된 특별법**이다.

3. 연 혁

(1) 의료보험의 단계적 실시

- **1977. 7. 1 : 500인 이상 사업장 의료보험 실시(실질적인 최초 시행)**
- 1979. 1. 1 : 공무원 및 사립학교 교직원 의료보험 실시
- 1979. 7. 1 : 300인 이상 사업장 의료보험 당연 적용
- 1981. 1. 1 : 100인 이상 사업장 의료보험 당연 적용(16인 이상 사업장 임의 가입)
- 1981. 6 : 노인복지기본법 제정

(2) 자영자 의료보험의 부분적 실시

- 1981. 7. 1 : 지역의료보험 1차 시범사업 실시(홍천, 옥구, 군위)
- 1981. 12. 1 : 직종의료보험조합 발족(문화예술인, 이 · 미용법)
- 1982. 7. 1 : 지역의료보험 2차 시범사업(강화, 보은, 목포)

(3) 전국민 의료보험의 달성

- 1988. 1. 1 : 농어촌 지역의료보험 전국 확대 실시
- **1989. 7. 1** : **도시 지역 확대로 전국민의료보험실시**(직장조합, 지역조합, 공무원 및 사립학교교직원공단)

(4) 의료보험 통합

- **1998. 10. 1** : **1차 의료보험 통합**(공무원 및 사립학교 교직원의료보험 및 227개 지역의료보험 통합) → 국민의료보험관리공단 업무 개시
- **2000. 7. 1** : 의료보험 완전 통합(국민의료보험관리공단과 139개 직장조합) → **국민건강보험관리공단 및 건강보험심사평가원 업무 개시 → 의약분업 실시**
- 2001. 7. 1 : 5인 미만 사업장 근로자 직장가입자 편입
- 2002. 1. 19 : 국민건강보험재정건전화특별법 제정
- 2003. 7. 1 : 지역, 직장 재정 통합 운영
- 2005. 6 : 저출산 · 고령사회기본법 제정
- 2006.12 : 고령친화산업진흥법 제정
- 2007. 1. 1 : 국민건강보험재정건전화특별법 만료(06. 12. 31)에 따른 해당 법령 근거 국민건강보험법 삽입 시행
- **2008. 7. 1** : **노인장기요양보험 실시**

4. 건강보험 관련 기관

(1) 국민건강보험공단(www.nhic.or.kr)

가입자 및 피부양자의 자격관리, 보험료 부과 징수, 가입자의 건강증진 업무 추진, 의료서비스 가격을 요양기관과 계약으로 정하는 등 보험재정 관리 및 포괄적 국민건강보장 주체로서의 역할을 하고 있다. 일반적으로 '보험자(Insurer)' 라고도 한다.

(2) 건강보험심사평가원(www.hira.or.kr)

요양기관이 제공한 의료서비스와 서비스비용의 적정성을 객관적으로 공정하게 심사, 평가하여 공단이 지급할 비용을 확정하는 기관이다. 일반적으로 '규제자(Regulator)' 라고도 한다.

(3) 보건복지부(www.mw.go.kr)

국민건강보험은 국가사업이기 때문에 보건복지부 장관이 관장하며, 건강보험 당사자에게 그 역할을 분담 내지는 위임하고 있다. 보건복지부에서는 보험정책과, 보험급여과, 보험관리과에서 의료보험에 대한 정책을 개발, 수립하며, 심사평가원 · 국민건강보험공단에 대한 조직, 인사, 회계 등 규정의 승인권을 가지고 있다.

그 밖에 가입자 · 사용자 · 요양기관에 대한 실사, 심평원 · 공단에 대한 감독, 요양기관에 대한 업무정치처분권 등을 가진다. 보건복지부의 명칭은 '보건부', '보건사회부', '보건복지부', '보건복지가족부' 등으로 수차례 변경되었다가 청소년과 가족의 기능을 여성가족부로 이관하고 2010년 3월부터 다시 보건복지부로 개명되었다.

5-2 건강보험제도 주요 내용

1. 가입자

국내에 거주하면서 '의료급여법' 에 따라 의료급여를 받고 있거나, '독립유공자 예우에 관한 특별법 및 국가유공자 등 예우 및 지원에 관한법률' 에 의하여 의료보호를 받고 있는 자를 제외한 모든 국민이 국민건강보험의 가입자 또는 피부양자가 된다. 가입자의 배우자, 직계존속, 직계비속 및 그 배우자, 형제 · 자매 등이 피부양자로 지정될 수 있으며, 질병 치료에 대해서는 가입자와 동등한 보험혜택을 받을 수 있다.

가입자는 크게 직장가입자와 지역가입자, 의료급여대상자로 분류되며, 직장가입자에는 사업장의 근로자 및 사용자와 공무원 및 교직원 등이 포함되고, 직장가입자 및 그 피부양자를 제외한 사람은 지역가입자에 해당된다.

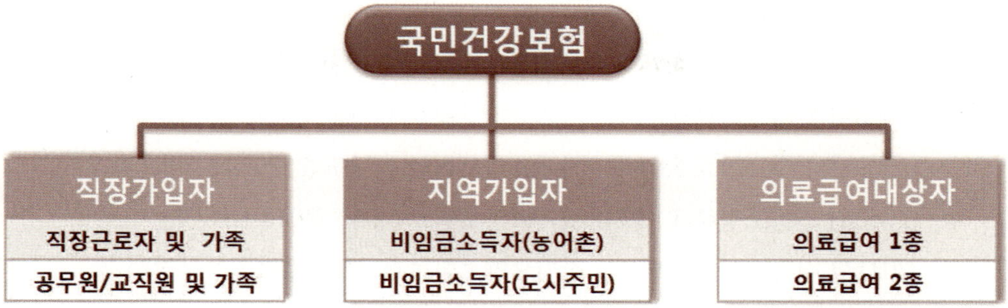
국민건강보험
직장가입자
직장근로자 및 가족
공무원/교직원 및 가족
지역가입자
비임금소득자(농어촌)
비임금소득자(도시주민)
의료급여대상자
의료급여 1종
의료급여 2종

그림 5-2 국민건강보험 적용대상 및 구조

2. 주요 재원

건강보험은 보험료 납부의무자인 직장가입자(직장근로자) 또는 지역가입자(농어민, 도시자영업자)로부터 징수하는 보험료와 국고지원, 건강증진기금지원금 등이 재원이다.

보험료는 가입자/사용자.국가 및 지방자치단체(의료급여의 경우)로부터 징수하는 금액이며, 건강보험 재원의 가장 큰 부분을 차지하다.

이를 정리하면 아래와 같다.

① 가입자의 보험료 : 직장가입자 보험료 + 지역가입자 보험료

② 국고 지원 : 당해연도 예상수입액의 14%

③ 건강증진기금 : 당해연도 보험료 예상수입액의 6%(단, 부담금 예상수입의 65%이내)

국민건강보험료의 많은 비율을 차지하는 직장가입자의 직장보험료를 계산하는 수식을 정리하면 아래와 같다. 여기에서는 실제로 국민건강보험료와 함께 강제징수되는 장기요양보험료까지 함께 보험료율 정산방식을 정리하였다.

① 보험료 산출 방법

- 건강보험료 = 보수월액 X 건강보험료율 (십원미만 버림)
- 장기요양보험료 = 건강보험료 X 장기요양보험료율 (십원미만 버림)
- 2008.7월 이전 조회시 장기요양보험료는 0원임
- 정산 후 상한선(보수월액이 6,579만원초과는 6,579만원 적용 2011.7월부턴 보수월액이 7,810만원 초과는 7,810만원 적용), 하한선(보수월액이 28만원 미만은 28만원 적용) 적용함

② 연도별 보험료율
- 2007년 건강보험료 4.77%
- 2008년 건강보험료 5.08% / 장기요양보험료 4.05% (2008.7.1부터)
- 2009년 건강보험료 5.08% / 장기요양보험료 4.78% (2009.1.1 부터)
- 2010년 건강보험료 5.33% / 장기요양보험료 6.55%(2010.1.1부터)
- 2011년 건강보험료 5.64% / 장기요양보험료 6.55% (2011.1.1 부터)
- 2012년 건강보험료 5.80% / 장기요양보험료 6.55% (2012.1.1부터)
- 2013년 건강보험료 5.89% / 장기요양보험료 6.55% (2013.1.1부터)

③ 경감된 장기요양보험료 산출 방법
- 경감된 장기요양보험료= 장기요양보험료−(장기요양보험료*30%) (십원미만올림)

④ 장기요양보험료 경감대상
- 직장가입자와 피부양자 중 노인장기요양보험법 제10조에 의한 수급자가 없고 장애인 또는 이와 유사한 가입자가 있는 경우
- 장애인: 장애인복지법 제32조에 따른 등록 장애인 중 장애 1~2급에 해당하는 자
- 보건복지부장관이 정하여 고시하는 희귀난치성 질환 중 별표 1에 정한 질환(6종)을 가진 자
- 감면대상 질환(6종) : 지방산 대사장애, 글리코사미노글라이칸대사장애, 유전성 운동실조, 척수성 근위축 및 관련증후군, 다발성 경화증, 근육의 일차성 장애

3. 보험 급여

'보험급여' 란 **가입자 및 피부양자의 질병, 부상에 대한 예방 · 진단 · 치료 · 재활과 출산 · 사망 및 건강증진에 대하여 공단이 제공하는 재화**를 말하며, 이는 제공되는 방식 및 형태에 따라 현물급여와 현금급여로 구분된다. 표 5-3은 보험급여별 지급현황이며, 각 급여형태에 대한 설명은 아래와 같다. 표에서 보는 바와 같이 매년 급여비는 증가되고 있음을 확인할 수 있다.

표 5-2 국민건강보험료 및 장기요양보험료

<table>
<tr><th>구분</th><th>직장가입자(사기업)</th><th>직장가입자(공무원/교직원)</th><th>지역가입자(농어촌/개인사업)</th></tr>
<tr><td>보험료
(법64조)</td><td colspan="2">• 보수월액X보험료율
• 보수월액의 5.89%(2013년 기준)</td><td>• 세대단위 산정
• 보험료 부과점수(법64조) X 점수당단가</td></tr>
<tr><td>부담주체
(법 76조)</td><td>• 근로자 50%
• 사용자 50%</td><td>• 국가공무원(50% : 50%)
• 사립학교(본인 50%, 학교 30%, 국가 20%)</td><td>• 개인 100%</td></tr>
<tr><td>보험료
산정공식</td><td colspan="2">• 소득월액보험료 산정 방법
직장가입자의 보수월액에 포함된 보수를 제외한 소득(보수외소득)이 연간 7,200만원을 넘는 경우, 해당금액을 12로 나누어 소득월액을 산정(연 7,800만원의 경우, 월 650만원)하며, 산정된 소득월액이 월 7,810만원을 넘는 경우에는 7,810만원을 상한으로 하여 보험료를 결정
• 소득월액보험료 = 소득월액 × 보험료율 (5.89%) × 50/100
• 소득월액
직장가입자의 보수월액에 포함된 보수를 제외한 소득으로 이자, 배당, 사업, 근로, 연금, 기타소득을 12로 나눈 금액
(근로소득, 연금소득 : 20% 적용)</td><td>• 산정보험료 : 소득금액 연 500만원을 기준으로 가입자의 소득 또는 생활수준 및 경제활동참가율, 재산(전월세, 자동차포함)의 부과요소별 점수를 합산한 점수에 금액을 곱한 금액
• 경감율 : 적용조건에 따라 10~50%
• 증감보험료 : 자격 소급변동 및 부과자료 조정 등에 의한 추가 또는 감액된 금액</td></tr>
</table>

출처 : 의료심사평가 선진화를 위한 미래전략(심평원)

(1) 현물급여

현물급여란 통화가 아닌 현물을 보험 대상자에게 지급하는 것이다. 국민건강보험에서는 수급권자(건강보험 혜택을 받을 수 있는 자)에게 의료서비스를 받을 수 있는 권한 등을 제공하는 것을 의미한다. 대표적인 현물급여 형태에는 요양급여와 건강검진이 있다.

요양급여는 가장 일반적인 건강보험 급여 형태로서, 수급권자가 의료기관으로부터 받은 치료 및 예방에 대해 일부 금액을 환자를 대신해 의료기관에 제공하는 비용을 말한다.

요양급여에는 진찰 · 검사, 약제 · 치료재료의 지급, 처치 · 수술 기타의 치료, 예방 · 재활, 입원, 간호, 이송 등이 포함된다.

국민건강보험제도에 의한 건강검진은 질병의 조기 발견으로 가입자의 건강유지를 도모하고, 공단에서는 질병의 조기발견을 통한 조기치료로 재정지출을 최소화하기 위해 실시한다. 이에 따라 지역세대주, 직장가입자, 만 40세 이상의 피부양자 및 세대원이 1~2년마다 한 번씩 무료 기초건강검진을 받게 된다.

(2) 현금급여

현금급여는 가입자 또는 피부양자 등에게 공단에서 현금 형태로 지급되는 보험급여제도로, 요양비 · 본인부담액보상금, 장애인보장구 급여비 등이 이에 포함된다.

요양비는 수급권자가 긴급 또는 기타 부득이한 사유로 인하여 국민건강보험법 상의 요양기관에서 제외되는 의료기관 등에서 질병 · 부상 · 출산 등에 대해 요양을 받거나 출산을 한 경우에 지급된다. 요양비의 경우는 요양급여에 상당하는 금액을 출산비의 출산아별로 책정된 금액을 지급한다.

표 5-3 연도별 건강보험 급여실적

(단위 : 건, 일, 원)

연도	청구건수	일수		의료급여비용(천원)			건당 일수		건당 의료 급여 비용	건당 기금 부담금	건당 일수	
		내원	요양	계	기금부담금	본인부담	내원	요양			내원	요양
2004	32,009,126	85,731,031	301,172,985	2,616,104,675	2,571,491,542	44,613,133	2.68	9.41	81,730	80,336	30,515	8,686
2005	48,515,462	99,566,287	362,956,533	3,237,171,723	3,180,677,124	56,494,599	2.05	7.48	66,725	65,560	32,513	8,919
2006	56,720,776	113,920,568	431,408,055	3,938,853,668	3,867,831,420	71,022,248	2.01	7.61	69,443	68,191	34,575	9,130
2007	65,861,663	113,352,726	448,710,146	4,222,828,206	4,131,755,866	91,072,340	1.72	6.81	64,117	32,734	37,254	9,411
2008	78,115,994	114,362,049	471,426,120	4,473,459,992	4,352,826,246	120,633,746	1.46	6.03	57,267	55,723	39,117	9,489
2009	78,011,842	114,140,450	481,426,543	4,754,916,495	4,645,318,209	109,598,286	1.46	6.17	60,951	59,546	41,658	9,877
2010	75,461,402	111,720,866	489,126,080	4,957,209,964	4,864,590,553	92,619,411	1.48	6.48	65,692	64,465	44,371	10,135
2011	74,318,811	111,690,772	501,403,672	5,143,063,777	5,054,936,094	88,127,684	1.50	6.75	69,203	68,017	46,047	10,257

출처 : 국민건강보험공단 건강보험연구원 통계분석팀 자료(2013년 2월)

아래 표 5-4는 국민건강보험 급여의 종류에 대한 요약이다. 이 중에서 현물급여의 **요양급여**에는 **진찰 및 검사, 약제 및 치료재료, 처치 및 수술 기타치료, 예방 및 재활, 입원, 간호** 등이 요양급여이다.

표 5-4 국민건강보험의 급여종류

급여형태	급여종류	지급대상	급여내용	참고
현물급여	요양급여	가입자 및 피부양자	· 요양급여(법39조) · 일반건강검진 · 암검진 · 영유아건강검진(6세미만)	법정급여
	건강검진			
현금급여	요양비 (출산비 포함)	가입자 및 피부양자	· 질병부상출산 등에 대한 요양이나 출산(법 44조1항) · 출산비(50만원, 쌍둥이는 70만원)	법정급여
	출산전 진료비	가입자 및 피부양자	· 임신기간 중 요양기관에서 진료받는데 드는 비용은 50만원 범위에서 실부담액(법 44조)	
	장애인보장구 급여비	장애등록가입자 및 피부양자	· 장애인의 보장구에 대한 급여(법 46조1항)	
	본인부담액 상한제	가입자 및 피부양자	· 연간 본인부담 비용 총액이 200~400만원 초과 시 이를 공단이 부담(시행령 22조)	임의급여

출처 : 국민건강보험공단

4. 의료전달체계

(1) 시행 목적 및 급여절차

'의료전달체계'란 의료기관 종별 특성에 맞게 의료자원을 효율적으로 활용하고, 아울러 환자의 대형 의료기관 편중현상 등을 방지하여 의료기관 이용 시 국민의 편리를 도모하고자 시행되고 있는 제도로, 요양급여를 2단계로 나누어서 각각의 요양급여 기준을 정한 것이다.

이에 따라 의원과 같은 1단계 의료기관에서는 가벼운 질환을, 종합전문요양기관과 같은 2단계 의료기관에서는 1단계 의료기관에서 진료하기 어려운 질환이나 복합적인 중증 질환을 진료하게 된다.

2단계 의료기관을 이용할 때에는 1단계 의료기관에서 요양급여를 받은 후 요양급여를 받아야 하며, 1단계 진료를 담당한 의사의 진료의뢰서를 제출해야만 보험 급여 혜택을 받을 수 있는 것을 원칙으로 하고 있다.

(2) 수급절차 예외

위와 같은 의료전달체계에도 불구하고 다음과 같은 경우에는 예외 적용(2단계에서 1단계 요양급여)을 받을 수 있다.

① 응급환자인 경우
② 분만의 경우
③ 치과에서 요양급여를 받는 경우
④ 등록장애인 또는 작업치료나 운동치료 등의 재활치료가 필요하다고 인정되는 자가 재활의학과에서 요양급여를 받는 경우
⑤ 가정의학과에서 요양급여를 받는 경우
⑥ 당해 종합전문요양기관에서 근무하는 가입자가 요양급여를 받는 경우
⑦ 혈우병 환자가 요양급여를 받는 경우

5. 진료비 본인일부부담제

의료기관의 무분별한 이용으로 인한 의료관련 자원 낭비를 줄이고, 보험재정 보호를 위해 요양급여대상 항목에 대한 본인 일부부담제를 시행하고 있다.

진료비 본인일부부담제란 진료비 부담액 중 지정진료료, 상급병실 차액, 초음파, MRI일부 급여, 치과보철료, 스케일링, 한방첩약 등 보험급여가 되지 않는 항목을 제외한 보험급여가 적용되는 항목에 대하여 총 진료비 중 본인이 일부 부담하는 것을 말한다.

본인부담률은 입원 진료에 대해서는 모든 의료기관에서 **20%**를 부담하게 되며, 외래 진료에 대해서는 의료기관 종별에 따라 표 5-5, 표 5-6와 같이 차등적으로 부담한다.

표 5-5 외래 환자의 본인 일부부담율

* ( ) 안의 숫자는 처방전을 발급하지 않고 치과를 이용할 경우의 기준 금액

기관종별	소재지	환자구분	본인부담액
상급 종합병원	모든 지역	일반환자	진찰료 총액+(요양급여비용 총액-진찰료 총액)x60/100
		의약분업 예외환자	진찰료 총액+(요양급여비용 총액-약값총액-진찰료 총액)x60/100+약값 총액×30/100
종합병원	동 지역	일반환자	요양급여비용 총액x50/100
		의약분업 예외환자	(요양급여비용 총액-약값총액)x50/100+약값 총액×30/100
	읍 · 면 지역	일반환자	요양급여비용 총액x45/100
		의약분업 예외환자	(요양급여비용 총액-약값총액)x45/100+약값 총액×30/100
병원, 치과병원, 한방병원, 요양병원	동 지역	일반환자	요양급여비용 총액x40/100
		의약분업 예외환자	(요양급여비용 총액-약값총액)x40/100+약값 총액×30/100
	읍 · 면 지역	일반환자	요양급여비용 총액x35/100
		의약분업 예외환자	(요양급여비용 총액-약값총액)x35/100+약값 총액×30/100
의원, 치과의원, 한의원, 보건의료원	모든 지역		요양급여비용 총액x30/100(요양급여를 받는 사람이 65세 이상이면서 해당 요양급여비용 총액이 보건복지부령으로 정하는 금액을 넘지 않으면 보건복지부령으로 정하는 금액)
보건소, 보건지소, 보건진료소	모든 지역		요양급여비용 총액x30/100(요양급여비용 총액이 보건복지부령으로 정하는 금액을 넘지 않으면 보건복지부령으로 정하는 금액)

참조 : 국민건강보험법 시행령(제19조1항)

표 5-6 직장 · 지역가입자 본인부담 상한액(2013.1. 기준)

구분	본인부담상한액
1) 상한액기준보험료가 전체 지역가입자 및 지역가입자의 하위 100분의 50 이하에 상당하는 금액으로서 보건복지부장관이 정하여 고시하는 금액을 넘지 않은 경우	200만원
2) 상한액기준보험료가 지역가입자 및 지역가입자의 하위 100분의 50 이상에 상당하는 금액으로서 보건복지부장관이 정하여 고시하는 금액을 넘고 하위 100분의 80 이하에 상당하는 금액으로서 보건복지부장관이 정하여 고시하는 금액을 넘지 않는 경우	300만원
3) 상한액기준보험료가 전체 지역가입자 및 지역가입자의 하위 100분의 80 이상에 상당하는 금액으로서 보건복지부장관이 정하여 고시하는 금액을 넘는 경우	400만원

참조 : 국민건강보험법 시행령 오양급여비용 중 본인부담 상한액(제19조1항)

6. 요양급여비용

요양급여비용은 **국민건강보험공단 이사장**과 대통령령이 정하는 **의료계를 대표하는 자(의사협회)와 1년 단위의 단기계약**을 맺어서 결정하며, 이 계약은 공단과 요양기관 간에 체결된 것으로 간주하고 적용된다. 규정에 의한 계약은 각 요양 급여당 상대가치점수와 점수당 단가를 정하는 것으로, 상대가치점수는 요양급여에 소요되는 시간이나 노력 등의 업무량 및 인력 · 시설 · 장비 등의 자원의 양과 요양급여의 위험도를 고려하여 산정하게 된다.

실제로 의료기관에서는 보건복지부에 의해 고시된 요양급여 상대가치점수에 점수당 단가[2013년 1월 기준, 환산지수(점수당 단가) : 70.1원(의원)/67.5원(병원)/73.8원(치과병원)/72.5원(한방병원)/67.5원(종합병원)]를 곱하여 진료비를 산정하게 된다.

표 5-7 유형별(기관별) 요양급여비용 점수당단가

유형별 분류	점수당단가				
	2009년	2010년	2011년	2012년	2013년
「의료법」 제3조제3항부터 제5항까지의 규정에 따른 의료기관 중 종합병원, 병원 및 요양병원	63.4원	64.3원 (+1)	64.9원 (+0.6)	66.0원 (+1.1)	67.5원 (+1.5)
「의료법」 제3조제6항에 따른 의료기관 중 의원	63.4원	65.3원	66.6원	68.5원	70.1원
「의료법」 제3조제4항 및 제6항에 따른 의료기관 중 치과병원 및 치과의원	65.8원	67.7원	70.1원	71.9원	73.8원
「의료법」 제3조제4항 및 제6항에 따른의료기관 중 한방병원 및 한의원	65.6원	66.8원	68.8원	70.6원	72.5원
「의료법」 제3조제7항에 따른 조산원	88.2원	93.5원	100.0원	104.2원	106.9원
「약사법」 제2조제3호에 따른 약국 및 같은 법 제 91조에 따른 한국희귀의약품센터	64.5원	65.7원	67.1원	68.8원	70.8원
「지역보건법」에 따른 보건소 · 보건의료원 및 보건지소와 「농어촌 등 보건의료를 위한 특별조치법」에 따라 설치된 보건진료소	63.7원	64.8원	66.4원	67.7원	69.1원

* 국민건강보험법 제45조제4항에 의한 요양급여비용의 내역은 동법 시행령 제21조제2항에 의하여 보건복지부장관이 정하여 고시하는 "요양급여의 상대가치점수"의 아래 유형별 분류에 따른 점수당 단가로 한다.

참조 : 보건복지부 법령자료, 국가법령정보센터 자료

약제 · 치료재료에 대한 비용은 보건복지부장관이 심의조정위원회의 심의를 거쳐서 정해 고시하는 금액의 범위 안에서 요양기관이 해당 약제 및 치료재료를 구입한 금액으로 산정한다(의약품 실거래가제).

또한 의료급여수급권자의 급여비용부담은 공정부조방식으로 이루어지는데, 1종 의료급여수급권자와 2종 의료급요수급권자는 약간의 비용 부담의 차이가 있다.

1종 수급권자는 외래진료 시 **1차 의료기관은 1,000원, 2차 의료기관은 1,500원, 3차 의료기관은 2,000원, 약국은 500원,** 보건소 및 보건지소는 본인부담금이 없다. 또한 1종 수급권자의 경제적 부담을 줄이기 위해 본인부담금이 **2만 원을 초과**할 때에는 초과분의 **50%**를 월 **5만 원 초과** 시 초과분의 **100%**를 국가에서 지급한다. 또한 **CT, MRI, PET 등의 촬영** 시 급여비용의 5%만을 본인이 부담한다.

2종 수급권자는 외래진료 시 **1차 의료기관은 1,000원~1,500원, 2차 및 3차 의료기관**은 진찰료의 **15%**를 부담하여야 한다. 또한 **CT, MRI, PET 등의 촬영 시 15%**를 본인이 부담한다.

7. 요양기관 종별 가산율

요양기관은 각 기관의 형태(종별)에 따라 건강보험, 산업재해보험, 의료급여, 자동차보험 등에 따라 각각 진료행위별 가산율이 다르게 적용된다. 표 5-8는 요양기관별 종별 가산율을 비교한 테이블이다.

표 5-8 요양기관별 종별가산율

요양기관종별	진료행위별 가산율(%)			
	건강보험	산재보험	의료급여	자동차보험
종합전문요양기관	30	45	22	45
종합병원, 치과대학부속병원	25	37	18	37
병원, 치과병원	20	21	15	21
의원, 치과병원	15	15	11	15

참고 : 국민건강보험공단

8. 요양급여기간

국민건강보험에서는 약물 오 · 남용에 따른 환자 본인 건강의 위해를 방지하고, 건강보험 재정의 누수를 방지하기 위해 요양급여기간에 제한을 두었으나, 2000년부터 **요양급여일수를 365일로 하여 사실상 요양급여기간 제한이 철폐되었다.**

9. 급여의 제한 및 정지

건강보험에 가입되어 있다고 하더라도, 다음과 같은 사항에 대해서는 보험급여의 지급을 제한할 수 있다.

(1) 급여의 제한 사유

① 자신의 **범죄행위**에 기인하거나 **고의**로 **사고**를 냈을 경우
② **부정한 방법**에 의하여 보험급여를 받았거나 받게 하고자 할 때
③ 정당한 이유없이 보험자 또는 요양기관의 요양에 관한 **지시를 따르지 아니**할 때
④ **다른 법령**에 의하여 요양을 받거나 요양비를 지급받은 때
⑤ 건강보험법 제62조 제4항의 규정에 의한 **체납단위의 보험료**를 대통령이 정하는 기간 이상 **체납한 지역가입자**

(2) 급여의 정지 사유

① **국외에 여행 중**인 때 또는 국외에서 업무에 종사하고 있는 때
② 하사병 및 무관후보생으로 **복무 중**인 때
③ 교도소 기타 이에 준하는 **시설에 수용**되어 있는 때

5-3 요양급여비 청구 및 지급

1. 청 구

국민건강보험법 제43조 제1항 및 제2항에 의거 요양기관의 요양급여비용 지급청구는 국민건강보험공단에서 하고, 청구 내역에 대한 심사업무는 심사평가원에서 하도록 되어 있다. 다만, 요양기관의 비용청구 절차를 간소하게 하기 위하여 요양기관은 요양급여비용 청구서에 급여를 받은 자(건강보험 수급권자)에 대한 요양급여비용명세서를 첨부하여 심사평가원에 제출하게 되어 있다.

심사평가원은 요양기관의 청구서를 검토하여 심사결정내역을 공단에 통보하면, 공단에서 요양기관에 급여 비용을 지급하는 것이다.

요양기관에서 심평원에 제출하는 요양급여비용명세서에는 가입자의 성명 및 건강보험증번호 · 요양급여를 받은 자의 성명 및 주민등록번호 · 질병 또는 부상명 · 요양개시 연월일 및 요양일수 · 요양급여비용의 내용 · 본인부담금 및 비용청구액 · 처방전 내용 등을 기재해야 하며, 그 밖의 요양급여비용 청구방법과 요양급여비용심사청구서 및 명세서 서식, 작성요령 등은 보건복지부장관이 정하여 고시하도록 되어 있다.

2. 심사 업무

요양급여비용심사는 관계법령에서 정한 기준과 원칙에 근거하여 의학적으로 보편타당하고, 경제적으로는 비용 절약적인 방법으로 요양급여가 행해졌는지를 공정하고 객관적으로 판단하며, 과잉 진료서비스로 인한 **과다진료의 억제**와 **부당한 진료비용의 지급을 방지**하고 사회보험제도 내에서의 의료보장 취지에 합당한 **적정 진료를 유도**하는 데에 그 목적이 있다.

앞에서 말한 바와 같이 우리나라의 경우, 국민건강보험이 실시되기 전에는 의료보험연합회에서, 그리고 그 이후에는 **심사평가원에서 본 업무를 담당**하고 있다.

(1) 심사기준

요양기관으로부터 요양급여비용명세서를 제출 받으면, 행위별 요양급여비용 청구(DRG지불제도에 의한 요양급여를 산정하는 경우 제외)에 대해 심사평가원은 다음 기준에 따라 심사를 하게 된다.

① 국민건강보험법 제 39조의 규정에 의하여 정하여진 요양급여의 기준
② 국민건강보험법 제 42조의 규정에 의하여 정하여진 요양급여비용의 내역 및 사실 관계
③ 보건복지가족부장관의 행정해석과 심사평가원장이 정한 심사지침

(2) 심사기간

심사평가원에서의 심사 업무는 서면청구 및 전산기록장치에 의한 **자기매체**(디스켓) 청구는 **40일** 이내, **전자문서교환방식**(EDI)에 의한 청구는 **15일** 이내, DRG에 의

한 청구는 3일 이내에 완료된다. 이 기간은 심사평가원에서의 심사업무에 소요되는 시간이고, 요양기관에 청구 비용이 지급되기까지는 며칠이 더 소요된다.

(3) 우리나라의 심사지불방식

심사지불방식이란 의료공급에 대한 대가로 지불되는 의료비의 지불방식이며, 의료보험과 관련된 인력 및 서비스 공급 방식을 결정하는 방법이다.

세계적으로 심사지불방식은 **행위별 수가제, 인두제, 봉급제, 포괄수가제, 총액계약제** 등이 단독 또는 혼합된 형태로 사용되고 있다. 우리나라의 경우에는 행위별 수가제를 기본 방식으로 채택하고 있으며, 보험 행위에 대한 포괄수가제는 2002년부터 **7개 질병군**[제왕절개분만, 편도선수술, 맹장염수술, 백내장수술(1997), 치질수술, 탈장수술, 자궁 및 자궁부속수술(2001)]에 대해 요양기관에서 **선택적**으로 **실시**하도록 하고 있다.

표 5-9 포괄수가제 적용대상 (2013. 1 현재 기준)

과목별	그 룹	DRG 적용 항목	일반명칭
안과	1군	수정체수술	백내장수술
이비인후과	2군	편도 및 아데노이드 수술	편도선수술
일반외과	3군	항문 및 항문주위 수술	치질수술
	4군	서혜 및 대최부탈장 수술	탈장수술
	5군	충수절제술	맹장수술
산부인과	6군	자궁 및 자궁부속기수술 (악성종양제외)	자궁관련수술
	7군	제왕절개분만	제왕절개수술

참고 : 1군, 3군, 4군은 외래에서 진료 받을 경우에도 포괄수가 대상이 가능함.

'**행위별 수가제**' 란 진료에 소요되는 **약제 또는 재료비를 별도로 산정**하고 의료인이 제공한 **진료행위 하나 하나마다 일정한 값**을 정하여 의료비를 지급하는 제도이다. '**포괄수가제**' 란 환자가 어떤 질병의 진료를 위하여 입원했었는가에 따라 **질병군(또는 환자군)별로 미리 책정된 일정액의 진료비를 지급**하는 방식이다.

국민건강보험 내에서 포괄수가제 방식을 적용 받는 보험은 의료급여환자의 정신과 입원진료와 보건기관의 진료 시에 산정되는 수가, 그리고 앞에서 말한 DRG 신청 요양기관에서 DRG진료과목으로 입원진료를 받는 경우 등이 있다.

(4) DRG 구조 및 분류체계

1986년 미국의 HCFA-DRG를 근간으로 개발된 KDRG Version 1.0 이후 현재 개정된 DRG분류체계(2010.7.)에 의해 우리나라는 'KDRG Version 3.x'을 사용하고 있다. KDRG(Korean DRG)는 6자리로 구성되어 있는데, 주요 진단범위(MDC, Major Diagnosis Category) 23개 영역으로 분류하며, 외과환자, 내과환자, 환자연령, 합병증, 동반질환 등의 여부에 따라 498개의 질환으로 재분류되어 있다. 이를 모두 합쳐 '6자리'로 KDRG는 구성된다.

다음 그림 5-3에서 ADRG(Adjacent DRG)는 연령이나 CC(Complications)에 따른 세분화 이전의 질병군으로 앞쪽의 '3자리'를 의미한다. RDRG(Refined DRG)는 예일대학의 CC구분없이 3개(내과환자) 혹은 4개(외과환자)의 하위그룹 구분코드방식을 의미한다.

예시의 KDRG 코드 'G08101'을 다시 정리하면 MDC(1번째자리'G', 질병군범주 23개 사용가능), ADRG대분류(2-3번째자리'08', 01~49는 외과계, 50~59는 내과적시술, 60~99는 내과계), ADRG소분류(4번째자리'1', 1~9사용), 연령(5번째자리 '1', 1은 10세, 2는 17세, 3은 34세, 4는 54세, 6은 64세 이상을 의미, 17세 초과는 '2', 만17세 이하는 '1', 연령에 관계없으며 '0'으로 표기), 중증도(6번째자리'1', 0은 합병증및동반상변 없음, 1은 중증의 합병증 동반, 2는 심각한 합병증동반을 의미) 등으로 구분할 수 있다.

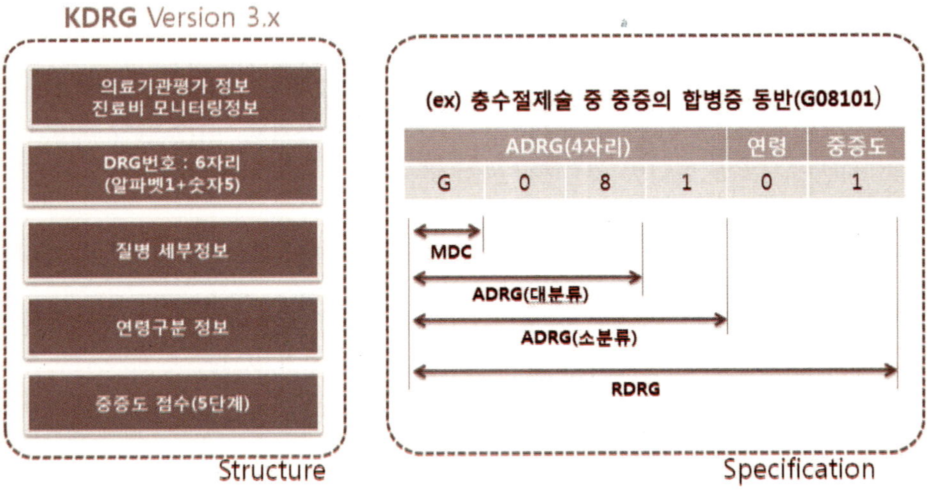

참고 : 요양기관 종합관리제 도입방안연구(2009, 김귀현, 근로복지공단노동보험연구원)

그림 5-3 KDRG 구조

TIPS 5-1

1. DRG (Diagnosis Related Group)

① 의미 : **병에 따라 그룹별로 진료비를 지불하는 방식**

② 포괄수가제와 동일한 의미로 사용된다.

③ 2008년 현재 7개 질병군에 적용하고 있음.

④ 포괄수가제는 의무적인 것이 아니라 병원이 DRG의 선택여부를 결정할 수 있다.

⑤ 해당 질병군 : 정상분만/제왕절개분만/편도선수술/맹장염수술/백내장수술(1997)/치질수술/탈장수술/자궁 및 자궁부속수술(2001)

2. Fee-for-Service

① 의미 : **모든 의료비용을 각각의 의사의 치료행위별로 지불하는 방식**

② 행위별수가제와 동일한 의미로 사용된다.

3. EDI (Electronic Data Interchange)

① 의미 : **기업간 데이터를 효율적으로 교환하기 위해 지정한 데이터와 문서의 표준안을 의미**한다.

② 목적 : 건강보험심사평가원과 의료기관과의 의료급여청구에서 발생하는 많은 시간을 줄이기 위해 병원은 심평원에 EDI 형태의 표준 자료방식으로 자료를 인터넷 상에서 보내면, 심평원은 이 데이터를 자동(일부 수동)으로 분석하여 급여청구를 처리하여, 매우 빠른 시간 안에 청구를 마무리할 수 있도록 하였다.

(5) 심사방법

심사평가원에서 요양기관의 진료비 청구에 대한 심사는 지표심사 · 정밀심사 · 전문심사 등의 3가지 방법을 사용하고 있으며, 대부분의 **의원급 의료기관**은 **지표심사**에서 모든 심사업무가 종결된다.

지표심사는 증가하는 심사물량의 해소와 법정기일 내의 요양급여 비용심사 · 지급을 위하여 실시하고 있는 방법으로 진료건수의 상당부분을 차지하고 있는 외래 요양급여비용을 대상으로 동일 **진료과목별 · 상병별 전국평균 진료비와 비교하여 진료지표가 일정수준 이하인 기관**에 적용된다.

정밀심사는 입원 요양급여비용명세서와 지표심사를 제외한 외래 요양급여비용명세서를 대상으로 하여 요양급여비용명세서 **건별로** 진료내용의 적정성 · 적합성 등을 정밀 심사하는 방법이다.

또한 질병의 진행 정도나 구체적 증상 등을 참조하여야 할 경우에 진료기록부 · 검사결과 · 방사선 필름 · 진료담당의사의 진료소견 등을 요청하여 심사하기도 한다. 경우에 따라 심사위원이 요양기관을 직접 방문하여 급여 관련자료의 확인과 진료담당의의 의견을 청취한 후에 심사하는 현지 확인 심사제도도 운영하고 있다.

전문심사는 **진료과목별 심사위원이 해당과목의 요양급여비용을 직접** 심사하는 제도로서 정밀심사 대상기관 중 요양급여비용 특정지표 상위기관이나 시술의 질적 수준에 따라 진료결과에 영향을 미칠 것으로 예상되는 수술, 의료제공자가 과잉진료 · 남용의 우려가 있는 경우, 가격이 높거나 부작용이 높은 약제 및 치료재료를 사용한 경우, 요양급여비용 명세서 건당 총 요양급여비용이 일정금액 이상 고객인 경우, 심사상 문제가 있는 기관이나 심사직원 심사과정에서 전문의학적 판단을 필요로 하는 경우 실시한다.

3. 지 급

요양급여비용 지급 업무는 공단(건강보험관리공단)에서 담당한다. 공단은 청구서 접수내역 및 심사내역 파일을 비롯하여 청구명세서와 요양급여비용 심사결과를 통보받은 다음, 지급 전에 사전점검을 한 후, 요양급여비용지급통보서에 의거하여 요양기관 또는 공급자에게 해당 요양급여비용을 지급한다.

지급업무는 펌뱅킹(Firm Banking) **시스템**(공단과 거래은행 간에 상호 연결된 전송망)**을 통하여 요양급여비용 등 지급관련내역을 송수신하여 입금예정일에 지급금액을 통보된 계좌에 입금**하게 된다.

4. 이의신청 및 심사청구

국민건강보험법 76조에 "가입자 및 피부양자의 자격 · 보험료 등 · 보험급여 및 보험급여비용에 관한 공단(심사평가원의 심사 결과)의 처분에 이의가 있는 자는 공단에 이의신청을 할 수 있다."라고 명시되어 있다. **이의 신청은 특별한 경우가 아니면 처분이 있는 날로부터 90일 이내에 문서로** 하여야 하며, 이의신청 및 이의신청에 대한 결정은 보건복지부령이 정하는 서식에 따라야 한다.

공단과 심사평가원에 설치되어 있는 **이의신청위원회는 이의신청을 받은 날로부터 60일 이내에 결정**을 내려야 한다.

이의신청에 대한 결정에 불복이 있는 자는 보건복지부에 소속되어 있는 '건강보험분쟁조정위원회' 에 심사청구를 할 수 있다. 심사청구는 처분이 있은 날로부터 30일 이내에 하여야 하며, 건강보험분쟁조정위원회는 심사청구를 받은 날로부터 60일 이내에 그 결정을 해야 한다.

공단 및 심사평가원의 처분은 공법(행정법)상의 처분임을 분명히 하고 그 소송 또한 행정소송 대상임을 규정하였으며, 국민이 신속히 권리구제를 받을 수 있도록 기존의 행정심판전치주의를 폐지했다. 다시 말해, 요양기관에서 공단 및 심사평가원의 처분에 불복이 있는 자는 이의신청이나 심사청구를 거치지 않고 직접 행정소송을 제기할 수 있으며, 이의신청의 결정 또는 심사결정을 받은 단계에서도 직접 행정소송을 제기할 수 있도록 하고 있다.

Tips 5-2

OECD 국가별 의료보장 방식

1. NHS (National Health Service)

① 방식 : 국민 보건서비스 방식(조세에 의한 국가의료지원 방식)

② 적용국가 : 영국, 스웨덴, 이탈리아

2. NHI (National Health Insurance)

① 방식 : 국민 건강보험 방식(사회보험에 의한 의료지원 방식)

② 적용국가 : 한국

3. CSM (Consumer Sovereignty Model)

① 방식 : 민간 보험 방식(민간 의료보험을 이용한 방식)

② 적용국가 : 미국

4. SHI (Social Health Service)

① 방식 : 사회 보험 방식

② 적용국가 : 독일, 프랑스

TIPS 5-3

입원진료 병상수 OECD 국가별 의료보장 방식

입원진료 병상수 (OECD)

Inpatient Care Beds(OECD)

(단위 : 인구 천명당)

구 분 Division	1990	2000	2001	2002	2003	2004	2005	2006	2007	2008	2009	2010
호주 Australia	—	4.0	3.9	3.9	3.9	4.0	3.9	3.9	—	3.8	3.7	—
오스트리아 Austria	9.3	8.0	7.9	7.8	7.7	7.7	7.7	7.7	7.8	7.7	7.7	7.6
벨기에 Belgium	7.7	7.8	7.7	7.6	7.5	7.5	7.4	6.7	6.6	6.6	6.5	6.4
캐나다 Canada	6.0	3.8	3.7	3.6	3.5	3.4	3.4	3.4	3.3	3.2	3.2	—
체코 Czech epublic	9.9	7.8	7.8	7.8	7.7	7.6	7.6	7.4	7.3	7.2	7.1	7.0
덴마크 Denmark	—	4.3	4.2	4.3	4.1	4.0	3.9	3.8	3.7	3.6	3.5	3.5
핀란드 Finland	—	7.5	7.5	7.4	7.2	7.1	7.1	7.0	6.7	6.6	6.2	5.9
프랑스 France	—	8.0	7.8	7.7	7.6	7.4	7.2	7.1	7.1	6.9	6.7	6.4
독일 Germany	—	9.1	9.0	8.9	8.7	8.6	8.5	8.3	8.2	8.2	8.2	8.3
그리스 Greece	5.1	4.7	4.8	4.7	4.7	4.7	4.7	4.8	4.8	4.8	4.9	—
헝가리 Hungary	—	8.3	7.9	7.9	7.8	7.8	7.9	7.9	7.2	7.1	7.1	7.2
아이슬랜드 Iceland	10.5	—	—	—	—	—	—	—	5.8	—	—	—
아일랜드 Ireland	8.0	6.1	5.9	5.8	5.7	5.6	5.5	5.3	5.2	4.9	3.3	3.1
이탈리아 Italy	7.2	4.7	4.6	4.4	4.2	4.0	4.0	3.9	3.8	3.7	3.6	3.5
일본 Japan	—	14.7	14.6	14.4	14.3	14.2	14.1	14.0	13.9	13.8	13.7	13.6
한국 Korea	2.3	4.7	4.5	4.8	5.1	5.4	5.9	6.5	7.3	7.7	8.2	8.8
룩셈부르크 Luxembourg	—	—	—	—	—	6.4	5.8	5.7	5.7	5.6	5.5	5.4
멕시코 Mexico	1.6	1.8	1.8	1.8	1.7	1.8	1.8	1.7	1.7	1.7	1.7	1.6
네덜란드 Netherlands	5.8	4.8	4.7	4.6	4.5	4.5	4.5	4.8	4.7	4.7	4.7	—
뉴질랜드 New Zewaland	—	—	—	—	—	—	—	—	—	—	2.4	2.7
노르웨이 Norway	4.7	3.8	3.8	4.3	4.3	4.2	4.0	4.0	3.8	3.5	3.4	3.3
폴란드 Poland	—	—	—	—	6.7	6.7	6.5	6.5	6.4	6.6	6.7	6.6
포르투갈 Portugal	4.0	3.7	3.7	3.6	3.6	3.6	3.5	3.5	3.4	3.4	3.4	3.4
슬로바키아 Slovakia	—	7.9	7.7	7.6	7.2	6.9	6.8	6.7	6.8	6.6	6.5	6.4
스페인 Spain	4.3	3.7	3.6	3.5	3.5	3.4	3.4	3.3	3.3	3.2	3.2	3.2
스웨덴 Sweden	—	3.6	3.3	3.1	3.1	3.0	2.9	2.9	2.9	2.8	2.8	2.7
스위스 Switzerland	—	6.3	6.0	6.0	5.8	5.7	5.5	5.4	5.4	5.2	5.1	5.0
터키 Turkey	—	2.0	2.1	2.1	2.1	2.2	2.2	2.4	2.4	2.4	2.5	2.5
영국 United Kingdom	—	4.1	4.0	4.0	4.0	3.9	3.7	3.6	3.4	3.4	3.3	3.0
미국 United States	4.9	3.5	3.5	3.4	3.3	3.3	3.2	3.2	3.1	3.1	3.1	—

출처 : OECD Health Data, 2012

TIPS 5-4

환자 1인당 평균재원일수 OECD 국가별 의료보장 방식

환자 1인당 평균재원일수(OECD)

Average Length of Stay in inpatient care (OE0CD)

(단위 : 1인당)

구 분 Division	1990	2000	2001	2002	2003	2004	2005	2006	2007	2008	2009	2010
호주 Australia	—	6.3	6.5	6.4	6.3	6.3	6.1	6.1	—	6.0	5.9	—
오스트리아 Austria	12.5	9.8	8.4	8.4	8.0	8.4	8.0	7.9	7.9	7.9	7.8	7.9
벨기에 Belqium	13.8	8.4	8.4	8.3	8.3	8.1	8.0	7.9	7.8	8.1	—	—
캐나다 Canada	13.0	13.0	—	—	—	—	—	—	—	—	—	—
체코 Czech epublic	15.4	11.4	11.3	11.1	10.9	10.7	10.6	10.5	10.3	10.0	10.0	9.9
덴마크 Denmark	8.2	6.2	6.1	6.0	5.8	5.6	5.4	5.3	5.2	5.2	4.8	4.6
핀란드 Finland	18.2	10.3	10.4	10.5	10.2	10.0	9.9	10.0	10.1	9.7	9.7	9.0
프랑스 France	15.1	13.2	13.3	13.3	13.3	13.3	13.3	13.0	13.0	12.9	12.8	12.7
독일 Germany	—	11.4	11.2	10.9	10.6	10.4	10.2	10.1	10.1	9.9	9.8	9.6
그리스 Greece	9.9	8.4	8.0	7.8	8.7	7.8	8.1	7.3	6.9	—	—	—
헝가리 Hunqary	12.6	8.9	8.7	8.5	8.4	8.7	8.8	8.8	9.1	9.3	9.4	9.6
아이슬랜드 Iceland	7.9	7.6	7.4	7.5	7.6	7.6	8.0	8.0	7.7	7.4	7.7	—
아일랜드 Ireland	—	7.4	7.5	7.6	7.6	8.0	8.0	7.7	7.4	7.7	6.5	6.5
이탈리아 Italy	11.7	7.7	7.5	7.3	7.4	7.4	7.4	7.5	7.5	7.6	7.6	—
일본 Japan	50.5	39.1	38.7	37.5	36.4	36.3	35.7	34.7	34.1	33.8	33.2	32.5
한국 Korea	13.0	14.0	13.0	13.0	13.5	13.6	13.6	13.9	15.2	15.9	14.9	14.2
룩셈부르크 Luxembourq	—	—	—	8.6	8.5	8.5	8.8	8.7	9.0	9.1	9.0	9.1
멕시코 Mexico	—	4.2	4.2	4.1	4.1	4.2	4.0	4.1	4.1	3.9	3.9	3.9
네덜란드 Netherlands	16.0	12.9	12.5	—	—	—	—	—	—	—	—	—
뉴질랜드 New Zewaland	9.4	9.4	9.7	10.2	9.4	9.9	8.8	10.4	9.1	9.3	8.8	8.4
노르웨이 Norway	—	8.9	8.7	8.4	8.0	8.2	8.0	7.7	7.6	7.3	7.0	6.8
폴란드 Poland	12.5	8.9	8.4	7.9	8.4	7.9	7.7	7.2	7.1	6.7	6.6	6.5
포르투갈 Portuqal	10.8	9.2	8.7	8.7	8.7	8.6	8.7	8.6	8.5	8.2	8.4	8.5
슬로바키아 Slovakia	11.4	10.4	10.1	9.5	9.2	9.2	9.0	9.0	8.6	8.5	8.3	8.2
스페인 Spain	12.2	9.0	8.8	8.8	8.7	8.5	8.5	8.3	8.2	8.1	8.0	7.9
스웨덴 Sweden	18.0	6.8	6.7	6.5	6.5	6.3	6.3	6.3	6.1	6.2	6.1	5.7
스위스 Switzerland	—	12.8	12.7	12.7	12.4	12.0	11.7	11.3	10.9	10.7	10.5	10
터키 Turkey	6.9	5.9	5.8	5.8	5.8	5.7	5.3	5.1	4.6	4.2	4.2	4.1
영국 United Kinqdom	17.6	10.6	10.4	10.2	9.5	9.2	8.8	8.6	8.0	8.0	7.8	7.7
미국 United States	9.1	6.8	6.7	6.6	6.5	6.5	6.5	6.4	6.3	6.3	6.3	6.2

출처 : OECD Health Data, 2012

Chapter 5 국민건강보험제도의 개요 학습평가

1 국민건강보험법에 의하여 요양급여비용은 건강보험관리공단이사장과 의약계 대표와 계약으로 결정하게 되어 있다. 이 계약기간은?

① 1년 ② 2년
③ 3년 ④ 4년

2 요양급여비용을 체결하는 의학계의 대표로 올바른 것은?

① 대한약사협회
② 대한의사협회
③ 대한간호사협회
④ 건강보험심사평가원

3 국민건강보험의 특징으로 올바른 것은 ?

① 기간을 10년을 주기로 계약이 체결된다.
② 1년을 기간으로 하는 장기보험이다.
③ 1년을 기간으로 하는 단기보험이다.
④ 기간을 5년을 주기로 계약이 체결된다.

4 요양기관의 요양급여 서류는 급여 종료일로부터 기본적으로 얼마간 보존해야하는가?

① 2년 ② 3년
③ 5년 ④ 10년

5 PACS의 도입으로 병원에서 가능한 것은?

① 의료법에 의해 개설된 의료기관
② 의료법에 의한 치기공소
③ 약사법에 의해 등록된 약국
④ 지역보건법에 의한 보건소 · 보건의료원 및 보건지소

6 국민건강보험 요양급여의 기준에 관한 규칙에서 예외적으로 종합전문요양기관에서 1단계 요양급여를 받을 수 있는 과목은?

① 가정의학과 ② 피부과
③ 내과 ④ 이비인후과

7 입원료 산정지침에서 입원기간이 16일에서 30일 사이일 경우 해당 입원료 산정의 몇 퍼센트로 산정하는가?

① 50% ② 75%
③ 85% ④ 90%

8 입원료 산정지침에서 사용되는 단순입원의 임계시간은?

① 3시간 ② 6시간
③ 12시간 ④ 24시간

9 의료기관(종합병원, 병원, 의원 등) 입원환자의 본인부담액은?

① 100분의 20 (20%)
② 100분의 30 (30%)
③ 100분의 40 (40%)
④ 100분의 50 (50%)

10 건강보험에서 채택하고 있는 요양급여비용 지불방식은?

① 선불제
② 선불 상환제
③ 제3자 지불제
④ 총액계약제

ANSWER 1 ① 2 ② 3 ③ 4 ③ 5 ② 6 ① 7 ④ 8 ② 9 ① 10 ③

CHAPTER 6.

행위별 요양급여 산정방법

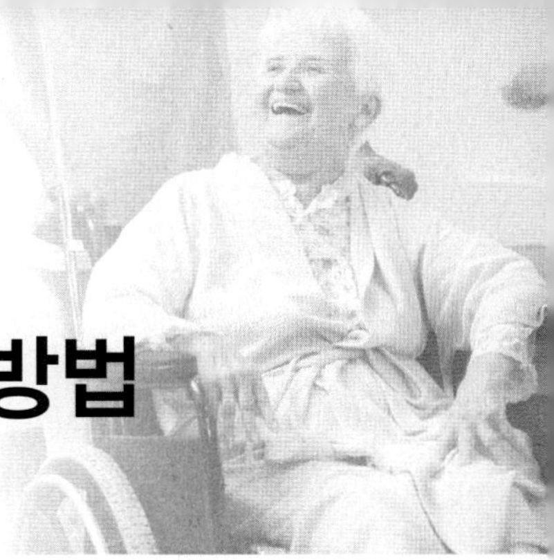

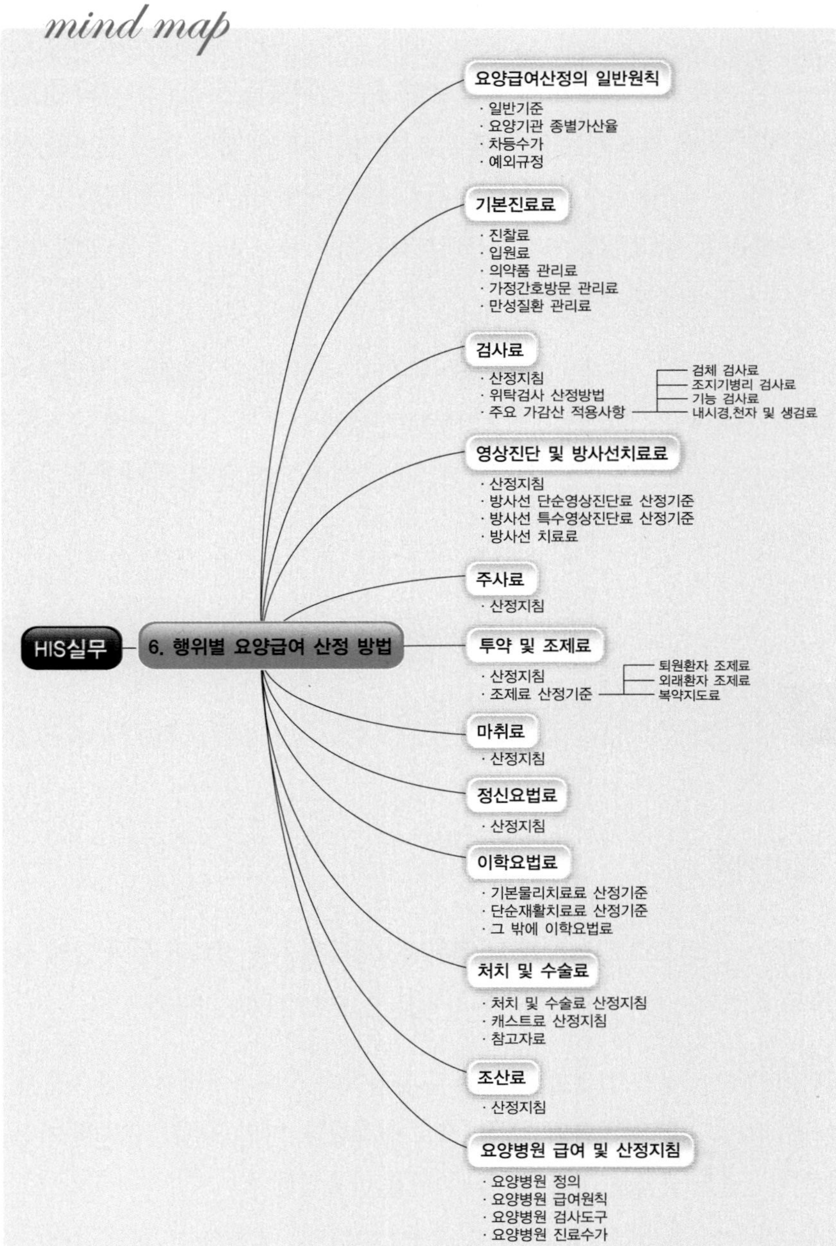

앞서 '건강보험제도' 부분에서 설명한 바와 같이 '행위별 수가제'는 의료인이 제공한 진료행위 하나 하나마다 일정한 값을 정하여 의료비를 지급하는 제도로 우리나라 의료보험의 주된 보수 지불방식이다. 즉, 의료기관 수입의 대부분을 차지하고 있는 진료비 계산방식이면서 보험청구 업무를 위해서는 반드시 알아 두어야 할 내용이다.

이 장에서는 의료기관 진료비 계산 및 보험청구 실무자들 스스로 환자의 진료비 총액 계산을 하기 위해 필요한 주요 개념 및 기본적인 계산방법에 대해 설명할 것이다. 따라서 행위별 상대가치점수나 금액은 '건강보험심사평가원'에서 발행하는 '건강보험요양급여비용'을 참고하길 바라며, 요양기관 종별 본인부담률 등은 앞절의 '건강보험제도' 부분을 참조하기 바란다.

이 장에서 설명하는 '건강보험요양급여비용의 내역'이나 '건강보험요양급여행위 및 그 상대가치점수'는 2013년 1월 1일부터 시행된 보건복지부 고시에 근거를 두고 있다. 또한 이 장의 내용은 '국민건강보험 요양급여에 관한 규칙' 의 내용을 요약정리 하였다.

6-1 요양급여산정의 일반원칙

1. 일반기준

'일반기준'이란 앞으로 설명하게 될 **행위별 · 항목별 · 총 진료비 등의 금액 산정에 공통적으로 적용되는 원칙**이다. 일반원칙에서 중요한 내용은 다음과 같다.

① 행위에 대한 비용을 산정할 때에는 분류 항목의 상대가치점수에 점수당 단가를 곱하여 10원 미만은 반올림한 금액으로 산정한다. 다만, 요양기관종별 가산율에 의하여 산출된 금액에 대해서는 원 미만을 반올림한다.

② 각종 가산이나 감산에 의해 산출된 금액에 대해서는 상대가치점수에 가감률을 곱하여 총 점수(소수점 이하 셋째 자리에서 반올림)를 산출하고, 각종 가감률이 복합 적용될 경우(예를 들어, 소아 가산과 공휴 또는 야간 가산이 중복

적용되는 경우)에는 가감률을 모두 합한 총 가감률을 상대가치점수에 곱하여 총 점수(소수점 이하 셋째 자리에서 반올림)를 산출한다. 이 경우, 가감률이 중복 적용될 경우에는 중복 가산하지 아니한다.

③ '일반기준건강보험요양급여행위 및 그 상대가치점수' 고시에 포함되지 않은 진찰 · 처치 · 수술 및 기타의 치료에 대한 요양급여를 실시한 경우에는 우선적으로 행위의 내용 · 성격과 상대가치 점수가 가장 유사한 분류 항목에 준용하여 산정한다.

2. 요양기관 종별 가산율

종별 가산율이란 **요양기관 종별에 따라 투자 비용 및 인력 운용에 대한 보상 차원에서 행위료에 대해 차별적으로 계산할 수 있도록 운영되는 제도**이다. 종별 가산율은 행위요양급여비용에만 적용(일부 행위료는 예외)되는 것으로 약가 및 재료대에는 적용되지 않는다.

(1) 계산 방법

종별 가산율을 이용한 **진료비 계산**은 모든 행위 분류항목에 대한 **소정점수에 점수당 단가를 곱한 금액**을 모두 합산한 금액에 요양기관의 종별에 따라 다음 비율을 가산한다. 단, 약국 · 조산원 · 보건소 · 보건지소 · 보건진료소 · 정신요양병원 · 사업장 부속 요양기관 등은 종별 가산율을 적용하지 않는다.

표 6-1 의료기관 · 종별 가산율

의료기관	종별 가산율
종합전문요양기관	30%
종합병원	25%
병원	20%
의원	15%

(2) 종별 가산율 적용 예외 항목

① 행위와 별도로 산정할 수 있는 약제비, 치료재료대
② 바이러스혈청검사
③ 정관절제술 또는 결찰술, 난관결찰술, 월경조절술, 자궁내장치삽입술
④ 컴퓨터영상처리장치(CR), 영상저장 및 전송 시스템(Full PACS)을 이용한 처리 비용, C-Arm형 영상증폭장치 이용료
⑤ 전혈, 혈액성분제제, 생혈, 교환, 자가조혈모 세포이식 냉동처리료 및 보관료, 자가수혈채혈료
⑥ 퇴장방지 의약품 사용장려비
⑦ 가정간호 기본 방문료
⑧ 검체검사위탁에 관한 기준에서 정한 수탁기관으로 위탁하는 경우의 검사료 및 위탁검사관리료
⑨ Infusion Pump 사용료
⑩ 마취과 전문의 초빙료

3. 차등수가

(1) 정 의

의료기관의 경우 의사 1인당 1일 진찰 횟수, 약국의 경우에는 약사 1인당 1일 조제 건수에 따라 요양기관에 진찰료와 조제료 등을 차등 지급하는 제도를 말한다. 다만, 의료급여환자, 사회복지법인개설 외래진료환자 또는 기타 보건복지부장관이 별도로 정하는 경우에는 차등수가 적용대상에서 제외된다.

(2) 차등지수

표 6-2 의사의 1인당 진찰 횟수별 차등지수

진찰횟수	지급 비율
75건 이하	100%
75건 초과 ~ 100건	90%
101건 초과 ~ 150건	75%
150건 초과	50%

(3) 차등지수 계산방법

일일 평균 진찰횟수를 n으로 할 때

① **n이 75 이하일 경우** : 1

② **n이 75를 초과하여 100 이하일 경우** : $\{75 \times 1 + (n - 75) \times 0.9\}/n$

③ **n이 100을 초과하여 150 이하일 경우** :

$\{75 \times 1 + 25 \times 0.9 + (n - 100) \times 0.75\}/n$

④ **n이 150을 초과한 경우** :

$\{75 \times 1 + 25 \times 0.9 + 50 \times 0.75 + (n - 150) \times 0.5\}/n$

⑤ $\text{일일평균 진찰 횟수} = \dfrac{\text{1개월 동안 총 진찰횟수의 합}}{\text{1개월 동안 요양기관이 실제 진료한 날 수}}$

4. 예외 규정

① 사업장 부속 요양기관은 해당 산정항목에 대하여 공휴 · 야간 가산 등 각종 가산을 산정하지 않는다.

② 공무원 및 교직원의 공무상 질병 또는 부상에 대한 요양급여에 소요된 비용의 산정은 산업재해보상법의 규정에 의한 기준에 따른다.

6-2 기본진료료

1. 진찰료

(1) 기본 원칙

진찰료는 외래에서 환자를 진찰한 경우에 처방전의 발행과는 관계없이 산정하며, 초진환자를 진찰하였을 경우에는 **초진진찰료**, 재진환자를 진찰하였을 경우에는 **재진진찰료**를 산정한다.

진찰료는 기본진찰료와 외래관리료의 소정점수를 합하여 산정되는 것으로, 기본진찰료는 병원관리 및 진찰권 발급 등, 외래관리료는 외래환자의 처방 등에 소요되는 비용을 포함하므로, 이에 해당하는 비용은 별도 산정할 수 없다.

(2) 진찰횟수 산정원칙

진료과목, 진료의사, 초 · 재진 · 구분, 진료 중 신규상병 발생 여부에 따른 진찰료 횟수 산정은 다음 원칙에 따른다.

① 동일 의사가 동시에 두 가지 이상의 상병에 대하여 진찰을 한 경우, 1회 산정

② 하나의 상병에 대한 진료를 계속 하던 중에 다른 상병이 발생하여 동일 의사가 동시에 진찰을 한 경우, 1회 산정

③ 동일한 상병에 대하여 2인 이상의 의사가 동일한 날에 진찰을 한 경우, 1회 산정

④ 2개 이상의 진료과목이 설치되어 있고, 해당 과의 전문의가 상근하는 요양기관에서 동일환자의 다른 상병에 대하여 전문과목 또는 다른 전문분야의 진료담당 의사가 각각 진찰한 경우, 진찰료는 각각 산정

⑤ 진료담당 의사가 검사나, 방사선 진단 등을 처방 지시하였으나 요양기관의 사정에 의하여 진료 당일에 검사나, 방사선 진단 등을 실시하지 못한 경우에 검사나, 방사선 진단을 실시한 당일의 진찰료는 산정할 수 없음

⑥ 의료기관의 의사가 작성 · 교부한 처방전에 따라 요양기관인 약국에서 조제받은 주사제를 투여받기 위해서 당해 요양기관에 당일에 재내원하는 경우에는 진찰료를 별도 산정하지 않음

(3) 초 · 재진 구분

표 6-3 초 · 재진 구분 진찰료 산정표

	초진진찰료 산정	재진진찰료 산정
일반기준	· 해당 상병으로 동일 의료기관의 동일 진료과목 의사에게 진료받은 경험이 없는 환자	· 해당 상병으로 동일 의료기관의 동일 진료과목 의사에게 계속해서 진료 받고 있는 환자
치료종결 여부	· 해당 상병의 치료가 종결된 후 동일 상병이 재발하여 진료를 받기 위해서 내원한 환자	· 해당 상병의 치료가 종결되지 않아서, 계속 내원하는 경우, 내원 상관없이 재진 · 치료종결 후 **30일** 이내에 내원한 경우 · 완치 여부가 불분명하여 치료의 종결 여부가 명확하지 않은 경우, **90일** 이내 내원 시 재진

* 치료종결 : 해당 상병의 치료를 위한 내원이 종결되었거나, 투약이 종결되었을 때

(4) 가감산 적용 사항

① **만 6세 미만의 소아**에 대해서는 소정점수(초진 9.03, 재진 3.61) 가산함. 단, 의원의 경우, 만 1세 미만(초진 27.09, 재진 10.83), 만 1세 이상 3세 미만 소아(초진 18.06, 재진 7.22)에 따라 구분해서 가산

② **평일 20시**(토요일은 15시)**~익일 09시** 또는 '관공서의공휴일에관한규정'에 의한 공휴일에는 진찰료 중 기본진찰료 소정점수의 **30%를 가산**

③ 물리치료나 주사 등을 동시에 처방 지시하여 의사의 진찰행위 없이 매일 또는 반복으로 내원하여 물리치료나 주사 등을 시술받은 경우 또는 주사제를 처방한 당일 아닌 다른 날에 의사의 진찰 없이 주사를 실시한 경우에는 진찰료 중 재진진찰료 소정점수의 **50%**만 산정

④ 환자가 직접 내원하지 않고, **환자 가족이 내원하여 진료담당 의사와 상담**한 후 약제 또는 처방전만을 수령 또는 발급하는 경우에는 **재진진찰료 소정점수의 50%를 산정**

2. 입원료

(1) 기본원칙

입원료에는 입원환자 의학관리료 · 입원환자 간호관리료 · 입원환자 병원관리료가 포함되어 있으며, 요양기관의 종별에 따라 구분해서 산정한다.

(2) 입원료 산정방법

① **12시(정오)부터 다음 날 12시(정오)까지를 1일로 하여 산정**
② **0시~6시 사이에 입원하거나, 18시~24시 사이에 퇴원한 경우에는 입원료 소정 점수의 50%를 별도 산정**
③ **6시~12시 사이에 입원**하거나, **12~18시 사이에 퇴원**한 경우에 동 기간의 입원료는 별도 **산정하지 않음.**
④ 입원과 퇴원이 같은 날에 이루어진 경우에는 **전체 입원 시간이 6시간 이상**인 경우에 한하여 **1일의 입원료를 산정**
⑤ **입원 16일째부터 30일째**까지는 해당점수의 **90%**를 산정
⑥ 입원료는 **입원 31일째부터**는 해당점수의 **85%**를 산정
⑦ 요양병원의 입원료는 병원, 한방병원 입원료 소정점수의 **80%**로 산정

표 6-4 보험별 입원료 체감제

종류	입원일수	입원일수	입원일수
	산정비율	산정비율	산정비율
건강보험 산업재해보상보험 자동차보험	1~15일	16~30일	30일 이상
	100%	90%	85%
요양보험	1~180일	181~360일	361일 이상
	100%	95%	90%

(3) 가감산 적용 사항

① **내과질환자, 정신질환자, 만 8세 미만**의 소아환자에 대해서는 소정점수의 **30%**를 가산

② 강내치료를 위하여 밀봉소선원치료실에 입원한 경우에는 3일 이내의 기간 동안 소정점수의 100%를 가산

③ **방사성 원소**를 이용한 개봉선원치료를 위하여 원자력법령에 의한 시설을 갖춘 요양기관에서 납으로 차폐된 특수 치료실에서 관리하는 경우에는 소정점수를 **100%** 가산

(4) 낮병동 입원료

① 분만 후 당일 귀가 또는 이송하여 입원료를 산정하지 않는 경우, 응급실 · 수술실 등에서 **처치 · 수술 등을 받고 6시간 이상 관찰 후 당일 귀가** 또는 이송하여 입원료를 산정하지 않을 경우, 정신과의 '낮병동'에서 6시간 이상 진료를 받고 당일 귀가한 경우 등에 산정

② 낮병동입원료를 산정하는 당일 외래 또는 응급실에서 진찰을 행한 경우에는 진찰료를 함께 산정할 수 있다. 다만, 예정된 외래 수술을 위해 내원하는 경우 또는 정신과의 '낮병동'에서 매일 또는 반복하여 진료를 받는 경우 등에는 진찰료를 산정하지 않는다.

③ 낮병동입원료를 산정하는 당일의 본인부담금은 입원진료 본인일부부담률에 따라 산정

(5) 특수병실 입원료

① **무균치료실입원료 :** 조혈모세포이식환자를 조혈모세포이식의 요양급여에 관한 기준에 적합한 무균치료실에 격리하여 치료하는 경우에 산정

② **신생아입원료 :** 질병이 없는 신생아를 신생아실 또는 모자동실에서 진료 · 간호한 경우에 산정

③ **집중치료실입원료 :** 중환자를 집중치료할 수 있는 적정 인력과 시설 및 장비를 갖춘 집중치료실(ICU)이 설치된 종합전문요양기관, 종합병원, 병원에서 지극히 심각한 질환이나 손상을 입어 집중적인 치료 및 간호가 필요한 성인 또는 소아환자 또는 신생아를 집중치료실에서 진료한 경우에 산정

④ **격리실입원료 :** 면역력이 저하된 환자를 보호하기 위하여 일반 환자와 격리하여 치료한 경우, 일반 환자를 보호하기 위하여 전염력이 강한 전염성 환자를 일반환자와 격리하여 치료한 경우, 3도 이상으로 36% 범위 이상의 화상환자를 진료에 반드시 필요하여 격리하여 치료한 경우 등에 산정

(6) 간호인력확보수준에 따른 입원환자간호관리료 차등제

① 전체병상에서 응급실, 신생아실, 분만실, 회복실, 집중치료실, 격리실, 무균치료실, 인공신장실, 낮병동, 폐쇄병동을 제외한 일반병동의 전분기 평균 병상수 대비 전분기 입원간호업무에 종사하는 간호사 수 비율에 따라 간호관리료 차등 산정

② 등급별 간호인력확보수준과 산정 입원료는 아래표 참조

특성이나 진료내용 및 소요시간 등에 상관없이 모든 환자에게 동일하게 적용한다.

표 6-5 간호 등급별 입원료-1

등급	병상구 대 간호사 수 비	입원료
1	2.5:1 미만	소정 입원료에 **50%** 가산(코드는 요양기관종별로 AB101, AB201, AB301, AB401)
2	3.0:1 미만 2.5:1 이상	소정 입원료에 **40%** 가산(코드는 요양기관종별로 AB102, AB202, AB302, AB402)
3	3.5:1 미만 3.0:1 이상	소정 입원료에 **30%** 가산(코드는 요양기관종별로 AB103, AB203, AB303, AB403)
4	4.01 미만 3.5:1 이상	소정 입원료에 **20%** 가산(코드는 요양기관종별로 AB104, AB204, AB304, AB404)
5	4.5:1 미만 4.0:1 이상	소정 입원료에 **10%** 가산(코드는 요양기관종별로 AB105, AB205, AB305, AB405)
6	4.5:1 이상	소정 입원료만 산정(코드는 요양기관종별로 AB100, AB200, AB300, AB400)

참고 : 종합전문요양기관 · 의원 · 치과의원 · 한의원 · 보건의료원의 경우에 해당

표 6-6 간호 등급별 입원료-2

등급	입원료
1	2등급 입원료에 2등급 입원료 소정점수의 **10%** 가산
2	3등급 입원료에 3등급 입원료 소정점수의 **10%** 가산
3	4등급 입원료에 4등급 입원료 소정점수의 **15%** 가산, 병원은 4등급 입원료에 소정점수의 **15%** 가산
4	5등급 입원료에 5급 입원료 소정점수의 **10%** 가산
5	6등급 입원료에 6등급 입원료 소정점수의 **10%** 가산. 병원은 6등급 입원료 소정점수의 **15%** 가산
6	입원료 소정점수로 산정
7	의료취약지역 소재 요양기관은 6등급 입원료 소정점수 서울시 및 광역시 구지역 소재 요양기관은 입원료 소정점수의 **5%** 감산 위의 두 항목에 해당하지 않는 요양기관은 입원료 소정점수의 **2%** 감산

참고 : 종합병원 · 병원 · 치과병원 · 한방병원의 경우에 해당

TIPS 6-1

초진진찰료와 재진진찰료

1. 진찰료

2013년도의 대한병원협회에서 발행한 건강보험요양급여비용 책자에 수록된 내용은 경우 다음과 같이 책정되었다.

(1) 의원급 의료기관

① 초진진찰료(AA154기준) 13,180원 = 상대가치점수(188.11점) X 점수당단가(70.1원)

② 재진진찰료(AA254기준) 9,420원 = 상대가치점수(134.47점) X 점수당단가(70.1원)

③ 입원료(AB400기준) 25,160원 = 상대가치점수(358.86점) X 점수당단가(70.1원)

(2) 병원급 의료기관

① 초진진찰료(AA155기준) 14,090원 = 상대가치(208.86점) X 점수당단가(67.5원)

② 재진진찰료(AA255기준) 10,210원 = 상대가치점수(151.37점) X 점수당단가(67.5원)

③ 입원료(AB300기준) 27,860원 = 상대가치점수(412.75점) X 점수당단가(67.5원)

(3) **종합병원급 의료기관**

① 초진진찰료(AA156기준) 15,680원 = 상대가치점수(232.33점) X 점수당단가(67.5원)

② 재진진찰료(AA256기준) 11,800원 = 상대가치점수(174.84점) X 점수당단가(67.5원)

③ 입원료(AB200기준) 31,490원 = 상대가치점수(466.64점) X 점수당단가(67.5원)

(4) **종합전문병원급 의료기관**

① 초진진찰료(AA157기준) 17,260원 = 상대가치점수(255.79점) X 점수당단가(67.5원)

② 재진진찰료(AA257기준) 13,380원 = 상대가치점수(198.31점) X 점수당단가(67.5원)

③ 입원료(AB100기준) 34,220원 = 상대가치점수(507.06점) X 점수당단가(67.5원)

Confer. 진찰료는 매년 변경되며, 이는 건강보험관리공단과 의사협회의 협정에 의해 책정되기 때문에 매년 변경되게 됨을 유의하기 바란다. 따라서, OCS 프로그램의 경우 의료법의 변경에 따라 주기적인 업데이트가 반드시 필요하다는 것도 유의하기 바란다.

2. 의료기관종별 분류

2013년도의 대한병원협회에서 발행한 건강보험요양급여비용 책자에 수록된 내용은 경우 다음과 같이 책정되었다.

(1) **의원급** : 의원, 치과의원, 보건의료원, 한의원

(2) **병원급** : 병원, 치과병원, 한방병원, 요양병원

(3) **종합병원급**

① 종합전문요양기관을 제외한 종합병원이 이에 해당

② 종합전문요양기관에 설치된 경우를 제외한 치과대학부속치과병원

③ 한의과대학 부속 한방병원으로 지정받은 한방병원

④ 국립병원 한방진료병원

(4) **종합전문요양기관급**

① 종합전문요양기관으로 인정한 종합병원

② 종합전문요양기관에 설치된 치과대학부속 치과병원

③ 종합병전문요양기관에 설치된 특수전문병원

3. 의약품관리료

(1) 외래환자 의약품관리료 산정 방법

① 내복약 조제일수에 따라 산정

② 외용약 또는 주사제를 내복약과 복합으로 조제한 경우, 내복약의 조제일수에 따라 산정

③ 외용약 및 주사제를 복합 또는 단독으로 조제한 경우, 조제 일수에 불문하고 1일 분의 의약품관리료를 산정

(2) 입원환자의 약품관리료 산정 방법

입원환자에 대하여 입원기간 중 투약한 경우에 투약일수에 따라 산정

4. 가정간호방문 관리료

(1) 산정 방법

① 진료담당 의사의 진단과 처방에 따라 가정전문간호사가 환자의 자택을 방문하여 가정간호대상환자에게 가정간호를 행하는 경우에 산정하되, 환자의 특성이나 진료내용 및 소요시간 등에 상관없이 모든 환자에게 동일하게 적용한다.

② 진료담당의사의 진단과 처방에 따라 가정전문간호사가 환자의 가정을 방문하여 검사 · 투약, 주사 및 처치 등을 실시한 경우에는 입원환자산정기준에 따라 별도로 산정할 수 있다. 다만, 의약품관리료는 외래환자의약품관리료를 산정하고, 조제료는 퇴원환자조제료를 산정한다.

③ 진료담당의사의 진단과 처방에 따라 가정전문간호사가 환자의 가정을 방문하여 검사에 필요한 검체를 채취하여 검사한 경우, 검체채취나 검체운반 등에 따른 비용은 별도 산정하지 않는다.

④ 가정간호방문관리료는 환자당 월 8회까지만 산정할 수 있으며, 96회를 초과한 경우에는 환자본인이 전액 부담한다.

⑤환자 자택을 방문하는 경우, 교통비는 소요시간이나, 방문지역에 불문하고 1회 방문당 정해진 금액으로 산정하고, 환자본인이 전액 부담한다.

(2) 가감산 적용 사항

평일 18시(토요일 13시)**~09시** 또는 **공휴일**에 가정 방문을 실시한 경우에는 소정점수의 **50%를 가산**

5. 만성질환관리료

① **고혈압**이나 **당뇨병** 등의 상병으로 당해 의료기관에 지속적으로 내원하는 재진환자에 대하여 교육 · 상담 등을 통하여 환자가 자신의 질병을 이해하고 합병증을 예방할 수 있도록 관리체계를 수립한 경우에 산정한다.

② 대상환자는 의원급 요양기관(보건의료원 포함)의 외래에서 진료하는 환자로서 "한국표준질병사인분류표"에 의한 질병 코드 중 **고혈압, 당뇨병, 정신 및 행동장애, 호흡기결핵, 심장질환, 대뇌혈관질환, 신경계질환, 악성신생물, 갑상선의장애, 간질환, 만성신부전증**을 주상병명으로 하는 자에 한한다.

③ 기관당 한 환자에 대하여 **연간 12회 이내**(단, 월 2회 이내)로 산정한다.

6-3 검사료

1. 산정지침

① "건강보험요양급여행위 및 그 상대가치점수"에 고시되지 않은 검사로서 외관 · 취기 · 색도 등의 간단한 검사 또는 계산방법에 의하여 검사치를 얻는 경우에는 검사료를 산정하지 않는다.

② 대칭기관에 대한 양측검사를 하였을 때에도 **"편측"이라는 표기가 없는 한 소정점수 1회만 산정**한다.

③ 검사에 사용된 약제 및 재료대(1회용 주사침 및 주사기 포함)는 소정점수에 포함되므로 별도 산정하지 않는다. 단, 다음 항목에 대해서는 별도 산정 가능

- 인체에 주입된 약제
- 부하시험 시에 사용된 약제
- 안기능검사 시에 사용된 필름, 형광물질, 사진현상 및 인화료

- 내시경검사 시에 사용된 슬라이드 필름 및 사진현상료, 폴라로이드필름 또는 컬러프린터 인화지
- 핵의학 기능검사 시에 사용된 방사성 동위원소 및 약제

④ 내시경, 천자, 일반생검의 경우 소아(만8세 미만)의 경우 소정점수의 20%를 가산

⑤ 진단검사의학과 전문의 판독 · 판독소견서 · 비치, B세포 면역글로블린, 세포표지검사, 면역조직화학검사, 세포주기 및 핵산분석검사, 분자병리검사에 대해 병리과 전문의 판독 · 판독소견서 · 비치, 분자병리검사분야 인증 받은 전문의가 판독 · 판독소견서 · 비치, 면역조직화학검사에 대한 구강병리과가 설치된 요양기관의 치과의사가 판독 · 판독소견서 · 비치 등의 행위에 소정점수의 10%를 가산

2. 위탁검사 산정방법

인체에서 채취한 가검물에 대한 검사를 "검체검사위탁에관한기준"에서 정한 수탁기관으로 위탁하는 경우에는 소정점수에 점수당 단가를 곱하여 계산한 금액의 **10%**를 **"위탁검사관리료"로 산정**하되, 검사료와 위탁검사관리료는 요양기관 종별 가산율을 적용하지 않는다.

3. 주요 가감산 적용 사항

(1) 검체검사료

1) 골수검사

당해요양기관에 상근하는 병리과 전문의가 외부 슬라이드를 판독하고 판독소견서를 작성 · 비치한 경우에는 소정점수의 **20%**만 산정

2) 항글로불린 검사

항글로불린법 검사를 실시한 경우에는 소정점수의 **60%**를 가산

3) C-반응성단백 정성

반정량(역가)검사를 실시한 경우에는 소정점수의 **100%**를 가산

4) 면역전기영동

면역고정전기영동검사를 실시한 경우에는 소정점수의 **30%**를 가산

5) 미생물현미경검사(일반염색)

① 그람(gram)염색, 디프테리아검경, 항산균검경

② 한 가지 염색 시약을 사용하여 단순 염색을 하였을 경우, 위 소정점수의 **70%**를 산정

③ 체액 등의 검체를 사이토스핀(Cytospin)을 이용하여 집균도말한 경우, 소정점수의 **10%**를 가산

6) 미생물 현미경검사(형광법, 암시야법)

매독균을 암시야법으로 검사한 경우에는 소정점수의 **100%**를 가산

7) 미생물배양 및 동정검사

기관지폐포세척액에 대하여 정량 배양을 실시한 경우에는 소정점수의 **100%**를 가산

8) 미생물(항산균 제외)배양, 동정, 약제감수성검사

① 혈액이나 체액검체에 대하여 혐기성 배양을 동시에 실시한 경우에는 42.42점을 가산

② 기관지폐포세척액에 대하여 정량배양을 실시한 경우에는 소정점수의 **100%**를 가산

9) 약물, 독물, 유기용제 및 중금속 검사

손톱, 뼈, 치아 등 고형조직을 이용하여 검사를 실시한 경우에는 소정점수의 100%를 가산

10) 매동반응검사, 매독감작혈구응집, 형광트레포네마 항체흡수검사, ASO검사

역가검사를 실시한 경우에는 소정점수의 **100%**를 가산

11) 자가면역질환검사(RA Factor 정성)

반정량(역가)검사를 실시한 경우에는 소정점수의 **100%**를 가산

12) 항핵항체(정밀면역형광법)

면역형광법에 의한 역가검사를 실시한 경우에는 소정점수의 **100%**를 가산

13) 항DNA항체(정밀)

면역형광법에 의한 역가검사를 실시한 경우에는 소정점수의 **100%**를 가산

14) 항호중구세포질항체

면역형광법에 의한 역가검사를 실시한 경우에는 소정점수의 **100%**를 가산

15) HLA 교차시험(세포독성검사법)

AHG 법으로 검사를 실시한 경우에는 소정점수의 **50%**를 가산

(2) 조직병리검사료

1) 해부병리조직검사

① 탈회과정을 별도로 시행하는 경우에는 58.84점을 별도 산정
② 당해요양기관에 상근하는 병리과 전문의가 외부 슬라이드를 판독하고 판독소견서를 작성 · 비치한 경우에는 소정점수의 **20%**를 산정

2) 세포병리검사 후 조직절편제작검사

당해요양기관에 상근하는 병리과 전문의가 외부 슬라이드를 판독하고 판독소견서를 작성 · 비치한 경우에는 소정점수의 **20%**를 산정

3) 흡인세포병리검사

① 조직절편제작검사를 실시한 경우에는 66.54점을 가산
② 당해요양기관에 상근하는 병리과 전문의가 외부 슬라이드를 판독하고 판독소견서를 작성 · 비치한 경우에는 소정점수의 **20%**를 산정

(3) 기능검사료

1) 신경학적 검사(일반검사)

만 6세 미만 소아에 대하여는 소정점수의 **30%**를 가산

2) 뇌파검사

① 18채널 이상으로 검사를 실시한 경우에 소정점수의 **30%**를 가산
② 디지털 뇌파분석을 실시한 경우에는 소정점수의 **50%**를 가산
③ 각성뇌파검사에 대해 만 6세 미만의 소아인 경우에는 **50%**를 가산
④ 각성뇌파검사에 대해 혼수상태 또는 인공호흡기를 사용 중인 환자, 또는 생명징후(Vital sign)의 지속적인 감시 등이 필요한 중환자에 대하여 이동뇌파를 실시한 경우에는 **50%**를 가산
⑤ 수면뇌파검사에 대해 만 6세 미만의 소아인 경우에 **50%** 가산
⑥ 수면뇌파검사를 각성뇌파검사와 동시에 실시한 경우에는 각성뇌파검사 소정점수에 **50%**를 별도 산정

3) 비디오 뇌파검사

64채널 이상으로 검사를 실시한 경우에는 소정점수의 **20%** 가산

4) 심도장에 의한 순환기능검사

만 8세 미만의 소아에 대해서는 소정점수의 **20%**를 가산

5) 임상전기생리학적검사

만 8세 미만의 소아에 대해서는 소정점수의 **20%**를 가산

(4) 내시경 · 천자 및 생검료

1) 내시경검사 공통

① 만 8세 미만의 소아에 대하여는 소정점수의 **20%**를 가산
② 내시경하 생검을 하는 경우, 해당 내시경 점수의 **20%**를 산정

2) 관절경검사

고관절 부위를 실시한 경우에는 소정점수의 **20%**를 가산

3) 천자검사 공통

① 천자를 치료목적으로 실시한 경우에는 소정점수의 **30%**를 가산
② 만 8세 미만의 소아에 대해서는 소정점수의 **20%**를 가산

4) 흉막천자

응급의료수가기준에 해당하는 응급환자에 대한 처치를 목적으로 실시한 경우에는 소정점수의 **50%**를 가산

5) 복수천자, 복막천자

응급의료수가기준에 해당하는 응급환자에 대한 처치를 목적으로 실시한 경우에는 소정점수의 **50%**를 가산

6) 생검 공통

만 8세 미만의 소아에 대해서는 소정점수의 **20%**를 가산

6-4 영상진단 및 방사선치료료

1. 산정지침

① 영상진단 및 방사선 치료에 사용된 약제 및 재료대는 "약제및치료재료의구입금액에대한산정기준"에 의하여 별도 산정

② 조영제주입료와 방사선필름현상료(현상액 및 정착액 비용 등)는 소정 방사선진단료에 포함되므로 별도 산정하지 않음

③ 영상진단을 실시한 경우에는 반드시 판독소견서를 작성 · 비치하여야 함.

2. 방사선 단순영상진단료 산정기준

① 당해요양기관에 상근하는 진단방사선과 전문의가 판독을 하고 판독소견서를 작성한 경우에는 소정점수의 **10%를 가산**한다. 단, 컴퓨터영상처리장치를 이용한 경우와 영상저장 및 전송시스템(Full PACS)를 이용한 경우, 'C-Arm형 영상증폭장치이용료'에 대해서는 적용되지 않는다.

② 만 8세 미만의 소아에 대하여 방사선단순영상진단을 한 경우에는 소정점수의 **10%**를 가산한다. 단, 컴퓨터영상처리장치를 이용한 경우와 영상저장 및 전송시스템(Full PACS)을 이용한 경우, 'C-Arm형 영상증폭장치이용료'에 대해서는 적용되지 않는다.

③ 동일부위에 대하여 동시에 2매 이상의 방사선영상진단을 한 경우에는 제2매부터 매당 소정점수의 50%씩을 각각 가산하여 산정하되, 최대 5매까지만 산정한다.

③ 컴퓨터영상처리장치(CR)를 이용한 경우에는 제1매에 대해서 16.25점을 산정한다. 그리고 제2매부터는 소정점수의 **50%**씩을 각각 가산하되, 최대 5매까지만 산정한다.

④ 영상저장 및 전송시스템(Full PACS)을 이용하여 필름을 사용하지 않은 경우에는 제1매에 대해서 종합전문요양기관은 43.32점, 종합병원은 37.91점, 병원 및 의원은 27.08점을 산정한다. 제2매부터는 소정점수의 **50%**씩을 각각 가산하되, 최대 5매까지만 산정한다.

3. 방사선 특수영상진단료 산정기준

① 당해요양기관에 상근하는 진단방사선과 전문의가 판독을 하고 판독소견서를 작성한 경우에는 소정점수의 **10%**를 가산한다. 단, 컴퓨터영상처리장치를 이용한 경우와 영상저장 및 전송시스템(Full PACS)을 이용한 경우에 대해서는 적용되지 않는다.

② 촬영매수 · 투시 · 스팟트촬영 유무를 불문하고 소정점수로 산정하며, 또한 조영제 주입료도 소정점수에 포함되므로 별도 산정하지 않는다.

③ 만 8세 미만의 소아에 방사선단순영상진단을 한 경우에는 소정점수의 **15%**를 가산한다. 단, 컴퓨터영상처리장치를 이용한 경우와 영상저장 및 전송시스템(Full PACS)을 이용한 경우 등에 대해서는 적용되지 않는다.

④ 컴퓨터영상처리장치(CR)를 이용한 경우에는 64.98점을 산정한다. 단, 전산화단층영상진단의 경우에는 적용되지 않는다.

⑤ 영상저장 및 전송시스템(Full PACS)을 이용하여 필름을 사용하지 않은 경우에는 일련의 촬영과정에 대하여 종합전문요양기관은 129.96점, 종합병원은 113.72점, 병원 및 의원은 81.23점을 산정한다.

⑥ 당해요양기관에 상근하는 진단방사선과 전문의가 외부병원 필름을 판독하고 판독소견서를 작성 · 비치하는 경우에는 소정점수의 **20%**로 산정한다.

⑦ **전산화단층영상진단**(CT, Computed Tomography)

- 조영제 주입 후 촬영 · 판독한 경우에는 소정점수의 10%를 가산한다.
- 이중시기 CT, 삼중시기 CT, 3차원 CT, CT혈관조영, 관절 관 또는 강내조영촬영, Cine CT, 뇌조 CT를 실시한 경우에는 소정점수의 **30%**를 가산한다.
- 생검 또는 중재적 시술 시 이용된 CT 유도 비용은 각 항목의 소정점수에 의하여 산정한다. 단, 중재적 시술 시에 사용한 CT 유도 비용은 제2회 시술부터 소정점수의 **50%**를 산정한다.
- 제한적 CT(방사선 치료범위의 결정, femur의 anteversion angle 측정 등)를 실시한 경우에는 소정점수의 **50%**만 한다.

⑧ **혈관조영촬영**

양측 혈관촬영의 경우는 해당부위별 촬영점수의 50%를 가산하여 산정하고, 다혈관을 선택적으로 조영촬영한 경우에는 두 번째 혈관촬영부터 각 해당 부위별 점수의 **50%**를 산정한다.

4. 핵의학영상진단 및 골밀도검사료 산정기준

① 핵의학과 전문의 또는 방사성 동위원소 취급자 특수면허를 소지한 의사가 핵의학영상진단검사를 판독하고 판독소견서를 작성한 경우에는 판독료로 소정점수의 **10%**를 가산한다.

② 핵의학영상진단 시에 정량분석, 동적영상, 혈류영상을 실시하는 경우에는 각 해당항목 소정점수의 **30%**를 각각 가산한다.

③ 만 8세 미만의 소아에 대하여 핵의학영상진단을 한 경우에는 소정점수의 **10%**를 가산한다.

5. 방사선 치료료

만 8세 미만 소아에 대해서 방사선치료를 한 경우에는 소정점수의 **20%**를 가산한다.

6-5 투약 및 조제료

1. 산정지침

① 퇴원환자 조제료는 퇴원하는 입원환자에게 요양기관인 의료기관의 의사 또는 치과의사의 처방에 따라 당해의료기관의 조제실에서 조제 · 투약한 경우에 산정한다.

② 외래환자 조제 · 복약지도료는 의약분업 예외환자(예외의약품을 조제한 경우 포함)에게 의료기관의 의사 또는 치과의사가 처방하고 당해의료기관의 약사가 조제실에서 조제 · 투약한 경우에 산정한다.

③ 투약 시에 사용된 용기(투약병, 연고곽, 안약병, 포장지 등 포함)의 재료대는 별도 산정이 불가하다.

④ 조제실 제제를 조제 투약한 경우 퇴원환자조제료와 외래환자 조제 · 복약지도료 또는 입원환자조제 · 복약지도료는 소정점수의 **50%**의 제제료를 별도 산정한다.

⑤ 퇴장방지의약품사용장려비는 '퇴장방지의약품 목록'에 해당하는 의약품을 처방한 경우에 산정한다.

2. 조제료 산정기준

(1) 퇴원환자조제료

① 제수나 투약량 등에 관계없이 퇴원 익일부터 산정한다.

② 2개 이상의 진료과목이 설치되어 있고 해당과의 전문의가 상근하는 요양기관에서 동일 퇴원환자의 다른 상병에 대하여 전문과목 또는 전문분야가 다른 진료 담당의사의 처방에 따라 각각 조제한 경우에는 각각 산정 가능하다.

③ 내복약은 1회당 산정하며 만 **6세 미만의 소아**에 대해서는 소정점수의 **20%**를 가산한다.

④ 외용약은 1회당 산정하며, 내복약과 동시 투약할 경우에 내복약 조제료는 별도 산정한다.

(2) 외래환자조제 · 복약지도료

① 의약분업 예외환자에게 조제한 경우 또는 예외의약품을 조제하여 투약한 경우에 산정한다.

② 제수나 투약량에 관계없이 산정한다.

③ 동일 환자에게 1일 2회 이상 처방조제를 하더라도 1회만 산정한다. 단, 내복약의 경우에는 2개 이상의 진료과목이 설치되어 있고 해당과의 전문의가 상근하는 요양기관에서 동일 환자의 다른 상병에 대하여 전문과목 또는 전문분야가 다른 진료담당 의사의 처방에 따라 각각 조제한 경우에는 각각 산정한다.

6-6 주사료

1. 산정지침

① 주사 시에 사용된 주사재료대와 수혈에 소요된 약제 및 재료대는 아래 경우를 제외하고는 별도 산정 불가

- 백혈구여과제거적혈구 및 백혈구여과제거혈소판의 경우에 사용된 재료대
- 혈액성분채집술에 사용된 약제 및 재료대
- 조혈모세포이식에 사용된 Bone Marrow Collection Kit 및 자가조혈모 세포이식에 사용된 CD34 + Collection Kit
- 적혈구수집기를 이용한 자가수혈에 사용된 재료대

② 만 **8세 미만의 소아**에 대해 정맥 내 점적주사는 주사료 소정점수의 30%, 기타 주사는 주사료 소정점수의 **20%**를 가산한다.

TIPS 6-2

피하 · 근육 내 주사, 생물학적 제제주사, 수액제 주입로를 통한 주사 및 항암제 피하 내 주사 등은 가산하지 않음.

6-7 마취료

1. 산정지침

① 마취약제주사 시에 사용한 1회용 주사기 및 주사침 등의 재료대는 별도 산정하지 않는다.

② 만 **8세 미만의 소아** 또는 만 **70세 이상의 노인**, 심폐체외순환법마취, 일측폐환기법마취, 고빈도제트환기법마취, 개흉적 심장수술마취, 뇌종양, 뇌혈관 질환에 대한 개두술마취 시에는 마취료 소정점수의 **30%**를 가산한다.

다만 **신생아**의 경우, 소정점수의 **60%**를 가산한다.

③ **18~09시 또는 공휴일**에 응급진료가 불가피하여 마취를 행한 경우에는 소정점수의 **50%**를 가산한다.

④ 수술 중에 발생하는 우발사고에 대한 처치 또는 주사 등의 비용은 별도 산정할 수 있으나, 그 밖의 경우에는 산소흡입 · 응급적 인공호흡비용 및 EKG 모니터링료는 산정할 수 없다.

⑤ 동일 목적을 위해 두 가지 이상의 마취를 병용한 경우 또는 마취 중에 다른 마취법으로 변경한 경우 등에는 주된 마취의 소정점수만 산정한다.

⑥ 마취통증의학과 전문의를 초빙하여 마취를 실시한 경우에는 초빙료로 505.42점 산정

- 초빙된 마취과 전문의에 의해 마취를 실시한 경우 전문의 성명, 주민등록번호, 전문의 자격번호를 기재하고, 전문의가 서명 또는 날인한 마취기록지 사본을 요양급여비용명세서 첨부하여야 함

6-8 이학요법료

1. 기본물리치료료 산정기준

① 표층열치료·한냉치료·경피적전기신경자극치료·간섭파전류치료는 1일 2회 이상 실시한 경우에도, 외래는 1일 1회 산정하고 입원은 1일 2회만 산정한다.

② 표층열치료와 심층열치료를 동시에 실시한 경우, 표층열치료는 소정점수의 50%만 산정한다.

2. 단순재활치료료 산정기준

간헐적 견인치료와 전기자극치료는 1일 2회 이상 실시한 경우에도 외래는 1일 1회 산정하고 입원은 1일 2회만 산정한다.

3. 전문재활치료료 산정기준

중추신경계발달재활치료 · 작업치료 · 신경인성방광훈련치료 · 기능적 전기자극치료 · 재활기능치료는, 1일 2회 이상 실시한 경우에도 외래는 1일 1회 산정하고 입원 1일 2회만 산정한다.

4. 그 밖의 이학요법료

상기도 증기흡입치료는 외래는 주 2회, 입원은 1일 1회에 한하여 산정한다.

6-9 정신요법료

1. 산정지침

① 정신요법료는 정신과 전문의가 정신과 환자에게 행한 경우에 산정하되, 반드시 분류항목별 치료행위에 관한 내용을 진료기록부 등에 기록한 경우에 산정한다.

② 다음의 분류항목은 정신과 전문의 지도로 정신과 전공의가 실시한 경우에도 산정 가능하다.

- 심층분석요법, 분석집단정신치료, 약물이용면담(3년차 이상의 전공의가 실시한 경우에 산정 가능)
- 지지요법, 가족치료, 전기충격요법, 지속적 수면요법

6-10 처치 및 수술료

1. 처치 및 수술료 산정지침

① **18~09시** 또는 **공휴일**에 **응급진료**가 불가피하여 처치 및 수술을 행한 경우에는 소정점수의 **50%**를 가산한다.

② 응급의료에관한법률에 의한 **응급의료관리료 산정대상 응급환자**에게 응급의료수가기준의 해당항목을 실시한 경우에는 소정점수의 **50%**를 가산한다.

③ 대칭기관에 관한 처치 및 수술 중 '약측'이라고 표기한 '양측'을 시술할지라도 소정점수만 산정한다.

④ 동일 피부 절개로 **두 가지 이상 수술을 동시에 시술**한 경우에 주된 수술은 소정점수에 의하여 산정하고, **제2의 수술부터는 해당 수술 소정점수의 50%**를 산정한다. 단, 주된 수술 시에 부수적으로 함께 실시한 수술의 경우에는 주된 수술의 소정점수만 산정한다.

⑤ 상 · 하악골악성종양절제술, 비강부비동악성종양적출술, 비인강악성종양적출술, 후두전적출술, 후두및하인두전적출술, 후두전적출및하인두부분적출술, 구순암적출술, 설암수술, 구강내악성종양적출술, 이하선악성종양적출술, 인두악성종양수술, 부갑상선악성종양절제술, 갑상선악성종양근치수술 시행 시에 경부의 림프절 청소술을 병행한 경우에는 경부림프절청소술 소정점수의 **50%**를 별도 산정한다.

⑥ 근접하고 있는 다발성 절종을 몇 개 처에서 절개한 경우나 동일 검내에 존재하는 맥립종과 산립종의 수술 등은 1회 절개로 간주한다.

⑦ 수술 개시 후 병상의 급변 등 부득이한 사유로 인하여 그 **수술**을 중도에**중단**하여야 할 경우에는 수술의 중단까지와 시술상태가 가장 비슷한 항목의 **수술료를 산정**한다.

⑧ 처치 및 수술 등에 레이저를 이용한 경우에도 각 분류항목의 소정점수만을 산정한다.

⑨ **처치 및 수술 시에 사용된 약제 및 치료재료대**는 소정점수에 포함되므로 예외로 규정한 경우를 제외하고는 **별도 산정하지 않는다.**

2. 캐스트료 산정지침

① **만 8세 미만**의 소아에 대하여는 소정점수의 **20%**를 가산한다.

② **18~09시 또는 공휴일에 응급진료**가 불가피하여 시술을 행한 경우에는 소정점수의 **50%**를 가산한다.

③ 캐스트에 사용되는 석고붕대 또는 합성 캐스트는 실사용 개수 및 규격에 불문하고 부위별 및 시술방법에 따라 정한 '부위별 석고붕대 기준' 또는'부위별 합성 캐스트 사용기준'에 따른다.

④ 캐스트에 사용되는 재료 중 석고붕대, 합성 캐스트, 외고정용 소모성 치료재료(합성수지 Splint, 석고 Splint Roll), Cast heel, 고정용 신축성 붕대의 재료대는 실사용한 개수 및 규격에 따라 별도 산정하며, Stockinet · Cotton bandage · Cast wire · Cast remove wire 등의 재료대는 소정캐스트료에 포함되므로 별도 산정하지 않는다.

⑤ 외고정용 소모성 치료재료(합성수지 Splint)는 치료기간 중 1회만 산정

3. 참고 자료

(1) 부위별 석고붕대 사용기준(6인치 4야드 기준 : 단위 개)

표 6-7 부위별 석고붕대 사용기준

분류	성인		소아(만 8세 미만)	
	캐스트	부목	캐스트	부목
견수상(흉부로부터 수부까지) Shoulder Spica	18	–	9	–
장상지(상완으로부터 수부까지) Long Arm Cast	7	3	3	2
단상지(전완으로부터 수부까지) Short Arm Cast	4	2	2	1
고수상(요부로부터 족부까지, 척추 캐스트 포함) Hip Spica	19	–	9	–
장하지(대퇴로부터 족부까지) Long Leg Cast–Without walker	10	4	5	3
장하지(대퇴로부터 족부까지) Long Leg Cast–With walker	12	4	6	3
단하지(하퇴로부터 족부까지) Short Leg Cast–Without Walker	6	3	3	2
단하지(하퇴로부터 족부까지) Short Leg Cast–With Walker	8	3	4	2
단하지(하퇴로부터 족부까지) Short Leg	10	3	5	2
체간 캐스트–Minerva 형	20	–	10	–
체간 캐스트–Risser 형	18	–	9	–
손가락 캐스트 Finger Cast	산정 불가	산정 불가	산정 불가	산정 불가
벨포 캐스트 Velpeau Cast	10	–	5	–
8자형 캐스트 Figure of Eight Cast	4	–	2	–

(2) 부위별 합성캐스트 사용기준(4인치 4야드 기준 : 단위 개)

표 6-8 부위별 합성 캐스트 사용기준

분류	성인		소아(만 8세 미만)	
	캐스트	부목	캐스트	부목
견수상(흉부로부터 수부까지) Shoulder Spica	10	–	5	–
장상지(상완으로부터 수부까지) Long Arm Cast	2	1	1	1
단상지(전완으로부터 수부까지) Short Arm Cast	1	1	1	1
고수상(요부로부터 족부까지, 척추 캐스트 포함) Hip Spica	14	–	8	–
장하지(대퇴로부터 족부까지) Long Leg Cast–Without walker	4	2	3	1
장하지(대퇴로부터 족부까지) Long Leg Cast–With walker	5	2	4	1
단하지(하퇴로부터 족부까지) Short Leg Cast–Without Walker	2	1	2	1
단하지(하퇴로부터 족부까지) Short Leg Cast–With walker	3	1	2	1
단하지(하퇴로부터 족부까지) Short Leg Cast–슬개건 부하캐스트	4	1	3	1
체간 캐스트–Minerva 형	10	–	7	–
체간 캐스트–Risser 형	10	–	5	–
손가락 캐스트 Finger Cast	산정 불가	산정 불가	산정 불가	산정 불가
벨포 캐스트 Velpeau Cast	5	–	3	–
8자형 캐스트 Figure of Eight Cast	2	–	1	–

* 장상지, 단상지의 만 8세 미만의 소아에 대해서는 3인치 4야드 기준

6-11 조산료

1. 산정지침

① 조산원에 입원하여 분만한 경우에는 해당 소정점수를 산정한다.

② 조산료에는 입원료, 산전 · 산후처치료 및 재료대, 지도의사의 지시하에 행한 주사 및 투약, 모자동실료 등의 비용이 포함한다.

③ **18~09**시 또는 공휴일에 조산한 경우에는 별도 정해진 점수를 산정한다.

④ 다태아를 조산한 경우에는 제2의 태아부터 소정점수의 50%를 산정한다.

6-12 요양병원 급여 및 산정지침

1. 요양병원 개요

① **정의** : 의료법 상에 요양병원은 의사나 한의사가 의료를 행하는 곳이며, 요양환자 **30**명 이상을 수용할 수 있는 시설을 갖추고 의료서비스를 제공하기 위한 의료기관이다. 일반병원과는 달리 의사, 간호사, 사회복지사, 물리치료사, 의무기록사 등을 추가적으로 배치하여 주로 노인 수발, 만성질환, 외과적수술환자의 회복을 목적으로 한다.

② **관련법규** : 의료법 시행규칙 제**36**조(요양병원의 운영)에 의거 요양병원의 입원대상은 노인성 질환자, 만성질환자, 외과적수술 후 또는 상해 후 회복기간에 있는 자에 해당한다. 노인성치매환자는 입원이 가능하지만 정신질환자는 요양병원에 입원대상이 아니다.

2. 요양병원 급여 원칙

① 일상생활능력을 측정하는 '환자평가표'에 환자군(의료최고도, 의료고도, 의료중도, 문제행동군, 인지장애군, 의료경도, 신체기능저하군)별로 1일 당 정액수가가 결정된다.

② 환자군별 상대가치점수는 입원일당 정액(정액수가)로 하며, 약제 치료재료 점수당단가를 곱해 10만원 미만의 경우 반올림한다.

3. 요양병원 검사도구

① 일상생활능력(ADL , Activities of Daily Living) : 4개 생활항목(식사, 체위변경, 옮겨앉기, 화장실사용) 의 점수를 합산하여 산정하며, 완전자립(1점), 감독필요(2점), 약간도움(3점), 상당한도움(4점), 전적인도움(5점)으로 부여한다.

② 정신상태(치매)검사(MMSE-K, Mini Mental State Examination Korea) : 지남력, 3단어 기억력, 집중력계산, 단어회상, 언어 및 공간구성 등을 통한 치매선별검사에 해당하며, 인지기능 선별검사로서 점수범위가 30점 만점으로 치매의심(20~23점), 경증치매(15~19), 중증치매(0~14점)으로 평가한다.

③ 환자평가표 작성 기준 : 매월(1~10일), 매월 특정기간에 정액수가 기간으로 1~10일을 기준으로 한다.

4. 요양병원 진료수가

① 요양병원의 진료수가는 1일당 정액수가로 산정함.

② 정액수가는 행위 약제 치료재료를 모두 포함함.

③ 입원료 차등제 : 입원 1일~180일(100%), 입원 181일~360일(95%), 입원 360일이후(90%)로 산정한다.

④ 정액수가는 의사 및 간호등급제(간호사인력확보)에 따른 입원료 차등제를 적용하여 산정함.

표 6-9 요양병원 의사 및 간호사 등급 및 가감

등급	전 분기 평균환자수대비 상근 의사수	가감
1	35 : 1 이하	전문의 1/2이상, +20% 전문의 1/2미만, +10%
2	30 : 1 초과 40 : 1 이하	가감없음
3	40 : 1 초과 40 : 1 이하	(−15%)
4	50 : 1 초과 40 : 1 이하	(−30%)
5	60 : 1 초과	(−50%)
등급	전 분기 평균환자수대비 상근 간호사수	가감
1	4.5 : 1 미만	(+60%)
2	4.5 : 1 이상 5.0 : 1 미만	(+50%)
3	5.0 : 1 이상 5.5 : 1 미만	(+35%)
4	5.5 : 1 이상 6.0 : 1 미만	(+20%)
5	6.0 : 1 이상 6.5 : 1 미만	가감없음
6	6.5 : 1 이상 7.5 : 1 미만	(−20%)
7	7.5 : 1 이상 9.0 : 1 미만	(−35%)
8	9.0 : 1 이상	(−50%)

참조 : 의료법 시행규칙 및 건강보험행위 급여 · 비급여 목록표 및 급여상대가치점수

⑤ **상근인력 인센티브 제도** : 약사 및 필요인력(의무기록사, 방사선사, 임상병리사, 사회복지사, 물리치료사) 중 1명 이사인 직종이 4개 이상일 경우 인센티브를 부여함. 단, 요양환자수 200명 이상인 요양병원은 약사가 1명 이상 상근 시, 요양환자수가 200명 미만이 경우에는 약사사 주 16시간 이상 근무 시 인센티브를 부여 함.

Chapter 6 행위별 요양급여산정 방법 학습평가

1 병원에 입원환자가 50명이고, 외래환자가 150명이라면 필요한 의사의 정원은?

① 5명 ② 6명
③ 10명 ④ 20명

2 병원의 1일 입원료를 산정지침으로 올바르지 않은 것은?

① 1일이라 함은 12시(정오)부터 다음날 12시(정오)까지를 의미한다.
② 응급실에서 6시간 이상 처치 수술을 받고 당일 귀가
③ 19:00에 응급실로 내원하여 익일 3:00에 귀가한 경우
④ 입원과 퇴원이 12시간 이내에 이루어진 경우라면 6시간이 넘는 입원이라도 1일 입원료 산정하지 않는다.

3 입원료 산정지침에서 입원기간이 16일에서 30일 사이일 경우 해당 입원료 산정의 몇 퍼센트로 산정하는가?

① 50% ② 75%
③ 85% ④ 90%

4 입원료 산정지침에서 입원기간이 31일째부터는 해당 입원료 산정의 몇 퍼센트로 산정하는가?

① 50% ② 75%
③ 85% ④ 90%

5 입원료 산정지침에서 사용되는 단순입원의 임계시간은?

① 3시간 ② 6시간
③ 12시간 ④ 24시간

6 건강보험 행위 급여 · 비급여 목록표에서 가산율이 가장 적은 것은?

① 6시 이후 실시한 처치 및 수술료
② 6세 환자에게 실시한 캐스트료
③ 75세 노인에 대한 마취료
④ 6세 소아에 대한 방사선단순영상진단료

7 의료기관(종합병원, 병원, 의원 등) 입원환자의 본인부담액은?

① 100분의 20 (20%)
② 100분의 30 (30%)
③ 100분의 40 (40%)
④ 100분의 50 (50%)

8 '힘내라의원'에서 의사 1인당 진찰 회수를 기준으로 진찰료에 대하여 자동 지급한다. 76~100건까지의 경우는?

① 50% ② 75%
③ 90% ④ 100%

9 8세 미만의 소아에게 시행한 biopsy의 가산 비율은?

① 10% ② 20%
③ 30% ④ 50%

10 만8세 미만의 소아에 대하여 방사선단순영상을 진단 시 가산율은?

① 10% ② 20%
③ 30% ④ 50%

ANSWER 1 ① 2 ④ 3 ④ 4 ③ 5 ② 6 ④ 7 ① 8 ③ 9 ② 10 ①

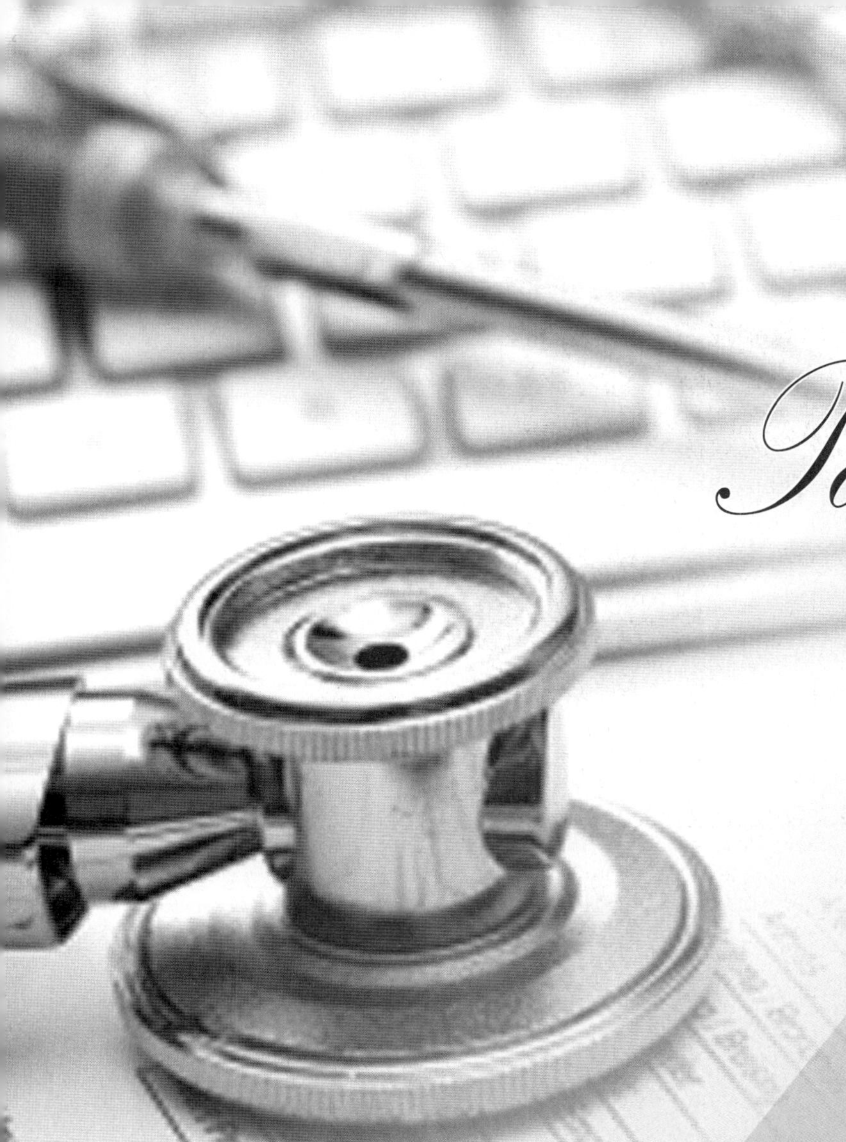

Part III

OCS 실무

CHAPTER 7.

OCS 프로그램의 설치 및 실행

mind map

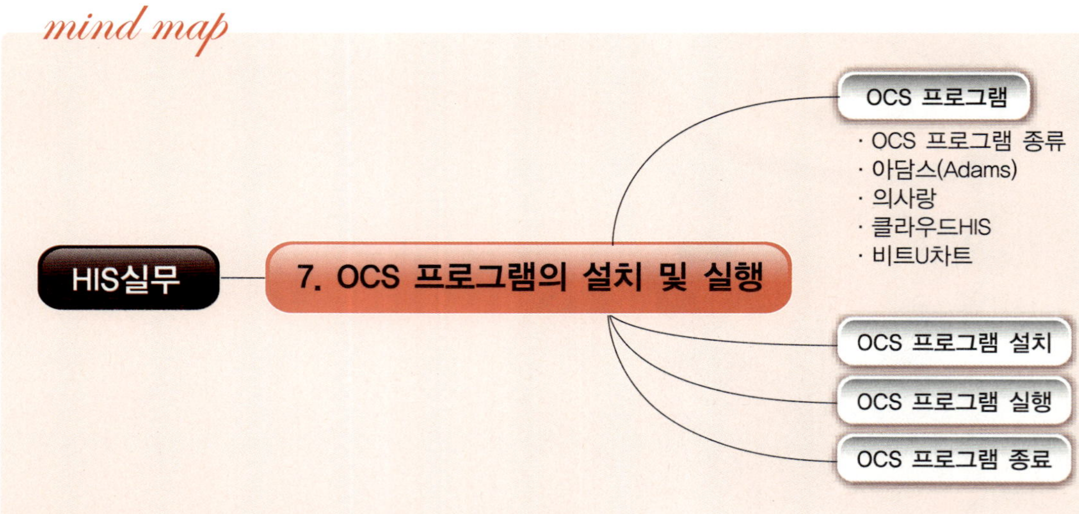

7-1 OCS 프로그램

1. OCS 프로그램의 종류

일반적으로 병원용 처방전달시스템(OCS, Order Communication System)은 환자 접수에서 치료, 수납 등 환자가 병원에 머무르고 있는 동안의 모든 과정이 컴퓨터에 의해 처리되는 시스템을 말한다. OCS는 그동안 병원에서 환자의 진료를 위해 사람에 의해 이루어졌던 차트 이동, 진료기록관리를 위한 의무기록실, 검사 주문(Lab. Order) 및 검사 결과값(Lab. Result) 이송 등에 필요한 인력을 감축함으로써 경제적 효과를 극대화할 수 있었다.

또한 재고관리, 병동(간호기록지, 병동관리 등), 식당(환자식단), 안내(환자, 보호자, 방문객) 등의 프로그램 연동과 PACS 및 검사기기 등 환자 진단을 위한 의료기기와의 연동으로 질 높은 환자진료 및 서비스를 실현할 수 있으며, 회계나 인사급여 등 병원 내부 업무에 이르는 모든 자료가 연결되어 병원 경영을 극대화할 수 있는 시스템이다.

국내에서 사용되는 대표적인 OCS 프로그램을 손꼽자면, (주)비트컴퓨터 BITcomputer 의 '비트U차트 비트 U 차트'와 유비케어 UBcare 의 '의사랑2000 의사랑 2000', 전능아이티(주) 전능아이티(주) ChunNeungIT 의 '아담스(Adams)' 지누스 Ginus 의 'e-OCS' 등이 대표적인 OCS 프로그램이라고 할 수 있다. 2012년 후반 LG유플러스의 '클라우드HIS'는 클라우드컴퓨팅 방식의 OCS를 발표하기도 하였다.

이들 4개 회사의 제품이 국내 의원 및 병원급 OCS의 대부분을 차지하고 있다. 본 교재에서는 '비트U차트'를 중심으로 프로그램을 설명할 것이며, '아담스' 프로그램도 동시에 비교하여 설명하도록 하겠다.

2. 아담스(Adams)의 소개

전능아이티(주)에서 개발한 아담스(Adams) 역시 '아담스 C+' 또는 '아담스 넌차트(NC)' 등의 용어를 혼용하여 사용하고 있으나, 대표적인 전능아이티(주)의 병의원급 관리프로그램이라고 하면 '아담스'가 일반적으로 통칭되는 용어이다.

아담스의 병원정보처리 기능을 살펴보면 다음과 같다.

(1) 기자재 재고관리 기능

① 병원에서 사용하는 약품, 재료, 기자재의 입출고 등의 재고관리 기능
② 의약품소모현황(기본제공)과 연계 사용 시의 편리함

(2) 입 · 퇴원관리 기능

① 병동에서 입원환자의 입 · 퇴원 및 간호사 처치 및 환자 체크 사항을 입력, 진료내역 입력 · 조회 · 출력할 수 있는 프로그램으로 병동에서 입원환자만을 관리할 수 있도록 구성된다.

② 입 · 퇴원 등록, 병실 이동, 반복처방 및 일괄처방, 필요 시에 처방전 발행, 병동별 통계, 병동에서 필요한 행위 및 간호사의 환자에 대한 간호기록관리가 가능하다.

(3) 재고관리 기능

① **의약품재고 리스트 :** 주어진 일자까지 등록된 의약품의 재고량 리스트
② **거래처별 거래현황 :** 주어진 기간의 거래처별 의약품별 거래량 리스트
③ **일일의약품사용량 :** 주어진 기간의 의약품의 일일 사용량 리스트
④ **사용자별 전표현황 :** 사용자별 등록의약품의 일일 전표 리스트
⑤ **지원실별 사용량현황 :** 지원실별 등록의약품의 일일 사용량 리스트

(4) 접수 기능

① 환자의 보험정보와 인적사항을 관리하는 프로그램으로 1개의 환자번호로 보험종류에 관계없이 사용할 수 있도록 설계되었다. 신규등록 · 차트출력 · 조회 · 입원환자 등록 및 조회 · 입원현황을 파악하는 기능
② 외래 · 입원 환자접수 및 차트 출력
③ 건강보험 및 의료보호 대상자 자격조회
④ 보험정보 변경 및 관리(보험구분 변경)
⑤ 외래 · 입원 예약
⑥ 진료 내원일 및 미수금 관리
⑦ 예방접종 환자 관리
⑧ 가족 차트(병록) 관리
⑨ 바이탈 정보 관리

(5) 진료실 기능

① 의사가 환자를 진료하면서 진료 차트(종이)가 아닌 컴퓨터에 직접 환자의 증상 · 병력 · 주호소 · 상담 진료 및 처방내용을 입력하고, 진료지원실(검사실, 물리치료실, 주사실, 방사선실, 약국)에 처방(Order)을 보내며 그 결과값을 받아 환자를 상담 · 진료할 수 있는 기능 제공
② 약속 코드(묶음 처방), 약속처방별, 병록 코드를 통한 편리한 입력
③ 반복처방, 일괄처방을 통한 과거일자 반복처방

④ 한 화면에서 외래 · 입원 보험, 보호, 산재, 자보, 일반, 공상 처리
⑤ 신체 이미지를 통한 환자 상담 및 진료
⑥ 진료내역 한국공인 전자인증
⑦ 전자처방전 및 처방전 발행
⑧ 진료지원실 관리
⑨ 접수 및 진료지원실에 메모(지시사항) 전달
⑩ 진료기록지 출력
⑪ 환자의 병력 및 상담일지 관리
⑫ 예약 및 예방접종 관리
⑬ 약국계산
⑭ 초음파나 내시경 등 검사기기 연동 기능

(6) 진료지원실 기능

① 진료실 외에 환자 진료를 위한 의료장비 및 진료지원, 진료상 편의를 제공하는 분야에서 사용하도록 구성된 프로그램으로 검사실 · 물리치료실 · 방사선촬영실 · 수술실 · 약국 · 주사실 등이 있으며 병 · 의원의 시설환경에 맞게 선택해서 사용할 수 있도록 구성됨.
② 기본적인 환자정보와 진료정보 및 바이탈 정보 등은 환자의 치료 및 검사를 위해 서로 공유하며, 처방 전달 사항을 주고받을 수 있는 메모 기능
③ 치료 및 검사와 진단 결과값을 진료실로 전달 기능
④ 진료지원실별 대기자, 보류자, 취소자, 완료자 검색 기능

(7) 조회 기능

진료실과 각 진료지원실별 메모 등을 전달

(8) 의사소통 기능

① 진료실별 처리결과에 따른 통계
② 진료지원실별 과거 처방 내역 조회
③ 수탁 등 다른 의료기관에 의뢰한 결과값 관리
④ 진료지원실별 자료 출력(검사결과지, 슬립지, 처방지)

(9) 청구심사 기능

① 보험 · 보호 · 산재 · 자보 · 일반 외래 · 입원 환자의 진료내역을 한 화면에서 보험종류와 기간 및 청구형태의 다양한 요구에 따라 명세서 작성 및 청구 작업을 쉽게 할 수 있도록 구성

② 서면, 디스켓, EDI, 정신과, 요양병원, DRG, ADRG 청구 가능

③ 서면 명세서와 동일한 화면구성으로 심사 및 수정, 보완할 수 있도록 구성

④ 각 보험형태별로 청구 대상자 조회 및 출력

⑤ 심사결과 확인 및 이의신청

⑥ 검체검사 및 의약품 · 치료재료대 구입내역 신고

(10) 통계 기능

1) 접수와 진료내역 입력 및 수납, 청구작업을 기반으로 한 병 · 의원 경영 현황을 파악하여, 효율적으로 병 · 의원을 경영할 수 있는 각종 지표를 제공

2) 통계 기능은 8개 분야 49종의 통계를 제공하며 검색조건 및 출력형태에 따라 수많은 통계지표를 제공하며, 모든 양식은 엑셀파일로 변환이 가능하여 병 · 의원에서 필요에 따라 다양한 형태로 변환하여 사용하실 수 있도록 제공

3) 환자현황통계

① 업무일보
② 예약환자별 목록
③ 내원일별 환자 현황
④ 초 · 재진 외래입원과별 현황
⑤ 외래환자 현황
⑥ 입원환자 현황
⑦ 퇴원환자 현황
⑧ 재원환자 진료과별 등급현황
⑨ 재원환자 진료과별 입원현황
⑩ 외래환자 접수 및 수납대장
⑪ 입원환자 현황

4) 수금통계

① 외래수입 현황
② 입원수입 현황, 할인 및 환불 현황
③ 과별 · 종별 진료비 현황
④ 진료일별 수입 현황
⑤ 퇴원환자 의료수입 분석
⑥ 수입집계표(개인별)

⑦ 수입집계표(담당의사별) ⑧ 수입집계표(보험별)
⑨ 수입집계표(과별)

5) 약품소모통계

① 약품 · 진료재료대 소모 현황 ② 환자별 약품소모 현황
③ 제약회사별 현황 ④ 의사별 제약회사 현황

6) 진료통계

① 행위별 현황 ② 스태프별 진료실적
③ 진료비납입 및 미수관리대장 ④ 자보 · 산재 · 공상진료비 미수 현황
⑤ 회계년도 진료 수익 현황 ⑥ 상병별 통계
⑦ 상병환자별 통계

7) 청구통계

① 청구상병별 통계 ② 보험별 통계, 청구집계표
③ 진료비별 통계 ④ 조합기호별 통계

8) 특정행위대장 통계

① 환자별 특정행위대장 ② 행위별 환자 현황
③ 행위별 집계 ④ 물리치료 현황
⑤ 환자별 물리치료 현황 ⑥ 물리치료일자별
⑦ 물리치료내원일별

9) 병실통계

환자병실 이동 현황

10) 장비사용통계

① 고가장비 사용 실적 ② 일자별 고가장비 사용 실적

(11) DM 발송 기능

① 병 · 의원에 저장되어 있는 환자 인적 사항 및 진료내역을 근간으로 하여 우편물 발송, 라벨출력을 위한 프로그램으로 분류별 검색조건으로 필요한 환자의 라벨을 견출지, A4 용지에 출력하며 출력용지는 견출지, 소봉투, 대봉투, A4 스티커 등 다양한 형태 제공

② **검색조건** : 담당의사별 검색, 상병별 검색, 진료과별 검색, 나이별 검색, 생일자별 검색, 조합기호별 검색, 진료기간별 검색, 예방접종별 검색, 환자번호별로 검색하여 출력 가능

③ 이용요금이 저렴한 핸드폰 SMS(Simple Message Service : 단문 문자 서비스) 문자 서비스 기능을 별도로 제공(건당 이용요금 20원)

(12) OCS 수납 기능

① OCS 시스템을 사용하는 병원의 수납창구에서 환자에 대한 진료비 계산을 하여 수납 및 현금영수증, 영수증, 처방전을 발행할 수 있도록 구성된 프로그램

② 외래 · 입원 환자 수납, 보험이력 변경, 과거 진료내역 조회

③ 연말정산 · 납입확인서 발행, 일자별 수납환자 조회 및 일 마감 기능

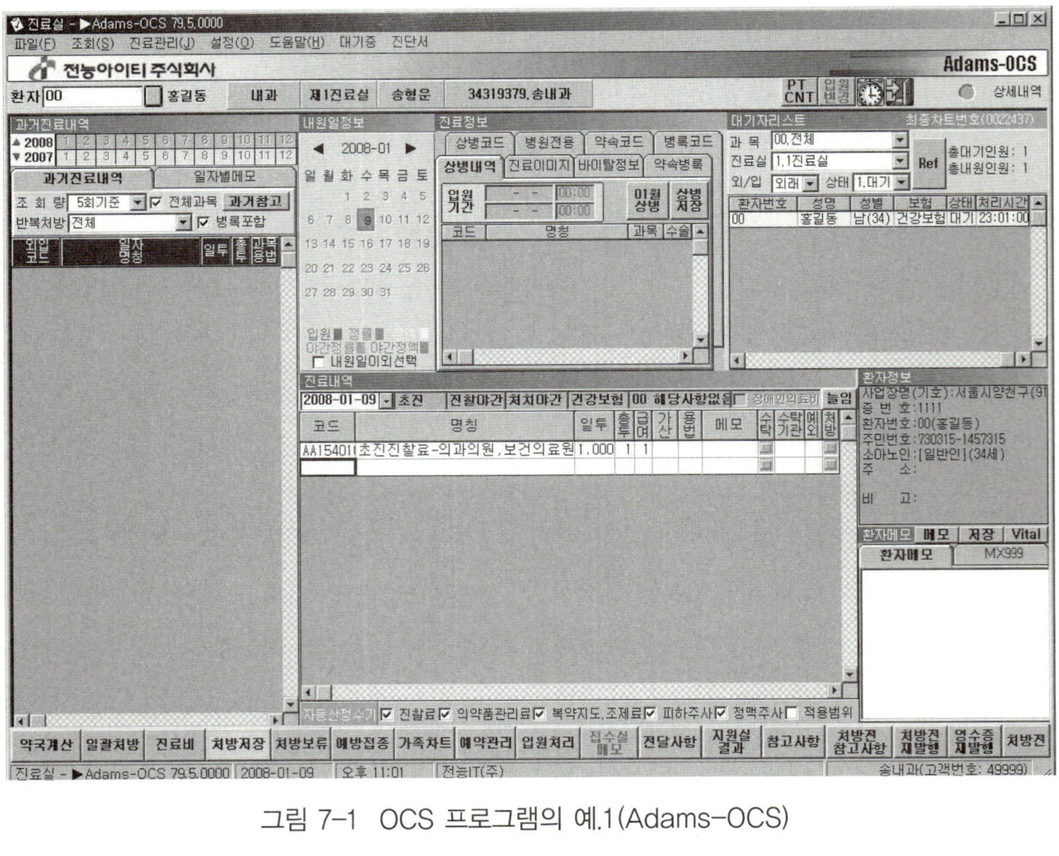

그림 7-1 OCS 프로그램의 예.1(Adams-OCS)

(13) 예약 e-CRM

① 예약 e-CRM은 청구용 환자관리 프로그램만으로는 환자서비스에 대한 상세한 관리를 할 수 없는 점을 보완하여 환자 관리를 전문으로 하기 위하여 개발한 시스템으로, 찾아오는 고객을 위한 서비스보다는 찾아가는 고객 서비스에 중점을 두어 진료를 위한 환자관리 차원을 넘어 환자 및 환자 가족 한 명 한 명이 병원의 소중한 고객이고 미래의 고객임을 인식하여 미래를 위한 투자 및 환자에 대한 사전 서비스(B/S, Before Service)를 실현

② **홈페이지가 없는 병** · 의원에는 2가지 종류의 홈페이지를 무료로 제공하여 진료 예약 및 상담 · 대화방, 주요 공지사항을 전달할 수 있는 공간을 마련하여 활용도에 따라 환자와 의사 선생님과의 1:1 서비스가 이루어질 수 있도록 구성해 넓은 의미의 주치의 제도를 실현하고자 개발한 프로그램

③ **주요 예약 e-CRM 기능**

- e-mail, SMS 문자 메시지, DM발송
- 정기검진 및 검사 결과, 추가검사 알림
- 예방접종, 추가접종 안내
- 수술예약 및 경과 관리
- 환자 및 환자 가족 기념일 관리
- 진료 예약 접수 및 인터넷 상담
- 계절별 주의사항 등 고객 알림 서비스 제공
- 체계적인 고객관리(VIP, 일반)
- 통계 및 환자 추이변경사항 확인

3. 의사랑 소개

2009년 SK케미칼이 최대주주로 변경되면서 이수유비케어(ISU UBCare)에서 유비케어로 회사명이 바뀌면서 통합의료정보시스템인 전자차트 '의사랑2000' 은 의원 경영의 효율화를 극대화할 수 있도록 다양한 서비스를 제공하는 의원을 위한 회원제 경영정보서비스이다.

'의사랑2000' 은 멤버십(membership) 형식으로 운영되는 특징을 가지고 있다. 모든 프로그램이 가입비와 월회비로만 운영되며, 단순히 전자 차트를 구매하는 것이 아니라 다양한 고객지원과 회원관리를 특징으로 하며, 다음과 같은 내용을 제공한다.

① Reward Program : 마일리지 제도를 통해 다양한 혜택을 제공

② Education System : 보험청구 실무교육이나 정보화 교육 등 의원경영에 반드시 필요한 정보를 제공

③ **회원전용 홈페이지 :** 병의원 소모품 구입, 최신 의료계 소식, 보험청구관련 자료실, S/W관련 자료실, Q&A, 웹매거진(Web-Magazine) 등 회원들에게 다양한 읽을거리와 정보를 제공

④ Live Service : 의료계소식이나 Q&A 등을 실시간으로 제공하고, 실시간 업데이트를 통하여 수가변경 등과 같이 프로그램 변경 시에 실시간으로 업그레이드를 지원

⑤ MISO-NET : 초고속통신망을 이용하여 A/S 사항이 발생하였을 때 A/S담당자가 방문하지 않더라도 온라인으로 해결함으로써 실시간 A/S를 실현

⑥ **전자처방전 :** 전자처방전을 통해 환자에게 편익을 제공함으로써 의원의 경쟁력 향상

⑦ **의사랑B2B**
실시간 재고파악을 바탕으로 의료용품을 On-Line주문하는 시스템으로, 실시간 재고관리 및 구매비용 절감을 통해 효율적인 의원 운영 가능

⑧ Security **멤버십**
의원의 가장 소중한 자산인 환자와 처방 등의 고객정보 및 진료기록 DB를 안전하게 보호해 주는 보안기능 제공

⑨ **사이베이스**(Sybase사의 SQL DB엔진 제공)
무상으로 배포되는 DB가 아닌 안정성이 탁월한 Sybase사의 SQL 유상DB엔진을 사용 가능

⑩ **3중 멀티 백업**(Multi Back-Up)
네트워크 백업, 백업전용 HDD 탑재 등을 통하여 안정성을 제공

⑪ **원격 백업**(Remote Back-Up)
초고속 통신망을 통하여, DB를 제3의 장소에 자료 보관(백업)을 통해 PC 도난이나 화재 등과 같은 물리적인 위험에도 대비

⑫ **바이러스 백신의 염가 제공**

⑬ **네티즌 안심보험 염가 제공**

만약에 있을 바이러스로 인한 DB손실에 있어 DB복구비용을 보상받을 수 있는 바이러스 피해보상보험에 저렴하게 가입

그 밖에도 '의사랑2000' 은 다양한 장점을 가지고 있다. '의사랑2000' 은 의원 내에 컴퓨터 네트워크를 설치하여 접수, 상담, 환자의 진료기록[인적사항, 증상, 병명, 그림그리기, 검사 및 처방 (Order), 영상검사 등]의 작성과 전달, 각종 대장 및 의료 보험 청구를 모두 전산화하여 처리하는 프로그램이다.

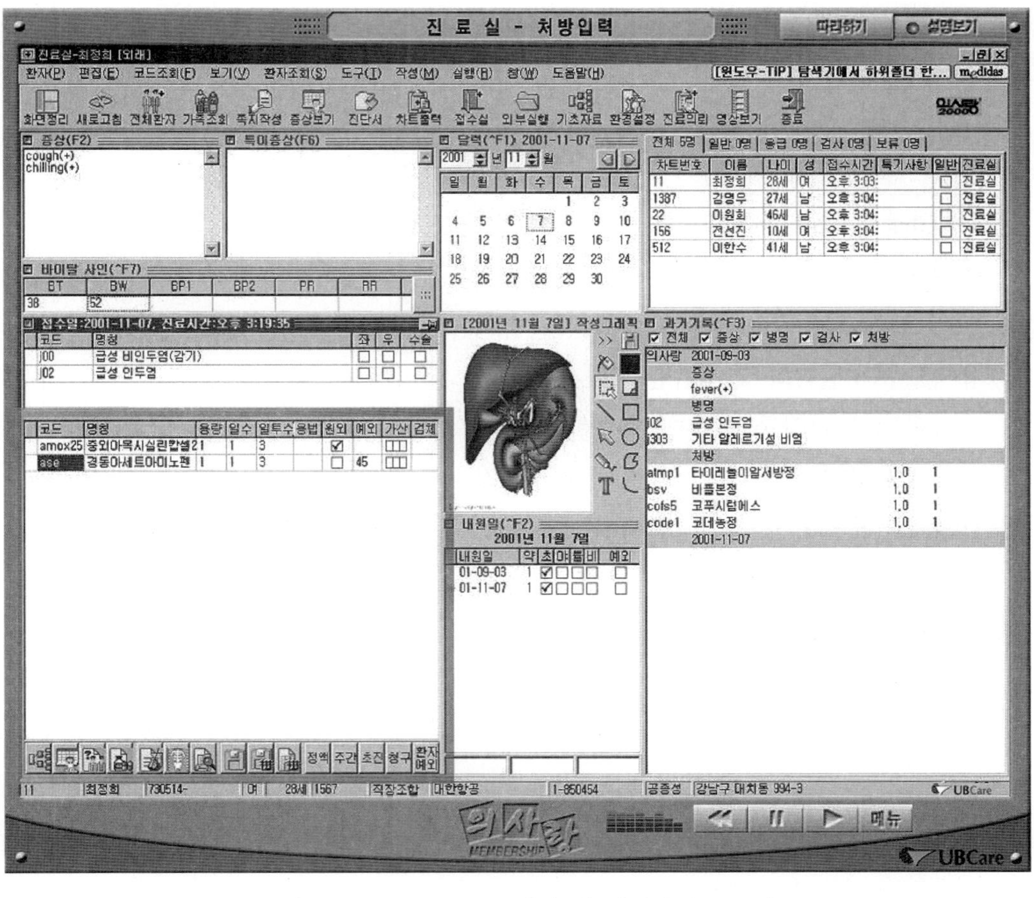

그림 7-2 OCS 프로그램의 예.2(의사랑 2000)

4. '클라우드HIS'의 소개

'클라우드HIS'는 인터넷 SI사업자인 LG유플러스가 세계 최초 LTE 전국망 구축을 바탕으로 ICT 기반 신규성장동력의 하나로 스마트헬스 분야를 선정한 후, LG-CNS와는 별개로 '클라우드HIS'(Cloud Hospital Information System)과 개인 건강정보를 통합관리하는 PHR 플랫폼, 개인 고객의 생활습관 변화를 위한 '케어코치', 건강한 다이어트를 위한 'DietU' 등 헬스케어 등의 분야에 진출한 병 의원급 OCS의 신생기업이다.

또한 '클라우드HIS'는 고속의 인터넷 인프라와 IDC를 기반으로 핫 트랜드 기술중에 하나인 웹방식 클라우드 컴퓨팅(Cloud Computing) 기술을 HIS(OCS/EMR)에 도입한 국내최초의 기술이다. 웹방식을 채택하고 있기 때문에 채택한 모든 병원에서는 동일한 사용자인터페이스(UI)를 24시간 언제 어디서나 사용할 수 있다는 장점이 있다.

'클라우드HIS'에는 다음과 같은 기능 및 장점을 포함하고 있다.

① My Chart를 통한 사용병원 간 환자정보 조회, 진료예약서비스
② LG유플러스를 활용한 마케팅 인프라의 강점
③ OCS 및 EMR 구축비용이 적은 디지털병원 구축이 가능
④ 유지보수의 원격화 및 신속한 서식지 변경 및 생성 가능
⑤ 시스템 장애 24시간 장애 대응 가능
⑥ Non-Chart/Non-Server : 차트/서버 보관장소가 필요없음.
⑦ Cloud Computing으로 원내/원외 Mobilityy : Tablet, Notebook 등 Mobile Device지원
⑧ 3단계 방화벽 보안
⑨ 3중 복구시스템 제공

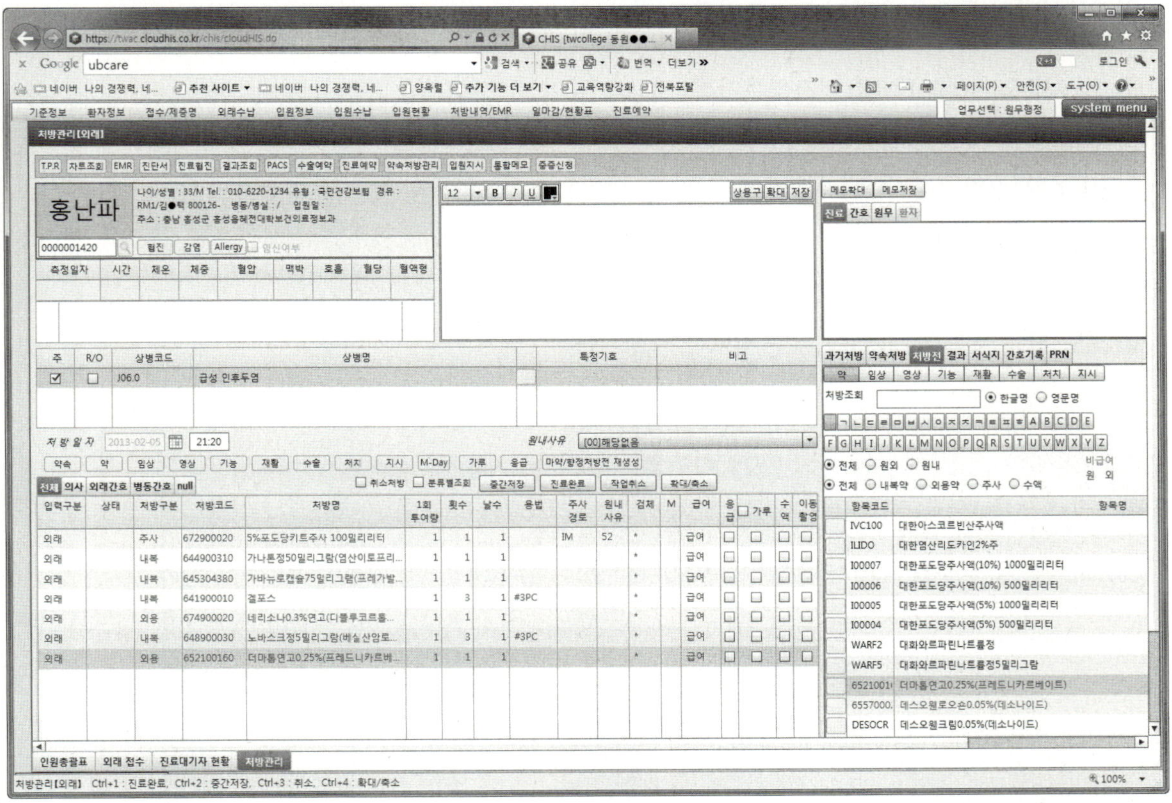

그림 7-3 OCS 프로그램의 예.3('클라우드 HIS')

5. 비트U차트의 소개

'비트U차트'는 (주)비트컴퓨터의 닥터비트사업부에서 개발 · 판매하는 처방전달시스템(OCS)이다. 이전 버전으로는 닥터비트(Dr.BIT)와 디지털차트(Digital Chart)라는 이름으로도 불리우다가 최근에 **병 · 의원급 처방전달프로그램**으로 통칭한 용어가 바로 **'비트U차트'**이다. 또한 종합병원급 처방전달프로그램으로는 'bitnixHIS'라는 이름의 솔루션도 보유하고 있다.

보통 이러한 처방전달프로그램을 **전자차트**라는 용어와 혼용하기도 한다. 그러나 엄밀히 전자차트는 EMR(Electronic Medical Record)에 더 가까운 용어이다.

'비트U차트'는 앞서 '아담스'의 기능을 대부분 가지고 있으며, 다음과 같은 다양한 병원정보처리적 특성을 추가적으로 포함하고 있다.

① 전자차트의 단순 EMR(전자의무기록) 기능을 넘어선 프로그램
② 검사실, 방사선실, 물리치료실, 주사실 등의 모든 진료지원부서를 지원
③ BITCRM(환자관리), Dr.View(영상관리), BIT Druginfo(약품정보) 등 진료보조프로그램과 연동 가능
④ 직원과 서류에 의한 업무를 프로그램 기능으로 대체 가능
⑤ 연합 클리닉 · 공동개원에 매우 적합한 프로그램

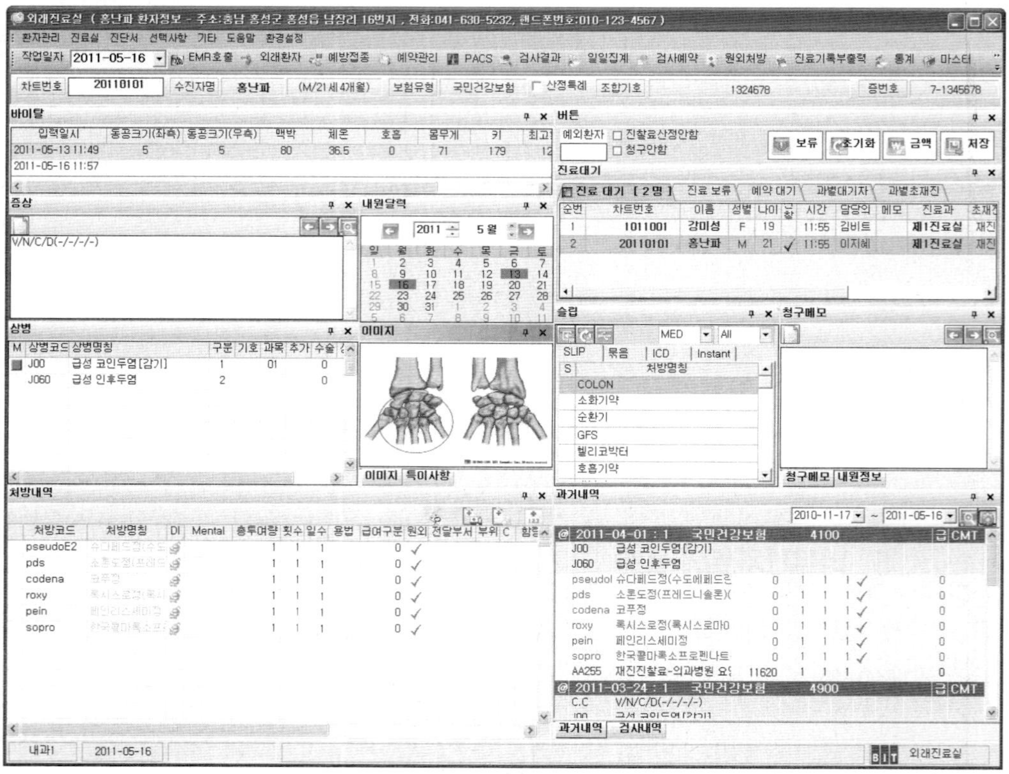

그림 7-4 OCS 프로그램의 예-4(비트U차트)

7-2 OCS 프로그램의 설치

본 교재에서는 '비트U차트'를 기준으로 설치 및 실행하는 방법을 보여주도록 하겠다. 여기에서는 '비트U차트'의 5.x 버전을 기준으로 설치하는 방법을 소개한다. '비트U차트'의 기본적인 설치 순서를 간단히 소개하면 다음과 같다.

TIPS 7-1

[비트U차트] 설치 방법

STEP 01 ●● '비트U차트 Version 5.x' 압축파일을 푼다. 2011년부터 버전업된 '비트U차트' Version 5.3 이후부터는 셋업파일을 실행하는 방식으로 바뀌었다. '비트U차트'는 현재 Window XP와 Window 7에서 설치가 가능하다(단, **Windows 7에서는 운영체제가 32bit로 설치되어 있어야만 가능**하다).

STEP 02 ●● 설치된 폴더에서 SETUP.EXE를 실행한다.

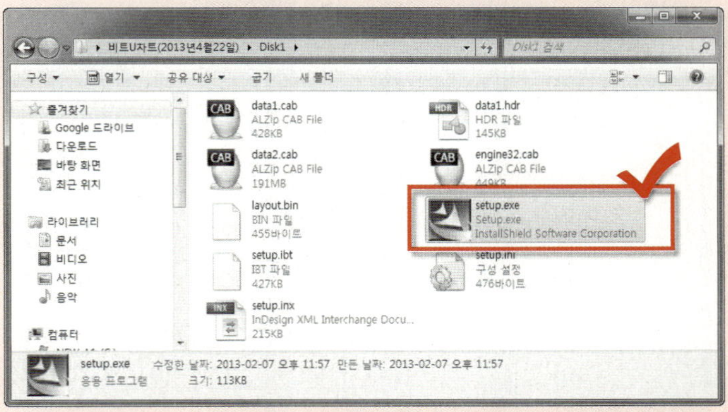

STEP 03 ●● '비트U차트' 5.x의 설치 마법사창이 나타나면 [다음] 버튼을 누른다.

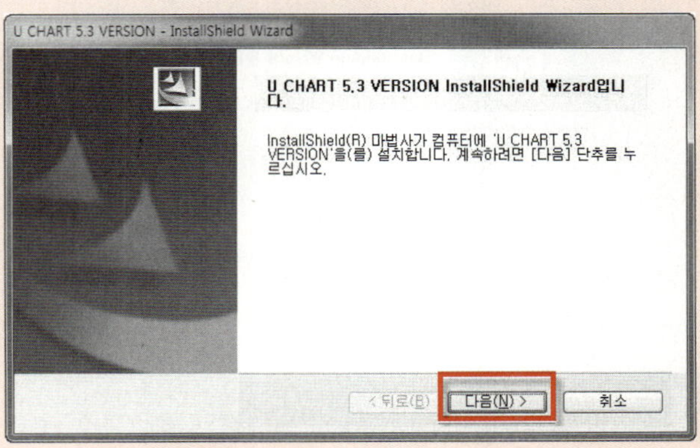

STEP 04 •• 클라이언트로 접속하려면 [Client(S)]를 선택한다. 만일 서버로 설치하려면 [Server(C)]를 선택한 후, [다음] 버튼을 누른다.

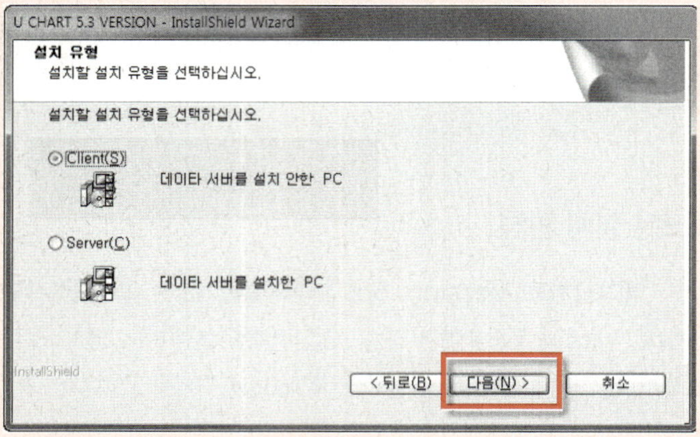

STEP 05 •• [설치] 버튼을 눌러 설치를 시작한다.

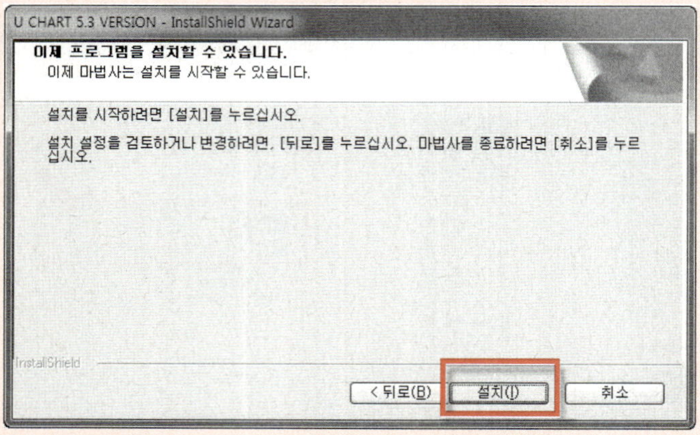

STEP 06 •• 설치가 완료되면 아래와 같은 완료창이 나타난다.

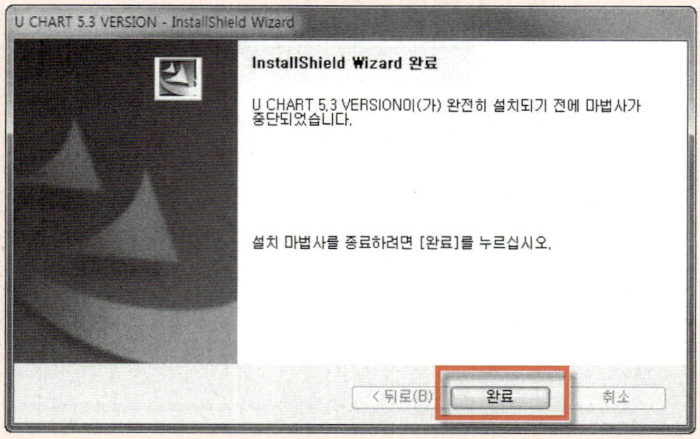

STEP 07 •• 설치가 완료되면 바탕화면에서 아래와 같은 단축 아이콘을 확인할 수 있다.

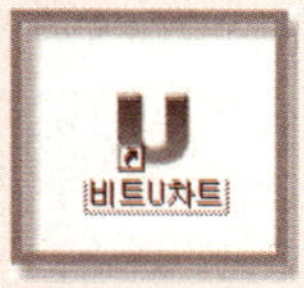

STEP 08 •• 또한 라이브업데이트를 작업표시줄에 'BIT Live Service' 실행을 통해 실시간으로 서비스 받을 수 있다.

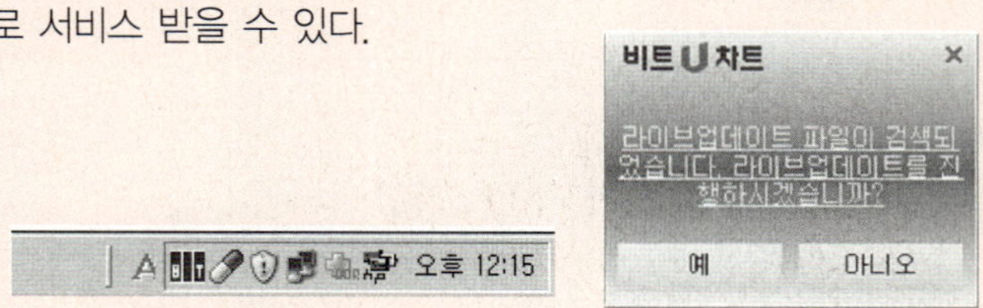

〈업데이트 화면〉 – 예를 클릭하여 실행한다.

TIPS 7–2

[비트U차트] 필수 환경설정 설치방법

STEP 01 •• **'비트U차트'** 설치 이후에는 반드시 서버와 접속하기 위한 환경설정이 필요하다. '비트U차트' 실행 후, [11번] 메뉴인 [환경설정] 아이콘을 선택한다.

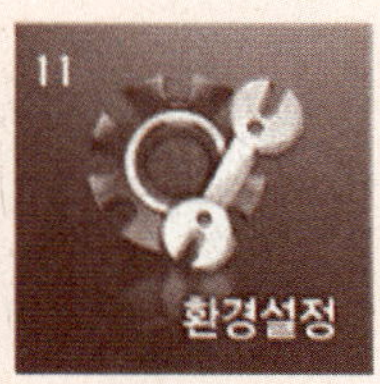

STEP 02 •• 아래와 같이 **[환경설정]** → **[경로 및 설정]**을 선택하고 [DataBase Server] 항목에 서버가 설치된 IP 주소를 변경하고, [저장] 후 [종료]해야만 원하는 서버로 접속이 가능하다[만일, 현재 설치된 컴퓨터를 로컬서버로 사용하려면, 그냥 점(.)만 찍어놓고 저장 후 빠져나온다].

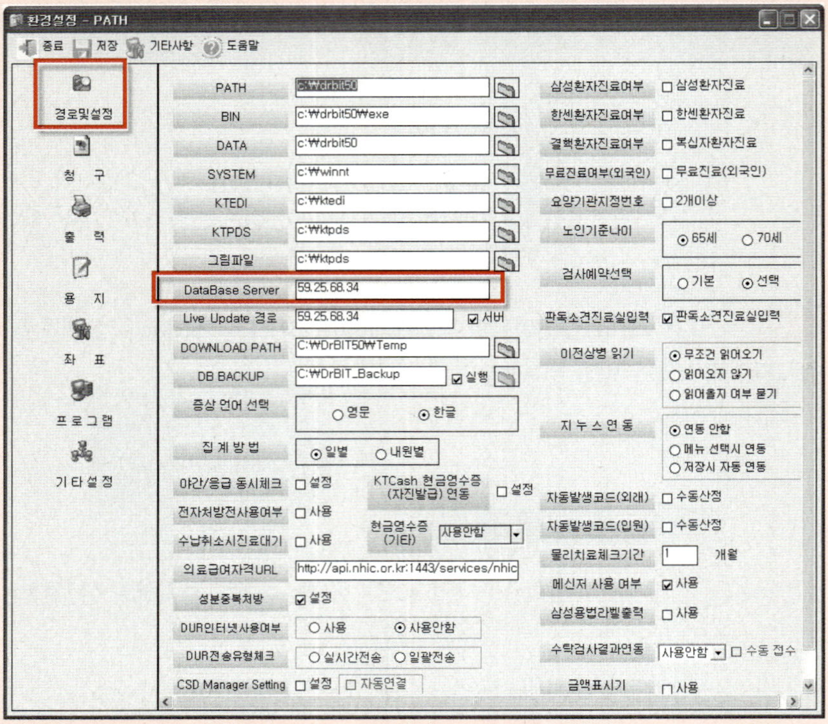

7-3 OCS 프로그램의 실행

'비트U차트' 의 실행 방법은 다음과 같다.

STEP 01 •• 7-2절에서 '비트U차트' 프로그램이 제대로 설치되었다면 바탕화면에 다음과 같은 모양의 단축아이콘이 생성된다. 아이콘을 더블클릭하여 프로그램을 실행시킨다.

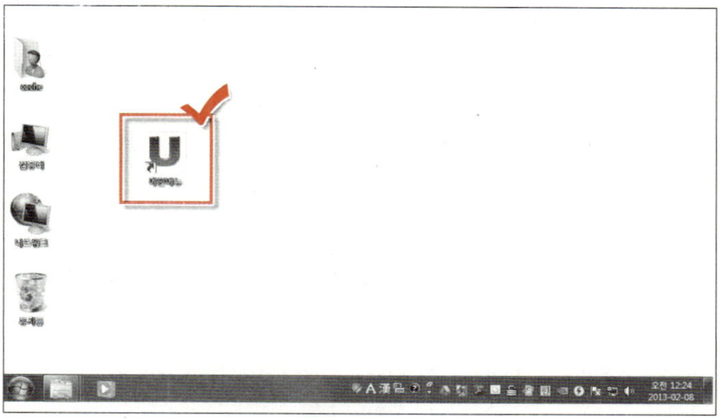

STEP 02 •• '비트U차트' 프로그램이 서버에서 제대로 실행되고 있다면, [Work date]에 실행하는 현재 날짜가 보일 것이다. **[ID]**와 [PassWord]를 각각 '1'로 입력한다(디폴트로 세팅되어 있다).

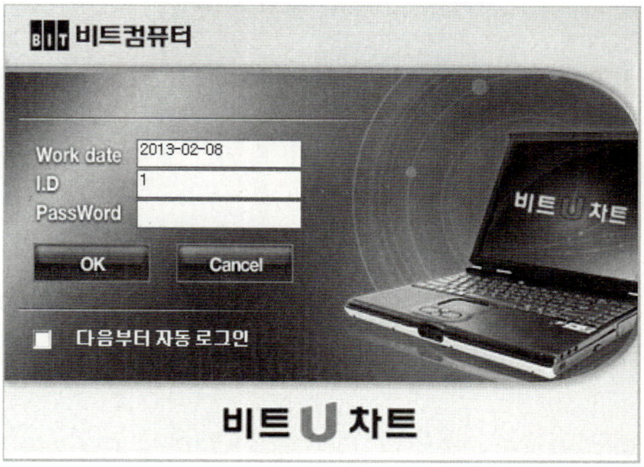

STEP 03 •• '비트U차트'의 메인 창이 다음과 같이 나타난다. 세부 메뉴는 **[접수]**, **[외래진료실]**, **[입원진료실]**, **[입원환자관리]**, **[기본자료]**, **[슬립마스터]**, **[지원부서]**, **[진단서]**, **[청구]**, **[통계]**, **[환경설정]**, **[DM관리]** 등 12개로 구성된다.

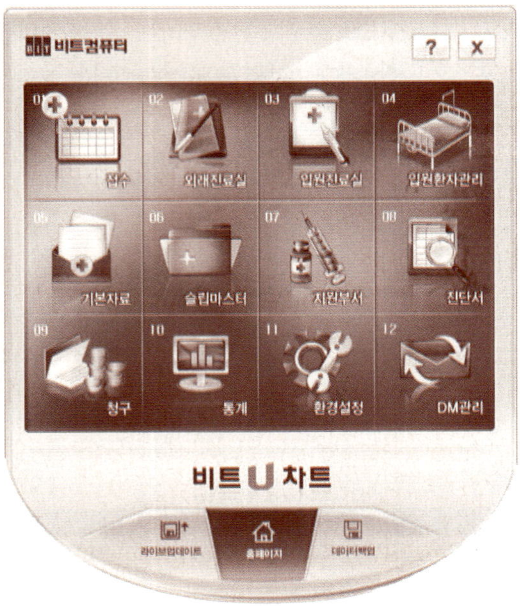

STEP 04 •• 각 아이콘의 기능을 항목별로 구분하면, **[접수]**, **[통계]**, **[청구]**, **[입원환자관리]**는 병원의 원무관련 업무에 해당한다고 할 수 있다.

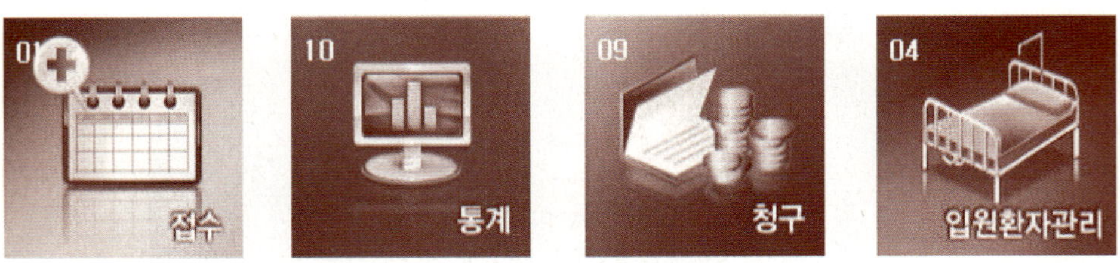

또한, 의사의 고유 업무에는 **[외래진료실]**, **[입원진료실]**, **[입원환자관리]**, **[진단서]**, **[슬립마스터]**, 등이 해당된다(입원환자관리는 원무와 진료에 모두 포함된다고 볼 수 있다).

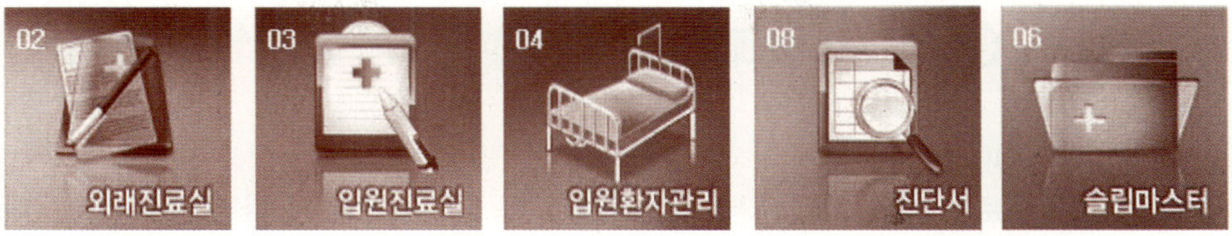

다음으로 OCS 프로그램을 사용하는 데 필요한 부가 정보 취득과 환경설정 및 자료백업 등을 지원하는 항목에는 **[라이브업데이트]**, **[홈페이지]**, **[데이터백업]**, **[환경설정]** 등의 항목이 해당된다.

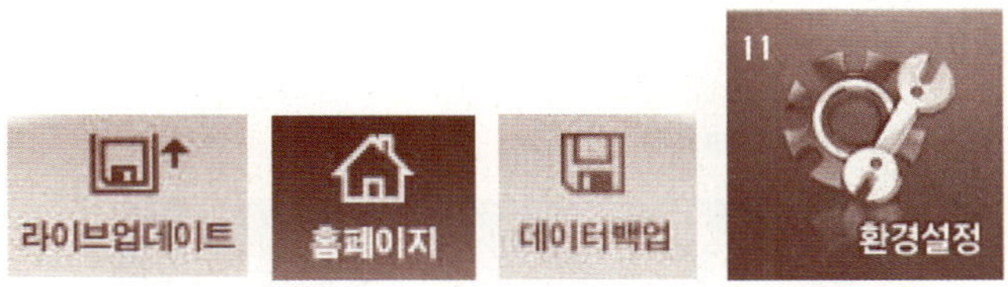

그 밖에 항목인 **[기본자료]**, **[지원부서]**, **[DM관리]**는 필요에 따라 의사의 업무이거나 병원행정 및 원무와 관련한 중복된 업무에 해당한다고 할 수 있다.

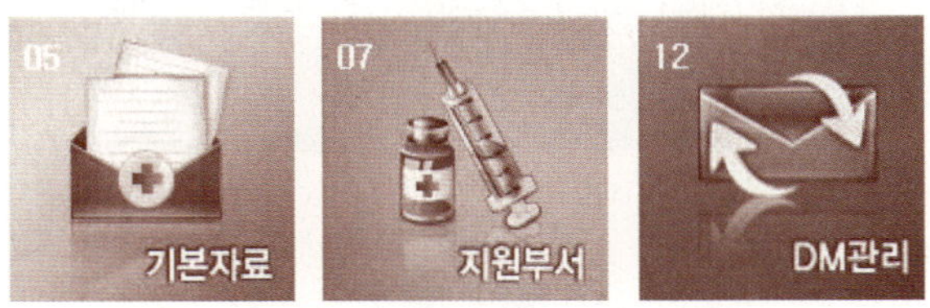

7-4 OCS 프로그램의 종료

프로그램 종료는 메인 화면에서 종료 아이콘을 클릭함으로써 완전 종료된다. **'비트U차트'** 는 클라이언트-서버 개념으로 설치되어 사용하기 때문에 클라이언트(사용자) 측의 컴퓨터에서 프로그램을 종료해도 서버 측에서는 계속 프로그램이 구동되고 있음을 인식해야 한다.

STEP 01 •• **'비트U차트'** 의 메인 창을 연다.

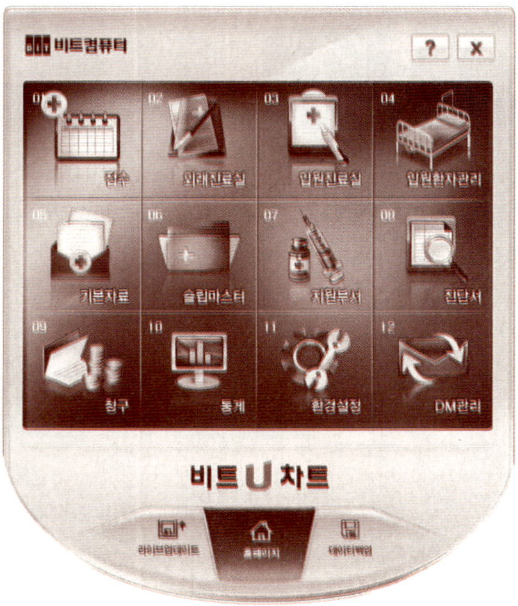

STEP 02 •• **'비트U차트'** 의 메인 창의 하단에서 **[종료]** 아이콘을 클릭한다.

STEP 03 '비트U차트' 의 프로그램이 종료되어도 함께 사용하는 DBMS(MS-SQL Server) 엔진은 계속 실행 중이며, 클라이언트-서버 형식으로 구동되는 **'비트U차트'** 는 클라이언트 측에서 종료되어도 서버측에서는 그대로 프로세스가 백그라운드로 동작하고 있다.

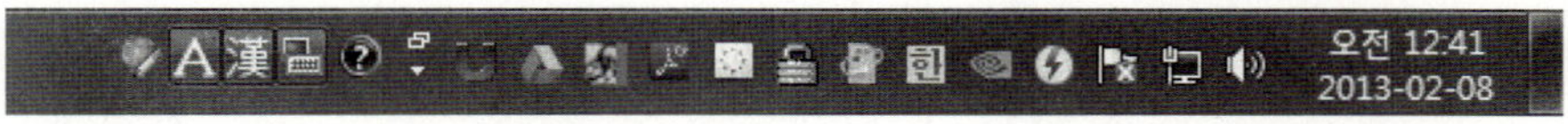

CHAPTER 8.

OCS 환경 설정

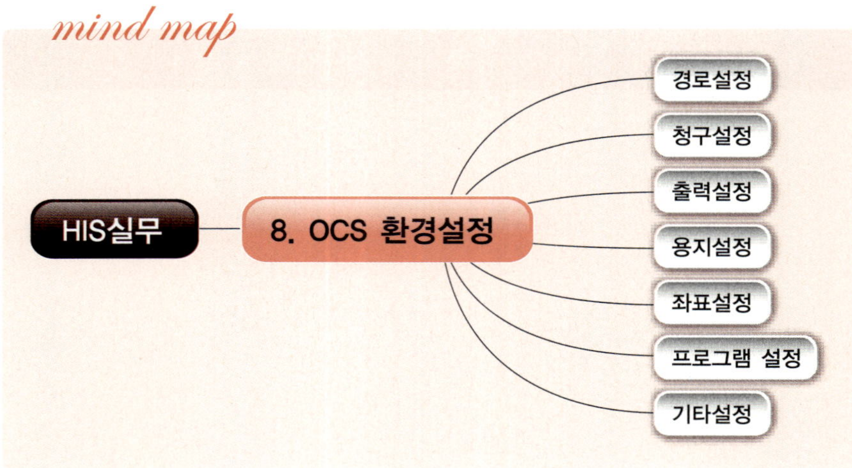

8-1 경로 설정

'비트U차트'를 실행시키고 메인 화면의 11번째 항목인 **[환경 설정]**을 선택한다. 환경설정은 처방전달 프로그램인 '비트U차트'에서 실행프로그램의 각종 실행 패스, 서버의 위치, 백업 설정, 급여 설정, 청구, 출력, 출력지의 설정 등을 담당하는 항목이다.

STEP 01 •• 바탕화면에서 다음과 같이 '비트U차트' 단축아이콘을 실행시킨다(혹은 'c:\DrBIT50\Exe\BITMenu.exe' 를 실행시켜도 같은 기능을 한다).

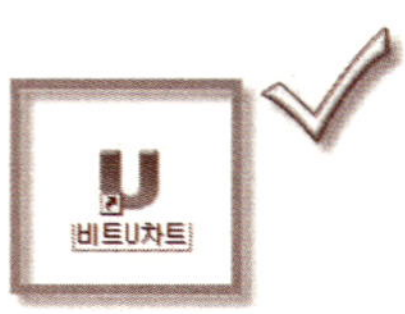

STEP 02 •• '비트U차트' 프로그램이 서버에서 제대로 실행되고 있다면, [Work date]에 실행하는 현재 날짜가 보일 것이다. **[ID]**와 **[PassWord]**를 각각 '1'로 입력한다(디폴트로 세팅되어 있으나 설치 장소에 따라 다를 수 있음).

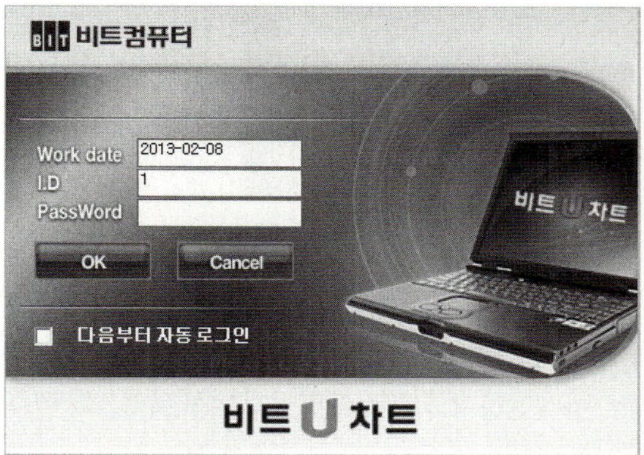

STEP 03 •• '비트U차트'의 메인 창이 다음과 같이 나타난다.

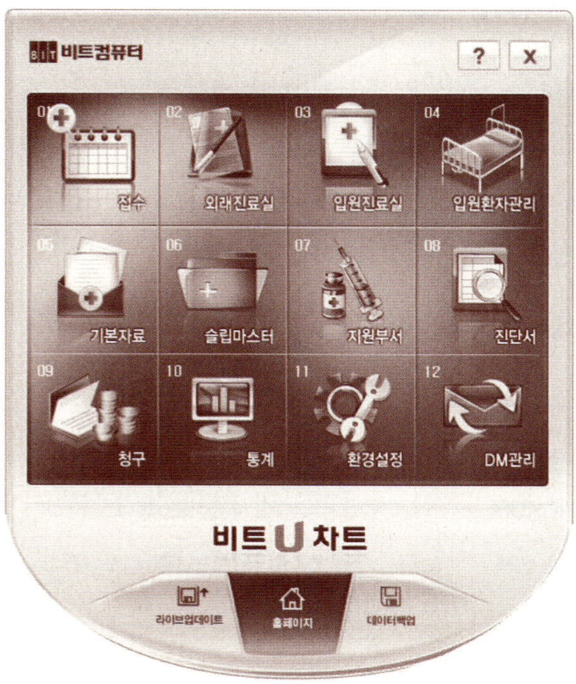

STEP 04 •• 바탕화면에서 '비트U차트' 실행아이콘을 선택하고, 메인메뉴에서 **[환경설정]**을 선택한다. 혹은 **'c:\DrBIT50\bin'** 폴더 내의 [BitEnvironment.exe] 파일을 실행하면 동일한 기능을 제공한다.

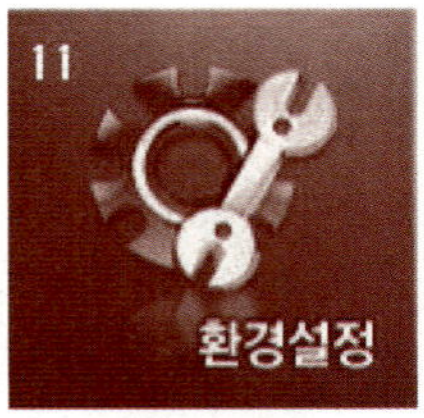

STEP 05 •• 다음과 같이 **[환경설정]** 창이 나타난다. 왼쪽의 서브메뉴에서 **[경로 및 설정]**을 선택하여 경로 등 다양한 설정을 확인하거나 편집할 수 있다. 이 창에서는 다양한 실행 프로그램의 패스(경로)를 설정하거나 백업, 특정환자 여부 등을 설정한다.

No.	메뉴항목	기 능 설 명
1	PATH	'비트U차트' 설치 패스 설정
2	BIN	실행파일 패스 설정
3	DATA	데이터파일 저장 폴더선택
4	SYSTEM	운영체제 설치 폴더
5	KTEDI	EDI 설정 폴더
6	KTPDS	EDI용 자료실 폴더
7	그림파일	그림파일 폴더
8	Database Server	데이터베이스 서버 IP 주소, 로컬(자체가 서버)일 경우 [.]으로 설정
9	Live Update 경로	실시간 프로그램 업데이트 경로
10	Download Path	파일 다운로드용 디렉토리 패스
11	DB BACKUP	DB 백업 시 사용하는 폴더
12	증상언어 선택	사용 언어(디폴트는 [한글]로 설정)
13	집계방법	환자명단 집계 방법 설정
14	야간 · 응급 동시체크	접수 시 야간을 체크하면 동시에 응급도 체크되는 기능 설정

(계속)

No.	메뉴항목	기 능 설 명
15	전자처방전 사용 여부	원외처방 전자처방전을 사용할 경우에 체크
16	수납취소 시 진료대기	수납환자의 수납취소 시 진료대기 상태로 보내는 경우에 설정
17	삼성환자 진료 여부	삼성계열 부속의원에서 삼성환자 통계를 사용하고자 하는 경우 체크한다.
18	한센환자 진료 여부	한센환자 진료가 가능한 병원에서 한센환자 통계를 사용하고자 하는 경우 체크한다.
19	결핵환자 진료 여부	대한결핵협회 산하 복십자 의원에서 결핵환자 통계를 사용하고자 하는 경우 체크한다.
20	요양기관 지정번호	요양기관이 2개 이상일 경우 체크한다. 이럴 경우 진단서 발급 시 요양기관번호가 다른 진료실에서 진단서를 출력할 때 각각 서로 다른 연번호가 부여되도록 출력한다. 예를 들어, 산부인과와 소아과가 각각 따로 의료기관 개설을 하고 진료를 서로 협력하고자 연합하여 진료를 하는 병원 등이 이에 해당한다.
21	노인기준나이	노인 기준 나이를 [65세], 혹은 [70세]로 설정한다. 디폴트는 [65세]이다.
22	검사예약 선택	진료 시 여러 가지 검사를 [기본]으로 할 것인지 [선택]으로 할 것인지를 선택한다. (디폴트는 [선택]이다.)
23	판독소견진료실 입력	방사선 촬영 후 결과 값을 방사선실에서 입력하면 진료실에서도 판독소견을 입력할 수 있도록 설정하는 체크항목이다.
24	이전 상병 읽기	[진료실]에서 재진환자를 불러냈을 때 이전 상병을 적용할 것인지의 여부 선택 [무조건 읽기 → 상병입력 여부와 상관없이 자동입력 된다(디폴트)] [읽어오지 않기 → 상병 입력여부를 묻지 않음] [읽어올지 여부 묻기→이전상병이 있을 경우, 자동입력 여부를 묻는 메시지창이 실행된다]

(계속)

No.	메뉴항목	기 능 설 명
25	지누스연동	지누스(Ginus) → 사전삭감분석 프로그램(www.ginus.co.kr), 이에 대한 연동여부를 선택 [연동 안 함-디폴트], [메뉴 선택 시 연동], [저장 시 자동 연동]
26	자동발생코드(외래)	진료 시 자동 발생되는 코드를 수동으로 산정하고자 할 때 설정 [디폴트는 선택 안 함]
27	자동발생코드(입원)	진료 시 자동 발생되는 코드를 수동으로 산정하고자 할 때 설정 [디폴트는 선택]
28	물리치료 체크기간	물리치료 환자의 경우 해당 설정에 기간을 설정하면 설정한 기간 동안의 물리치료 회수를 접수 시 나타낸다.
29	메신저 사용 여부	MSN이나 네이트온과 같은 메신저 프로그램의 사용여부를 물음 [디폴트는 사용 안 함]
30	수납취소시진료대시	수납취소를 사용할 경우 진료 대기자 명단에서 삭제된다.
31	의료급여자격URL	의료보호 환자는 진료시 진료에 대한 진료확인 번호를 건강보험공단에서 부여받게 된다. 의료보호 환자 접수 · 진료저장시에 건강보험공단에 접속하는 URL로 (www.hnic.or.kr)으로 접속하게 된다.
32	무료진료 여부(외국인)	국가에서 지정한 외국인 노동자 진료병원에서 외국인 무료진료를 시행하는 경우 체크한다.
33	금액표시기	수납에서 해당 진료비 금액을 표시기(모니터 등)에 표시할 장비와의 연동 유무 확인
34	신용카드단말기 연동	수납프로그램에서 신용카드 단말기(VAN)으로 금액을 자동 넘겨주는 기능을 사용하고자 하는 경우 체크한다.
35	성분중복처방	중복된 성분 처방여부를 체크한다.
36	DUR인터넷사용여부	DUR Usage Revies 프로그램을 통한 온라인 중복처방 사용여부 체크
37	DUR전송유형체크	DUR 정보전송 유무를 체크한다.
38	KTCash 현금영수증(자진발급)연동	현금영수증 자동발급 유무를 체크한다.
39	현금영수증(기타)	KTCash 이외의 현금영수증 발급 유무를 체크한다.

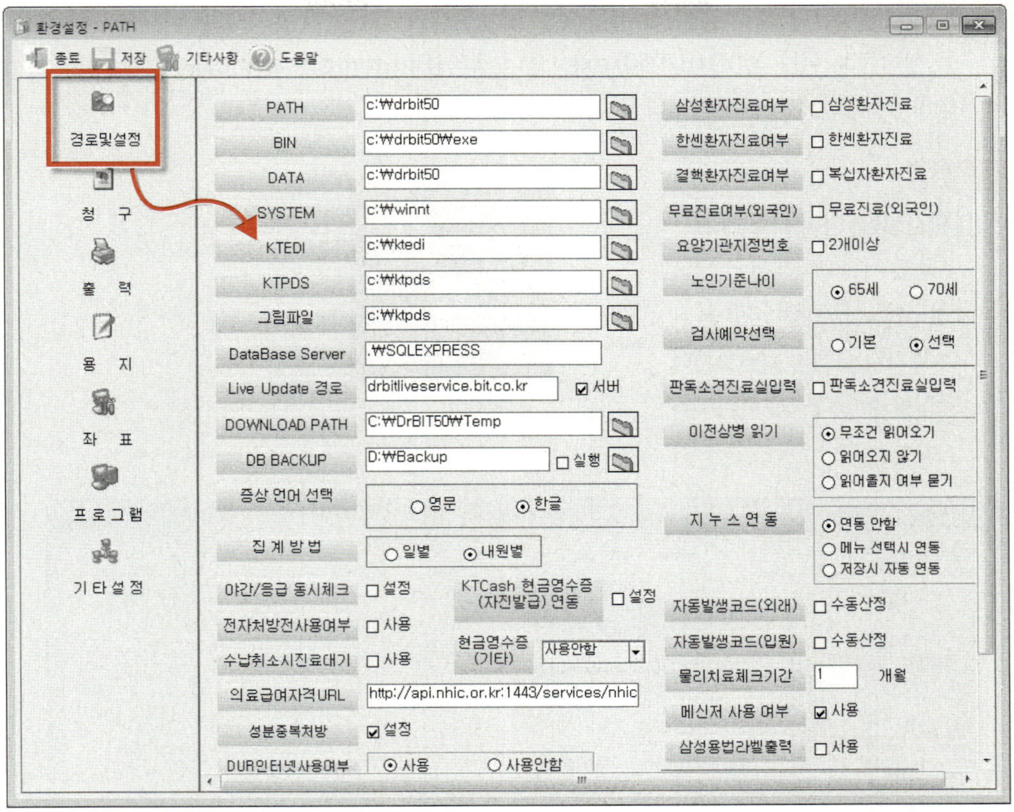

8-2 청구 설정

[청구 설정]은 **[환경설정]** 메뉴의 두 번째 서브 항목이다. 이는 건강보험이나 의료급여 등을 통해 내원한 환자에 대한 급여비용 청구를 건강보험심사평가원(이하 심평원)에 청구할 때 소요되는 설정항목에 대한 환경설정이다.

OCS 프로그램이 설치된 병원에서 심평원에 요양급여비용 산정요구를 EDI 문서 형식으로 보내 탈락이나 감액 없이 청구된 비용을 제대로 얻기 위해서는 병원 보험심사팀의 업무가 매우 중요하다.

STEP 01 •• 바탕화면에서 '비트U차트' 실행 아이콘을 선택하고, 메인메뉴에서 **[환경설정]** 을 선택한다. 혹은 **'c:\DrBIT50\exe'** 폴더 내의 **[BitEnvironment.exe]** 파일을 실행하면 동일한 기능을 제공한다.

STEP 02 •• 다음과 같이 **[환경설정]** 창이 나타난다. 왼쪽의 서브메뉴에서 **[청구]**를 선택하여 경로 등 여러 가지 설정을 확인하거나 편집할 수 있다.

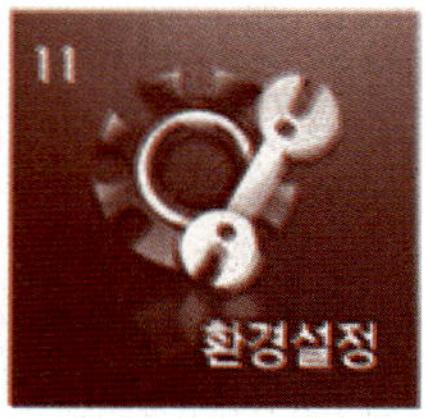

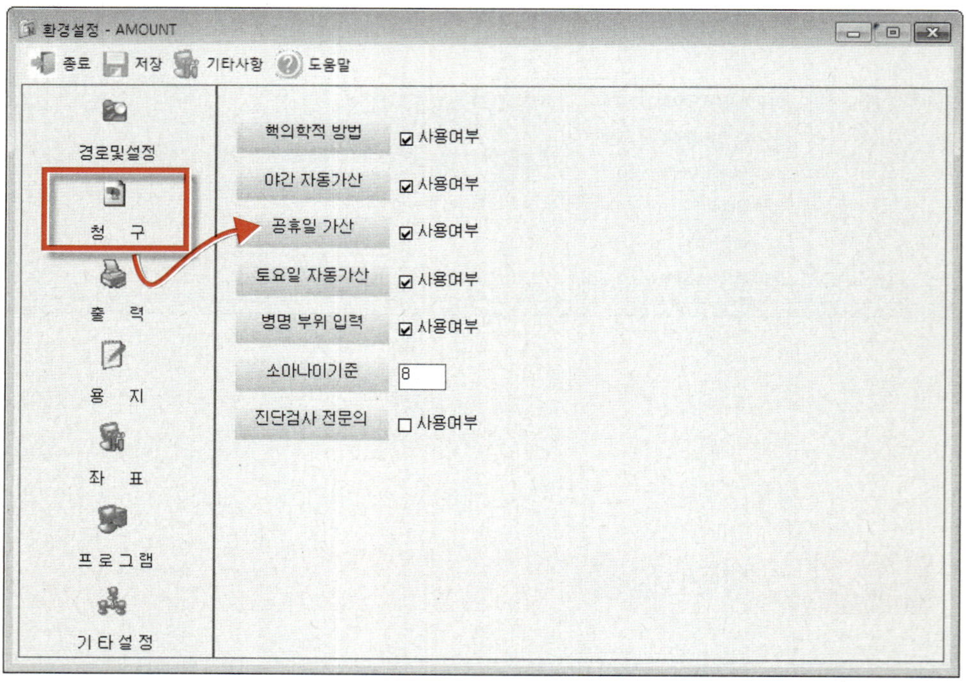

STEP 03 •• **[환경설정]→[청구]** 의 세부 옵션은 다음과 같다.

No.	메뉴항목	가산율	기 능 설 명
1	방사선과 전문의	10%	상근 방사선 전문의가 있는 경우에 체크한다.
2	핵의학적 방법	100%	CT, MRI와 같은 핵의학적 방법으로 검사를 행한 경우에는 해당 소정금액이 100% 산정된다. 핵의학적 방법은 산정 코드의 3번째 자리에 [5]를 포함하여 청구해야 한다.
3	야간 자동가산	50%	야간 처치 시 해당 야간 가산율이 자동 적용된다(18시~09시).
4	공휴일 가산	50%	공휴일 처치 시 해당 공휴 가산율이 자동 적용된다(법정 공휴일을 의미).
5	토요일 자동가산	50%	체크 시 토요일 13:00 이후 처치 시 해당 토요일 가산이 자동 적용된다.
6	병명 부위 입력		체크하였을 경우, [진료실] 부분의 상병란 부위를 나타내어 준다.
7	소아의 나이 기준		소아 나이의 기준을 입력한다(디폴트는 8세이다).
8	상근약사 유무		해당요양기관에 상주하여 근무하는 약사가 있을 경우에 약을 원내 처방하면 복약지도료가 자동으로 산정된다.
9	진단검사 전문의		해당요양기관에 상주하는 진단검사 전문의(임상병리사 등)가 있을 경우에 검사에 자동 가산이 이루어진다.

TIPS 8-1

야간, 공휴일, 토요일 가산의 경우는 **[기본자료]** → **[고정정보]** → **[우편번호/공휴일]** 에서 공휴일 전체 생성이 기본으로 설정되어 있어야 한다.

8-3 출력 설정

[환경설정] → **[출력]**은 내원한 외래환자 및 입원환자에 대한 영수증, 의무기록지, 원외처방전, 진료기록부, 진찰권, 바코드 등을 출력하기 위한 프린터를 로컬 혹은 네트워크에 연결된 프린터로 설정하는 데 사용하는 환경설정 세부 항목이다.

STEP 01 •• 다음과 같이 **[환경설정]** 창이 나타난다. 왼쪽의 서브메뉴에서 **[출력]**을 선택하여 경로 등 다양한 설정을 확인하거나 편집할 수 있다.

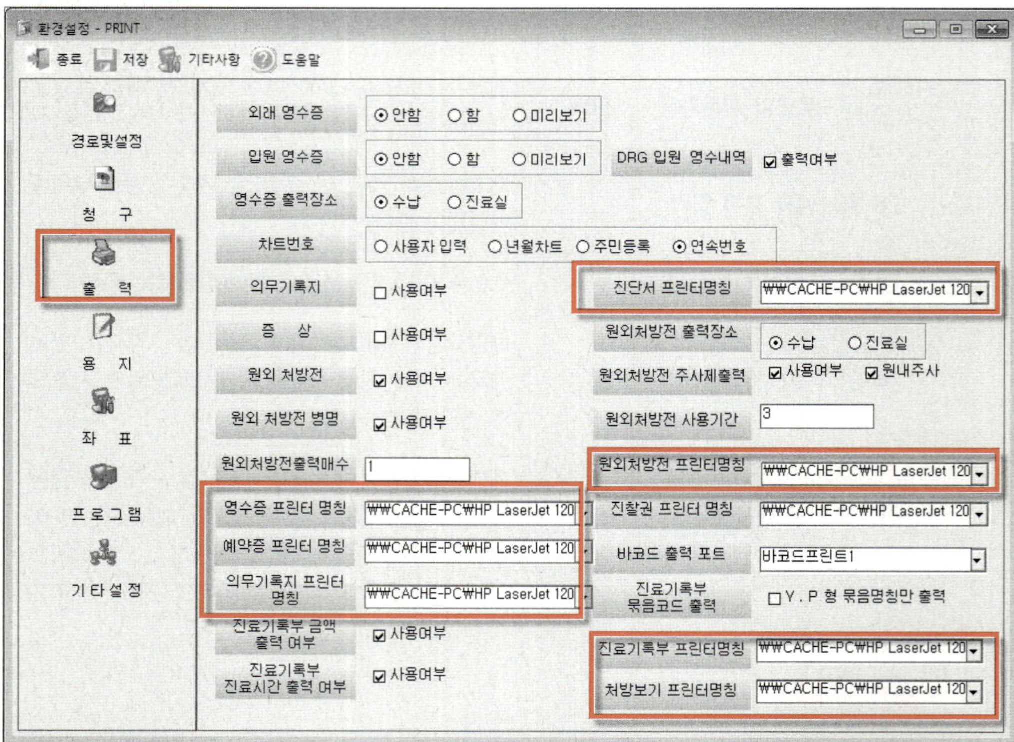

STEP 02 •• **[환경설정]** → **[출력]**의 세부 옵션은 다음과 같다.

No.	메뉴 항목	기 능 설 명
1	외래영수증	외래 영수증 출력 여부를 설정한다. [발급/미발급/미리보기 – 디폴트는 미리보기]
2	입원영수증	입원 영수증 출력 여부를 설정한다. [안함/함/미리보기 – 디폴트는 미리보기]
3	영수증 출력장소	영수증 출력장소를 선택한다. [수납]과 [진료실]로 구분되며 [진료실]로 설정되어 있을 경우에는 의사가 직접 영수증을 출력한다(디폴트 값은 [수납]).
4	차트 번호	[사용자입력], [년월 차트], [주민등록], [연속번호–디폴트]의 4가지로 구분하여 차트 번호를 어떤 방법으로 설정할 것인지를 선택한다. [사용자 입력] – 수기로 차트 번호를 임의 부여하는 방법이다. [년월 차트] – 년월이 자동으로 입력되고 뒷자리에 임의로 차트번호를 수기하는 방식(ex) 200801–1, 201012–1 [주민등록] – 주민등록번호를 그대로 차트 번호로 사용하는 방법 [연속번호] – 자동으로 차트 번호를 순차적으로 부여하는 방식 연속번호 부여 방식이 가장 많이 사용하는 방법이다.
5	의무기록지	의무기록지(종이)를 사용할 것인지의 여부를 설정한다. 설정 시 신환(신규 내원 환자) 접수 시 의무기록지가 자동으로 출력된다.
6	증상	증상 사용 여부를 설정한다.
7	원외처방전	원외처방전 사용 여부를 설정한다.
8	원외처방전 병명	원외처방전 발급 시 병명을 출력할 것인지의 여부를 설정한다.
9	원외처방전 출력매수	원외처방전 기본 출력매수를 설정한다(기본 1매). 환자가 보관용을 필요로 할 때에는 별도로 1매를 더 출력해야 한다. 2매 설정시 약국제출용, 환자보관용으로 나눠서 출력, 3매 설정시 약국제출용, 환자보관용, 병원보관용으로 나눠서 출력된다.

(계속)

No.	메뉴항목	기 능 설 명
10	영수증 프린터 명칭	현재 사용 중인 컴퓨터에 프린터가 연결되어 있다면, 해당 프린터 명을 p.121의 그림과 같이 [HP Laser Jet Series 1200 PCL] 등으로 명확히 입력한다. 네트워크에 연결된 프린터의 경우에는 [\네트워크연결PC 명칭\프린터명] 형식으로 입력하여야 한다. 컴퓨터에 설치된 프린터 드라이브는 자동으로 찾으므로 선택하면 편리하다.
11	도트 프린터 명칭	출력이 많은 경우에 도트 매트릭스(dot matrix) 프린터 설정의 경우에 사용한다.
12	진단서 프린터 명칭	진단서 출력에 사용하는 프린터 설정 (대부분 프린터는 1개로 동일하게 설정한다. 그러나 병원에 다양한 프린터가 연결되어 있을 경우에 각각 프린터를 설정한다).
13	원외처방전 출력장소	[수납] 혹은 [진료실]에서 처방전을 출력한다. 디폴트는 의사 즉, [진료실]이다.
14	원외처방전 사용기간	원외처방전 사용 유효기간을 설정한다. 대부분 교부일로부터 3일 이내로 한다.
15	원외처방전 주사제출력	원외처방전에 주사제가 별도로 있을 때, 주사제 항목의 출력 여부를 설정한다.
16	원외처방전 프린터 이름	원외처방전 출력 프린터 명칭을 설정한다.
17	진찰권 프린터 명칭	중대형 병원에서 쓰는 진찰권을 사용하는 경우에 설정한다.
18	의무기록지 프린터 명칭	의무기록지(종이)를 출력할 프린터를 설정한다.
19	바코드 출력 포트	혈액이나 그 밖에 필요 시 바코드 출력에 사용하는 컴퓨터 출력 포트(port)를 설정한다.
20	진료기록부금액 출력 여부	진료기록부 출력 시 해당 진료 내역의 금액을 출력하는 경우에 선택한다.
21	예액증 프린터 명칭	진료예약증 전용 프린터를 설정한다.

TIPS 8-2

출력설정에 의해 **처방전** 출력은 다음과 같이 가능하다.

[별지 제10호서식] [약국제출용]

지구대학 **처 방 전**

조합명칭 :
코드(조합기호) : 30001788 증번호 : 55200740622 피보험자명 : 홍길동
☑의료보험 ②의료보호 ③산재보험 ④자동차보험 ⑤기타( ) 요양기관기호 : 34332464

교부번호	2008년 7월 2일 - 제 01027 호		의료기관	명 칭	지구메디컬센터
환자	성 명	홍길동		전화번호	(02) 123-4567
				팩스번호	(02) 123-4568
	주민등록번호	8000127-1234567		email주소	cach@hj.ac.kr

질병분류기호	J069 / J399	처방 의료인의 성명	나의사 (서명 또는 날인)	면허종별	의사
				면허번호	제 51601 호

※환자의 요구가 있는 때에는 질병분류기호를 기재하지 아니합니다.

처방 의약품의 명칭	1회 투약량	1일 투여횟수	총 투약일수	용 법
A05000681 액티피드정 (내복)	1	3	3	매식(전,간,후) 시 30 분복용
A03600221 드로펜정	1	3	3	
A00200999 타가메트정 400mg (내복)	1	3	3	
A27852391 돔프린정	1	3	3	
A06101661 삼아탄툼액 (외용)	100	1	1	
				조제시 참고사항

주사제 처방내역(원내조제 ☐, 원외처방 ☐)

사용기간	교부일부터 (3)일간	*사용기간 내에 약국에 제출하여야 합니다.

의 약 품 조 제 내 역

조제내역			처방의 변경·수정·확인·대체 시 그 내용 등
조제기관의 명칭			
조 제 약 사	성명	(서명 또는 날인)	
조 제 량 (조제일수)			
조제연월일			

8-4 용지 설정

[환경설정] → [용지]는 병원에서 사용하는 원외처방전, 외래영수증, 영수증, 의무기록지(종이), 간이영수증, 차트, 판독소견서 등의 다양한 출력용 용지를 설정한다. 대부분의 병원은 1도 혹은 2도로 배경이 인쇄된 전용지를 사용하지만, 그렇지 않고 그냥 A4용지를 사용할 수도 있으므로 이에 대한 프린트 용지를 설정하는 세부 항목이다.

STEP 01 •• 다음과 같이 **[환경설정]** 창이 나타난다. 왼쪽의 서브메뉴에서 **[용지]**를 선택하여 경로 등 다양한 설정을 확인하거나 편집할 수 있다. 여기서 가장 중요한 항목은 **[원외처방전]**일 것이다. 병원에서 가장 많이 출력하여 약국이나 환자 보관용으로 써야 하는 용지이기 때문이다.

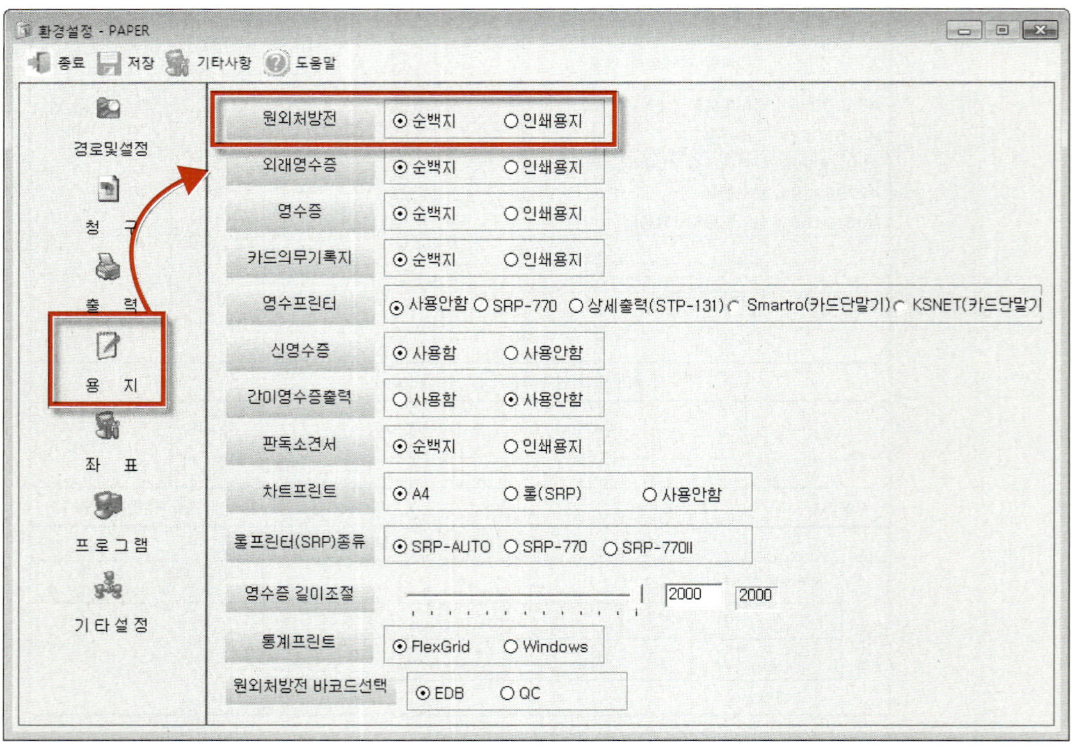

STEP 02 •• **[환경설정] → [용지]**의 세부 옵션은 다음과 같다.

No.	메뉴 항목	기능 설명
1	원외처방전	원외처방전 용지을 설정한다. [순백지]와 [인쇄용지] 중 하나를 선택한다. 순백지란 A4와 같은 완전히 흰 종이를 의미하며, 인쇄용지란 해당의료기관에서 사용하는 배경이나 병원명칭 등이 인쇄되어 있는 용지를 의미한다.
2	외래영수증	외래영수증 용지를 설정한다. 이 역시 원외처방전 설정과 같다.
3	영수증	영수증 용지를 설정한다.
4	카드의무기록지	카드의무기록지(종이) 용지를 설정한다.
5	Roll Printer	롤 프린터 출력 여부 및 출력 서식을 설정한다.
6	신영수증	신영수증 사용 여부를 설정한다.
7	간이영수증출력	간이영수증 사용 여부를 설정한다.
8	판독소견서	방사선 촬영 시에 판독소견서 내용을 출력할 용지를 설정한다.
9	차트프린트	차트프린트 용지 및 사용 여부를 설정한다.

8-5 좌표 설정

[환경설정] → [좌표]는 출력용지에 출력할 내용을 인쇄용지의 배경출력 상태에 맞게 위치를 설정하여 출력할 때에 사용하는 옵션이다. 이 값은 가로와 세로 좌표를 픽셀(pixel) 값으로 설정하도록 되어 있다.

STEP 01 •• 다음과 같이 **[환경설정]** 창이 나타난다. 왼쪽의 서브메뉴에서 **[좌표]**를 선택하면 가로(x)와 세로(y)의 값을 보여주는데, 컴퓨터에서는 왼쪽 상단 부분이 2차원 평면의 (0,0) 좌표값을 갖는다.

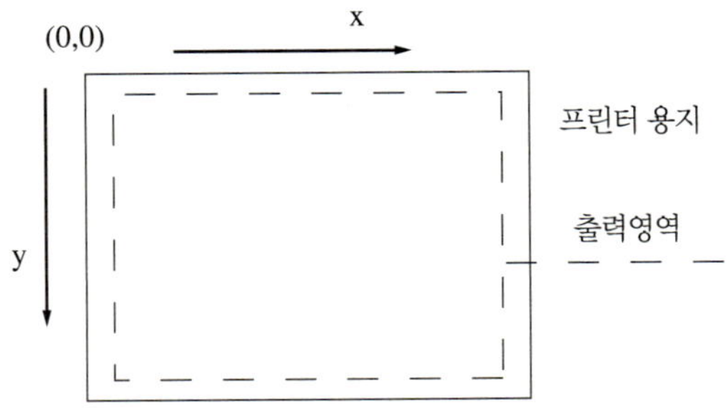

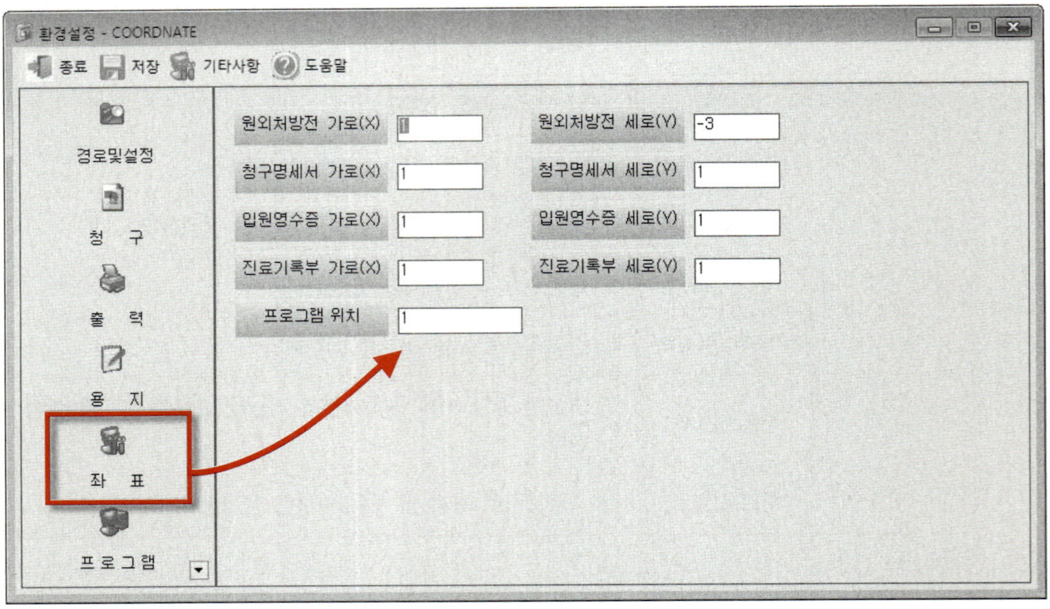

8-6 프로그램 설정

[환경설정] → [프로그램]은 언어설정, 처방전, 교부번호, 연번사용, 처방EDI, 검사실, 처방실, 수납, EKG, 집계가산, 바코드, 일일통계, 진료대기자 보여주기 등의 실제 처방전달 프로그램에서 사용할 응용 프로그램의 사용 여부를 결정하는 프로그램 설정항목이다.

STEP 01 •• 다음과 같이 **[환경설정]** 창이 나타난다. 왼쪽의 서브메뉴에서 **[프로그램]**을 선택하여 경로 등 다양한 설정을 확인하거나 편집할 수 있다.

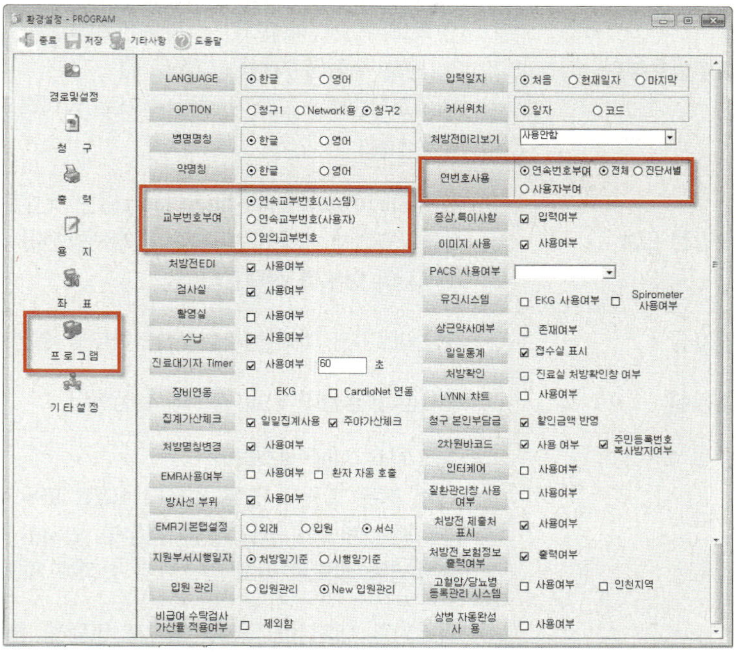

STEP 02 •• **[환경설정]** → **[프로그램]**의 세부 옵션은 다음과 같다.

No.	메뉴 항목	기 능 설 명
1	LANGUAGE	언어 사용 설정이며, 디폴트는 [한글]이다(이는 영어에 익숙한 의사를 위한 편이사항이라고 생각하면 될 것이다).
2	OPTION	청구용 혹은 네트워크용 프로그램 설정항목이다.
3	병명 명칭	병명 명칭의 언어를 선택한다. 역시 디폴트는 [한글]이다.
4	약 명칭	약 명칭의 언어를 설정한다. 역시 디폴트로 [한글]로 선택되어 있다.
5	교부번호 부여	이는 원외처방전 교부번호를 설정하는 항목이다.

(계속)

No.	메뉴 항목	기 능 설 명
5	교부번호부여	[연속교부번호(시스템) – 자동연속번호를 부여 [연속교부번호(사용자) – 자동연속번호를 부여하며, 번호 수정이 가능] –디폴트 값 [임의교부번호 – 교부번호를 수기로 입력하고자 할 때에 사용]
6	처방전 EDI	EDI(Electronic Data Interchange)는 건강보험심사평가원에서 사용하는 표준 전자처방전을 사용할 것인지의 여부를 선택한다.
7	검사실	해당의료기관 내에 검사실 사용 여부를 설정한다.
8	촬영실	방사선 촬영실이 있을 경우에 설정한다.
9	수납	수납 사용 시에 설정한다. (아주 작은 의원의 경우 컴퓨터 1대로 모두 처리할 경우에는 체크가 필요 없을 경우도 있지만 대부분은 수납을 별도로 갖고 있으므로 설정에 체크한다)
10	진료대기자 Timer	의료기관 대기실에 환자 대기자 명단을 출력하는 모니터가 있을 경우에, 리스트가 업데이트 되는 시간을 초 단위로 설정한다.
11	EKG	EKG(Electrokardiogram) = ECG(Electro Car dio Gram)
12	입력일자	입력일자를 설정한다.
13	커서 위치	옵션을 청구용으로 설정하였을 경우, 처방내역 칸에서 커서가 움직이는 위치를 나타낸다.
14	처방전 미리보기	처방전 출력 시에 미리보기 기능을 설정한다.
15	연번호 사용	진단서 및 의뢰서 등의 서식 출력 시에 연번호를 설정한다. [연속번호부여]와 [사용자 부여] 중 [연속번호부여]가 디폴트 설정이다.
16	증상, 특이사항	증상 및 특이사항 입력 여부를 설정한다.
17	이미지 사용	[진료실] 등에서 이미지 사용 여부를 설정한다.

(계속)

No.	메뉴항목	기 능 설 명
18	PACS	PACS(Picture Archiving Communiction System)의 사용 여부를 설정한다. [Neo PACS], [Maro PACS], [iView PACS], [infinite PACS] 등의 PACS 종류 중 하나를 선택한다.
19	약사	상주하여 근무하는 약사 여부를 설정한다.
20	일일통계	일일통계를 [접수실]에서 볼 수 있도록 설정한다.
21	처방확인	[진료실]에서 처방확인 창의 여부를 설정한다.
22	LYNN 차트	LYNN 차트 사용 여부를 설정한다.
23	2차원 바코드	원외처방전에 바코드 출력 사용 여부를 선택한다.
24	질환관리 창 사용 여부	만성질환 환자 진료 시에 질환관리창 사용 여부를 설정한다.
25	입원관리	기존의 입원관리 혹은 신규입원관리를 프로그램을 사용할 것인지의 유무를 선택한다.
26	고혈압/당뇨병 등록관리 시스템	만성질환(고혈압/당뇨)자의 관리 유무를 선택한다.
27	비급여 수탁검사 가산율 적용 여부	비급여환자에 대한 가산율 적용 여부를 체크한다.
28	상병 자동 완성 사용	상병에 대한 자동 완성여부를 체크한다.

8-7 기타 설정

[환경설정] → [기타 사항]은 차트번호를 연속번호로 사용하는 시작번호 설정값 지정, 건강보험공단 접속 ID와 PASSWORD 설정, 대기환자 호출 프로그램 서버 설정을 하는 데 사용하는 항목이다.

STEP 01 •• 다음과 같이 **[환경설정]** 창이 나타난다. 상단에 **[기타사항**]을 선택하여 차트의 시작번호와 수진자격조회 사용자 등록, 진료대기실 화면 등의 설정을 편집할 수 있다.

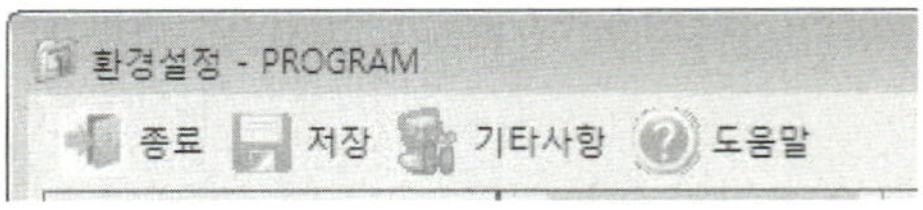

STEP 02 •• **[환경설정]** → **[기타사항]**의 세부 옵션은 다음과 같다.

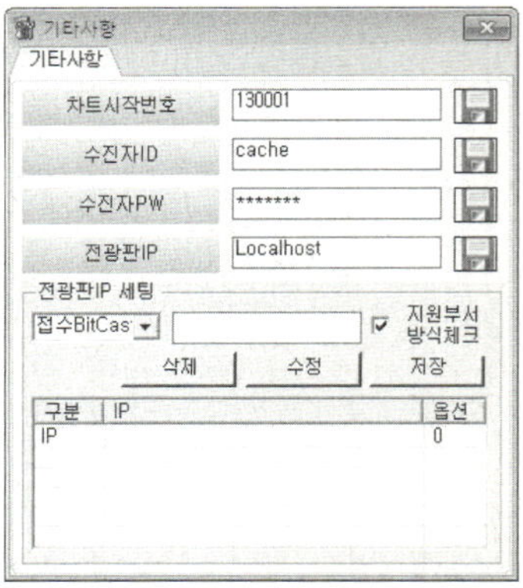

No.	메뉴항목	기 능 설 명
1	차트시작번호	새로운 차트번호를 사용하고자 하는 경우 시작할 차트번호를 입력하고 저장한다. (ex) 080001
2	수진자ID & PW	수진자 자격조회 사용 시에는 이를 이용하기 이전에 국민건강보험공단(www.nhic.or.kr)에 등록되어 있는 요양기관(병원 또는 의원)의 ID와 Password를 각각 수진자ID와, 수진자PW에 입력해야 한다. 현재는 병원 공인인증서를 이용하여 접속하기 때문에 헤당 기능은 사용하지 않는다.
3	전광판IP	진료대기자 명단 등을 표시하기 위해 진료대기실에 붙어있는 전광판이나 모니터에 연결된 컴퓨터에 연결을 위한 IP Addresss 를 입력하고 저장한다.

STEP 03 •• **[환경설정]** → **[기타 사항]**의 내용이 모두 설정되었다면, 반드시 **[저장**] 아이콘을 눌러 변경된 설정을 저장한 후, **[종료**] 버튼을 눌러서 설정을 완료한다.

CHAPTER

9. OCS 기본자료 관리

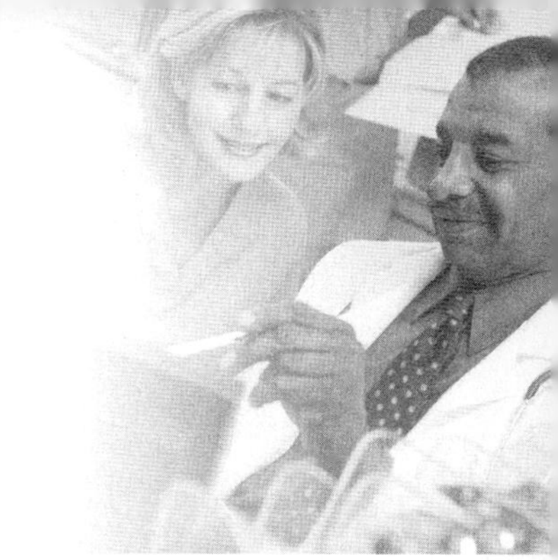

mind map

- HIS실무 — 9. OCS 기본자료 관리
  - 초기 기본자료 화면구성
  - 기초자료 설정
    - · 수가약가 · 기초수가 · 상세정보
      - 코드정보 화면구성
      - 금액정보 화면구성
      - 사용자코드(F1)조회
      - 코드(F1)조회
      - 신규등록
      - 수정
      - 삭제
      - 묶음/슬ㄹ비 갱신
      - 일반가생성
      - 몸무게 별 투여량
      - 수가로 코드이동
    - · 보험정보 · 과목정보 · 수가코드 구분조회 · 의약품 구입내역
      - 보험설정(국민건강보험)
      - 의료급여1종(보호1종,기초생활수급대상자)
      - 의료급여2종(보호2종,장애인)
      - 자동차보험
      - 산업재해보상보험
      - 정신과 및 한방과
      - 코드 수정/삭제/초기화
  - 코드 및 기호 설정
    - 묶음코드
    - 병명/증상 코드
    - 용법/제조 참조 코드
    - 청구메모/특정기호 코드
    - 카테고리묶음 코드
    - 촬영부위처방 코드
  - 진찰 부가사항 설정
    - 진찰정보/조합기호
    - 우편번호/공휴일 설정
    - 행위/수탁거래처 설정
    - 병원정보/병실등급 설정
    - 심사지침 설정
    - 병용금기성분(DUR)
    - 함량배수처방약품
  - 병실 및 프로그램 사용자 설정
    - 사용자 정보
    - 병실관리
    - 출력
  - 실습
    - 실습 9-1 (수가약가 검색 및 등록 수정하기)
    - 실습 9-2 (외래환자에 대한 20일분 의약품관리료 입력하기)
    - 실습 9-3 (등록된 청구코드 삭제하기)
    - 실습 9-4 (새로운 묶음코드의 생성)
    - 실습 9-5 (조제 참고사항 등록하기)
    - 실습 9-6 (행위코드 신규등록하기)
    - 실습 9-7 (새로운 사용자 등록하기)
    - 실습 9-8 (기본자료 출력하기)

기본자료 관리는 '비트U차트'를 실행시키고 메인 화면의 5번째 항목인 **[기본자료]**를 선택한다. 마스터 관리에 해당하는 대표적인 업무로는 기초자료(수가, 약가, 보험, 과목), 코드 및 기호 설정(묶음코드, 병명, 증상, 용법, 조제, 청구, 특정기호), 진찰부가사항 설정(진찰, 조합기호, 우편번호, 공휴일, 행위, 수탁거래처, 병실등급, 병용금기성분), 병실 및 프로그램 사용자 설정(병원명, 프로그램 사용자, 병실관리, 출력) 등의 주요 네 가지 항목이 해당된다.

본 장에서는 이러한 마스터 관리의 대표적인 네 가지 기능에 대하여 살펴보기로 한다.

9-1 초기 기본자료 화면 구성

STEP 01 •• 바탕화면에서 다음과 같이 '비트U차트' 단축아이콘을 실행시킨다(혹은, 'c:\DrBIT50\Exe\BITMenu.exe' 를 실행시켜도 같은 기능을 한다).

STEP 02 •• '비트U차트' 프로그램이 서버에서 제대로 실행되고 있다면, [Work date]에 실행하는 현재 날짜가 보일 것이다. **[ID]**와 **[PassWord]**를 각각 '1' 로 입력한다(디폴트로 세팅되어 있다).

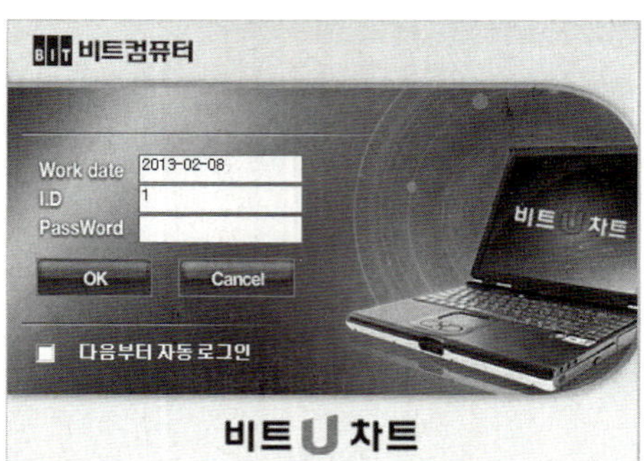

STEP 03 •• '비트U차트'의 메인 창이 다음과 같이 나타난다.

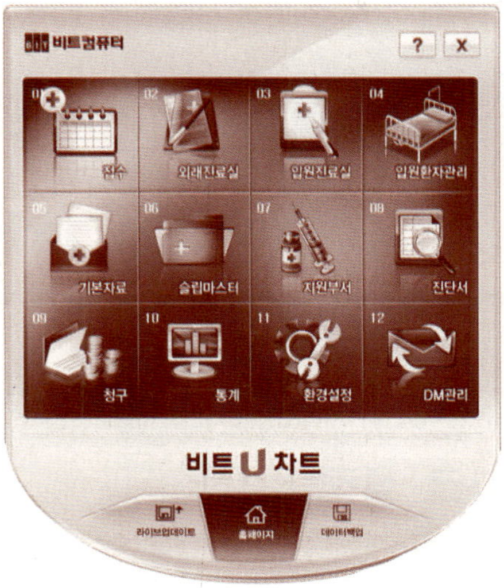

STEP 04 •• 바탕화면에서 '비트U차트' 실행아이콘을 선택하고, 메인메뉴에서 **[기본자료]**를 선택한다. STEP-2와 같은 창이 나타나면 역시 같은 아이디와 패스워드로 로그인한다.

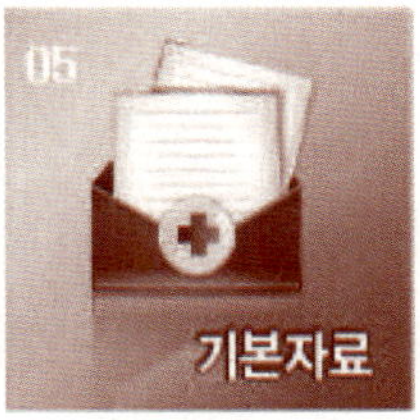

STEP 05 •• 다음과 같이 **[기본자료]** 창이 나타난다. 자주 사용되는 마스터(기본자료) 설정 아이콘으로 **[수가약가]**, **[약가구입]**, **[과목정보]**, **[묶음코드]**, **[상병정보]**, **[행위정보]**, **[용법정보]**, **[청구메모]**, **[공휴정보]**, **[사용자]**, **[병원정보]**, **[종료]** 등이 나열되어 있음을 확인한다.

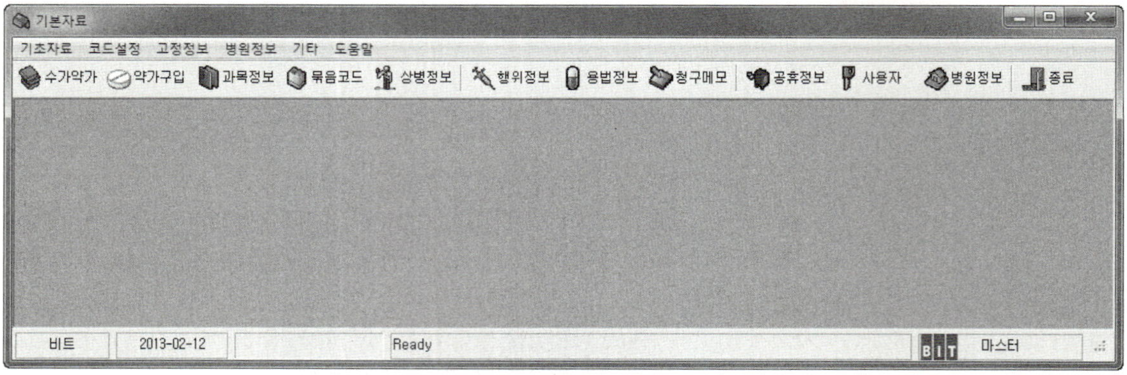

9-2 기초자료 설정

기초자료는 [수가약가], [기초수가], [상세정보], [보험정보], [과목정보], [수가코드구분조회], [의약품구입목록], 등의 세부 항목을 갖는다. **[수가약가]**에서는 기본수가와 약가 및 재료대 등을 등록하며, **[기초수가]**는 각 과별 · 진찰항목별 초기 수가를 선정하게 된다. **[상세정보]**에서는 상세코드를 통해 직원할인 등의 설정에 사용된다.

[보험정보]는 일반, 국민건강보험, 산재(산업재해), 자보(자동차보험) 등의 보험 형태를 설정하는 데 사용된다. **[과목정보]**는 해당 병원에서 개설된 진료과 및 방사선이나 임상병리실 등을 설정하는 데 사용된다. **[의약품구입목록]**은 2010년 10월부터 적용된 '의약품 시장형 실거래가제도' 시행에 따라 신설된 기능으로 병 · 의원에서 사용하는 모든 약제 사용에 대한 실제 거래가를 신고하는 데 사용된다.

이들에 대한 세부 정보는 다음과 같다.

1. 수가약가

수가약가는 기본자료(마스터)의 상단 메뉴에서 최초로 등장하는 메뉴이다. 여기에서는 프로그램 실행 시에 기초가 되는 의료기관의 치료 기본수가와 약가 및 재료대 등을 등록하는 항목이다. [기초자료] → [수가약가]에 들어가면 다음 그림 9-1과 같은 [기본자료] → [기초자료] → [수가약가] 화면을 확인할 수 있다.

수가약가는 매우 중요한 병원의 초기 설정항목이다. 따라서 다음과 같이 기본자료(마스터)의 단축아이콘으로 나와 있는 것을 확인할 수 있다.

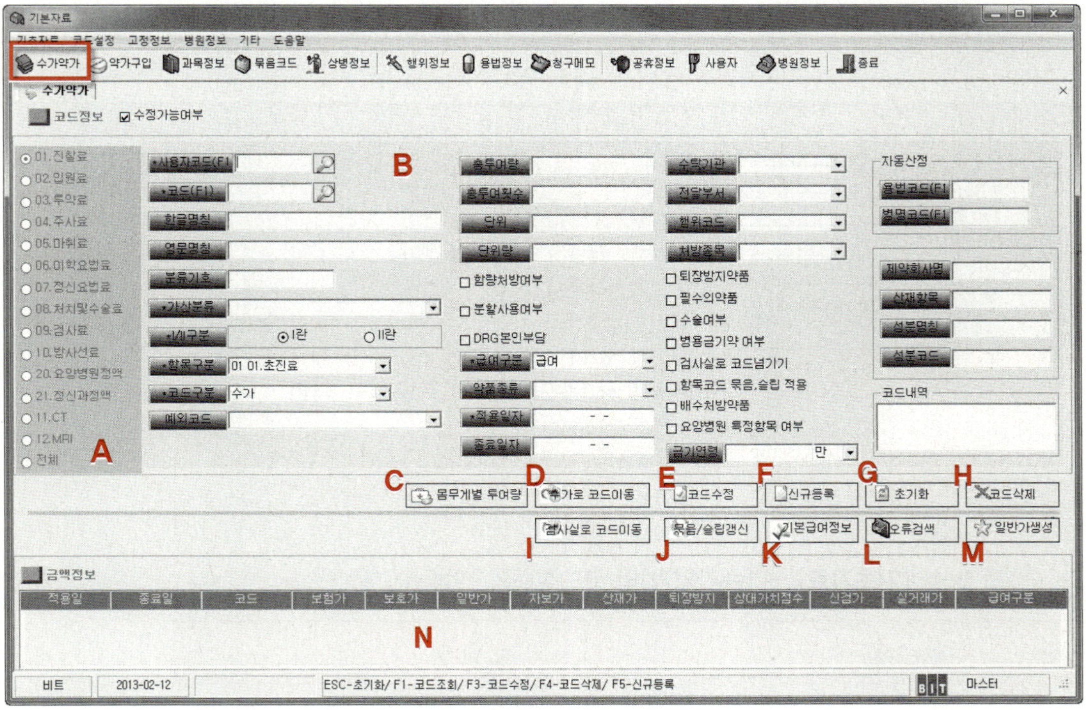

그림 9-1 **[기본자료] → [기초자료] → [수가약가]** 화면

(1) 코드정보 화면 구성

수가약가 화면은 크게 코드정보와 금액정보 부분으로 구분된다.

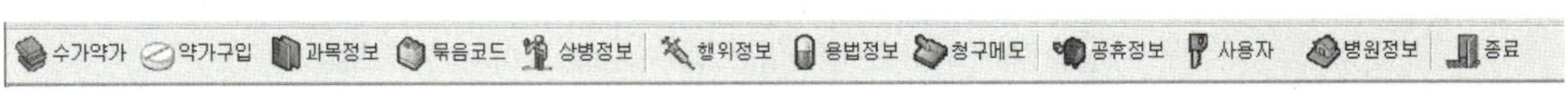

그림 9-2 기본자료(마스터)의 단축아이콘 모음

상단의 코드 정보 화면 부분은 다음 그림과 같이 구성된다. 각 기능은 표 9-1과 같다.

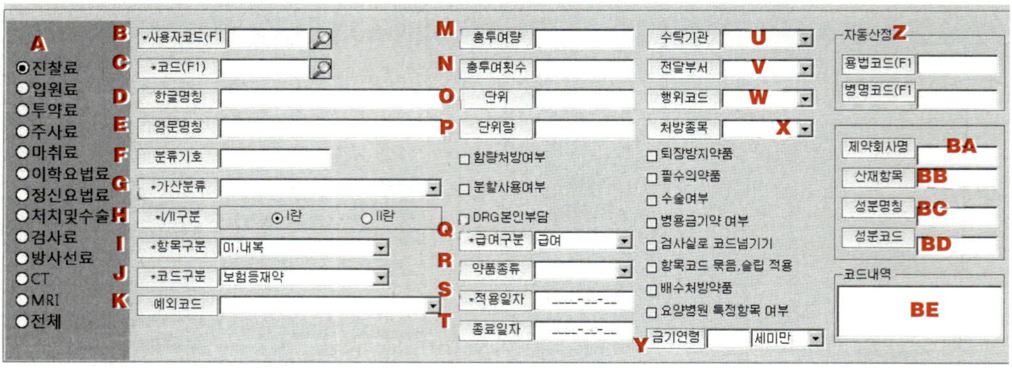

그림 9-3 **[기초자료]** → **[수가약가]**의 코드정보 화면

표 9-1 **[기초자료]** → **[수가약가]**의 코드정보의 기능

No.	메뉴이름	기 능 설 명
A	코드 항목	코드정보를 항목별로 구분하여 검색할 수 있도록 한다. 맨 아래 [전체]를 선택하면 모든 코드를 병원코드 (F1)나 코드(F1)에서 검색할 수 있다.
B	사용자 코드(F1)	처방전에 나타내기 위한 코드를 사용자(의사)가 임의로 부여한 코드를 세팅하기 위한 메뉴이다. 단축키 [F1]로 검색 가능
C	코드(F1)	•이는 청구 코드를 의미한다. •건강보험요양급여비용(수가책)과 건강보험등제약(약가), 치료재료대에 등재된 코드를 의미하며, 실제 보험심사평가원(심평원)에 EDI로 급여비용 청구 시에 보여지는 코드를 세팅하는 메뉴이다.

(계속)

표 9-1 **[기초자료] → [수가약가]**의 코드정보의 기능 (계속)

No.	메뉴이름	기 능 설 명
C	코드(F1)	• 수가 · 약가 · 치료재료대 코드가 실제 사용하는 코드와 반드시 일치해야만 심평원에서의 삭감 원인을 막을 수 있다. • 병원 코드(F1)와 마찬가지로 빈 영역에서 단축키 [F1]을 누르면 조회창이 나타난다.
D	한글명칭	검색된 코드의 한글명칭 보기
E	영문명칭	검색된 코드의 영문명칭 보기
F	분류기호	수가(행위료)에만 해당되는 항목으로 건강보험요양급여비용(수가책)에 나와 있는 분류기호를 의미한다.
G	가산분류	[야간] · [공휴일]은 접수 때 접수시간과 날짜에 의해 자동으로 가산된다. 단, [마취], [수술], [처치] 등의 소아 및 야간 가산 적용은 여기에 등록되어 있어야만 자동 적용이 된다.
H	I/II 구분	I : 약재 및 특정재료 II : 진료행위(수가) 이는 진료명세서 출력 시에 출력되는 항목이 다르게 출력된다. 진료행위(수가)는 종별가산율을 적용받는다.
I	항목 구분	**[항구분]** : 진료명세서 구분란에 앞부분의 호에 해당 진찰료(01), 입원료(02), 투약료및처방진료(03), 주사료(04), 마취료(05), 이학요법료(06), 정신요법료(07), 처치 및 수술료(08), 검사료(09), 영상진단 및 방사선치료료(10), MRI(11) 등. **[목구분]** : 진료명세서 항구분에 속한 하위 번호를 의미함구분이 투약및처방진료(03)의 경우 – 내복약(01), 외용약(02), 처방전(03)
J	코드 구분	**[수가]** : 수가책에 등재되어 있는 검사, 처치, 수술 등의 행위료 **[준용]** : 수술 · 처치 등 행위가 수가책에 없을 경우, 가장 유사한 수가코드로 준용하여 청구할 때 사용 **[보험 등 재약]** : 건강보험 약가책에 등재되어 있는 약재 **[원료, 조제약]** : 수입약재이거나 병원 자체적으로 제조하여 사용하는 약재 **[치료재료대]** : 석고나 붕대 등과 같은 일반 재료대

표 9-1 **[기초자료]** → **[수가약가]**의 코드정보의 기능 (계속)

No.	메뉴이름	기 능 설 명
K	예외 코드	의약분업에 의해 원외 처방되지 않고 원내에서 처방하는 내복약, 외용약, 주사약재인 경우에 해당 예외 코드를 등록하여 청구해야만 심평원에서 삭감되지 않는다.
M	총 투여량	해당 약품의 일일 총 투여량을 설정한다. 일일 총 투여량을 입력 시에 기본 총 투여량이 된다.
N	총 투여횟수	해당 약품의 일일 총 투여횟수를 설정한다. 여기서 등록된 총 투여회수는 처방내역 입력 시에 기본투여횟수가 된다.
O	단위	해당 약품의 단위 example : 내복약의 경우 [정]이나 [캡슐] 등으로 표기한다.
P	단위량	해당 약품의 단위량 표기
Q	급여 구분	**[기본값]** : 보험청구되는 일반 수가나 약가에 해당 **[본인 100%]** : 비급여이면서 일반가에 적용받지 않고 보험가를 100% 적용한다. **[일반가 100%]** : 비급여이면서 일반가로 적용한다. **[100/100]** : 요양급여비용의 100분의 100을 본인부담으로 적용한다.
R	약품 종류	약의 종류 example : 가루약, 알약, 백신, 마약 등으로 구분
S	적용일자	수가약가 등록 시에 수가 및 약가의 적용 시작일을 나타낸다.
T	종료일자	수가약가 등록시 수가 및 약가의 적용 종료일을 나타낸다.
U	수탁기관	검사를 병원이 아닌 검진 수탁기관에 의뢰할 때 설정한다. 수탁기관의 관리는 기본자료(마스터)의 [고정정보] · [수탁거래처]에서 등록한 기관이다.
V	전달부서	검사나 방사선의 경우, 해당 전달부서란에 부서를 설정한다. 이는 기본자료(마스터)의 [기초자료] · [과목정보]에서 설정된 전달부서여야 한다.

(계속)

표 9-1 **[기초자료] → [수가약가]**의 코드정보의 기능 (계속)

No.	메뉴이름	기 능 설 명
W	행위 코드	행위에 의한 행위료 코드를 입력한다. **example :** 주사의 행위료 구분 예 IM – 피하근육주사료(inject muscle) IV – 정맥내주사수기료(inject vein) K1 – 수약주사기료(100mL 미만) K2 – 수액주사기료(100mL ~ 500ml) K3 – 수액주사기료(501mL ~ 1000ml)
X	처방종목	해당 처방종류를 보여준다. 이는 간호프로그램(Nursing Program)과 연동시에 해당 처방 종목별로 나타내 준다. 기본설정이므로 추가등록 없이 사용한다. **example :** INJ – 주사(injection) LAB – 검사(laboratory) MEAL – 식대 MED – 투약료(medicine) PT – 물리치료(physical therapy) ROOM – 병실료 TX – 처치 XRAY – 방사선
Y	금기 연령	약재나 주사재의 경우, 성분에 따라 사용연령 제한 나이를 정해 준다.
Z	용법 코드(F1)	복용 혹은 사용법을 등록하는 부분 여기에 등록된 용법은 해당 코드를 처방하였을 때 처방전에 자동으로 입력된다.
BA	제약회사명	해당 약재의 제약회사명 기본자료로서 따로 등록하지 않는다.
BB	산재항목	요양급여비용명세서와는 달리 산재청구서 및 명세서의 항목값을 설정해 주는 부분. **[기본진료료]** : 초진료(0101), 재진료(0102), 의약품관리료(0103), 응급및회송료(0104), 입원료(0105)

(계속)

표 9-1 **[기초자료] → [수가약가]**의 코드정보의 기능 (계속)

No.	메뉴이름	기 능 설 명
BB	산재항목	**[행위진료료]** : 검사료(0401), 방사선료(0402), CT촬영료(0403), 처방 · 조제료(0405), 주사료(0406), 마취료(0407), 채활 · 물리치료(0408), 정신요법료(0409), 처치 · 수술료(0410), 캐스트료(0411), 보행훈련료(0412) **[약가]** : 약가(0201) **[기타진료료]** : 식대(0301), 의지 · 보조기(0302), 재료대(0303), 이송료(0304), 혈액 · 혈액제(0305), MRI촬영(0306), 초음파검사(0307), 치과보철료(0308), 확인수수료(0309)
BC	성분 명칭	해당 약재의 성분을 나타낸다.
BD	성분 코드	해당 약재의 성분 코드를 나타낸다.
BE	코드 내역	해당 코드의 과거내역을 보여준다.

그밖에도 다양한 체크박스를 확인할 수 있는데 그 기능을 표 9-2에 설명하였다.

표 9-2 **[기초자료] → [수가약가]**의 체크박스 항목

No.	체크박스	기 능 설 명
1	□ 함량처방 여부	약재를 처방전에 입력할 때 전체 용량을 사용하지 않고 부분용량을 사용할 경우, 총 투여량을 자동으로 계산해 줄 때 체크한다. 이 기능은 체크 한 약재에만 적용된다. example : '타가 메트정400mg(내복)' 약재를 1T(tablet)라고 할 때, 소아환자에게 200mg만 사용할 경우 ① 기존 입력방식 - 총 투여량 부분에 '0.5'라는 투여량을 수기로 계산하여 입력한다.

(계속)

표 9-2 **[기초자료]** → **[수가약가]**의 체크박스 항목 (계속)

No.	체크박스	기 능 설 명
1	□ 함량처방 여부	② 함량처방 입력방식 – 진료실 화면 '처방내역' 상에서 '단위' 칸을 마우스로 클릭하면 'MG' 라는 단위가 빨간색으로 변경된다. 이때 총 투여량 부분에 '200' 이라고 실제 투여량을 그대로 입력하면 자동 계산됨.
2	□ 분할사용 여부	주사제가 앰플로 되어 있을 경우, 처방 시 한 개를 모두 사용하지 않고 절반만 사용할 경우, 환자에게는 주사 한 개의 값을 부담하게 하고 청구 시에는 절반만큼의 금액만 자동 청구되는 기능 체크된 주사제에 대해서만 적용된다.
3	□ 퇴장방지약품	인기약재에 밀려서 잘 사용되지 않는 약재는 제약회사에서 해당 약재를 생산하지 않게 되면 유명약재의 독과점 등의 문제가 발생할 수 있다. 따라서 인기약재에 밀린 약재를 처방하게 되면 해당약제에 대하여 사용장려금으로 약품금액의 10% 가산금을 심평원으로부터 받을 수 있다. ex) 스트렙토마이신(결핵치료제)
4	□ 필수의약품	만성질환자에게 있어서 필수의약품인 경우 체크한다. 필수의약품으로 체크되면 처방일수와 무관하게 당월진료기간이 무조건 '1' 로 적용된다.
5	□ 수술 여부	수술 여부에 따라 체크한다. 여기에 체크하면 병명부분의 수술란에 '9' 라는 숫자가 자동 입력되어 수술임을 나타낸다.
6	□ 병용금기약 여부	다른 약제와 함께 사용이 불가한 병용금기약품(DUR: Drug Use Review)으로 체크한다.
7	□ 검사실로 코드 넘기기	검사실을 사용하는 의료기관에서 사용한다.
8	□ 항목코드 묶음, 슬립 적용	의사의 처방전 입력 시에 자동으로 병증별로 처방약을 묶음으로 처리할 때 사용할 약재 여부를 체크한다.

실습 9-1 수가약가 검색 및 등록 수정하기

기본자료(마스터)의 병원코드(F1)에서 감기에 걸렸을 때, 구강 세정제로 사용하는 '삼아탄툼액' 의 병원코드를 확인해 보자.

STEP 01 •• **[기본자료(마스터)]** → **[기초자료]** → **[수가약가]**의 **[사용자코드(F1)]**에서 아이콘을 누르거나 **[F1]**키를 누른다.

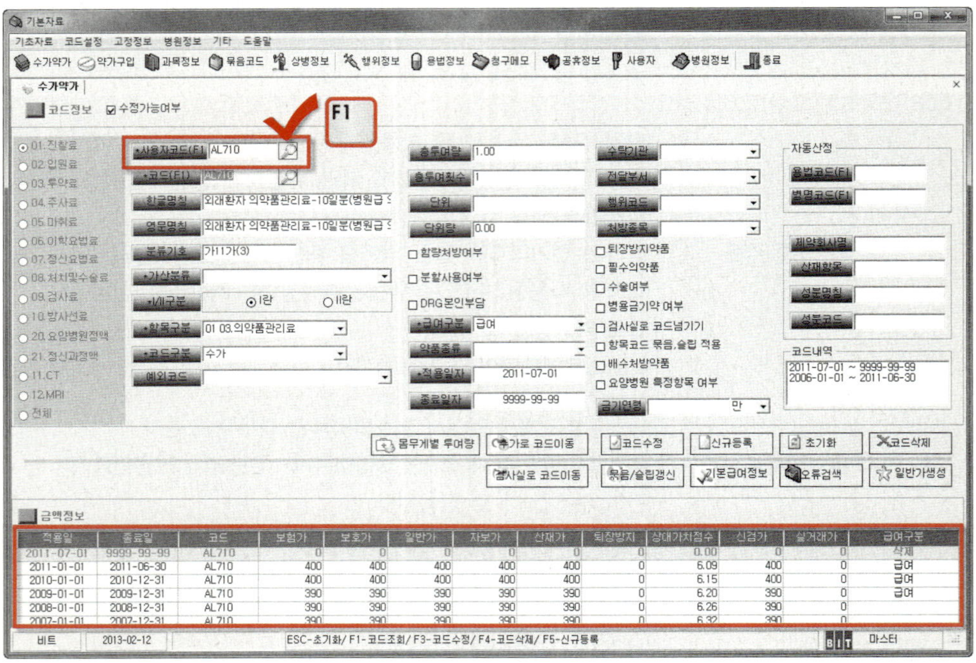

STEP 02 •• 다음과 같이 **[코드검색]** 창이 나타나면 검색 항목 옵션버튼을 **[전체]**로 선택한 후, 하단의 **[한글명칭]**에 '삼아' 라로 입력하고 **[검색]** 버튼을 누른다. 해당약품 중에 맨 하단에 나타난 '삼아탄툼액' 을 더블클릭한다.(단, 사용자코드에 등록된 코드가 있어야 한다.)

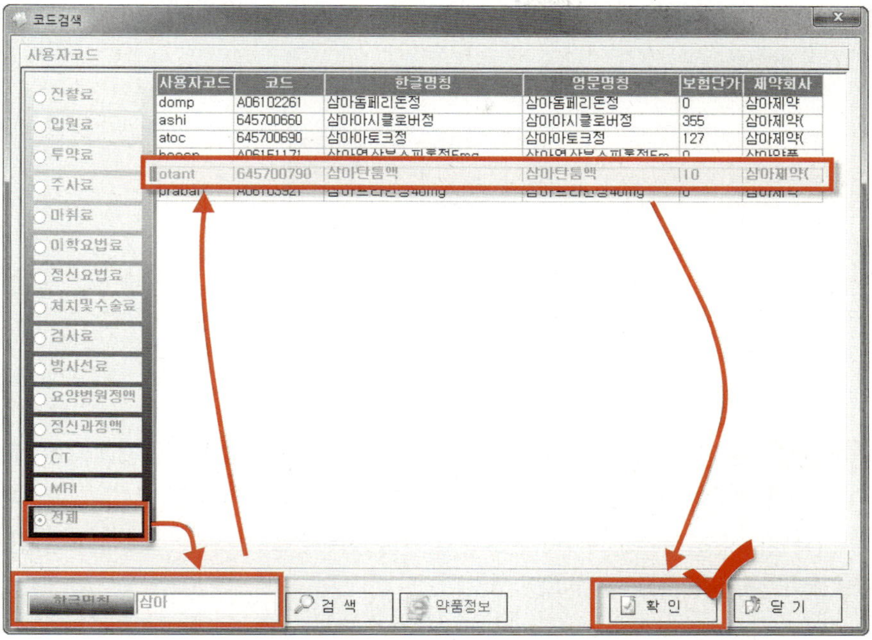

STEP 03 •• 수가약가 코드에 나타난 **'삼아탄툼액'** 의 사용자코드명은 **[otant]**임을 확인할 수 있다. 이는 의사(사용자)가 임의로 변경 가능하다. 또한, 청구코드명은 **[645700790]**이며, 성분코드는 **[116101CLQ]**임을 확인할 수 있다.

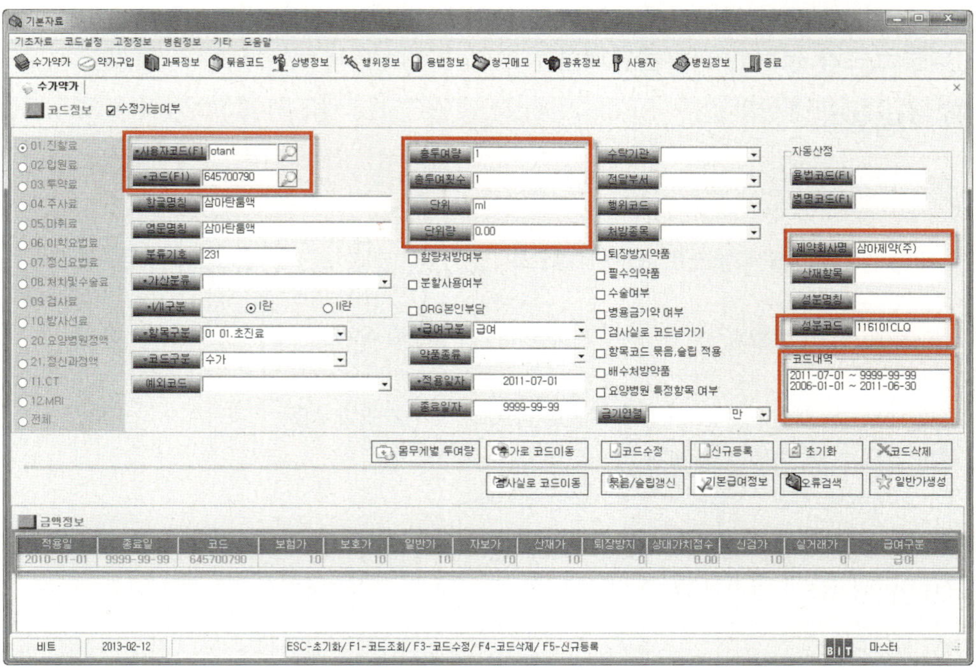

STEP 04 •• 이번에는 검색된 '삼아탄툼액'의 제약회사명을 '삼아약품'에서 '삼아약품(주)'로 변경해보자.

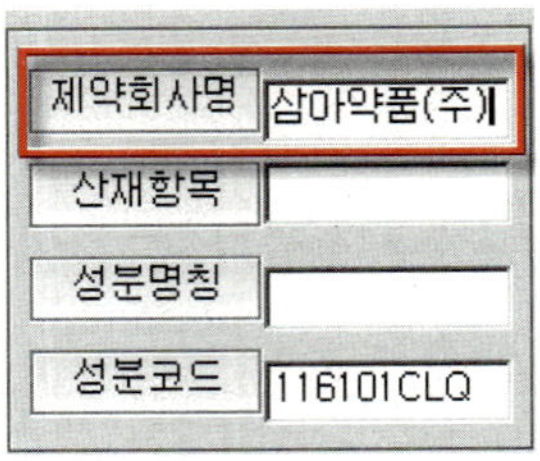

STEP 05 •• 다음에 변경된 내용을 저장하려면, 코드정보 화면 하단 중간에 있는 **[코드수정** 코드수정**]** 버튼을 누른다. 그러면 다음과 같이 수정 여부 확인 메시지 창이 나타난다. **[확인]** 버튼을 누르면 수정이 완료된다.(만일 등록된 코드가 아니라면 **[신규등록]** 버튼을 눌러 신규등록하고 사용한다.)

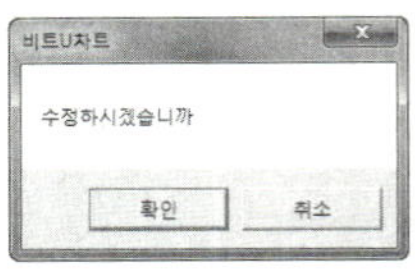

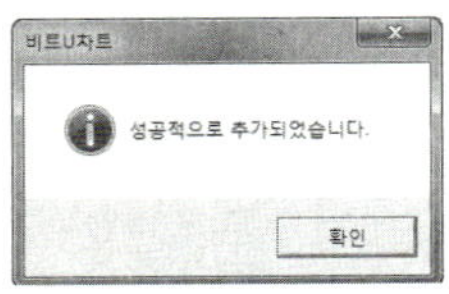

TIPS 9-1

약품코드와 성분코드의 분류기준

1. 약품코드

자릿수(13)	3	4	5		1
내용	국가별 식별코드	업체식별코드	품목코드		검증번호
			함량포함한 품목코드	포장단위	
부여예	880	6400~6999	0000~9999	1~9	0~9

약품코드 총 자릿수 : 13자리, 청구코드로 사용 시 9자리만 사용
청구코드 사용 시의 코드체계

(1) 1~4번째 자리 : 업체식별코드 (6400~6999)

(2) 5~8번째 자리 : 품목코드(함량포함한 품목코드)

(3) 9번째 자리 : 포장단위(0:허가품목, 5:신고품목) / 분공장(4:품목허가, 9:품목신고)

example : 647500760(타가메트정400mg), 656200190(덱시프로정), 645700790(삼아탄툼액)

2. 성분코드

(1) 1~4 번째 자리 : 성분정보

(2) 5-6 번째 자리 : 규격(00-복합성분제인 경우, 01 이상-함량)

(3) 7번째 자리 : 투여경로 (A-경구, B-주사, C-외용)

(4) 8~9번째 자리 : 제형 (TB-정제, CH-캅셀, TR-서방정, SY-시럽, IJ-주사제등-29가지)

example : 133303ATB(타가메트정400mg), 142301ATB(덱시프로정), 116101CLQ(삼아탄툼액)

의약품 표준코드(EAN/UCC-13)는 현행 의약품 바코드와 건강보험급여의약품 제품코드를 통합하기 위해 고안된 코드로 국가코드(3자리)와 업체코드(4자리), 품목코드(5자리), 검증번호(1자리) 등으로 구성되어 있으며 2010년 1월 1일부터 청구코드로 사용이 의무화 되었다.

출처 : http://www.khanews.com/inews/view.asp?idx=37609&menuID=3

(2) 금액정보 화면 구성

그림 9-1의 [N]영역에 해당하는 금액정보는 **[수가약가]** 창의 코드정보 화면 하단에 나타난다. 코드정보 화면에서 검색한 약품에 대한 수가 적용 및 금액에 대한 변경 히스토리가 나타난다.

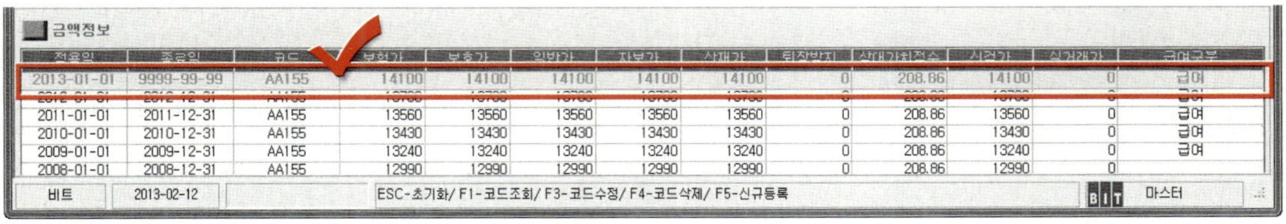

그림 9-4 **[기초자료] → [수가약가]**의 금액정보 화면

만일, 해당 수가약가의 금액이 변경되었을 경우, 직접 금액정보란에 마우스를 더블 클릭하여 **[금액정보]** 창을 연 다음에 변경된 값을 입력하고 **[코드수정** [코드수정] **]** 버튼을 눌러서 수정을 완료한다.

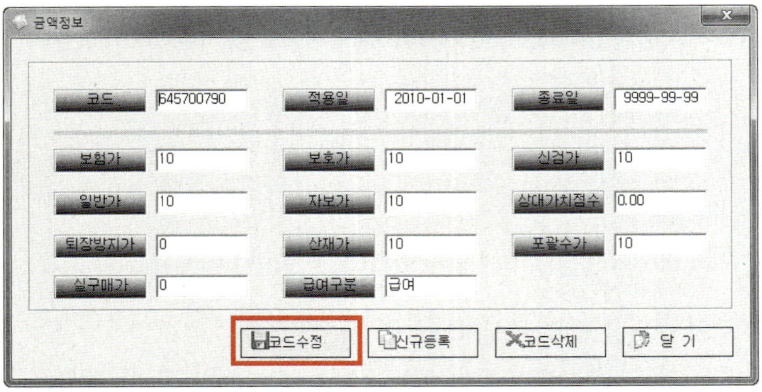

그림 9-5 **[기초자료] → [수가약가]**의 금액정보 편집 화면

(3) 사용자코드(F1) 조회

[그림 9-1]의 **[B]**영역 오른쪽에 해당하는 사용자코드(F1)는 병원코드(F1) otant 에서 [F1]키를 누르거나 버튼을 눌러서 확인할 수 있다.

이번에는 '지르텍정'을 찾아보고, 해당 사용자코드를 확인해 보자. 그림 9-6에서 보는 바와 같이 '지르텍'으로 검색된 2개의 약제가 나타난다. 여기서 '지르텍정'은 한국유씨비사로 사용자코드는 'Zyrt'로 나타난다. 만일, 병원에서 입력한 병원코드가 존재하지 않으면 검색에서 나타나지 않는다.

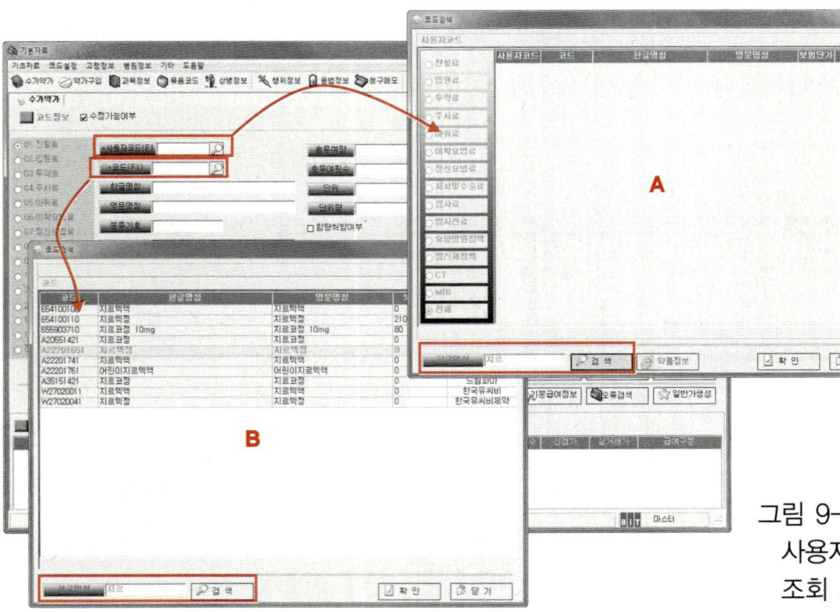

그림 9-6 사용자코드 조회 화면

(4) 코드(F1) 조회

(청구)코드(F1)와 사용자코드(F1)는 처음에 좀 헷갈릴 수 있는 코드이다. 병원코드(사용자코드)는 병원에서 자체적으로 가칭(alias)의 약재의 이름을 만들어서 사용하는 코드이고, (청구)코드는 말 그대로 건강보험심사평가원(심평원)에 EDI를 통해 의료급여 신청 시에 사용하는 청구코드라고 하면 될 것이다.

쉽게 말해 식당에서 '김치볶음밥'을 주문하면, 종업원이 주방에 '김볶'이라고 줄여서 주문서를 넣은 것과 같은 구조라고 하면 이해하기 쉬울 것이다.

이번에는 청구코드에서 '타가메트정 400mg'을 검색해 보자.

(청구)코드(F1) 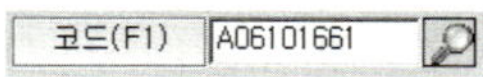

[검색 아이콘]이나 [F1]키를 누른다. 그 후 다음과 같이 '타가'로 시작하는 검색어를 입력하면 검색된 내용을 확인할 수 있다. 해당 '타가메트정 400mg'을 더블클릭하면 **[수가약가]** 창으로 검색된 정보를 가지고 이동한다.

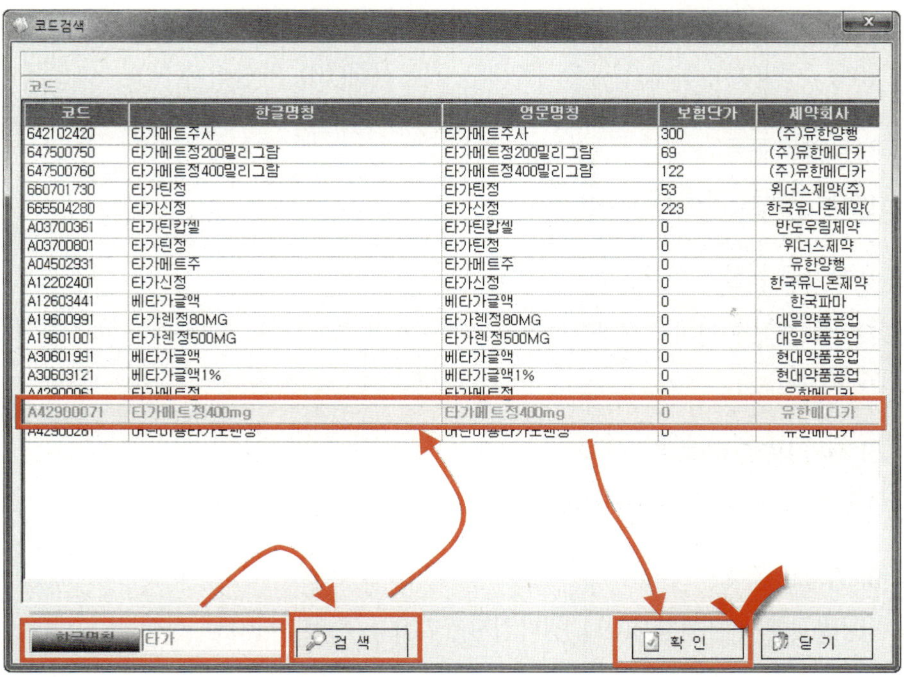

그림 9-7 (청구)코드 검색 화면

(5) 신규등록하기

그림 9-1의 [F]영역에 해당하는 신규등록은 **[기본자료(마스터)]**의 **[수가약가]** 정보에서 기본 수가와 약가, 치료재료대, 기타 병원코드 등을 새로 등록하는 항목이다. **[코드정보]**와 **[금액정보]** 사이의 아이콘 중에서 **[신규등록** 신규등록 **]** 아이콘을 이용한다. 그러나 대부분의 수가, 약가, 치료재료대는 자동으로 업체로부터 업데이트되기 때문에 특별한 경우가 아닌 이상 신규로 등록하지 않아도 된다. [그림9-1]을 참조하여 각 항목별 항목구분은 다음과 같은 기본 설정임을 확인한다.

1) 진찰료 등록

① [사용자코드(F1)]에서 해당 코드를 입력하고 수가(청구)코드에 해당하는 [코드(F1)]가 없다면 등록되지 않은 코드에 해당한다.

② [항목구분] : 초진료(01), 재진료(02), 의약품관리료(03), 응급 및 회송료(04), 가정간호기본방문료(05), 만성질환관리료(06), 선택진료료(07)

③ [코드구분] : '수가' 로 설정된다.

2) 입원료 등록

[항목구분] : 일반(01), 내 · 소 · 정(02), 집중치료실(03), 격리병실(04), 신생아(05), 기타(06), 식대(07), 안치료(08), 기본식대(10), 가산식대(11)

3) 투약료 등록

[항목구분] : 내복(01), 외용(02)

4) 주사료 등록

[항목구분] : 피하근육내(01), 정맥내(02), 수액제(03), 기타(04), 특정재료(05), 수혈(06)

5) 처치및수술료 등록

[항목구분] : 처치 및 수술(01), 캐스트(03), 보철 · 교정료(03)

6) 검사료 등록

[항목구분] : 자체검사(01), 위탁검사관리(02), 위탁검사(03)

7) 방사산료 등록

[항목구분] : 진단(01), 치료(02)

실습 9-2 외래환자에 대하여 20일분 의약품관리료를 입력하기

(단, 코드:AL715, 보험가:720원, 상대가치점수 20.73, 실거래가:20원)

STEP 01 •• **[마스터(기본자료)]** → **[수가약가]**를 선택하고, **[사용자코드(F1)]**에 'AL715'을 입력해 본다. 우리가 병원에 외래로 방문하여 의사로부터 처방을 받을 때, 가장 많이 받는 처방이 20~27일분의 외래처방전이다. 이때 3일분의 처방에 대한 의약품관리료(의사)가 다음과 같이 산정되어 있음을 확인할 수 있다.

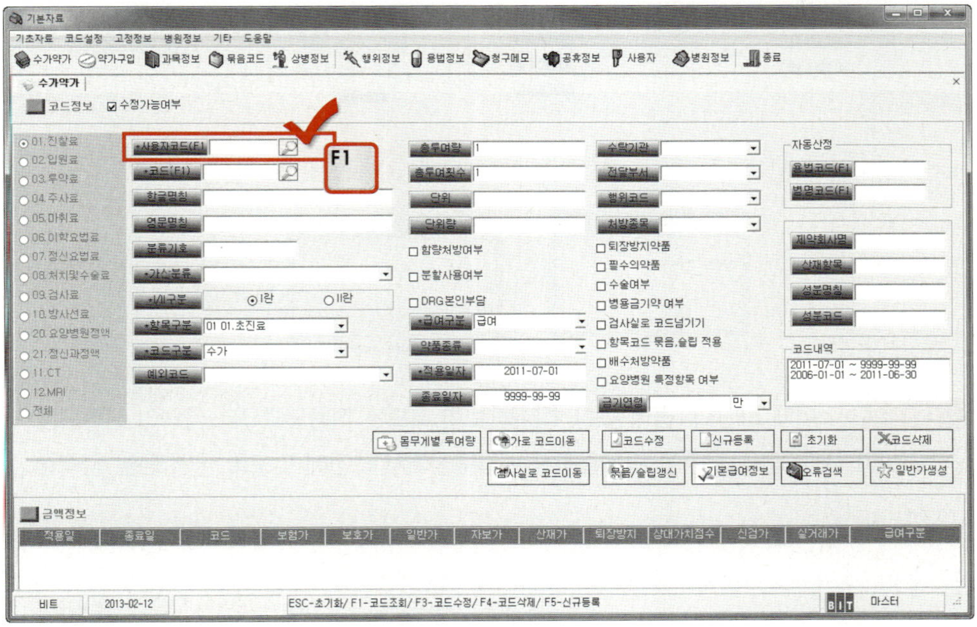

STEP 02 •• 이제 20~27일분의 의약품 관리료를 실습 조건에 맞도록 등록해 보자. 우선 **[초기화 [초기화]]** 버튼을 누르고 **[사용자코드(F1)]** 부분에 'AL715'을 입력한다. 그러면 등록되지 않은 코드일 경우, 각 항목에 아무 내용도 나타나지 않을 것이다.

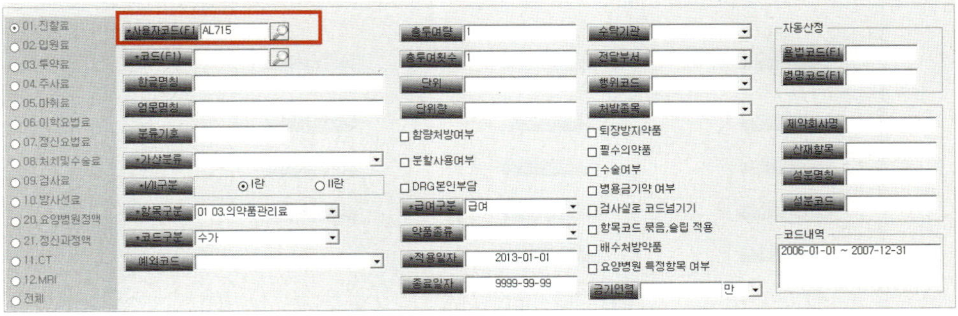

STEP 03 •• 다음과 같이 **[코드(F1)]**, **[한글명칭]**, **[영문명칭]**, **[가산분류]** 항목을 수정하고 **[신규등록** 신규등록 **]** 버튼을 누른 후, 다음과 같은 메시지 창이 나타나면 **[확인]** 버튼을 눌러서 신규등록을 완료한다.

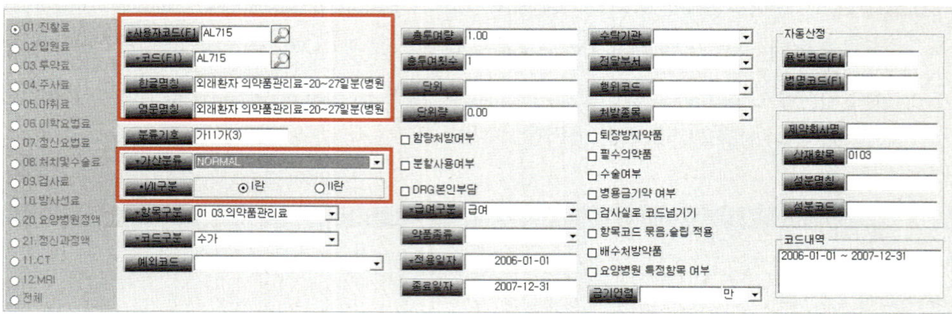

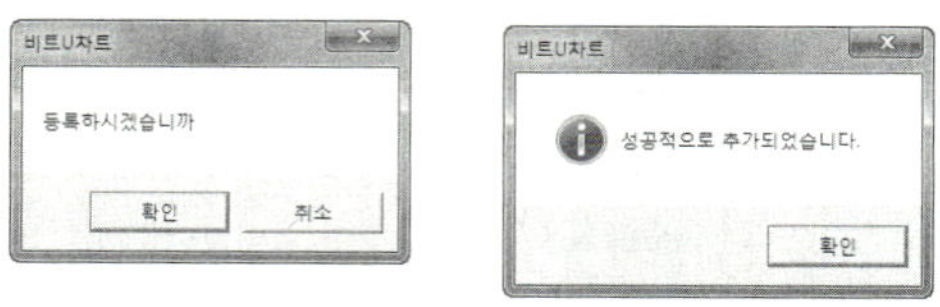

STEP 04 •• 이때 하단의 **[금액정보]** 부분을 보면 코드는 적용되었으나 금액이 설정되지 않았다. 해당 금액 부분을 더블클릭하여 입력창에서 조건에 맞도록 금액 등을 입력한다.

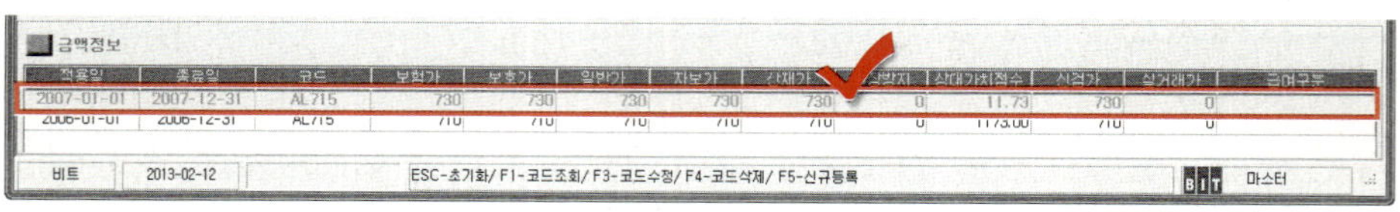

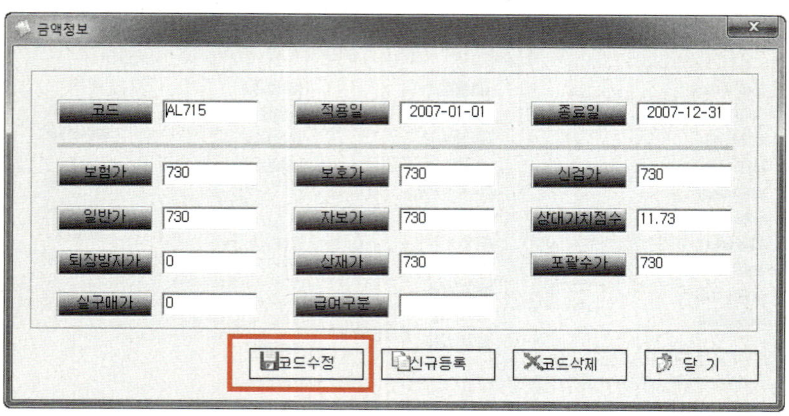

STEP 05 •• 입력이 완료되었다면, **[코드수정** 코드수정 **]** 버튼을 눌러서 의약품관리료(20일분) 수정을 완료한다.

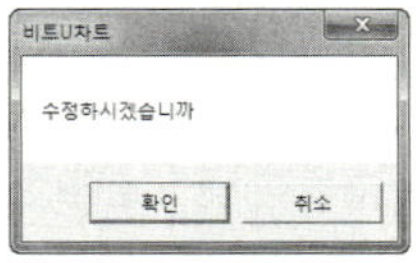

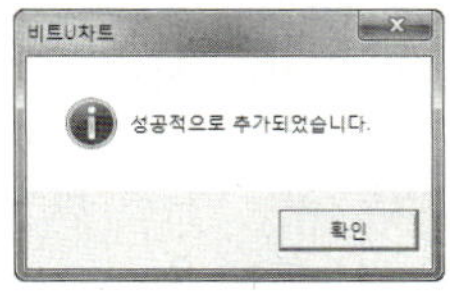

STEP 06 •• 신규로 입력한 'A715' 코드의 수가약가 및 코드를 확인한다 (단, 이 예제는 실습을 위한 코드일 뿐, 실제 코드가 아님을 인지해야 한다).

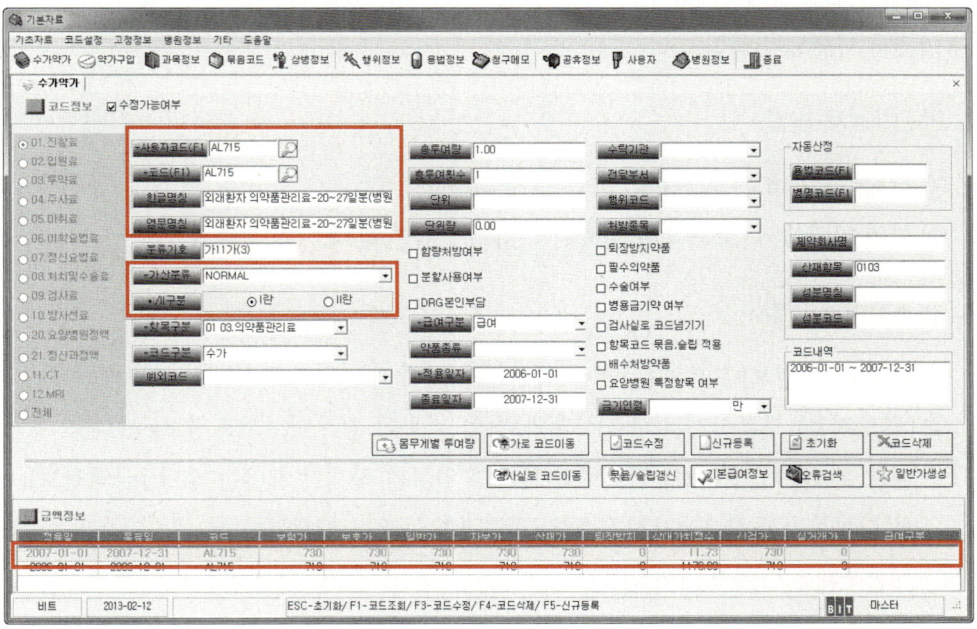

(6) 수정하기

그림 9-1의 **[E]**영역에 해당하는 수정하기는 이미 등록된 수가약가의 청구코드나 금액 등이 변경될 경우에 사용한다. 수정은 크게 2가지 방법이 존재한다.

1) 이전 내용 덮어쓰기 수정

수정하고자 하는 코드를 조회하고 **[코드정보]**나 **[금액정보]** 부분에서 수정할 항목을 수정하고 **[코드수정** 코드수정 **]** 버튼을 눌러서 수정하는 방법이다.

2) 이전 내용 보존 수정

① 수정하고자 하는 코드를 조회하여 화면에 띄운다.

② **[코드(F1)]**란에 변경하고자 하는 코드를 입력하거나 기능키 **[F1]**을 눌러서 변경하고자 하는 내용을 변경한다.

③ **[신규등록** 신규등록**]** 버튼을 눌러서 등록하면 **[금액정보]** 화면에 수정된 히스토리가 나타나면서 수정된다.

(7) 삭제하기

그림 9-1의 **[H]**영역에 해당하는 삭제하기는 등록된 코드를 삭제할 때 사용한다. 삭제에는 크게 전체삭제와 개별삭제가 있으며, 한번 삭제되면 코드를 잃게 되므로 주의해서 사용해야 한다.

1) 전체삭제 방법

① 삭제하고자 하는 코드를 조회 화면에 띄운다.

② 화면 하단에서 **[코드삭제** 코드삭제**]** 버튼을 누른다.

2) 개별삭제 방법

① 이는 **[코드정보]** 부분과 **[금액정보]** 부분을 각각 개별적으로 삭제하는 방법이다.

② **[코드정보]** 부분삭제는 전체삭제와 거의 기능이 같으며, **[코드정보]** 부분을 그대로 둔 채, **[금액정보]** 히스토리 부분의 일부를 삭제할 때에는 해당 **[금액정보]**를 더블클릭한 후, **[코드삭제** 코드삭제**]**를 눌러서 삭제한다.

③ 개별삭제는 그림 9-8와 같다.

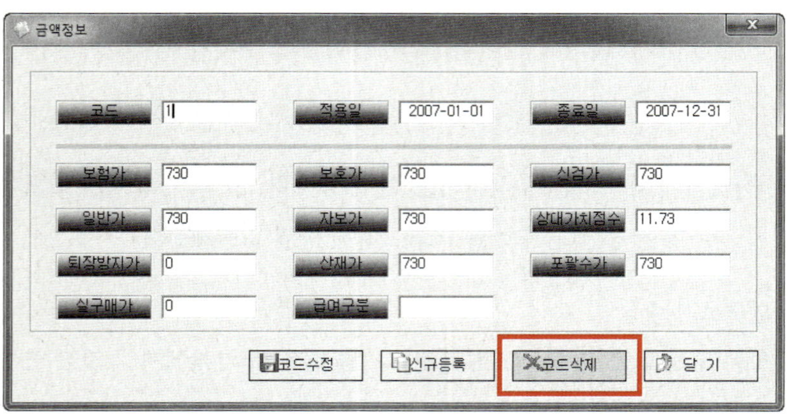

그림 9-8 개별삭제 화면

실습 9-3 등록된 청구코드 삭제하기 예

STEP 01 •• **[기본자료(마스터)]** → **[수가약가]**를 선택하고 **[사용자코드(F1)]**에서 기능키 **[F1]**이나 🔍를 누른다. 쓸모없어 보이는 코드나 중복된 데이터로 보이는 항목을 하나 선택한다.

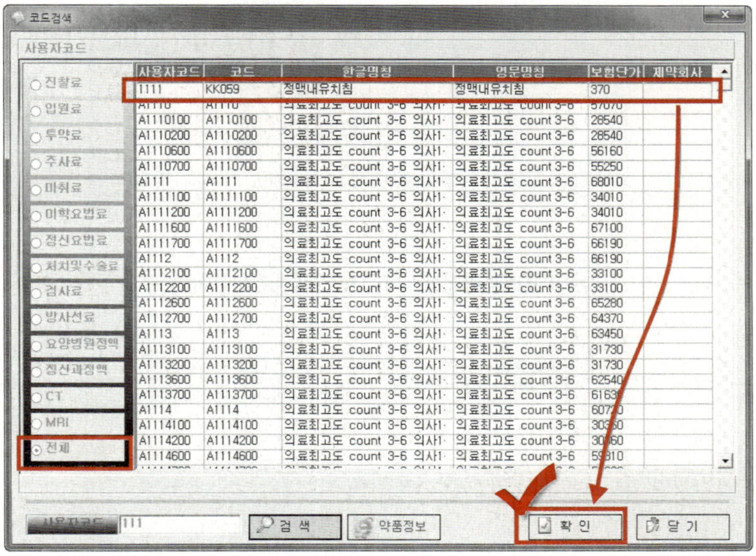

STEP 02 •• 하단의 **[금액정보]**에서 맨 위의 적용일을 선택하여 적용일 히스토리를 삭제해 본다.

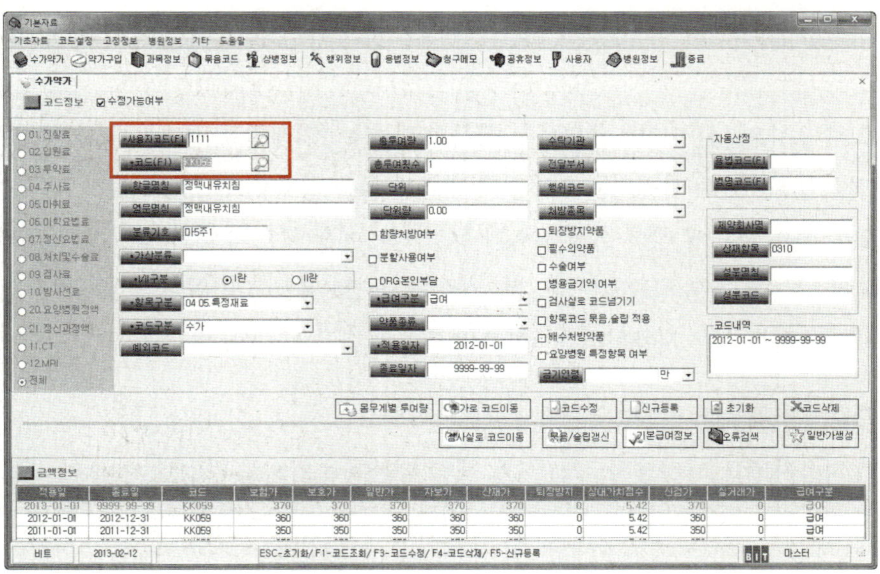

STEP 03 •• **[금액정보]** 창에서 **[코드삭제** [코드삭제] **]** 버튼을 누른다.

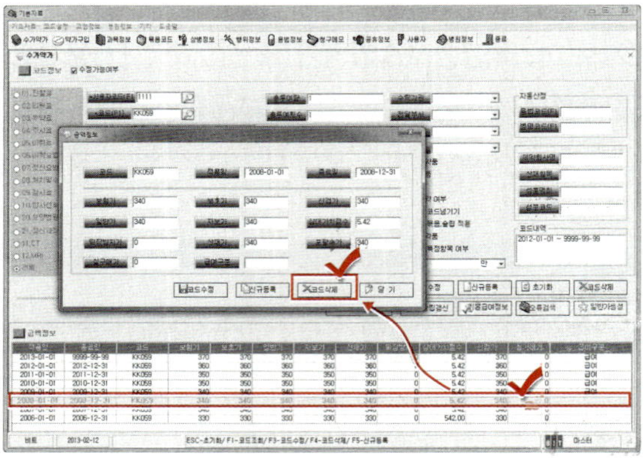

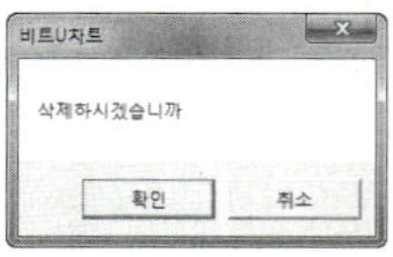

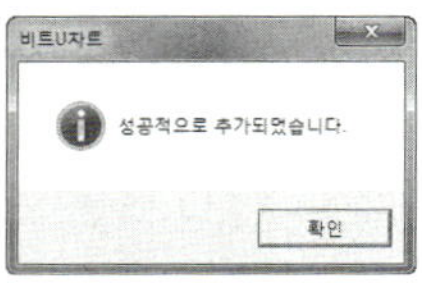

STEP 04 •• 제거된 금액정보 변경 히스토리를 확인할 수 있다.

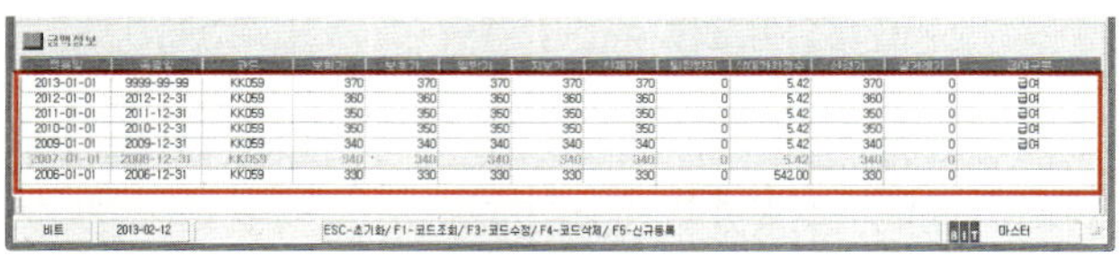

(8) 묶음/슬립 갱신

그림 9-1의 **[J]**영역에 해당하는 항목으로 이는 **[외래진료실]**에서 의사가 처방전을 작성할 때, 자주 사용되는 처방전에 대하여 묶음 형태로 코드를 만들어 사용할 때 필요로 하는 코드에 대한 설정 창이다. 수가약가에서 코드에 대한 정보를 변경할 때 기존에 만들어 놓은 묶음코드의 값과 상이해지므로 묶음코드 안에 코드정보들도 변경하고자 하는 경우 사용한다. 각 항목의 의미는 다음과 같다.

① S : 선택 여부

② **사용자코드 : [사용자코드(F1)].** 해당 병원에서 임의로 만들어 사용하는 코드

③ **코드명칭 :** 해당 사용자코드의 한글명칭

④ **수가 :** 수가코드, 급여구분(급여/비급여), 항목구분의 내용을 표시

⑤ **묶음/슬립 :** 코드에서 사용할 수가코드, 급여 구분(급여/비급여), 항목구분의 내용을 표시

⑥ **대표코드 :** 해당 묶음코드 혹은 슬립의 대표 코드명을 표시

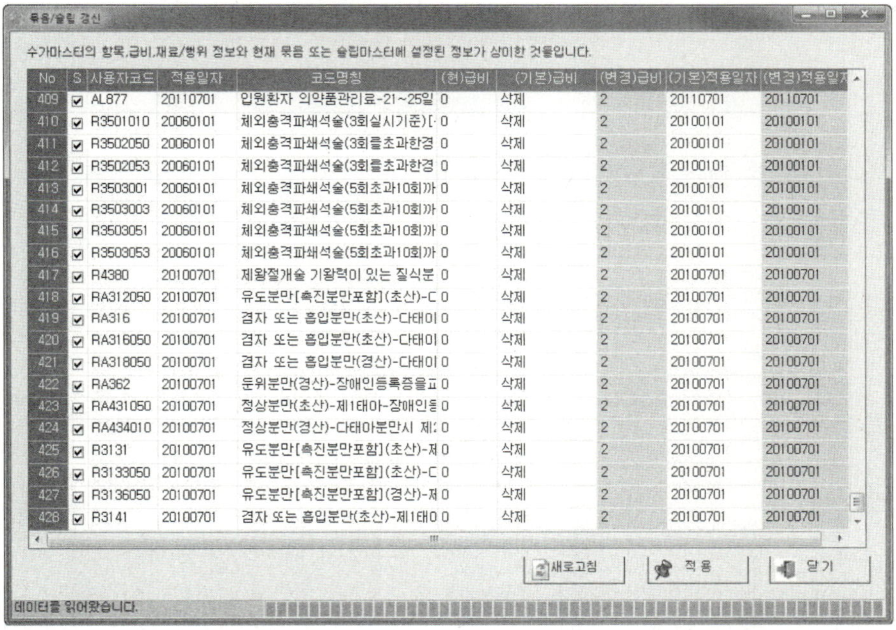

그림 9-9 **[수가약가]**의 묶음/슬립 갱신 화면

⑦ **마스터 종류 :** 해당 코드가 묶음코드인지 슬립인지를 표시

(9) 기본급여정보

그림 9-1의 [K]영역에 해당하는 기본급여정보는 보험심사평가원(심평원)에서 배포되는 자료의 급여정보와 OCS 프로그램을 사용하는 해당 병원에서 사용하는 코드의 급여정보와 서로 다를 경우, 해당 내역을 확인할 수 있는 창이다. 세부 항목은 다음과 같다.

① **사용자코드 :** 사용자가 설정한 코드, **[사용자코드(F1)]**에 나타나는 코드이다.

② **적용일자 :** 해당 코드의 사용자가 적용한 날짜

③ **코드명칭 :** 해당코드의 한글 명칭

④ (현)**급비 :** 사용자가 설정한 급여구분 [급여(0), 비급여(2)]

⑤ (기본)**급비 :** 보험심사평가원(심평원)에 등록된 급여구분

⑥ (변경)**급비 :** 보험심사평가원(심평원)에 등록된 급여구분으로 변경 시에 적용되는 급비 구분

⑦ (기본)**적용일자 :** 심평원에 등록된 급여구분 적용일자

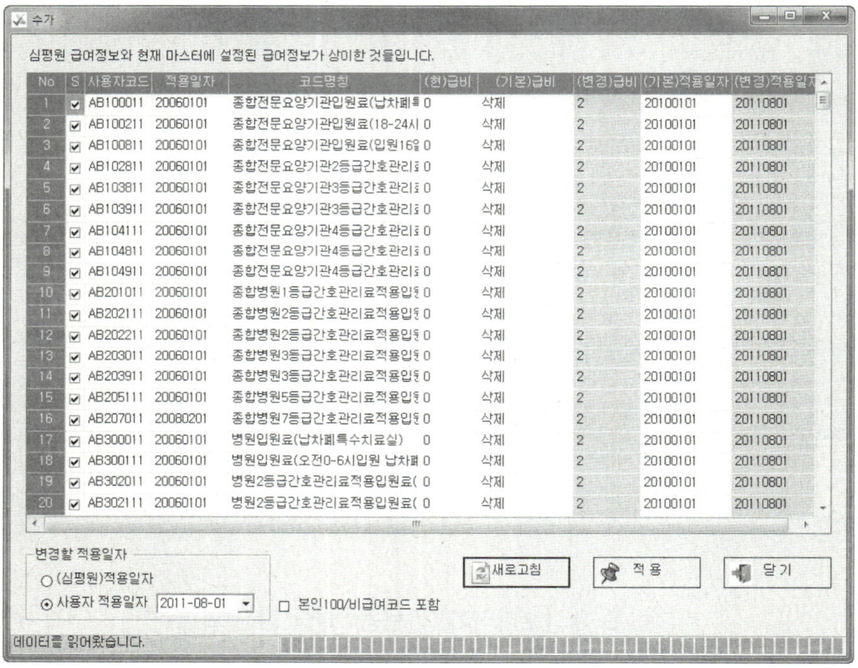

그림 9-10 **[수가약가]**의 기본급여 정보 화면

⑧ (변경)**적용일자 :** 심평원에 등록된 급여구분 적용일자로 변경 시에 적용되는 적용일자

(10) 오류검색

그림 9-1의 **[L]**영역에 해당하는 오류검색은 등록하여 사용하는 '사용자코드' 가 실제 보험심사평가원(심평원)에서 부여해 사용하는 청구코드와 일치하는지의 여부를 검색하는 기능이다. **[검색** 검 색**]** 버튼을 누르면 현재 시스템에 저장된 '사

용자코드' 와 '(청구)코드' 가 서로 다른 항목을 검색해 준다. 이러한 코드는 가능한 한 사용하지 않는 것이 좋다.

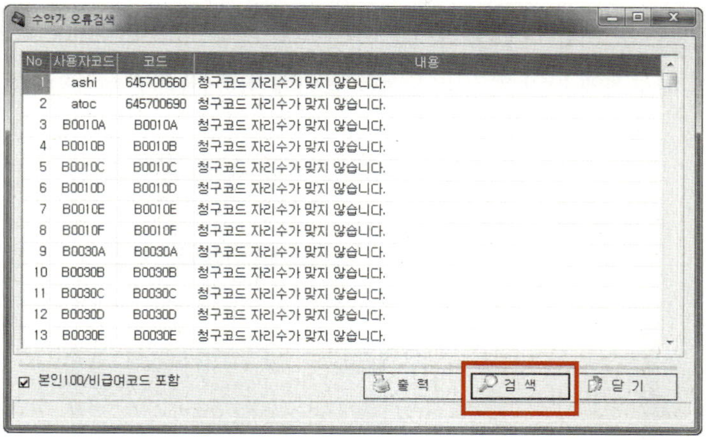

그림 9-11 **[수가약가]**의 오류검색 화면

왜냐하면 이런 코드를 사용하여 심평원에 급여비용청구를 EDI를 통해 전달할 경우, Reject(심사탈락)의 이유가 되기 때문이다.

(11) 일반가생성

이 항목은 **[수가약가]** 항목에 등록된 코드의 일반가를 일괄적으로 입력할 때에 사용하는 창이다. 일반가란 보험급여환자가 아닌 일반으로 내원한 내원환자에 대한 비용을 산정하는 항목이다. 해당 **[항구분]**을 선택한 후, **[I/II구분]**을 선택하고 적용하고자 하는 일반가를 보험가의 몇 퍼센트(%)로 할 것인지를 선택하는 비율(%)을 입력한다.

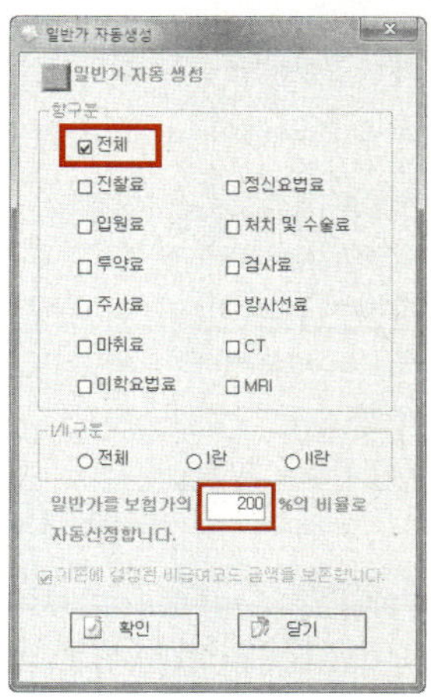

그림 9-12
[수가약가]의 일반가 설정 화면

(12) 몸무게별 투여량

그림 9-1의 **[C]**영역에 해당하는 몸무게별 투여량 항목은 주사제, 내복약 등을 처방할 때 신체의 특성(몸무게)에 따라 처방해야 할 양을 지정하도록 신설된 항목이다. 소아과처럼 몸무게에 따라 약처방 용량을 달리해야 하는 경우 사용한다.

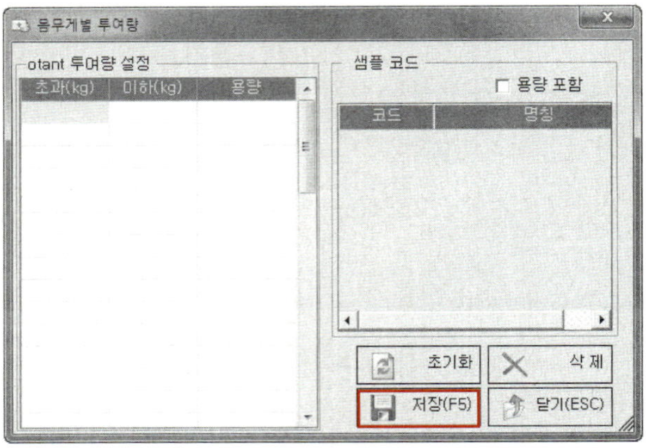

그림 9-13 **[수가약가]**의 몸무게별 투여량 화면

(13) 수가로 코드이동

그림 9-1의 **[D]**영역에 해당하는 수가로 코드이동 항목은 지원부서 검사마스터에서 검사코드를 임의로 생성한 경우 해당 코드가 수가코드에 없는 경우 검사코드를 수가코드로 이동하기 위해 사용되는 메뉴로 역시 추가로 신설된 항목이다.

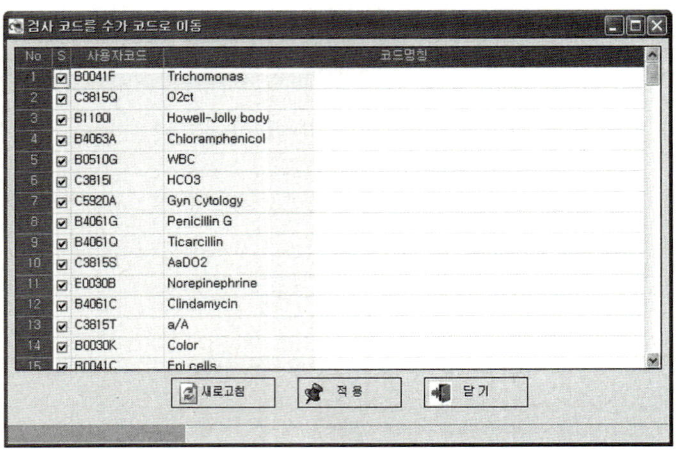

그림 9-14 **[수가약가]**의 추가코드로 이동 화면

2. 기초수가

"[기초자료]→[기초수가]"는 **[수가약가]**와 거의 비슷한 기능을 수행한다. 따라서, 화면 인터페이스 역시 비슷하다. 메뉴와 단축아이콘 역시 **[수가약가]**의 아이콘을 거의 그대로 사용하고 있다.

다만, **[기초수가]** 항목은 '사용자코드(병원코드)'와 '(청구)코드'를 비교해 한 화면으로 설정할 수 있다는 점에서 **[수가약가]** 창보다 유리하다고 할 수 있다.

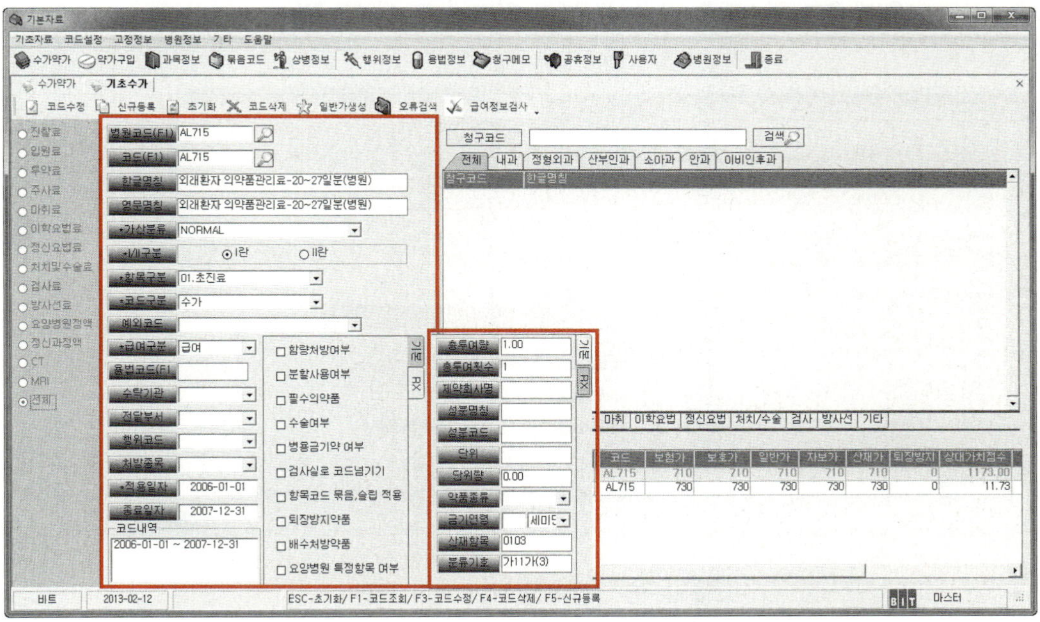

그림 9-15 **[기초수가]**의 설정 화면

참고로 '비트U차트'에서는 해당 병원에서 사용하는 '사용자코드'를 '병원코드'라는 이름과 혼용하여 사용하고 있으며, '청구코드'는 그냥 '코드'라는 명칭과 혼용하여 사용하고 있으니 주의해야 한다.

3. 상세정보

상세정보는 '비트U차트' 프로그램에서 사용하는 데이터베이스(DB) 내의 테이블(table)에 대한 정보를 상세히 보여주는 창이다.

이 창은 **[마스터(기본자료)]** → **[기초자료]** → **[상세정보]**를 선택하면 상세정보 화면을 그림 9-16과 같이 볼 수 있다.

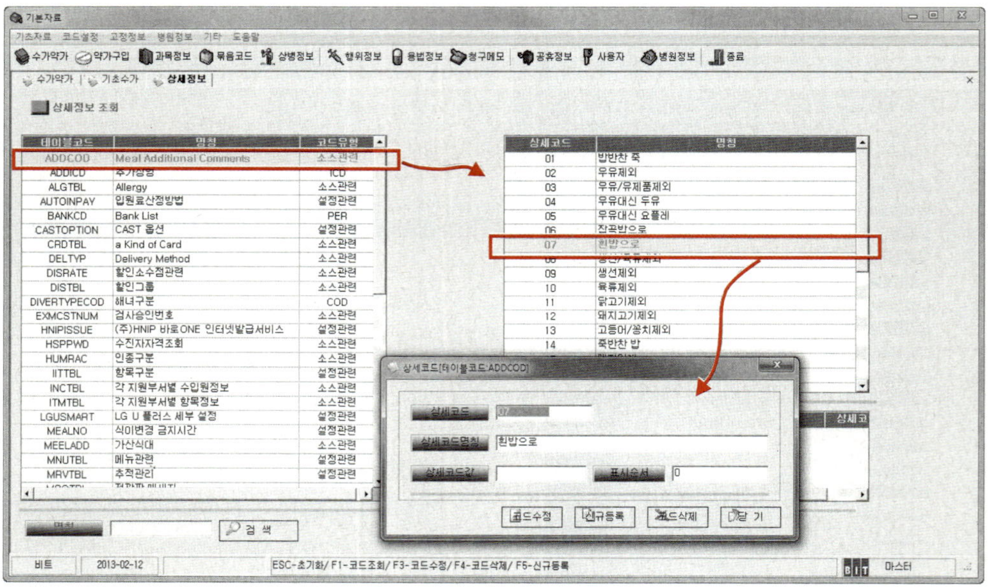

그림 9-16 **[상세정보]**의 조회 화면

4. 보험정보

[보험정보]는 각 보험의 유형을 세부적으로 병원에 맞게 설정해 주는 역할을 담당한다. **[보험정보]** 항목에서는 **'보험코드'**, **'병원구분'**, **'진료구분'**, **'병원가산율'**, **'본인부담률'** 등을 설정한다.

[보험정보]는 청구 시에 기초 정보로 활용되기 때문에 매우 중요한 설정이므로 정확히 해당 병원의 유형에 따라 설정을 확인해야 한다.

[마스터(기본자료)] → [기초자료] → [보험정보]를 선택하면 다음과 같은 창을 확인할 수 있다.

보험유형은 **일반(11)**, **자동차보험(21)**, **국민건강보험(31)**, **공상(38)**, **산업재해보상보험(41)**, **보호1종(51)**, **보호2종(53)** 등은 기본 설정 항목이다.

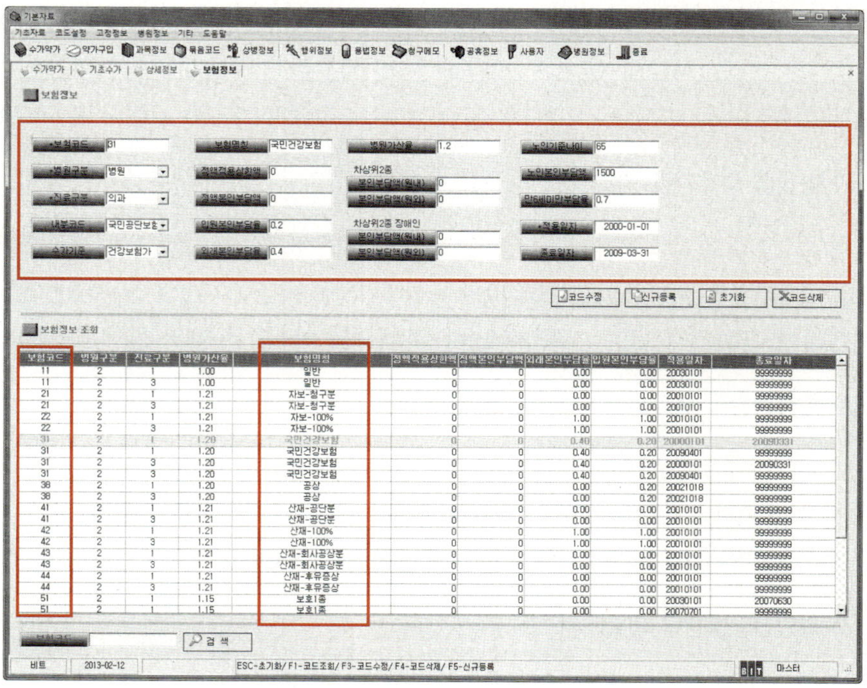

그림 9-17 **[보험정보]** 조회 화면

(1) 보험설정(국민건강보험)

국민건강보험은 의료보험의 가장 기본이 되는 설정이다. 각 항목에 대한 설정은 다음과 같이 해야 한다.

참고로 보험수가는 매년 건강보험공단과 의사협회가 정하는데, 이때 '상대가치점수'의 포인트를 통해 인상분을 결정하게 된다.

TIPS 9-2

초진진찰료와 재진진찰료

1. 진찰료

2013년도의 대한병원협회에서 발행한 건강보험요양급여비용 책자에 수록된 내용은 경우 다음과 같이 책정되었다.

(1) 의원급 의료기관

① **초진진찰료(AA154기준) 13,180원** = 상대가치점수(188.11점) X 점수당단가(70.1원)
② 재진진찰료(AA254기준) 9,420원 = 상대가치점수(134.47점) X 점수당단가(70.1원)
③ 입원료(AB400기준) 27,860원 = 상대가치점수(358.86점) X 점수당단가(70.1원)

(2) 병원급 의료기관

① **초진진찰료(AA155기준) 14,090원** = 상대가치(208.86점) X 점수당단가(67.5원)
② 재진진찰료(AA255기준) 10,210원 = 상대가치점수(151.37점) X 점수당단가(67.5원)
③ 입원료(AB300기준) 27,860원= 상대가치점수(412.75점) X 점수당단가(67.5원)

(3) 종합병원급 의료기관

① **초진진찰료(AA156기준) 15,680원** = 상대가치점수(232.33점) X 점수당단가(67.5원)
② 재진진찰료(AA256기준) 11,800원 = 상대가치점수(174.84점) X 점수당단가(67.5원)
③ 입원료(AB200기준) 31,490원 = 상대가치점수(466.64점) X 점수당단가(67.5원)

(4) 종합전문병원급 의료기관

① **초진진찰료(AA157기준) 17,260원** = 상대가치점수(255.79점) X 점수당단가(67.5원)
② 재진진찰료(AA257기준) 13,380원 = 상대가치점수(198.31점) X 점수당단가(67.5원)
③ 입원료(AB100기준) 34,220원 = 상대가치점수(507.06점) X 점수당단가(67.5원)

confer. 진찰료는 매년 변경되며, 이는 건강보험관리공단과 의사협회의 협정에 의해 책정되기 때문이므로 이에 유의해야 한다. 따라서 OCS 프로그램의 경우, 의료법의 변경에 따라 주기적인 업데이트가 반드시 필요하다는 것도 유의하기 바란다.

2. 의료기관종별 분류

2013년도의 대한병원협회에서 발행한 건강보험요양급여비용 책자에 수록된 의료기간 종별분류는 다음과 같다.

(1) 의원급 : 의원, 치과의원, 보건의료원, 한의원

(2) 병원급 : 병원, 치과병원, 한방병원, 요양병원

(3) 종합병원급

① 종합전문요양기관을 제외한 종합병원이 이에 해당

② 종합전문요양기관에 설치된 경우를 제외한 치과대학부속 치과병원

③ 한의과대학 부속 한방병원으로 지정받은 한방병원

④ 국립병원 한방진료병원

(4) 종합전문요양기관급

① 종합전문요양기관으로 인정한 종합병원

② 종합전문요양기관에 설치된 치과대학부속 치과병원

③ 종합병전문요양기관에 설치된 특수전문병원

따라서, 아래 예는 해당 비율보다는 병원가산율을 감안하여 이해하기 바란다.

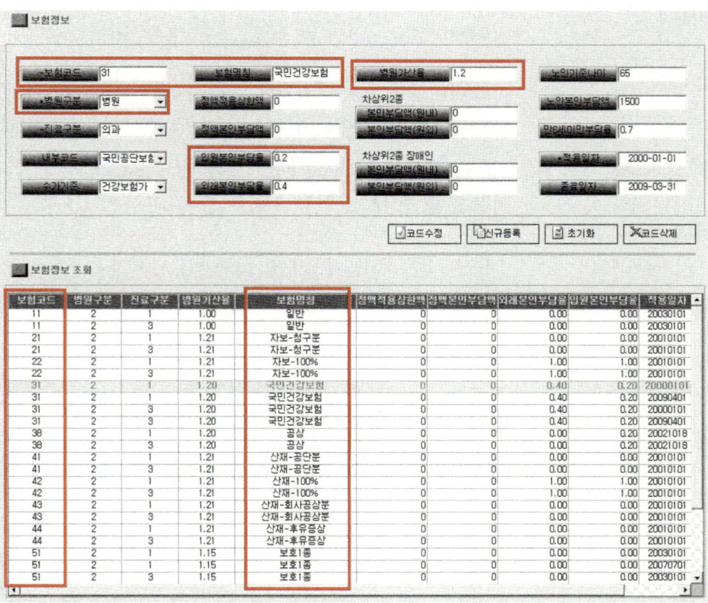

보험코드	병원구분	진료구분	병원가산율	보험명칭	정액적용상한액	정액본인부담액	외래본인부담율	입원본인부담율	적용일자
11	2	1	1.00	일반	0	0	0.00	0.00	20030101
11	2	3	1.00	일반	0	0	0.00	0.00	20030101
21	2	1	1.21	자보-청구분	0	0	0.00	0.00	20010101
21	2	3	1.21	자보-청구분	0	0	0.00	0.00	20010101
22	2	1	1.21	자보-100%	0	0	1.00	1.00	20010101
22	2	3	1.21	자보-100%	0	0	1.00	1.00	20010101
31	2	1	1.20	국민건강보험	0	0	0.40	0.20	20000101
31	2	1	1.20	국민건강보험	0	0	0.40	0.20	20090401
31	2	3	1.20	국민건강보험	0	0	0.40	0.20	20000101
31	2	3	1.20	국민건강보험	0	0	0.40	0.20	20090401
38	2	1	1.20	공상	0	0	0.00	0.20	20021018
38	2	3	1.20	공상	0	0	0.00	0.20	20021018
41	2	1	1.21	산재-공단분	0	0	0.00	0.00	20010101
41	2	3	1.21	산재-공단분	0	0	0.00	0.00	20010101
42	2	1	1.21	산재-100%	0	0	1.00	1.00	20010101
42	2	3	1.21	산재-100%	0	0	1.00	1.00	20010101
43	2	1	1.21	산재-회사공상분	0	0	0.00	0.00	20010101
43	2	3	1.21	산재-회사공상분	0	0	0.00	0.00	20010101
44	2	1	1.21	산재-후유증상	0	0	0.00	0.00	20010101
44	2	3	1.21	산재-후유증상	0	0	0.00	0.00	20010101
51	2	1	1.15	보호1종	0	0	0.00	0.00	20030101
51	2	1	1.15	보호1종	0	0	0.00	0.00	20070701
51	2	3	1.15	보호1종	0	0	0.00	0.00	20030101

표 9-3 [기초자료] → [보험정보]의 국민건강보험 항목별 정보

No.	메뉴 이름	기 능 설 명
1	보험코드	국민건강보험의 경우, **'31' 번**을 보험코드로 사용
2	병원구분	의원, 병원, 종합병원, 종합전문병원(대학병원) 중 해당 요약기관을 선택 (수정 불가)
3	진료구분	의과, 치과, 정신과, 한방과 중 해당 진료구분을 선택 example : 보통 내과는 '의과' 에 해당한다.
4	내부코드	보험유형을 선택하는 부분으로 '국민공단보험' 을 선택
5	수가기준	보험유형이 적용받게 될 수가를 적용하는 부분으로 '건강보험가' 를 선택
6	보험명칭	해당 보험 명칭을 입력 example : '국민건강보험' 을 입력
7	정액적용상한액	정율 · 정액 기준금액을 입력한다. example : 15000 : 15,000원을 입력
8	정액본인부담액	정액적용상한액 15,000원 이하인 정액환자에게 본인부담금 3,000원 적용
9	입원본인부담율	입원 시 입원본인부담률을 입력한다. example : 20%일 경우 '0.2' 로 입력
10	외래본인부담율	외래 시 외래본인부담률을 입력한다. example : 30%일 경우, '0.3' 으로 입력
11	병원가산율	요양종별에 따라 다르게 입력된다. 의원(**15%**), 병원(**20%**), 종합병원(**25%**), 종합전문병원(**30%**) example : '병원구분' 항목이 '병원' 이므로 20%를 추가한 '1.2' 를 입력
12	노인기준나이	노인기준나이인 65세를 입력한다.
13	노인본인부담액	노인본인 부담액을 입력 example : 1,500원일 경우, '1500' 입력
14	만 6세 미만 부담률	6세 미만인 내원객에 대한 부담률 적용 example : 원 금액의 70%를 적용할 때 '0.7' 로 입력

표 9-3 **[기초자료]** → **[보험정보]**의 국민건강보험 항목별 정보(계속)

No.	메뉴 이름	기 능 설 명
15	의료급여 1종	의료급여 1종은 '기초생활수급대상자'를 의미한다. 과거 '보호 1종'으로도 표현하였음.
16	의료급여 2종 (장애인)	의료급여 2종은 '장애인'을 의미한다. 과거 '보호 2종'으로도 표현하였음.
17	적용일자	적용일자 입력
18	종료일자	종료일자 입력 example : 보통 '9999-99-99'로 입력한다. 이렇게 입력해도 적용일자가 변경되면 적용일자를 기준으로 변경되기 때문에 큰 의미는 없음.

(2) 의료급여1종(보호1종, 기초생활수급대상자)

이는 의료급여1종(기초생활수급대상자)의 보험정보 설정에 대한 항목이다. 참고로 여기서 가장 중요한 부분인 병원가산율(종별가산율)은 의료급여 1종의 경우에 **의원이 11%, 병원이 15%, 종합병원이 18%, 종합전문요양기관이 22%**인 항목이다.

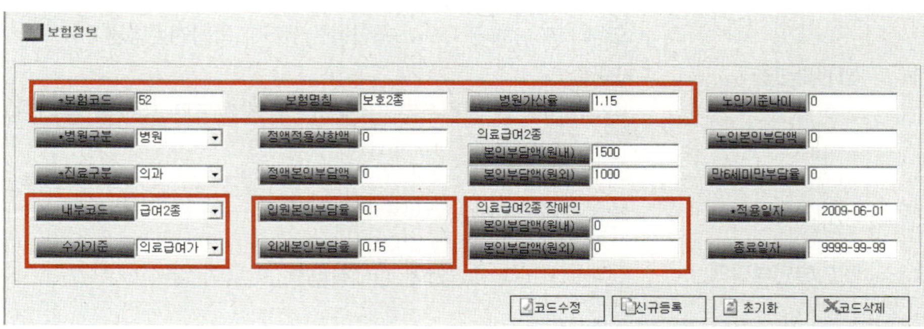

표 9-4 **[기초자료] → [보험정보]**의 의료급여1종 항목별 정보

No.	메뉴 이름	기 능 설 명
1	보험코드	의료급여 1종의 경우 **'51'** 번을 보험코드로 사용
2	병원구분	의원, 병원, 종합병원, 종합전문병원(대학병원) 중 해당 요약기관을 선택(수정불가)
3	진료구분	의과, 치과, 정신과, 한방과 중 해당 진료구분을 선택 example : 보통 내과는 '의과' 에 해당한다.
4	내부코드	보험유형을 선택하는 부분으로, **'급여 1종'** 을 선택
5	수가기준	보험유형이 적용받게 될 수가를 적용하는 부분으로 **'의료급여가'** 를 선택
6	보험명칭	해당 보험 명칭을 입력 example : '의료급여 1종' 혹은 '보호 1종' 으로 입력
7	정액적용상한액	정율 · 정액 기준금액을 적용받지 않는다. 따라서 '0' 원을 입력
8	정액본인부담액	전액을 건강보험공단에 청구하므로 '0' 으로 입력
9	입원본인부담률	전액을 건강보험공단에 청구하므로 '0' 으로 입력
10	외래본인부담률	전액을 건강보험공단에 청구하므로 '0' 으로 입력
11	병원가산율	의료급여 1종의 경우 요양종별에 따라 다르게 입력된다. 의원(11%), 병원(15%), 종합병원(18%), 종합전문병원(20%) example : '병원구분' 항목이 '병원' 이므로 **15%**를 추가한 **'1.15'** 를 입력
12	노인기준나이	노인 기준 나이인 65세를 입력한다.
13	노인본인부담액	전액을 건강보험공단에 청구하므로 '0' 으로 입력
14	만 6세 미만 부담률	전액을 건강보험공단에 청구하므로 '0' 으로 입력
15	의료급여 1종	의료급여 1종은 '기초생활수급대상자' 를 의미한다. 과거 '보호1종' 으로도 표현하였음
16	의료급여 2종 (장애인)	해당사항 없음.

(계속)

표 9-4 **[기초자료] → [보험정보]**의 의료급여1종 항목별 정보(계속)

No.	메뉴 이름	기 능 설 명
17	적용일자	적용일자 입력
18	종료일자	종료일자 입력 example : 보통 '9999-99-99'로 입력한다. 이렇게 입력해도 적용일자가 변경되면 적용일자를 기준으로 변경되기 때문에 큰 의미는 없음.

(3) 의료급여2종(보호2종, 장애인)

'요양급여2종', '보호2종', 또는 '의료급여2종'은 모두 같은 의미이며, 장애인에 대한 보험정보 설정에 대한 항목을 의미한다. 종별가산율은 '의료급여1종'과 같은 **의원(11%) · 병원(15%) · 종합병원(18%) · 종합전문요양기관(22%)**으로 구분할 수 있으며, 차이점이라면 입원부담금이나 외래부담금 등이 있다는 것이다.

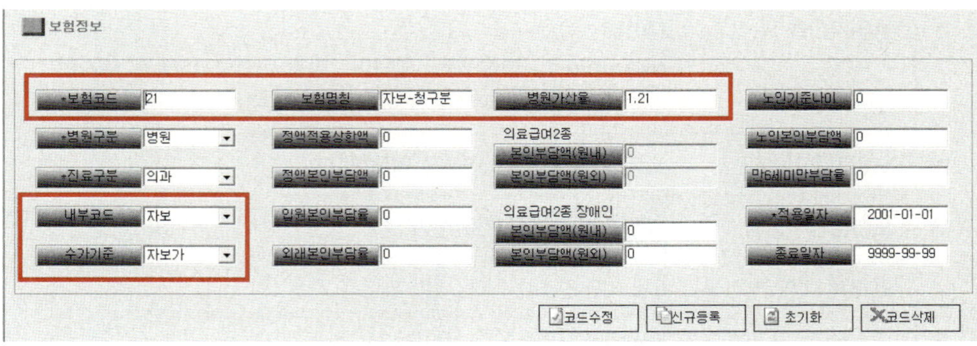

표 9-5 **[기초자료] → [보험정보]**의 의료급여 2종 항목별 정보

No.	메뉴 이름	기 능 설 명
1	보험코드	의료급여2종의 경우, **'52'** 번을 보험코드로 사용
2	병원구분	의원, 병원, 종합병원, 종합전문병원(대학병원) 중 해당 요약기관을 선택(수정 불가)
3	진료구분	의과, 치과, 정신과, 한방과 중 해당 진료구분을 선택 example : 보통 내과는 '의과'에 해당한다.

(계속)

표 9-5 **[기초자료] → [보험정보]**의 의료급여 2종 항목별 정보(계속)

No.	메뉴 이름	기 능 설 명
4	내부코드	보험유형을 선택하는 부분으로, '급여 2종'을 선택한다.
5	수가기준	보험유형이 적용받게 될 수가를 적용하는 부분으로 '의료급여가'를 선택
6	보험명칭	해당 보험 명칭을 입력 example : '의료급여 2종' 혹은 '보호 2종'으로 입력
7	정액적용상한액	정율 · 정액 기준금액을 적용받지 않는다. example : 따라서 '0'원을 입력
8	정액본인부담액	전액을 건강보험공단에 청구하므로 '0'으로 입력한다.
9	입원본인부담률	입원본인부담률은 **15%**이다. 따라서 '0.15'를 입력한다.
10	외래본인부담률	전액을 건강보험공단에 청구하므로 '0'으로 입력한다.
11	병원가산율	의료급여 2종의 경우, 요양종별에 따라 다르게 입력된다. 의원(**11%**), 병원(**15%**), 종합병원(**18%**), 종합전문병원(**20%**) example : '병원구분' 항목이 '병원'이므로 **15%**를 추가한 '1.15'를 입력
12	노인기준나이	노인 기준 나이인 65세를 입력한다.
13	노인본인부담액	'1500'원을 기준으로 한다.
14	만 6세 미만 부담율	6세 미만인 내원객에 대한 부담률 적용
15	의료급여 1종	해당사항 없음.
16	의료급여 2종 (장애인)	의료급여 2종은 '장애인'을 의미한다. 과거 '보호 2종'으로도 표현하였음. example : 본임부담액(원내)은 '750'원, 본인부담액(원외)은 '250'원으로 설정
17	적용일자	적용일자 입력
18	종료일자	종료일자 입력 example : 보통 '9999-99-99'로 입력한다. 이렇게 입력해도 적용일자가 변경되면 적용일자를 기준으로 변경되기 때문에 큰 의미는 없음

(4) 자동차보험 및 산업재해 보상보험

자동차보험(자보)이나 산업재해 보상보험(산재) 환자의 보험 설정에 관한 항목 설정이다. 자동차보험은 줄여서 '자보' 로 산업재해는 '산재' 로 줄여서 사용하므로 주의해야한다. 산재와 자보의 종별가산율은 **의원(15%), 병원(21%), 종합병원(37%), 종합전문요양기관(45%)**의 가산율을 적용받는다는 점이 특이사항이다.

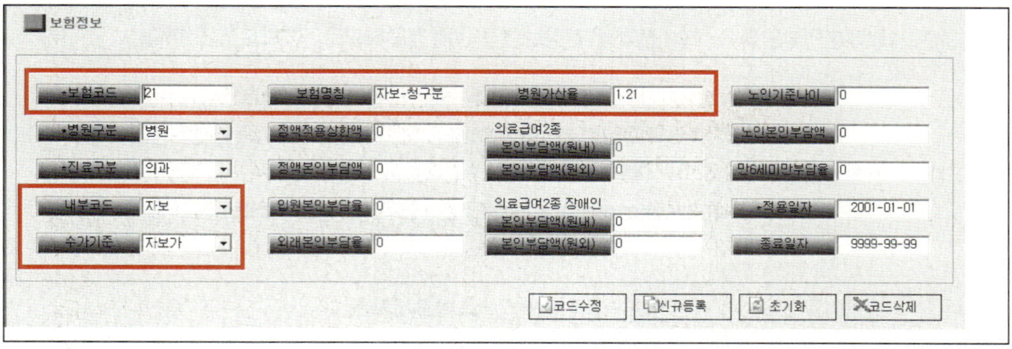

표 9-6 **[기초자료]** → **[보험정보]**의 자동차보험 및 산업재해 항목별 정보

No.	메뉴 이름	기 능 설 명
1	보험코드	자동차보험(자보)은 **'21'** 번을 산업재해(산재)는 **'41'** 번을 보험코드로 사용
2	병원구분	의원, 병원, 종합병원, 종합전문병원(대학병원) 중 해당 요약기관을 선택(수정 불가)
3	진료구분	의과, 치과, 정신과, 한방과 중 해당 진료구분을 선택 example : 보통 내과는 '의과' 에 해당한다.
4	내부코드	보험유형을 선택하는 부분으로 자보는 '자보' 를 산재는 '산재' 를 선택
5	수가기준	보험유형이 적용받게 될 수가를 적용하는 부분으로 자보는 '자보가' 를, 산재는 '산재가' 를 선택
6	보험명칭	해당 보험 명칭을 입력 example : 자보는 '자보-청구분' 으로, 산재는 '산재-공단분' 으로 입력

(계속)

표 9-6 **[기초자료]** → **[보험정보]**의 자동차보험 및 산업재해 보상보험 항목별 정보(계속)

No.	메뉴 이름	기 능 설 명
7	정액적용상한액	정율 · 정액 기준금액을 적용받지 않는다. example : 따라서 '0' 원을 입력
8	정액본인부담액	전액을 건강보험공단에 청구하므로 '0' 으로 입력한다.
9	입원본인부담률	전액을 건강보험공단에 청구하므로 '0' 으로 입력한다.
10	외래본인부담률	전액을 건강보험공단에 청구하므로 '0' 으로 입력한다.
11	병원가산율	산재 및 자보의 경우 요양종별에 따라 다르게 입력된다. 의원(**15%**), 병원(**21%**), 종합병원(**37%**), 종합전문병원 (**45%**) example : '병원구분' 항목이 '병원' 이므로 **21%**를 추가하여 '**1.21**' 를 입력
12	노인기준나이	노인 기준 나이인 65세를 입력한다.
13	노인본인부담액	'0' 원을 기준으로 한다.
14	만 6세 미만 부담률	6세 미만인 내원객에 대한 부담률 적용
15	의료급여 1종	해당사항 없음
16	의료급여 2종 (장애인)	의료급여 2종은 '장애인' 을 의미한다. 과거 '보호 2종' 으로도 표현하였음. example : 본임부담액(원내)은 '750' 원, 본인부담액(원외)은 '250' 원으로 설정
17	적용일자	적용일자 입력
18	종료일자	종료일자 입력 example : 보통 '9999-99-99' 로 입력한다. 이렇게 입력해도 적용일자가 변경되면 적용일자를 기준으로 바뀌기 때문에 큰 의미는 없음.

표 9-7 산재보험의 입원료 산정기준표

구 분	입 원 기 간		
	1~50일	51~150일까지	150일 이후
종합전문요양기관 근로복지공단 부속병원	입원료100% + 병원관리료 100% 가산 (입원료 체감제 미적용)		
종합병원	100%(입원료 체감제 미적용)		
병원, 의원, 한방 병 · 의원	100%	90%	85%

(5) 정신과 및 한방과

진료과목이 정신과인 경우는 모든 보험유형(국민건강보험, 의료급여 1종, 의료급여 2종 등)을 하나씩 추가 등록해야 하며, **[진료구분]** 항목에서 '정신과'를 선택한다. 또한, 한방과의 경우에는 **[진료구분]**을 '한방과'를 선택해 준다.

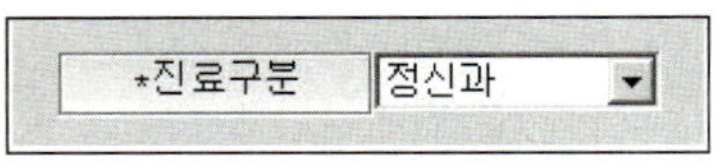

(6) 코드수정 / 코드삭제 / 초기화

[보험정보] 창의 중간 부분에 4가지 버튼이 존재한다. **[코드수정** 코드수정**]**, **[신규등록** 신규등록**]**, **[초기화** 초기화**]**, **[코드삭제** 코드삭제**]**가 이에 해당한다.

코드 수정의 경우에 해당 항목을 수정입력하고, **[코드수정** 코드수정**]** 버튼을 누르면 내용이 변경된다.

코드 삭제의 경우에는 보험정보를 클릭하고 상단에 **[코드삭제** 코드삭제**]** 버튼을 누르면 해당 보험정보가 삭제된다.

초기화는 현재 열려 있는 보험정보 화면의 내용을 깨끗이 삭제하는 역할을 한다. 간단히 **[초기화** 초기화 **]** 버튼만 눌러주면 된다.

5. 과목정보

해당 요양기관의 진료과목 정보에 대한 항목이다. 현재 개설된 모든 과목의 아래쪽 **[과목정보조회]** 부분에 나타나 있음을 확인할 수 있다. 해당 버튼을 클릭하면 위쪽의 **[과목정보]** 부분에 해당 정보가 나타난다.

다음 창은 **[마스터(기본자료)] → [기초자료] → [과목정보]**를 선택하면 확인할 수 있다.

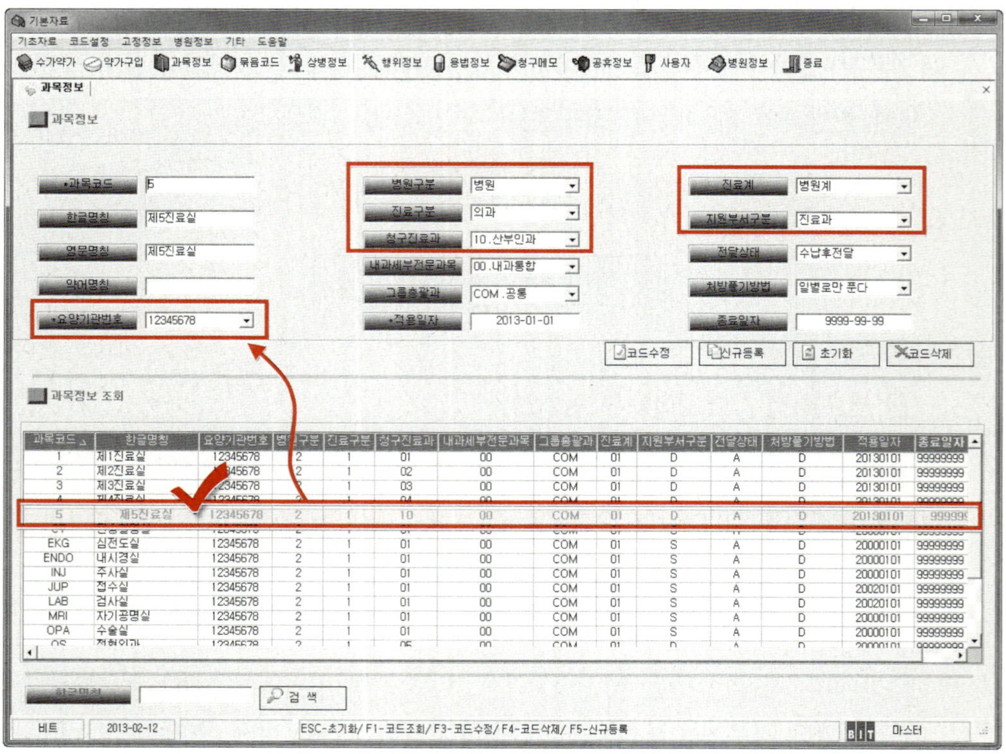

그림 9-18 [과목정보] 조회 화면

표 9-8 [기초자료] → [과목정보]의 항목별 정보

No.	메뉴 이름	기 능 설 명
1	과목코드	해당 진료과목을 설정한다. 사용자가 임의로 작성해도 무방하다. example : 보통 내과(MED), 신경외과(NS), 방사선실(RD), 검사실(LAB), 종합건진(JLAB) 등으로 임의설정이 가능하다.
2	한글명칭	해당 진료과목의 한글명칭
3	영문명칭	해당 진료과목의 영문명칭
4	약어명칭	해당 진료과목의 약어명칭
5	요양기관번호	의료기관의 요양기관번호 example : 요양기관 1개에 여러 병원이 함께 있는 경우에 요양기관번호가 여러 개일 수 있다. 요양기관지정번호의 등록은 [마스터(기본자료)] → [병원정보] → [병원정보/사용자] 항목에서 등록해야만 이곳에 표시된다.
6	병원구분	의원, 병원, 종합병원, 종합전문병원(대학병원) 중 해당 요약기관을 선택
7	진료구분	의과, 치과, 정신과, 한방과 중에 해당 진료구분을 선택 example : 보통 내과는 '의과'에 해당한다.
8	청구진료과	내과, 정형외과, 산부인과 등의 진료과목을 선택한다. example : 내과(01) / 신경과(02) / 정신과(03) / 일반외과(04) / 정형외과(05) / 신경외과(06) / 흉곽외과(07) / 성형외과(08) / 마취과(09) / 산부인과(10) / 소아과(11) / 안과(12) / 이비인후과(13) / 피부과(14) / 비뇨기과(15) / 진단방사선과(16) / 치료방사선과(17) / 해부병리과(18) / 임상병리과(19) / 결핵과(20) / 재활의학과(21) / 핵의학과(22) / 가정의학과(23) / 응급의학과(24) / 산업의학과(25) / 예방의학과(26) / 구강악안면외과(50) / 치과보철과(51) / 치과교정과(52) / 소아치과(53) / 치주과(54) / 치과보존과(55) / 구강내과(56) / 구강악안면방사선과(57) / 구강병리과(58) / 예방치과(59) / 한방내과(80) / 한방부인과(81) / 한방소아과(82) / 한방안 . 이비인후과(83) / 한방신경정신과(84) / 침구과(85) / 한방재활의학과(86) / 사상체질과(87) / 한방응급(88)

(계속)

표 9-8 **[기초자료]** → **[과목정보]**의 항목별 정보(계속)

No.	메뉴이름	기 능 설 명
9	내과세부전문과목	가장 많은 환자가 내원하는 내과의 경우만을 위한 세부 전문 과목을 선택한다. 내과통합(00) / 소화기내과(01) / 순환기내과(02) / 호흡기내과(03) / 내분비,대사내과(04) / 신장내과(05) / 혈액종양내과(06) / 감염내과(07) / 알레르기내과(08) / 류마티스내과(09)
10	그룹총괄과	과별 총괄 구분하는 과목을 선택한다. 이는 실제로 사용되는 과목별 약어를 사용한다. example : 공통(COM) / 흉부외과(CS) / 치과(DENT) / 피부과(DER) / 이비인후과(ENT) / 응급실(ER) / 가정의학과(FM) / 일반외과(GS) / 인공신장(HP) / 내과(MED) / 신경외과(NP) / 산부인과(NS) / 산부인과(OBGY) / 안과(OPH) / 정형외과(OS) / 소아과(PED) / 비뇨기과(URO)
11	적용일자	과목정보 적용일
12	진료계	내과계, 외과계, 진료지원계로 구분한다.
13	지원부서 구분	해당 부서가 진료를 보는 진료실인지 검사 및 촬영을 하는 지원부서인지를 선택한다. example : '진료과+진료원부서', '진료과', '지원부서'
14	전달상태	진료실에서 지원부서로 환자의 처방내역을 전달하는 시점을 나타낸다.
15	처방풀기방법	간호 Acting 사용 시에 사용한다. 처방내역을 푸는 방법 설정 example : '일별로 풀기' · '일수 · 횟수 모두 풀지 않기', '일별 횟수로 풀기'
16	종료일자	과목정보 종료일

6. 수가코드 구분조회

수가코드 구분조회는 **[기본자료(마스터)]** → **[기초자료]** → **[수가코드구분조회]**를 선택하면 모든 수가코드를 구분하여 조회하여 볼 수 있다. 이는 과거에 없던 항목인데, 수정되거나 업데이트된 수가코드를 **[전체]** · **[수가]** · **[준용]** · **[보험등재약]** · **[원료조(제)재약]** · **[보험등재약의 일반명]** · **[치료재료대]** 등의 항목별 검색이 가능하다.

따라서 이러한 검색을 통해 저장된 모든 수가코드를 확인할 수 있다.

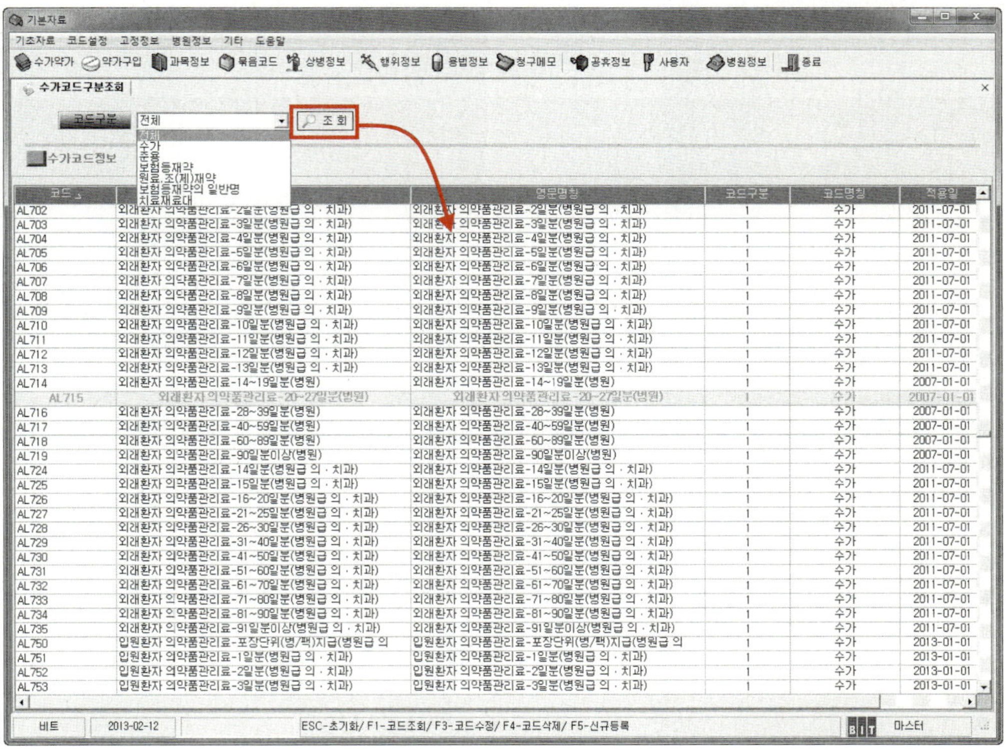

그림 9-19 [수가코드 구분조회] 화면

7. 의약품 구입내역

2010년 10월 1일부터 실시된 **'시장형 실거래가제도'** 도입에 따라 신설된 기능으로 의료기관에서 사용하는 모든 약가에 대해 실제 구매가를 심평원에 신고하는 기능이다. 해당 프로그램을 사용하기 위해서는 앞에서 설명했던 수가약가에서 사용하는 코드를 생성한 후 사용할 수 있다.

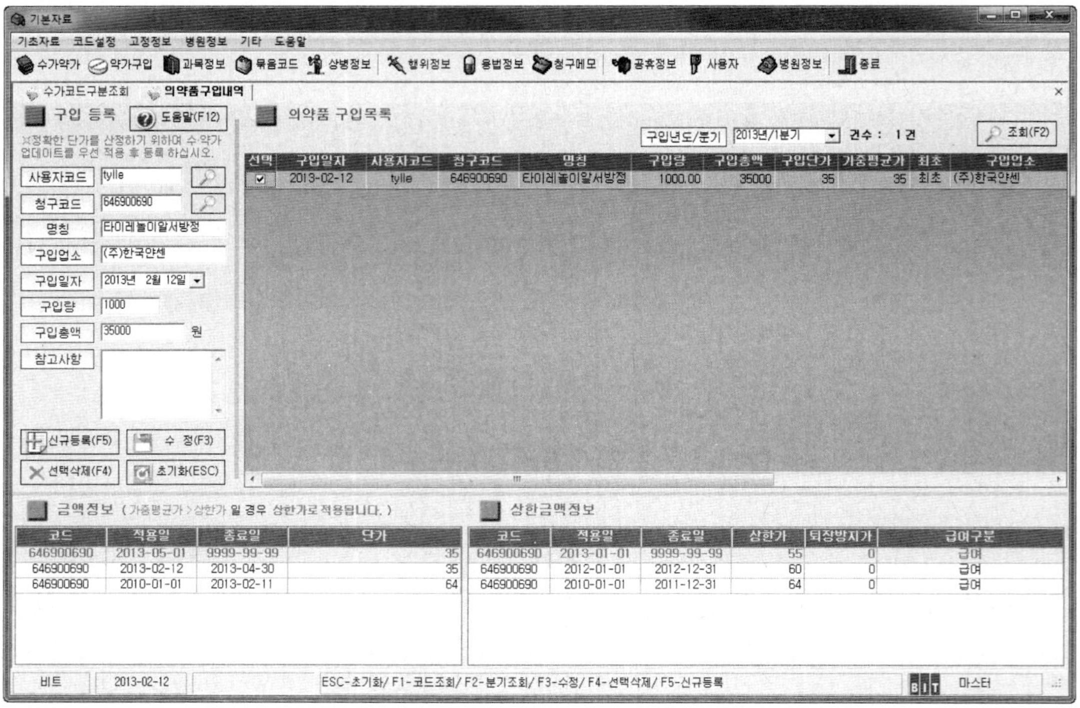

그림 9-20 [의약품 구입내역] 화면

표 9-9 **[의약품 구입내역]** 아래의 메뉴 세부설명

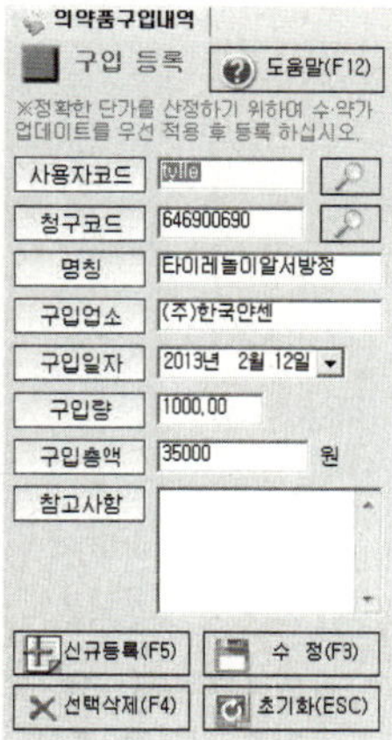

No.	메뉴 이름	기 능 설 명
1	사용자 코드	구입약가의 단축코드(9.2.1 수가약가에서 입력되었던 코드)
2	청구 코드	구입약가의 심평원 청구코드(사용자코드 입력 시 자동으로 입력된다.)
3	명칭	구입약가의 명칭(자동으로 입력된다.)
4	구입업소	구입 약가의 구입회사 명칭을 입력한다.
5	구입일자	실제 약을 구매한 일자(세금계산서상 일자)를 입력한다.
6	구입량	해당 약의 구입량을 입력한다.(단위가 정이면 개수로, 단위가 병이면 병갯수를 입력)
7	구입총액	구입일자에 실제로 구입한 구입 총 단가를 입력한다.(구입가는 약제에 대한 상한금액보다 클 수 없다. 실제 500원에 구매를 하더라도 심사평가원에서 300원으로 상한가를 책정하면 300원으로 입력해야 한다.)
8	참고사항	의약품 구입내역 신고시 심사평가원에 알려주고자 하는 내용을 입력한다.
9	신규등록(F5)	신규등록 버튼을 눌려 내용을 저장한다.
10	수정(F3)	입력된 내용을 수정한 후 저장 시 사용
11	선택삭제(F4)	구입신고를 하지 않을 코드를 선택하여 삭제
12	초기화(ESC)	화면 클리어 시 사용

▶입력된 약품 리스트는 의약품 구입목록에 다음처럼 표시된다. 표시된 화면에 나타나는 가중평균가의 공식은 "구입총액÷구입량 가중평균가"이다.

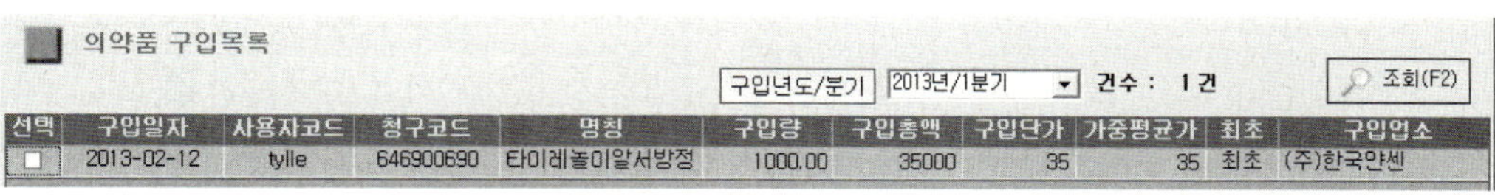

▶상한가보다 가중평균가가 높을 경우는 상한가로 적용되며 가중평균가보다 상한가가 높을 경우에는 가중평균가로 적용된다.

TIPS 9-3

응급전화 1339

연휴 때에나 공휴일에 병원이나 약국이 문을 모두 닫는 경우가 많다. 이럴 경우에 본인이 있는 곳에서 가장 가까운 곳의 당직 병원과 약국을 알려주는 서비스가 응급전화 1339이다.

웹 검색엔진에서 **'1339'**를 검색하면 다양한 서비스 사이트를 찾아볼 수 있다.

그 중에서도 [www.1339.or.kr]은 응급의료콜센터 사이트이다.

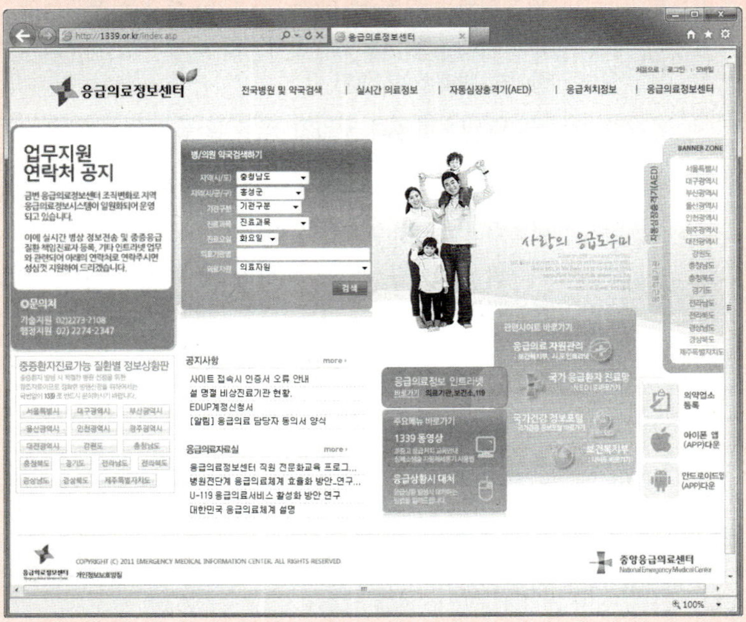

9-3 코드 및 기호 설정

코드설정은 **[마스터(기본자료)] → [코드설정]**에서 확인할 수 있다. 코드설정 메뉴는 크게 **[묶음코드]**, **[병명/증상]**, **[용법/조제참고]**, **[청구메모/특정기호]**, **[카테고리묶음]**, **[촬영부위처방]** 등으로 구성된다.

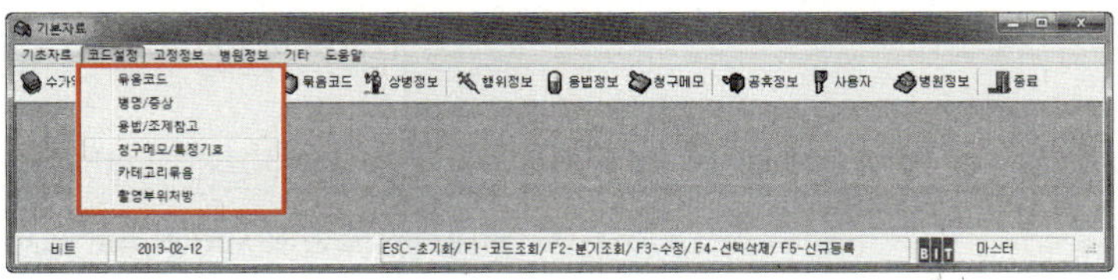

1. 묶음코드

묶음코드는 의사가 자주 사용하는 동일한 처방에 대하여 하나의 코드로 묶어서 편리하게 사용하는 매크로(macro) 기능이라고 할 수 있다.

이 묶음코드를 어떻게 잘 설정하느냐에 따라 의사가 환자 1인을 진찰할 때 사용하는 시간을 최적화하여 최대의 환자를 진찰할 수 있게 할 수 있다. 그리고 의사는 처방에서의 오류를 줄이는 역할도 담당하게 된다.

또한 묶음코드는 증상, 병명, 처방(처치 · 수술 · 약 · 주사), 검사, 방사선 등의 처방코드와 연결하여 사용할 수 있다.

묶음코드의 **[코드타입]**은 크게 **S**, **G**, **Y**, **P**의 4가지 타입으로 분류된다.

표 9-10 **[묶음코드] → [코드타입]**의 종류

No.	코드타입	증상+상병	처방내역	세부내용
1	S	○	○	•[증상]과 [상병] 항목 모두 묶음코드로 등록 가능 •모든 진료 과목에서 사용 가능 •처방내역 화면상에 세부코드를 모두 보여줌

(계속)

표 9-10 [묶음코드] → [코드타입]의 종류

No.	코드타입	증상+상병	처방내역	세부내용
2	G	X	O	•[증상]과 [상병] 항목을 제외한 처방내역 등록 가능 •모든 진료 과목에서 사용 가능 •처방내역 화면상에 세부코드를 모두 보여줌
3	Y	X	O	•[증상]과 [상병] 항목을 제외한 처방내역 등록 가능 •동일한 처방 항목별로만 사용 가능 •처방내역 화면상에 대표코드만 보여줌
4	P	X	O	•P코드일 경우, 하위코드는 비급여로 설정됨

[묶음코드] 화면은 아래 그림과 같다. 화면은 크게 **[묶음코드]**, **[코드조회]**, **[묶음코드조회]**의 3부분으로 구분된다.

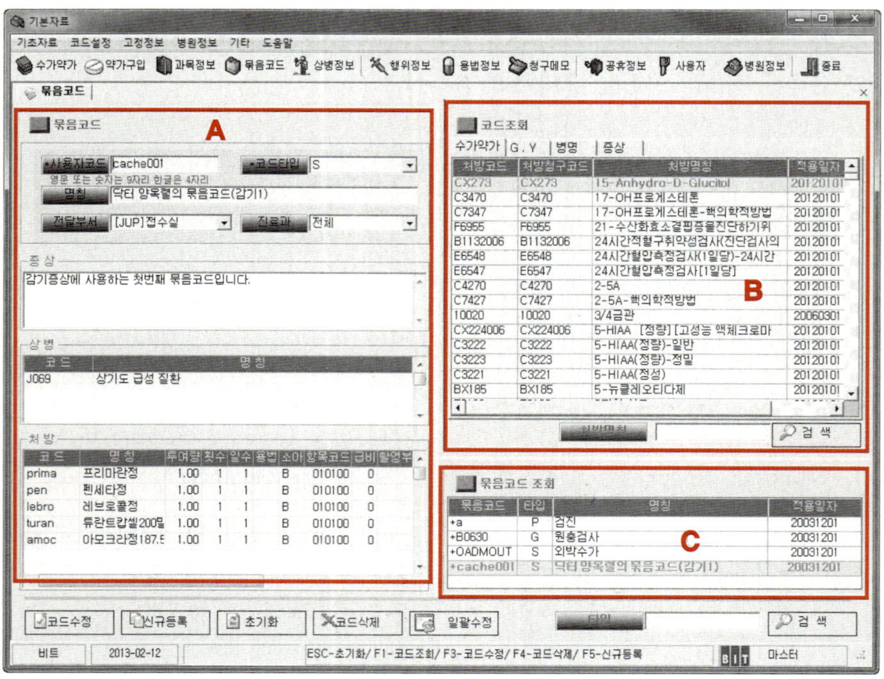

그림 9-21 [기본자료(마스터)] → [코드설정] 화면

각 항목을 다시 세부적으로 구분하면, (A)란 영역인 **[묶음코드]**는 '사용자코드', '코드타입', '명칭', '전달부서', '진료과' 등으로 구성되고, **[증상+상병]**에서는 코드타입이 'S' 일 경우에만 증상과 상병을 입력할 수 있다.

[처방] 부분에서는 묶음코드로 등록할 처방내역을 입력하는 항목으로 '코드', '명칭', '투여량', '투여 횟수', '투여일수', '항목코드', '급비', '촬영부위', '전달부서', '예외', '정신과용법', '특기사항' 등의 항목을 입력할 수 있다.

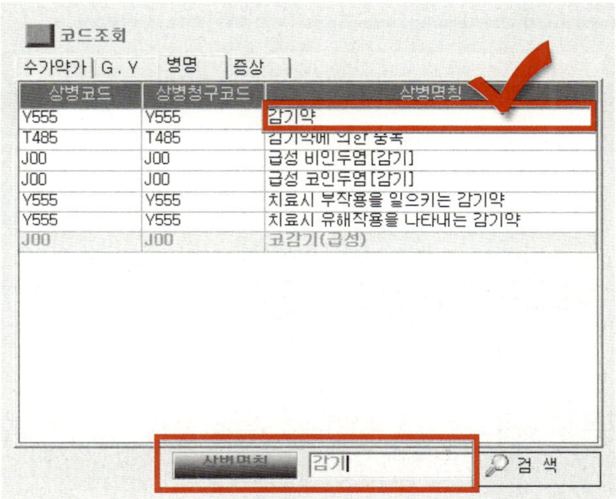

그림 9-22 **[묶음코드]**의 코드조회 화면

(B)란 영역인 **[코드조회]** 항목에서는 '수가약가', '코드타입 G · Y의 묶음코드', '병명', '증상' 등을 그룹별로 조회할 수 있는 기능을 제공한다.

(C)란 영역인 **[묶음코드조회]** 부분에서는 등록되어 있는 묶음코드를 모두 보여준다. 필요에 따라 '명칭' 별로 검색할 수 있도록 하였는데, 이는 매우 많은 묶음코드를 쉽게 검색하기 위해서이다. 또한 검색한 묶음코드를 더블클릭하면 **[묶음코드]** 부분에 해당 코드의 세부 내역을 확인할 수 있으며, 수정도 가능하다.

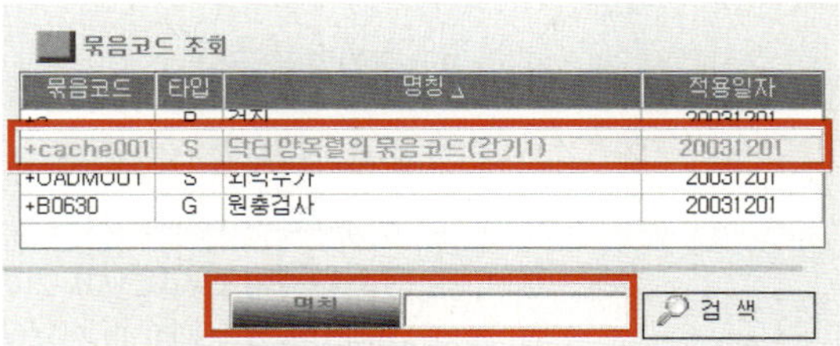

그림 9-23 **[묶음코드]**의 묶음코드조회 화면

[묶음코드]의 화면 맨 아래 부분에는 묶음코드의 **[코드수정** 코드수정 **]**, **[신규등록** 신규등록 **]**, **[초기화** 초기화 **]**, **[코드삭제** 코드삭제 **]**의 4가지 버튼이 존재한다. 이는, 등록된 코드를 수정 · 삭제하거나 새로운 묶음코드를 생성하는 역할을 담당한다.

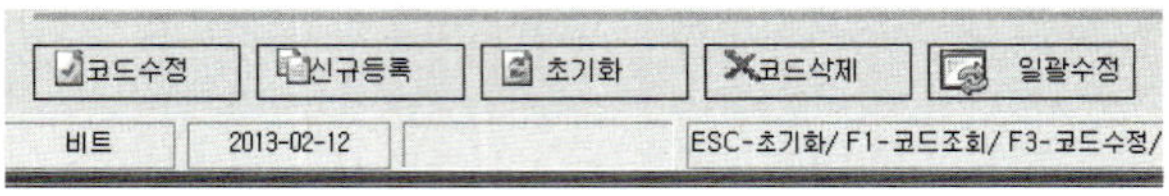

이 기능을 다음 실습에서 실행해 보도록 하자.

실습 9-4 새로운 묶음코드의 생성

STEP 01 •• **[묶음코드]**에서 다음과 같은 조건으로 새로운 묶음코드를 생성해 보자.

No.	항 목	값
1	사용자코드	CC (Child Cough의 약자)
2	코드타입	S
3	명칭	어린이 감기
4	진료과	전체
5	증상	ST/HA/GA(//), F/C(/) C/S/R/NO(///) for d Throat) Injected() Chest) NS
6	상병	감기약(Y555)
7	처방	코푸스티시럽 (15.00/3/1) 슈다페드정 (1.00/1/1) 뮤코라제정 (1.00/1/1) 어린이부루펜시럽 (1.00/1/1)

STEP 02 •• **[기본자료(마스터)]** → **[코드설정]** → **[묶음코드]**를 실행하여 프로그램을 연다.

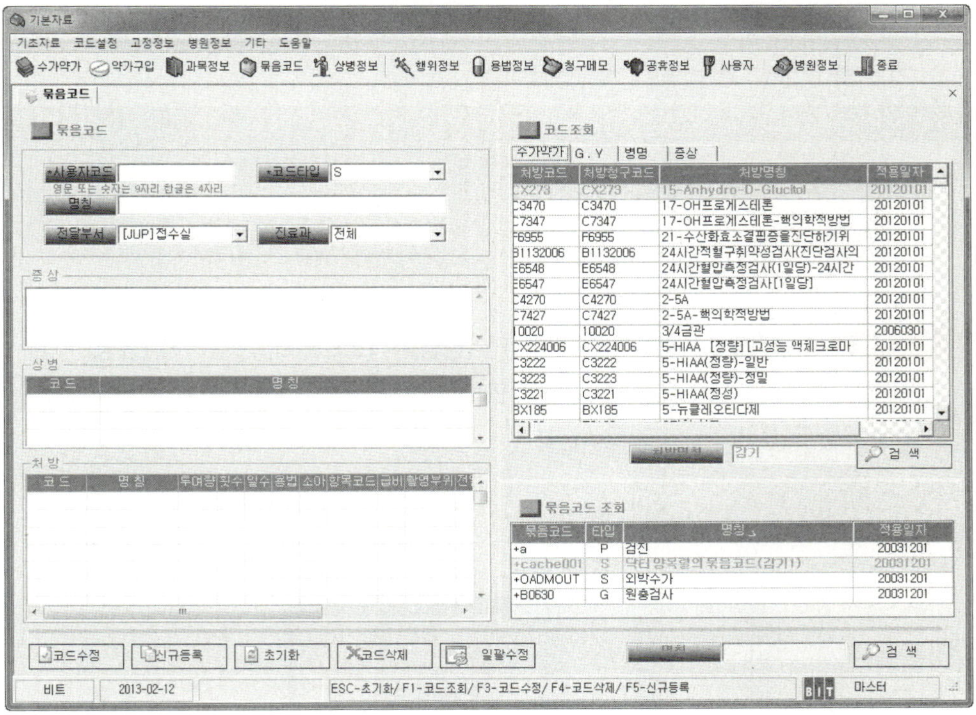

STEP 03 •• **[사용자코드]** 항목에 'CC'를 입력한다. 앞서 step-1에서 설명한 바와 같이 이는 'Child Cough'란 의미이다. **[코드타입]**은 'S'를 선택한다. **[명칭]**은 '어린이감기', **[진료과]**는 '전체'로 설정한다.

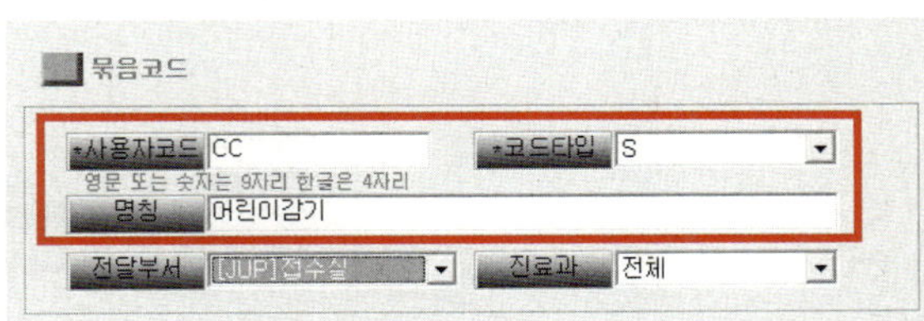

STEP 04 •• 다음으로 **[묶음코드]**의 세부항목인 **[증상]** 항목을 입력하려면, 우선 **[코드조회]**에서 **[증상]** 탭을 선택한 후, 해당 '증상내용'이 있을 경우에는 해당항목을 더블 클릭하면 증상이 자동으로 입력된다. 만일 증상이 없을 경우에는 타이핑하여 직접 입력한다.

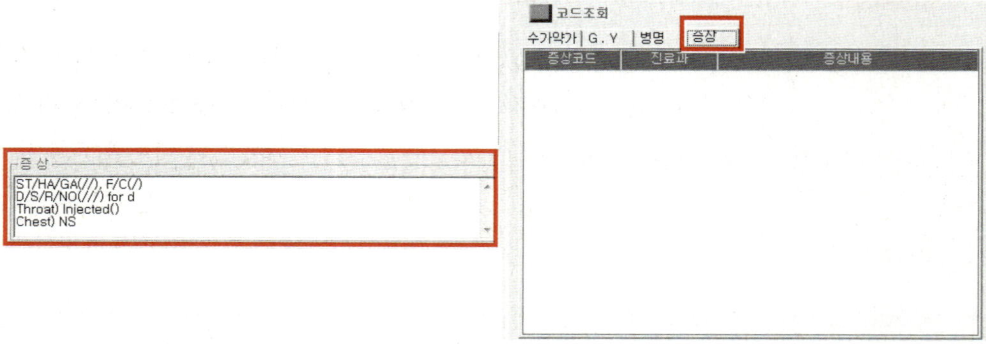

STEP 05 •• **[묶음코드]** 항목의 세부항목인 **[상병]**은 **[코드조회]** 항목에서 **[병명]** 탭을 선택한 후, 해당 상병코드가 등록되어 있으면 이를 더블클릭해 사용한다. 만일, 해당 상병이 없을 경우에는 직접 입력한다.

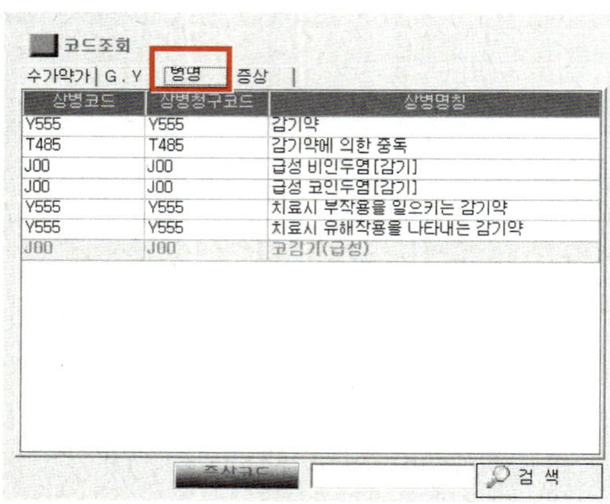

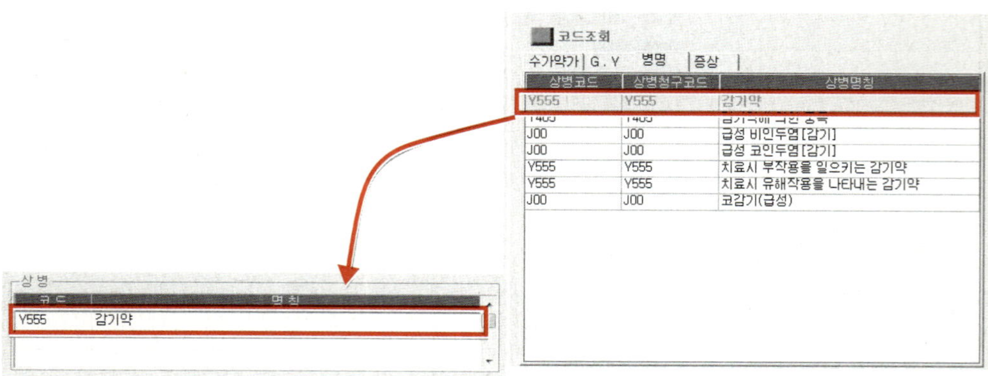

STEP 06 •• 이번에는 **[묶음코드]**의 세부항목인 **[처방]**을 입력해 보자. **[코드조회]** 항목에서 **[수가약가]** 탭을 선택하고, 해당 약들을 검색하기 위해, '처방명칭' 부분을 클릭하면 **[코드조회]** 아래 부분에 검색을 위한 제목이 '처방명칭'으로 바뀔 것이다.

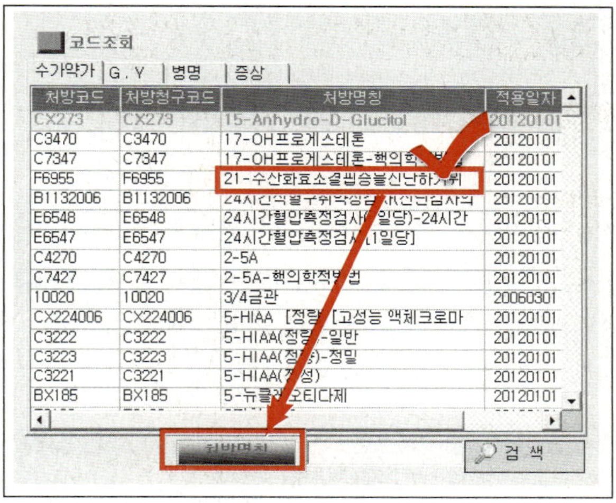

STEP 07 •• 이제 각 약품을 검색하여 더블클릭하면 **[처방]** 세부항목으로 등록된다. 이런 식으로 '코푸스티시럽', '슈다페드정', '뮤코라제정', '어린이부루펜시럽'을 검색하여 등록한다.

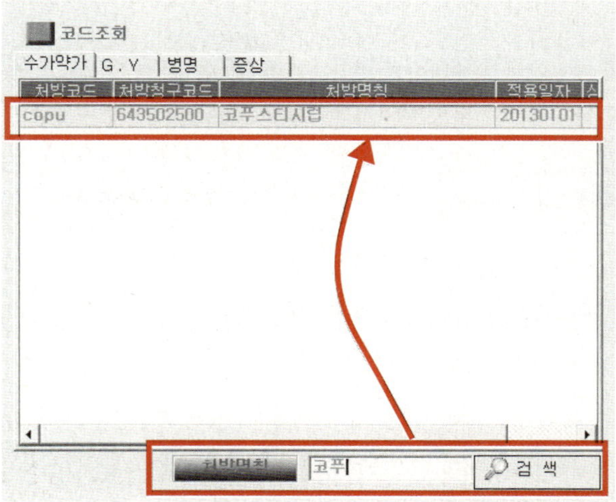

STEP 08 •• 선정된 **[처방]** 세부내역은 다음과 같다.

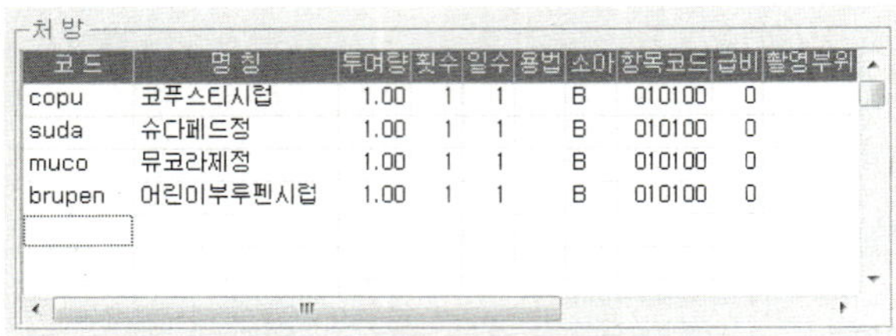

STEP 09 •• 묶음코드 입력이 완료되었다면, 화면 맨 아래 부분에 **[신규등록** 신규등록**]** 버튼을 눌러서 저장한다. 신규등록 버튼을 누르면 다음과 같이 확인 메시지 창이 나타난다.

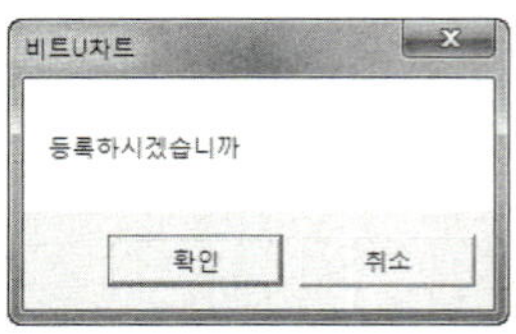

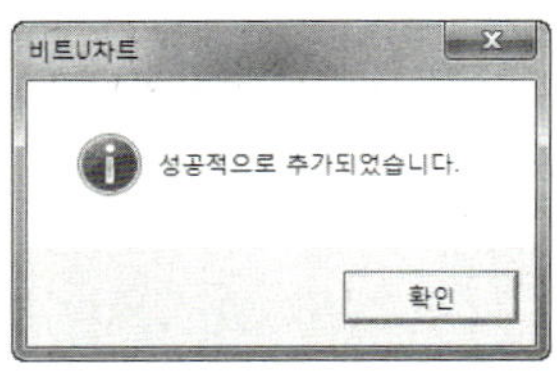

STEP 10 •• 등록한 묶음코드가 제대로 저장되었는지를 확인하려면, **[묶음코드조회]** 항목에서 명칭으로 'CC'를 검색해보자. 참고로, 묶음코드 앞에 '+'가 붙는 이유는 'CC'가 묶음코드임을 의미한다.

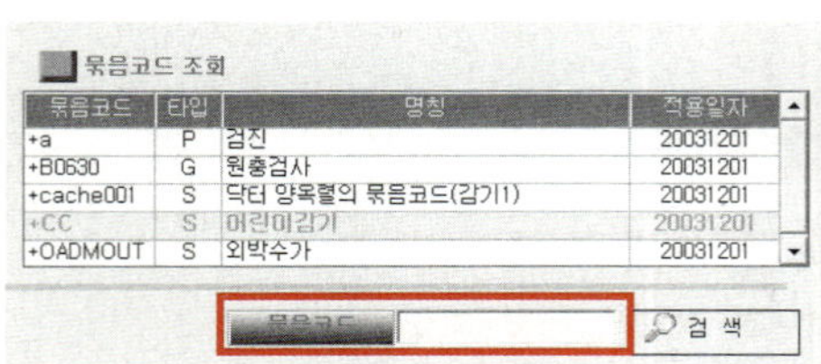

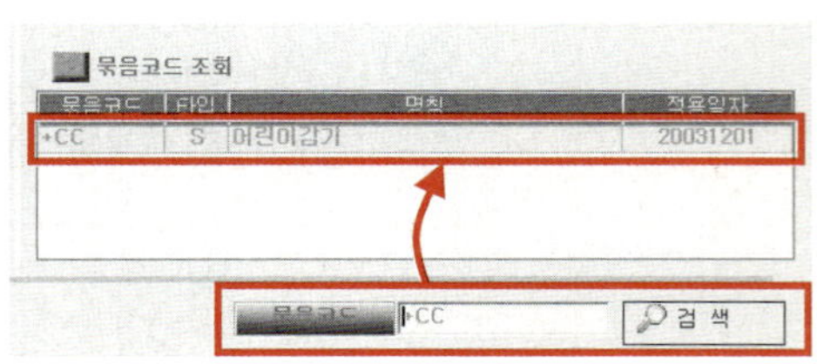

STEP 11 •• 저장된 'CC' 코드를 불러온 화면은 다음과 같다.

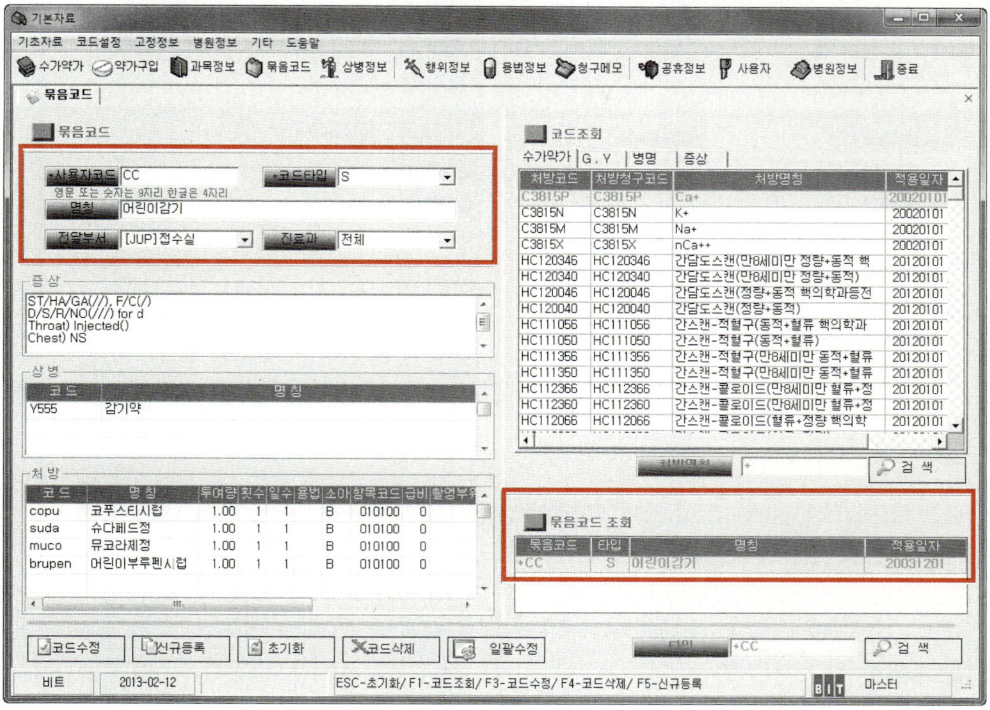

2. 병명/증상

여기서 의미하는 병명코드와 증상코드는 개별 병원에서 임의로 등록하여 사용할 병명코드와 증상코드를 의미한다. 따라서 병명코드(상병코드)와는 구분하여 이해하길 바란다. 그러나 대부분 사용자가 설정한 병명코드와 실제 상병코드는 가능한 한 동일 기호로 등록하는 것이 일반적이다.

[병명/증상]은 이러한 개별 병원에서 임의로 등록하기 위한 메뉴이다. 이는 **[기본자료(마스터)]→[코드설정]→[병명/증상]**을 선택하면 다음과 같은 화면이 나타난다.

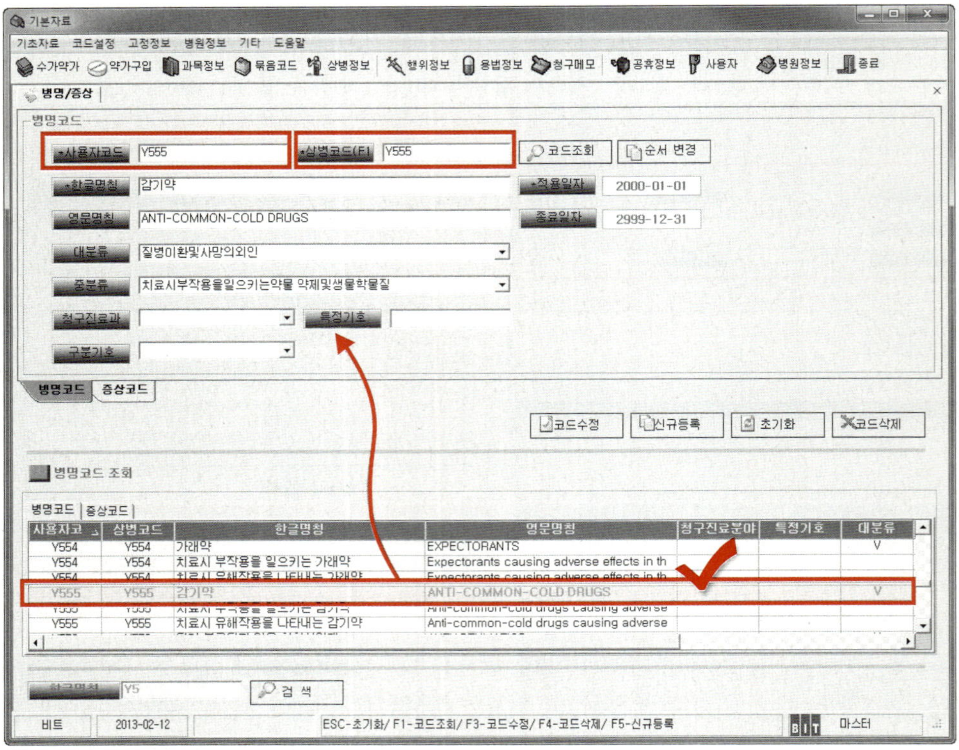

그림 9-24 **[코드설정] → [병명/증상]** 화면

병명코드와 증상코드 역시 묶음코드와 마찬가지로 사용자가 임의로 생성하여 사용할 수 있다. 보통 OCS 프로그램이 설정될 때 이러한 코드는 기본적으로 값이 등록되어 있는 경우가 대부분이다.

그림 9-24와 같이 병명코드에서 **[상병코드]** 항목은 실제 한국표준질병사인분류코드(KCD)의 전체내용이 등록되어 있으므로 기능키 [F1]을 이용하여 검색할 수 있다. 이 코드는 매년 OCS 개발 회사에서 업데이트를 의무적으로 받아야만 한다.

3. 용법/조제 참조

용법과 조제 시 참고사항을 설정하는 항목이다. 이 항목은 원외처방전 입력 시에 사용되는 투약용법과 조제 시에 참고사항을 코드화 하는 데에 그 목적이 있다.

[용법/조제 참조]는 **[기본자료(마스터)] → [코드설정] → [용법/조제참조]**를 선택하면 다음과 같이 메뉴를 확인할 수 있다.

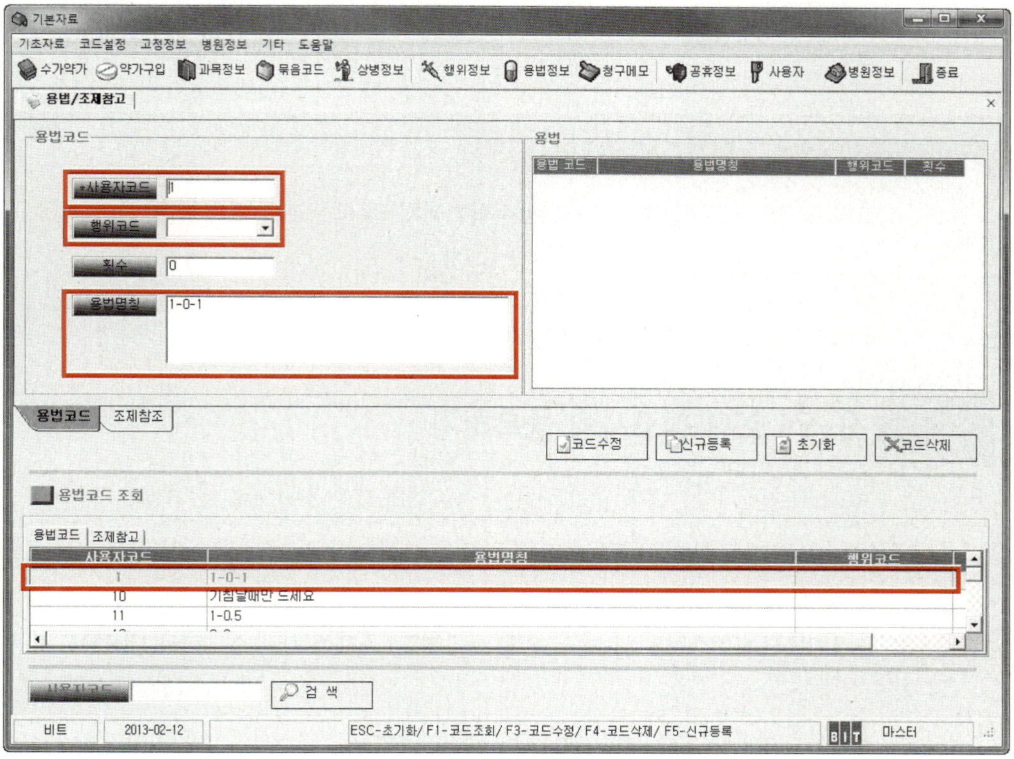

그림 9-25 **[코드설정] → [용법/조제참고]** 화면

위와 같이 **[용법코드]**에서 **[사용자코드]**는 말 그대로 해당 병원에서 임의로 넣을 수 있다. **[행위코드]**, **[횟수]**, **[용법명칭]** 등도 사용자가 직접 입력하여 사용한다. 그런데 여기서 **[행위코드]**는 **[고정정보] → [행위/수탁거래처]** 항목에 등록된 행위코드를 선택한다.

현재 설정된 **[행위코드]**를 다음과 같이 확인할 수 있다.

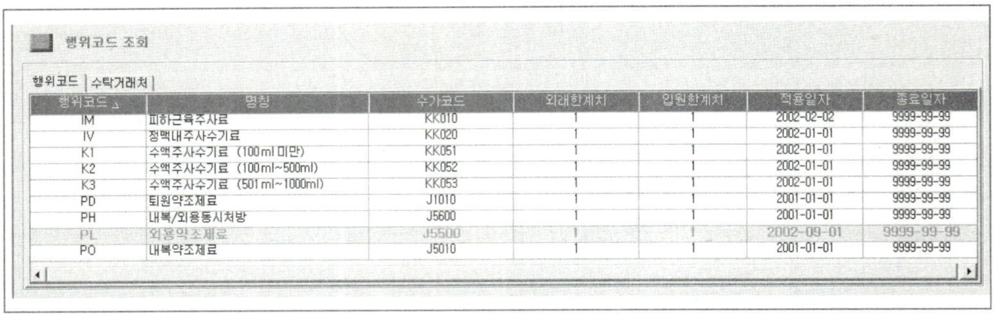

행위코드	명칭	수가코드	외래한계치	입원한계치	적용일자	종료일자
IM	피하근육주사료	KK010	1	1	2002-02-02	9999-99-99
IV	정맥내주사수기료	KK020	1	1	2002-01-01	9999-99-99
K1	수액주사수기료 (100ml 미만)	KK051	1	1	2002-01-01	9999-99-99
K2	수액주사수기료 (100ml~500ml)	KK052	1	1	2002-01-01	9999-99-99
K3	수액주사수기료 (501ml~1000ml)	KK053	1	1	2002-01-01	9999-99-99
PD	퇴원약조제료	J1010	1	1	2001-01-01	9999-99-99
PH	내복/외용동시처방	J5600	1	1	2001-01-01	9999-99-99
PL	외용약조제료	J5500	1	1	2002-09-01	9999-99-99
PO	내복약조제료	J5010	1	1	2001-01-01	9999-99-99

그림 9-26 [고정정보] → [행위/수탁거래처]의 행위코드 조회 화면

실습 9-5 조제 참고사항 등록하기

(단, 사용자코드는 'T12', 조제 참고내용은 'Tablet을 1/2 조각으로 조각내어 처방할 것')

STEP 01 •• **[기본자료(마스터)]** → **[코드설정]** → **[용법/조제참고]**를 선택하고 **[조제참조]** 탭을 선택한다.

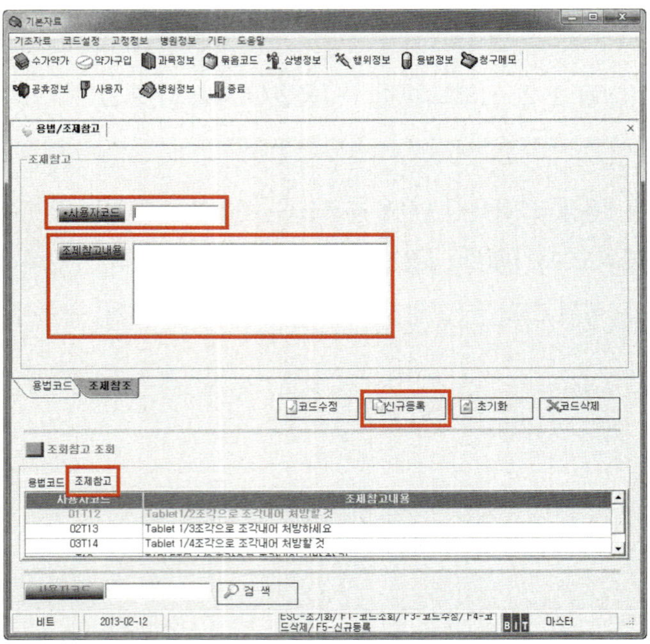

STEP 02 •• **[사용자코드]**에 'T12'를 입력하고 **[조제 참고내용]**에는 'Tablet을 1/2 조각으로 조각내어 처방할 것'이라고 입력한다.

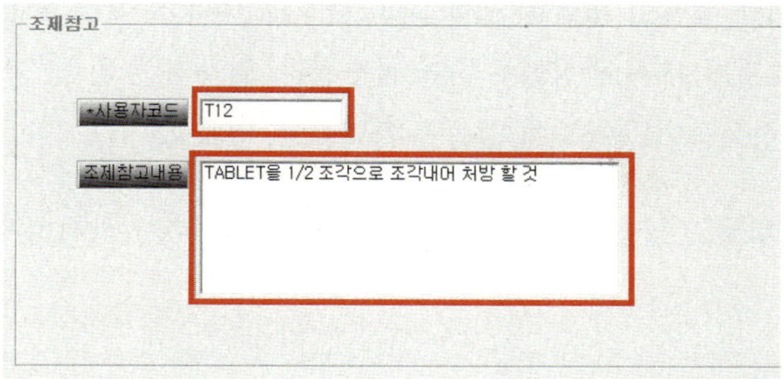

STEP 03 •• 입력 후 중간 부분에 **[신규등록** 신규등록 **]**을 눌러서 저장한다. 그러면 아래와 같이 메시지 창이 나타나고 저장을 확인한다.

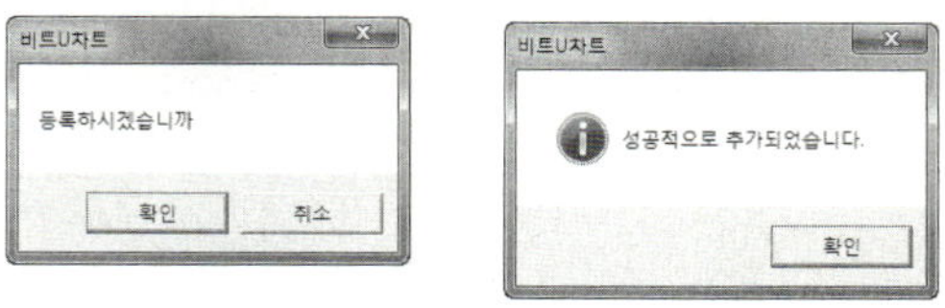

STEP 04 •• **[조회참고 조회]** 항목에서 **[조제참고]** 탭을 눌러서 등록한 내용을 확인한다.

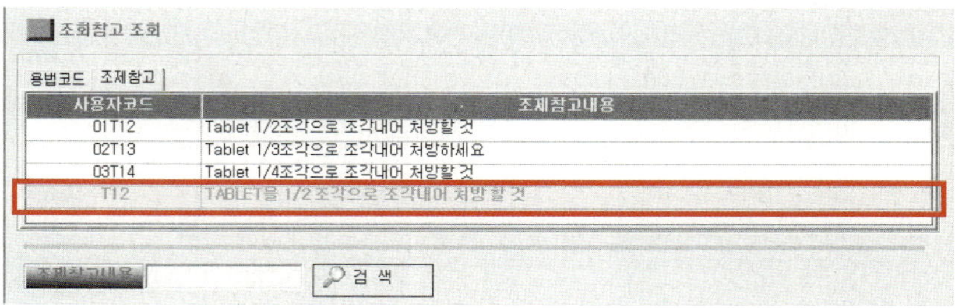

4. 청구메모/특정기호

이 항목은 해당 병원에서 건강보험심사평가원(심평원)에 EDI를 통해 의료급여비용 청구 시에 필요한 항목을 위해 **[청구메모]**를 코드화하는 부분이라고 할 수 있다. 여기서 **[특정기호]**는 만성신부전증, 골수질환, 혈우병 등의 만성질환자를 위하여 기본적으로 항목들이 등록되어 있음을 확인할 수 있을 것이다.

역시 이 항목도 해당 병원의 사용자가 필요에 따라 추가, 삭제, 수정이 모두 가능하다.

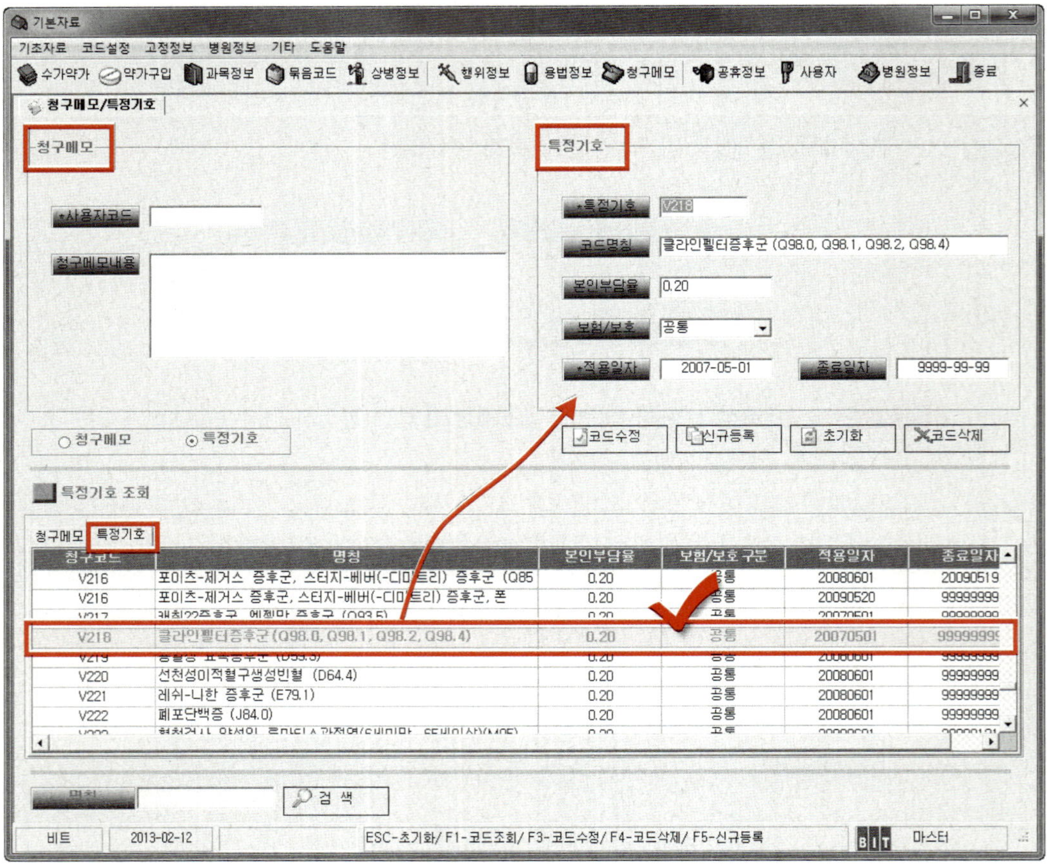

그림 9-27 [코드설정] → [청구메모/특정기호] 선택 화면

5. 카테고리묶음

이 항목은 2010년 새롭게 추가된 **[코드설정]** 부가 메뉴로서, **[기본자료] → [코드설정] → [카테고리묶음]**에 추가되어 있으며 묶음코드들을 유사 묶음코드들 끼리 카테고리로 다시 묶어주는 역할을 수행한다.

아래 그림에서와 같이 (A)란 영역 **[묶음코드]**에서 해당 묶음코드를 더블클릭하면 왼쪽 (B)란 영역에 추가시키고, [추가]버튼을 누르면 카테고리묶음 명칭을 넣도록 유도한다. 여기에 넣고 싶은 카테고리묶음 명칭을 입력 후 [확인]버튼을 누르면 카테고리에 추가된다.

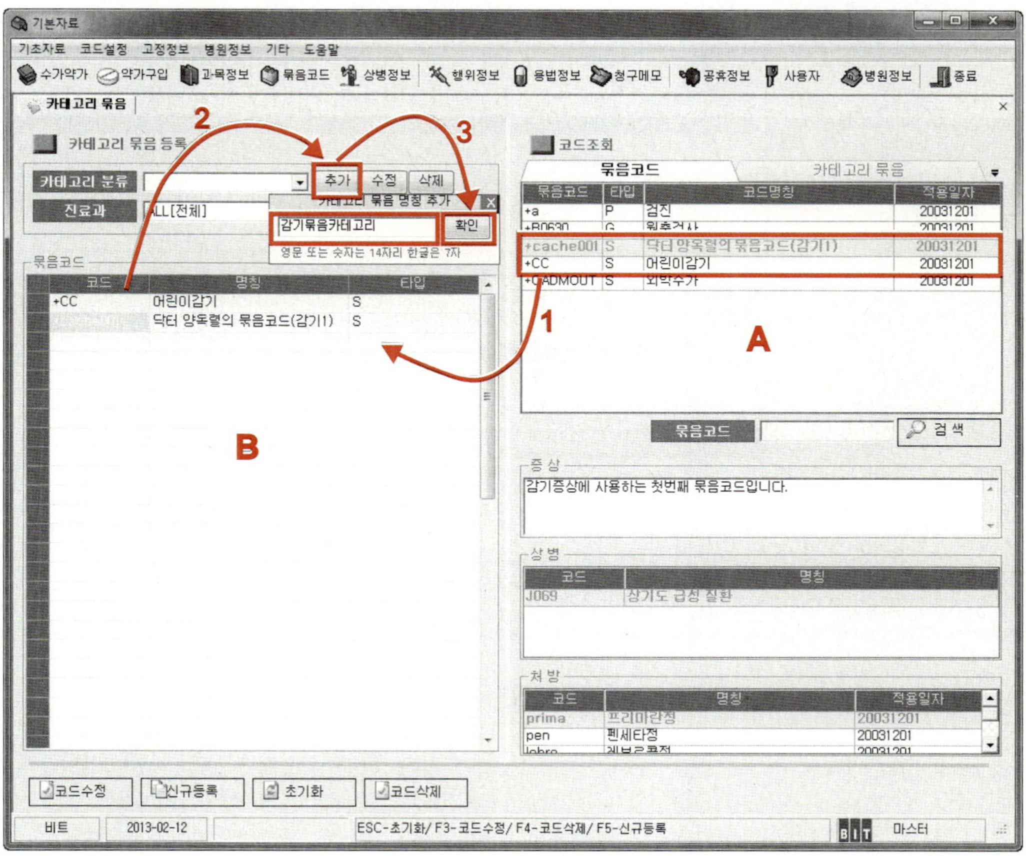

그림 9-28 [코드설정] → [카테고리묶음] 선택 화면

6. 촬영부위처방

이 항목 역시 새롭게 추가된 **[코드설정]** 부가 메뉴로서, **[기본자료] → [코드설정] → [촬영부위처방]**을에 추가되어 있으며 방사선촬영을 크게 일반촬영과 특수촬영으로 구분하여 각 촬영부위별 처방을 선택하도록 구성되어 있다.

필름/CR장비/FULLPACS 사용에 따른 설정을 하면 자동으로 해당 코드가 함께 처방된다.

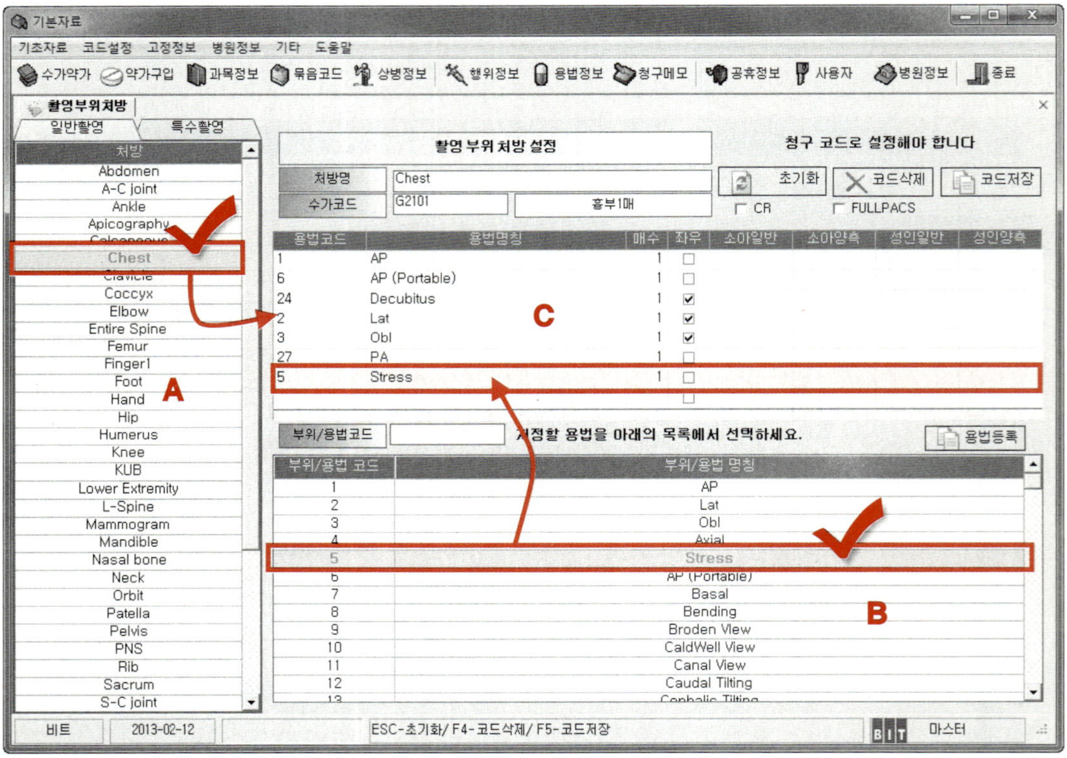

그림 9-29 [코드설정] → [촬영부위처방] 선택 화면

9-4 진찰 부가사항 설정

진찰 부가사항은 OCS 프로그램에 있어서 환자 진찰에 필요한 기본 입력사항을 다룬다. 여기에는 **[진찰정보/조합기호]**, **[우편번호/공휴일]**, **[행위/수탁거래처]**, **[병원정보/병실등급]**, **[심사지침]**, **[병용금기성분]**, **[함량배수처방약품]** 등이 이에 해당한다.

1. 진찰정보/조합기호

급여 청구 시에 필요한 진찰료 정보와 조합기호 등을 보여준다. **[진찰정보]** 창을 확인해보면 각 병원 등급별 초진진찰료 및 재진진찰료 항목을 확인할 수 있다. 진찰료에 대한 내용은 앞에서 설명한 바 있다.

[기본자료(마스터)] → [고정정보] → [진찰정보/조합기호]를 선택하면 아래와 같은 화면을 확인할 수 있다.

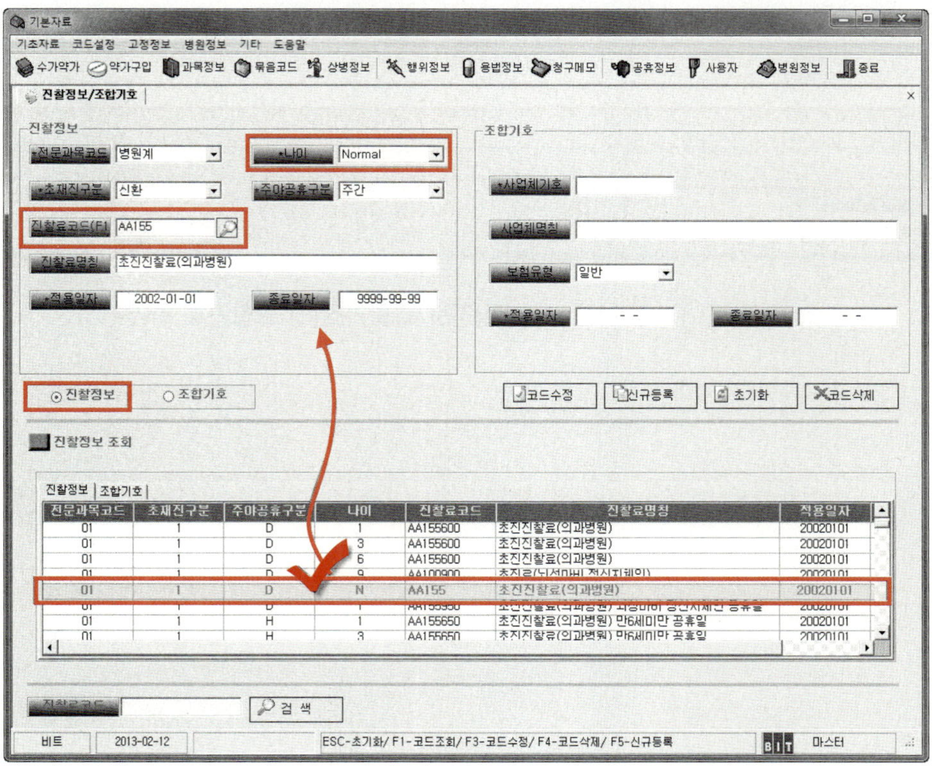

그림 9-30 **[고정정보] → [진찰정보/조합기호]** 검색화면

[조합기호]는 의료보험에 가입된 회사를 의미한다고 생각하면 된다. 이는 앞의 8장에서 설명한 바와 같이 처방전의 조합코드를 의미한다.

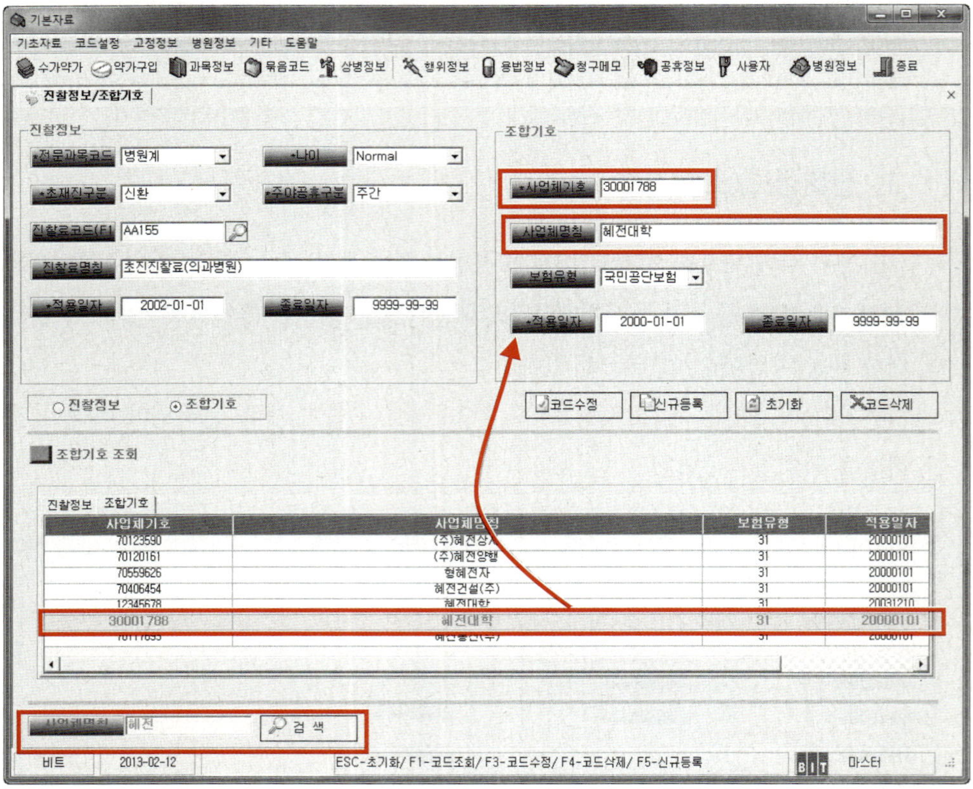

그림 9-31 **[고정정보]** → **[진찰정보/조합기호]**의 조합기호 화면

TIPS 9–4

출력설정에 의해 처방전 출력은 다음과 같이 가능하다. 아래 처방전은 피부과에서 곰팡이균에 의한 피부발진 처방의 예이다.

[별지 제10호 서식] [약국제출용]

처 방 전

조합명칭 : 혜전대학
코드(조합기호) : 30001788 증번호 : 55200740622 피보험자명 : 홍길동
☑의료보험 2의료보호 3산재보험 4자동차보험 5기타( ) 요양기관기호 : 34332464

교부번호	2008년 7월 2일 - 제 01027 호	의료기관	명 칭	혜전메디컬센터
환자 성 명	홍길동		전화번호	(041) 630-5209
			팩스번호	(041) 630-5232
환자 주민등록번호	8000127-1234567		email주소	cach@hj.ac.kr

질병분류기호	B	4	6	3		처방 의료인의 성명	나의사 (서명 또는 날인)	면허종별	의사
								면허번호	제 51601 호

※환자의 요구가 있는 때에는 질병분류기호를 기재하지 아니합니다.

처방 의약품의 명칭	1회 투약량	1일 투여횟수	총 투약일수	용 법
A01352401 메솔론정	0.5	2	5	매식(전,간,후) 시 30 분복용
A15901901 터비나정 125mg (내복)	1	2	5	
A1508041 타리온정 10mg	0.5	2	5	
A17654251 스타리진정	0.5	2	5	
A10701161 리베라정 (내복)	1	2	5	
				조제시 참고사항
주사제 처방내역(원내조제 ☐, 원외처방 ☐)				

사용기간	교부일부터 (2)일간	*사용기간 내에 약국에 제출하여야 합니다.

의 약 품 조 제 내 역

조제내역	조제기관의 명칭		처방의 변경·수정·확인·대체 시 그 내용 등
	조 제 약 사	성명 (서명 또는 날인)	
	조 제 량 (조제일수)		
	조제연월일		

2. 우편번호/공휴일

[우편번호] 정보는 OCS 프로그램이 설치됨과 동시에 혹은 업데이트를 통해 자동으로 등록되어 있는 DB 자료이다. 따라서 사용자가 특별히 설정하지 않아도 된다.

그러나 **[공휴일]**의 경우, 병원은 기본적으로 법정공휴일(달력의 빨간색 날짜)을 설정할 때 사용한다. 공휴일은 반드시 **[공휴마감]** 항목의 '**일별수정**'에서 공휴일을 설정하고 '**전체 생성**' 작업으로 공휴일을 설정해 주어야만 완료됨을 유의한다.

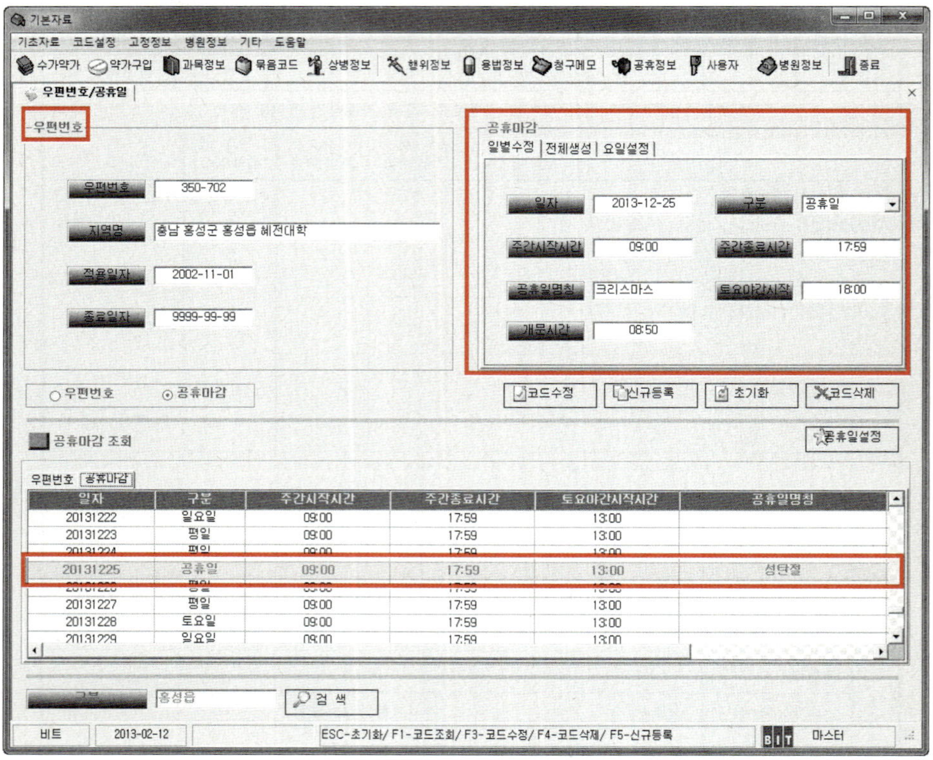

그림 9-32 **[고정정보] → [우편번호/공휴일]** 설정 · 검색 화면

3. 행위/수탁거래처

[행위코드]는 병원에서의 행위료에 대한 코드를 입력하고 사용할 때에 필요한 코드 목록이다.

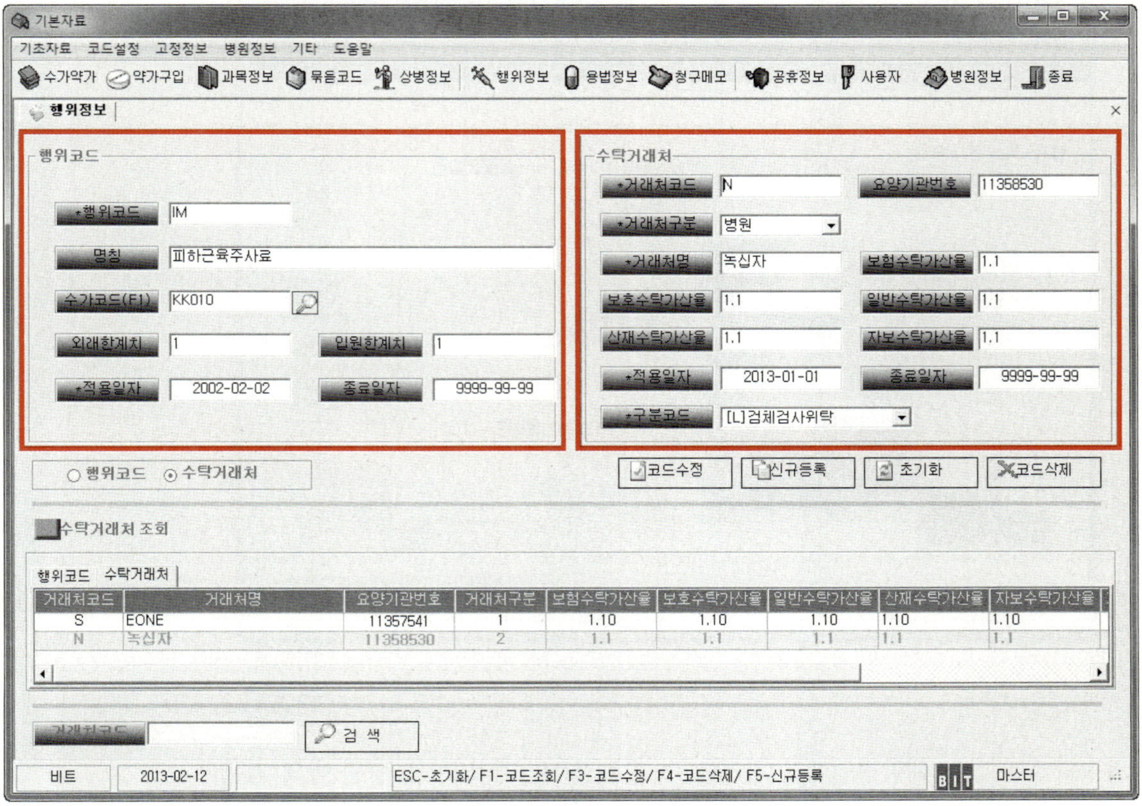

그림 9-33 **[고정정보]** → **[행위정보]** 설정 · 검색 화면

TIPS 9-5

검체검사 수탁회사의 예

example : 랩지노믹스 (www.LabGenomics.co.kr)

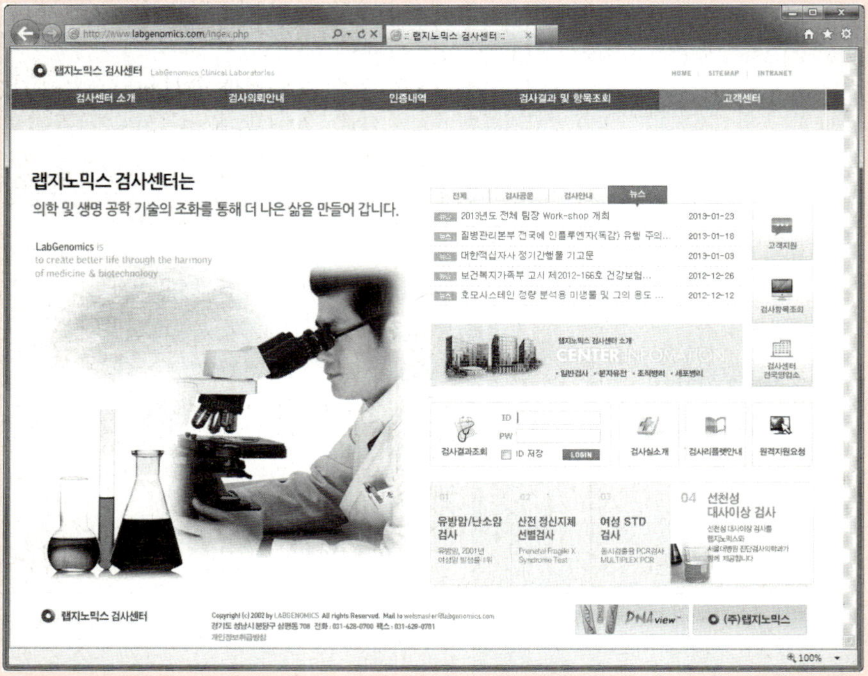

[수탁거래처]는 해당병원에서 처리할 수 없는 진료 처리업무를 병원 밖의 기관에 수탁 의뢰할 때에 사용하는 거래처 등록에 대한 설명이다.

이는 **'검체검사위탁'**, **'위탁진료'**, **'개방병원의뢰'**, **'시설 등의 공동이용'** 등 4가지 형태의 **[구분코드]**로 이루어져 있다.

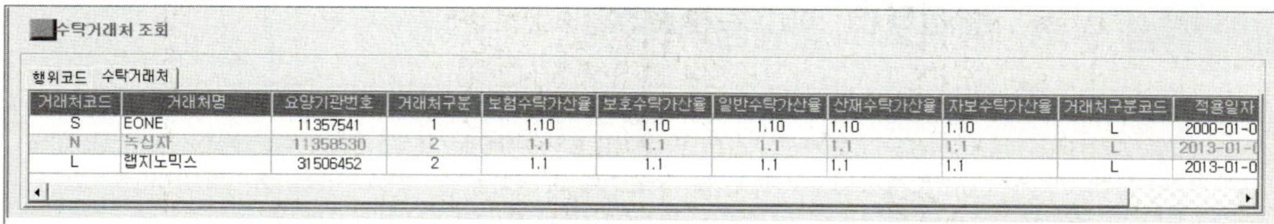

그림 9-34 **[고정정보]** → **[행위정보]**의 수탁거래처 조회 화면

일반적으로 검체에 대한 수탁이 가장 많은데, 검체검사위탁 수수료는 10%의 가산을 받게 된다.

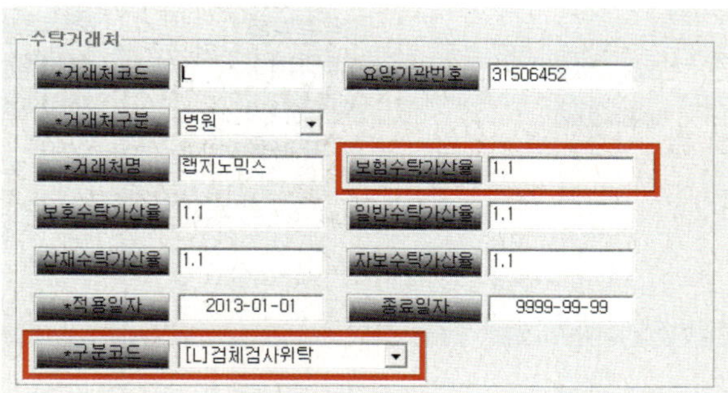

그림 9-35 **[행위정보]** 수탁가산율 설정 화면

이번에는 새로운 행위코드를 신규 등록해보는 실습을 수행해보자.

실습 9-6 행위코드 신규등록하기

(행위코드 : 'K4', 명칭 : '수액제 주입로를 통한 주사(side)', 수가코드: 'Kk054' 으로 신규 등록)

STEP 01 •• **[기본자료(마스터)]** → **[고정정보]** → **[행위/수탁거래처]**를 선택한다.

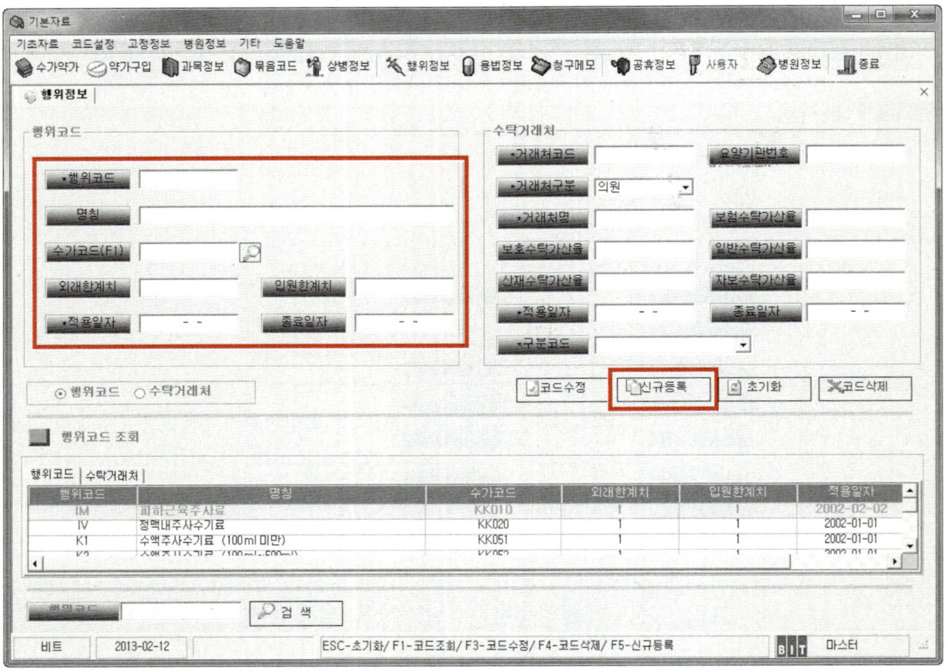

STEP 02 •• **[행위코드]**에 'K4'를, **[명칭]**에 '**수액제 주입로를 통한 주사(side)**', **[수가코드]**에 'KK054', **[적용일자]**에 '2013-01-01'로 입력한다.

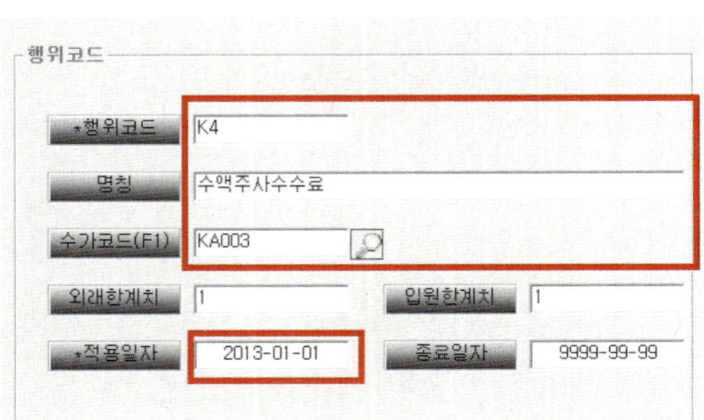

STEP 03 •• 입력을 완료하고 화면 중간에 **[신규등록** 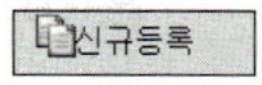 **]** 버튼을 누르면 다음과 같이 저장 확인 메시지 창이 나타난다. 모두 확인을 누르면 새로운 행위코드 'K4'가 등록된다.

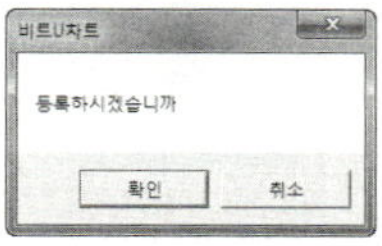

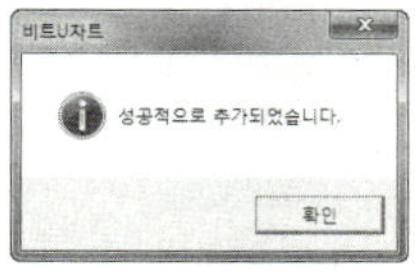

STEP 04 •• 등록된 행위코드 'K4'를 **[행위코드조회]** 항목에서 **[행위코드]** 탭을 눌러 확인한다.

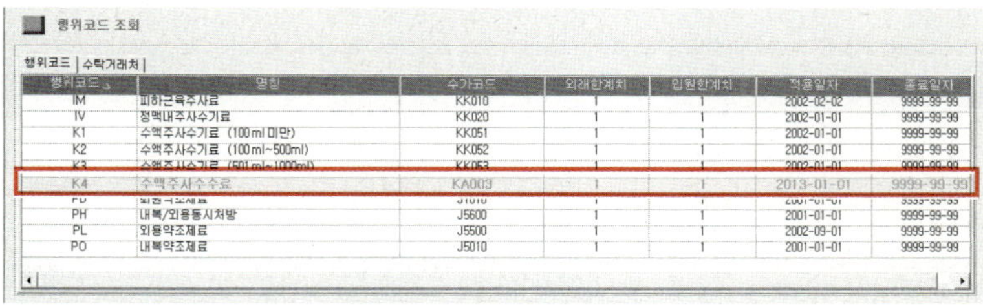

4. 병원정보/병실등급

이는 본 프로그램이 설치된 병원의 **[병원정보]**와 **[요양병원]** 설정유무, **[병실등급]** 등을 설정 · 검색하기 위한 항목이다.

[기본자료(마스터)] → **[고정정보]** → **[병원정보/병실등급]**을 선택하면 다음과 같은 화면을 확인할 수 있다.

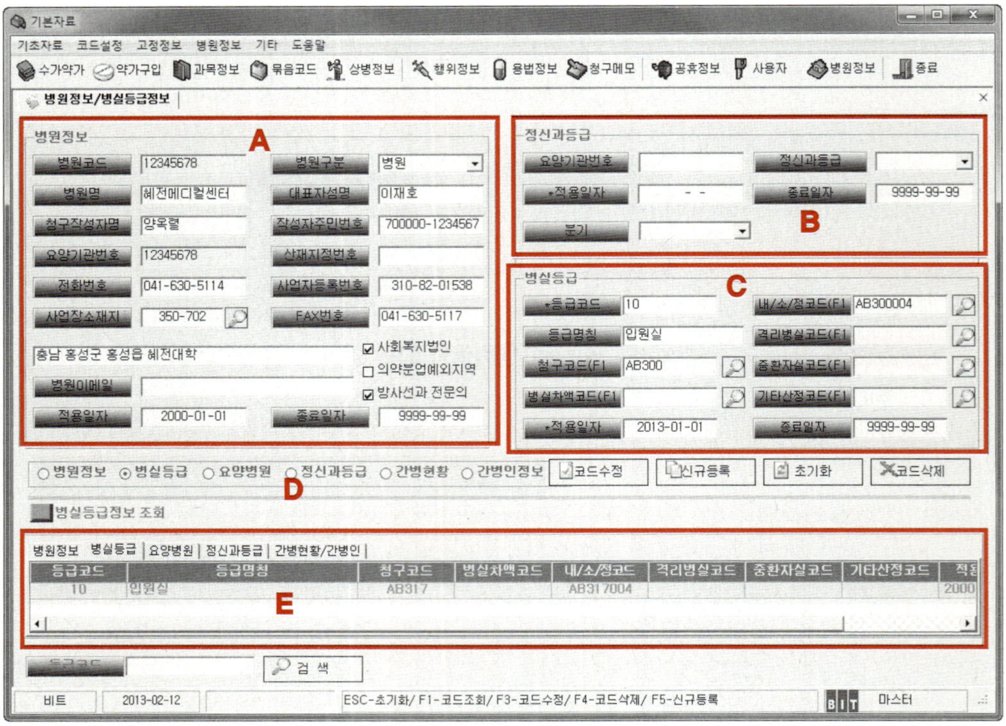

그림 9-36 [고정정보] → [병원정보/병실등급] 설정 화면

단, (A)란 영역의 **[병원정보]**가 여러 개의 병원이 설정된 이유는 하나의 병원 안에 독립 의료법인이 2개 이상 협진하거나 함께 병원을 사용할 경우에 서로 다른 요양기관번호를 부여받아서 진료할 수 있기 때문이다. (B)란 영역의 **[요양병원]**은 해당 병원이 요양병원일 때 등록 속성이며, (C)란은 **[병실등급]**을 설정하는 데 사용한다.

5. 심사지침

[심사지침] 항목은 청구코드와 병원코드를 사용할 때에 보험심사청구 시에 발생할 수 있는 오류나 참고사항을 사용자가 임의로 입력하여 등록하는 메뉴이다.

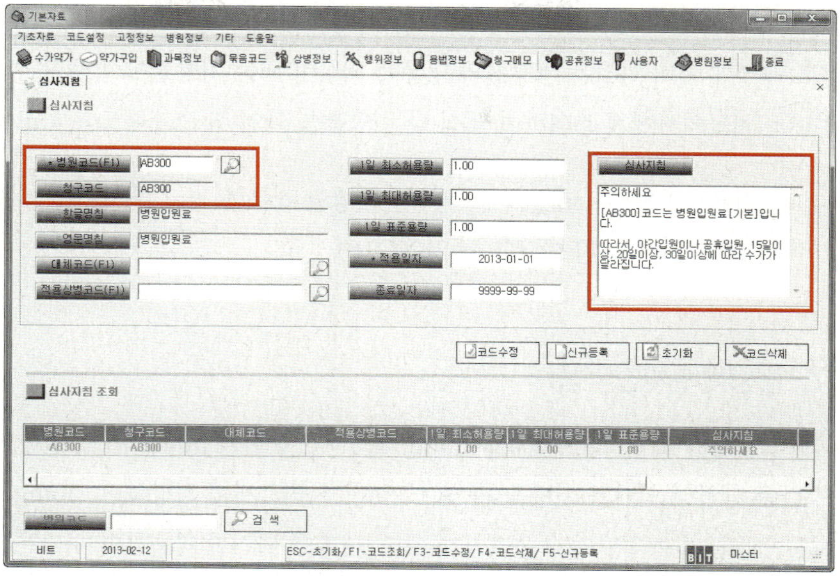

그림 9-37 **[고정정보]** → **[심사지침]** 설정/검색 화면

6. 병용금기성분

[기본자료(마스터)] → **[고정정보]** → **[병용금기성분]**을 선택하면 다음과 같은 창을 확인할 수 있다.

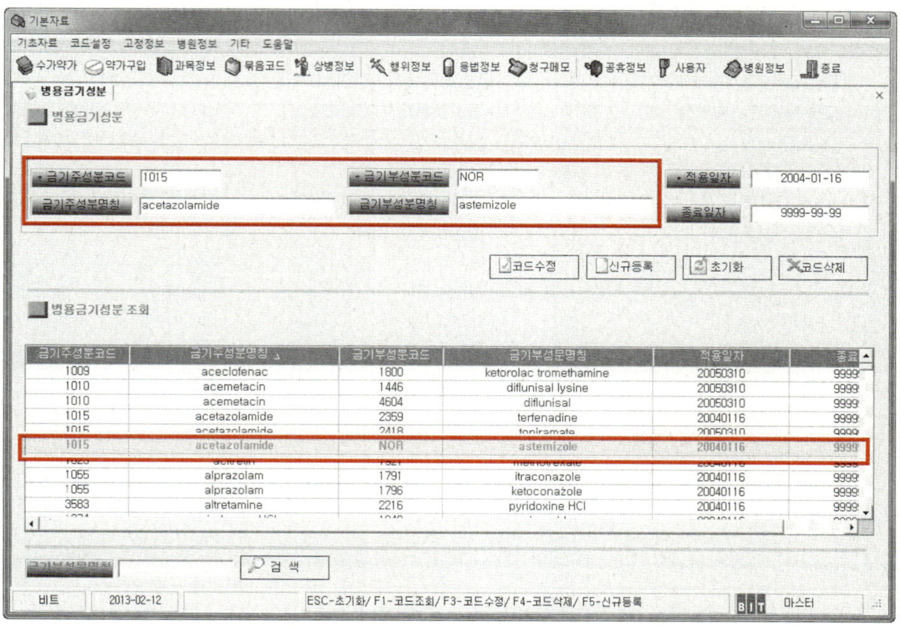

그림 9-38 **[고정정보]** → **[병용금기성분]** 설정/검색 화면

병용금기성분은 의약품의 오남용을 막고 적정하게 사용하도록 하기 위해 약사법 제23조 규정에 의거 약사는 처방전의 내용에 의심이 되는 처방전이 발생할 경우에는 의사 또는 치과의사에게 문의하여 의심 나는 약품을 확인 후 조제하도록 하고 있다.

따라서, 병용금기성분으로 등록된 약재를 처방할 경우에 경고 메시지를 띄워서 확인할 수 있도록 해준다. (참조 : [표 9-2] NO. 6)

7. 함량배수처방약품

아래 그림에서 보면 '아트렌캡슐 25mg'과 '아트렌캡슐 50mg'은 동일한 약품이다. 그런데 만일에 의사가 처방을 할 때, '25mg' 짜리 2개를 처방하면 '50mg' 짜리 1개를 처방하는 것보다 단가가 올라가게 된다. 따라서 이러한 약품들의 처방은 건강보험심사평가원(심평원)에서 삭감의 원인이 된다. 함량배수처방 약품이란 이러한 오류를 사전에 차단하기 위해 설정하는 메뉴이다.

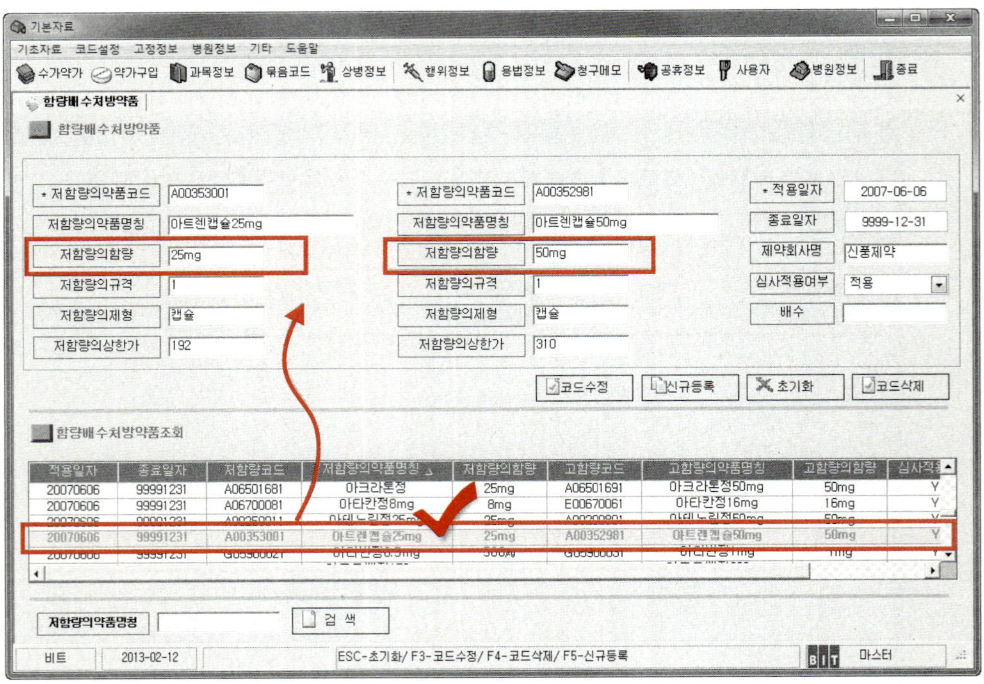

그림 9-39 [고정정보] → [함량배수처방약품] 설정/검색 화면

9-5 병실 및 프로그램 사용자 설정

OCS 프로그램을 설치한 병원에서 병원의 실제 사용자 정보와 병실관리 및 출력에서는 앞서 **[기초자료]**, **[코드설정]**, **[고정정보]**에서 설정해 놓은 '수가약가', '묶음코드', '병명', '증상', '용법', '조제참고', '청구메모', '심사지침', 'information' 등을 출력할 수 있게 한다.

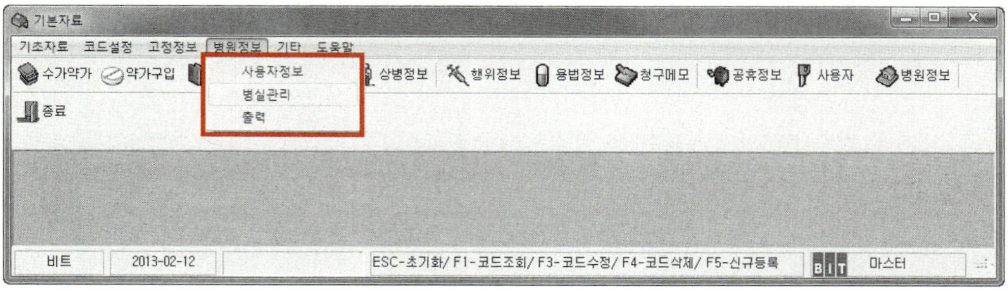

1. 사용자정보

사용자정보는 OCS 프로그램을 사용할 해당병원(요양기관)의 병원정보와 사용자 정보를 입력하는 항목이다.

여기서 **[기본자료(마스터)]** → **[병원정보]** → **[사용자정보]**를 선택하면 아래와 같은 화면이 나타난다.

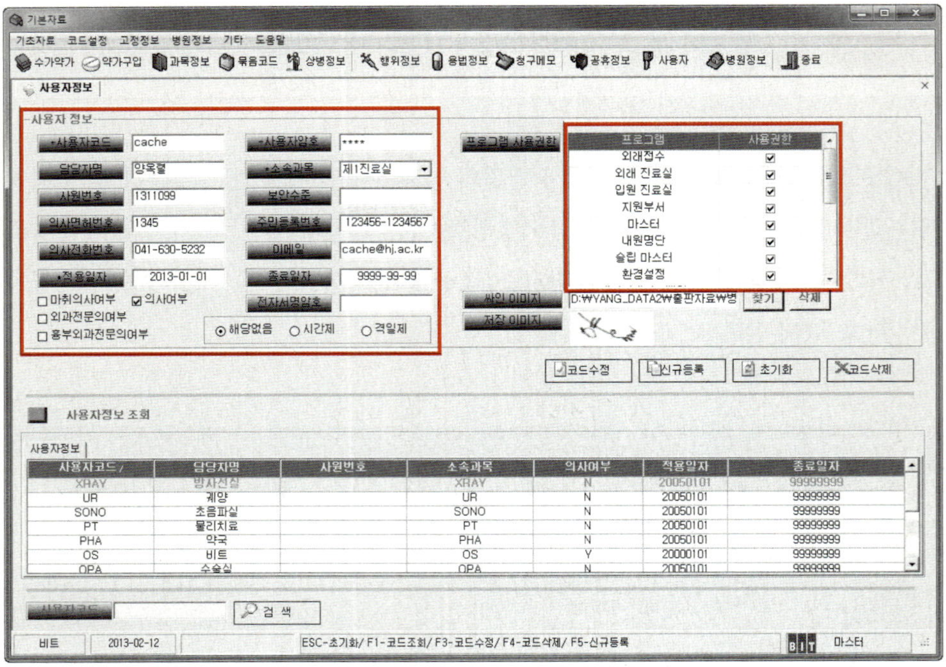

그림 9-40 **[병원정보] → [사용자정보]** 설정/검색 화면

여기서 병원정보로서 담당자, 소속, 주민등록번호, 의사면허번호(의사일 경우) 등의 정보를 입력한다. 또한 마취과의사, 의사 여부에 따라 시간제, 격일제, 종일(해당 없음)을 선택하여 설치된 OCS 프로그램 사용자의 설정을 확정한다.

프로그램 창에서 오른쪽 부분은 **[프로그램 사용권한]** 체크박스를 확인할 수 있는데, 이는 사용자가 해당 OCS 프로그램 중에서 어디까지 제어(사용)할 수 있는지에 대한 권한 설정을 담당하는 항목으로 ☑된 항목에 대해서만 해당 아이디(ID)의 이용자가 사용권한을 갖는다.

이제 새로운 사용자를 등록하는 실습을 수행해보자.

실습 9-7 새로운 사용자 등록하기

(단, 사용자는 의사이며 담당자명은 '홍길동', 소속과목 '제1진료실', 사용자암호 '1', 사용자코드 'hong', 사원번호 '2013001'을 기본자료로 입력할 것)

STEP 01 •• **[기본자료(마스터)] → [병원정보] → [사용자정보]**를 선택한다. **[초기화** 초기화 **]** 버튼을 누른 후, 해당 기본자료를 입력한다.

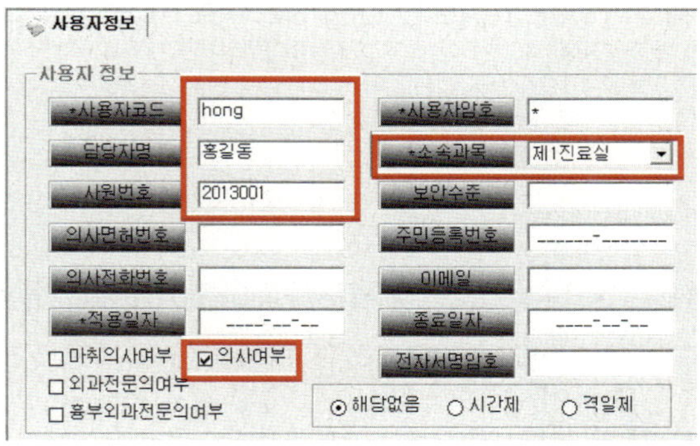

STEP 02 •• **[프로그램 사용권한]** 항목에서 사용권한을 모두 체크해 준다.

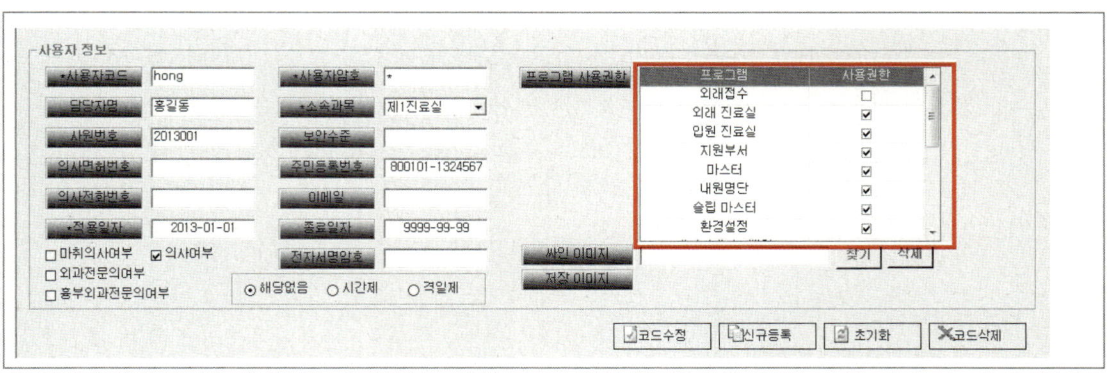

STEP 03 •• 화면 중간에 **[신규등록 신규등록]** 버튼을 눌러서 새로운 아이디를 저장한다. 그러면 다음과 같이 메시지 창이 나타날 것이다. 주민번호의 경우, 실제 번호를 입력하지 않으면 주민번호 검색 알고리즘에 의해 다음과 같은 오류 메시지가 보이지만 무시한다.

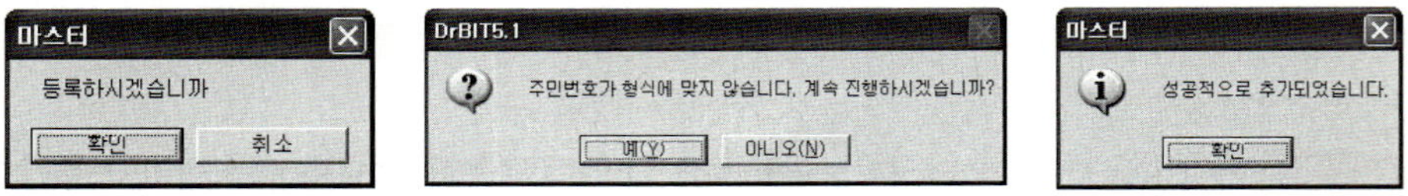
마스터
등록하시겠습니까
확인
취소
DrBIT5.1
주민번호가 형식에 맞지 않습니다. 계속 진행하시겠습니까?
예(Y)
아니오(N)
마스터
성공적으로 추가되었습니다.
확인

STEP 04 •• 새로 등록된 아이디(사용자코드)를 아래 창의 아래부분의 **[사용자정보 조회]** 항목에서 확인한다.

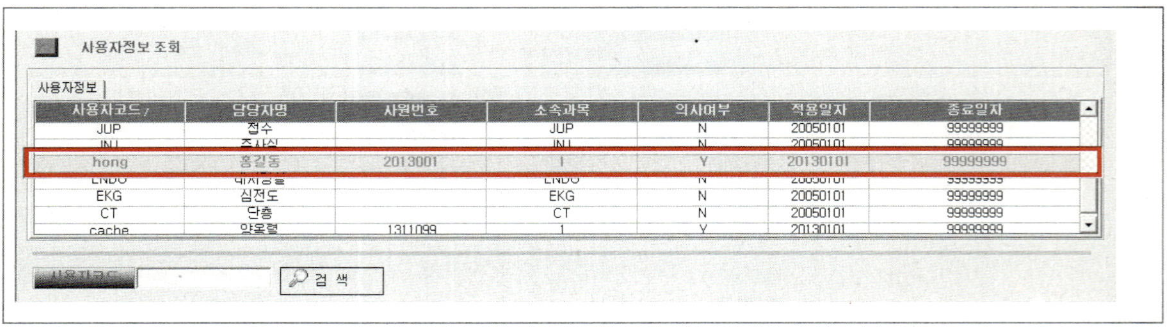

2. 병실관리

병실관리는 입원실이 존재하는 요양기관(병원)에서 병실을 관리하기 위한 부분이다. 이 항목은 **[입원진료실]** 항목에서 가장 중요하게 사용되는 부분이며, **[외래진료실]**에서도 외래로 내원한 환자를 입원시키고자 할 때에 잔여 병실 유무 및 환자 검색 등을 확인할 수 있는 설정을 위해 반드시 필요한 항목이다.

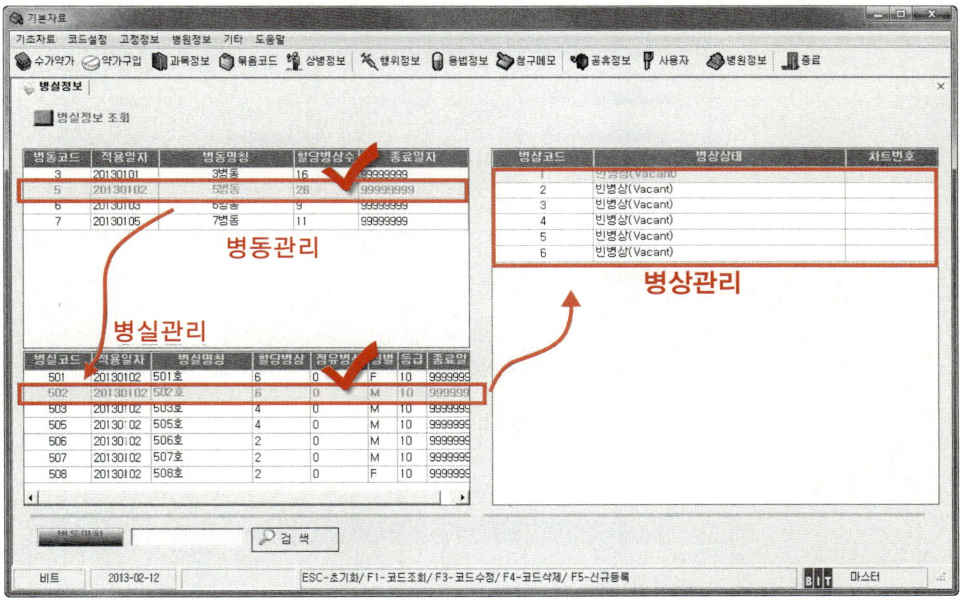

그림 9-41 **[병원정보]** → **[병실정보]** 설정/검색 화면

위의 그림에서 보듯이 병실정보조회는 **[병동정보], [병실정보], [병상정보]**로 큰 단위에서 작은 단위로 설정되어 있음을 확인할 수 있다.

우선 병동정보가 있는 항목을 더블클릭해 보자. 그러면 다음 그림 9-39와 같은 병동관리 창이 나타날 것이다. 여기서 해당병원의 필요에 따라 **'병동코드'**, **'병동명칭'**, **'할당병상수'**, **'인가병상수'**, **'점유병상수'** 등을 설정할 수 있다. 만일에 수정을 원한다면 **[병동관리]** 창의 아래 부분에서 **[코드수정** 코드수정**]** 버튼을 눌러서 수정 후에 저장한다.

또한, 병실정보는 창의 아래 병실코드 부분 하나를 더블클릭하면 그림 9-41과 같이 **[병실관리]** 창을 확인할 수 있다. **[병동관리]** 창과 마찬가지로 수정 및 신규등록이 모두 가능하다.

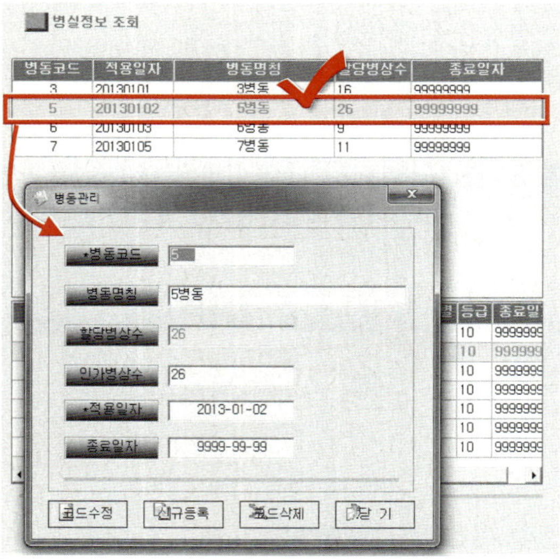

그림 9-42 **[병실정보]** 내의 병동관리 검색 화면

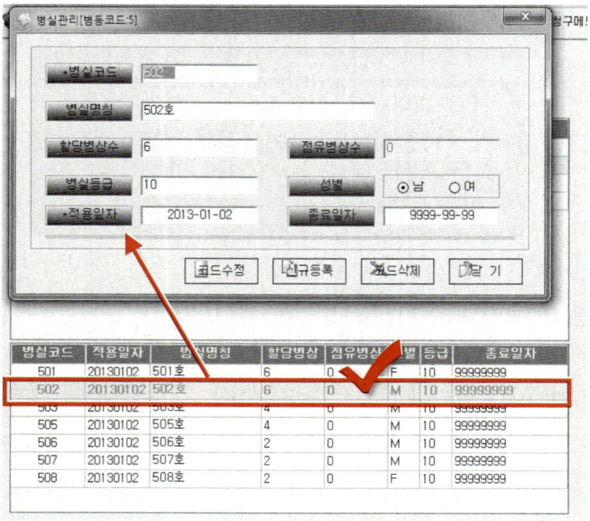

그림 9-43 **[병실정보]** 내의 병실관리 검색 화면

마지막으로 병상부분은 화면의 오른쪽 병상코드 부분을 더블클릭하면 그림 9-38과 같이 **[병상관리]** 창을 확인할 수 있으며, 역시 해당 의료기관(병원)에 따라 수정과 신규등록 및 삭제 등이 모두 가능하다.

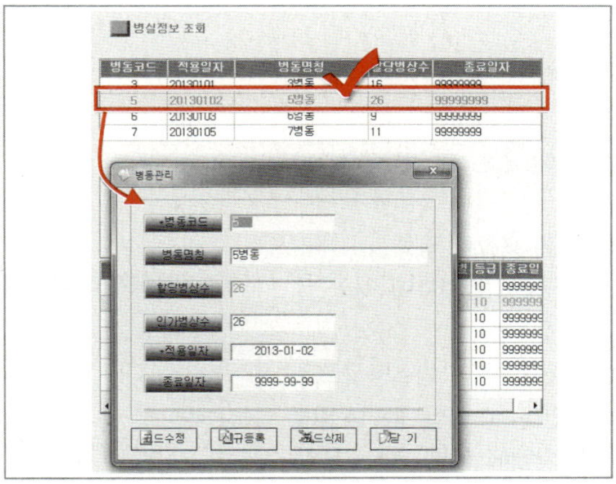

그림 9-44 **[병실정보]** 내의 병상관리 검색 화면

이와 같이 병동관리, 병실관리, 병상관리에 대한 세부 설정 항목을 모두 정리하면 다음 표와 같다.

표 9-10 병실정보의 세부항목

No.	항목	세부항목	세 부 내 용	
1	병동관리	병동코드	해당 병원에서 사용하는 병동코드를 입력(임의입력 가능)	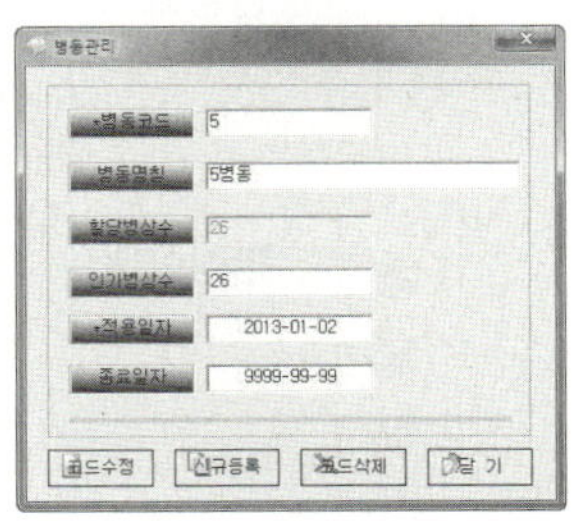
		병동명칭	해당 병원에서 부르는 실제 병동이름 입력	
		할당병상수	해당 병동에 할당된 병상수 입력	
		인가병상수	인허가 받은 병상수 중 해당 병동에 있는 해당하는 병상수를 입력	
		점유병상수	초기값 '0'에서 환자수에 따라 달라짐 초기값으로 0을 입력한다.	
		적용일자	해당병동의 사용(적용)일자를 입력	
		종료일자	해당병동의 종료일자를 입력 (보통 9999-99-99를 입력하면 종료 무제한을 의미)	

(계속)

표 9-10 병실정보의 세부항목 (계속)

No.	항목	세부항목	세 부 내 용	
2	병실관리	병실코드	해당 병원에서 사용하는 병실코드 입력	
		병실명칭	해당 병원에서 실제 부르는 병실 이름 입력	
		할당병상수	해당 병실에 있는 할당병상수(bed count)	
		인가병상수	인허가 받은 병상수 입력	
		점유병상수	초기값 '0'에서 환자수에 따라 달라짐	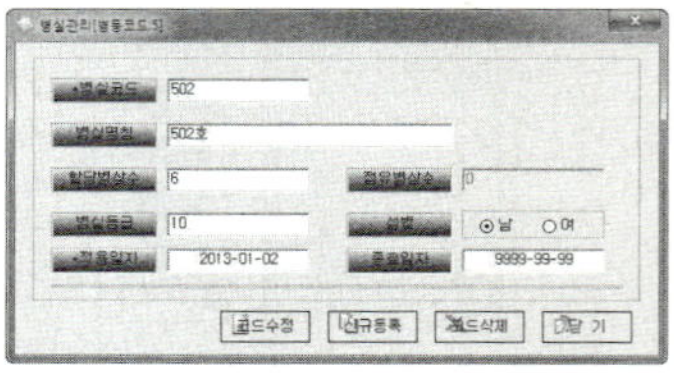
		병실등급	입원료 계산을 위한 병실등급으로 1인실, 2인실, 다인실 등 병실에 따른 병실차액에 따른 코드구분값을 입력 ex) 병실등급 10은 병실 차액이 없는 6인실 이상의 기본 입원료로 설정하여 사용했다.	
		성별	병실을 남 · 녀 구분하여 입원하기 위한 항목	
		병실메모	나타내고자 하는 병실의 메모정보 기록	
		적용일자	해당 병실의 사용(적용) 일자	
		종료일자	해당 병실의 종료일자	
		병상코드	해당 병원에서 사용하는 병상 코드 보통 '1', '2', '3' 등으로 입력한다.	
3	병상관리	병상상태	병상의 사용 유/무 형태를 보여준다. O : 점유(Occupied) R : 예약(Reserved) V : 빈병상(Vacant) - 초기값	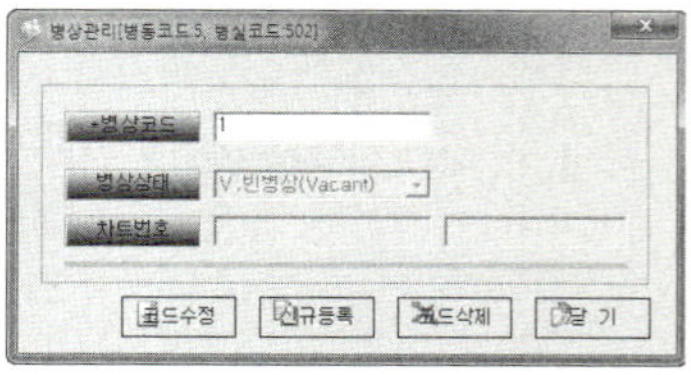
		병상진행 상태	해당 병상에 입원한 환자의 상태를 입력 A : 입원등록(Admission) C : 계산완료(Calculation) D : 퇴원예정(Discharge Reserved)	

(계속)

표 9-10 병실정보의 세부항목(계속)

No.	항목	세부항목	세 부 내 용	
3	병상관리	병상진행 상태	E : 입실완료(Entry) O : 외박 중(Outgoing) T : 전실예정(Transfer)	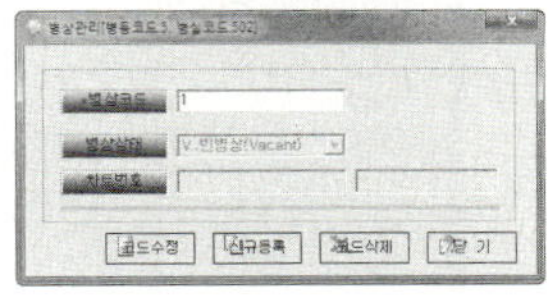
		차트번호	해당 병상에 입원접수 및 입원 중인 환자의 차트번호(이는 비활성화 되어 있으며, 수정할 수 없음)	
		병상메모	나타내고자 하는 병상의 메모정보 기록	

3. 출 력

[출력] 항목은 **[기본자료(마스터)]**에서 설정하거나 등록 · 수정한 모든 기본자료에 대한 출력을 담당하는 항목이다. 여기서 출력은 크게 3가지 형태로 가능하다.

일반적인 프린터로 출력할 수 있는 **[출력** 출 력**]**, 엑셀파일로 저장하는 **[EXCEL** EXCEL**]**, 일반 텍스트 파일로 저장하는 **[TEXT** TEXT**]** 등이 이에 해당한다.

아래 그림은 **[기본자료(마스터)]** → **[병원정보]** → **[출력]**을 선택하면 된다.

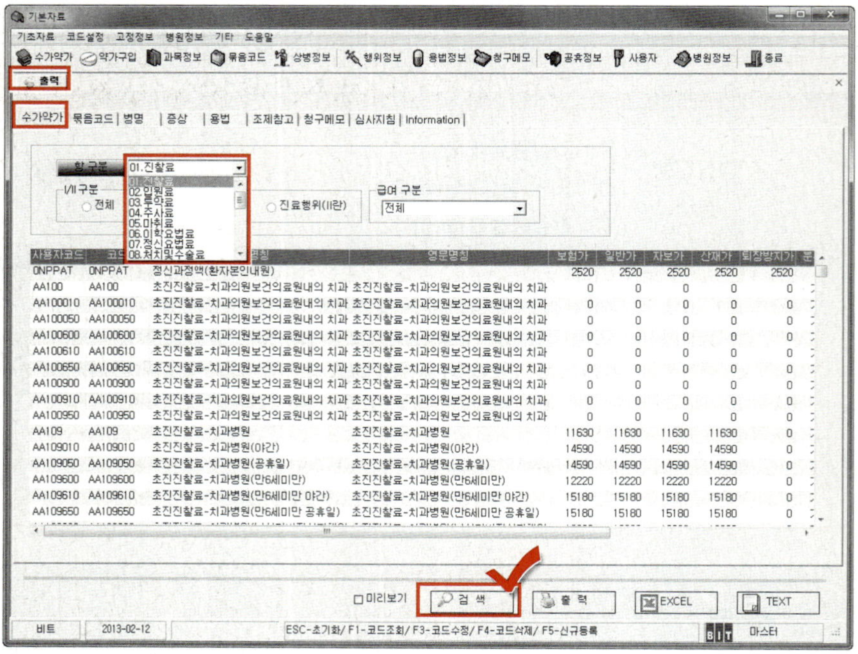

그림 9-45 [기본자료(마스터)] → [병원정보] → [출력] 검색 화면

또한 출력할 수 있는 항목으로는 **[수가약가], [묶음코드], [병명], [증상], [용법], [조제참고], [심사지침], [Information]** 등으로 선택하여 출력할 수 있다. **[Information]**을 이용해서는 **'인적정보', '보험정보', '내원정보', '증상정보', '상병정보', '처방정보'** 별로 검색하여 출력할 수 있다.

실습 9-8 기본자료 출력하기

STEP 01 •• 다음과 같은 조건으로 출력하라.

(1) 수가약가 '01.진찰료', 급여구분은 '전체'로 검색하여 엑셀파일로 출력하라.

(2) 묶음코드 'G'와 'S' 타입의 내용을 검색하여 엑셀파일로 출력하라.

(3) Information에서 '처방정보'를 2012년 1월 1일부터 2013년 3월 15일까지 검색하여 텍스트파일로 출력하라.

STEP 02 •• **[기본자료(마스터)]** → **[병원정보]** → **[출력]**을 선택한다.

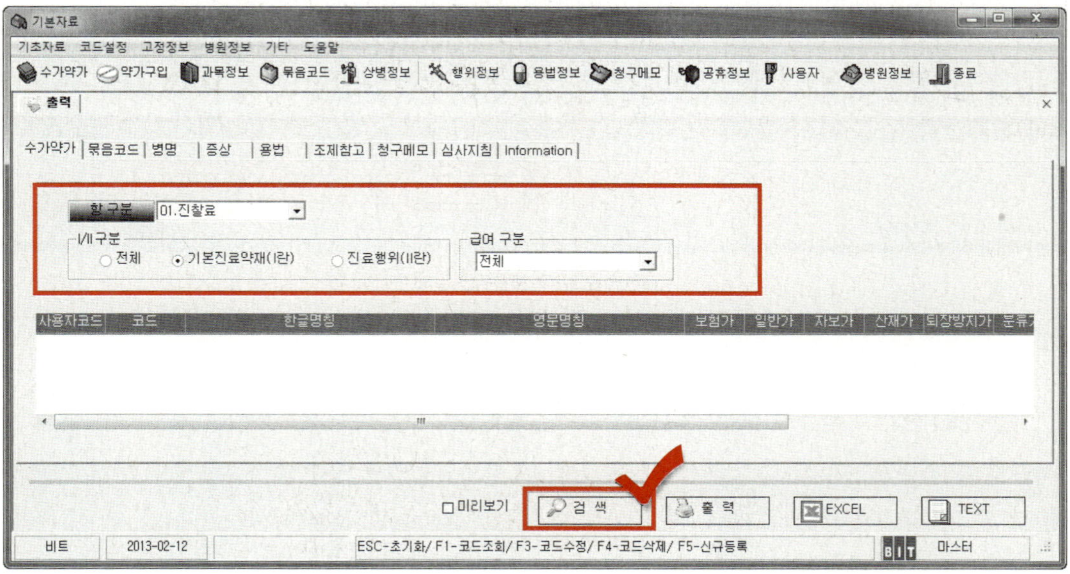

STEP 03 •• (1) 항목을 출력하기 위해 **[항구분]**에는 '01.진찰료', **[급여구분]**에는 '전체'를 선택한 후, 창 아래 부분에 **[검색** 검 색 **]** 버튼을 누른다.

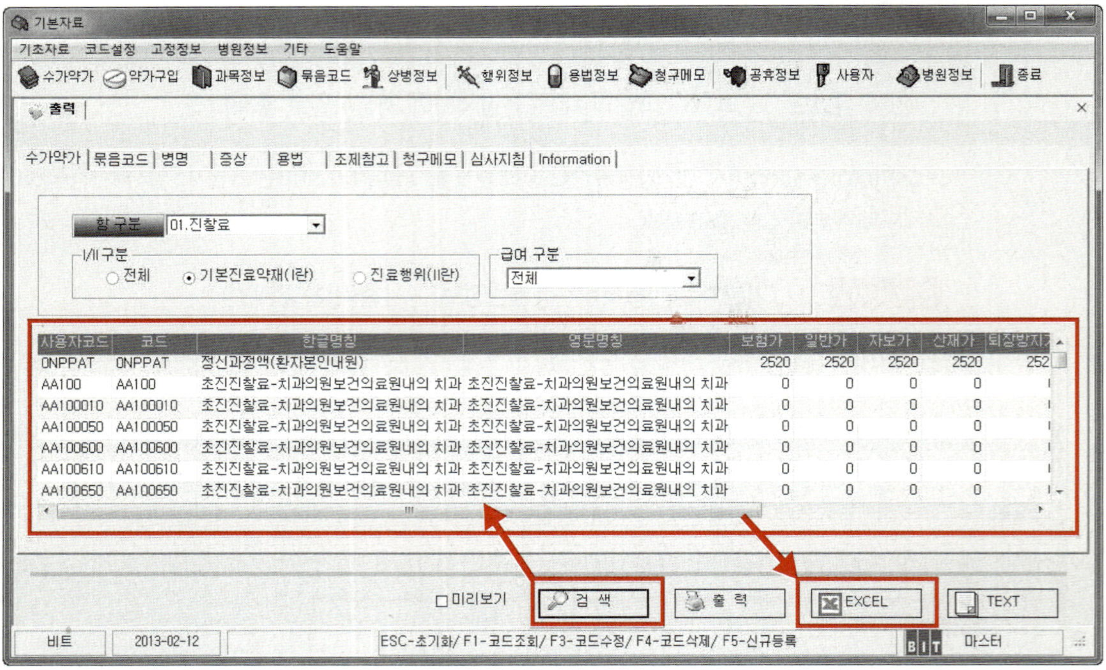

STEP 04 •• 검색된 내용을 엑셀 파일로 저장하기 위해 [EXCEL EXCEL] 버튼을 누른다.

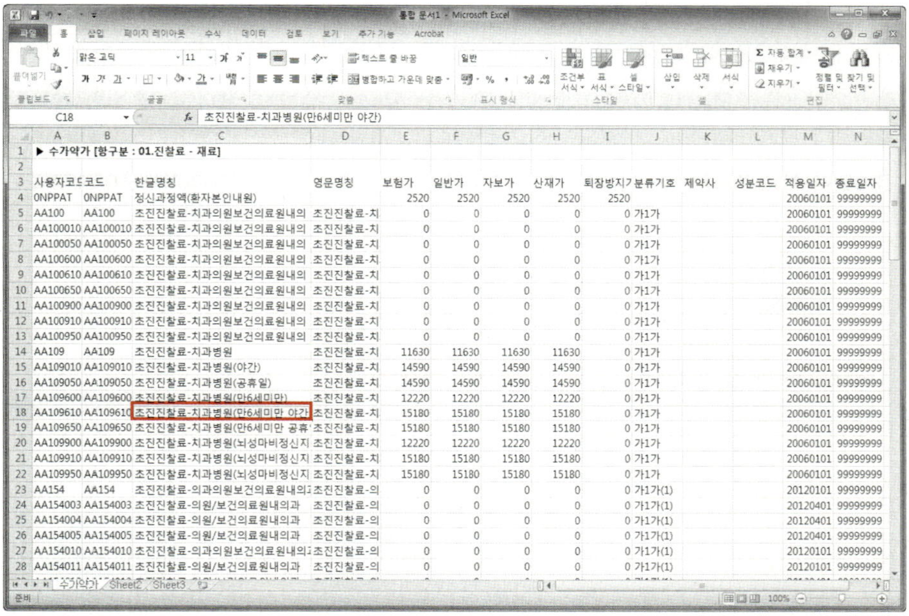

STEP 05 •• 단축키 Ctrl + S 나 혹은 저장 버튼을 눌러서 엑셀파일을 저장한다. 현재 본 프로그램 예제에서는 엑셀2010이 실행되어 자동으로 엑셀2010 포맷으로 저장된다. 만일에 엑셀2003이 설치되었다면 해당 버전으로 저장될 것이다. 파일명은 '**마스터(수가약가)_2013년도.xlsx**'로 한다.

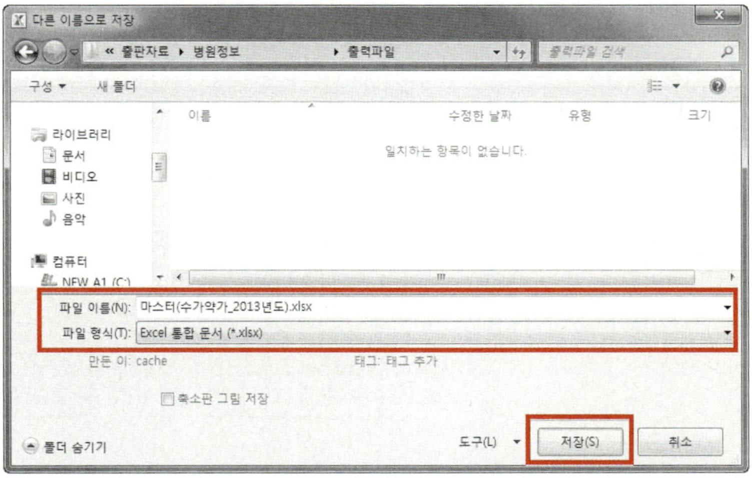

STEP 06 •• 두 번째 출력 서식으로 '(2) 묶음코드 G와 S 타입의 내용을 검색하여 엑셀 파일로 출력하라.'를 실행해보자. **[출력]** 항목 창에서 2번째 탭인 **[묶음코드]** 탭을 선택한다.

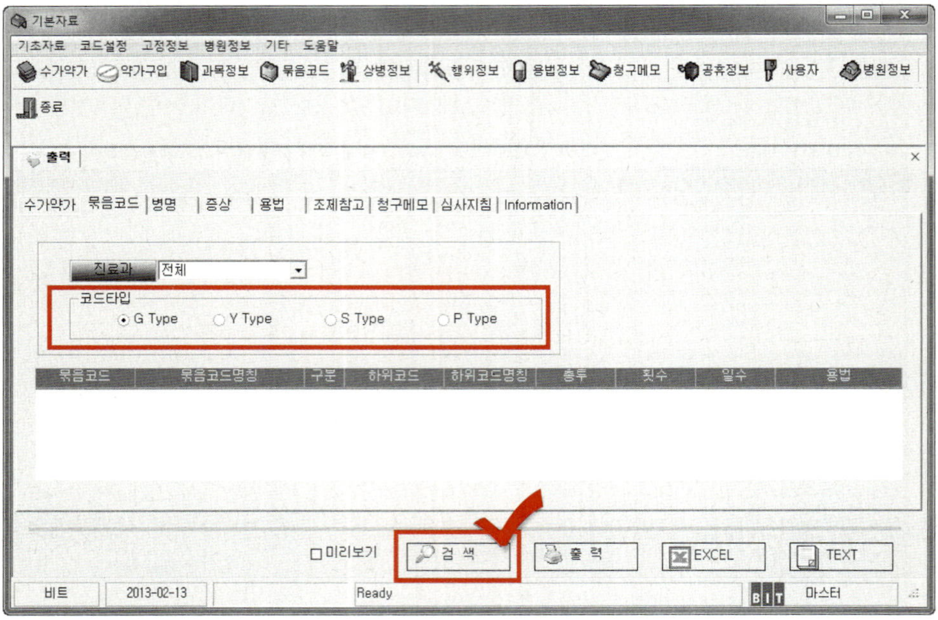

STEP 07 •• **[묶음코드]** 탭에서 **[진료과]**는 **'전체'**, **[코드타입]**은 우선 'G'를 선택한 후, **[검색** 검 색**]** 버튼을 누른다. 그러면 다음과 같은 검색 결과를 확인할 수 있다.

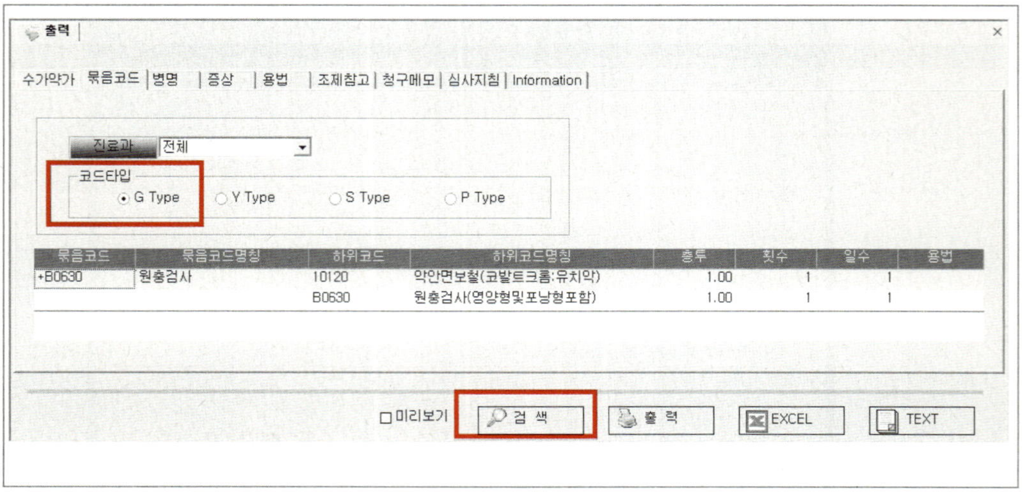

STEP 08 •• 검색된 내용을 엑셀파일로 저장하기 위해 [EXCEL [EXCEL]] 버튼을 누른다. 묶음코드 G타입의 엑셀파일을 **'마스터(묶음코드_G타입).xlsx'** 란 이름으로 저장한다.

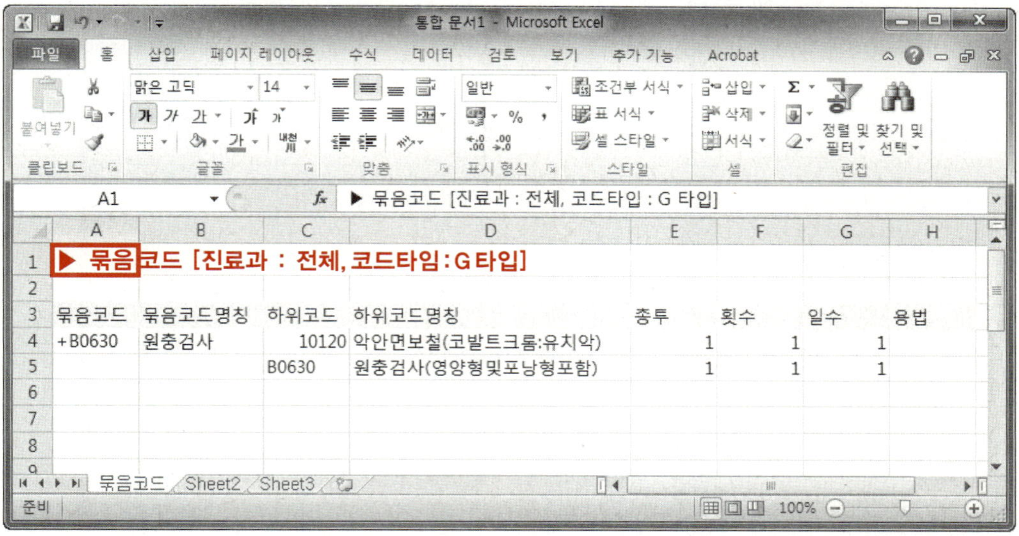

STEP 09 •• **[묶음코드]** 탭에서 **[진료과]**는 **'전체'**, **[코드타입]**은 우선 **'S'**를 선택한 후, **[검색** [검 색]**]** 버튼을 누른다. 그러면 다음과 같은 검색 결과를 확인할 수 있다.

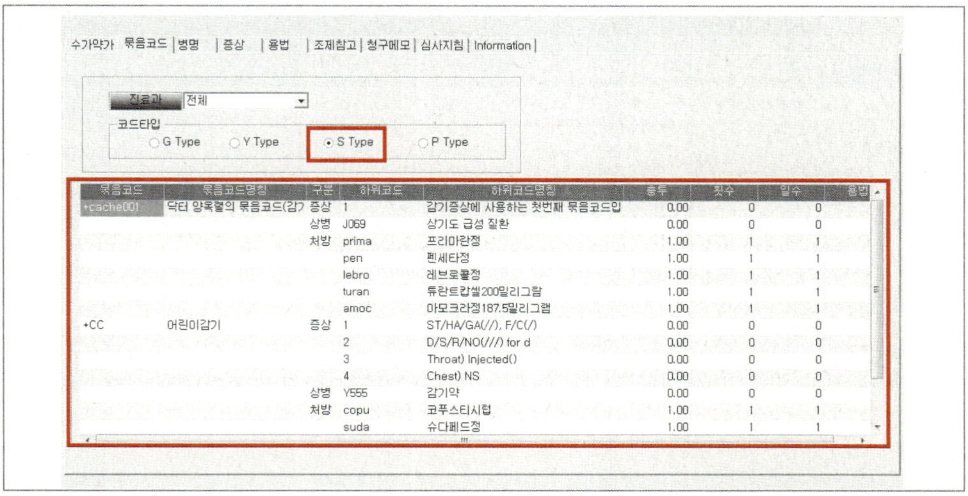

STEP 10 •• 검색된 내용을 엑셀파일로 저장하기 위해 [EXCEL [EXCEL]] 버튼을 누른다. 묶음코드 S타입의 엑셀파일을 **'마스터(묶음코드_S타입).xlsx'** 이란 이름으로 저장한다.

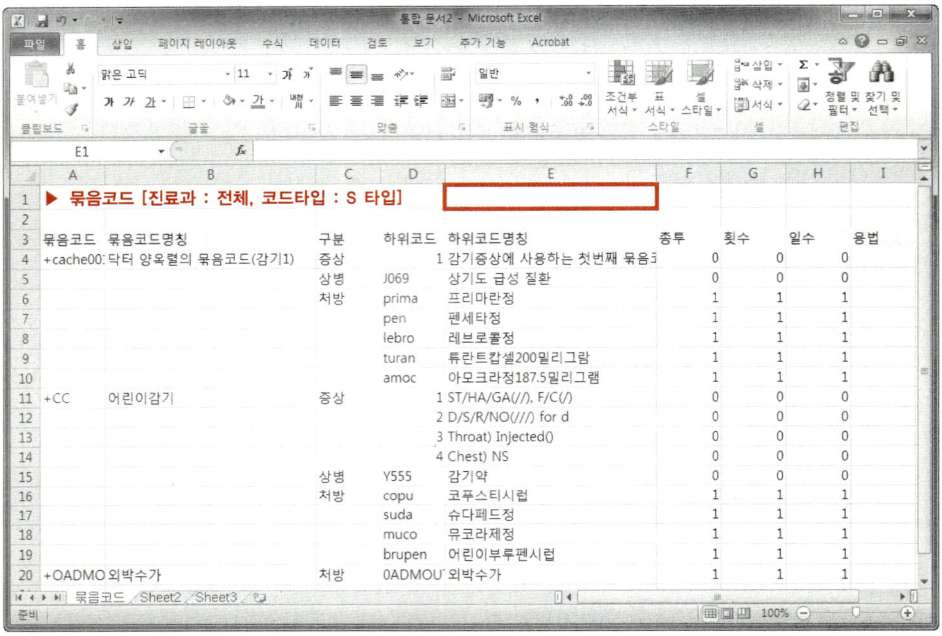

STEP 11 •• 저장된 2개의 묶음 코드를 탐색 창을 열어서 확인한다.

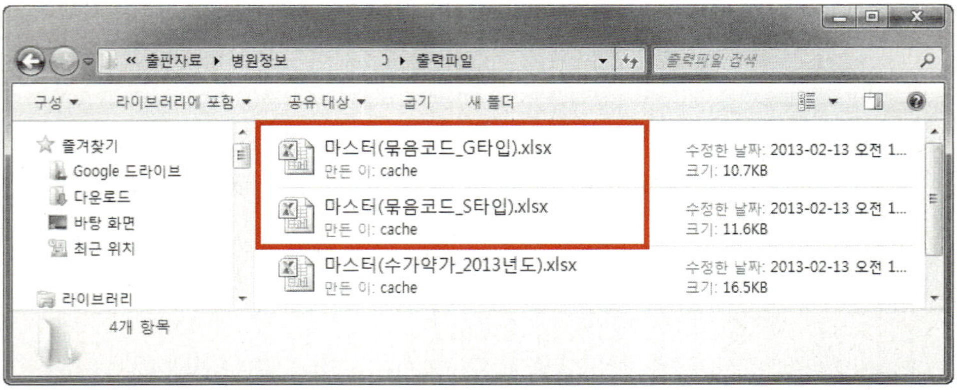

STEP 12 •• 세번째 항목인 'Information에서 '처방정보'를 2012년 1월 1일부터 2013년 3월 15일까지 검색하여 텍스트파일로 출력하라.'를 실습해 보자. **[Information]** 탭을 선택하고, **[종류]**에 **'처방정보'**를 **[검색기간]**에는 **'2012-01-01'~'2013-03-15'**을 선택한 후 **[검색** 검 색 **]** 버튼을 눌러서 처방정보를 확인한다.

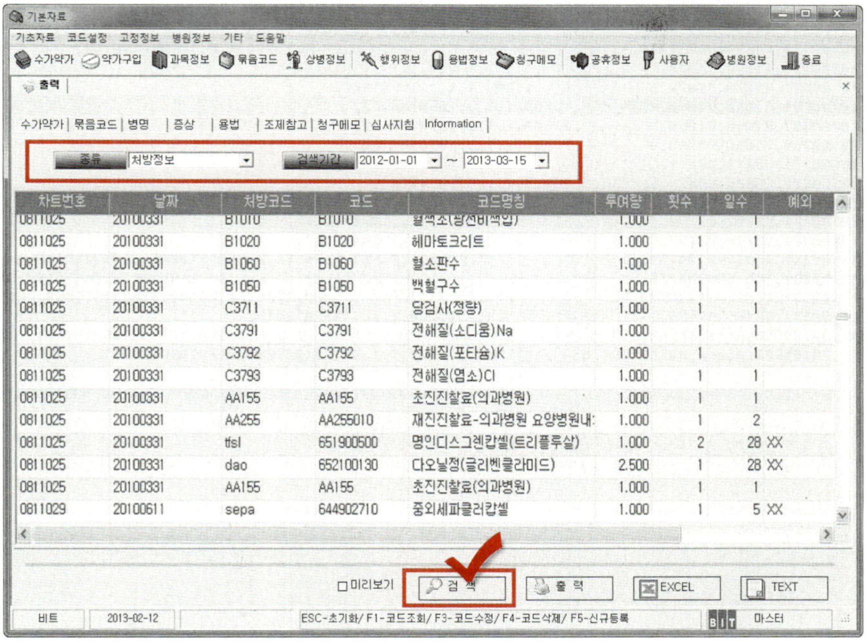

STEP 13 •• 마지막으로 텍스트 파일로 저장하기 위하여 **[TEXT** TEXT **]**를 누른 후, 다음과 같이 OCS 프로그램이 설치된 디폴트 디렉토리에 저장된 **'처방정보(20108101651).txt'** 라는 파일명을 확인할 수 있다. 괄호 안의 숫자는 저장 날짜와 레코드 행의 수이다.

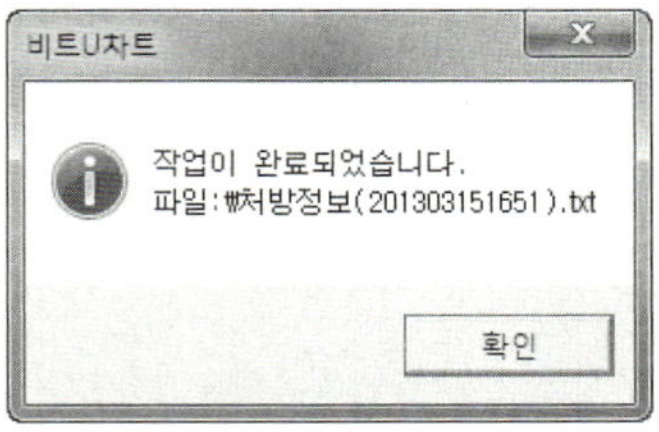

STEP 14 •• 해당 파일을 실제로 실행해 보면, 다음과 같이 텍스트 편집프로그램(메모장, 혹은 워드패드)을 통해 결과를 확인할 수 있다.

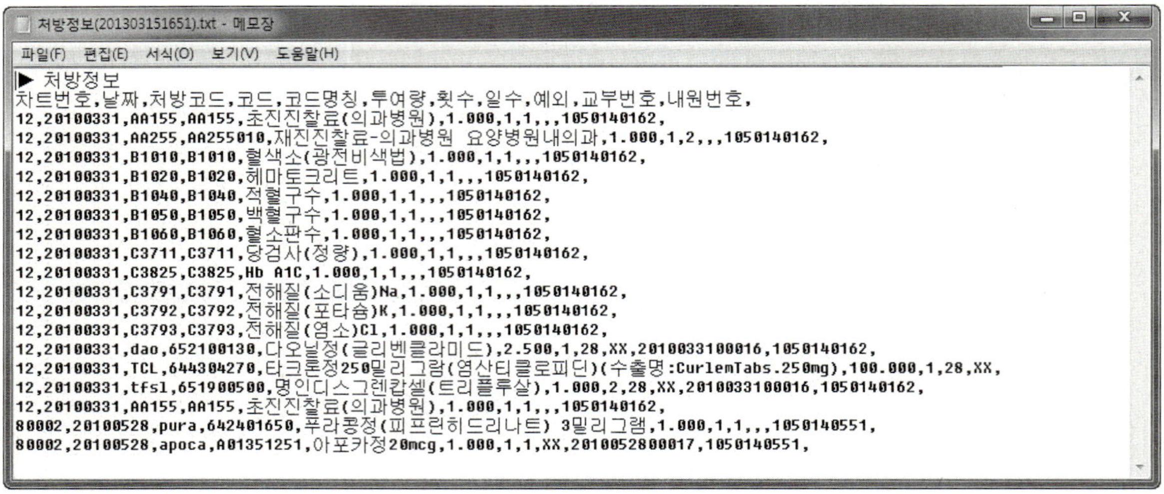

처방정보(201303151651).txt - 메모장

파일(F) 편집(E) 서식(O) 보기(V) 도움말(H)

```
▶ 처방정보
차트번호,날짜,처방코드,코드,코드명칭,투여량,횟수,일수,예외,교부번호,내원번호,
12,20100331,AA155,AA155,초진진찰료(의과병원),1.000,1,1,,,1050140162,
12,20100331,AA255,AA255010,재진진찰료-의과병원 요양병원내의과,1.000,1,2,,,1050140162,
12,20100331,B1010,B1010,혈색소(광전비색법),1.000,1,1,,,1050140162,
12,20100331,B1020,B1020,헤마토크리트,1.000,1,1,,,1050140162,
12,20100331,B1040,B1040,적혈구수,1.000,1,1,,,1050140162,
12,20100331,B1050,B1050,백혈구수,1.000,1,1,,,1050140162,
12,20100331,B1060,B1060,혈소판수,1.000,1,1,,,1050140162,
12,20100331,C3711,C3711,당검사(정량),1.000,1,1,,,1050140162,
12,20100331,C3825,C3825,Hb A1C,1.000,1,1,,,1050140162,
12,20100331,C3791,C3791,전해질(소디움)Na,1.000,1,1,,,1050140162,
12,20100331,C3792,C3792,전해질(포타슘)K,1.000,1,1,,,1050140162,
12,20100331,C3793,C3793,전해질(염소)Cl,1.000,1,1,,,1050140162,
12,20100331,dao,652100130,다오닐정(글리벤클라미드),2.500,1,28,XX,2010033100016,1050140162,
12,20100331,TCL,644304270,타크론정250밀리그람(염산티클로피딘)(수출명:CurlemTabs.250mg),100.000,1,28,XX,
12,20100331,tfsl,651900500,명인디스그렌캅셀(트리플루살),1.000,2,28,XX,2010033100016,1050140162,
12,20100331,AA155,AA155,초진진찰료(의과병원),1.000,1,1,,,1050140162,
80002,20100528,pura,642401650,푸라콩정(피프린히드리나트) 3밀리그램,1.000,1,1,,,1050140551,
80002,20100528,apoca,A01351251,아포카정20mcg,1.000,1,1,XX,2010052800017,1050140551,
```

CHAPTER

10. OCS 원무관리(접수 및 수납)

mind map

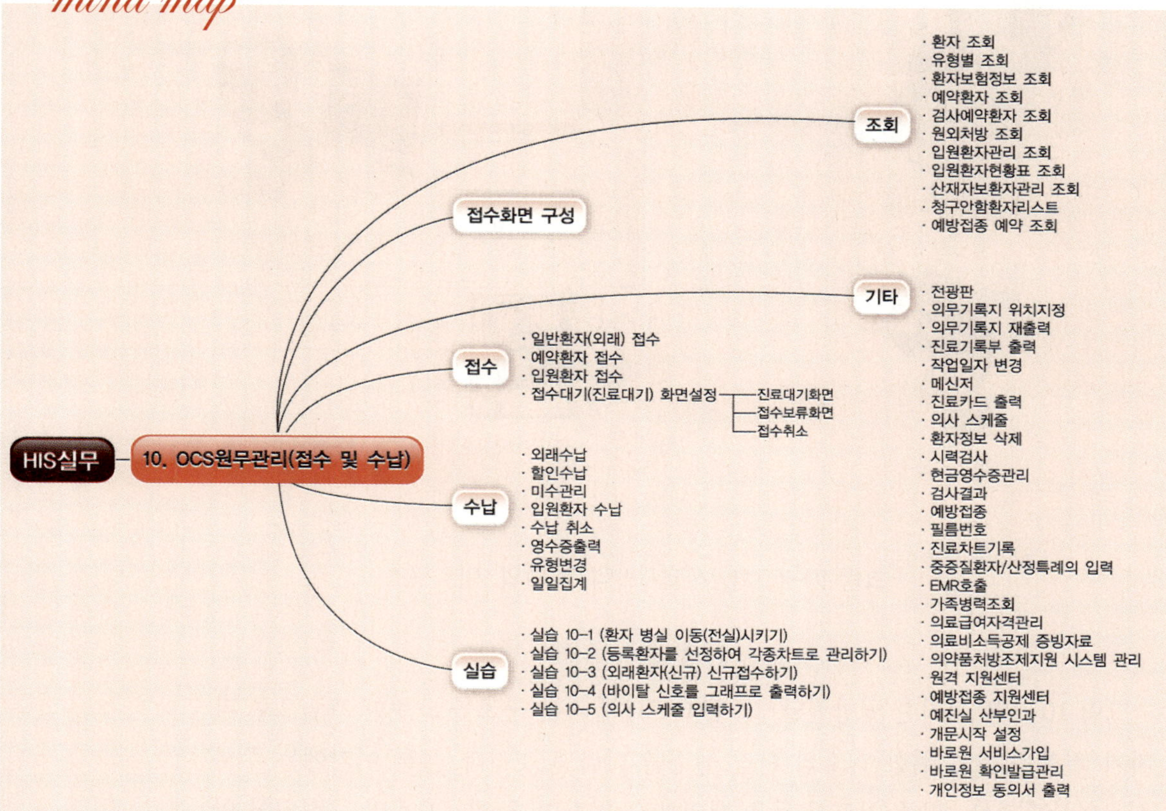

원무관리는 '비트U차트'를 실행시키고 메인 화면의 1번째 항목인 **[접수]**를 선택한다. 원무관리에 해당하는 업무로는 **환자조회, 환자접수, 수납** 등의 세 가지가 대표적이다. 본 장에서는 이러한 원무관리의 대표적인 세 가지 기능에 대해 살펴보기로 한다.

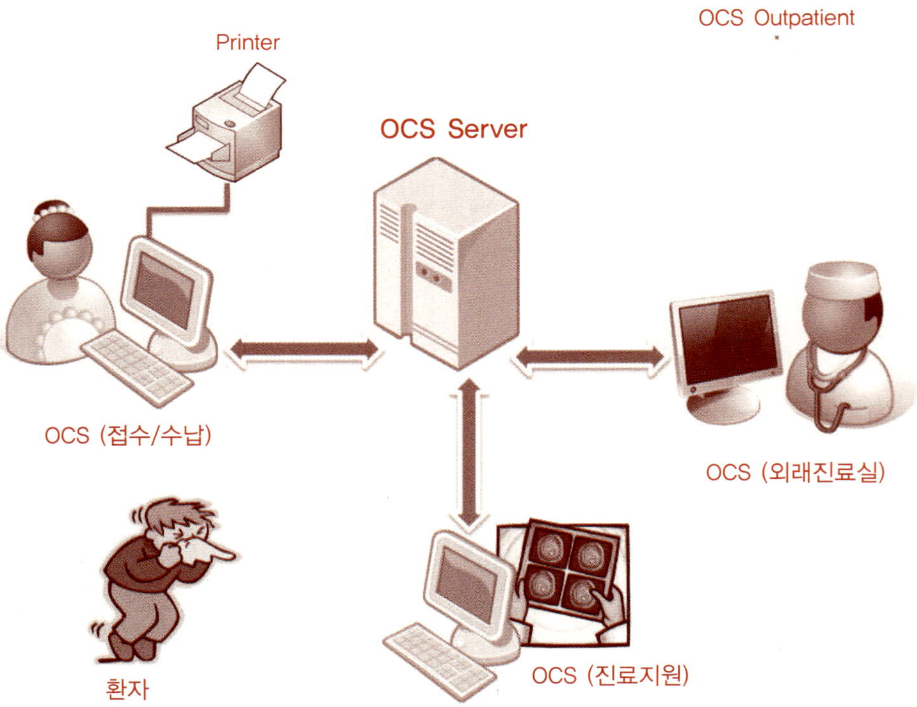

그림 10-1 처방전달시스템(OCS)의 기본 구조

그림 10-1은 이러한 처방전달시스템(OCS)의 기본 구조를 표현한 그림으로 환자가 진찰을 받기 위한 최소의 환경 설정을 나타낸 것이다. 물론 여기에는 주사실 · 임상병리실 · 각종 치료실 등을 제외하고, 가장 기초 항목으로만 구성되어 있다는 점을 인지하기 바란다.

위의 그림에서 의미하는 것은 접수실에서 사용하는 OCS의 **[원무관리]** 프로그램은 단독으로 사용하는 것이 아니라 의사가 있는 **[진료실]**과 매우 밀접한 관계를 맺고 있음을 나타내고 있다는 것이다.

따라서 OCS 프로그램에서 **[접수], [외래진료실], [입원진료실]**의 3가지 프로그램은 매우 밀접하게 유기적으로 움직인다는 것을 알아야 한다.

10-1 접수 화면 구성

접수는 의료기관(병원)에서 가장 먼저 고객(환자)과 만나는 매우 중요한 위치이다. 병원 원무에서 대다수 행정적 업무의 시작과 끝은 역시 **접수**라고 할 수 있다. 접수를 위한 OCS 작업흐름을 보다 자세히 살펴보면 아래 그림 10-2와 같다.

그림은 외래로 내원한 고객(환자)에 대하여 환자접수에서 외래처방전을 출력하기까지의 흐름을 가장 간단하게 정리한 것이다.

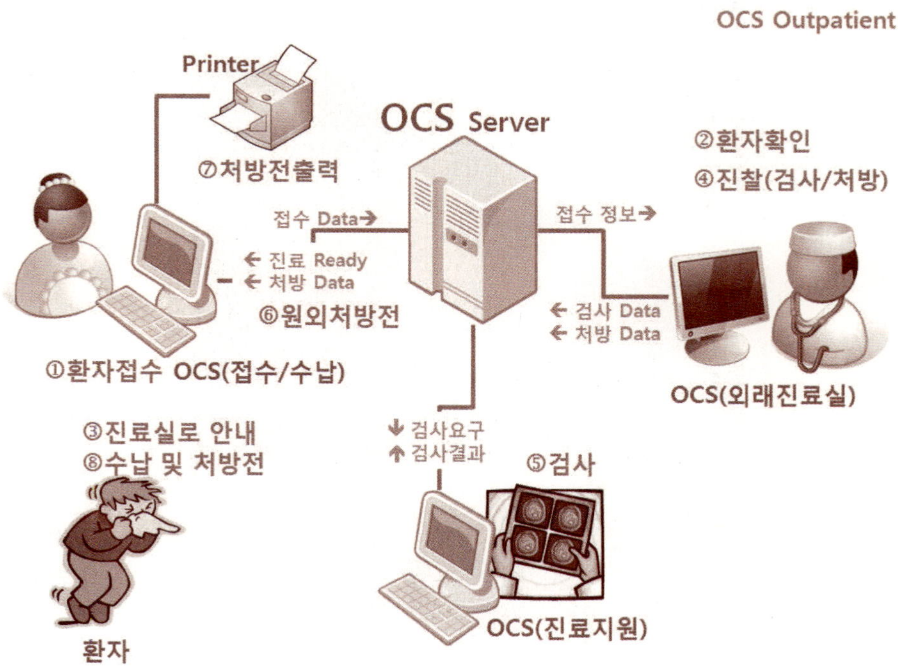

그림 10-2 OCS 작업 흐름도

[접수] 화면에는 **[조회]**, **[접수]**, **[수납]**, **[기타]**, **[선택사항]** 등의 주 메뉴를 가지고 있는데, 이 중에서 **[접수]**와 **[수납]**이 가장 중요한 핵심부분이다.

[접수] 화면으로 접속하기 위해서는 우선 다음과 같이 **[비트메뉴]**를 바탕화면에서 클릭한다.

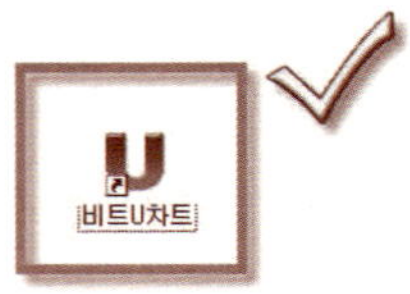

열린 메인메뉴 창은 다음과 같다.

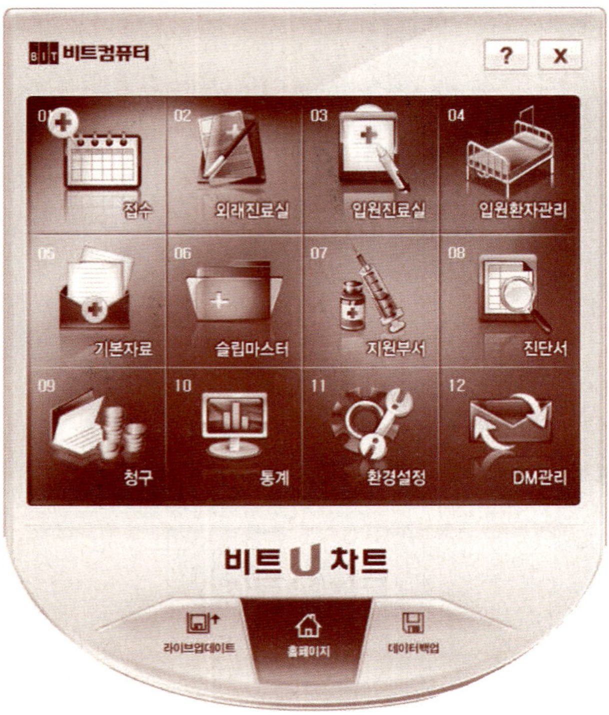

그림 10-3 비트U차트 메인메뉴 창

열린 메인메뉴 창에서 [01] 항목인 **[접수]** 아이콘을 선택(클릭)한다.

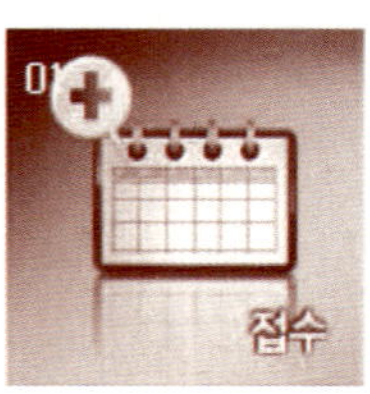

그림 10-4 접수 메뉴

각 메뉴는 선택할 때마다 접속 보안을 위해 아이디와 패스워드를 입력하도록 설정되어 있다. 교육용으로 배포된 '비트U차트' 프로그램은 아이디와 패스워드가 모두 '1'로 세팅되어 있다(단, 업체의 설정에 따라 다를 수 있음).

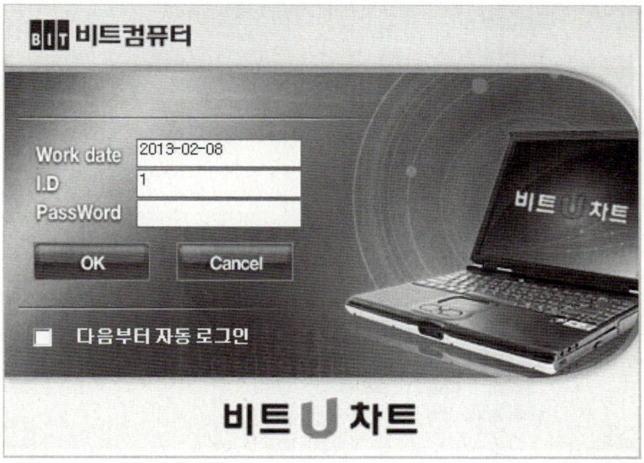

그림 10-5 접수 메뉴 접속 로그인

그러면 아래와 같이 **[접수]** 초기화면을 그림 10-6과 같이 확인할 수 있다.

이 창이 원무관리를 위해 사용할 메인 창이며, 대부분의 원무 및 병원 행정업무를 담당하는 항목이 바로 이 항목이다.

[접수]의 메인 화면의 입력 부분은 크게 **[인적정보]**, **[보험정보]**, **[기타정보]**, **[접수상황정보]**, **[수납대기정보]** 등 5개의 부분으로 구분할 수 있다.

(A)란 영역은 진료 받을 환자의 인적정보 입력 영역이고, (B)란 영역은 보험정보, (C)란 영역은 환자의 초진/재진 여부와 주소, 이메일 등의 정보를 입력한다. 또한 (D)란 영역은 외래환자의 진료대기자 명단을 보여주는 영역이며, (E)란 영역은 진료를 마친 환자의 수납대기자 명단을 보여주는 영역이다.

이 부분은 의료기관(병원)에 내원한 환자를 처음 접수담당자가 맞이하여 개인 신상정보를 OCS 서버에 입력하는 과정이다.

또한 **[접수]** 화면의 상단에 존재하는 주 메뉴의 내용을 살펴보면 다음과 같다.

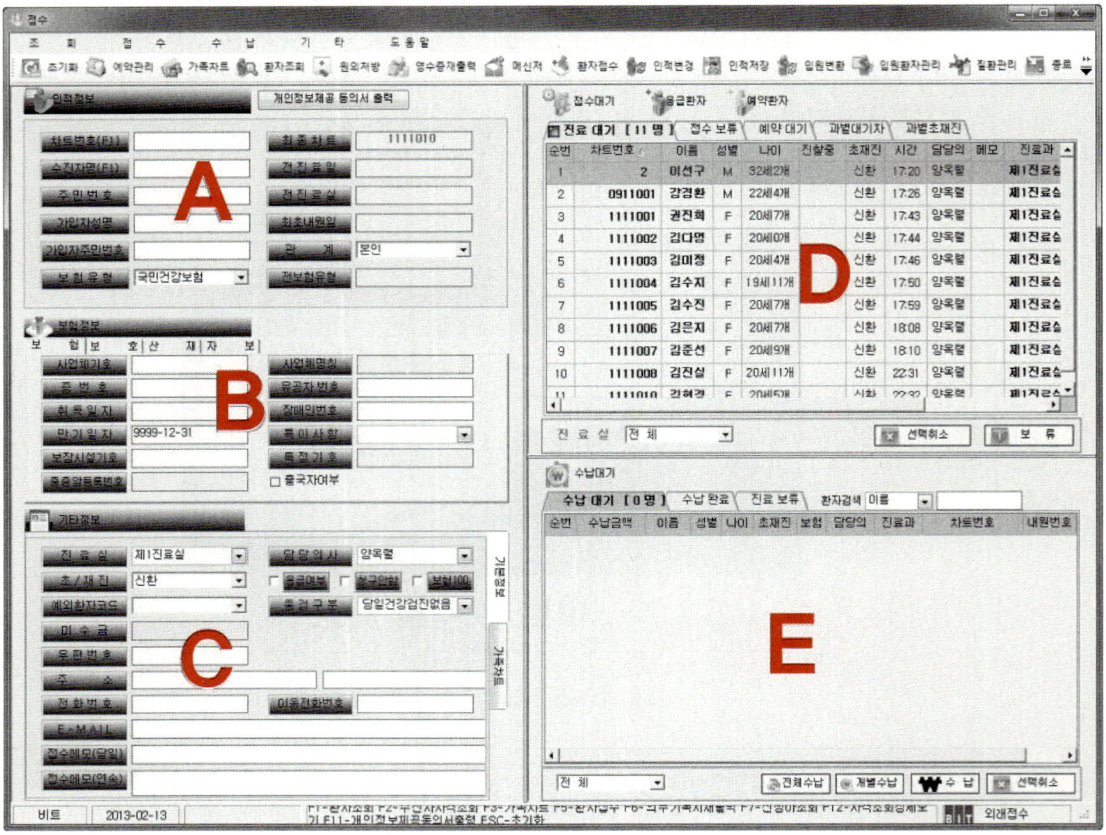

그림 10-6 **[접수]** 메인 화면

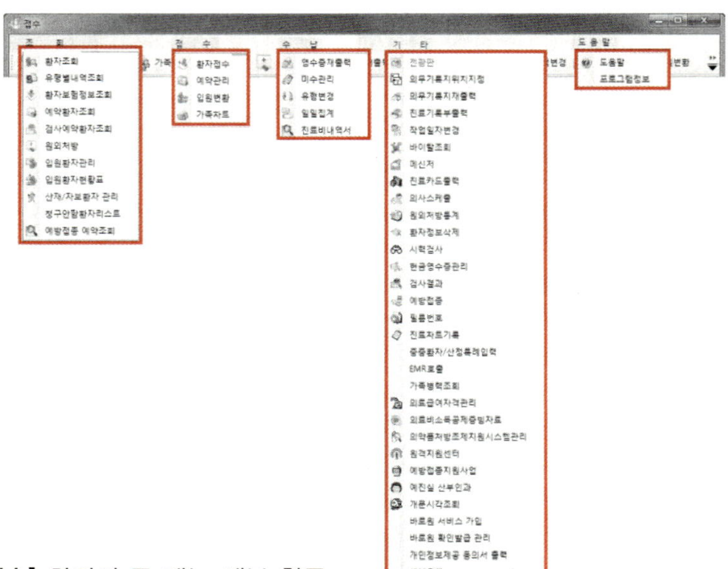

그림 10-7 **[접수]** 화면의 주 메뉴 세부 항목

10-2 조 회

[조회] 메뉴는 그림과 같이 환자에 대한 다양한 환경 조회를 위해 사용하는 서브메뉴로 구성된다.

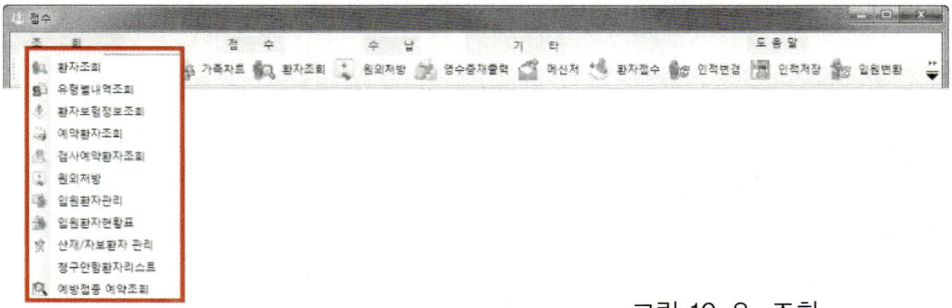

그림 10-8 조회

1. 환자조회

[환자조회]는 **[접수]**에서 **[조회]** → **[환자조회]**를 선택하거나 차트번호 칸에서 **[F1]** 단축키를 누르면 아래와 같은 환자조회 창을 확인할 수 있다. 검색은 차트번호, 수진자명, 주민번호 등으로 모두 검색이 가능하다.

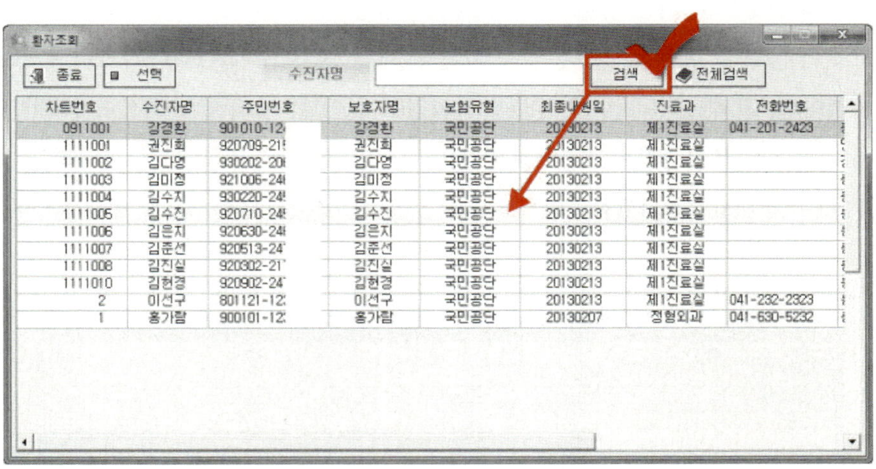

그림 10-9 환자조회 [F1]

2. 유형별 조회

[조회] → [유형별 조회]는 내원환자정보를 '외래'나 '입원' 등의 유형에 따라 검색이 가능하다. 물론 '전체' 검색도 가능하다. 참고로 **[접수]** 화면에 검색된 환자정보가 없을 경우에는 위의 그림 10-9와 같은 **[환자검색]** 창이 뜨지만 선택된 환자가 있을 경우에는 아래 그림 10-10과 같이 해당 환자의 내원 기록이 나타난다.

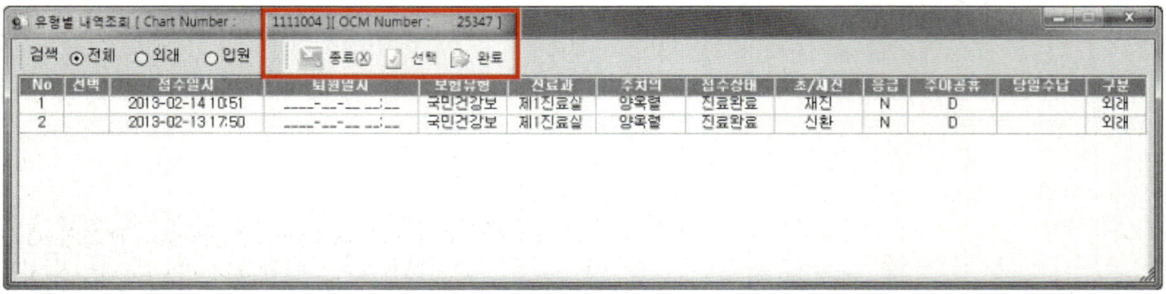

그림 10-10 유형별 내역 조회

3. 환자보험정보조회

[환자보험정보조회]는 환자의 보험정보가 어떻게 변경되었는가를 확인할 수 있는 정보조회 창이다. 예를 들어, '홍길동'이란 환자가 'A' 회사에 다니다가 'B' 회사로 전직하였다면, 그 환자의 보험정보도 변경되었을 것이다. 이러한 변경정보를 확인하는 곳이 바로 **[조회] → [환자보험정보조회]**이다. 일반적으로 조합기호는 8자리, 증번호는 11자리의 번호를 갖는다.

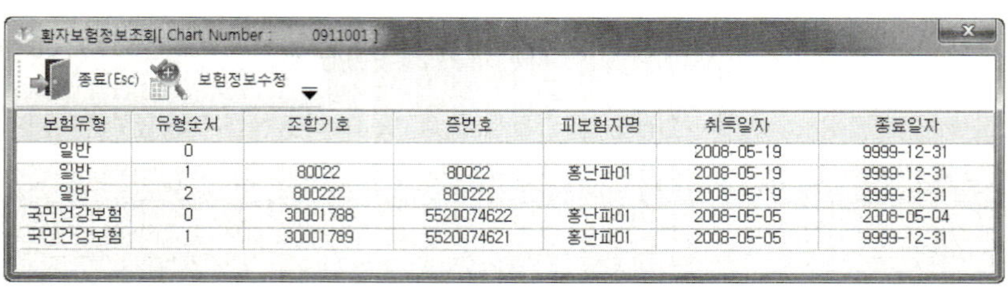

그림 10-11 환자보험정보조회 화면

4. 예약환자조회

[예약환자조회]란 이전 내원 시에 다음 진료를 예약하거나, 전화나 인터넷 등으로 해당 의료기관에 진찰을 예약하였을 경우, 그 예약정보를 확인할 수 있다.

병원의 접수에서 일하는 사람이라면 반드시 출근 후, 당일 예약환자정보를 먼저 검색해야만 진료에 차질을 주지 않게 된다. **[조회]** → **[예약환자조회]**를 선택하면 다음과 같은 창을 확인할 수 있다.

편의상 검색기간 날짜는 해당 당일이나 예약을 원하는 환자의 문의에 따라 날짜를 임의로 검색할 수 있다.

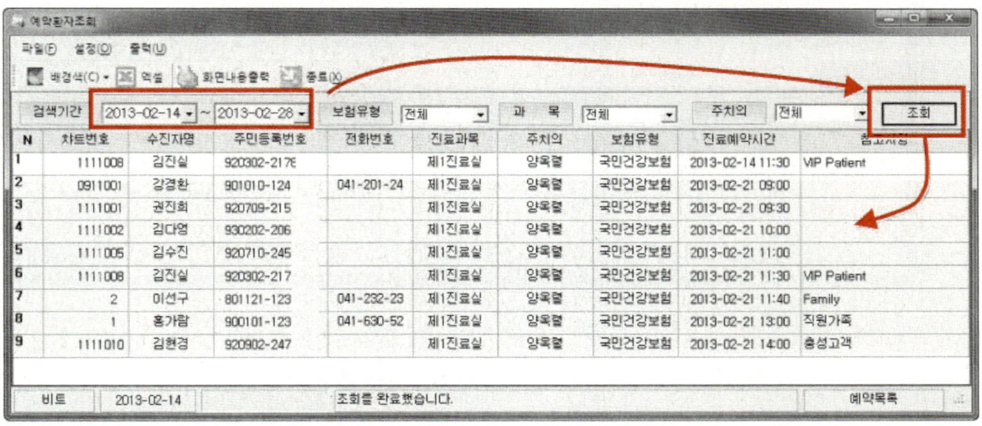

그림 10-12 예약환자조회 화면

5. 검사예약환자조회

[검사예약환자조회]는 기간, 보험유형, 전달부서, 특정코드별로 DB에 저장된 예약정보를 검색하는 기능이다. 검사예약의 특징이 실제 검사 날짜를 등록하되 결제는 미리 이루어지는 경우 사용하게 되는 기능이다. 예를 들어 대형병원에서는 미리 검사를 예약하고 검사 당일 의사대면과 관계없이 바로 검사를 진행하는 경우 사용한다. 검색기간은 대부분 당일 검사 현황파악에 사용된다. 보험유형은 일반, 건강보험, 자동차보험(자보), 산업재해보상보험(산재), 보호1종, 급여 2종 등으로 구분된다.

전달부서별 검색과 특정 코드별 검색은 마스터 관리에서 입력된 지원부서 목록이 나타난다. 또한 검색된 정보에는 환자의 차트번호, 성별/나이, 수진자명(환자명), 진료과목, 검사코드, 검사예약일 등의 주요 정보를 살펴 볼 수 있다.

그림 10-13은 **[조회]** → **[검사예약환자조회]** 검색결과 화면이다.

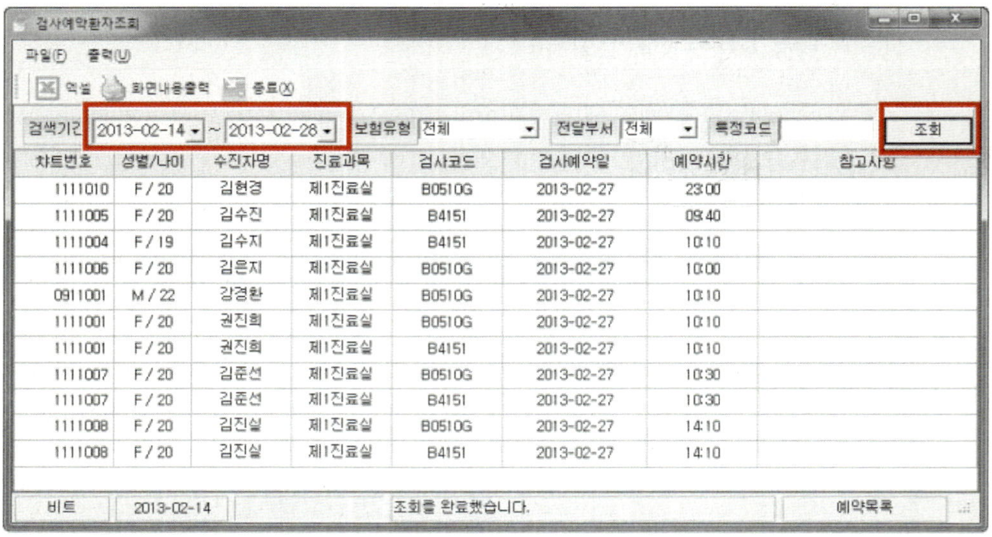

그림 10-13 **[검사예약환자]**조회 화면

6. 원외처방

[원외처방]이란 의사가 진찰을 통해 병원 밖에서 사용할 치료나 약제에 대한 처방을 의미한다. 쉽게 설명하자면 병원에서 처방전을 받으면, 약국에서 약을 사기 위해 제출하는 문서가 **원외처방전**이 되는 것이다. 병원에서는 환자에게 어떠한 처방전을 발급하였는지에 대한 기록(medical history)이 남아 있어야 하고 또한 이를 검색해 볼 수 있어야 한다. **[조회]** → **[원외처방]** 조회는 바로 이러한 기능을 수행한다.

[원외처방]에 대한 검색은 **[차트번호]**, **[수진자명]**, **[주민번호]**, **[조회기간]**별 검색과 출력이 가능하다. 또한 이 검색에서는 **[원외처방]**뿐만 아니라 **[원내처방]**과 **[증상]**, **[상병]**, **[교부번호]** 등 다양한 검색이 가능하다.

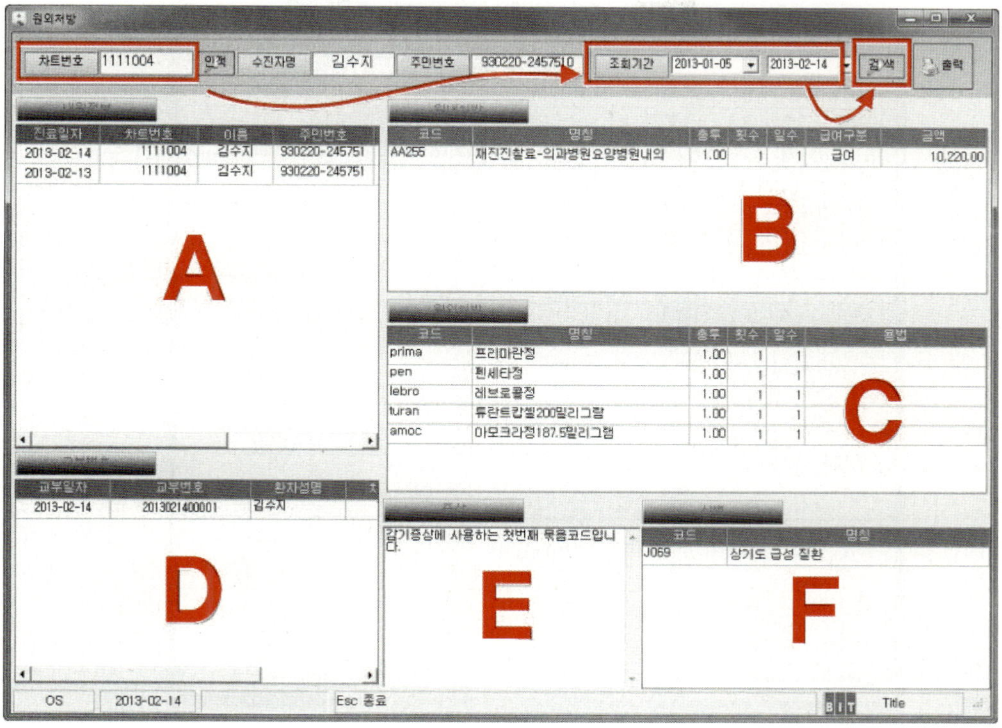

그림 10-14 **[원외처방]** 조회 화면

(A)란 영역은 해당 환자의 내원일자별 정보, **(B)란 영역**은 원내처방 정보, **(C)**란 영역은 원외처방전 정보, **(D)란 영역**은 교부번호, **(E)란 영역**은 증상, **(F)란 영역**은 상병 정보를 표시한다.

만일 추가적으로 원외처방전을 출력하고자 한다면 그림 10-14의 **(G)란 영역**의 **[출력]** 버튼을 누르면 그림 10-15와 같이 원외처방전 출력화면에서 프린터 출력이 가능하다.

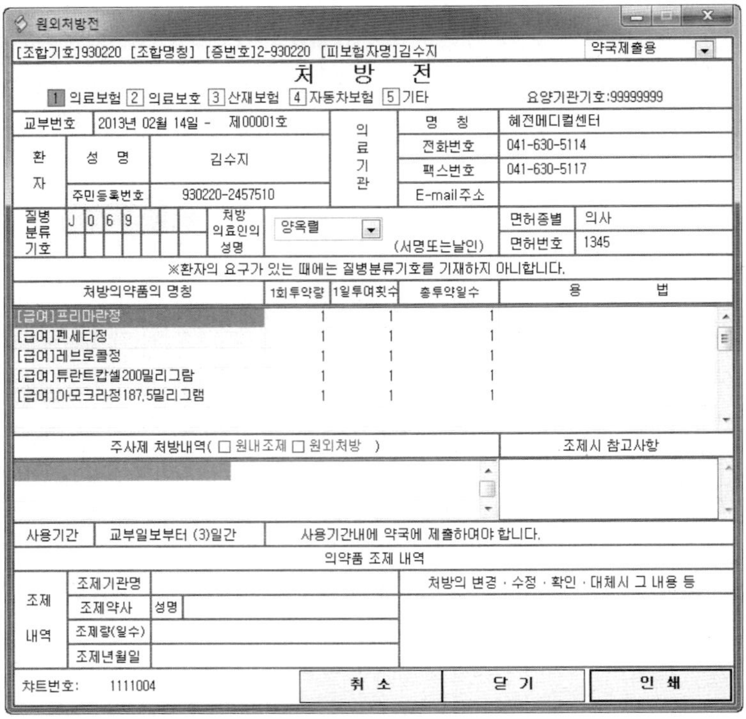

그림 10-15 **[원외처방전]** 출력보기 화면

7. 입원환자관리

[조회] → [입원환자관리]는 현재 해당 의료기관(병원)에 입원 중인 환자의 모든 내역을 검색할 수 있도록 정보를 보여준다. 환자정보는 크게 **[병동]**별로 검색할 수 있으며, 각 병실에 입원한 환자는 **병실 · 병상 · 차트번호 · 환자이름 · 보험유형 · 성별 · 주민번호 · 내원번호 · 내원상태 · 병동 · 입원일시 · 퇴원일시** 등의 세부항목별 검색이 가능하다.

또한 환자별로 퇴원이나 병원비의 중간계산(중간수납) 기능과 보증금 입금이나, 환불 등의 세부 검색도 가능하다.

그림 10-16의 오른쪽 맨 아래쪽 끝에는 **[전과전실관리]** 항목이 있는데, 이는 환자가 필요에 따라 병실이나 병동을 이동할 경우에 그 이력(history)이 남아 있도록 하는 정보이다.

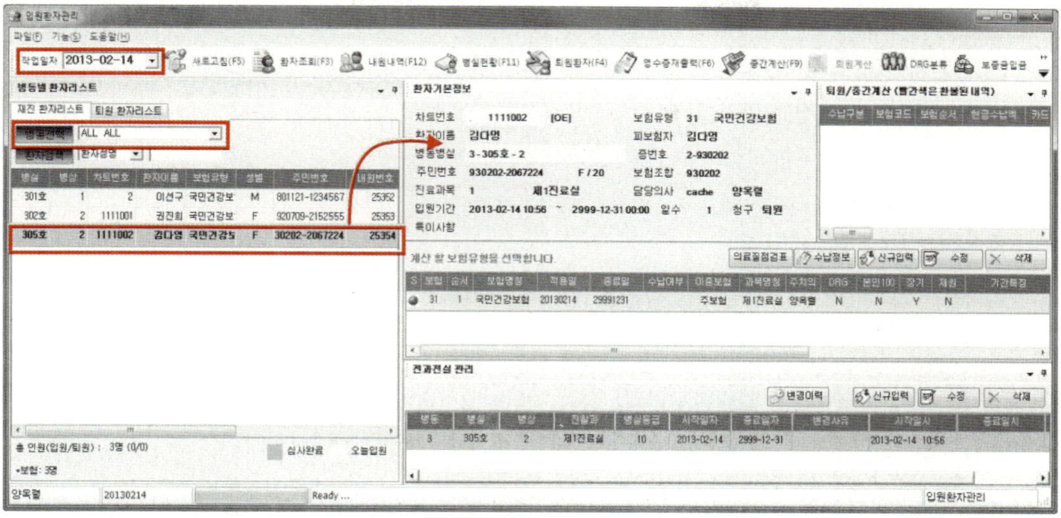

그림 10-16 **[입원환자관리]** 조회 화면

그렇다면, **[입원환자관리]**에서 자주 발생하는 입원환자의 **병실이동(전실)**을 실제로 실습을 통해 확인해 보자.

실습 10-1 환자 병실 이동(전실)시키기

조건 1 : 현재 입원환자 중에 1명을 선택한다.

조건 2 : 선택한 환자의 현재 병실을 확인하고 바로 옆 병실로 전실시킨다.
(예를 들어 305호 환자라면 304호나 306호로 옮긴다)

STEP 01 •• '비트U차트'에서 **[접수]**를 선택한다.

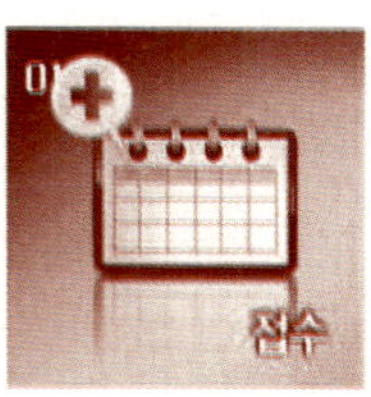

STEP 02 •• **[접수]** → **[입원환자관리]**를 선택한다. 이때 보안을 위해 **[입원관리실]** 주 메뉴와 연동을 위한 '로그인' 메뉴가 나타나는데, 접수와 동일한 패스워드를 입력하고 로그인한다.

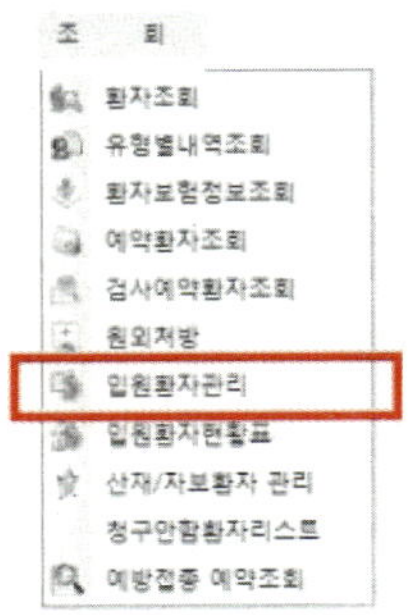

STEP 03 •• 다음과 같이 **[입원환자관리]** 창이 나타난다. (A)란 영역에서 해당 병실의 환자를 1명 선택한다(이 예제에서는 임의로 305호실 환자 1명을 선택하였다).

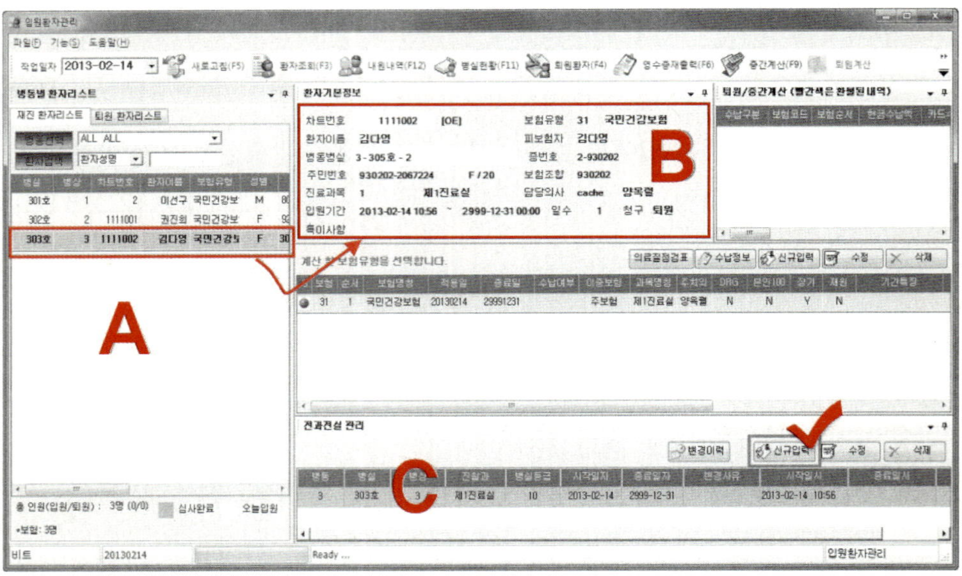

STEP 04 •• **[입원환자관리]** 화면의 오른쪽 맨 아래 (C)란 영역인 전과전실 영역에서 **[신규입력** 신규입력**]** 버튼을 누른다. 그러면 다음과 같이 **[전과전실관리]** 창이 나타난다.

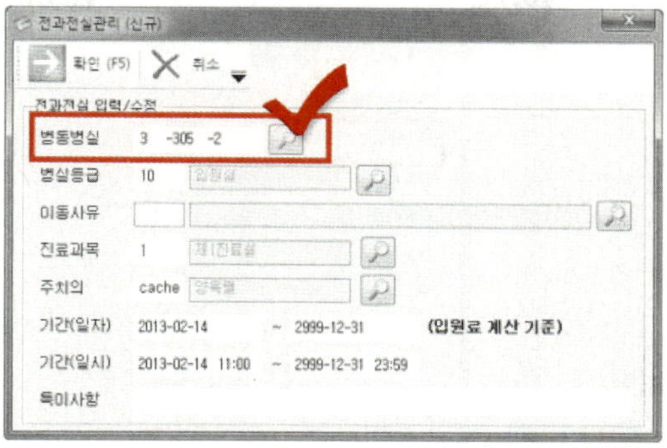

STEP 05 •• 여기서 **[병동병실]** 항목에 있는 **[도움버튼]**을 누르면, **[병상 현황표]** 화면이 나타난다. 여기서 조건 2에 해당하도록 바로 옆 병실의 병상을 선택 후 더블클릭 한다(본 예는 305호실 1병상의 환자를 303호실 3병상으로 옮기는 것이다).

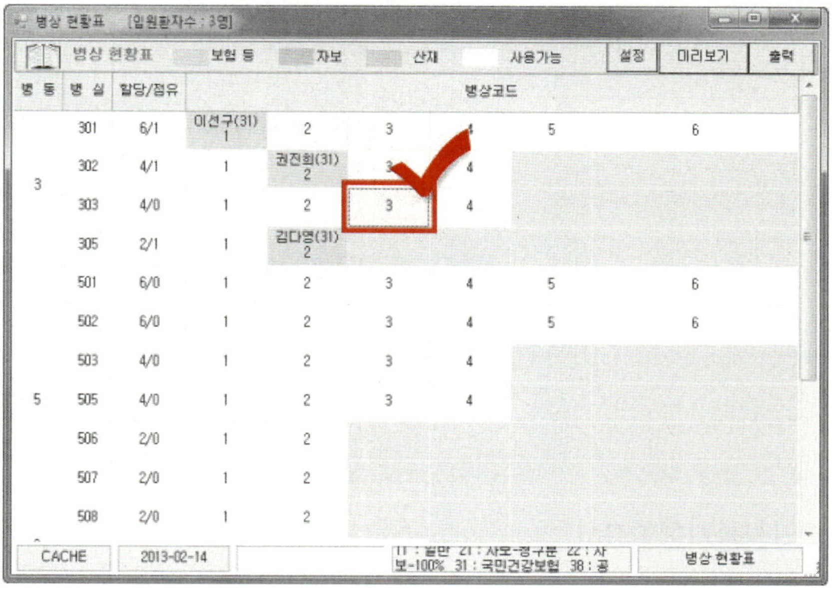

STEP 06 •• 다음과 같이 **[병동병실]** 내역이 **'3-305-1'**에서 **'3-303-3'**로 변경된 것을 확인할 수 있다. 이는 전실이 제대로 완료되었음을 의미한다. **[확인]**버튼이나 **[F5]** 기능키를 누르면 병실 이동이 완료된다.

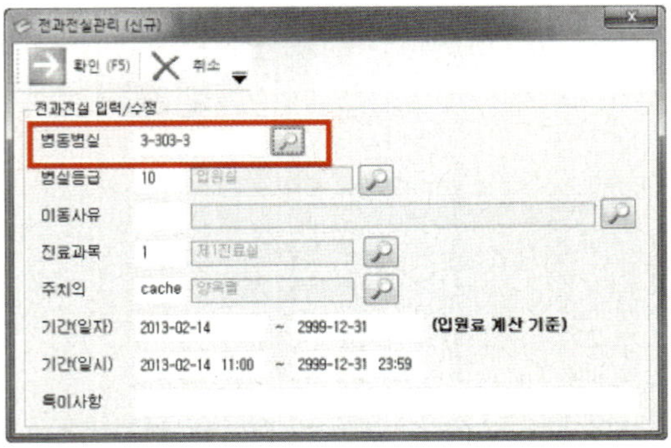

STEP 07 •• 다음과 같이 **[입원환자관리]** 창에서 변경된 병실정보와 **[전과전실관리]**의 내역을 확인할 수 있다.

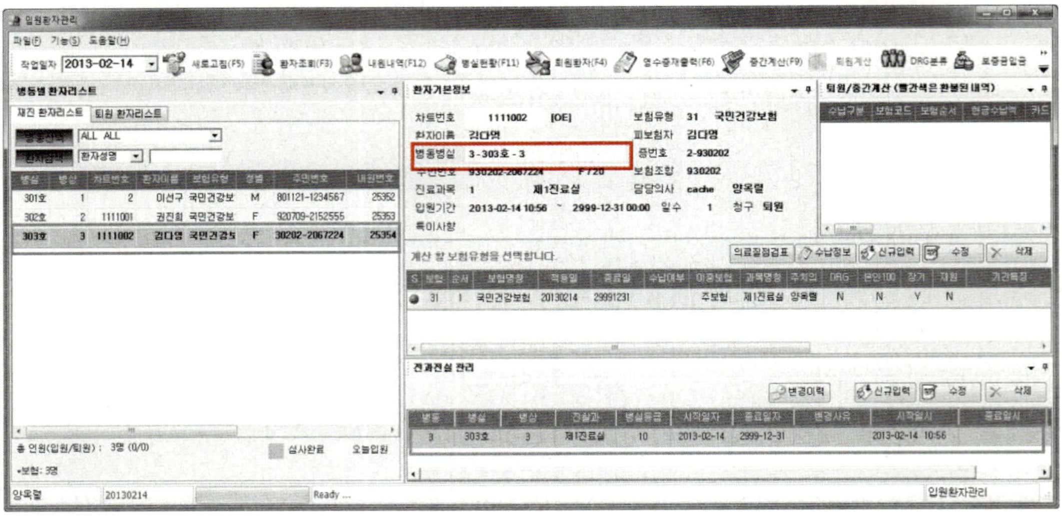

8. 입원환자현황표

[조회] → [입원환자현황표]는 한눈에 입원환자 전체 항목을 확인할 수 있다. 이는 접수에서 입원이 필요한 내원환자에게 빈 병실의 유무를 쉽게 파악하거나, 병원에 찾아온 입원환자 방문객에 대하여 환자의 정확한 병실정보 안내를 위해 꼭 필요한 기능이다.

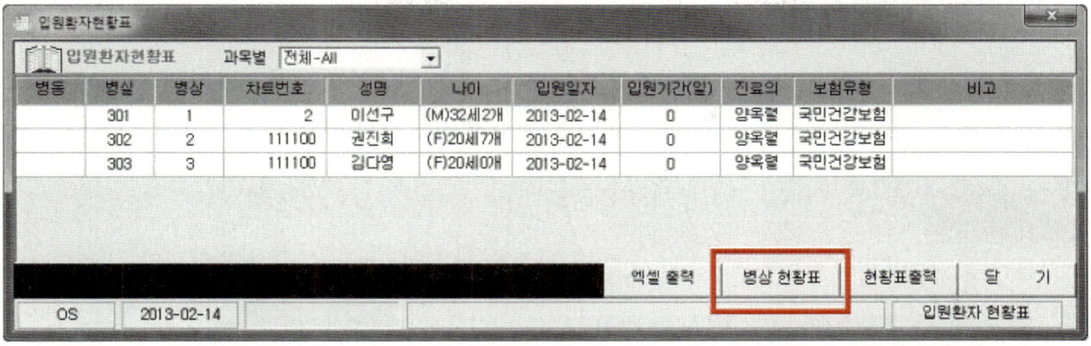

그림 10-17 **[입원환자현황표]** 화면

또한 보다 쉽게 빈 병상을 알고자 할 때에는 창 맨 아래쪽에 **[병상현황표]** 버튼을 누르면 셀 형태의 병상 현황을 한눈에 볼 수 있어 빈 병상이나 현재 입원환자를 쉽게 찾을 수 있다. 필요에 따라 **[병상현황표]**는 출력을 통해 수시로 묻는 내방객을 위해 출력물로 확인할 수 있도록 **[출력]** 기능을 제공한다. 참고로 병상현황표의 출력은 병원의 엘리베이터 앞이나 병동 층별 간호실 앞에 비치하여 방문객이 쉽게 환자의 병실을 찾을 수 있도록 사용할 수 있다.

입원환자의 이름 옆 괄호 안의 숫자는 보험유형을 의미한다. 다시 말해서 **일반(11), 자보(21), 국민건강보험(31), 공상(38), 산재(41)** 등을 의미한다.

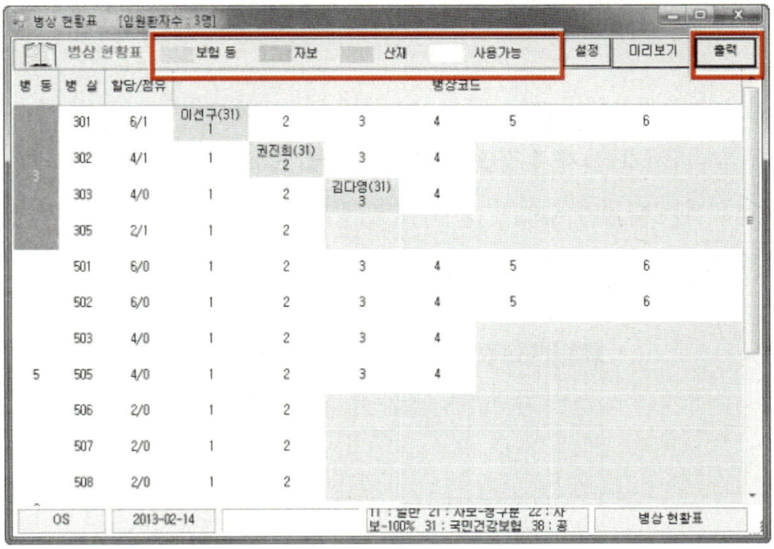

그림 10-18 **[병상현황표]** 화면

9. 산재/자보환자관리

산재(산업재해)보상보험과 자보(자동차보험) 환자를 위한 관리가 **[조회] → [산재/자보환자 관리]** 화면이다. 이는 청구기간 설정에 따라 정보를 검색할 수 있기 때문에 반드시 기간 설정이 우선적으로 필요하다. 그림 10-19는 자보(자동차보험) 환자의 검색 내역이다.

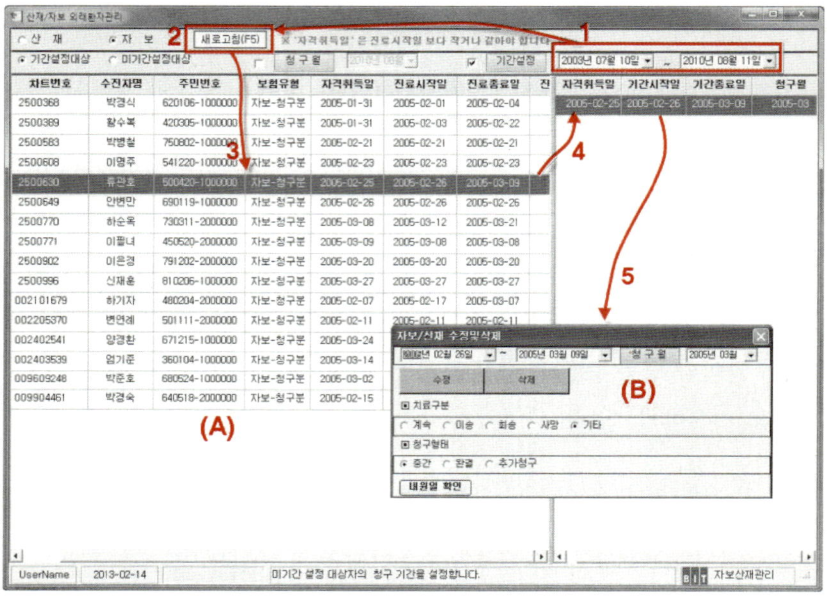

그림 10-19 [산재/자보환자관리] 화면

해당 자보(자동차보험)환자의 목록 중에 하나를 더블클릭하면 그림 10-19의 **(B)란 영역**과 같이 **[자보/산재 수정및삭제]** 창이 나타난다. 또한, 해당 환자가 산재(산업재해)일 경우에는 다음과 같이 수정 및 삭제 화면이 약간 다르게 구성되어 있음을 확인할 수 있다.

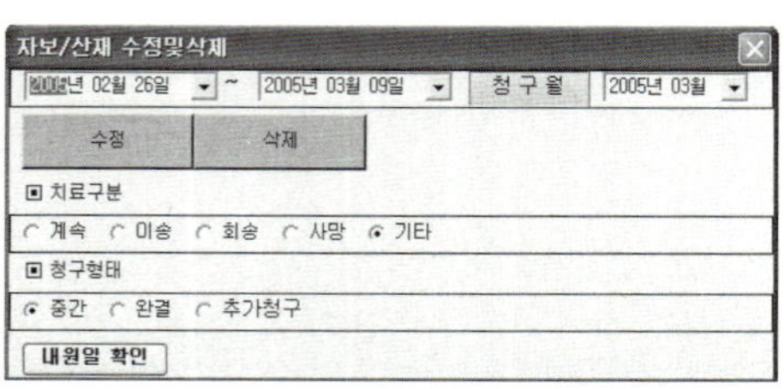

그림 10-20 산업재해 수정및삭제 화면

10. 청구안함환자리스트

[청구안함환자리스트]란 병원의 다양한 목적으로 해당 환자의 진료비의 일부에 대하여 청구하지 않는 환자들에 대한 목록을 보기 위한 창이다.

이는 다양한 사유에 의해 병원의 가족이나 친척, 혹은 의료사고 환자의 재치료 등에 의료급여 청구에서 제외해야 하는 환자들의 목록을 의미한다.

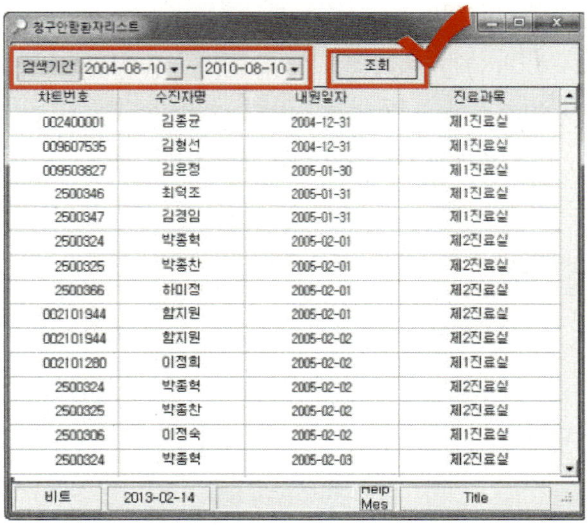

그림 10-21 **[청구안함환자보기]** 화면

11. 예방접종 예약조회

이 기능은 이전 버전에서는 포함되어 있지 않은 기능이었으나 2008년의 업그레이드 이후에 생성된 기능이다. 해당 의료기관(병원)에 각종 예방접종에 대한 예약 현황을 접수에서 한눈에 확인할 수 있게 한 기능이다.

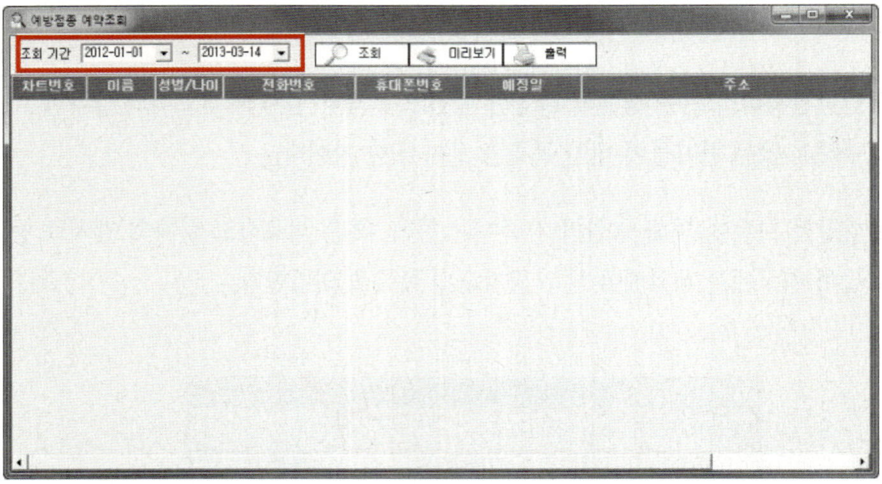

그림 10-22 **[예방접종 예약조회]** 화면

10-3 접 수

병원에 내원한 환자를 가장 먼저 맞이하는 곳이 **[접수]**이다. 접수는 크게 **[일반환자**

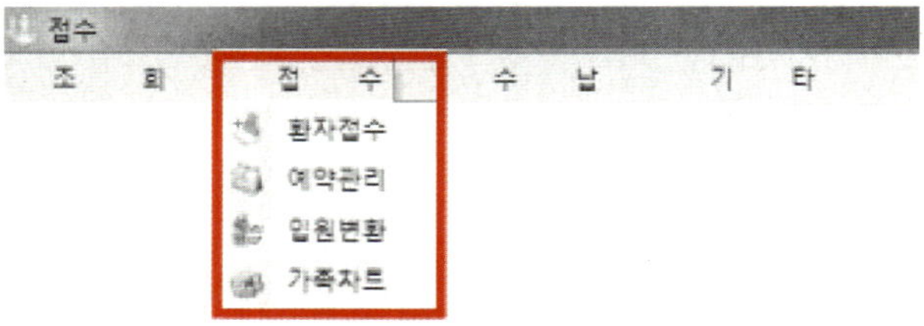

그림 10-23 접수

접수], **[예약환자 접수]**, **[입원환자 접수]**로 구분할 수 있다. 각 환자접수는 다시 세부적으로 **[신규환자 접수]**와 **[재진환자 접수]**로 나눌 수 있다.

1. 일반환자(외래) 접수

외래(일반환자)의 경우에 크게 2가지 접수가 있는데, **[신규환자 접수]**와 **[재진환자 접수]**가 이에 해당한다.

① **신규환자(외래) 접수 :** 인적정보, 보험정보, 기타정보 등의 자료가 모두 없기 때문에 **[환자접수 버튼]**이나 **[F5]**를 누르면 접수가 완료된다.

② **재진환자(외래) 접수 :** 재진환자는 인적자료가 저장되어 있으므로 **[차트번호(F1)]**란에서 환자조회 (F1)을 누르면 차트번호, 수진자명, 주민등록번호 등의 환자정보가 자동으로 조회된다. 검색된 환자가 정확하면 역시 **[환자접수 버튼]**이나 **[F5]**를 눌러서 접수를 완료한다.

이 밖에도 일반환자 접수에서는 인적정보를 입력하고 저장하기 위한 **[인적저장]** 버튼과 환자들 중에 일부를 가족으로 묶어서 가족별 차트 관리가 가능하도록 해주는 **[가족차트]** 메뉴가 존재한다. **[접수]**에서 자주 사용되는 단축아이콘은 다음과 같은 것들이 존재한다.

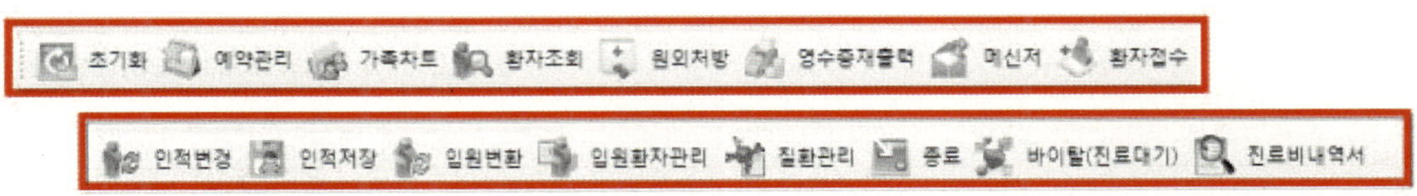

그림 10-24 [접수] 세부 메뉴

③ **인적저장 :** 입력한 인적정보를 저장할 때 사용하는 버튼이다.

④ **가족차트 :** 가족별로 환자를 묶어서 관리한다. 이는 **[피보험자명]**, **[증번호]**, **[전화번호]** 등과 같은 경우에 자동으로 가족차트로 등록된다. 또한 이 내용이 일치하지 않아도 가족으로 등록 가능하다.

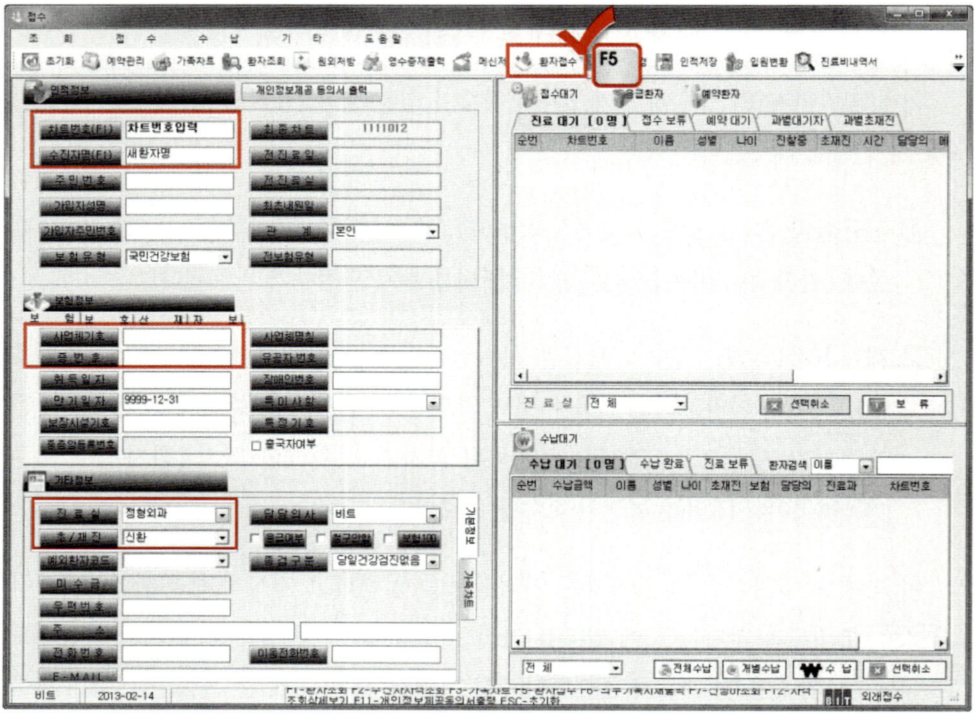

그림 10-25 **[일반환자(외래)]**의 신규/재진환자 접수 화면

실습 10-2 등록환자를 선정하여 [가족차트]로 관리하기 실습

STEP 01 •• **[접수] → [접수] → [가족차트]** 선택한다. 그러면 다음과 같이 **[가족차트** 가족차트**]** 창이 나타난다. 이때 **(A)란 영역**에서는 증번호나 전화번호로 가족을 자동으로 묶을 수도 있으며, **(C)란 영역**에서 환자의 차트번호, 환자명 등을 이용하여 검색하면 **(B)**란 영역에 가족으로 등록된다. 다음과 같이 찾고자 하는 사람의 이름을 검색한다.

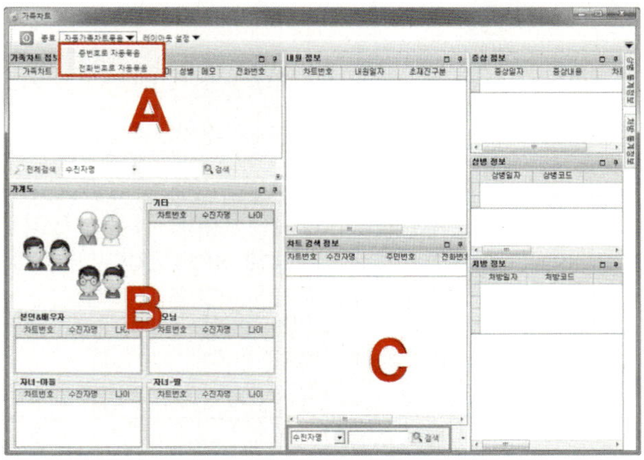

STEP 02 •• 찾은 이름을 더블클릭하면, 하단의 **[차트검색정보]**에 해당 검색환자명이 나타난다. 여기서 해당되는 환자를 더블클릭하면 현재 열려 있는 가족차트 안에 추가된다.

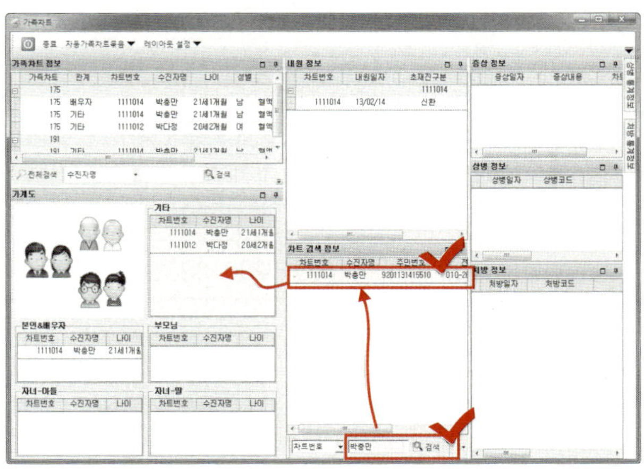

STEP 03 •• 가족 등록은 **[피보험자명], [증번호], [전화번호]** 등이 같은 경우에는 환자 등록 시에 자동으로 한 가족으로 등록된다. 이러한 항목이 같진 않더라도 추가적으로 가족 등록이 가능하다.

실습 10-3 외래환자(신규)의 신규접수 실습

STEP 01 •• 우선 다음과 같은 조건의 환자를 입력해본다.(단, 동시에 여러 접수자가 같은 수진자명과 주민번호로 접수를 시행하면 중복오류가 발생하기 때문에 'XX' 부분에 숫자를 서로 다르게 넘버링 하여 실습을 시행한다.)

No	항 목	내용(실제값)	
1	수진자명	홍난파XX	인적정보
2	주민번호	080808-XXXXXXX	
3	가입자성명	홍난파XX	
4	주민번호	080808-XXXXXXX	
5	보험유형	국민건강보험	
6	관계	본인	
7	사업체기호(조합기호)	30001788	보험정보
8	증번호	55200740622	
9	취득일자	2013-01-01	
10	진료실	제1진료실	기타정보
11	초 · 재진	신환	
12	주소	충남 홍성군 홍성읍	
13	전화번호	041-630-5232	
14	이동전화번호	010-6220-6885	

STEP 02 •• **[비트U차트]** → **[접수]**를 선택한다. **[차트번호(F1)]** 항목에 **"홍난파XX"**를 입력한다. 만일 입력된 환자 이름이 있으면 자동으로 **[재진]**으로 입력되고, 처음 방문한 환자라면 해당 이름이 **[수진자명(F1)]**에 입력될 것이다. 차트번호는 직접 입력할 수도 있고 자동으로 입력할 수도 있는데 이 설정은 9장의 기본자료관리의 환경설정에서 이루어진다. 다음과 같이 **STEP 01** 의 항목을 입력한다.

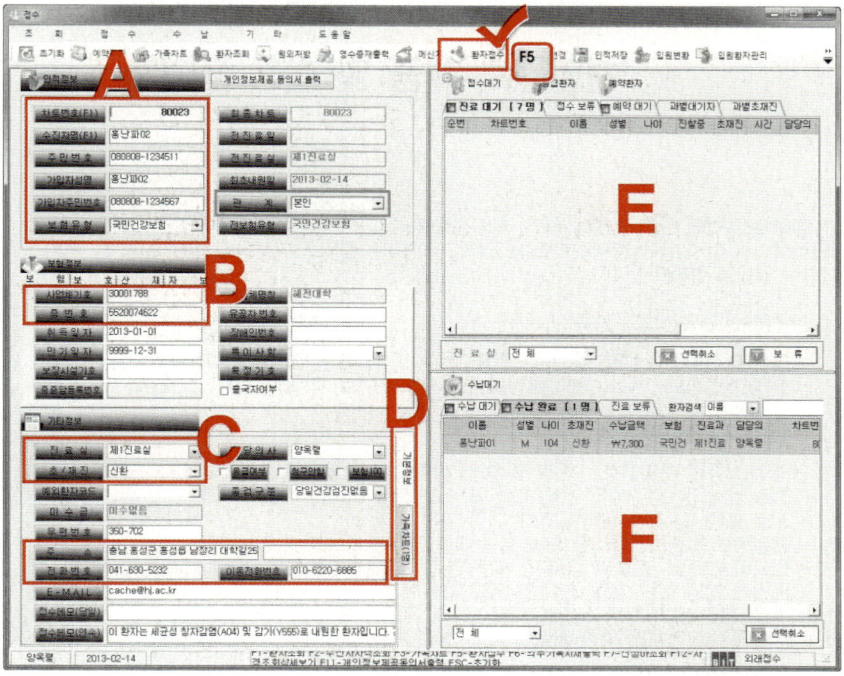

STEP 03 •• 입력이 모두 완료되었다면 위쪽 단축아이콘 중앙에 **[환자접수 [환자접수]]** 버튼 혹은 **[F5]**를 누르면 환자 접수가 완료된다. 최근 개인정보 동의서를 아래와 같이 출력해주게 법제화 되었다.

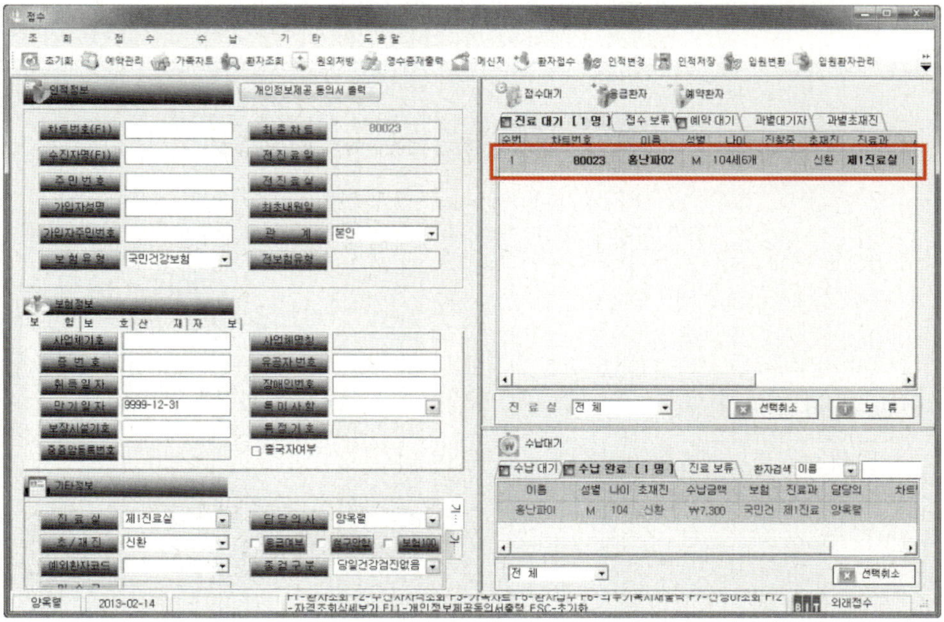

개인정보 제공 및 활용 동의서

혜전메디컬센터 은 (는)

개인정보 보호법에 관한 법률에 의거, 개인정보를 수집 이용함에 있어 동의를 받고 있습니다.
개인정보의 수집 이용에 동의하지 않을 권리가 있으나, 동의를 거부하실 경우 진료 등 서비스 이용에 지연될 수 있음을 알려드립니다.

1. 수집하는 개인정보의 항목

- 필수 개인정보 : 성명, 주민등록번호, 건강보험증 번호, 건강보험 가입자 성명
- 선택 개인정보 : 주소, 연락처(전화번호, 핸드폰번호, 이메일) 등

2. 개인정보 수집, 이용 목적

귀하의 소중한 개인정보는 진료 및 아래 목적으로 수집되며 사용됩니다.
- 진료 및 입원, 검진예약, 예약조회 및 기타 진료 서비스 이용에 따른 보안 확인과 안내 절차 사용
- 진료 예약 및 검사 예약 일정에 대한 고지 서비스
- 건강정보 발송 및 휴대폰 SNS 발송대행 업체에 최소한의 정보 제공
- 진료비 계산서, 진료비 내열서, 제 증명 및 검진관련 물품의 발송
- 본원에 발행 하는 각종 소식 및 의료정보 제공– 진료 및 치료를 위한 진료 서비스와 진료비 청구, 수납, 환급 등의 원무 서비스 제공
- 온라인 수락검사를 위한 기초 자료
- 기타 진료와 관련된 서비스

3. 개인정보의 보유, 이용기간

- 진료 및 치료를 위해 수집된 경우 의료법 기준에 준함
- 수집 목적 또는 제공받는 목적인 달성된 경우에도 상법 등 기타 법령의 규정에 따라 보존할 필요성이 있는 경우에는 귀하여 개인정보를 보유할 수 있음
개인정보의 처리 목적 달성, 개인정보가 불필요하게 되었을 경우 개인정보를 파기 함

4. 고유 식별 정보

- 당원은 환자 구분 및 관리를 위하여 주민등록번호를 수집 이용하고 있음

홍난파02 은(는) 상기 내용을 상세히 읽어 보았으며
이에 관한 충분한 설명을 듣고 이해 하였습니다.

위와 같이 개인정보 수집, 이용 및 선택 개인정보 수집이용에 동의 합니다.

2013년 02월 14일
신청인 홍난파02 (서명 또는 인)
대리인 (서명 또는 인)

Chart Num 80023

인쇄 닫기

STEP 04 •• 환자 접수가 완료되면 환자는 **[접수]** 화면 오른쪽 메뉴의 **[진료대기]** 명단에 등록되어 있음을 확인할 수 있다. 접수된 환자는 **[외래진료실]**에서 의사에 의해 진료 및 상담을 받게 되고 진료가 완료된 환자는 **[외래진료실]**에서 **[확인]**을 누르면, **[접수]** 화면의 오른쪽 아래 메뉴인 **[수납대기]** 명단의 목록으로 올라가게 된다.

STEP 05 •• **STEP 04**가 완료될 때까지 **[접수]** 화면에서는 **[수납]**을 기다리며, 수납이 완료되면 자동으로 환자의 정보가 OCS 프로그램 내의 데이터베이스에 저장된다.

2. 예약환자 접수

예약은 바쁜 현대인에게 있어서 시간을 효율적으로 활용하고, 서비스 극대화를 위해 반드시 필요한 항목이다. 우리는 패밀리 레스토랑에 가더라도 예약을 함으로써 기다리는 시간을 없애고자 한다. 환자의 경우에도 다음 치료를 위해 예약이라는 기능을 사용하면 기다리는 시간을 없앨 수 있기에 매우 유용한 기능이라고 할 수 있을 것이다.

이렇게 예약은 매우 자주 사용되기 때문에 **[접수]** 화면의 상단에 **[예약관리** 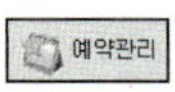 **]** 라는 이름으로 단축아이콘이 나타나 있음을 확인할 수 있다. 혹은 **[접수]** → **[예약관리]**를 선택하면 다음과 같은 예약관리 화면을 확인할 수 있다.

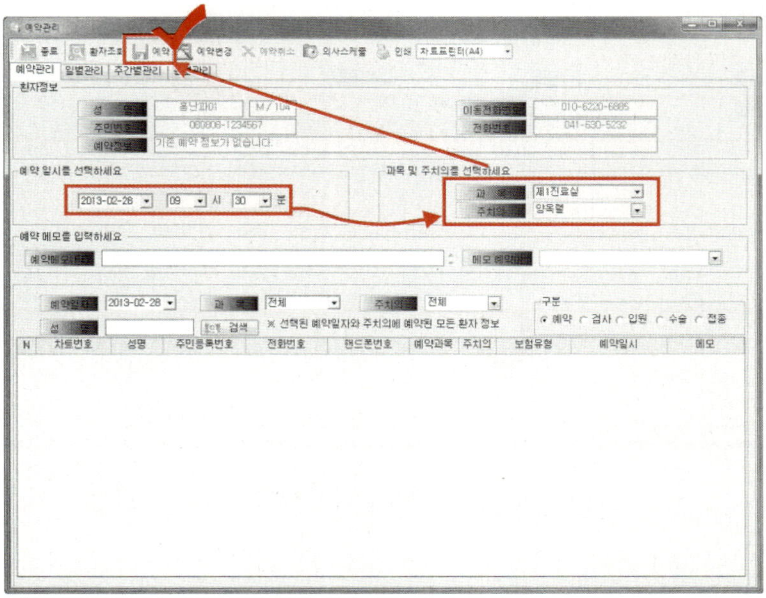

그림 10-26 [접수] → [예약접수] 화면

그림 10-26에서 가장 중요한 항목은 **[예약일시], [과목], [주치의]** 항목이다. 해당 정보를 입력하고 난 후에, **[예약관리]** 창의 위쪽 메뉴 중에서 **[예약** 예약**]** 버튼을 누르면 해당 날짜에 예약 목록으로 등록된다. 등록됨과 동시에 예약확인증을 출력받을 수 있다. 그림 10-27은 특정 날짜(2013년 2월 28일)에 예약이 완료된 목록을 보여준다.

만일 예약 취소를 하고 싶다면, 해당 예약환자 목록을 선택하고 **[예약취소** 예약취소 **]** 버튼을 누르면 간단히 예약취소를 할 수 있다.

2013년 새롭게 추가된 기능으로는 그림 10-27의 **(A)란 영역**에서 보는 바와 같이 [예약관리], [일별관리], [주간별관리], [월별관리] 등 4단위로 예약일정을 확인할 수도 있다.

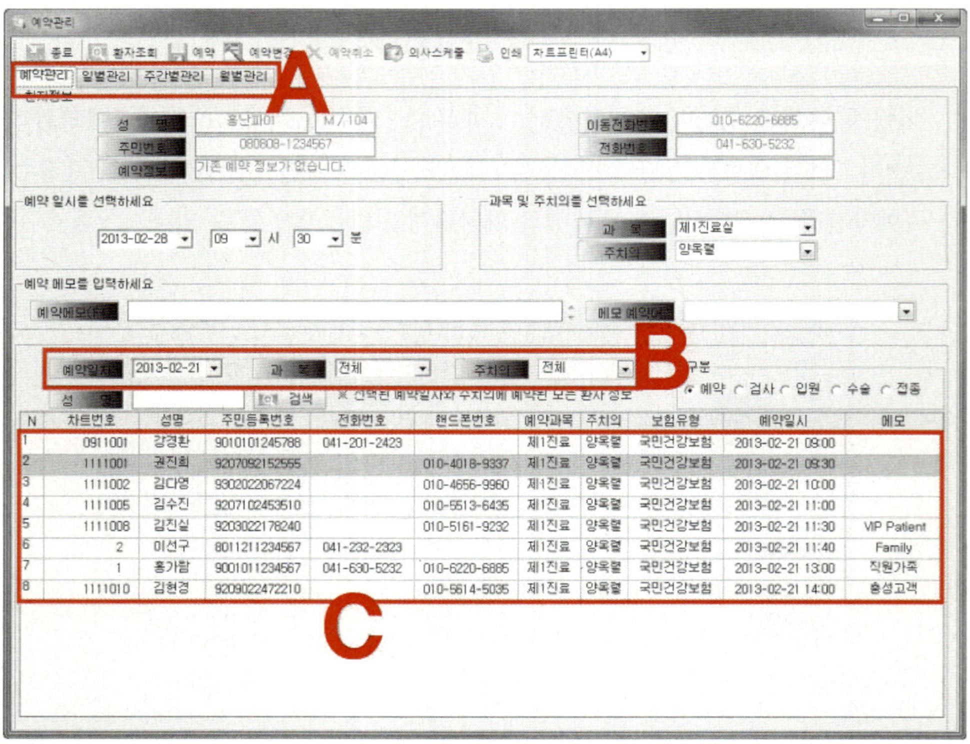

그림 10-27 **[예약접수]**의 예약관리 확인 화면

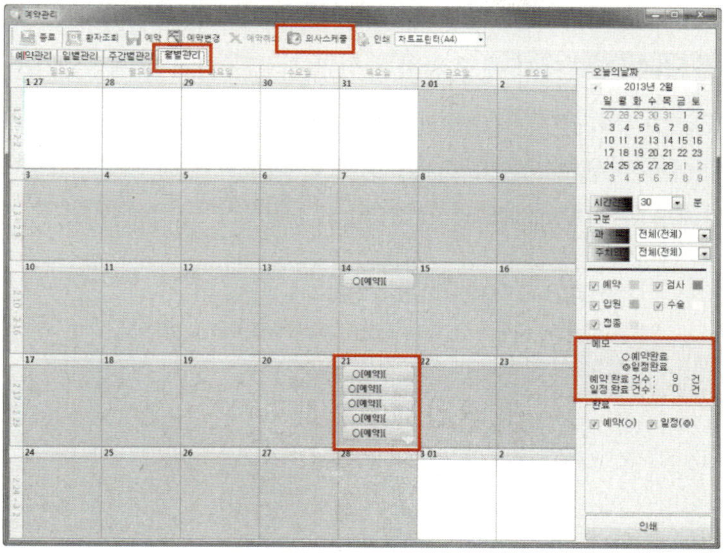

그림 10-28 **[예약접수]**의 월별관리 확인 화면

해당 날짜에 **[의사스케줄]**을 확인하려면, 그림 10-27의 창에서와 같이 위쪽 메뉴에서 **[의사스케줄** 의사스케줄 **]**을 선택한다. 그러면 다음 그림10-29와 같이 **[의사스케줄]** 창을 확인할 수 있으며, 해당 스케줄은 접수에서 자유롭게 입력할 수 있다.

3. 입원환자 접수

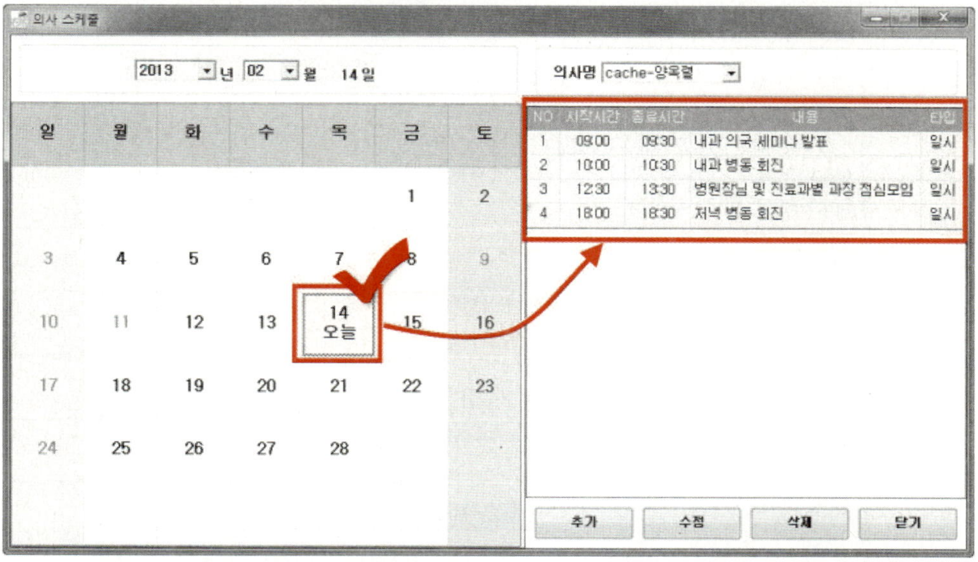

그림 10-29 **[예약접수]** → **[의사 스케줄]** 선택 화면

외래로 들어온 환자를 입원환자로 접수하고자 할 때에는 다음과 같은 순서를 밟아야 한다. 우선 **[접수]** 화면에서 해당 환자를 신환(신규환자) 혹은 재진환자로 입력하고 **[환자접수]** 버튼을 누른다. 접수된 외래환자를 **[입원전환]**시키려면 우선 **[진료대기]** 중인 환자 목록에서 마우스 오른쪽 버튼을 누르면 다음과 같이 팝업메뉴를 확인할 수 있으며, 여기에서 **[입원전환]** 메뉴를 선택한다.

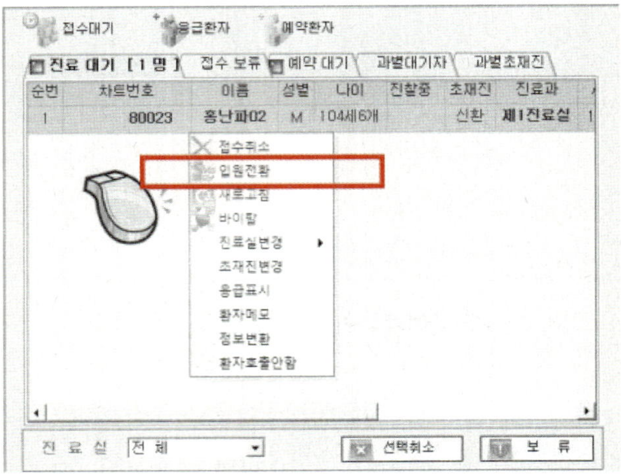

그림 10-30 **[입원전환]** 선택 화면

그러면, 다음과 같이 **[입원전환]** 창이 나타나고, 비어 있는 병실을 확인/선택 후 **[입원접수]** 버튼을 눌러서 입원을 완료한다.

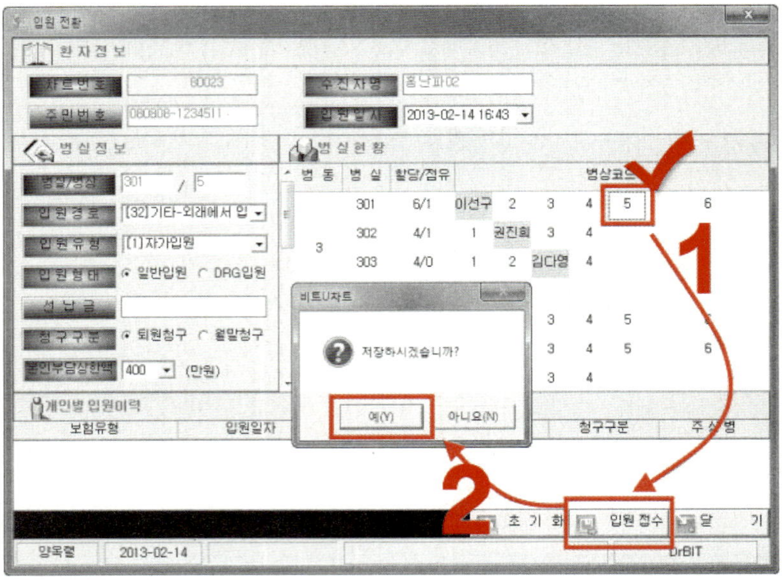

그림 10-31 **[입원전환]** 창에서 입원접수하기

완료된 **[입원전환]** 창의 입원이력 완료는 다음과 같다.

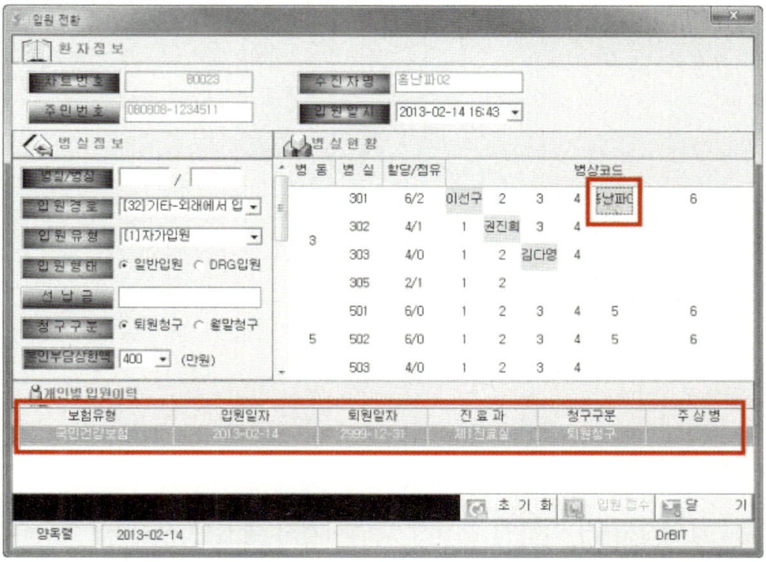

그림 10-32 **[입원전환]** 완료 화면

4. 접수대기(진료대기) 화면 설정

(1) 진료대기 화면

진료대기 화면은 **[접수]**에서 **[환자접수]** 혹은 **[F5]**를 눌러서 입력된 진료대기자 명단을 확인할 수 있는 창이다. 여기에서는 **[진료대기별]**, **[과별]**, **[초재진별]**, **[예약대기별]**, **[접수보류별]** 환자목록을 확인할 수 있다.

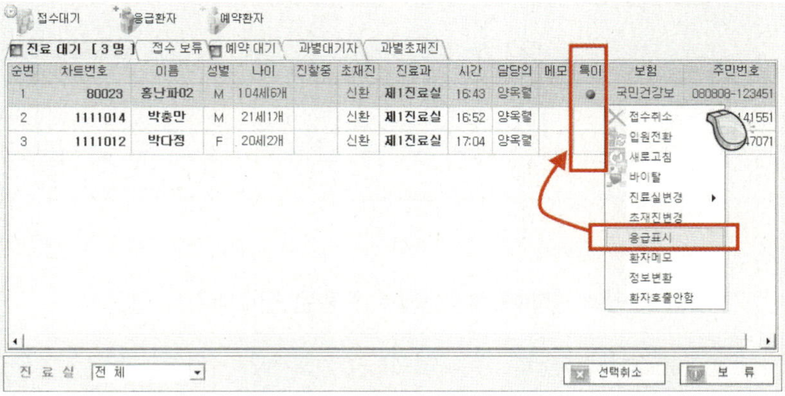

그림 10-32 **[접수대기]** 화면

여기서 **[특이]** 사항에 **응급**인 경우에는 **'빨간색 공'**, **예약접수 환자**의 경우에는 **'파란색 공'**으로 표시한다. 또한 필요에 따라 마우스 오른쪽 버튼을 눌러서 응급을 임의로 설정할 수 있다.

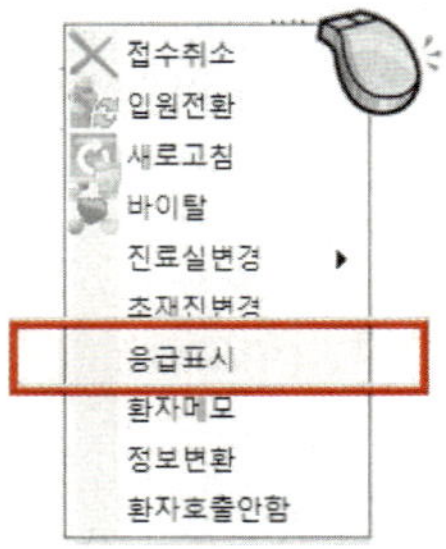

(2) 접수보류 화면

접수보류는 **[환자접수]** 이후에 환자가 늦어지거나 특정한 사유로 **[접수취소]**를 하지 않고 **'보류'** 상태로 놓을 때에는 사용한다.

[접수대기] 영역에서 아래쪽에서 **[보류]** 버튼을 누르면 선택된 **[진료대기]** 환자가 **[접수보류]** 탭으로 이동된다. 여기서 다시 **[진료대기]**로 전환하려면 **[접수변환]** 버튼을 누르면 된다.

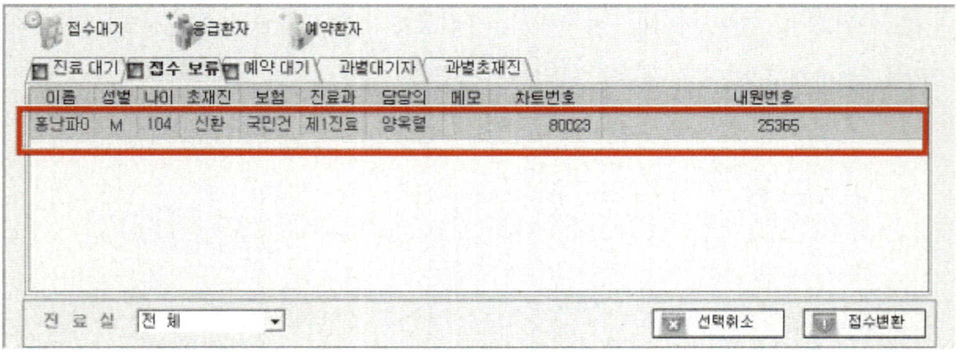

그림 10-34 [접수보류] 상태로 전환된 진료대기자 명단

(3) 접수취소

[접수최소]는 접수대기 상태의 환자를 취소하는 경우에 해당한다. 접수취소는 크게 외래환자의 접수취소와 입원환자의 접수취소로 구분할 수 있다. 아래 그림 10-35는 외래환자의 **[진료대기]** 상태에서의 접수취소이다.

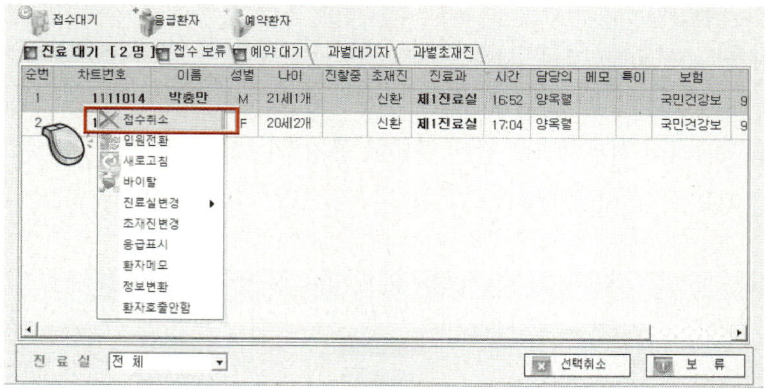

그림 10-35 **[진료대기]** 상태에서의 **[접수취소]** 선택 화면

입원환자에 대한 접수취소는 **[조회] → [입원환자관리]**에서 해당 환자를 선택한 후 **[입원취소]**를 누르면 간단히 취소가 가능하다.

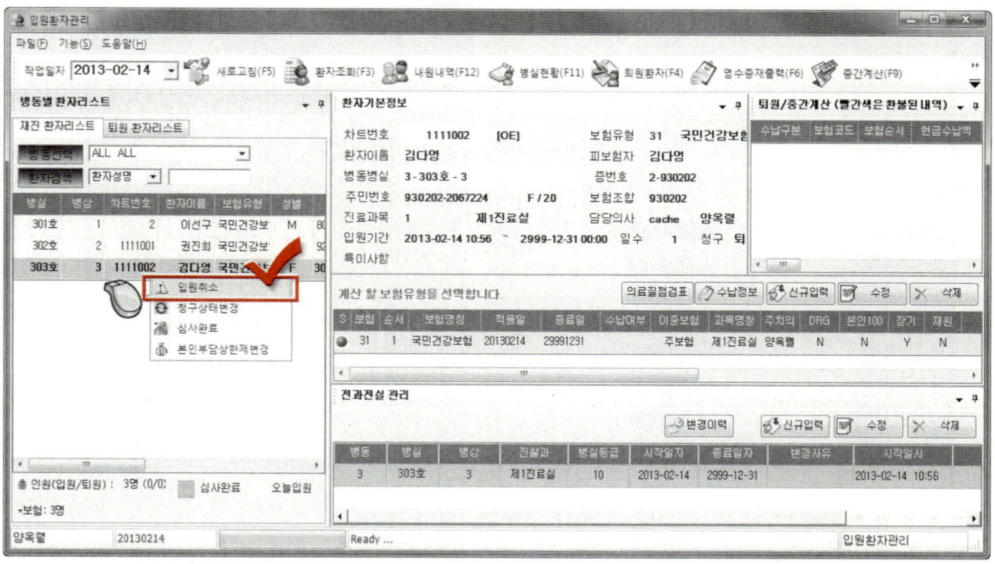

그림 10-36 **[접수] → [조회] → [입원환자관리]** 선택을 통한 입원환자의 [입원취소] 선택 화면

10-4 수 납

수납(收納, receipt)이란 사전적 의미로 **돈이나 물품 등을 받아들이는 행위**를 일컫는 말이다. 의료기관에서 수납이라 함은 보통 피보험자(환자)로부터 외래(outpatient)나 입원(inpatient) 동안에 받은 비급여 항목(보험처리가 안 되는 항목)이나 피보험자(환자)의 본인부담금을 받는 행위를 통칭하는 용어이다.

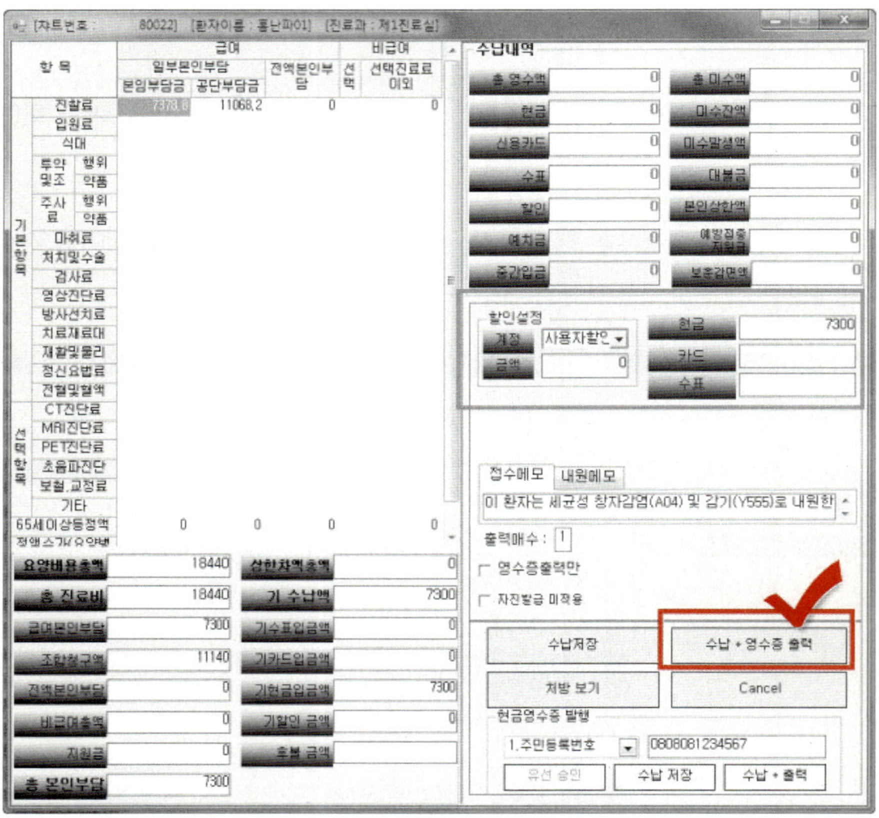

그림 10-37 [수납] 메뉴의 예

1. 외래 수납하기

외래수납은 환자가 외래진료실에서 진료를 받았거나 응급실(6시간 이내)에서 진료를 받은 후에 수납을 하기 위한 항목이다.

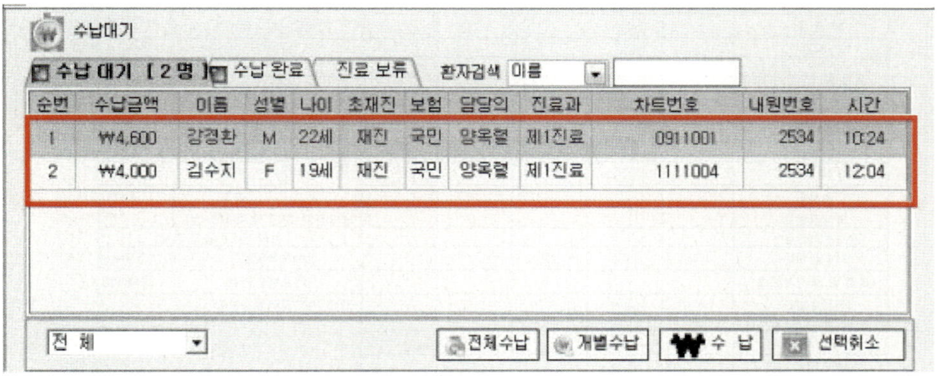

그림 10-38 [접수] → [수납] 항목

① **전체수납** : **수납대기 리스트**에 보이는 **환자**를 영수증 확인 없이 **수납처리**한다.

② **개별수납** : 수납대기 리스트에 보이는 환자 중 **선택된 한 명의 환자 단위**로 영수증 확인 없이 **수납처리**한다.

③ **확인수납(수납)** : 수납대기 리스트에 보이는 환자 중 선택된 환자만 **영수증 확인 후 수납**할 경우에 사용된다. 확인수납에 해당하는 영수증 화면은 그림 10-39와 같다(2013년 신영수증 포맷이다).

[V]외래 [ ]입원 ([ ]퇴원 [ ]중간) **진료비 계산서 * 영수증**

환자등록번호	환자 성명	진료기간			야간(공휴일)진료
0911001	강경환	2013-02-14			[ ]야간[ ]공휴일
진료과목	질병군(DRG)번호	병실	환자구분		영수증번호(연월-일련번호)
내과			국민건강보험		201302-7

항목		급여: 일부 본인부담 본인부담금	급여: 일부 본인부담 공단부담금	급여: 전액 본인부담	비급여: 선택 진료료	비급여: 선택진료료 이외	급여산정내용	
							⑦ 진료비 총액 (①+②+③+④+⑤)	11,660
기본항목	진 찰 료	4,667	7,001				⑧ 환자부담 총액 ((①-⑥)+③+④+⑤)	4,600
기본항목	입 원 료							
기본항목	식대						⑨ 이미 납부한 금액	0
기본항목	투약 및 조제료 행위료							
기본항목	투약 및 조제료 약품비						⑩ 납부할 금액 (⑧-⑨)	4,600
기본항목	주사료 행위료							
기본항목	주사료 약품비						⑪ 납부한 금액 카드	0
기본항목	마취료						⑪ 납부한 금액 현금영수증	4,600
기본항목	처치 및 수술료						⑪ 납부한 금액 현금	0
기본항목	검사료						⑪ 납부한 금액 합계	4,600
기본항목	영상진단료						납부하지 않은 금액 (⑩-⑪)	0
기본항목	방사선치료료						현금영수증(소득공제)	
기본항목	치료재료대						신분확인번호	010000****
기본항목	재활 및 물리치료료						현금승인번호	103046582
기본항목	정신요법료						*요양기관 임의활용공간	
기본항목	전혈 및 혈액성분제제료							
선택항목	CT 진단료							
선택항목	MRI 진단료							
선택항목	PET 진단료							
선택항목	초음파진단료							
선택항목	보철 교정료							
선택항목	기타							
65세 이상 등 정액								
정액수가(요양병원)								
포괄수가진료비								
합계		① 4,600	② 7,060	③ 0	④	⑤ 0		
상한액 초과금		⑥					선택진료 신청	[ ] 유 [V] 무

요양기관 종류	[ ]의원급·보건기관 [V]병원급, [ ]종합병원, [ ]상급종합병원				
사업자등록번호	310-82-01538	상호	혜전메디컬센터	전화번호	041-630-5114
사업장 소재지	충남 홍성군 홍성읍 혜전대학	대표자	이재호 [인]		

2013년02월14일

항목별 설명	일반사항 안내
1. 일부 본임부담: 일반적으로 다음과 같이 본임부담률을 적용하나, 요양기관 지역, 요양기관의 종별, 환자 자격 등에 따라 달라질 수 있습니다. - 외래 본인부담률: 요양기관 종별에 따라 30% ~ 60%(의료급여는 수급권자 종별 및 의료급여기관 유형 등에 따라 0원 ~ 2500원 0% ~ 15%) 등 - 입원 본인부담률: 20%(의료급여는 수급권자 종별 및 의료급여기관 유형 등에 따라 0% ~ 10%) 등 ※ 식대: 50%(의료급여는 20%) CT*MRI*PET: 외래 본인부담률(의료급여는 입원 본인부담률과 동일) 2. 전액 본인부담: ┌국민건강보험법 시행규칙┘ 별표 5 또는 ┌의료급여법 시행규칙┘ 별표 1의2에 따라 적용되는 항목으로 건강보험(의료급여)에서 금액을 정하고 있으나 진료비 전액을 환자 본인이 부담합니다. 3.상한액 초과금: 본인부담액 상한제에 따라 같은 의료기관에서 연간 400만원(환자 자격 등에 따라 다를 수 있음) 이상 본인부담금이 발생한 경우 공단이 부담하는 초과문 중 사전 정산하는 금액을 말합니다.	1. 이 계산서 영수증에 대한 세부내용은 요양기관에 요구하여 제공받을 수 있습니다. 2. ┌국민건강보험법┘ 제43조의2 또는 ┌의료급여법┘ 제11조의3에 따라 환자가 전액 부담한 비용과 비급여로 부담한 비용의 타당성 여부를 건강보험심사평가원(☎1644-2000, 홈페이지: www.hira.or.kr)에 확인 요청하실 수 있습니다. 3. 계산서*영수증은 ┌소득세법┘ 에 따른 의료비 공제신청 또는 ┌조세특례제한법┘ 에 따른 현금영수증 공제신청(현금영수증 승인번호가 다만,지출증빙용으로 발급된 "현금영수증(지출증빙)"은 공제신청에 사용할 수 없습니다. (현금영수증 문의 126 인터넷 홈페이지: http://현금영수증.kr

주(註): 진료항목 중 선택항목은 요양기관의 특성에 따라 추가 또는 생략할 수 있습니다.

그림 10-39 영수증 화면

- **수납저장** : 수납 처리가 되고 영수증 출력은 안 되는 모드
- **수납 + 영수증출력** : 수납과 함께 영수증 출력을 동시에 하는 모드(그림 10-39 참조)
- **처방보기** : 환자의 진료내역을 수납창구에서 확인 및 출력 가능한 모드 (수납에서 해당 수납대상 환자 이름에서 마우스 오른쪽 버튼을 누르면 팝업이 나타나는데, 여기에서도 동일한 처방보기가 가능함)

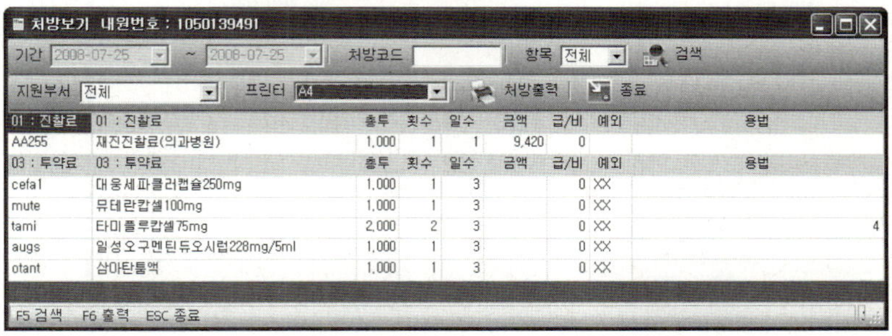

그림 10-40 처방보기

2. 할인수납

할인은 의사의 친인척이나, 지인, 병원 관계자에 대한 기본적인 할인이 필요할 경우에 사용된다. 설정 할인으로는 **[의사할인], [직원할인], [사용자할인], [할인없음]**의 4가지 모드가 대표적이다.

위의 4가지는 할인설정에서 사용되는 정식 **[계정]**에 해당하는 항목이지만, 병원의 경우는 대부분 1,000원 미만의 금액에 대해서는 할인을 해주는 것이 일반적이다. 따라서 1,000원 이하의 금액을 수납창구에서 임의로 할인해 줄 경우에는 **[사용자할인]**을 설정하고 1,000원 미만의 금액을 할인될 **[금액]** 부분에 입력하고 엔터키를 누르면 자동으로 나머지 청구될 금액인 **[현금]** 부분에 나타나게 된다.

만일 **[현금]**이나 **[수표]**가 아닌 **[카드]**로 수납할 경우에는 카드에 해당 금액을 입력하면 된다. 최근 OCS 프로그램에 신용체크 리더기와 연동하여 신용체크 리더기에 금액이 자동입력되는 시스템이 활성화되어 사용하고 있다. 해당 모듈은 신용카드 리더기 모듈을 별도로 구매하여 설정해야 한다.

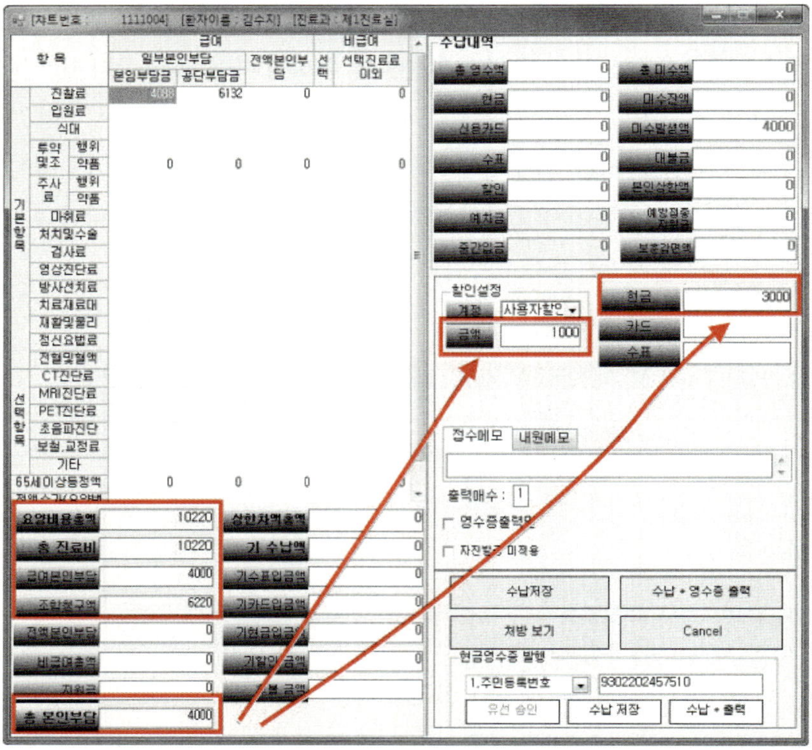

그림 10-41 수납내역 창

3. 미수관리

미수관리는 환자의 사정에 의해 환자가 지불해야 할 본인부담금을 미수금으로 처리해야 할 경우에 사용한다.

[접수] → [미수관리]는 크게 **[미수발생], [미수입금], [미수상각]**의 3가지 형태로 처리하는 것이 일반적이다.

① **미수발생** : 환자가 본인부담금 전액, 혹은 일부를 지불하지 못할 경우에 발생

② **미수입금** : 발생된 미수금을 환자가 추후에 입금하는 경우

③ **미수상각** : 도저히 받을 수 없거나 이의신청 등으로 인해 환자로부터 미수금을 받을 수 없을 경우에 처리하는 방법

이를 사용하기 위해서는 **[접수]** 창의 오른쪽 아래 부분의 **[수납대기]** 항목을 선택한 후, **[수납내역]** 항목에서 미수로 처리해야 할 금액 이외의 수납한 금액을 **[할인설정]** 항목에서 **[현금]** 부분에 입력하면 **[수납내역]** 부분에 나머지 미수금은 자동으로 **[미수발생액]** 항목에 자동 설정된다.

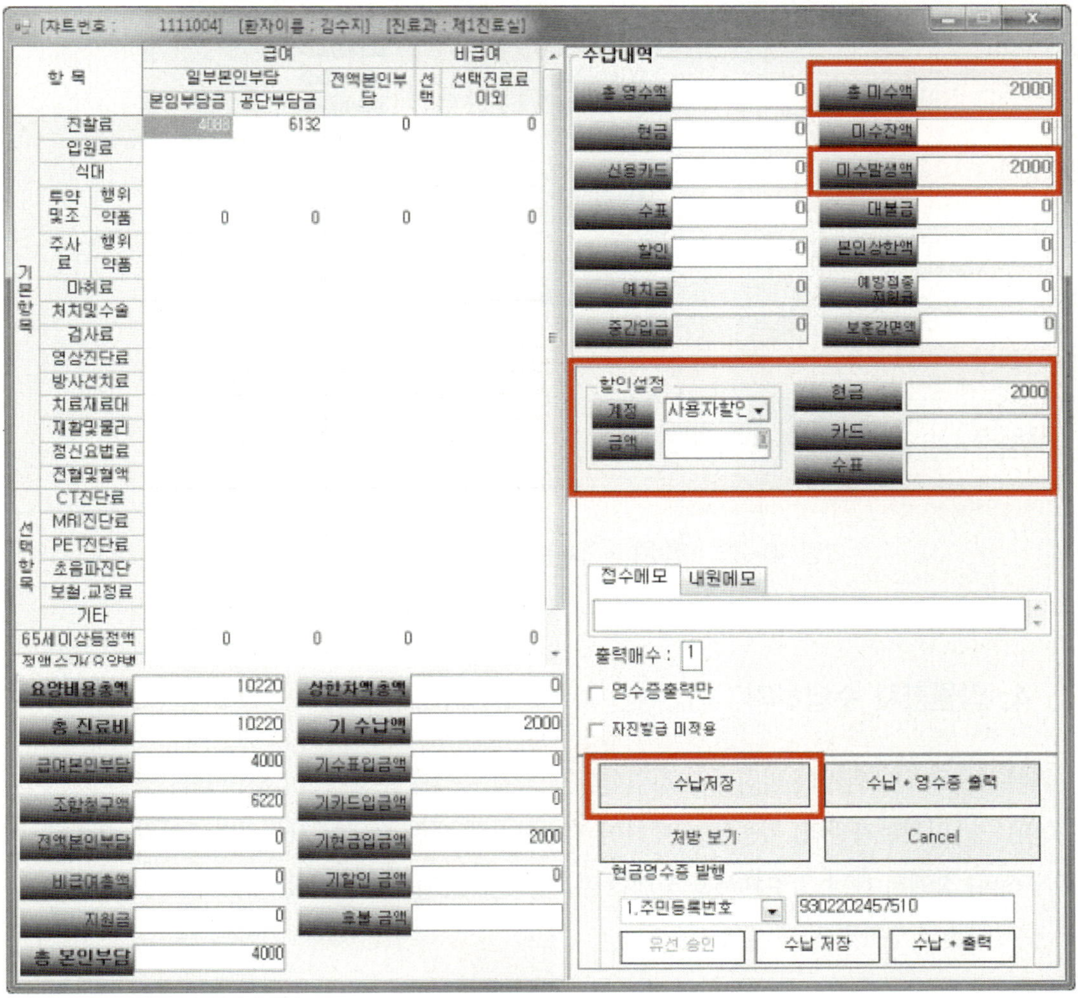

그림 10-42 **[수납]**에서 미수처리

미수발생 후, 환자가 미수금을 입금하려고 할 경우에는 **[접수메뉴]** → **[수납]** → **[미수관리]**에서 해당 환자를 검색한 후, **[미수관리]** 부분 중에 오른쪽 중간 부분의 **[미수입금]**에서 해당 미수금을 입금받으면 미수입금이 완료된다.

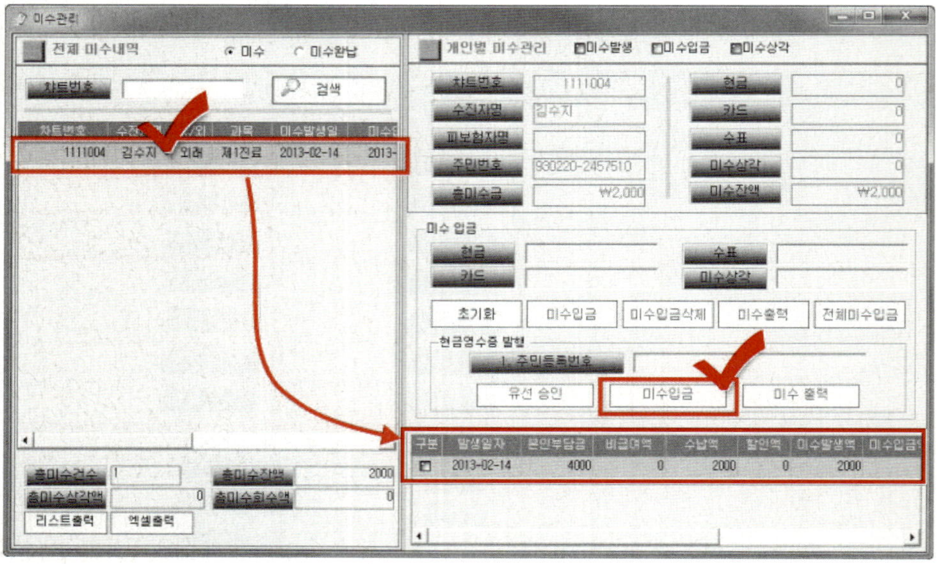

그림 10-43 [접수] → [미수관리] 설정 화면

4. 입원환자 수납하기

기본적으로 외래환자와 마찬가지로 입원환자 역시 수납을 위해서는 **[접수메뉴]** → **[조회]** → **[입원환자관리]** 항목을 선택하여 입원환자에 대한 수납이 가능하다. **[입원환자관리]** 창에서 해당 입원환자를 선택한 후, 메뉴에서 **[퇴원환자(F4)]** 버튼을 이용하여 퇴원을 진행하면 된다.

5. 수납취소

수납취소는 진료에서 수납까지의 작업을 완료하였다가 필요에 의해 환자의 수납을 취소하는 작업으로 진료대기 상태나 입원접수 상태로 전환하는 경우에 사용된다.

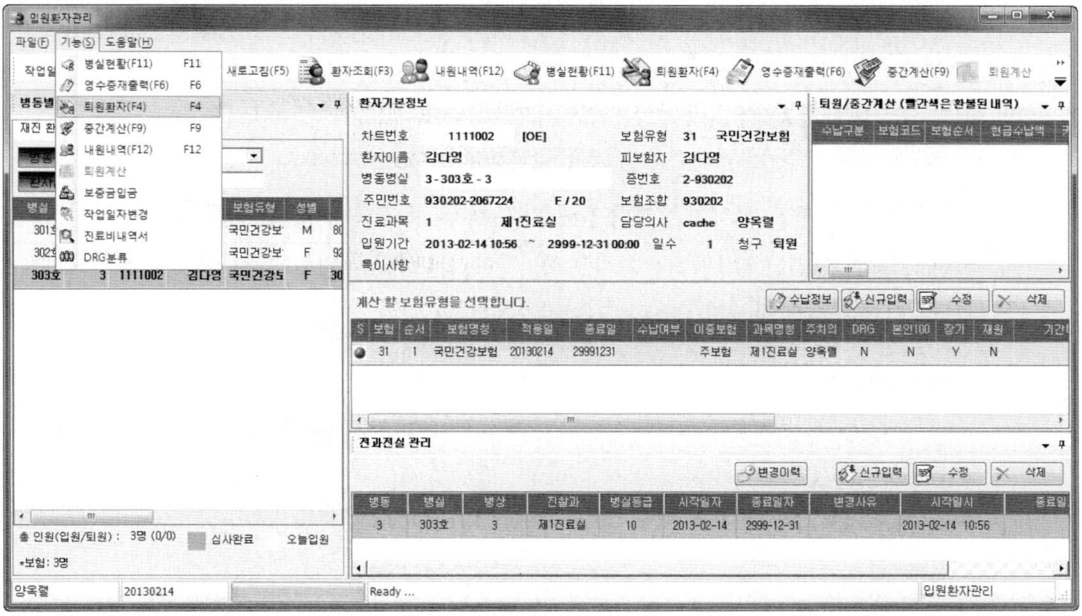

그림 10-44 **[조회] → [입원환자관리]** 실행 화면

따라서 수납취소는 외래환자 수납취소와 입원환자 수납취소의 두 가지 방식이 서로 다른 메뉴에서 진행된다.

① 수납대기 상태의 수납취소

취소할 외래환자를 선택하고 **[선택취소]** 버튼이나 마우스 오른쪽 버튼을 클릭하여 팝업메뉴에서 **[수납취소]**를 선택한다.

② 수납완료 상태의 수납취소

이미 수납완료된 외래환자는 **[수납완료]** 탭 항목에서 검색이 가능하다. 여기서 ①과 동일한 방법으로 수납취소가 가능하다.

③ 퇴원 처리되지 않은 환자의 수납취소(중간수납환자)

[조회] → [입원환자관리]를 선택하고, **[퇴원환자(F4)]** 아이콘을 선택하여 환자를 검색한 후에 **[심사완료]**를 수행한다. **[심사완료]**가 진행된 환자는 **[입원환자**

관리] 창의 상단에 **[퇴원계산]** 버튼이 활성화되어 수납을 진행할 수 있다.

④ 퇴원 처리된 환자의 수납취소(퇴원 수납환자)

[조회] → [입원환자관리] → [기능(S)] → [퇴원환자(F4)]를 선택하고 **[퇴원환자(F4)]** 아이콘을 선택한 후, 창의 중간에 '입원 중 환자만 조회', '심사완료 환자만 조회', '퇴원 환자만 조회'의 세 가지 메뉴 중에서 '퇴원환자만 조회'를 선택한다. 그리고 **[퇴원계산환자조회]** 창의 상단에서 **[퇴원취소]** 버튼을 누르면 퇴원취소와 함께 수납이 취소된다.

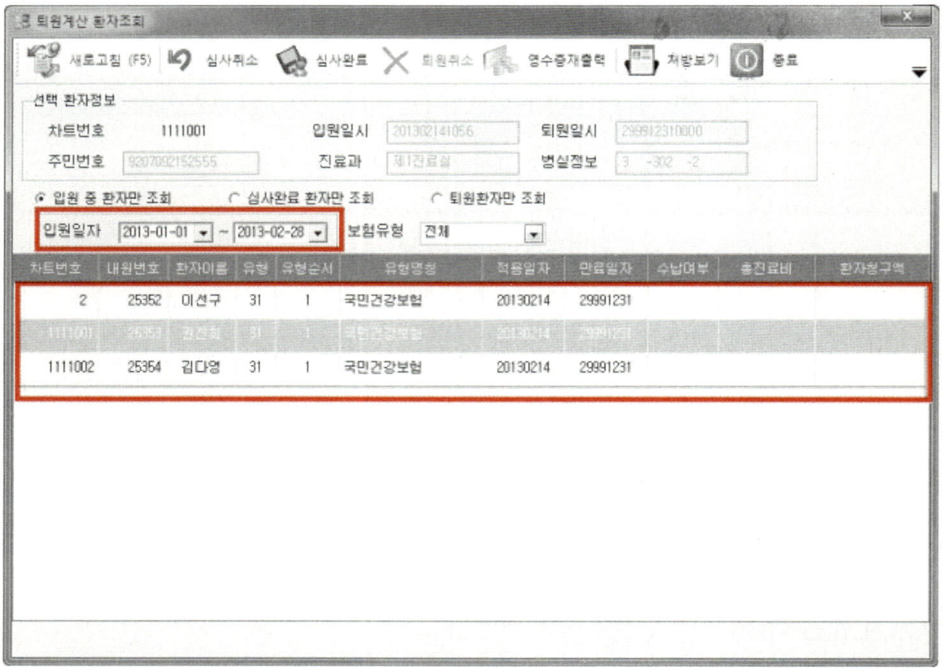

그림 10-45 **[퇴원환자(F4)] → [퇴원계산환자조회]**

6. 영수증 출력

[접수메뉴] → [수납] → [영수증 재출력]을 통해 영수증은 매우 자주 사용되는 항목이다. 따라서 **[접수]** 창의 상단에 **[영수증 재출력]**이란 이름의 아이콘을 사용하여 필요에 따라 영수증을 출력할 수 있다. 영수증 출력의 순서는 **[영수증 재출력]** 아이콘을 클릭한 후 환자를 조회하여 검색하고, 해당 환자의 영수증 출력기간을 설정한 다음 **'납입확인서 출력', '기간영수증 출력', '선택영수증 출력'**의 세 가지 출력 메뉴 중에 한 가지를 선택하여 출력한다.

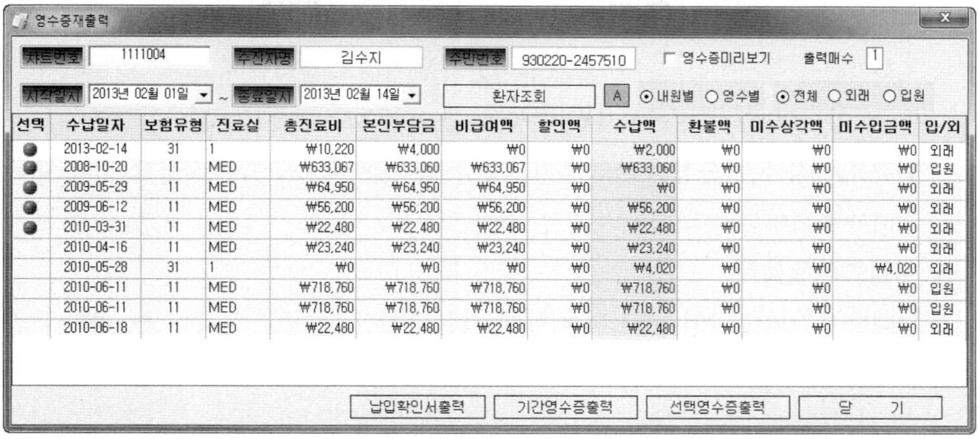

선택	수납일자	보험유형	진료실	총진료비	본인부담금	비급여액	할인액	수납액	환불액	미수상각액	미수입금액	입/외
●	2013-02-14	31	1	₩10,220	₩4,000	₩0	₩0	₩2,000	₩0	₩0	₩0	외래
●	2008-10-20	11	MED	₩633,067	₩633,060	₩633,067	₩0	₩633,060	₩0	₩0	₩0	입원
●	2009-05-29	11	MED	₩64,950	₩64,950	₩64,950	₩0	₩0	₩0	₩0	₩0	외래
●	2009-06-12	11	MED	₩56,200	₩56,200	₩56,200	₩0	₩56,200	₩0	₩0	₩0	외래
●	2010-03-31	11	MED	₩22,480	₩22,480	₩22,480	₩0	₩22,480	₩0	₩0	₩0	외래
	2010-04-16	11	MED	₩23,240	₩23,240	₩23,240	₩0	₩23,240	₩0	₩0	₩0	외래
	2010-05-28	31	1	₩0	₩0	₩0	₩0	₩4,020	₩0	₩0	₩4,020	외래
	2010-06-11	11	MED	₩718,760	₩718,760	₩718,760	₩0	₩718,760	₩0	₩0	₩0	입원
	2010-06-11	11	MED	₩718,760	₩718,760	₩718,760	₩0	₩718,760	₩0	₩0	₩0	입원
	2010-06-18	11	MED	₩22,480	₩22,480	₩22,480	₩0	₩22,480	₩0	₩0	₩0	외래

그림 10-46 영수증재출력 화면

그림 10-47
진료비 납입확인서

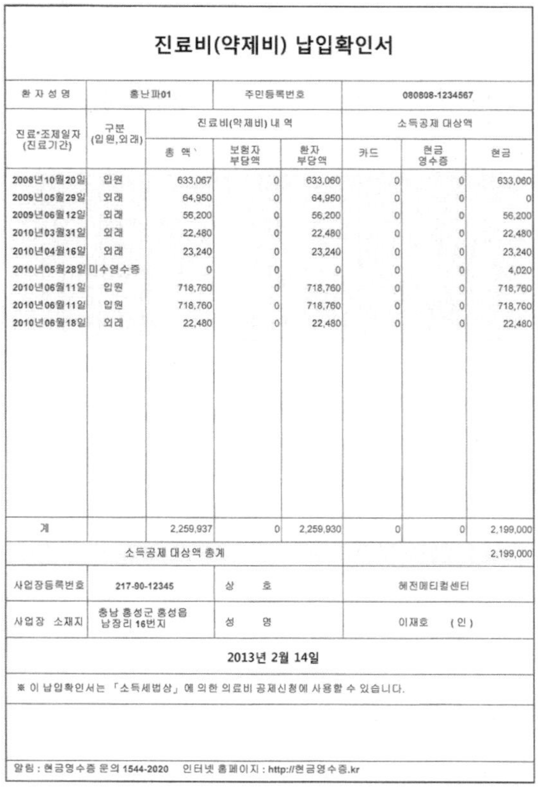

진료비(약제비) 납입확인서

환 자 성 명	홍난파01		주민등록번호	080808-1234567		
진료·조제일자 (진료기간)	구분 (입원,외래)	진료비(약제비) 내 역		소득공제 대상액		
		총 액	보험자 부담액	환자 부담액	카드	현금 영수증	현금
2008년10월20일	입원	633,067	0	633,060	0	0	633,060
2009년05월29일	외래	64,950	0	64,950	0	0	0
2009년06월12일	외래	56,200	0	56,200	0	0	56,200
2010년03월31일	외래	22,480	0	22,480	0	0	22,480
2010년04월16일	외래	23,240	0	23,240	0	0	23,240
2010년05월28일	미수영수증	0	0	0	0	0	4,020
2010년06월11일	입원	718,760	0	718,760	0	0	718,760
2010년06월11일	입원	718,760	0	718,760	0	0	718,760
2010년06월18일	외래	22,480	0	22,480	0	0	22,480
계		2,259,937	0	2,259,930	0	0	2,199,000
소득공제 대상액 총계							2,199,000
사업장등록번호	217-90-12345		상 호	혜전메티컬센터		
사업장 소재지	충남 홍성군 홍성읍 남장리 16번지		성 명	이재호 (인)		

2013년 2월 14일

※ 이 납입확인서는 「소득세법상」 에 의한 의료비 공제신청에 사용할 수 있습니다.

알림 : 현금영수증 문의 1544-2020 인터넷 홈페이지 : http://현금영수증.kr

① 납입확인서 출력

진료비(약제비) 납입확인서로 환자의 당해 내원일의 총액, 청구액, 본인부담금을 확인할 수 있으며, 연말소득공제를 위한 **소득공제용으로 사용**할 수 있는 영수증이다.

해당 진료일별로 각각의 일일영수증을 발급할 필요 없이 납입확인서 하나로 소득공제용 영수증 제출이 가능하다.

② 기간영수증 출력

조회기간을 설정하여 영수내용을 일일영수증 형태로 출력한다. 출력 형태의 이름은 '**간이외래진료비계산서/영수증**'이란 이름으로 출력된다(단, 기간영수증 출력을 위해서는 **[환경설정]**의 용지설정에서 **[신영수증]** 옵션을 "사용함"으로 설정해야 출력이 가능하다).

③ 선택영수증 출력

선택한 기간의 일일영수증을 출력한다. 사실상 기간영수증과 서식은 동일하다.

간이 외래진료비 계산서/영수증

환 자 성 명	진 료 일 자	야간(공휴일)진료
홍난파01	0724-16-31	[ ] 야간 [ ] 공휴일

항 목	금 액
본 인 부 담 금 (1)	2,820
비 급 여 (2)	0
동 단 부 담 금 (3)	6,600
총수납금액((1)+(2))	

사업자등록번호	123-456-78900	상 호	혜전병원
사업자소재지	충남 홍성군 남장리16	성 명	이재호

*이 계산서/영수증은 소득세법상 의료비 공제신청에 필요합니다.
*이 계산서/영수증에 대한 세부내역을 요구할 수 있습니다.

2013 년 08 월 11 일 요양기관대표자

주: 이 계산서/영수증은 의원급 및 한의원급 요양기관이 별지 제8호서식, 별지 제11호서식에 의하여 전산으로 발급할수 없는 경우에 한하여 수기용으로 사용하는 간이계산서 입니다.

그림 10-48 기간/선택 영수증

7. 유형변경

수납 완료한 환자가 실직상태가 된다거나 산업재해로 판정받았다거나, 건강보험에서 자동차보험으로 변경된다든가 하는 상황이 발생하면 **보험유형을 변경**해야 한다. 이렇게 유형이 변경되면 진료비 역시 변경이 불가피한데, 이는 자동으로 진료비 계산이 수행되어 수납작업이 가능해진다.

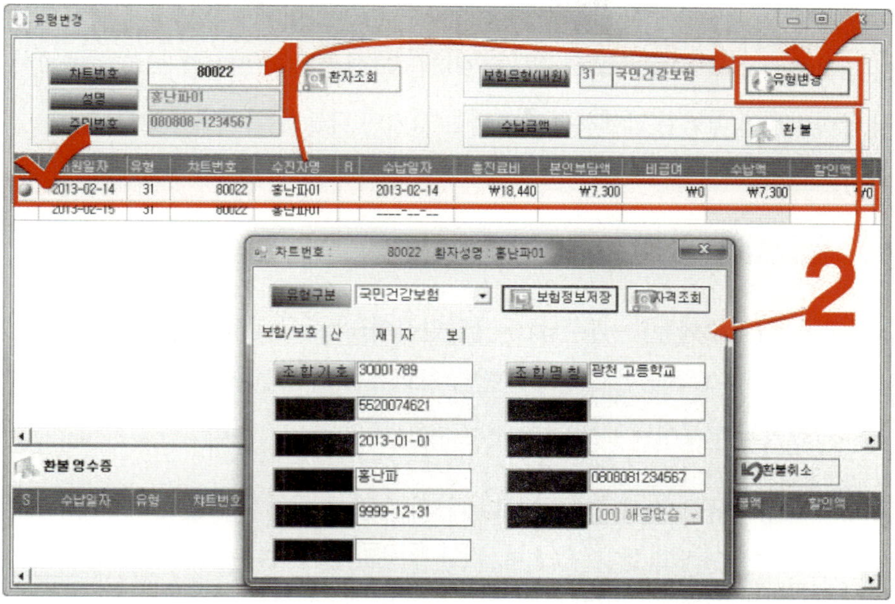

그림 10-49 [수납] → [유형변경] 화면

[유형변경] 창이 나타나면 해당 환자를 조회한 후, 수납내역(리스트)에서 변경하고자 하는 **[내원일자]** 항목 앞의 **[S]**를 클릭하였을 때에 녹색공모양이 나타나면 해당 수납내역이 선택된 것이다. 이때 **[유형변경** 유형변경**]** 버튼을 클릭하면 그림 10-50과 같은 항목별 유형변경 내역이 나타난다. 여기서 변경이 필요한 항목을 변경한 후 **[보험정보저장** 보험정보저장**]** 버튼을 눌러서 유형변경을 완료한다.

단, 여기서 **[유형변경]**은 **[유형구분]** 항목인 **'일반'**, **'자보-청구분'**, **'국민건강보험'**, **'공상'**, **'산재-공단분'**, **'보호1종'**, **'급여 2종'**의 7가지 중에 하나의 변경만을 의미하는 것이다.

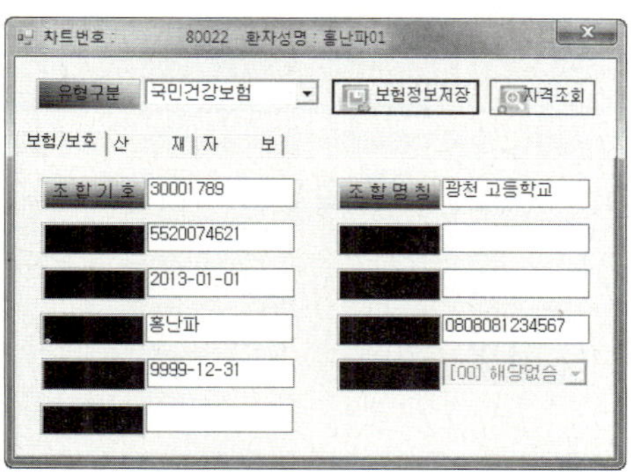

그림 10-50 [유형변경] 세부 화면

또한 그림 10-49에서 의미하는 **[환불** 환불 **]**은 보험유형의 변경에 의해 발생하는 보험유형에 따른 의료비 차이에서 발생하는 금액에 대한 환불을 의미하는 것이지, 전체 급여비용에 대한 수납에서의 환불과는 성격이 다름을 인지해야 한다.

8. 일일집계

일일집계는 **[접수메뉴]** → **[수납]** → **[일일집계]**의 항목에서 확인할 수 있다. 이는 수납완료 된 환자 목록과 함께 진료유형별, 보험유형별, 기간별, 수납담당자별 검색이 일별로 가능하도록 구성되어 있다.

이 항목은 중소규모의 의료기관에서 매일의 수입에 대한 점검을 쉽게 가능하는 데 매우 편리한 기능이라고 할 수 있으며, 해당 부서의 팀장이나 병원장에게 보고하거나 보관이 가능하도록 엑셀파일 저장 및 출력 기능을 제공한다.

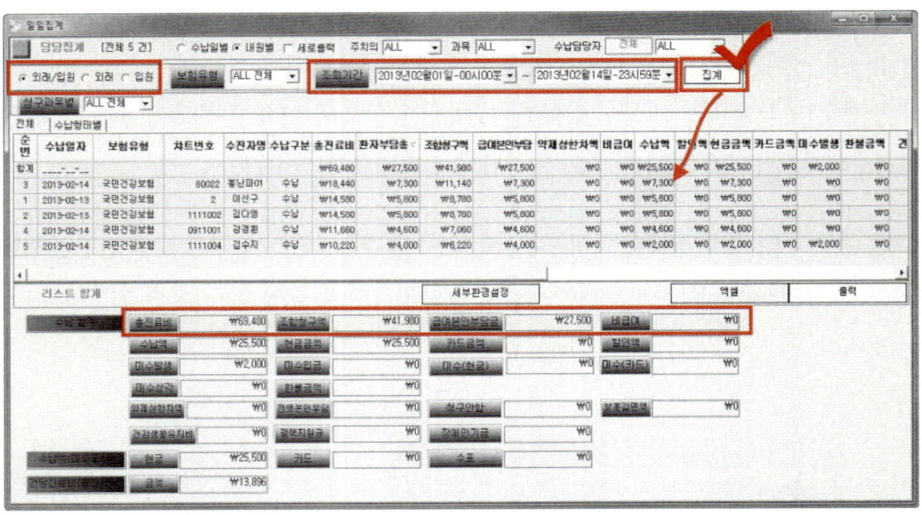

그림 10-51 [접수] → [수납] → [일일집계] 화면

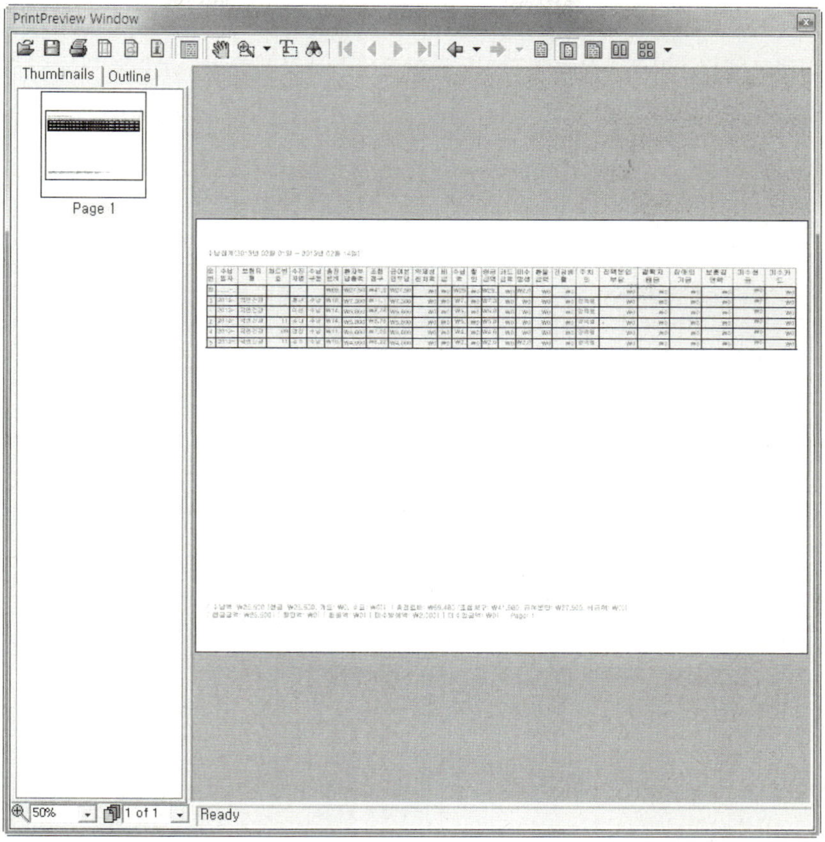

그림 10-52 **[접수] → [수납] → [일일집계]** 출력 미리보기

10-5 기 타

[접수] 창은 고객과의 접점(MOT, Moment Of Truth)의 최우선 지역이라는 점이기 때문이다. 따라서 **[접수]**와 **[수납]**, **[조회]**라는 대부분의 내원객에게 필요한 정보 이외에도 내원객(환자나 환자가족)이 얻고자 하는 정보를 가장 쉽게 질문할 수 있는 장소 역시 접수창구이기 때문에 아래와 같은 다양한 부가정보를 **[기타항목]**으로 제공하고 있다.

이러한 부가정보로는 **[전광판], [의무기록지위치지정], [의무기록지재출력], [진료기록부출력], [작업일자변경], [바이탈조회], [메신저], [진료카드출력], [의사스케줄], [원외처방통계], [환자정보삭제], [시력검사], [현금영수증관리], [검사**

결과], [예방접종], [필름번호], [진료차트기록], [중증환자입력], [EMR호출], [가족병력조회], [의료급여자격관리], [의료비소득공제증빙자료] 등 다양한 부가정보를 제공한다.

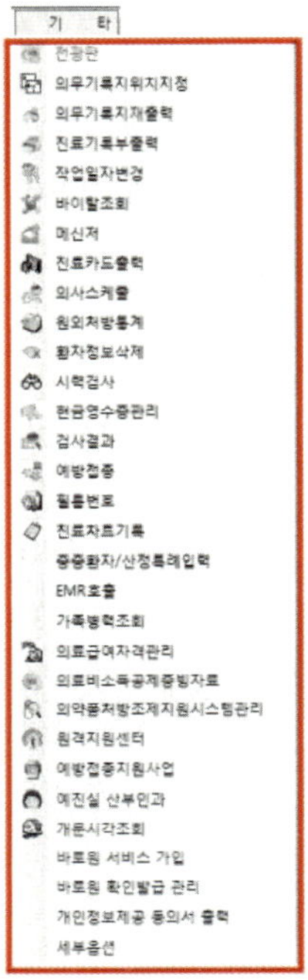

그림 10-53 기타 정보

1. 전광판

'비트U차트' 프로그램을 구매할 경우, 대부분의 프로그램은 해당 모듈별로 별도 구매하도록 되어 있다. 전광판 프로그램은 **'BitCAST'**라는 이름으로 해당 모듈을 설치할 경우에만 사용이 가능하다. 이는 환자대기실에서 환자가 본인의 진료순서를 기다릴 때에 필요한 정보를 제공한다.

전광판(**BitCAST**) 사용에 있어서 한 가지 유의사항은 전광판 프로그램을 화면에 띄우기 위해서는 접수 모니터와 별도의 모니터를 접수를 수행하는 컴퓨터에서 듀얼 모니터 형태로 설정하여 사용하거나 PDP나 LCD TV를 통해 출력해 야만 완벽한 설정이 가능하다는 점이다.

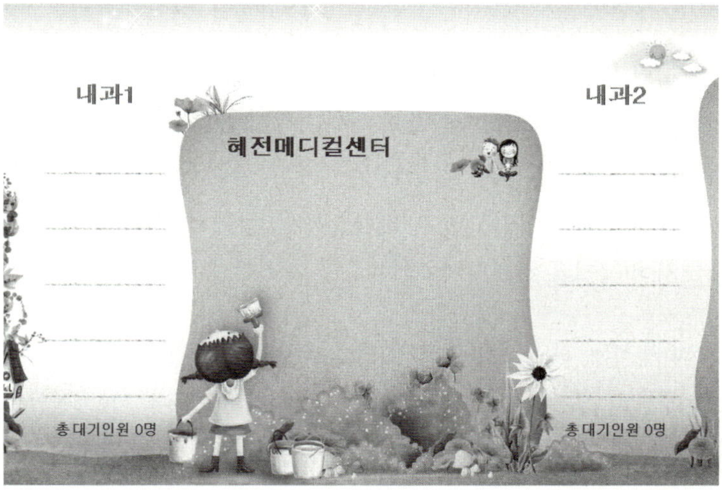

그림 10-54 [기타] → [전광판] 실행 화면

아래 [그림 10-55]는 전광판 실행화면의 설정을 위한 창이다. 단축키로 [F2]를 누르거나 [그림 10-54]의 전광판 실행화면 위에서 마우스 오른쪽 버튼을 눌러 팝업에서 선택할 수도 있다.

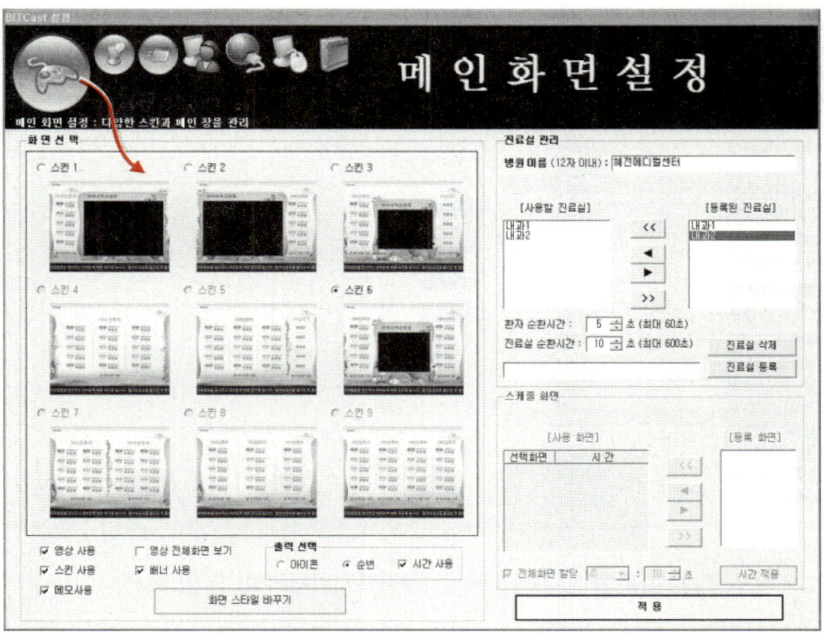

그림 10-55 [기타] → [전광판] 설정 화면

2. 의무기록지 위치지정

'**의무기록지**'란 병원에 내원한 환자의 진료기록을 OCS를 이용하여 컴퓨터로 보관하는 것 이외에 별도로 종이를 이용하여 의무기록지를 남기고자 할 때에 사용하는 항목이다. 위치지정은 해당 의료기관(병원)의 배경이 출력되어 있는 의무기록지와 위치를 맞추기 위한 설정 항목이라고 보면 된다. **[접수]** 창에서 **[기타] → [의무기록지위치지정]**을 선택하여 설정을 변경할 수 있다.

그림 10-56에서와 같이 필요한 수진자정보, 피보험자정보, 진찰권정보의 내역을 마우스로 클릭한 후 오른쪽 '의무기록용지설정' 위치에 드래그앤드롭으로 출력될 정보의 위치를 설정할 수 있다. 메뉴에서 단축아이콘을 통해 글꼴 설정이 가능하다.

또한 일반적으로 진료기록지는 A4(210mm×297mm)를 표준으로 하여 설정한다.

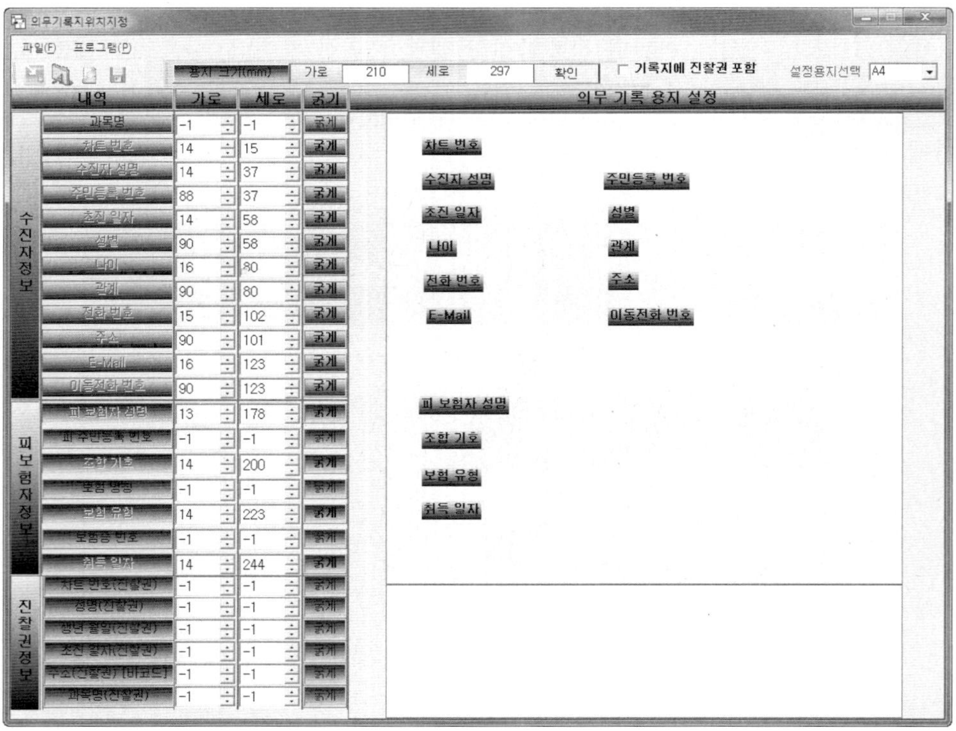

그림 10-56 [기타] → [의무기록지위치지정] 설정 화면

3. 의무기록지 재출력

[접수메뉴] → **[기타]** → **[의무기록지재출력]**을 선택하면 의무기록지를 바로 출력할 수 있다.

단, 의무기록지 재출력을 위해서는 **[접수]** 창에서 해당 환자의 인적정보가 검색되어 보이는 상태에서 가능하다. 그러면 아래와 같이 연결된 프린터에 의해 곧바로 의무기록지가 출력된다.

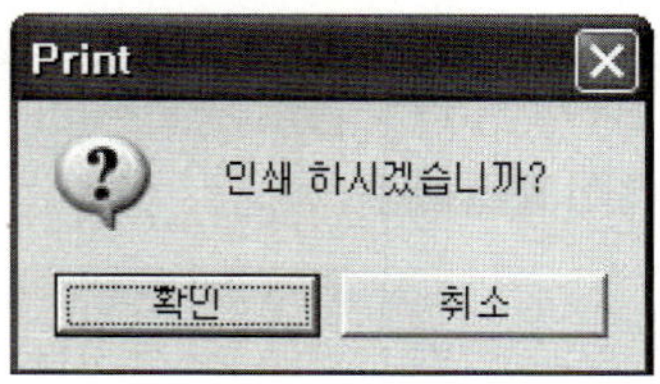

4. 진료기록부출력

[접수메뉴] → **[기타]** → **[진료기록부출력]**을 통해 환자가 내원(외래 혹은 입원)하여 진료받은 모든 기록을 출력할 수 있다. 이때 그림 10-57과 같은 검색 항목을 선택한다. 환자 정보 검색은 창의 오른쪽 부분에서 **[환자검색** 환자검색**]**버튼이나 차트번호를 알고 있다면 바로 **[차트번호]** 항목에 차트번호를 넣고 엔터키를 누르면 검색이 자동으로 설정된다.

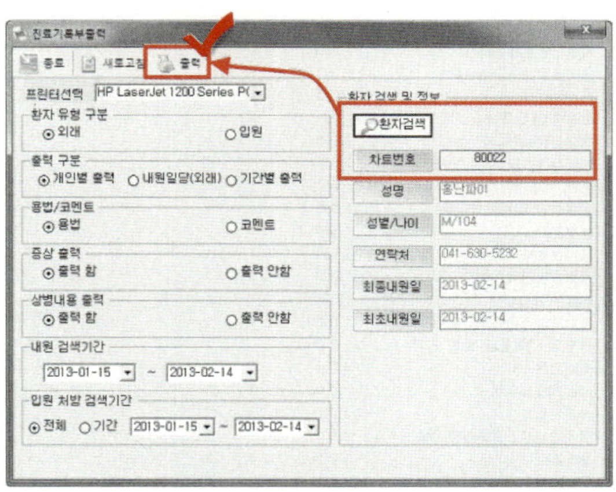

그림 10-57 [기타] → [진료기록부출력] 화면

출력 시의 주의사항으로는 그림 왼편의 '용지구분' 항목에서 일반 낱장 형식의 진료 기록부를 사용할 경우에는 반드시 'A4용지'를 선택해 줘야만 올바른 출력이 가능하다. 그밖에도 내원 형태(외래 혹은 입원)나 검색기간 설정(기본으로 1개월로 설정) 등을 부가적으로 선택하여 출력할 수 있다.

해당 환자의 검색을 우선적으로 시행하고 나면 그림 10-58과 같은 진료기록부를 확인할 수 있다. 출력된 진료기록부에서는 **[내원내역]**, **[증상]**, **[상병내용]**, **[처방내용]**, **[수납내역]** 등 크게 다섯 가지 항목의 세부 내용을 확인할 수 있다.

담당의	서명

외래진료기록부

차트번호: 80022 수진자명: 홍난파01 주민등록: 080808-1234567 성별/나이: M/99
주소: 충남 홍성군 홍성읍 전화번호: 041-630-5232

<내원내역>

내원일자 : 2008-07-02 진료과목 : 제1진료실
보험유형 : 국민건강보험 사업체기호 : 30001788 증번호 : 5520074622
접수시간 : 00시43분 진료완료시간 : 01시20분

<증상>

2008-07-02 어제김밥을 먹고 3~4회/Day의 Watery diarrhea와 Intermittent Cramping Nature의 Abdomal Pain이 동반되고 Fever가 지속됨

<상병내용>

2008-07-02	A04	기타 세균성 창자 감염
	A09	감염성 기원으로 추정되는 설사 및 위장염

<처방내용>

일자/교부번호	처방코드	처방명칭	용량	횟수	일수	용법
제1진료실						
2008-07-02	B1010	혈색소(광전비색법)	1.000	1	1	
	B1020	헤마토크리트	1.000	1	1	
	B1040	적혈구수	1.000	1	1	
	B1050	백혈구수	1.000	1	1	
	B1060	혈소판수	1.000	1	1	
	B1091	백혈구백분율(혈액)	1.000	1	1	
	C3730	요소질소 BUN(NPN포함)	1.000	1	1	
	C3750	크레아티닌	1.000	1	1	
	C3791	전해질(소디움)Na	1.000	1	1	
	C3792	전해질(포타슘)K	1.000	1	1	
	B0651	분변잠혈반응(RPHA 또는 LATEX법	1.000	1	1	
	B0675	분변 백혈구검사	1.000	1	1	
	B0670	분변검경(지방섬유질등)	1.000	1	1	
	G2402	복부2매	1.000	1	1	
	1414	방사선필름(14"*14")	2.000	1	1	
	H/S	중외하트만덱스액1l	1.000	1	1	
	TARON	타론주	1.000	1	1	
	KK053	정맥내점적주사(501ML-1000ML)(1	1.000	1	1	
	KK054	수액제 주입로를 통한 주사	1.000	1	1	
	TOSPAN	토스판정	3.000	3	3	
20080702-00001	Cravit	크라비트점안액	3.000	3	3	
	SACBIO	삭비오캅셀	3.000	3	3	
	LOPERAMID	한국넬슨벤프로페린정20mg	3.000	3	3	
	TOSPAN	토스판정	3.000	3	3	
	SMECTA	대웅스멕타산	3.000	3	3	

<수납내역>

발행일자 : 2008-07-25

그림 10-58
진료기록부 출력 예

5. 작업일자 변경

[접수메뉴] → [기타] → [작업일자변경]을 통해 설정할 수 있다. '작업일자변경'은 반드시 실행된 **[접수]** 창에서 ID를 전환해야 하는 경우라든지, 날짜를 변경하여 작업해야 할 때 사용하는 메뉴이다.

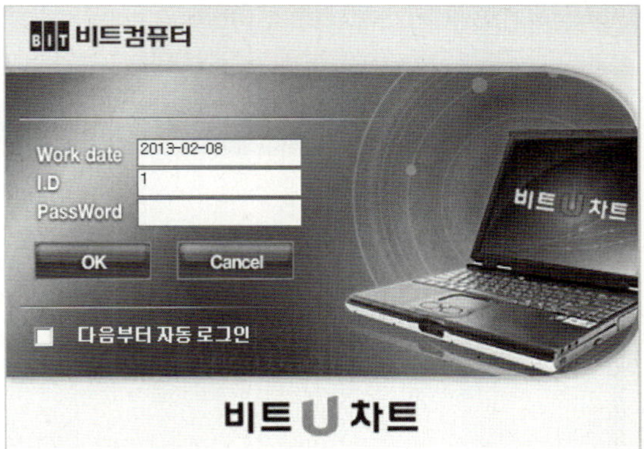

그림 10-59 [기타] → [작업일자변경] 설정 화면

6. 바이탈 조회

바이탈(Vital Sign) 조회는 환자의 신체변화를 한눈에 보고자 할 때 사용되는 내원 환자의 기초 정보 중에 하나이다. **[기타] → [바이탈 조회]**를 통해 확인할 수 있다.

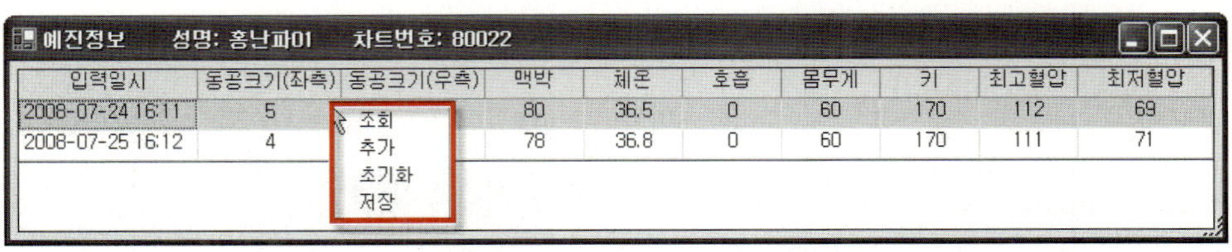

그림 10-60 [기타] → [바이탈조회] 실행 화면

해당 환자의 바이탈은 접수에서도 입력이 가능하며, 마우스 오른쪽 버튼을 누르면 위의 그램에서와 같이 **[조회]**, **[추가]**, **[초기화]**, **[저장]** 등의 팝업메뉴가 나타난다. 입력된 바이탈 정보를 저장하려면 **[저장]** 메뉴를 선택하면 된다.

TIPS 10-1

비트U차트 오류메시지 항목 설정 및 추가 기능

(1) 다음과 같은 메시지창이 발생하는 경우는 [과목정보], [요양기관번호] 등이 잘못 설정되었을 경우 발생한다.

(2) 이럴 때는 [기본ㄴ자료] 메뉴에서 [과목정보], [요양기관번호], [사용자정보]의 상태를 확인하여 수정해야 한다.

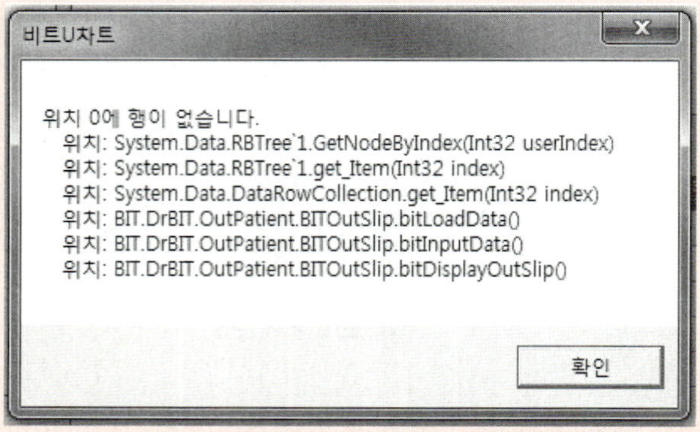

실습 10-4 바이탈 신호를 그래프로 출력하기

STEP 01 •• **[접수]** 창에서 내원 환자를 검색하여 선택한다. 그런 다음 **[접수]** 창에 **[기타]** → **[바이탈 조회]**를 선택한다. 창 안쪽에서 마우스 오른쪽 버튼을 누르면 나타나는 팝업메뉴에서 **[조회]**를 선택한다(접수창에 환자가 인적정보에 나타나 있어야만 바이타 조회/추가가 가능하다).

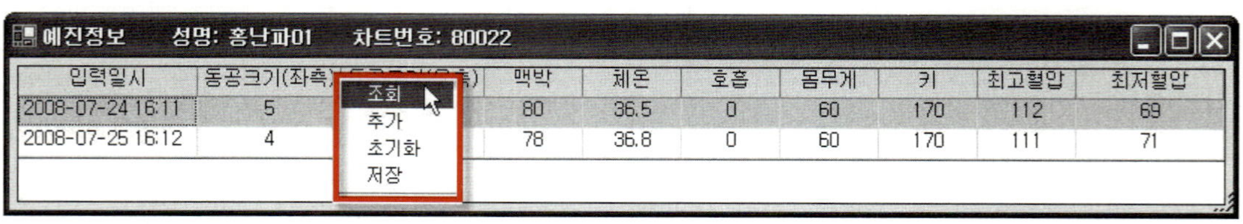

STEP 02 •• 다음과 같이 **[바이탈]** 창이 나타나면 표시하고자 하는 바이탈 정보의 **[검색기간]**을 설정한 후 **[조회 조회]** 버튼을 눌러서 검색한다.

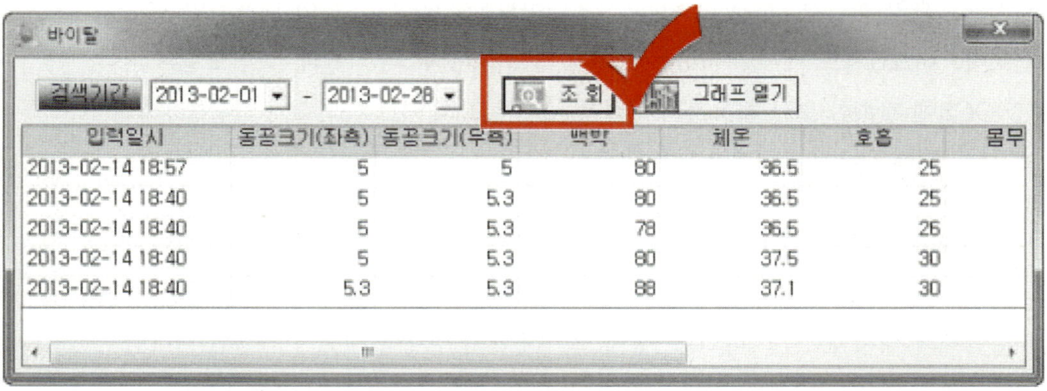

STEP 03 •• 검색된 바이탈 정보를 그래프로 보기 위해서는 **[그래프 열기 그래프 열기]** 버튼을 누르면 검색된 바이탈 정보 하단에서 항목별 정보를 서로 다른 색상의 그래프로 확인할 수 있다.

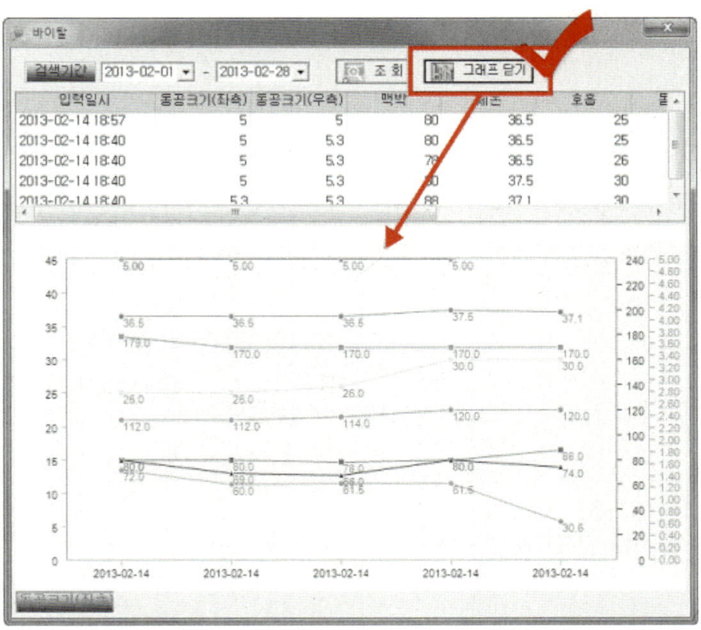

7. 메신저

최근 인터넷 사용자의 필수 응용프로그램 중에 하나가 메신저 프로그램이다. 마이크로소프트사의 메신저(MS Messenger)나 네이트온(Nate On) 등이 대표적인 프로그램이다. '비트U차트'에서 사용하는 메신저 기능은 **'접수'**의 직원과 각 진료실의 의사 및 OCS에 접속한 모든 사용자의 목록을 보여주고, 네이트온과 같이 간단한 대화를 하고자 할 때 사용하는 응용프로그램이다.

[접수메뉴] → [기타] → [메신저]를 실행하면 다음 그림 10-61과 같은 창이 나타난다. 여기서 접속한 사용자는 상대방 사용자의 목록만 나타나고 있음을 유의해야 한다. 상대방에서도 역시 본인은 **'리스트'** 창에 보이지 않고 상대측 사용자 목록만 나타난다.

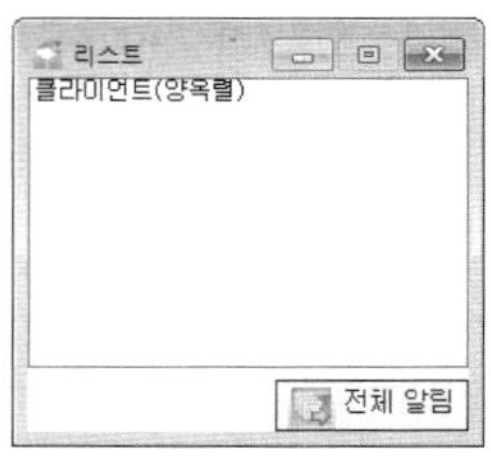

그림 10-61 메신저 창

또한 사용 방법은 네이트온과 동일하게 전달하고자 하는 메시지를 입력하고 **[보내기]** 버튼을 누르면 된다. 그림 10-62는 메시지 전달 예이다.

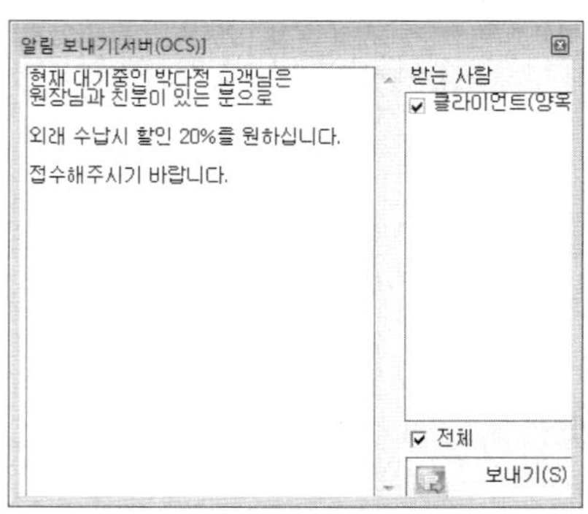

그림 10-62 메신저 사용 예

만일 메신저가 실행되지 않는다면, 'C:\DRBIT50\exe\BITMsgSet.exe' 파일을 아래와 같이 실행시킨 후 클라이언트들을 추가시켜야 사용이 가능하다. 또한, **[환경설정] → [경로및설정] → [메신저 사용여부]** 체크 항목을 체크해주어야만 사용할 수 있다.

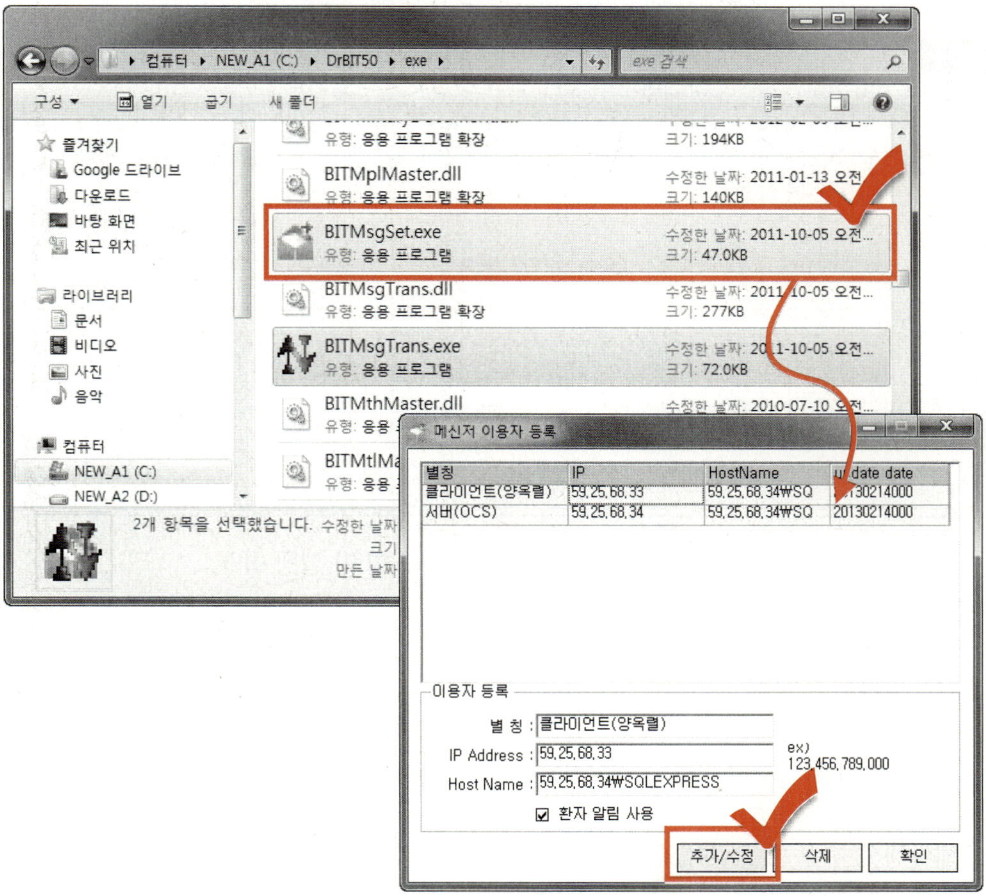

8. 진료카드 출력

[접수메뉴] → **[기타]** → **[진료카드 출력]**을 선택하면 아래 그림 10-63과 같이 '**환자조회**' 창이 나타난다. 여기서 해당 환자를 검색하고 더블클릭하면 프린터를 통해 '**진료카드**'를 출력받을 수 있다.

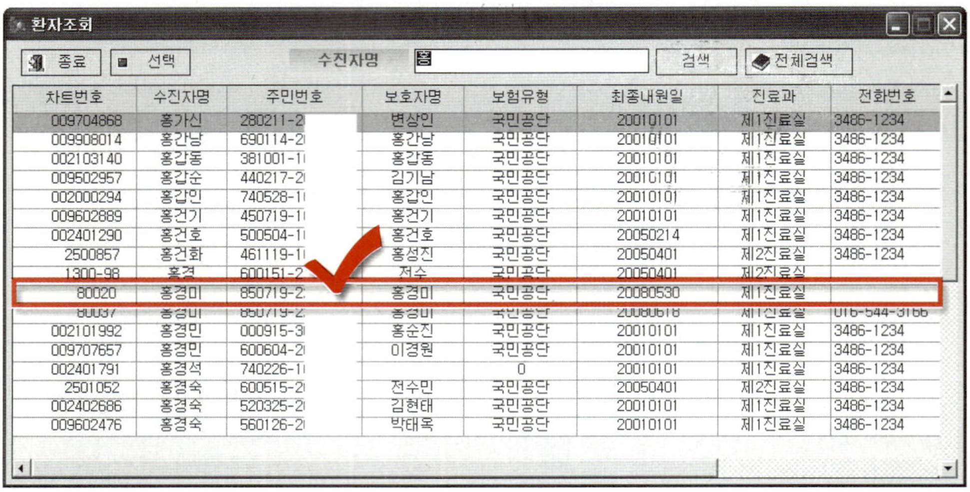

그림 10-63 [기타] → [진료카드 출력] 실행 화면

9. 의사 스케줄

여러분은 다음 질문의 정답이 무엇이라고 생각하는가?

'세상에서 가장 바쁜 직업을 가진 사람은 누굴까요?', 아니면 '세상에서 바쁘지 않아도 가장 바쁜 척하는 사람은 누굴까요?' 의사의 하루 일정을 아는 사람들은 그 답을 의사라고 한다. 이렇게 바쁜 의사들을 위해 스케줄을 관리해 주는 항목이 바로 **[의사 스케줄]** 메뉴이다.

의사의 일자별 · 시간별 스케줄을 관리해 주는 기능은 **[접수메뉴]** → **[기타]** → **[의사 스케줄]**을 실행하면 가능하다.

의사 스케줄이 등록되면 해당 '**날짜**'나 '**시간**'에는 환자의 예약접수를 중복되지 않게 할 수 있으며, 예약 상황을 즉각적으로 확인할 수 있다는 장점을 갖게 된다.

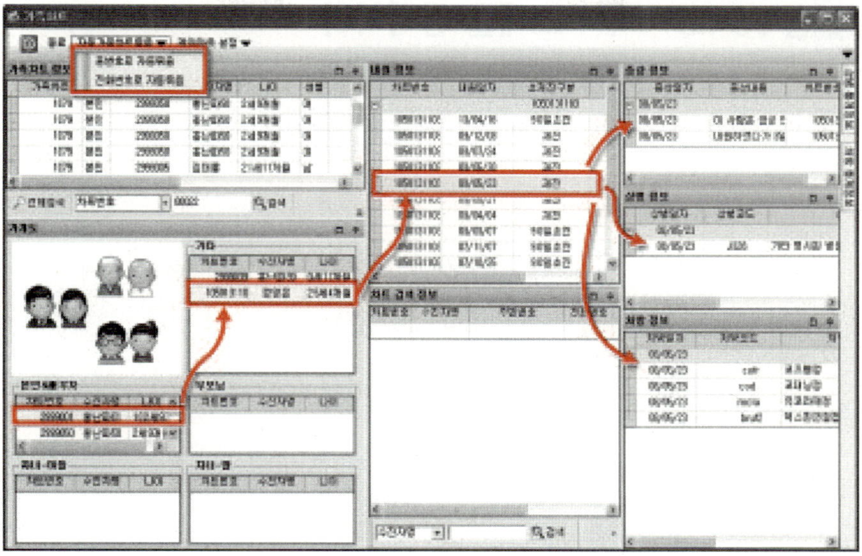

그림 10-64 [기타] → [의사스케줄] 입력 예

스케줄을 추가하고자 한다면, **[의사 스케줄]** 창의 오른쪽 아래 부분에 있는 **[추가** 추가**]** 버튼을 누르면 **[스케줄 설정]** 창이 나타난다. 여기서 원하는 시간과 내용을 입력하고 **[저장** 저장**]** 버튼을 누르면 예약이 완료된다. 이때, 주의할 점은 '**의사명**'을 정확히 해야 한다는 점이다. 해당 의사가 아닌 다른 의사명에 예약을 넣으면 진료예약 시에 큰 오류를 범할 수 있게 되므로 매우 주의해야 한다.

실습 10-5 의사 스케줄 입력하기

조건 : 다음과 같은 조건으로 의사 스케줄을 입력한다.

No.	메뉴 항목	기 능 설 명
1	의사명	'1-내과' 혹은 '제1진료실'의 의사를 선택
2	날짜	'8월 25일'로 설정한다.
3	예약시간1	08:00부터 10:30까지
4	예약내용1	'보건복지부' 의료민영화 TFT 참석
5	예약시간2	11:00부터 12:30까지
6	예약내용2	'의료정보학회' 의료정보SIG 참석

STEP 01 •• **[접수메뉴]** → **[기타]** → **[의사 스케줄]**을 선택한다. 그러면 다음과 같이 **[의사 스케줄]** 창이 나타난다.

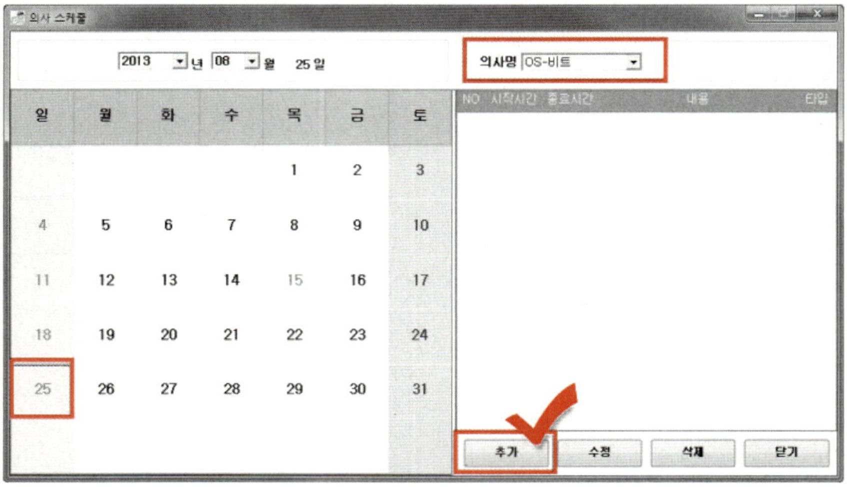

STEP 02 •• **[의사 스케줄]** 창의 오른쪽 윗부분의 **'의사명'**에서 해당 의사를 선택한다. 또한, **'25'**일을 **'클릭'**한 후, 오른쪽 아래 부분의 **[추가 추가]**버튼을 누르면 다음과 같이 창이 나타난다.

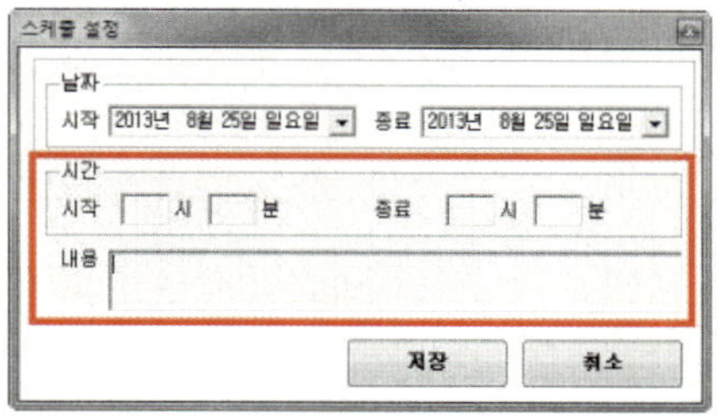

STEP 03 •• 첫 번째 **'예약시간 1'**과 **'예약내용 1'**을 입력한 후, **[저장 저장]** 버튼을 누른다.

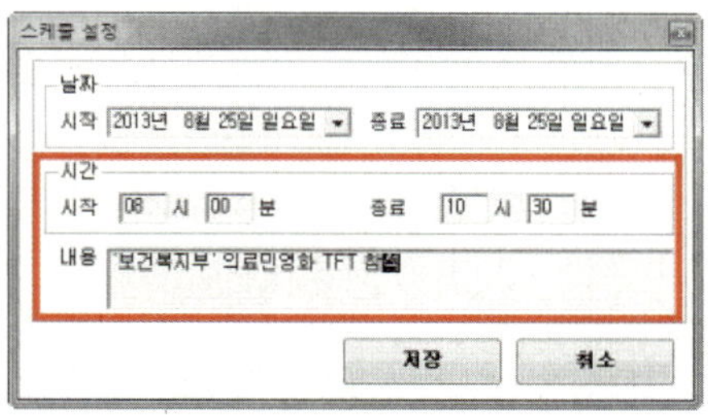

STEP 04 •• 두 번째 예약 또한 **[추가 추가]** 버튼을 누르고 **'예약시간 2'**과 **'예약내용 2'**를 입력한 후 **[저장 저장]** 버튼을 누른다.

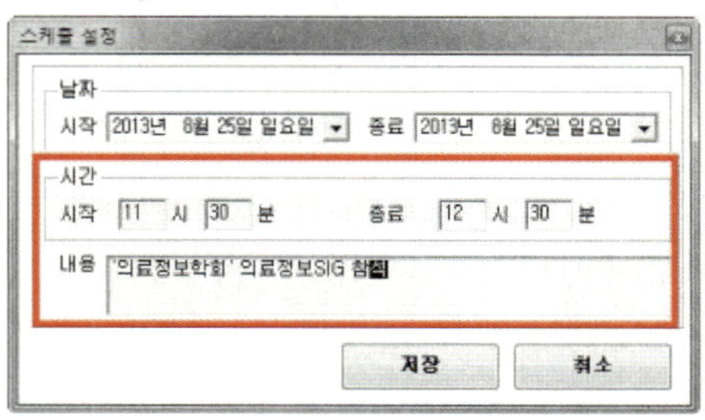

STEP 05 •• **[의사 스케줄]** 창에 예약 완료된 내용을 확인한 후에 **[닫기** [닫기]**]** 버튼을 누르면 **'의사 스케줄'** 예약이 완료된다.

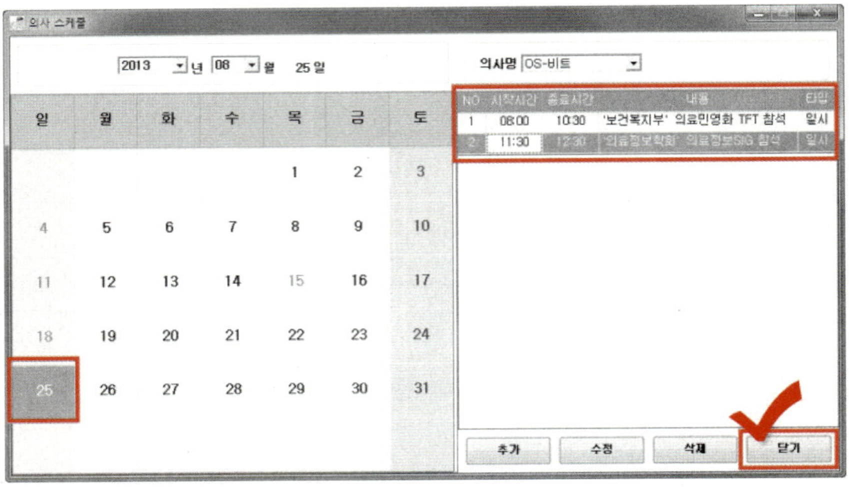

10. 원외처방통계

1 · 2차 의료기관에서 가장 많이 출력되는 내용이 바로 '**원외처방전**'일 것이다. '**원외처방전**'은 **[접수메뉴]** → **[기타]** → **[원외처방통계]**를 선택하면 아래와 같이 **[원외처방통계]** 창이 나타난다.

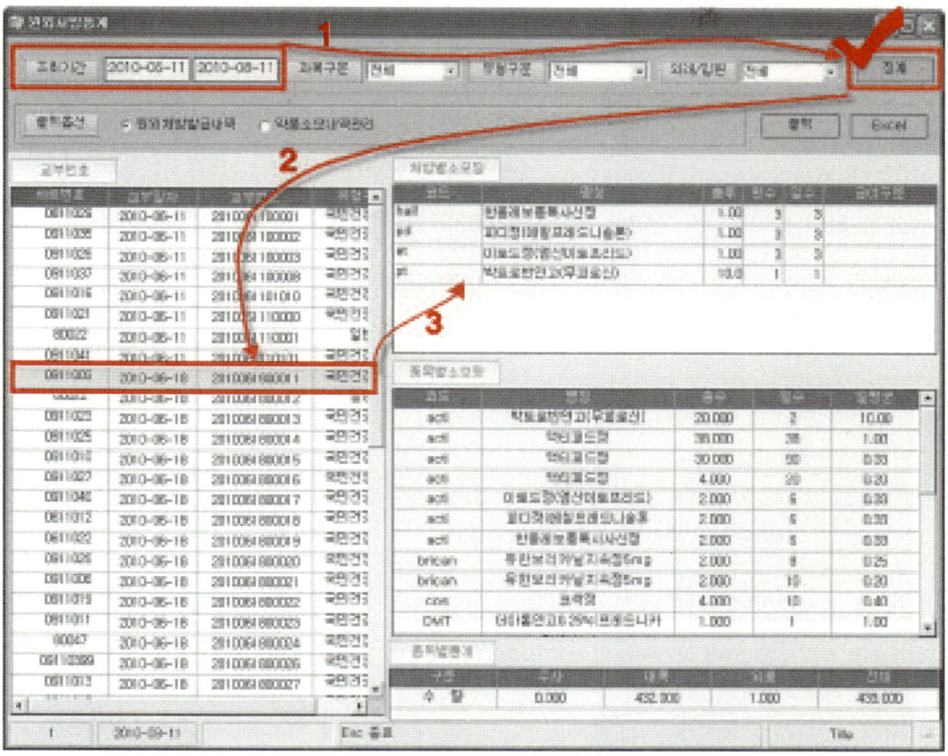

그림 10-65 [기타] → [원외처방통계] 실행 화면

원외처방에 대한 통계는 **[조회기간]**별, **[과목]**별, 건강보험, 자보, 산재 등과 같은 **[유형구분]**별, 외래, 입원, 혹은 전체별 '**집계**'가 가능하다.

검색결과는 크게 네 부분으로 구분된다.

① **교부번호** : 차트번호, 교부일자, 교부번호, 유형구분 등으로 검색된다.

② **처방별 소모량** : ①번의 교부번호 항목에서 하나를 더블클릭하면 선택한 환자의 '**원외처방내역**'이 이곳에 표시된다.

③ **품목별 소모량** : 창의 위쪽에서 설정한 **[조회기간]**에 해당하는 기간 동안 사용된 개별 약품의 '**총 소모량**'을 확인할 수 있다.

④ **품목별 통계** : 주사, 내복, 외용 등의 3가지 품목별 총 수량을 확인할 수 있다.

[원외처방통계] 창의 오른쪽 윗부분에 있는 **[출력]**과 **[Excel]** 버튼은 **'원외처방발급내역'**이나 **'약품소모내역관리'**란 이름으로 통계 자료를 프린터나 엑셀파일로 전달한다. 그림 10-66은 원외처방통계의 출력내용을 보여준다.

원외처방발급내역

차트번호	수진자명	교부번호	유형구분
80022	홍난파01	2008072400001	국민건강보험
2404289	정영은	2008072400002	국민건강보험
80022	홍난파01	2008072500001	국민건강보험

약품소모통계

코드	명 칭	총수	일수	일평균
augsa	일성오구멘틴듀오시럽 228mg/5mL	1.000	3	0.33
cefa1	대웅세파클러캡슐 250mg	2.000	6	0.33
Cravit	크라비트점안액	3.000	3	1.00
mute	뮤테란캅셀 100mg	1.000	3	0.33
otant	삼아탄툼액	1.000	3	0.33
otant1	삼아탄툼액	1.000	3	0.33
tami	타미플루캅셀 75mg	2.000	3	0.67

그림 10-66 **[접수]** → **[기타]** → **[원외처방통계]** 출력옵션별 출력 예

11. 환자정보삭제

[접수메뉴] → **[기타]** → **[환자정보삭제]**를 누르면 아래 그림 10-67과 같이 환자정보를 삭제할 수 있는 **[환자정보관리/코드관리]** 창을 확인할 수 있다.

① 환자관리

여기에서는 환자의 모든 **진료내역과 인적정보까지 모두 삭제**할 때 사용하는 메뉴이므로 사용에 있어서 신중히 사용해야 한다. **[백업]** 버튼을 누르면 메시지 창과 함께 데이터베이스에 백업되고 내용은 삭제된다. 이때 디폴트 패스워드는 [bitcomputer]로 설정되어 있다.

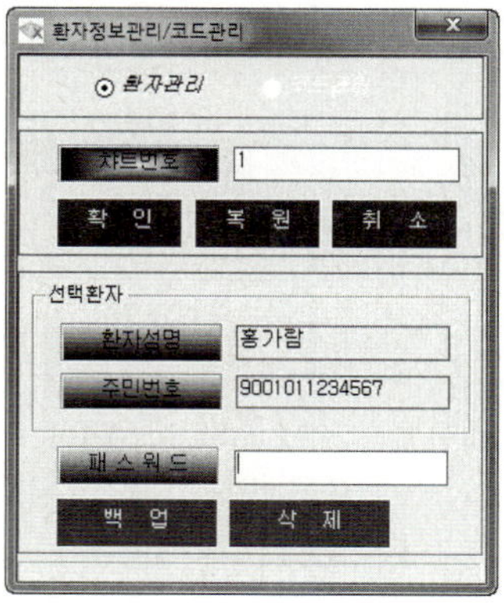

그림 10-67
환자정보관리 화면

② 코드관리

진료내역에서 입력된 **해당 코드의 기록을 모두 삭제**하는 데 사용한다. 코드관리는 대표적으로 약품과 같은 입력된 코드를 삭제할 때 사용할 수 있다. 사용은 환자관리와 동일하다.

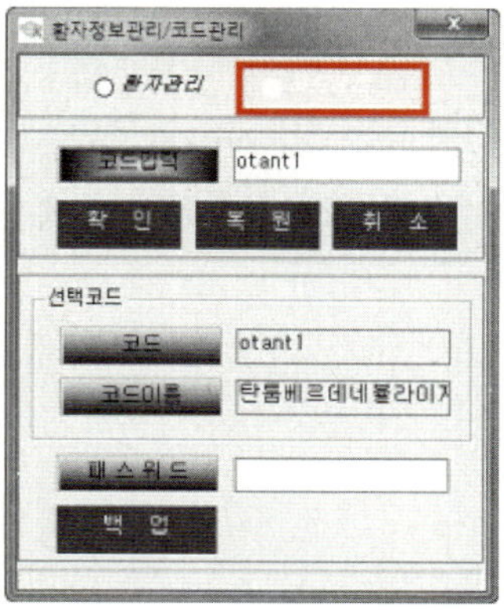

그림 10-68
코드관리

③ 복원하기

복원은 삭제한 환자정보나 코드정보를 다시 백업된 데이터베이스에서 복원시키는 역할을 한다. **[복원]** 버튼을 누르면, 아래와 같이 **[백업 복원마스터]** 창이 나타난다. 여기서 원하는 환자나 코드를 선택하고 **[복원]** 버튼을 눌러서 복원하면 간단히 복원이 가능하다.

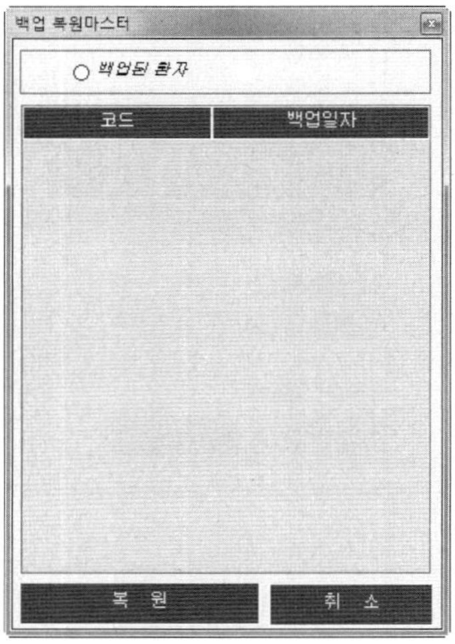

그림 10-69
복원 기능

12. 시력검사

[접수메뉴] → **[기타]** → **[시력검사]**를 선택한다. 이는 안과에서 주로 사용한다.

이전 버전까지 없었던 기능인 '**시력검사**'는 환자를 검색하여 해당 환자의 시력정보를 세부적으로 입력하는 데 사용하는 창이다. 안구의 크기, 안구축, 굴절률 등의 다양한 검사를 통해 안경이나 렌즈를 처방하는 데 주로 사용되는 메뉴이다.

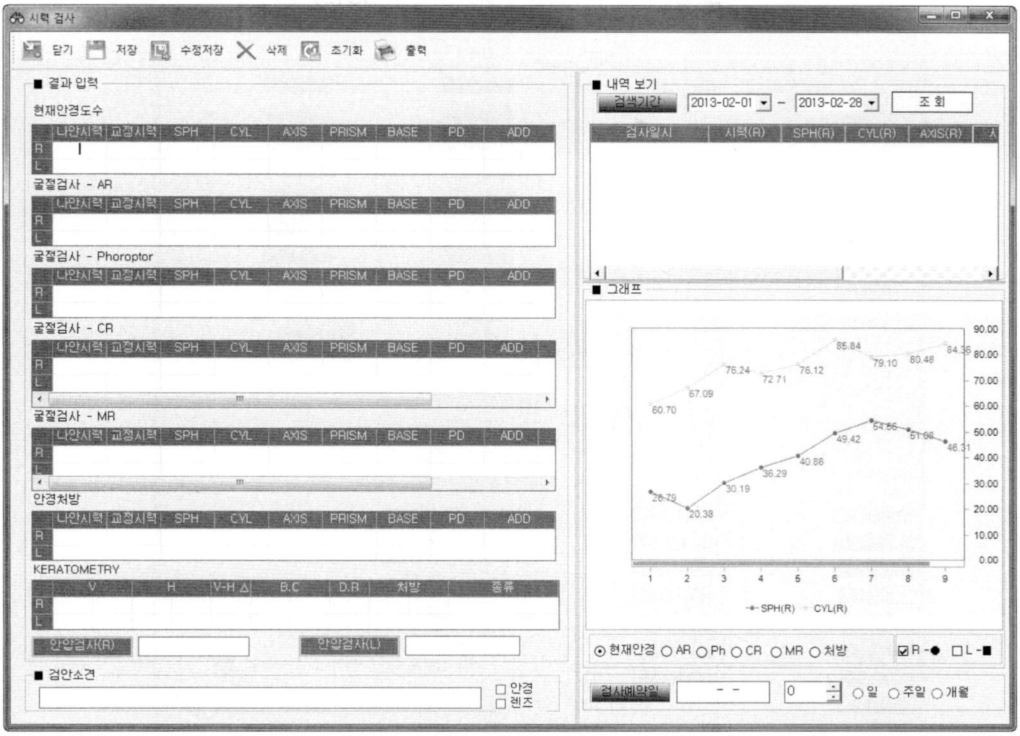

그림 10-70 [접수] → [기타] → [시력검사] 실행 화면

13. 현금영수증관리

[접수메뉴] → [기타] → [현금영수증관리]를 선택한다. 이는 수납 시에 발생한 환자의 현금영수증 요청에 대한 승인 여부를 확인할 수 있는 기능이다. 현금영수증을 취소하거나, 인터넷 이상으로 확인이 불가능할 때, 현금영수증 승인 시 국세청 현금영수증 서비스 사이트(http://현금영수증.kr, http://taxsave.go.kr)를 통해 인터넷 혹은 유선(전화)으로 승인받을 수 있다.

우선 현금영수증 발행은 **[접수메뉴]**의 수납에서 가능하다. 그림 10-71은 접수항목에서 **[수납]**을 실행한 창이다. 여기서 오른쪽 맨 아래쪽에 **[현금영수증 발행]** 항목에서 **[수납저장]**이나 **[수납+출력]**을 누르면 현금영수증 발행이 가능하다.

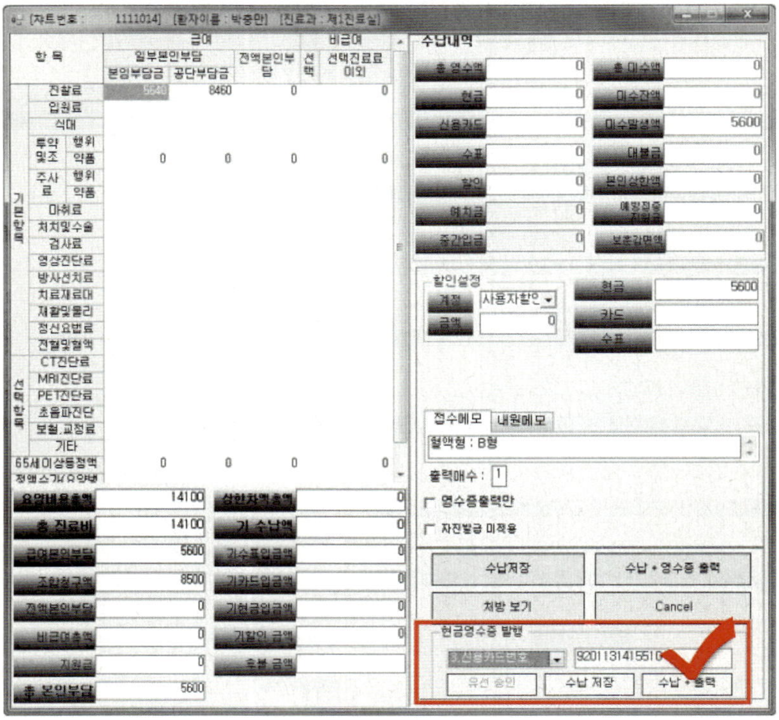

그림 10-71 **[접수]**의 **[수납]** 실행 화면

만일 현금영수증 발행에 문제가 있을 경우에는 **[유선승인]** 버튼을 누르면 아래와 같이 유선으로 승인번호와 날짜를 받아서 현금영수증 발행이 가능하다. 그림 10-72는 현금영수증 유선승인 정보 창이다.

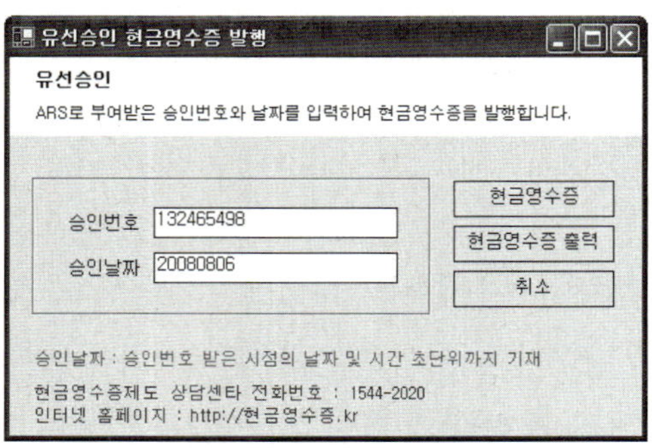

그림 10-72 현금영수증 유선승인

이렇게 승인된 내역을 볼 때, 사용하는 메뉴가 **[접수메뉴]** → **[기타]** → **[현금영수증관리]**를 선택하면 다음과 같이 나타난다.

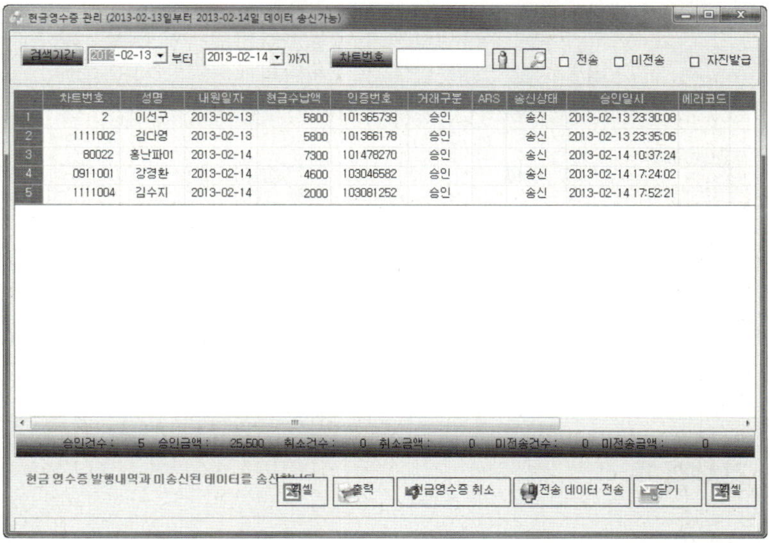
현금영수증 관리 (2013-02-13일부터 2013-02-14일 데이터 송신가능)
검색기간
부터
2013-02-14
까지
차트번호
전송
미전송
자진발급
차트번호
성명
내원일자
현금수납액
인증번호
거래구분
ARS
송신상태
승인일시
에러코드
2 이선구 2013-02-13 5800 101365739 승인 송신 2013-02-13 23:30:08
1111002 김다영 2013-02-13 5800 101366178 승인 송신 2013-02-13 23:35:06
80022 홍난파01 2013-02-14 7300 101478270 승인 송신 2013-02-14 10:37:24
0911001 강경환 2013-02-14 4600 103046582 승인 송신 2013-02-14 17:24:02
1111004 김수지 2013-02-14 2000 103081252 승인 송신 2013-02-14 17:52:21
승인건수 : 5 승인금액 : 25,500 취소건수 : 0 취소금액 : 0 미전송건수 : 0 미전송금액 : 0
현금영수증 취소
전송 데이터 전송
닫기

그림 10-73 [접수] → [기타] → [현금영수증관리] 실행 화면

TIPS 10-2

현금영수증 발행법규의 변경(2008년 7월 1일자 변경)

1. 소비자

- 2008. 7. 1일부터 현금영수증 발급대상금액이 5천 원 이상에서 1원 이상으로 변경되어 5천 원 미만의 현금 거래 에서도 현금영수증을 요청하여 발급받을 수 있다.
- 단, 5천 원 미만의 현금영수증 발급거부에 대해서는 포상금 지급에 해당하지 않는다.

2. 현금영수증가맹점

- 현금영수증가맹점이 현금영수증(거래건별 5천 원 미만의 거래에 한하여, 발급승인 시에 전화망을 사용한 것을 말함)을 발급하는 경우, 해당 과세기간별 현금영수증 발급건수당 20원을 해당 과세기간의 소득세 산출세액에서 공제(산출세액 한도)받을 수 있다.

3. 관련 사이트

- http://현금영수증.kr 혹은 http://taxsave.go.kr

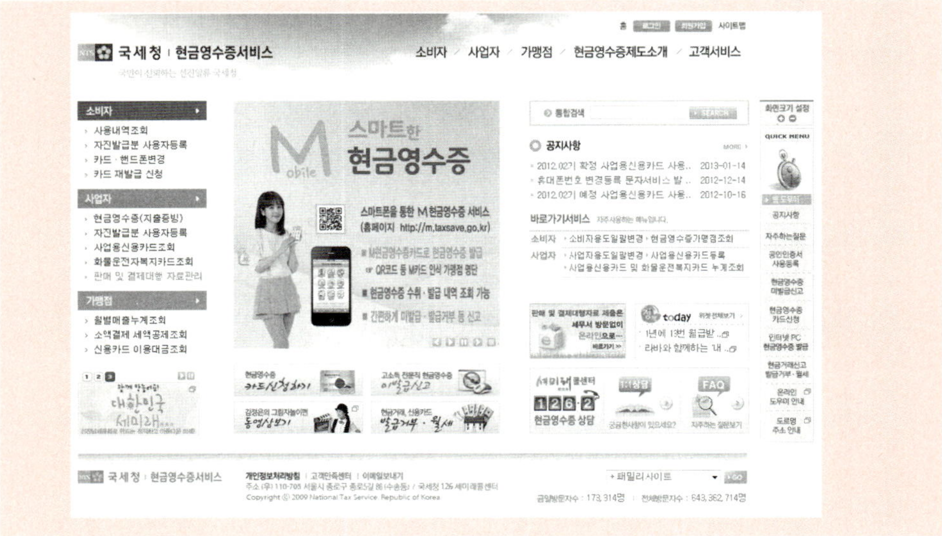

14. 검사결과

[접수메뉴] → **[기타]** → **[검사결과]**를 선택한다. 검사결과는 환자 조회 후 해당 버튼으로 환자의 검사 결과를 일자별로 확인할 수 있는 기능이다.

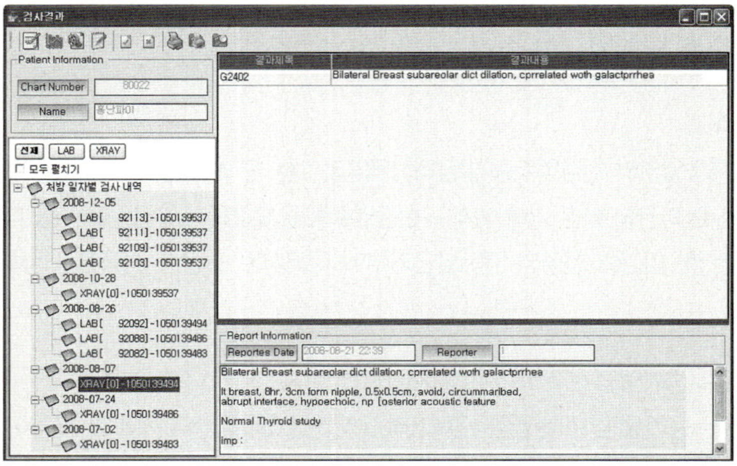

그림 10-74 **[접수]** → **[기타]** → **[검사결과]** 실행 화면

또한 **[검사결과]** 창의 다음 단축아이콘 중에서 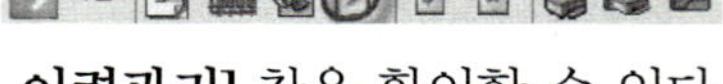

[결과이력검색] 버튼을 누르면 다음과 같이 **[결과별 이력관리]** 창을 확인할 수 있다.

여기서 각종 검사 및 영상촬영(X-Ray, CT, MRI) 등의 정보를 확인할 수 있다.

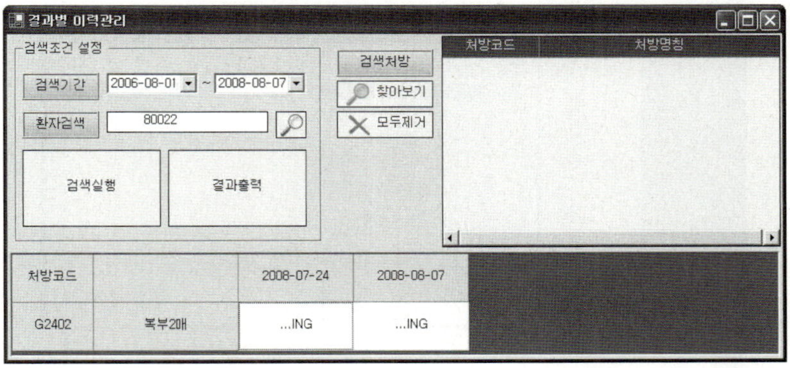

그림 10-75 [기타] → [검사결과] → [결과별 이력관리] 실행 화면

15. 예방접종

[접수메뉴] → **[기타]** → **[예방접종]**을 선택한다.

내원자의 예방접종의 기록, 조회가 가능한 기능이다. 그림 10-76은 **[접수 메뉴]**에서 조회를 통해 선택된 내원객의 예방접종 관련 창이다. 통상적으로 어린이에게 필요한 예방접종을 위해 반드시 필요한 기능이다. 또한 노인을 위한 독감 예방접종 등에도 반드시 필요한 기능이라고 할 수 있다.

(1) 예방접종 항목

① BCG(결핵 백신, Bacillus Calmette Geurin Vaccine)

② DTaP(디프테리아 백신, Diphtheria, Tetanus, acellular Pertussis Vaccine)

③ OralPolio(소아마비 경구용 백신, Oral Poliovirus Vaccine)

④ Hepatitis B(B형 간염 백신, Hepatitis-B Vaccine)

⑤ MMR(볼거리나 풍진 백신, Measles-Mumps-Rubella Vaccine)

⑥ Measles(홍역 백신, Measles Vaccine)

⑦ Japanese Encephalitis Vaccine(일본뇌염 백신, Japanese Encephalitis Vaccine)

⑧ Influenza(독감 백신, Influenza Vaccine)

⑨ Chickenpox(수두백신, Chickenpox Vaccine)

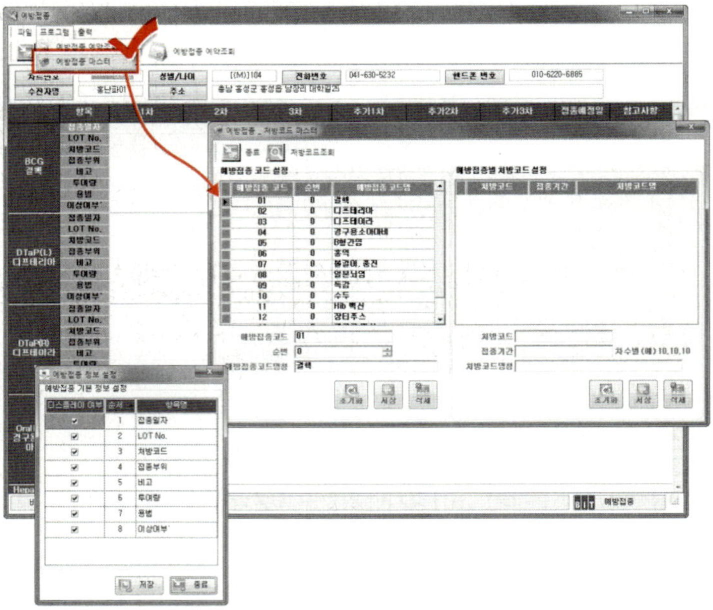

그림 10-76 [기타] → **[예방접종]** 실행 화면

⑩ H.Influenza(B형 인플루엔자백신, Haemophilus Influenza B type Vaccine)

⑪ Typhoid Fever(장티푸스 백신, Typhoid Fever Vaccine)

⑫ Pneumococcus(폐구균 백신, Pneumococcus Vaccine)

⑬ Hepatitis A(A형 간염 백신, Hepatitis-A Vaccine)

표 10-2 소아접종 백신의 종류 및 접종기간

No.	접종 약어	접종 백신명(한글)	접종 백신명(영문)	접종 연령
1	B.C.G.	결핵 백신	Bacillus Calmette Geurin Vaccine	0~1주
2	OralPolio	소아마비 경구용 백신	Oral Poliovirus Vaccine	DTaP 참고
3	DTaP	디프테리아, 파상풍, 백일해 백신	Diphtheria, Tetanus, acellular Pertussis Vaccine	2개월(1차) 4개월(2차) 6개월(3차)
4	Hepatitis B	B형 간염 백신	Hepatitis–B Vaccine	0~4주(1차) 1개월(2차) 6개월(3차)
5	MMR	볼거리, 풍진 백신	Measles–Mumps –Rubella Vaccine	12~15개월(1차) 4~6세(추가)
6	Measles	홍역 백신	Measles Vaccine	MMR 참고
7	일본뇌염	일본뇌염 백신	Japanese Encephalitis Vaccine(JEV)	12~36개월(1,2차) 1년 후(3차) 만6세(추가) 만12세(추가)
8	Influenza	독감 백신	Influenza Vaccine	매년
9	수두	수두 백신	Chickenpox Vaccine	12~15개월
10	H.Influenza	B형 인플루엔자 백신	Haemophilus Influenza B type Vaccine	
11	장티푸스	장티푸스 백신	Typhoid Fever Vaccine	만6세~12세
12	폐구균	폐구균 백신	Pneumococcus Vaccine (PCV)	2~12개월
13	Hepatitis A	A형 간염 백신	Hepatitis–A Vaccine	12~36개월(2회)

16. 필름번호

[필름번호]는 **[접수메뉴]** → **[기타]** → **[필름번호]**를 선택한다. 이는 환자의 PACS(방사선, X-Ray, CT, MRI, PET 등) 관련 방사선 필름번호를 조회할 수 있는 기능이다. 검색은 '**필름번호**', '**차트번호**', '**성명**', '**주민등록번호**' 등으로 검색이 가능하며, 만일 필름번호가 환자에게 없다면 입력하고자 하는 번호를 넣고, **[입력/수정]** 버튼을 누르면 저장할 수 있다.

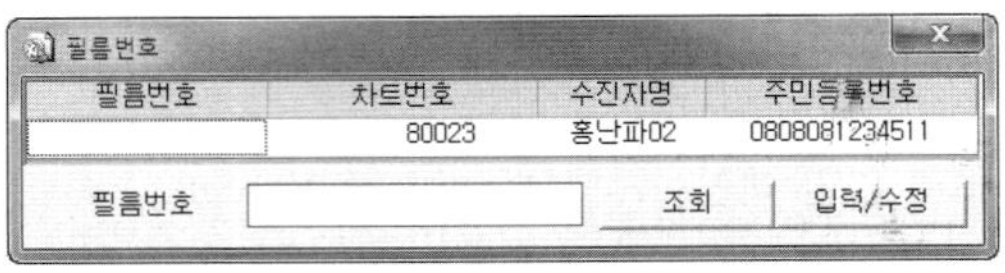

그림 10-78 [기타] → [필름번호] 화면

17. 진료차트기록

[접수메뉴] → **[기타]** → **[진료차트기록]**을 선택한다. **[진료차트기록]**은 다양한 진료차트의 기록 내용과 서식지 등을 확인할 수 있다. 아래 그림은 **[진료차트기록]** 창의 예이다.

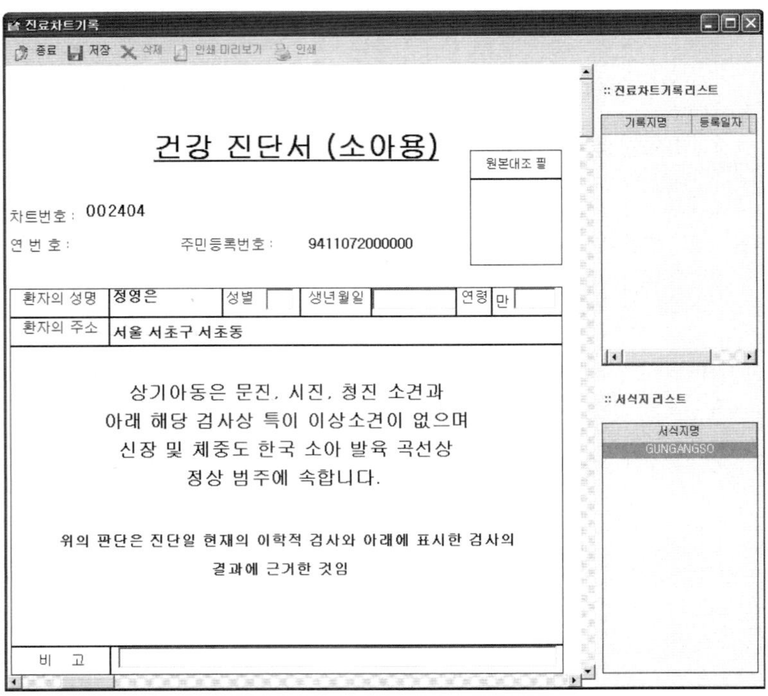

그림 10-79
[기타] → [진료차트기록]
실행 화면

18. 중증환자/산정특례의 입력

[접수메뉴] → [기타] → [중증환자/산정특례입력]을 선택한다. 이는 중증질환자(암, 심장질환, 뇌혈관질환 등)가 해당 상병으로 진료기관에서 진료를 받는 경우에 본인부담금이 **10%**에서 **5%**로 인하되었다.(이는 2010년까지 10%, 2010년 이후 5%로 입원 및 외래진료시 요양급여비용 총액의 100분의 5만을 본인이 일부 부담하는 제도이다) 따라서, 해당 등록된 중증환자, 중증화상환자 및 산정특례에 해당하는 암이나 희귀난치성 환자가 내원하여 진료 받게 되면, 아래 그림과 같이 신청서를 작성해야 한다.

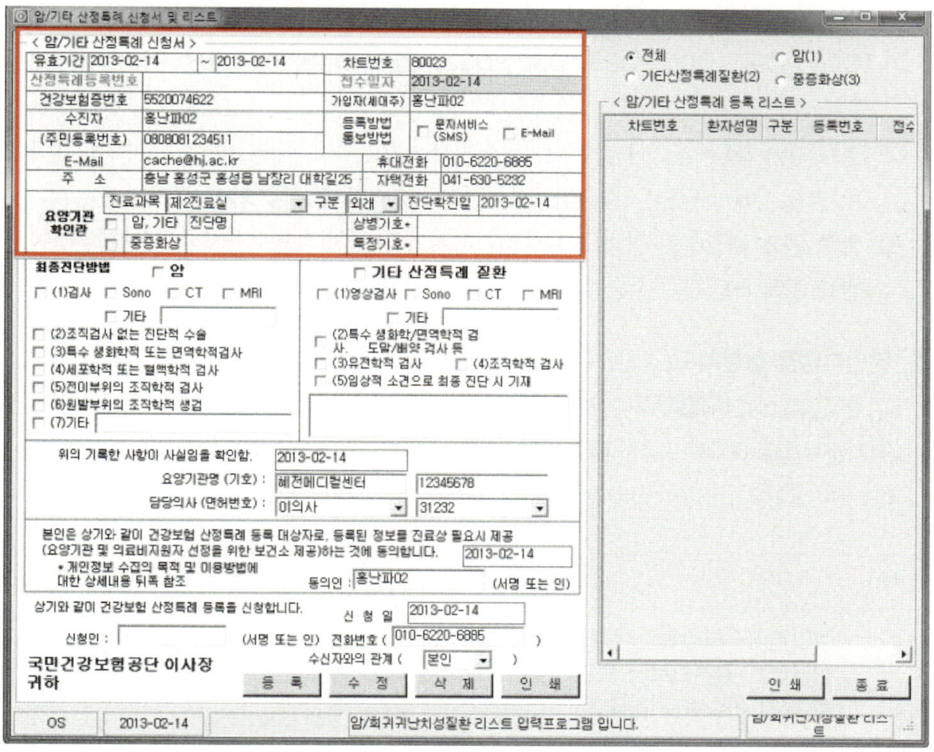

그림 10-80 [기타] → [중증환자/산정특례입력] 실행 화면

그림 10-80과 같이 중증진료신청 리스트의 입력이 완료되면 [등록 등 록] 버튼을 눌러서 저장한다. 주의할 점은 **'산정특례번호'**는 해당 의료기관이 부여받아야만 중증진료등록이 가능하다는 것이다.

이는 원래 국민건강보험공단에서 환자의 치료비부담을 덜고자 암, 심장질환, 뇌혈관질환 등 중증질환자에 대해서 본인일부부담금을 경감해 주는 제도이다. 중증질환을 오프라인으로 등록하려면 '건강보험 중증진료등록 신청서'([TIPS 10-3] 참고)를 주치의에게서 발급받아 공단에 등록할 수도 있다.

TIPS 10-3

중증환자(진료) 입력대상 및 관련 서식

1. 중증환자 입력대상

① [별지] 서식에 의거 등록한 암환자가 등록신청일로부터 **5년간** 해당 상병 **(C00~C97, D00~D09, D32~D33, D37~D48, D76.0~L41.2)**으로 진료를 받은 경우

② [별표 1]에 해당하는 상병의 뇌혈관질환자가 입원하여 해당 상병의 치료를 위하여 [별표 1]에 해당하는 수술을 받은 경우에는 **1회 수술당 최대 30일**

③ [별표 2]에 해당하는 상병의 심장질환자가 입원하여 해당 상병의 치료를 위하여 [별표 2]에 해당하는 수술을 받은 경우에는 **1회 수술당 최대 30일**

2. 본인부담금 상한제도(국민건강보험법 시행령 제22조2항)

'본인부담상한액' 제도는 지역 및 직장가입자의 개인별 보험료 부담수준(상한액기준보험료)에 따라 본인이 부담해야할 부담액의 상한선을 정해놓는 제도이다(단, 이 내역은 비급여 항목과 식대는 제외된다).

No.	구분	본인부담상한액
1	상한액기준보험료가 전체 지역가입자의 허위 100분의 50에 상당하는 금액으로서 보건복지부장관이 정하여 고시하는 금액을 넘지 아니하는 경우	200만원
2	상한액기준보험료가 전체 지역가입자의 허위 100분의 50에 상당하는 금액으로서 보건복지부장관이 정하여 고시하는 금액을 넘고 하위 100분의 80에 해당하는 금액으로서 보건복지부장관이 정하여 고시하는 금액을 넘지 아니하는 경우	300만원
3	상한액기준보험료가 전체 지역가입자의 허위 100분의 80에 상당하는 금액으로서 보건복지부장관이 정하여 고시하는 금액을 넘는 경우	400만원

건강보험 중증진료 등록 신청서(□암, □심장질환, □뇌혈관질환)

※ 해당란에 ☑ 표기

중증진료등록번호	(가) ※ 공단기재사항	접수일자	※ 공단기재사항
건강보험증번호		가입자(세대주)	
수진자		주민등록번호 (수진자)	
등록증 수령 주소		전화번호	( )

요양기관 확인란('암' 인 경우에만 기재)

진료과목		입원외래 구분	입원 / 외래	암진단확인일
진단명 (상병기호)	※ 상병기호 반드시 기재 ( )			
최종 진단 방법	□ ① 검사 □ Sono □ CT □ MRI □ 기타( ) □ ② 조직검사 없는 진단적 수술 □ ③ 특수 생화학적 또는 면역학적 검사 □ ④ 세포학적 또는 혈액학적 검사 □ ⑤ 전이부위의 조직학적 검사 □ ⑥ 원발부위의 조직학적 생검 □ ⑦ 기타( ) ※ 중복 체크 가능			

위의 기록한 사항이 사실임을 확약함

20 년 월 일

요양기관명(기호) : (   )

담당의사(면허번호) : ( ) (서명 또는 인)

상기와 같이 건강보험 중증진료 등록을 신청합니다.

신청일 년 월 일

신청인 : (서명 또는 인) 전화번호: ( )

수진자와의 관계 ( )

국민건강보험공단 이사장 귀하

TIPS 10-4

중증환자 입력대상 KCD Code(상병코드, 수술코드)

1. [별표:1] 본인부담금산정특례 뇌혈관질환의 상병명 및 수술명
〈신설 2005.12.27.〉

상병명(상병코드)	수술명(수술코드)
가. 뇌혈관 질환(I60~I67) 나. 목동맥의 동맥류(I72.0) 다. 후천성 동정맥 샛길(누공)(I77.0) 라. 순환기계통의 기타 선천기형 (Q28.0~Q28.3) 마. 머리내 손상(S06)	가. 혈종제거를 위한 개두술 (S4621,S4622) 나. 뇌동맥류수술(S4640) 다. 뇌동정맥기형적출술(S4651, S4652) 라. 두개강내 혈관문합술(S4661, S4662) 마. 단락술 또는 측로조성술 (S4711, S4712, S4713) 바. 뇌엽절제술(S4780) 사. 뇌 기저부 수술(S4801, S4802, S4803) 아. 중추신경계정위수술-혈종제거(S4755) 자. 경피적 풍선혈관성형술 (M6593, M6594, M6597) 차. 경피적 혈관내 금속스텐트삽입술 (M6601, M6602, M6605) 카. 경피적 혈전제거술 (M6631, M6632, M6633) 타. 혈관색전술(M6641, M6642, M6644) 파. 천두술(N0322, N0323) 하. 개두술 또는 두개절제술(N0333) 거. 혈관내 죽종제거술(O2063,O2066) 너. 경동맥결찰술(S4670) 더. 뇌내시경수술(S4744)

TIPS 10-5

중증환자 입력대상 KCD Code(상병코드 , 수술코드)

2. [별표:2] 입원 본인부담금산정특례 심장질환의 상병명 및 수술명

상병명(상병코드)	수술명(수술코드)
가. 심장의 양성신생물(D15.1)	가. 동맥관 우회로 조성술
나. 심장침습이 있는 류마티스 열(I01)	(OA641, OA642, OA647, O1641~O1647)
다. 만성 류마티스 심장질환(I05~I09)	나. 심장 창상봉합술(O1660)
라. 허혈성 심장질환(I20~I25)	다. 동맥관개존폐쇄술(O1671, O1672)
마. 폐성 심장병 및 폐순환의 질환	라. 대동맥축착증수술(O1680)
(I26, I28)	마. 폐쇄식 승모판 교련 절개술(O1690)
바. 기타 형태의 심장병(I30~I51)	바. 심혈관단락술(O1701,O1702)
사. 대동맥의 죽상경화증(I70.0)	사. 폐동맥결찰술(O1703,O1704)
아. 대동맥류 및 박리(I71)	아. 심방중격결손조성술(O1705)
자. 달리 분류된 질환에서의 대동맥류,	자. 심방, 심실중격결손증수술
대동맥염(I79.0, I79.1)	(O1710, O1721, O1722)
	차. 판막협착증수술
	(O1730, O1740, O1750, O1760)
차. 대동맥활증후군(M31.4)	카. 심방중격결손증 겸 폐동맥판협착증수술
(O1770)	
카. 순환기계통의 선천기형(Q20~Q25)	타. 판막성형술(O1781~O1783)
타. 대정맥의 선천기형	파. 인공판막치환술
	(O1791~O1793, O1797)
(Q26.0~Q26.4, Q26.8, Q26.9)	하. 인공판막재치환술
	(O1794~O1796, O1798)
파. 가슴의 혈관, 심장의 손상	거. 활로씨 4증후군 근본수술(O1800)
(S25~S26)	너. 심실중격결손증 겸 폐동맥판협착증
	수술(O1810)
	더. 심내막상결손증 수술(O1821, O1822)

[별표2 : 계속]

상병명(상병코드)	수술명(수술코드)
가. 심장의 양성신생물(D15.1)	러. 좌심실류절제술(O1823)
나. 심장침습이 있는 류마티스 열(I01)	머. 좌심실용적축소성형술((O1824)
다. 만성 류마티스 심장질환(I05～I09)	버. 좌심실, 우심실 유출로 성형술 (O1825, O1826)
라. 허혈성 심장질환(I20～I25)	서. 관상동맥 내막절제술(O1830)
마. 폐성 심장병 및 폐순환의 질환 (I26, I28)	어. 발살바동 동맥류파열수술(O1840)
바. 기타 형태의 심장병(I30～I51)	저. 동정맥기형교정술(O1841)
사. 대동맥의 죽상경화증(I70.0)	처. 기타 복잡기형에 대한 심장수술 (O1850)
아. 대동맥류 및 박리(I71)	커. 좌우폐동맥 성형술(O1861)
자. 달리 분류된 질환에서의 대동맥류, 대동맥염(I79.0, I79.1)	터. 기능적 단심실증 교정술(O1873, O1874)
	퍼. 라스텔리씨수술(O1875)
차. 대동맥활증후군(M31.4)	허. 총 폐정맥 환류이상증 수술(O1878)
카. 순환기계통의 선천기형(Q20～Q25)	고. 대혈관전위증 수술(O1879)
타. 대정맥의 선천기형 (Q26.0～Q26.4, Q26.8, Q26.9)	노. 인공심폐순환(O1890)
파. 가슴의 혈관, 심장의 손상(S25～S26)	도. 개흉심장마사지(O1895)
	로. 부분체외순환(O1901, O1902)
	모. 국소관류(O1910)
	보. 대동맥내풍선펌프(O1921, O1922)
	소. 심낭루조성술(O1931)
	오. 심낭창형성술(O1932, O1935)
	조. 심막절제술(O1940)

19. EMR 호출

[접수메뉴] → [기타] → [EMR호출]을 선택한다. EMR이란 전자의무기록(Electronic Medical Record)을 의미한다. **'비트U차트'**에는 기본적으로 영상EMR 프로그램인 **'BitNixChart'**라고 하는 영상EMR 프로그램을 추가로 구매하여 설치하게 되면 이 메뉴가 나타나게 된다. 영상EMR이란 EMR이 설치되기 이전에 종이로 보관되던 의료기관의 의무기록차트를 고속스캐너를 통해 스캔하여 파일 형태로 저장하는 방법을 의미한다. 저장된 환자의 영상EMR 기록은 **'EmrViewer'**라는 뷰어 프로그램을 통해 볼 수 있다.

그림 10-81는 EMR Viewer의 실행 화면이다. 이때, 접수메뉴에서 선택된 환자의 영상EMR자료를 호출한다. 호출되는 EMR정보는 화면 왼쪽 윗부분에 있는 **[환자번호]**를 기준으로 검색 및 자료 보기가 가능하다.

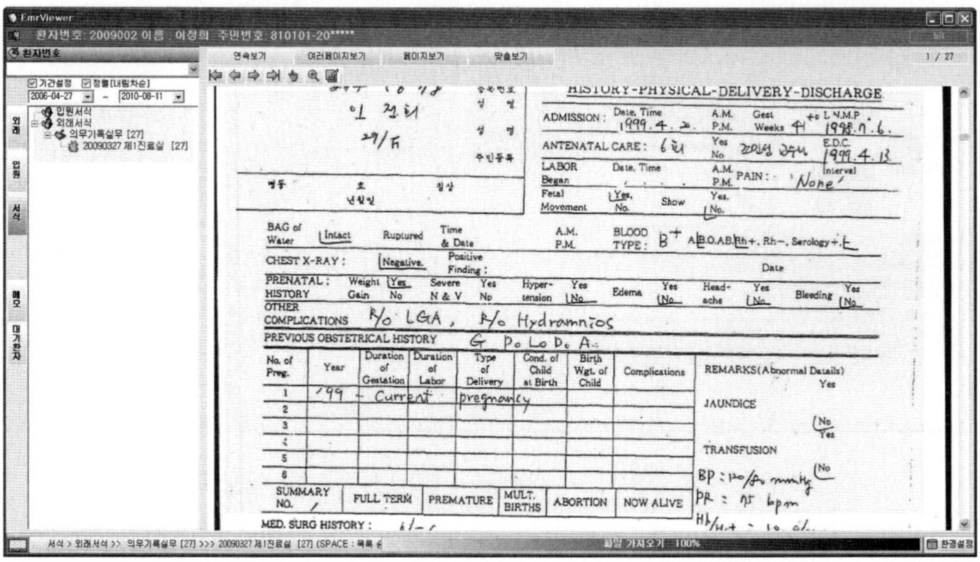

그림 10-81 [접수] → [기타] → [EMR호출] 실행 화면

20. 가족병력조회

[접수메뉴] → **[기타]** → **[가족병력조회]**를 선택한다. 이 메뉴는 앞서 10-3장에서 설명한 것처럼 **[접수메뉴]** → **[접수]** → **[가족차트]** 항목에서 정의된(실습 10-2 참고) 환자들 중에 가족의 전체 병력을 조회하는 데 편리하게 검색할 수 있도록 새롭게 추가된 기능이다.

그림 10-82은 임의로 세 명의 환자를 가족으로 설정한 후의 **[가족병력조회]**의 예이다.

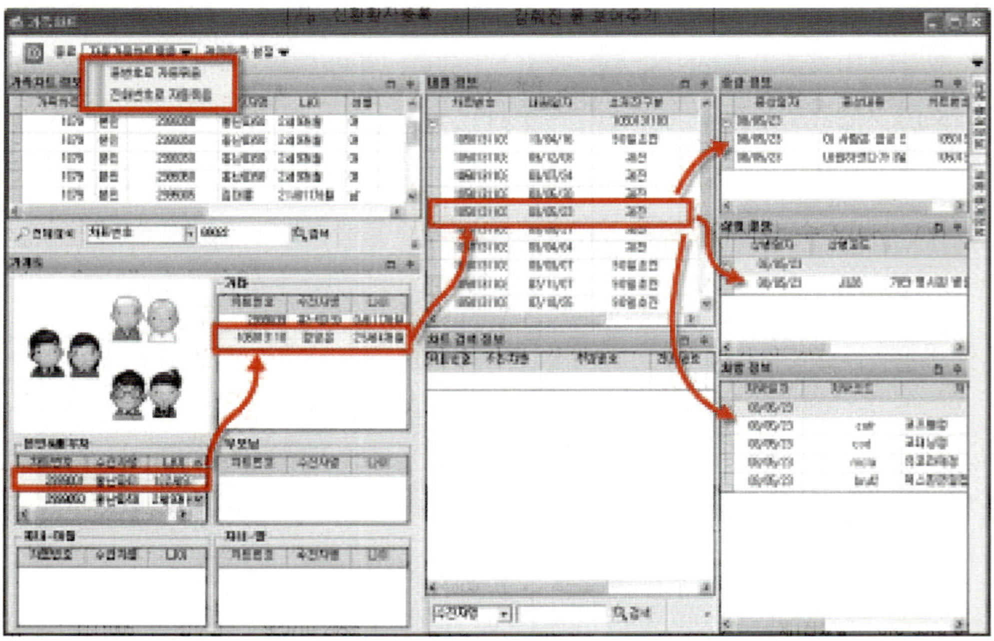

그림 10-82 **[접수]** → [기타] → [가족병력조회] 실행 화면

위의 그림에서 보는 바와 같이 조회되는 내역에는 크게 **[가족병력]**, **[가족명단]**, **[내원기록]**, **[증상기록]** 등의 네 가지 항목별 조회가 가능하다. **[가족명단]**에서 해당 환자를 클릭하면, 각 환자별 **[내원기록]** 및 **[증상기록]**을 확인할 수 있다.

또한 검색되는 환자의 가족병력은 연도별로만 검색이 가능하다.

21. 의료급여자격관리

[접수메뉴] → [기타] → [의료급여자격관리]를 선택한다. 이 메뉴는 접수에서 해당 접수 환자에 대하여 과거의 의료급여 자격과 관련하여 이상 유무의 확인 및 승인을 위한 메뉴이다.

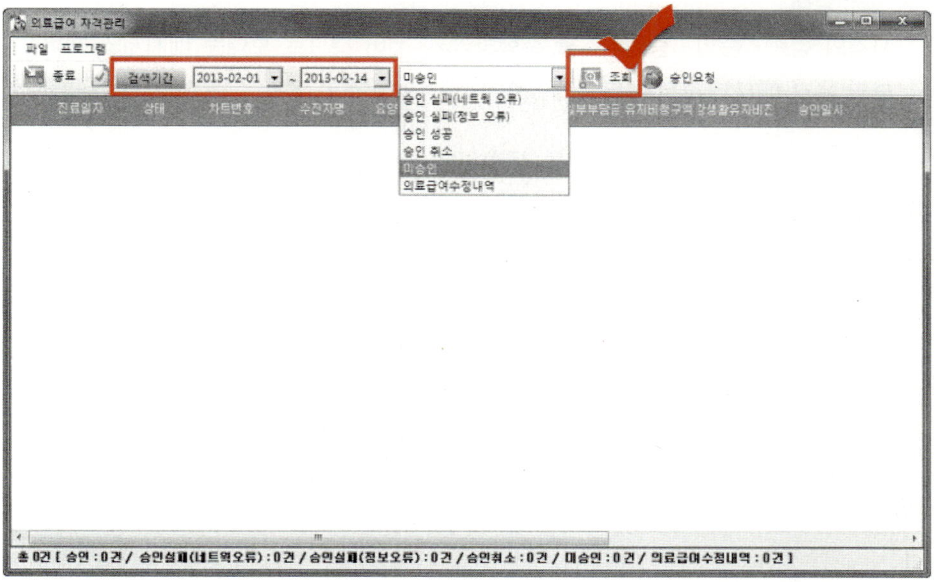

그림 10-83 [접수] → [기타] → [의료급여자격관리] 실행 화면

TIPS 10-6

'비트U차트' 에서의 의료급여자격관리 승인 메시지

1. 승인형태

승인실패(네트워크 오류), 승인실패(정보 오류), 승인성공, 승인취소, 미승인

2. 승인형태

자격의 검증 · 승인 · 승인취소를 수행하면서, 서버 측으로 보내는 메시지와 서버로부터 응답 메시지 모형은 다음과 같이 6가지 형태이다.

[M1] : 이름과 주민등록번호를 입력하고 자격조회 요청을 하는 부분(비트→공단)
[M2] : 자격 검증 후에 사업체 기호, 증 번호, 자격유무 등 데이터 전달(공단 → 비트)
[M3] : 의료급여 환자의 승인번호 요청 (비트→공단)
[M4] : 의료급여 환자 승인번호 데이터 전달(공단→비트)
[M5] : 의료급여 환자의 승인번호 취소 요청(비트→공단)
[M6] : 의료급여 환자의 승인번호 취소 작업 완료 (공단→비트)

22. 의료비소득공제 증빙자료

[접수메뉴] → [기타] → [의료비소득공제 증빙자료]를 선택한다. 매년 연말정산을 위해 병원에서 진료를 받았던 환자의 진료비에 대한 소득공제 증빙자료를 한 번에 자료 모음하여 제공해야 할 때 사용하는 메뉴이다.

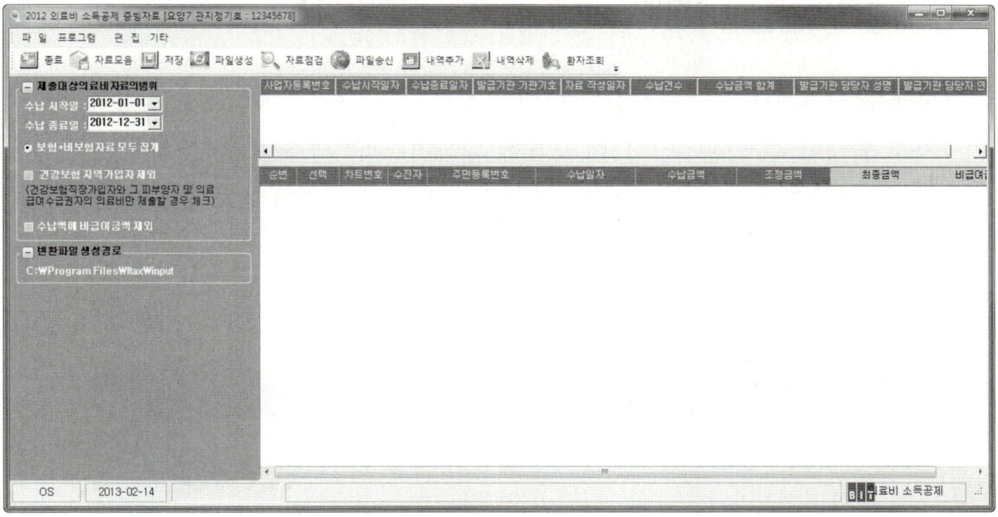

그림 10-84 [접수] → [기타] → [의료비소득공제 증빙자료] 실행 화면

23. 의약품처방조제지원 시스템 관리

[접수메뉴] → [기타] → [의약품처방조제지원 시스템 관리]를 선택한다. 이는 의약품처방조제지원에 필요한 관리 프로그램으로 2010년도 새롭게 추가된 기능이다.

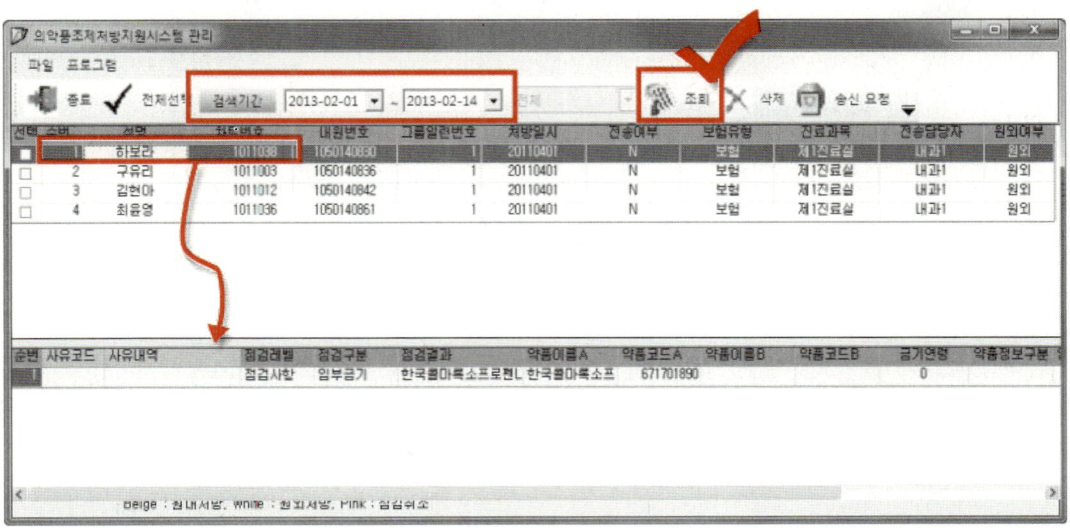

그림 10-85 [접수] → [기타] → [의약품처방조제지원 시스템 관리] 실행 화면

24. 원격지원센터

[접수메뉴] → [기타] → [원격지원센터]를 선택한다. OCS 프로그램을 사용하다 보면 자주 발생할 수 있는 프로그램 오류에 대하여 해당 제조사(비트컴퓨터)에서 온라인으로 상담원을 연결하여 불편사항이나 오류를 바로 잡기 위한 2010년 신설 메뉴이다. 아래 그림은 2013년 현재 원격접속화면이다.

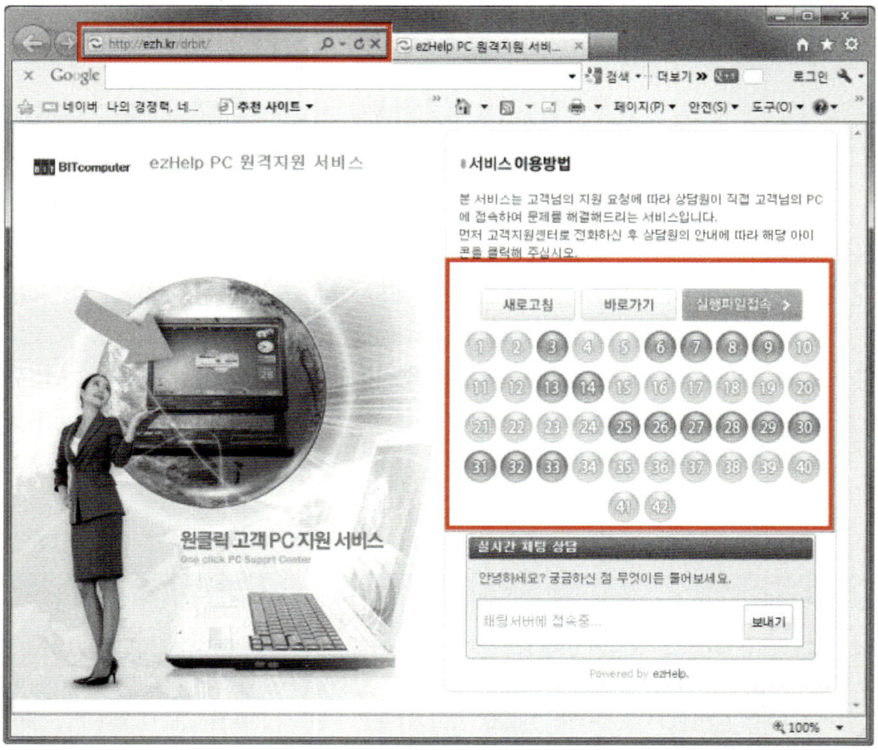

그림 10-86 [접수] → [기타] → [원격지원센터] 실행 화면

25. 예방접종지원센터

[접수메뉴] → **[기타]** → **[예방접종지원사업]**을 선택한다. 이는 내원 환자의 예방접종 유무를 관리하기 위한 2010년 신설 메뉴 항목이다.

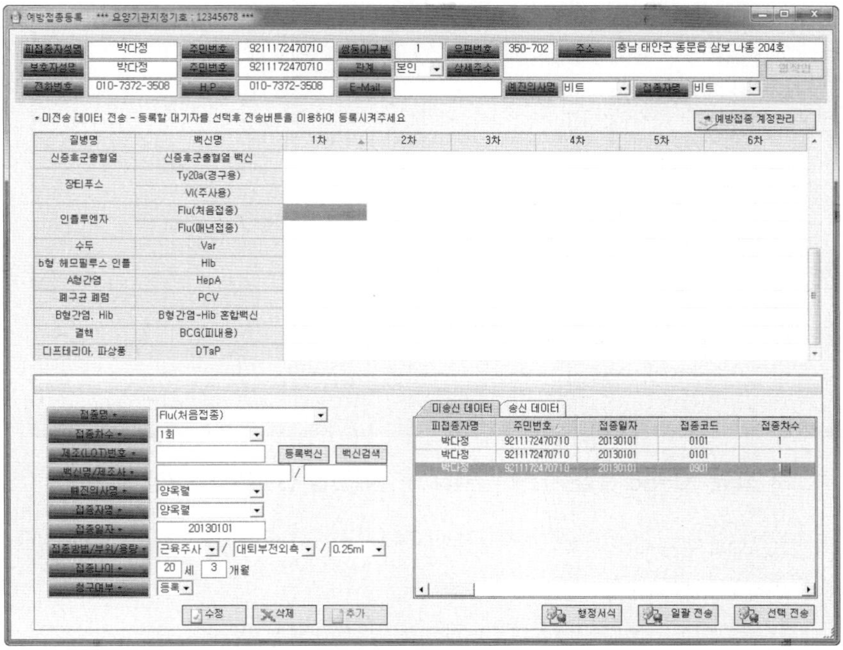

그림 10-87 [접수] → [기타] → **[예방접종지원사업]** 실행 화면

26. 예진실 산부인과

[접수메뉴]→ **[기타]**→ **[예진실 산부인과]**를 선택한다. 접수한 여성 환자에 대하여 산부인과 관련 예진정보를 입력하기 위한 메뉴로 2010년에 새롭게 신설되었다.

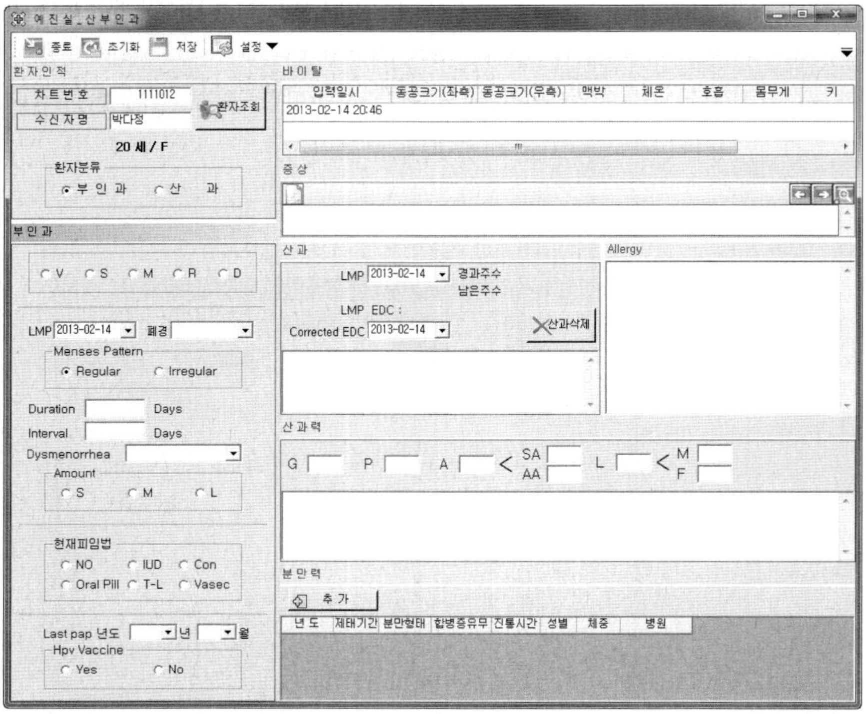

그림 10-88 [접수] → [기타] → [예진실 산부인과] 실행 화면

27. 개문시작 설정

[접수메뉴] → [기타] → [개문시작 설정]을 선택한다. 이는 의료기관의 오픈시간과 클로징 시간을 고시하여야만 하는 의무사항에 고지를 위한 메뉴로 2010년 새롭게 신설되었다.

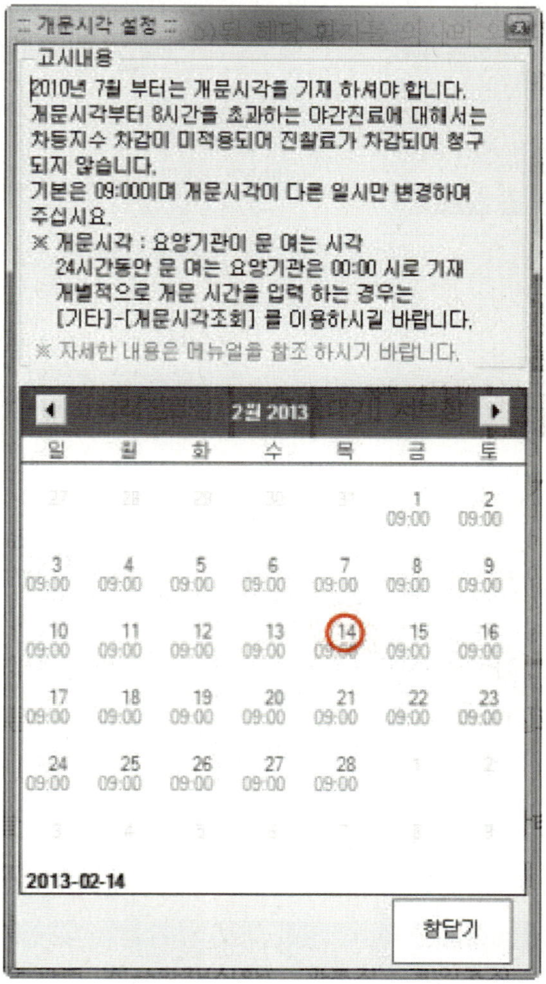

그림 10-89 **[접수] → [기타] → [개문시작설정]** 실행 화면

28. 바로원 서비스가입

[접수메뉴] → [기타] → [바로원 서비스가입]을 선택한다. 이는 의료기관과 보험사 간의 통합네트워크 시스템 구축을 통한 의료문서 발급과 보험금 신청을 온라인 상으로 보다 편리하게 처리하기 위한 서비스로 2012년에 새롭게 신설되었다.

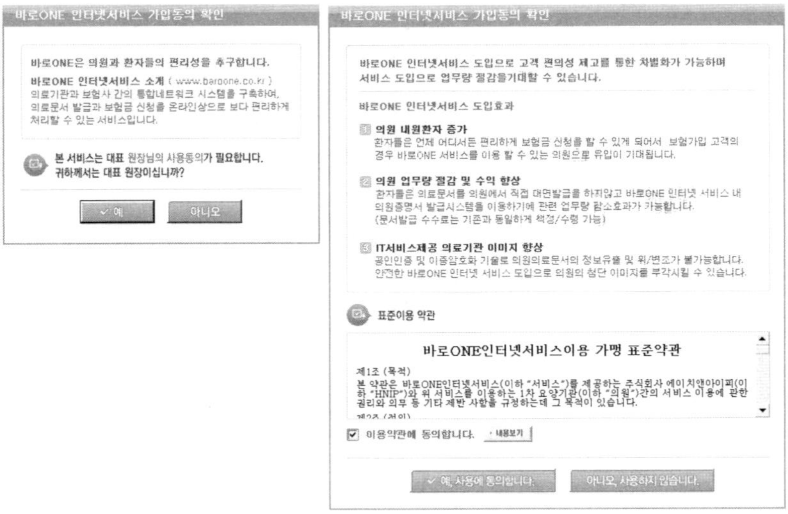

그림 10-90 [접수] → [기타] → [바로원 서비스가입] 실행 화면

29. 바로원 확인발급관리

[접수메뉴] → [기타] → [바로원 확인발급관리]를 선택한다. 앞서 언급한 바로원을 통한 의료기관과 보험사 간의 보험정보 공유 및 보험료 온라인 공유에서 발생하는 각종 증명서에 대한 확인 발급관리를 위한 메뉴이다.

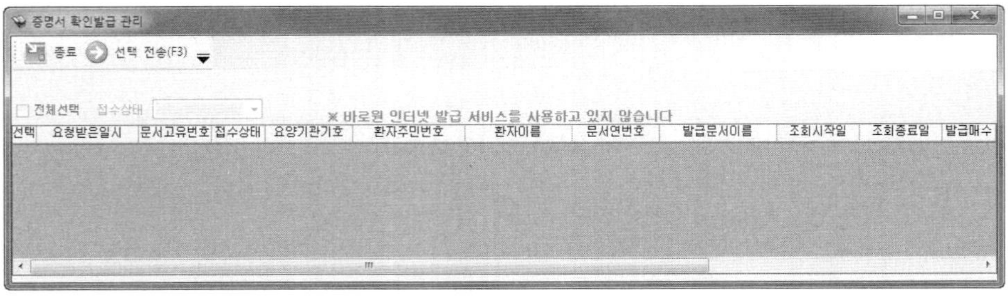

그림 10-91 [접수] → [기타] → [바로원 확인발급관리] 실행 화면

30. 개인정보 동의서 출력

[접수메뉴] → [기타] → [개인정보 동의서 출력]을 선택한다. 이는 개인정보보호법에 관한 법률에 의거하여 개인정보를 수집하거나 이용하는 모든 기관의 해당 개인에게 동의를 받아야 한다. 이를 위한 개인정보 활용 동의서를 출력하기 위한 메뉴로 2012년 새롭게 신설되었다.

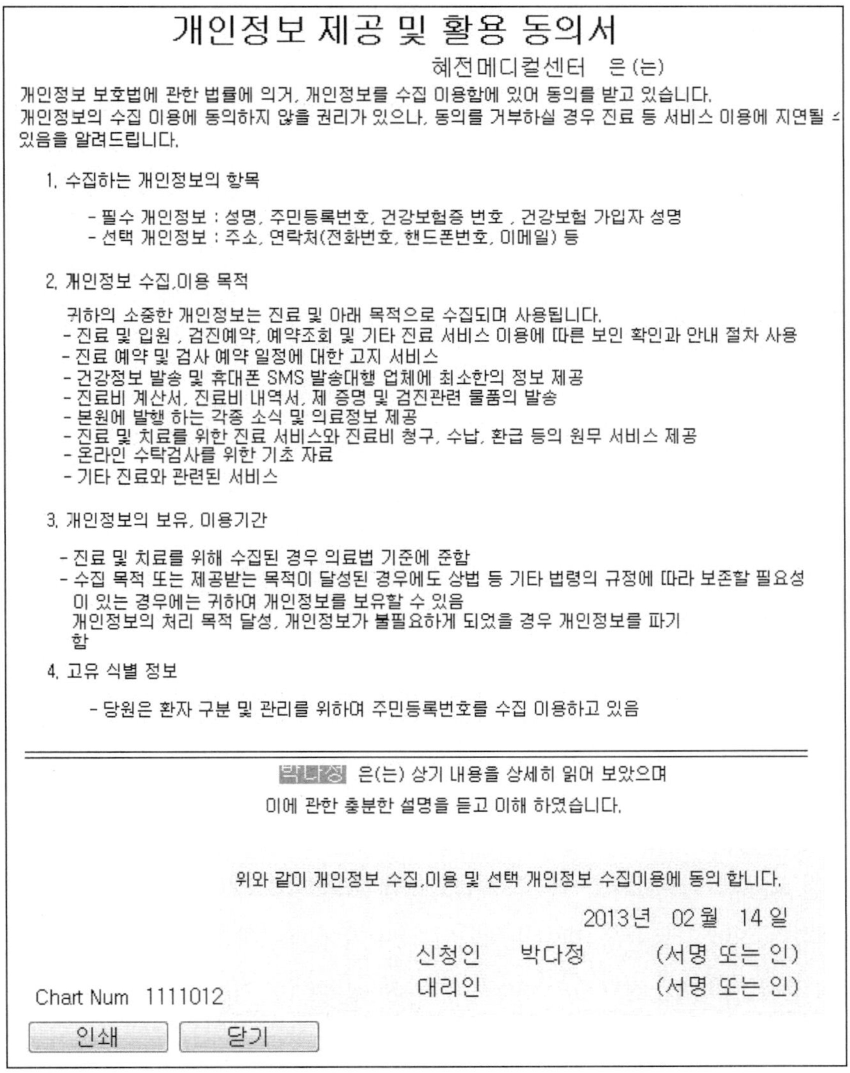

개인정보 제공 및 활용 동의서

혜전메디컬센터 은(는)

개인정보 보호법에 관한 법률에 의거, 개인정보를 수집 이용함에 있어 동의를 받고 있습니다.
개인정보의 수집 이용에 동의하지 않을 권리가 있으나, 동의를 거부하실 경우 진료 등 서비스 이용에 지연될 수 있음을 알려드립니다.

1. 수집하는 개인정보의 항목

- 필수 개인정보 : 성명, 주민등록번호, 건강보험증 번호 , 건강보험 가입자 성명
- 선택 개인정보 : 주소, 연락처(전화번호, 핸드폰번호, 이메일) 등

2. 개인정보 수집,이용 목적

귀하의 소중한 개인정보는 진료 및 아래 목적으로 수집되며 사용됩니다.
- 진료 및 입원 , 검진예약, 예약조회 및 기타 진료 서비스 이용에 따른 보인 확인과 안내 절차 사용
- 진료 예약 및 검사 예약 일정에 대한 고지 서비스
- 건강정보 발송 및 휴대폰 SMS 발송대행 업체에 최소한의 정보 제공
- 진료비 계산서, 진료비 내역서, 제 증명 및 검진관련 물품의 발송
- 본원에 발행 하는 각종 소식 및 의료정보 제공
- 진료 및 치료를 위한 진료 서비스와 진료비 청구, 수납, 환급 등의 원무 서비스 제공
- 온라인 수탁검사를 위한 기초 자료
- 기타 진료와 관련된 서비스

3. 개인정보의 보유, 이용기간

- 진료 및 치료를 위해 수집된 경우 의료법 기준에 준함
- 수집 목적 또는 제공받는 목적이 달성된 경우에도 상법 등 기타 법령의 규정에 따라 보존할 필요성이 있는 경우에는 귀하여 개인정보를 보유할 수 있음
개인정보의 처리 목적 달성, 개인정보가 불필요하게 되었을 경우 개인정보를 파기함

4. 고유 식별 정보

- 당원은 환자 구분 및 관리를 위하여 주민등록번호를 수집 이용하고 있음

박다정 은(는) 상기 내용을 상세히 읽어 보았으며
이에 관한 충분한 설명을 듣고 이해 하였습니다.

위와 같이 개인정보 수집,이용 및 선택 개인정보 수집이용에 동의 합니다.

2013년 02월 14일

신청인 박다정 (서명 또는 인)
대리인 (서명 또는 인)

Chart Num 1111012

인쇄 닫기

그림 10-92 **[접수] → [기타] → [개인정보제공 동의서 출력]** 실행 화면

CHAPTER

11. OCS 외래진료실관리

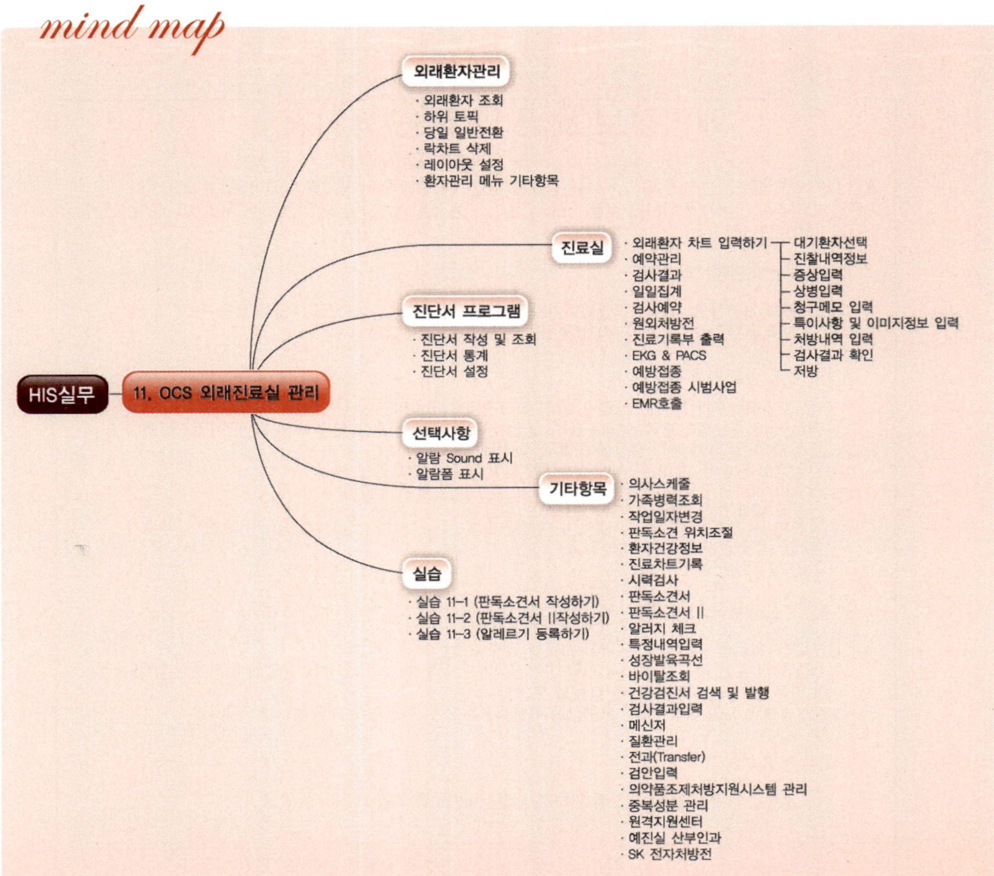

외래진료실은 **'비트U차트'**를 실행시키고 메인 화면의 2번째 항목인 **[외래진료실]**을 선택한다. 외래진료실은 의사의 영역이다. 여기에 해당하는 대표적인 업무로는 **환자진료, 검사, 처방전, 진단서**의 4가지이다. 본 장에서는 이러한 외래진료실에서 의사의 진료실 업무에 대하여 살펴보기로 한다.

실제로 병원 업무의 의사 영역 업무는 의무기록사나 병원행정사가 담당해야 할 업무는 아니지만, 의사의 업무가 어떠한 형태로 이루어지는지를 알아야만 OCS의 전체적인 개념을 이해할 수 있다. 11장과 12장에서의 환자에 대한 진료 및 입원관리에 대하여 개괄적으로 살펴보도록 하겠다.

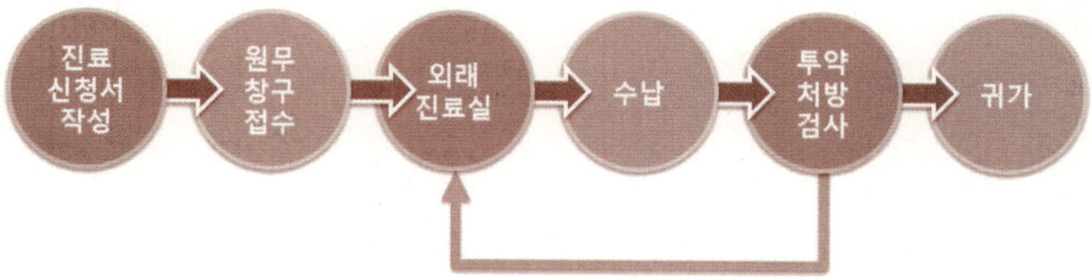

그림 11-1 외래진료의 순서

그림 11-2는 이러한 처방전달시스템(OCS)의 기본 구조를 표현한 그림으로 환자가 진찰을 받기 위한 최소의 환경 설정을 나타낸 그림이다.

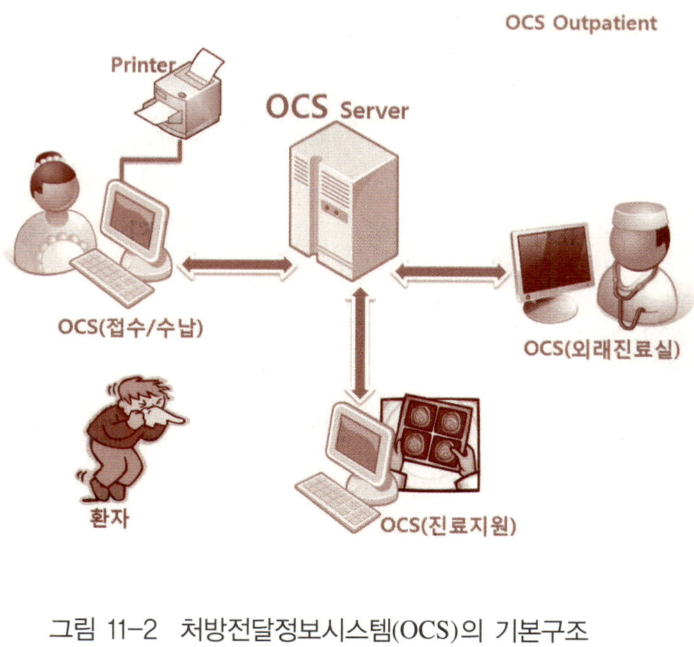

그림 11-2 처방전달정보시스템(OCS)의 기본구조

위의 그림이 의미하는 것은 10장의 원무관리(접수실)에서 사용하는 OCS의 **[원무관리]** 프로그램과 본 장에서 사용하게 될 의사 영역의 **[진료실]**과 매우 밀접한 관계를 나타내고 있는 것이다.

10장에서 언급한 바와 같이 OCS 프로그램에서 **[접수]**, **[외래진료실]**, **[입원진료실]**의 세 가지 프로그램은 밀접하게 유기적으로 움직인다는 것을 인식해야 한다.

11-1 외래환자관리

외래진료실은 접수를 통해 대기 중인 외래환자를 실제로 해당과목의 의사가 직접 환자를 대하는 진료실에서 의사가 사용하는 OCS 프로그램 환경을 의미한다.

10장에서 살펴본 OCS 작업 흐름도를 다시 한 번 살펴보면 아래 그림 11-2와 같다.

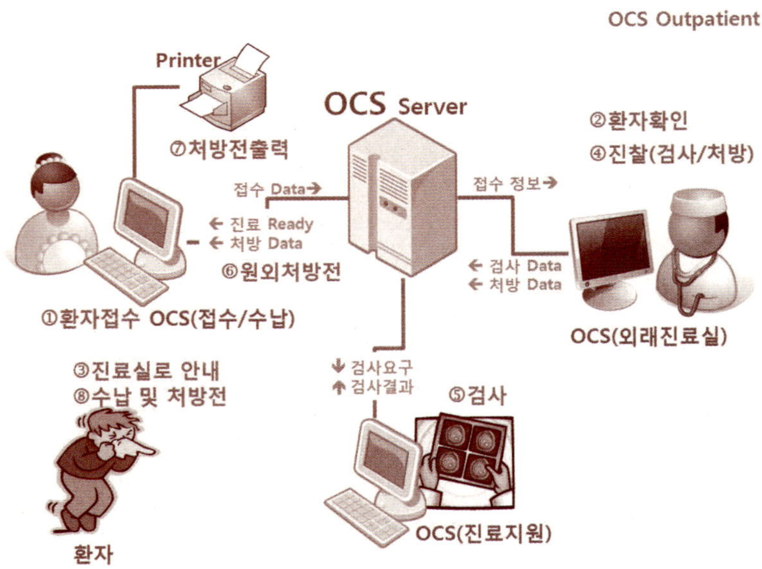

그림 11-3 OCS 작업 흐름도

이는 외래로 내원한 고객(환자)에 대하여 환자접수에서 외래처방전을 출력하기까지의 흐름을 가장 간단하게 정리한 것이다.

그림에서 보는 바와 같이 외래진료실에서는 의사가 환자를 진찰, 검사, 처방에 이르는 과정을 수행하고 최종적으로 데이터를 서버에 전송한다. 전송을 마친 내용은 다시 접수실을 통하며, 대부분의 외래환자가 원외처방전을 받아 병원을 나가는 흐름도를 갖는다.

[외래진료실] 화면으로 접속하기 위해서는 우선 다음과 같이 **[비트메뉴]**를 바탕화면에서 클릭한다.

열린 메인메뉴 창은 다음과 같다.

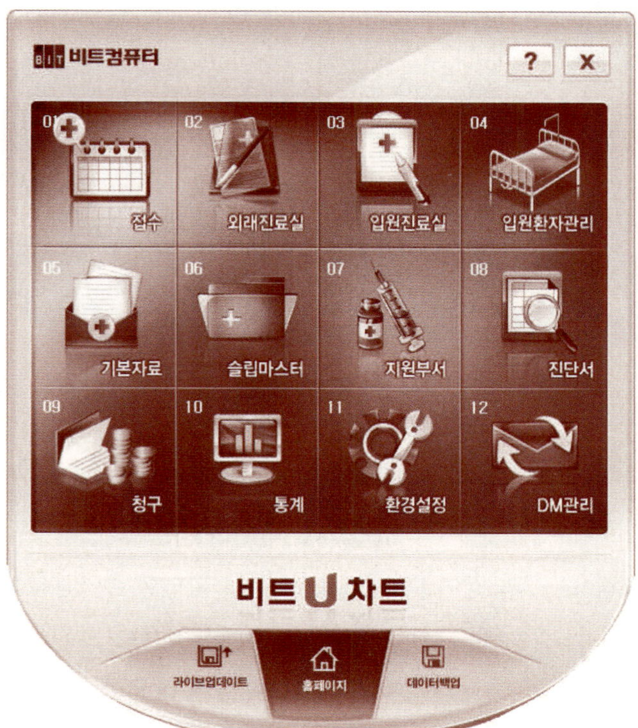

그림 11-4 비트U차트 메인메뉴 창

열린 메인메뉴 창에서 [02] 항목인 **[외래진료실]** 아이콘을 선택(클릭)한다.

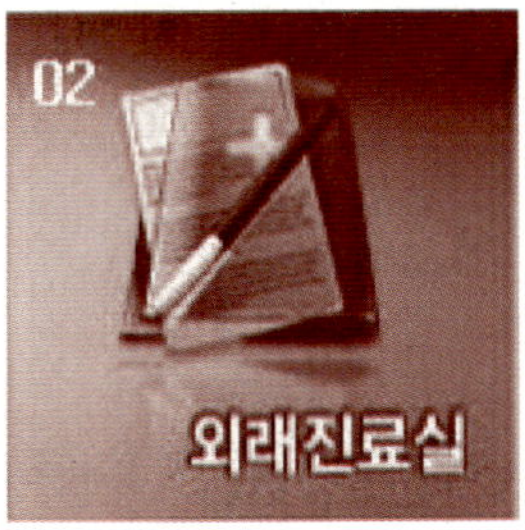

그림 11-5 외래진료실

각 메뉴는 선택할 때마다 접속 보안을 위해, 아이디와 패스워드를 입력하도록 설정되어 있다. 교육용으로 배포된 **'비트U차트'** 프로그램은 아이디와 패스워드가 모두 **'1'** 로 세팅되어 있다(단, 설치 시 데이터베이스 세팅에 따라 달라질 수 있음).

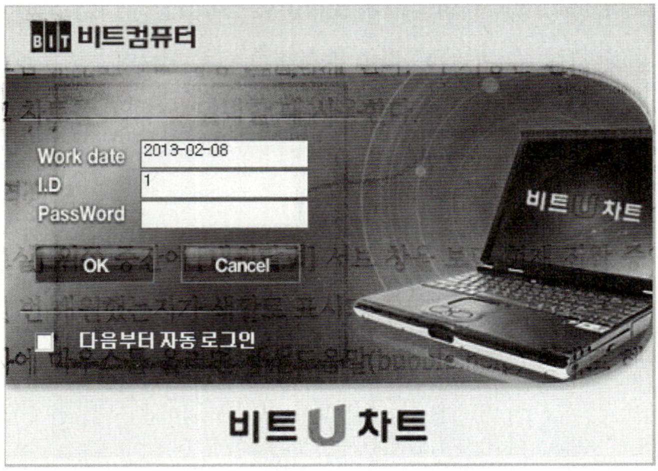

그림 11-6 외래진료실 접속 로그인

그러면 다음 그림 11-7과 같이 **[외래진료실]** 창을 확인할 수 있다. 외래진료실의 메뉴는 크게 **[바이탈], [증상], [상병], [내원달력], [특이사항], [진료대기], [슬립], [청구메모], [처방내역], [과거내역]** 등 크게 10개의 중요 창으로 구성되어 있다.

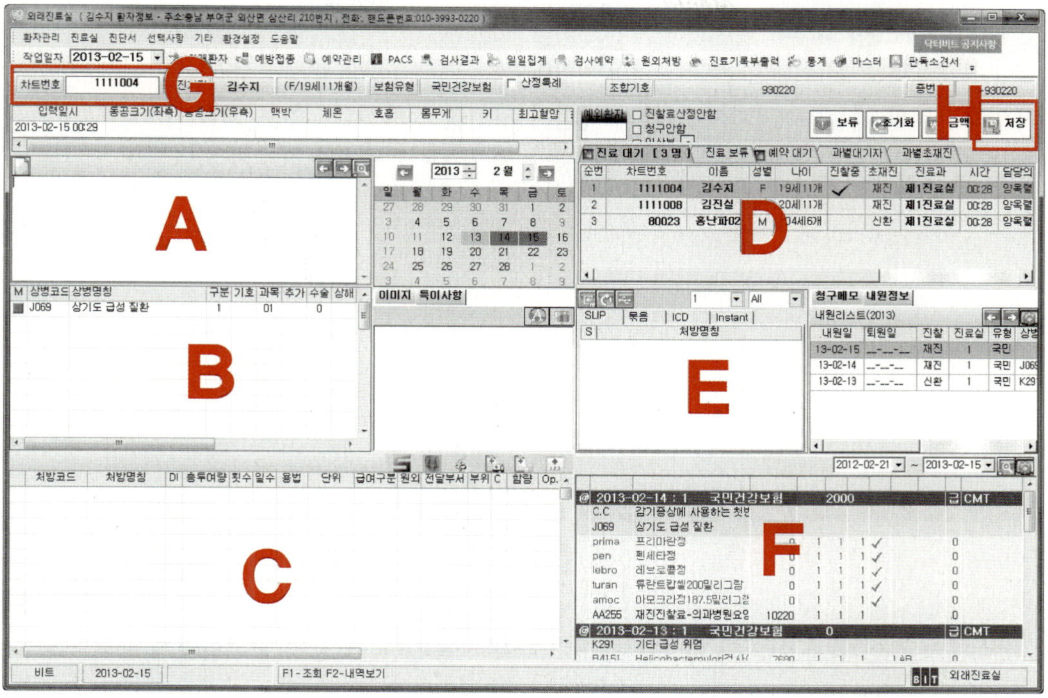

그림 11-7 외래진료실 실행 화면

1. 외래환자 조회

[외래진료실 메뉴] → **[환자관리]** → **[환자조회]**를 선택한다. 혹은 그림 11-7의 (G)**란 영역**에서 기능키 [F1]을 누르면 동일하게 환자조회가 가능하다.

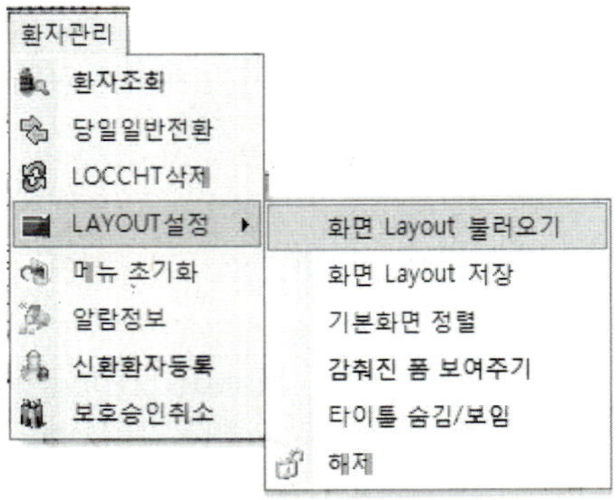

접수대기 중인 환자 이외의 환자를 조회할 때에 사용한다. 10장의 원무관리에서와 동일하게 **'수진자명'**의 성과 이름 혹은 일부분의 입력으로도 검색할 수 있다. 그림 11-8은 '김'이란 성을 가진 내원 이력이 있는 환자조회 출력 결과이다.

이 기능은 진료대기 중인 환자 이외의 환자를 검색하고 해당 환자의 진료내역을 보다 자세히 검색하기 위해 사용하는 기능이다.

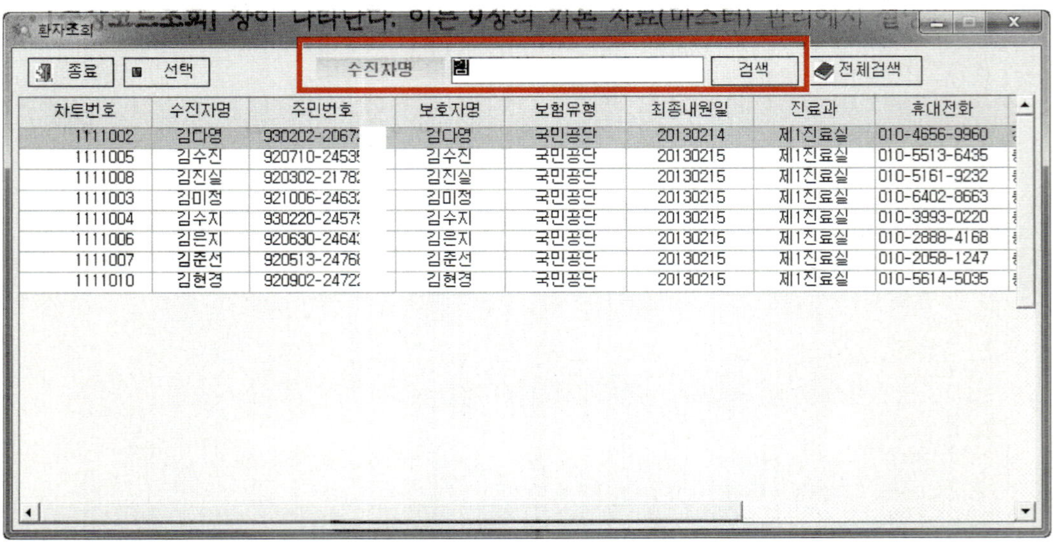

그림 11-8 **[환자관리]** → **[환자조회]** 결과 화면

찾는 환자를 찾아서 선택(더블클릭)하면 아래와 같이 해당 환자의 지난 이력을 확인할 수 있으며, 해당 이력을 다시 선택하면 **[외래진료실]** 창에 해당 일자의 처방 내역을 원래 일자 내역 그대로 확인할 수도 있다.

참고로, **[외래진료실]** 창의 메뉴는 10장에서 언급한 **[원무관리]**의 메뉴와 중복되는 메뉴들이 상당히 많다. 이에 해당하는 부분은 10장을 참조하는 것이 좋으며, 나머지 부족한 부분은 간략히 설명할 예정이다.

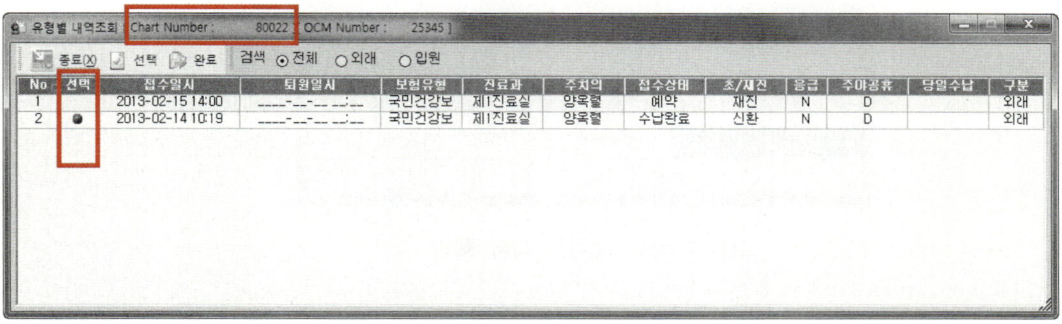

그림 11-9 **[환자조회]** → **[유형별 내역조회]** 결과 화면

2. 당일 일반전환

'당일일반환자' 란 국민건강보험 급여환자가 아닌 일반(비급여) 환자로 전환함을 의미하는데, **[외래진료실 메뉴]** → **[환자관리]** → **[당일일반전환]**을 선택한다. 이는 국민건강보험으로 진료접수는 하였으나 환자의 상태에 따라 일반(비급여) 진료환자로 변경 시 재접수를 거치지 않고 진료실에서 바로 일반환자로 변경하는 데 사용하며 주로 사용하는 곳이 피부과 등으로 의사가 환자의 상태를 확인 후 보험급여와 일반비급여 진료를 구분할 때 사용한다.

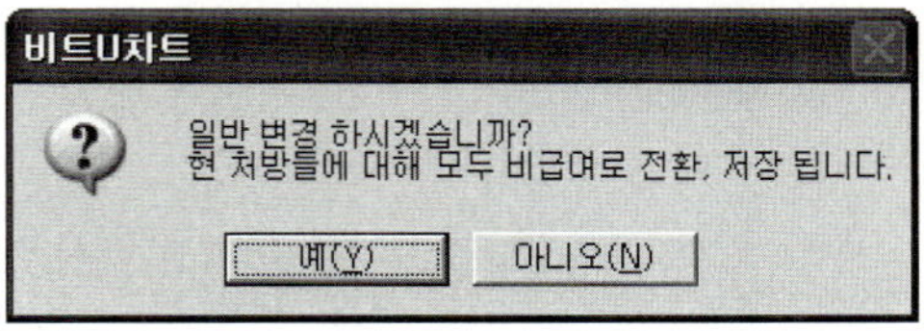

그림 11-9 당일일반전환

특히, **'당일일반전환'** 으로 설정되면 모든 내용이 비급여로 변경됨을 유의해야 한다.

3. 락차트 삭제

[외래진료실 메뉴] → **[환자관리]** → **[LOCCHT 삭제]**를 선택한다. 락차트를 삭제하는 명령이다.

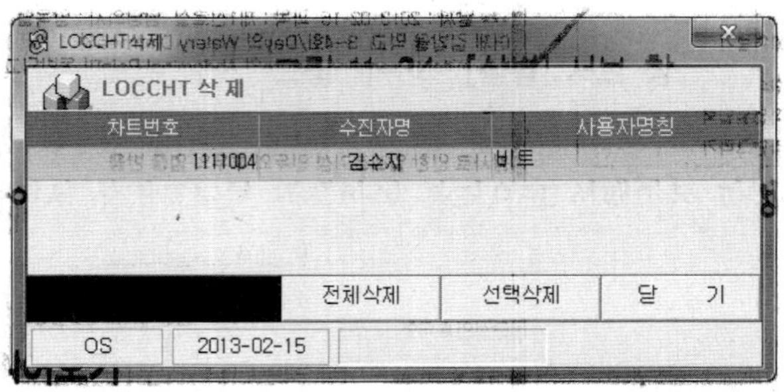

그림 11-11 락차트 삭제 화면

4. 레이아웃 설정

[외래진료실 메뉴] → **[환자관리]** → **[Layout 설정]**을 선택한다. **[외래진료실]** 창의 모든 항목은 각각 서브 창(sub window)으로 구성되어 있기 때문에 사용자(의사)가 원하는 레이아웃의 편리성에 따라 마음대로 구성을 변경할 수 있다.

또한 각 서브 창마다 타이틀명(바이탈, 증상, 상병, 처방내역 등)이 나타나서 화면이 어지럽다면 이러한 타이틀명을 안 보이게 하는 기능과, 변경된 창을 프로그램 처음 사용할 때의 구성으로 되돌리는 기능을 수행한다.

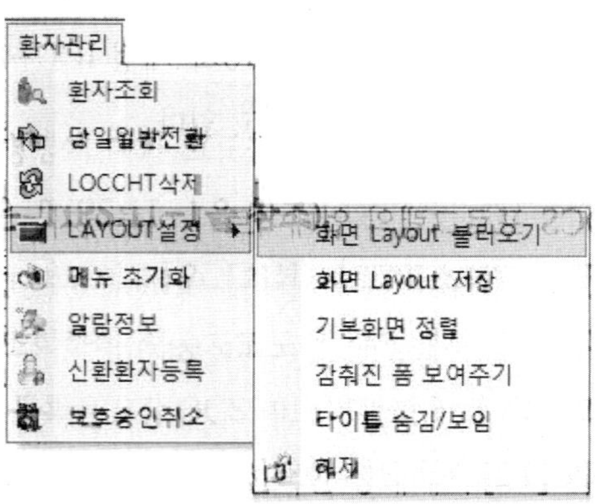

그림 11-12 레이아웃 메뉴

그림 11-13는 그림 11-7의 표준 **[외래진료실]** 창을 **[Layout 설정] → [타이틀 보임/숨김]** 메뉴를 선택하여 타이틀명이 보이지 않도록 변경한 후의 창의 모습이다.

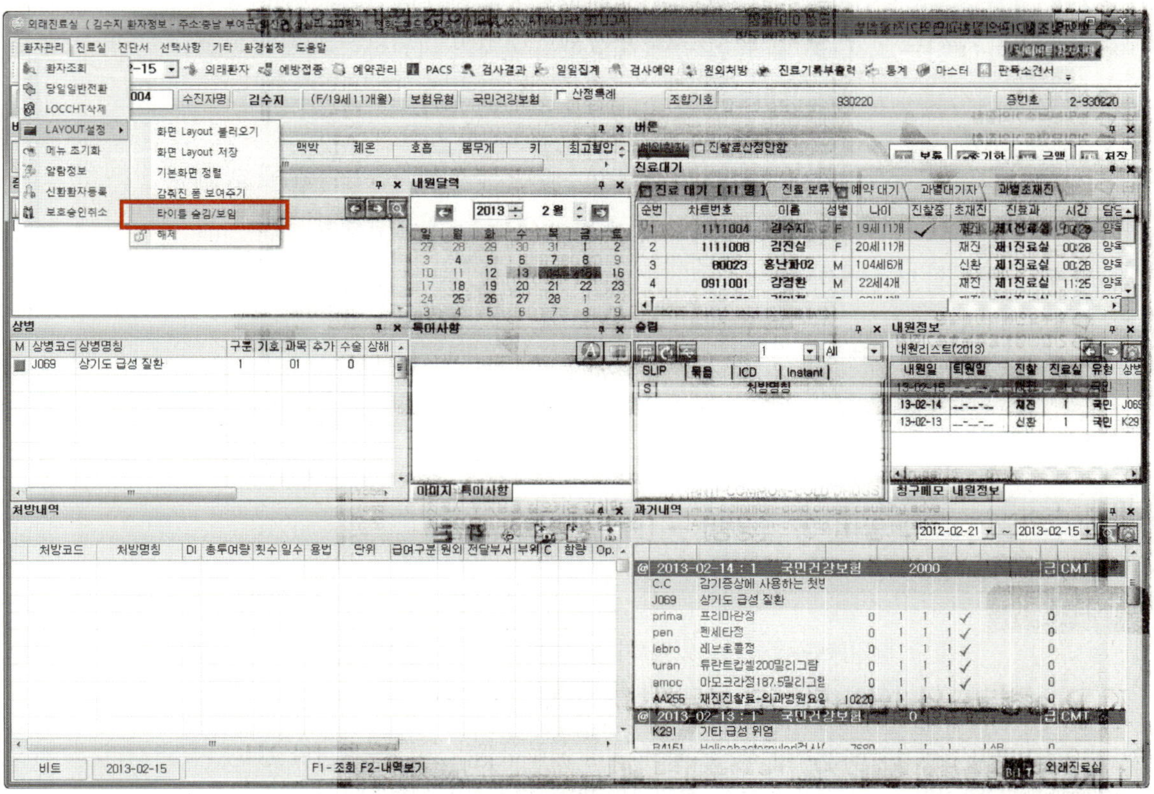

그림 11-13 [Layout설정] → [타이틀 보임/숨김] 선택 화면

본 교재에서는 해당 항목의 설명을 보다 쉽게 하기 위하여 각 서브 창의 타이틀명이 보이도록 11-7의 형태로 되돌려 놓고 사용하도록 하겠다.

5. 환자관리 메뉴 기타 항목

환자관리 메뉴의 기타항목으로는 [**알람정보**], [**보호승인취소**], [**신환환자등록**] 등이 있다. [**알람정보**]는 지원부서별 컴퓨터의 사용일시 정보 등을 확인하는 데 사용하며, [**보호승인취소**]는 보호1종 및 보호2종에 해당하는 환자가 내원하여 사정에 따라 보호승인을 취소해야 할 때 사용한다.

마지막으로 [**신환환자등록**]은 [**접수**] 메뉴에서 신규환자를 등록하는 방법과 동일하게 특별한 사정에 의해 [**접수**]를 거치지 않고 의사가 있는 [**외래진료실**]에서 직접 신규환자를 등록할 때 사용하는 메뉴이다.

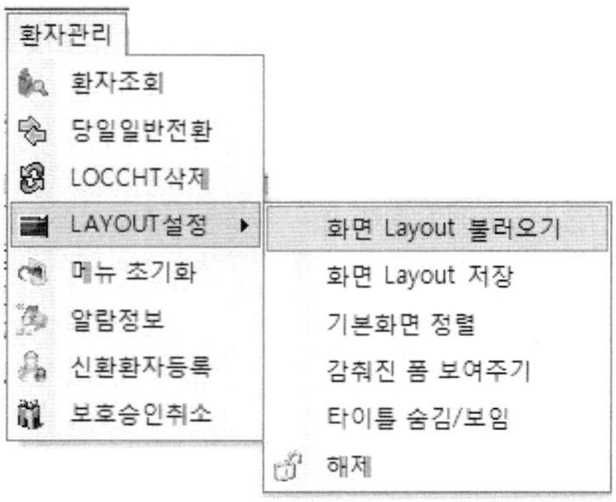

그림 11-14 환자관리 메뉴 보기

[**알람정보**]는 [**외래진료실 메뉴**] → [**환자관리**] → [**알람정보**]를 선택하여 확인할 수 있으며, [**보호승인취소**]는 [**외래진료실** 메뉴] → [**환자관리**] → [**보호승인취소**]를 선택하고, [**신환환자등록**]은 [외래진료실 **메뉴**] → [**환자관리**] → [**신환환자등록**]에서 설정할 수 있다. [**신환자등록**]은 [**접수**]실에서 신규환자 접수와 동일한 작업을 의사가 외래진료실에서 직접 수행하는 명령이다.

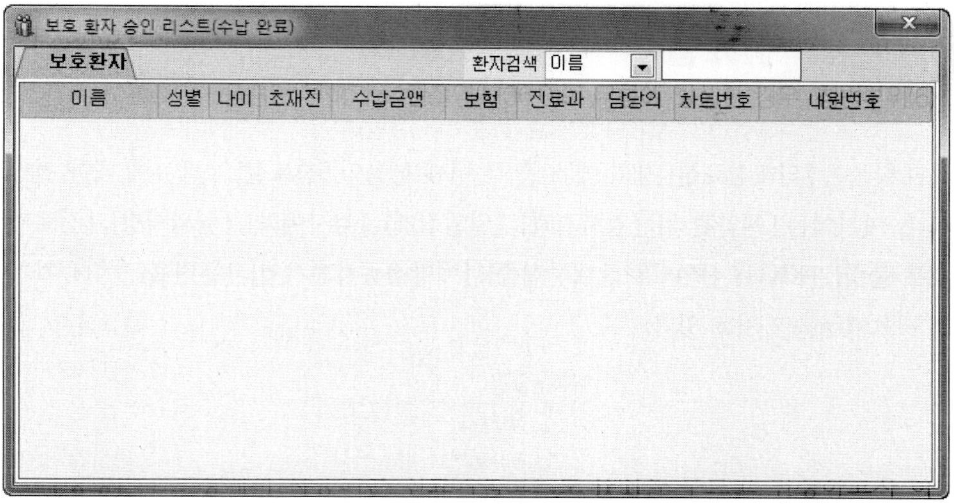

그림 11-15 **[외래진료실] → [환자관리] → [보호환자승인]** 결과 화면

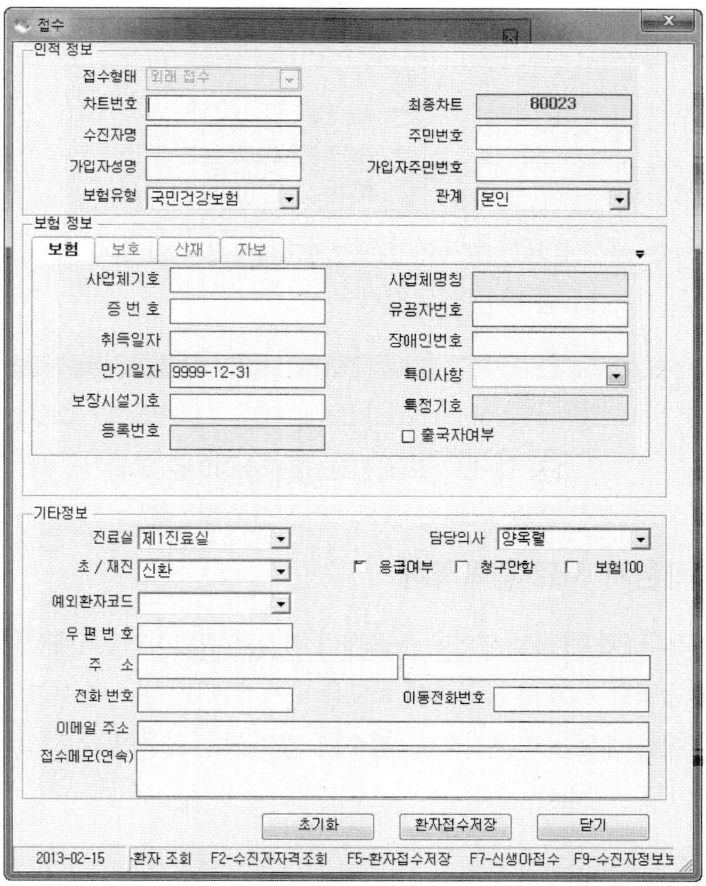

그림 11-16 **[외래진료실] → [환자관리] → [신환환자등록]** 화면

11-2 진료실

이 항목은 **[외래진료실]** 창의 메뉴 중 두 번째 항목인 **[진료실]**의 메뉴에 대한 설명이다. 여기에는 **[예약관리]**, **[검사결과]**, **[일일집계]**, **[검사예약]**, **[원외처방]**, **[진료기록부 출력]**, **[EKG]**, **[PACS]**, **[예방접종]**, **[예방접종시범사업]**, **[문진표]** 등 11 가지의 서브메뉴를 가지고 있다.

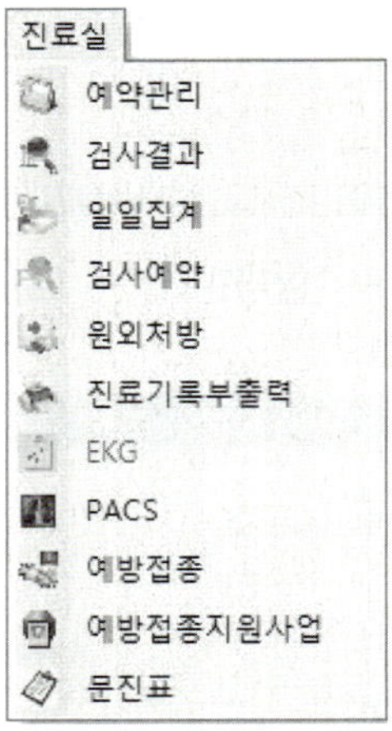

이들 메뉴는 매우 중요한 항목이기 때문에 **[외래진료실]** 창의 상단 단축 아이콘으로 대부분의 서브메뉴를 확인할 수 있다.

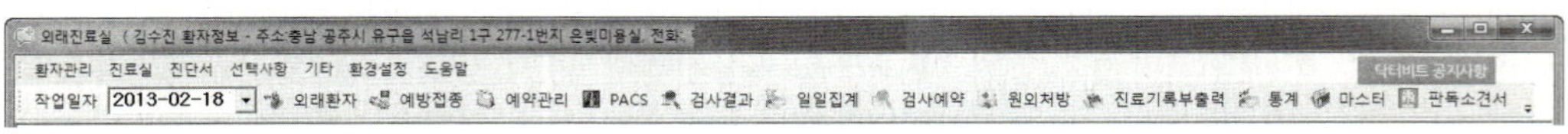

그림 11-17 **[외래진료실]** 단축아이콘 목록

1. 외래환자 차트 입력하기

앞서 10장의 **[접수]**에서 넘어온 진료대기 환자와 관련하여 **[외래진료실]**에서 실제로 차트에 들어갈 각 항목을 입력해 보도록 하자. 11장에서는 이 부분이 가장 중요한 부분이며, 이하 메뉴는 기본적으로 **[접수]**와 중복되는 항목이 많으므로 중요하게 생각하지 않아도 무방하다.

본 장에서는 **[접수]**에서 입력한 한 명의 환자를 기준으로 외래환자 차트의 각 항목별 내용을 입력하는 방법에 대하여 살펴보고자 한다.

한 명의 외래환자의 차트 입력 순서는 **[대기환자선택]** → **[진찰내역정보]** → **[증상입력]** → **[상병입력]** → **[청구메모입력]** → **[특이사항 및 이미지 정보입력]** → **[처방내역 입력]** → **[저장]**의 8단계로 나누어서 설명하도록 하겠다.

(1) 대기환자 선택

① [진료대기] 탭

- 진료실의 **[접수]**에서 접수완료(F5)된 해당 환자를 의사의 외래환자 진료를 위한 **[외래진료실]**의 오른쪽 윗부분의 서브 창인 **[진료대기]**에서 선택한다.

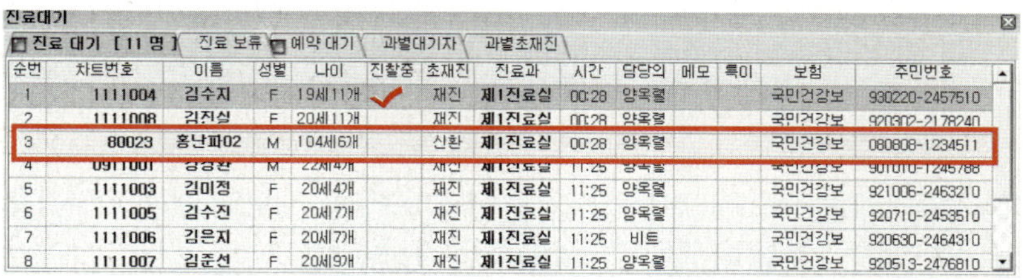

그림 11-18 [외래진료실] → [진료대기] 서브창

- **[진료대기]** 서브 창에는 크게 **[진료대기]**, **[진료보류]**, **[예약대기]**, **[과별대기자]**, **[과별초재진]** 등 5가지 탭(tab) 메뉴가 존재한다.

② 각 탭 메뉴별 기능 정리

- **[진료보류]** : 외래를 신청한 환자가 대기실에 없거나 다른 일이 있을 경우, **[외래진료실]** 창의 오른쪽 윗부분에 **[보류** 보류**]** 버튼을 누르면 진료대기 중이던 환자가 **[진료보류]** 목록으로 이동한다.
- **[예약대기]** : 오늘 이전에 예약 접수한 환자의 오늘 예약대기 상태를 보여준다.
- **[과별대기자]** : 기본자료(마스터)에서 생성한 해당 병원의 전체 과별 진료대기자의 수를 한눈에 볼 수 있는 기능이다.
- **[과별초재진]** : 각 과별 **'신규환자(신환)'**, **'과초진'**, **'30일초진'**, **'재진'**, **'동일과복수'**, **'물리치료'**, **'타인대리'**, **'산정안함'** 등의 항목별 환자 수를 확인할 수 있다.

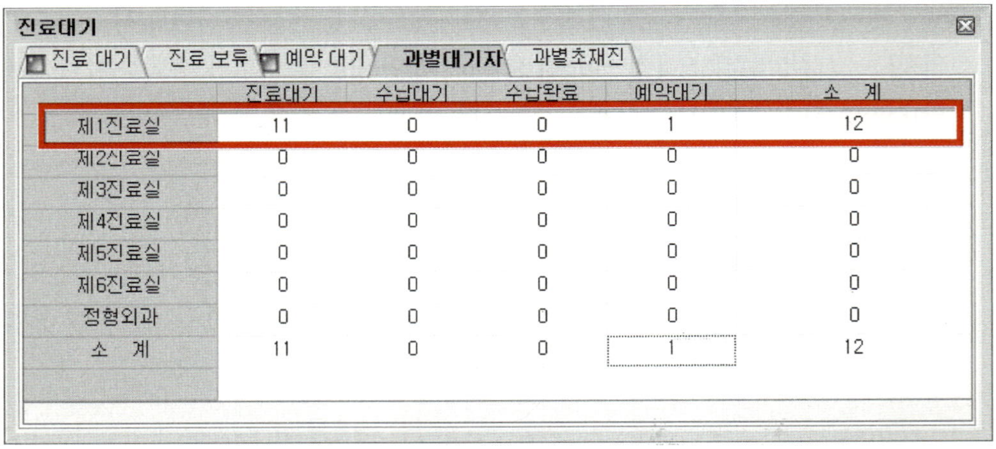

	진료대기	수납대기	수납완료	예약대기	소 계
제1진료실	11	0	0	1	12
제2진료실	0	0	0	0	0
제3진료실	0	0	0	0	0
제4진료실	0	0	0	0	0
제5진료실	0	0	0	0	0
제6진료실	0	0	0	0	0
정형외과	0	0	0	0	0
소 계	11	0	0	1	12

그림 11-19 [진료대기] → [과별대기자] 창

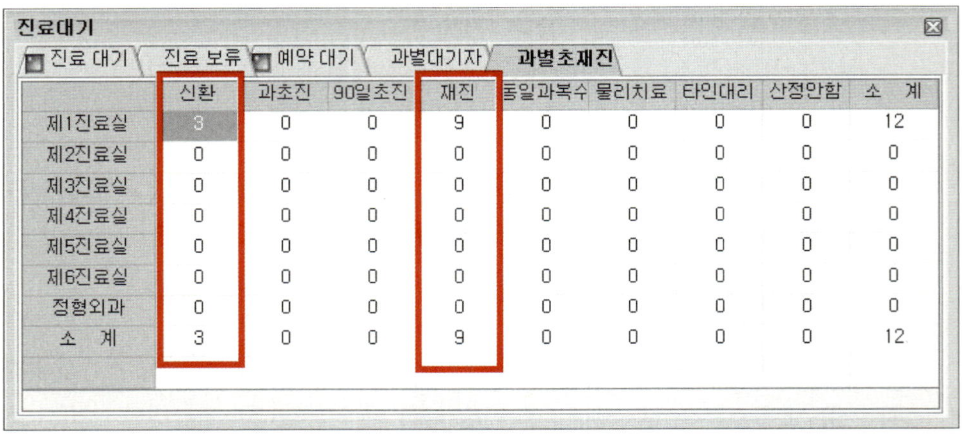

	신환	과초진	90일초진	재진	동일과복수	물리치료	타인대리	산정안함	소 계
제1진료실	3	0	0	9	0	0	0	0	12
제2진료실	0	0	0	0	0	0	0	0	0
제3진료실	0	0	0	0	0	0	0	0	0
제4진료실	0	0	0	0	0	0	0	0	0
제5진료실	0	0	0	0	0	0	0	0	0
제6진료실	0	0	0	0	0	0	0	0	0
정형외과	0	0	0	0	0	0	0	0	0
소 계	3	0	0	9	0	0	0	0	12

그림 11-20 [진료대기] → [과별초재진] 창

③ 바이탈 체크

- **[바이탈]**은 **[외래진료실]** 창의 왼쪽 맨 위에 서브 창이 나타난다. 바이탈(vital sign)에 대한 입력은 해당 일자의 항목을 더블클릭하여 입력하거나 **[진료대기]** 서브 창에서 마우스 오른쪽 버튼을 눌러 **[바이탈]** 메뉴를 선택하여 입력이 가능하다.

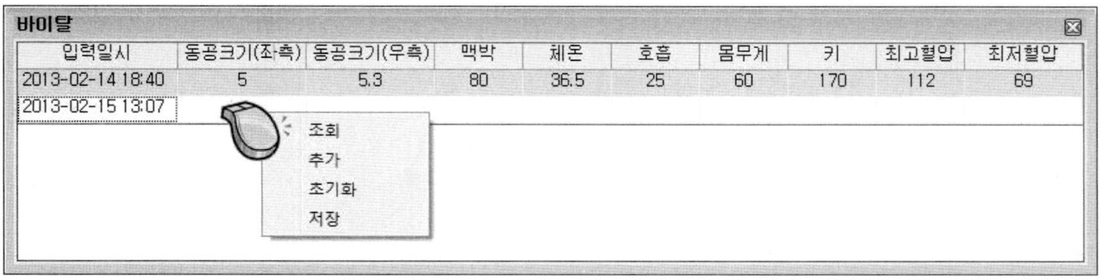

그림 11-21 **[외래진료실] → [바이탈] 서브 창**

- 입력된 항목의 저장은 창 위에서 마우스 오른쪽 버튼을 눌러서 **[조회]**, **[추가]**, **[초기화]**, **[저장]** 중에 **[저장]**을 선택한다.
- **[바이탈]**에서 마우스 오른쪽 버튼을 눌러서 팝업메뉴 중 **[조회]**를 선택하면 다음과 같이 검색기간별 진료 중인 환자의 바이탈 정보를 그래프 형식으로도 확인할 수 있다.

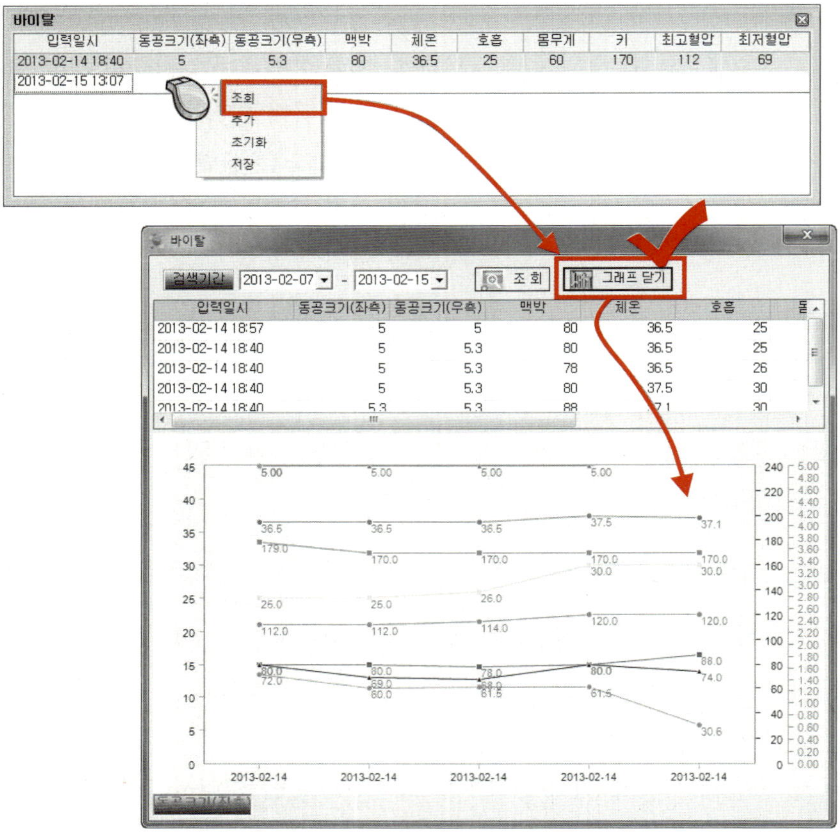

그림 11-22 [바이탈] → [조회] 결과 화면

④ [진료대기] 서브 창의 팝업메뉴

- **[진료대기]** 서브 창에서 마우스 오른쪽 버튼을 누르면 아래 그림과 같이 팝업메뉴를 확인할 수 있는데, 여기에는 **[접수취소], [새로고침], [바이탈], [진료실변경], [초재진변경], [응급표시], [환자메모], [정보변환], [환자호출안함]** 등 9가지의 메뉴로 구성된다.

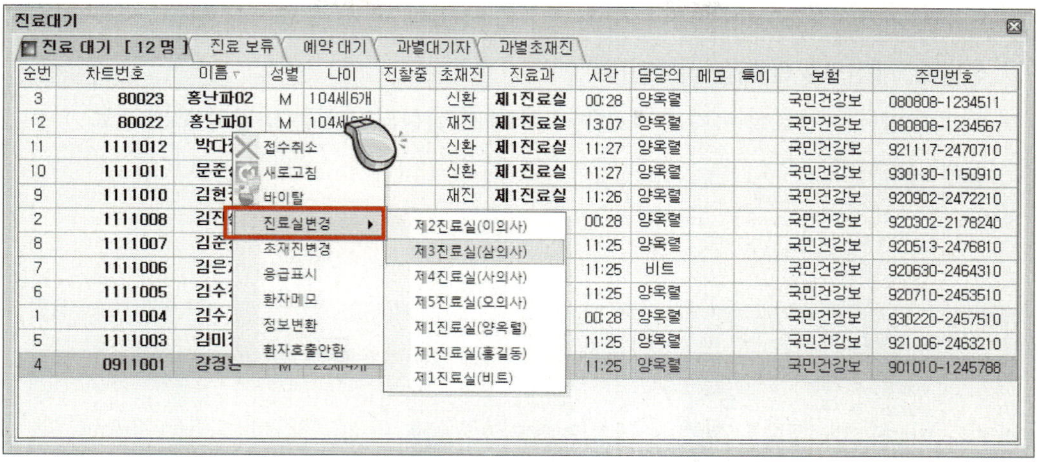

그림 11-23 **[진료대기]** 팝업메뉴

⑤ **[진료대기] → [접수취소]** : 선택된 진료대기 중인 환자의 접수를 취소시킨다.

⑥ **[진료대기] → [새로고침]** : **[외래진료실]** 창의 내용을 새롭게 고쳐서 보여준다.

⑦ **[진료대기] → [바이탈]** : ③과 동일하게 **[바이탈]** 창을 나타낸다.

⑧ **[진료대기] → [초재진변경]**

- 접수된 환자의 진찰료 정보를 변경할 때에 사용하는 메뉴이다.
- 실행된 **[초재진변경]** 창에서 해당 초진/재진 등을 변경하면 진찰료 정보가 변경된다.

⑨ **[진료대기] → [진료실변경]**

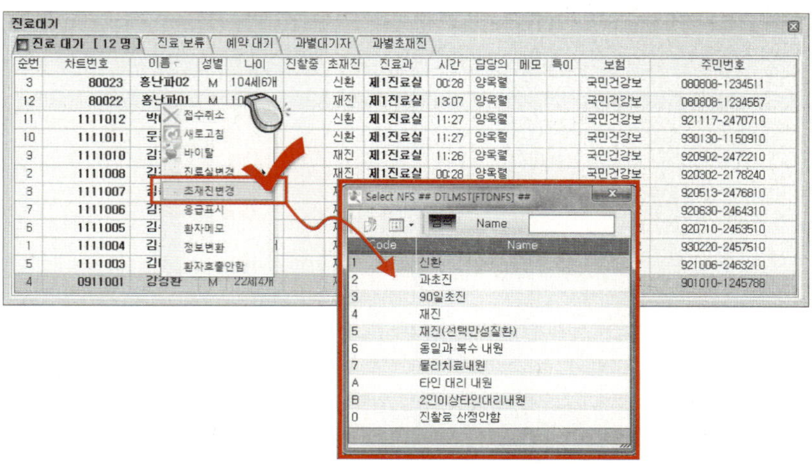

그림 11-24 초재진변경

- 접수된 환자의 진료실이 잘못 되었을 경우에 **[진료대기]** 서브 창에서 해당환자를 선택하고 **[진료실변경]**을 선택한다.
- 이때 나타나는 진료실은 기본 자료(마스터)에서 설정되어 있는 병원의 모든 진료실이 나타난다.

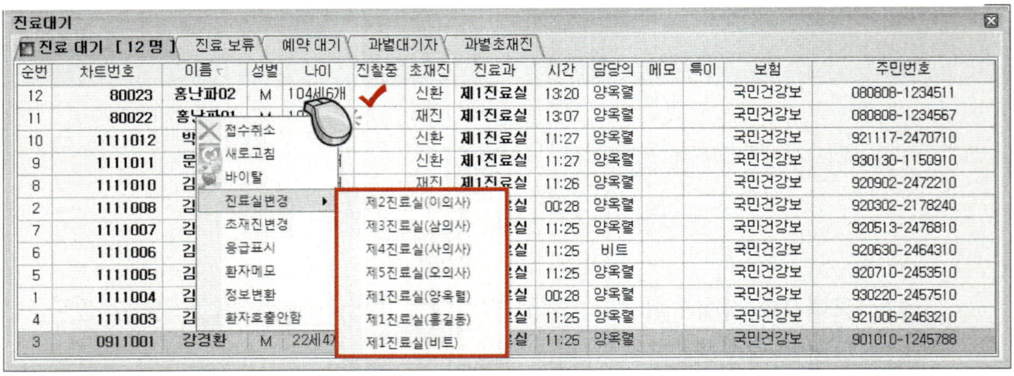

그림 11-25 **[진료실변경]** 팝업 화면

⑩ **[진료대기] → [응급표시]**

- 진료대기실에서 자신의 순서를 기다리던 환자가 자신의 이름보다 아래에 있던 환자가 먼저 진료를 받게 될 때 기분이 상할 수 있다.
- 응급인 경우에 **'응급표시'** 를 하면 **'특이사항'** 에 빨간 아이콘이 생기며, 진료대기실의 대기자 화면에도 역시 **'응급표시'** 가 나타난다.

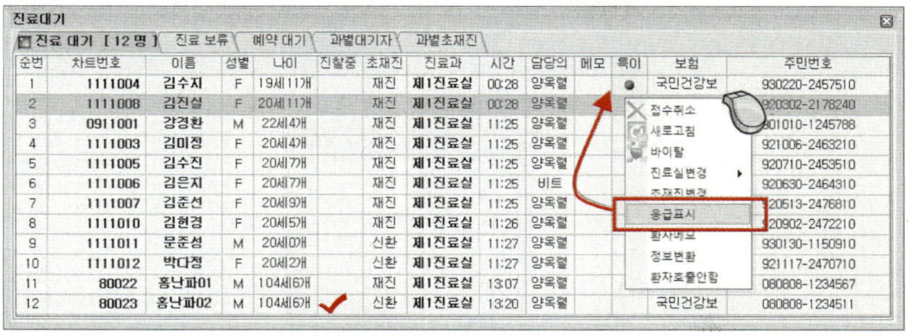

그림 11-26 [진료실변경] → [응급표시] 화면

⑪ **[진료대기] → [환자메모]** : 환자에게 있는 메모 사항을 입력한다.

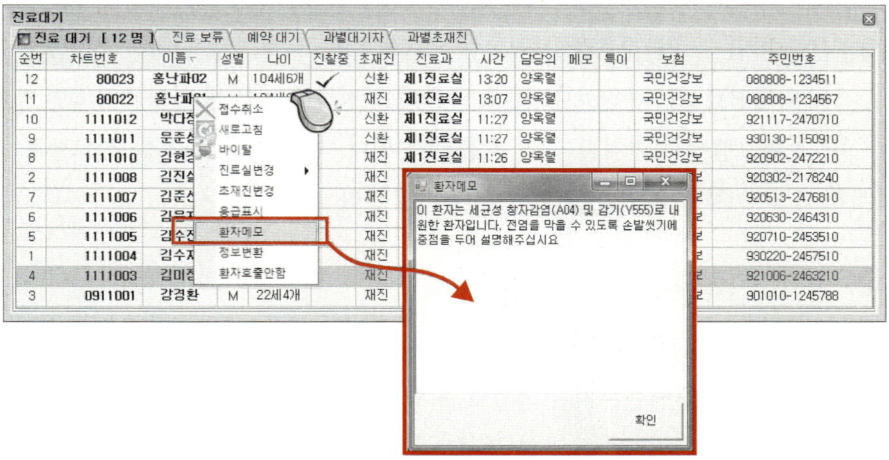

그림 11-27 환자 메모

⑫ **[진료대기] → [정보변환]** : 진료에 필요한 **[초재진]**, **[주야간공휴]**, **[접수시간]** 등을 간단히 변환할 수 있도록 하는 부가기능

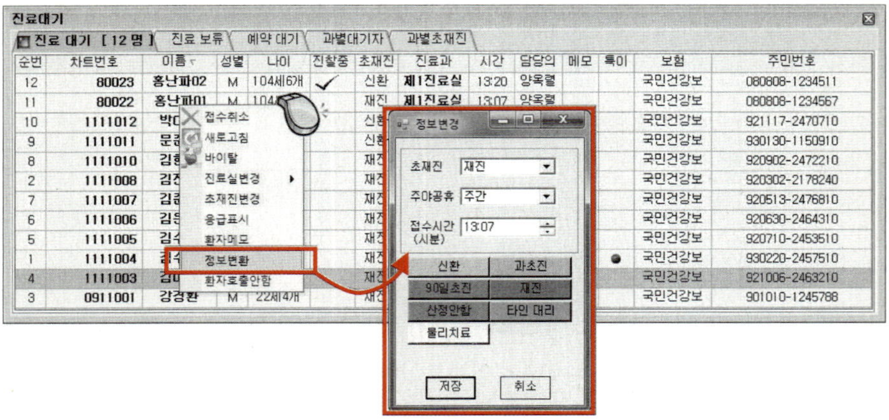

그림 11-28 정보변경

⑬ **[진료대기] → [환자호출안함]** : 대기환자 호출 프로그램을 사용하는 병원에서는 **[외래진료실]**의 **[진료대기]** 중인 환자를 진료하기 위해 더블클릭하면 대기환자 프로그램에서 환자를 자동 호출하게 된다. 이 기능은 환자를 진료실로 호출하지 않고 차트를 조회 및 입력할 때 사용한다.

(2) 진찰내역정보

① **[외래진료실]** 위쪽 중간에 **[내원달력]** 서브 창을 보면 현재 진찰 중인 달에 해당 환자가 몇 번 내원했는지가 색깔로 표시되어 있다.

② 해당 일자에 마우스를 올리면 풍선도움말(bubble help) 형태로 해당 일자에 어떠한 형태로 내원했는지가 나타난다.

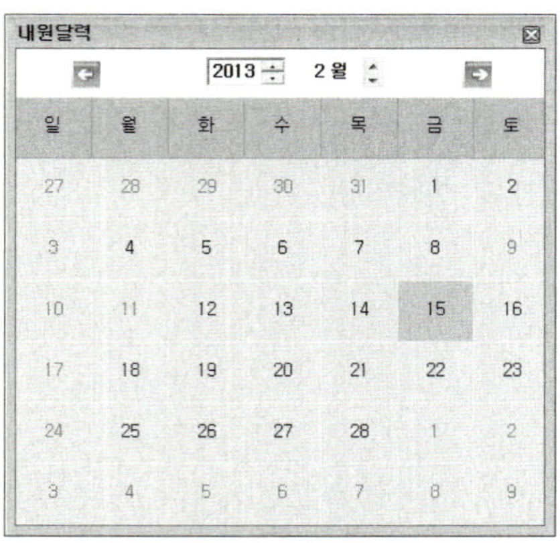

그림 11-29 **[내원달력]** 창

③ [정보변경]

- 이때 현재 날짜에서 마우스 오른쪽 버튼을 눌러 **[정보변경]**을 선택하면, 해당 일자(오늘)의 진찰내역 정보 부분에 이미 입력되어 있는 진찰료까지도 변경이 가능해진다.
- 그러나 예를 들어, '주야 공휴일'에 대한 설정이나 '접수시간' 등을 변경할 때에는 **[접수]**창에서의 '접수시간'과 일치해야지 문제가 발생하지 않음을 인지해야 한다.

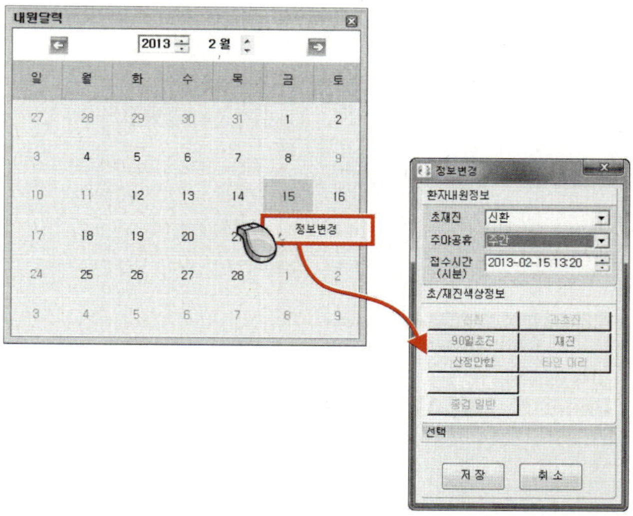

그림 11-30 **[정보변경]**

(3) 증상입력

[증상입력] 서브 창은 **[외래진료실]** 창의 왼쪽 윗부분에 위치하며, **[바이탈]** 서브 창의 바로 밑에 있다. 이는 차트에 입력되는 대부분의 내용을 모두 적용할 수 있다.

또한 환자의 증상(symptom)을 입력할 때에는 많은 환자를 진찰해야 하는 의사가 보다 빠르게 내용을 입력할 수 있도록 **[진료대기]**나 **[내원달력]**과 동일하게 팝업메뉴를 제공한다.

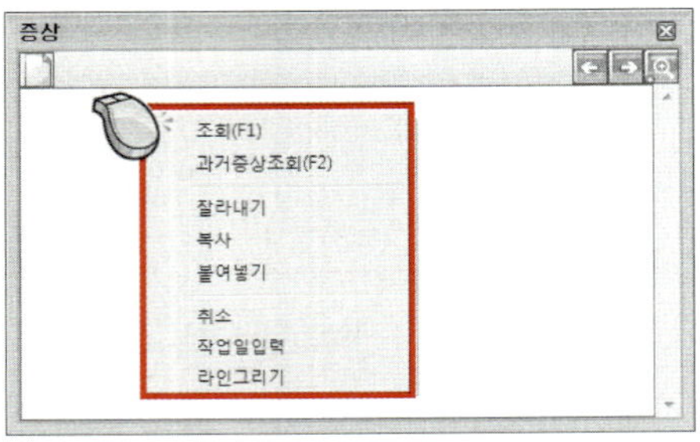

그림 11-31 **[증상입력]**의 팝업

① **[조회(F1)]**

- **[증상코드조회]** 창이 나타난다. 이는 9장의 기본 자료(마스터) 관리에서 설명한 바 있는데, 기본자료(마스터) 정보에서 증상코드를 입력할 수 있다.
- 해당 리스트를 더블클릭하면 **[증상]** 서브 창에 내용이 들어간다.

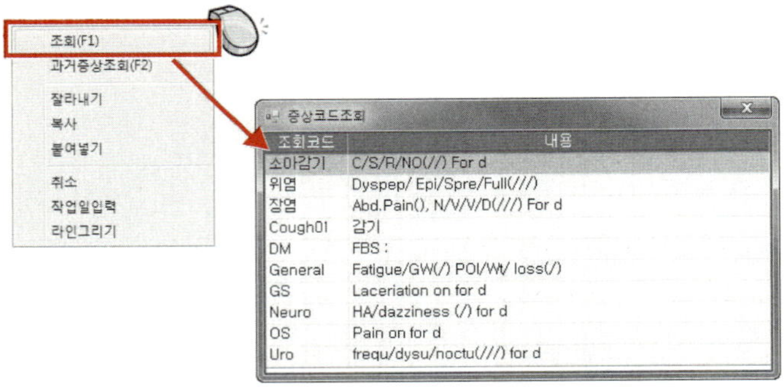

그림 11-32 **[증상코드조회]** 화면

② **[과거증상조회(F2)]** : 과거에 입력되었던 증상정보를 모두 검색하여 보여준다.

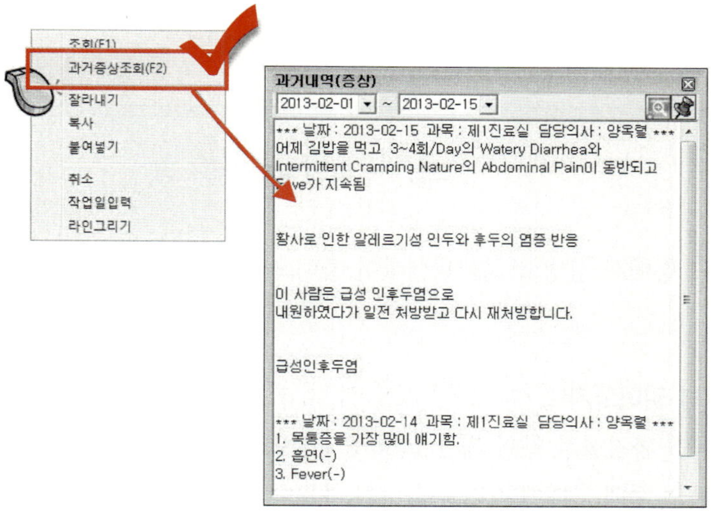

그림 11-33 **[과거내역(증상)]** 조회

③ **[작업일입력]** : 작업 중인 오늘 날짜를 **[증상]** 서브 창에 자동으로 기록해 준다.

④ **[라인그리기]** : 가장 마지막 입력 텍스트 아래에 선을 그어 준다.

(4) 상병입력

[상병] 서브 창은 **[외래진료실]** 창에서 **[증상]** 서브 창 바로 아래에 위치한다. 여기에 입력되는 상병은 한국표준질병 및 사인분류코드(KCD, Korean Classification of Diseases)에 근거한 상병코드이다. 이는 세계보건기구(WHO)에서 1998년부터 2010년까지 발표한 국제질병분류(ICD) 제 10차 개정 ICD-10의 최근 업데이트를 반영한 KCD 5차 개정안을 기준으로 수록하고 있다.

이 상병코드에는 OCS 프로그램의 업데이트가 이루어지는 시점에서 동시에 업데이트되도록 어떠한 OCS 프로그램도 가장 최근의 상병코드로 데이터베이스에 저장된다.

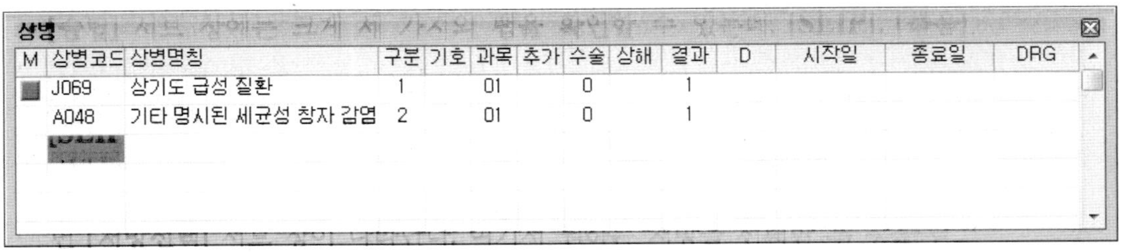

그림 11-34 **[상병]** 서브 창

[상병] 서브 창에서 상병코드를 검색하여 불러오고 선택하는 과정을 살펴보면 다음과 같다.

① **이전상병 읽어오기**

- 8장의 OCS 환경설정 창에 대한 설명 중 **[경로 및 설정]** 항목에서 선택된 **[이전상병읽기]**의 선택 상태에 따라 나타나는 부분이다.
- **[환경설정] → [경로 및 설정] → [이전상병읽기]**를 선택한 후, '무조건 읽어오기', '읽어오지 않기', '읽어올지 여부 묻기' 의 3가지 선택상태에 따라 초기 [상병] 서브 창의 내용 여부가 달라진다(아래 그림은 '무조건 읽어오기' 로 선택).

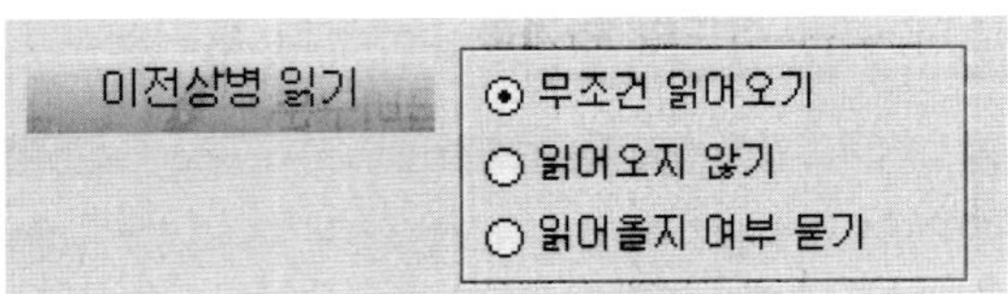

그림 11-35 **[환경설정] → [경로및설정]**

② **병명입력 및 조회**

- '**상병코드**' 란에서 병명에 대한 코드를 3단이나 4단 혹은 5단 분류기호를 입력한다(이에 대한 설명은 TIPS 11-1을 참조).
- 이때 자주 사용되는 병명의 경우, **[기본 자료(마스터)] → [상병정보]**에서 해당 상병을 미리 미리 조회하여 사용자코드를 수정해서 입력해두면 사용하기 더 편리하다(사용자코드 등록은 9장 OCS 마스터관리 9-3절의 그림 9-23을 참조).
- 상병코드의 조회는 '상병코드' 란을 선택한 상태에서 **[F1]** 키를 눌러 조회하면 다

음과 같은 창이 나타난다.

• 여기에서 조회는 **'코드(상병코드)'**, **'한글명칭'**, **'영문명칭'** 별로 검색이 가능한데, 해당 항목의 하나를 클릭하면 하단의 검색 제목이 **[코드], [한글명칭], [영문명칭]**으로 바뀔 것이다.

• 그림 11-37은 **'골절'** 이라는 **[한글명칭]**으로 검색한 예이다.

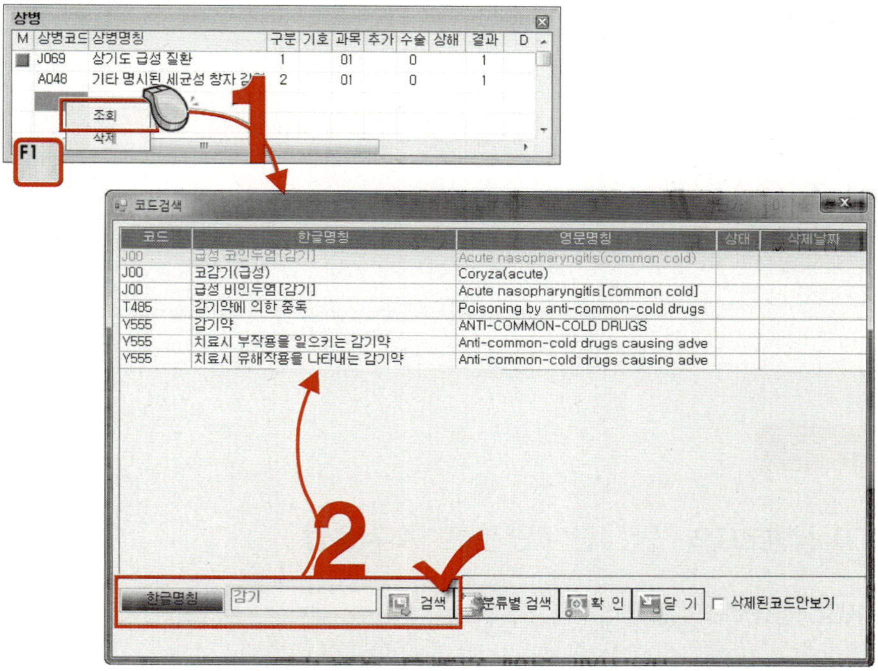

그림 11-36 **[상병]** → **[F1]** 상병조회 화면

• 만일, **[분류별 검색]** 버튼을 누르면 아래와 같이 ICD코드별 검색을 통한 상병검색도 가능하다.

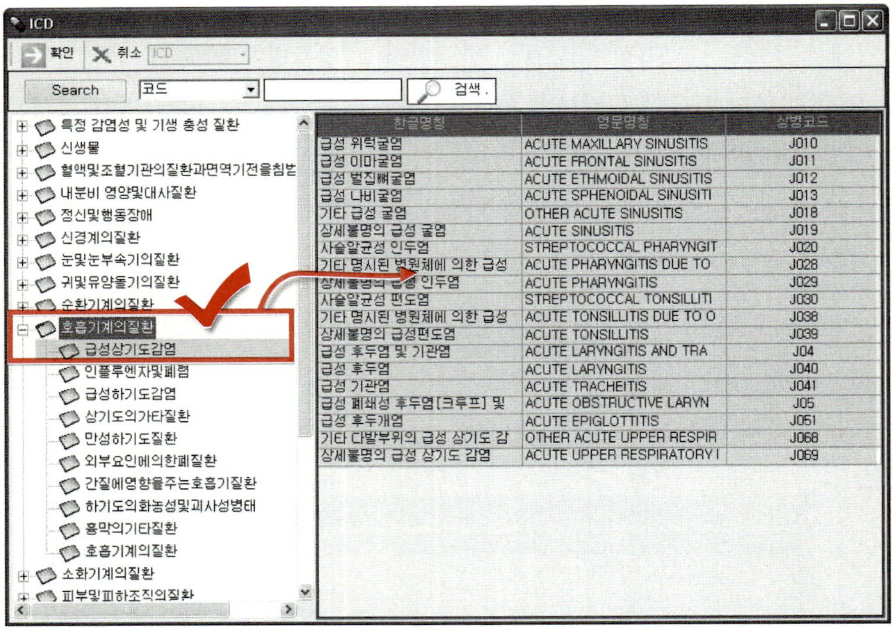

그림 11-37 [상병] → [F1] 상병조회 화면

TIPS 11-1

KCD 상병코드의 3단, 4단, 5단 분류기호 사용법

1. KCD 상병코드의 형태

(1) A00 ~ Z99까지의 3단(3자리)이 기본 형식이다.

(2) **3단 분류기호** : K20(식도염), K30(소화불량)과 같이 3단까지만 분류된 코드

(3) **4단 분류기호** : K29(위염 및 십이지장염) 등은 **질환의 요인에 의한 분류**코드가 존재하므로 다음과 같은 세부 분류가 필요하다. 예는 다음과 같다.

example :
- K29.0(급성 출혈성 위염)
- K29.1(기타 급성 위염)
- K29.4(만성 위축성 위염)
- K29.8(십이지장염)
- K29.9(상세불명 위십이지장염)

(4) **5단 분류기호** : **근육골격계통** 및 **결합조직의 질환**의 경우, 질환명에 침범부위가 포함되어 있는 코드 등에는 5단까지 분류한다. 예는 다음과 같다.

example :

- 혈청검사 음성인 류마티스 관절염(M06.0)이 무릎에 발생한 경우, 침범부위(6)를 포함하여 'M06.06'으로 기재
- 손상 중독의 원인 질환의 경우에는 'S' 또는 'T' 코드를 사용한다.
- 넓적다리 경부의 골절(S72.0)인 경우 골절의 형태에 따라 5번째 자리에 폐쇄성골절(0) 또는 개방성 골절(1)을 표시하는데, 개방성 골절이었다면 'S72.01'로 기재

③ **과 목**

- **[상병]** 서브 창에서 사용되는 진료과목코드로 **[F1]**을 누르고 변경하고자 하는 진료과목을 선택한다.

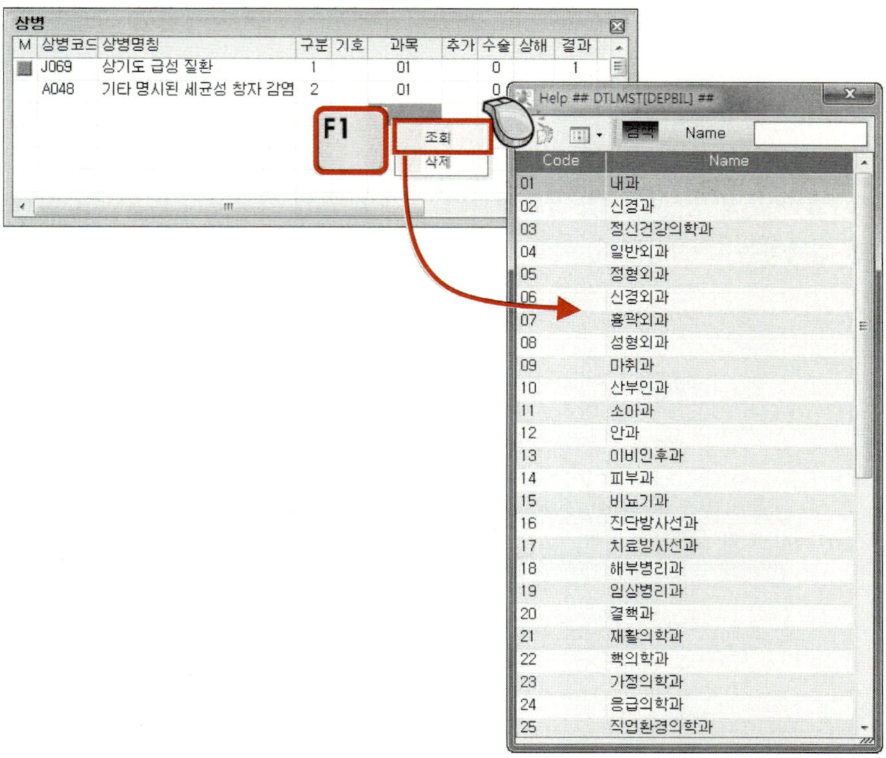

그림 11-38 '과목' 정보

④ 추 가

- **'추가'** 란은 처치 및 수술 · 치료의 경우, 시술한 부위에 대한 표식을 다는 기능이다. 역시 [F1]을 눌러서 검색 · 선택할 수 있다.

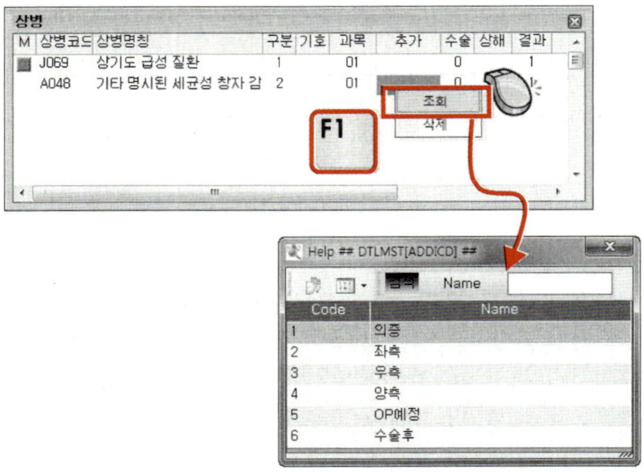

그림 11-39 추가 정보

⑤ '구분' 및 '기호'

- '구분' 란은 주상병(1), 부상병(2), 배제상병(3)의 선택을 의미하는 항목이다.
- '기호' 란은 만성신부전증, 골수질환자, 혈우병 등의 환자에게 필요한 특정기호를 입력하는 데 사용한다. 이들 모두 [F1]로 검색이 가능하다.

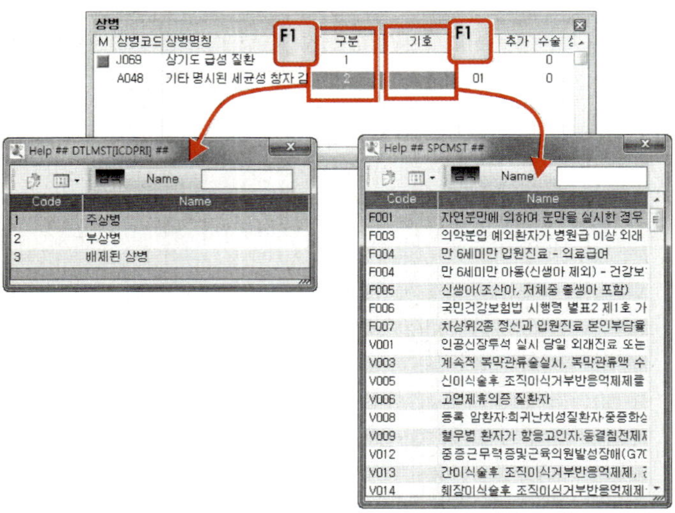

그림 11-40 '구분' 및 '기호' 정보

⑥ **'수술' 및 '상해'**

- '수술' 란은 수술 여부를 **수술아님(0)**이나, **수술(9)**로 표시한다.
- '상해' 란은 상병에 해당하는 KCD 상병분류코드의 첫 번째 자리의 분류기호를 입력한다.

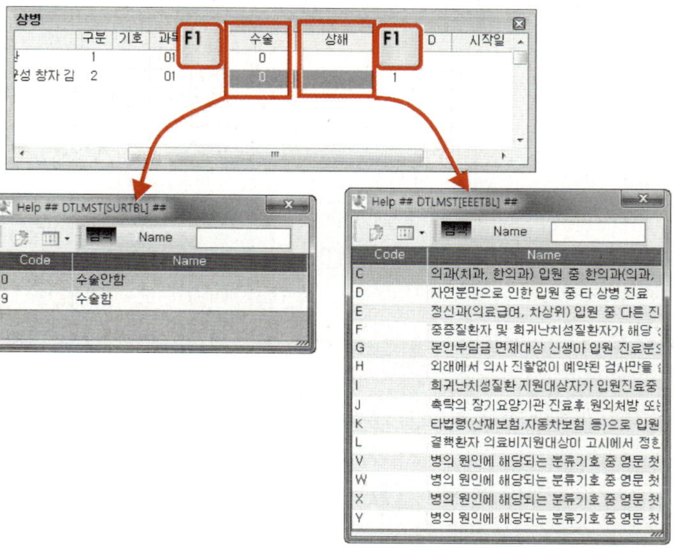

그림 11-41 '수술' 및 '상해' 정보

⑦ **'결과'**

- 환자의 치료결과를 입력하는 란이다. 기본값으로는 **'1'** 이 선택되어 있다.
- 결과값으로는 **계속(1), 이송(2), 회송(3), 사망(4), 기타(5), 퇴원(9)** 등의 정보를 갖는다.

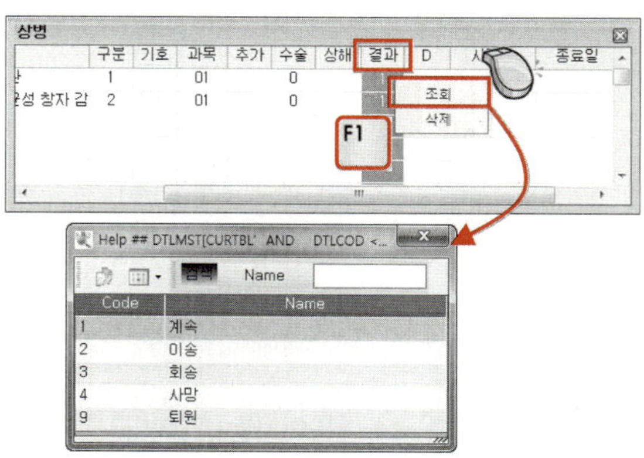

그림 11-42 '결과' 정보

(5) 청구메모 입력

[청구메모]는 **[외래진료실]** 창에서 **[진료대기]** 서브 창의 바로 아래 위치한다. 이 창은 청구 심사를 돕기 위해 사용하는 창으로 처방 내용에 대한 추가 설명에 필요한 메모에 사용한다. 또한 이 창에서는 진찰 중인 환자의 내원정보를 간략하게 볼 수 있도록 창의 밑 부분에 **[청구메모]**와 **[내원정보]**라는 두 가지 탭이 있는 것을 확인할 수 있을 것이다.

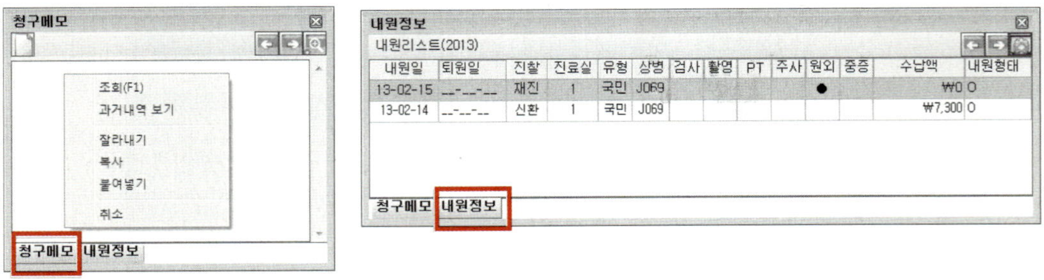

그림 11-43 **[청구메모]**/ **[내원정보]** 서브 창

(6) 특이사항 및 이미지 정보 입력

[특이사항] 서브 창은 진찰 중인 환자가 특정약물에 대한 알레르기 증상이 있는 경우이거나 가족병력 등이 있는 경우에 이를 기록하는 항목이다. 따라서 **[증상]**이나 **[청구메모]** 서브 창에 입력할 수 없는 항목을 여기에 입력한다.

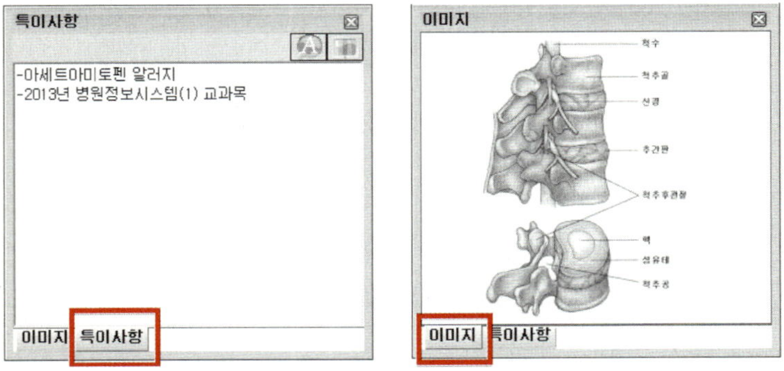

그림 11-44 **[특이사항]**/ **[이미지]** 화면

① 특이사항

- 직접 입력하거나 **[F1]**을 누르면 다음과 같은 **[Result]** 창이 나타난다. 여기에서 등록된 필요한 코멘트를 선택하여 사용할 수 있다. 또한 이 창 안에서는 코멘트의 등록과 삭제가 자유롭다.
- 코멘트의 선택이 완료되었다면, 창의 맨 위쪽의 아이콘 중에 **[확인** 확인**]** 버튼을 누르면 완료된다.

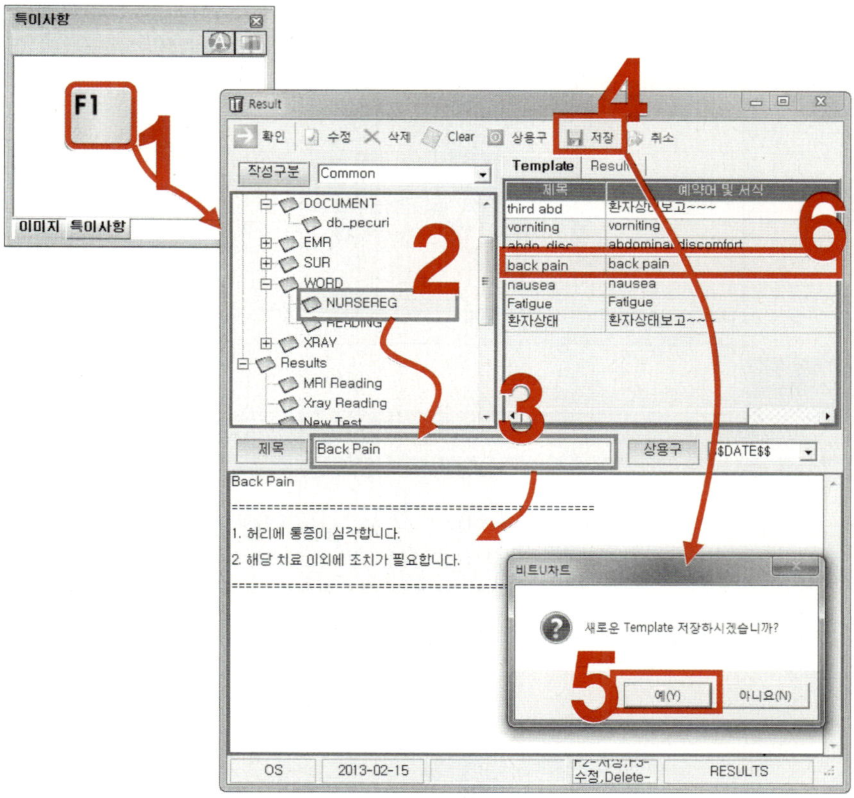

11-45 [특이사항] → [F1] → [Result] 화면

② 이미지

- **[이미지]** 서브 창을 선택하고 [F1]을 누르면 다음과 같은 환자의 진료에 필요한 해부학 배경 이미지가 나타난다. 여기에서 간단한 텍스트와 라인 작업을 수행하고 저장한 후에 창을 닫는다.

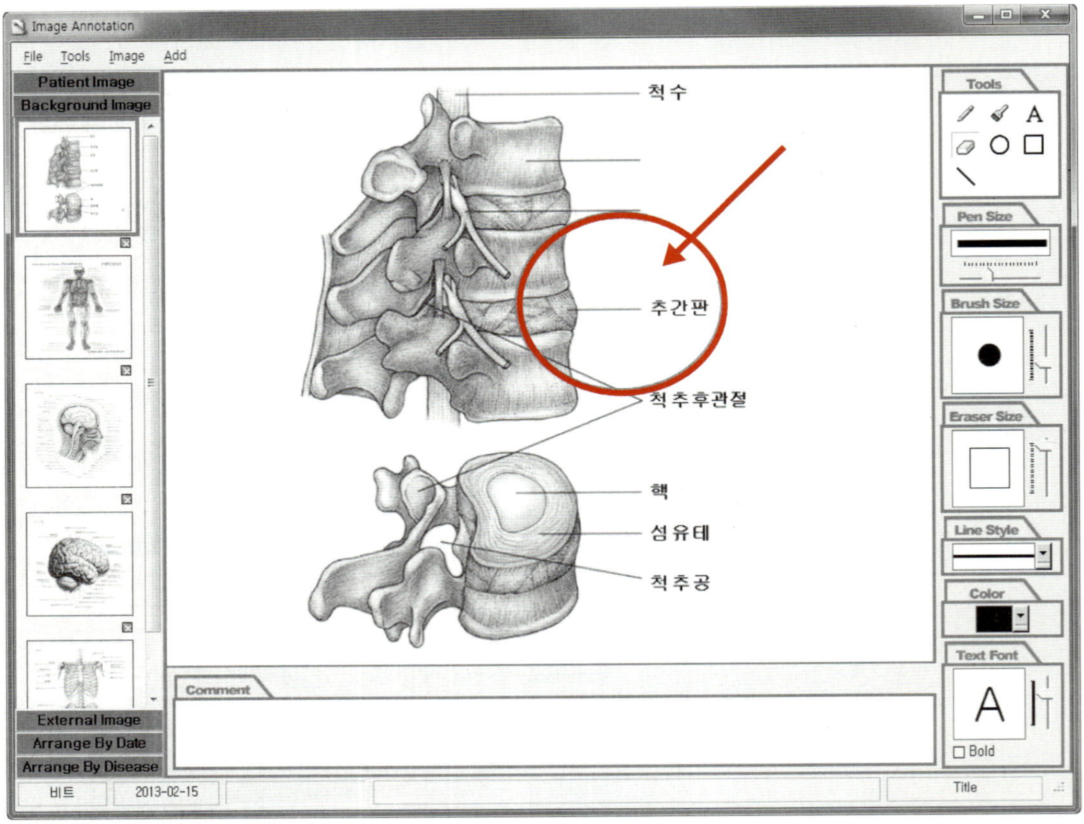

그림 11-46 [이미지] → [F1]→ [Image Annotation] 화면

• 그러면 다음 그림 11-48과 같이 [이미지] 서브 창에 작업한 이미지가 함께 저장된다.

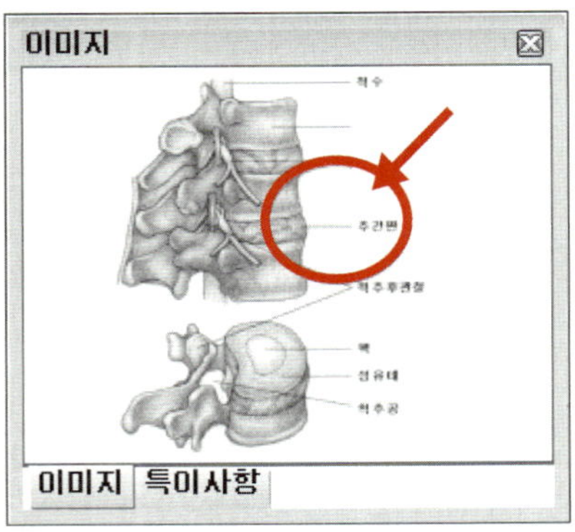

그림 11-47 저장된 [이미지] 화면

(7) 처방내역 입력

최종적으로 진료실 화면의 왼쪽 아래 부분에 의사가 입력할 **[처방내역]** 서브창이 있다. 처방내역은 의사가 수행하는 고유한 업무영역 중에 하나로서 처방내역을 직접 하나하나 검색하며 입력하는 방법과 창의 오른쪽에 있는 **[과거내역]** 서브 창에서 기존의 진료정보를 참조하여 처방내역을 입력할 수 있는 세 가지 방법이 있다.

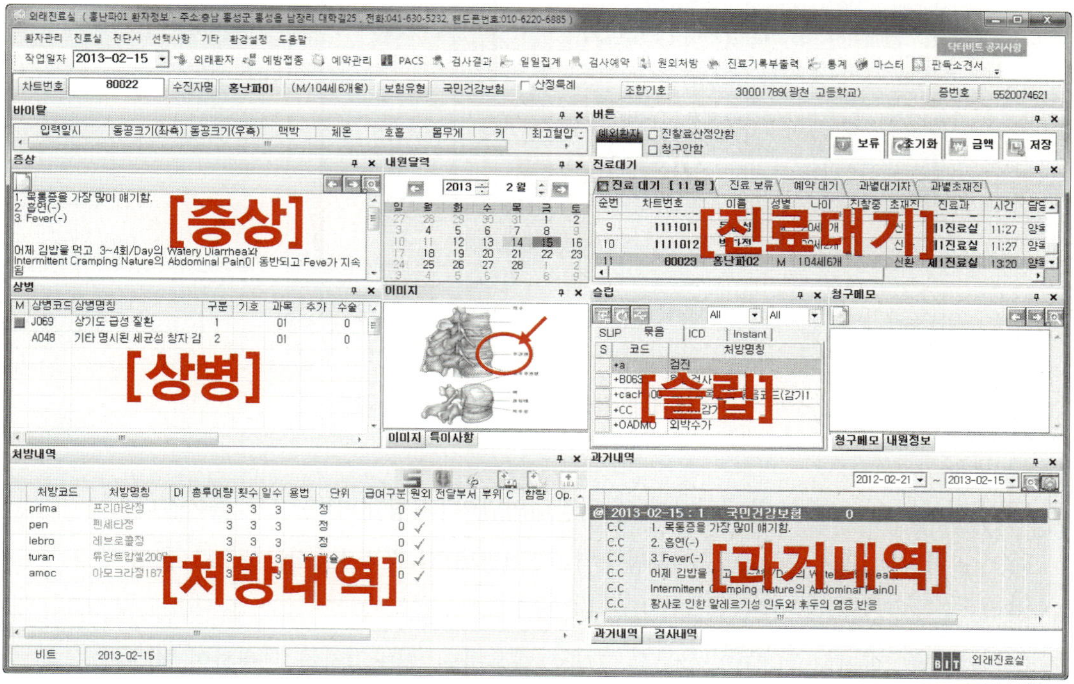

그림 11-48 **[외래진료실] → [처방내역]** 서브 창 및 모든 서브 창

① 과거내역 반복처방(Repeat)하기

- 과거내역 창(오른쪽 아래)에서 재처방을 원하는 날짜 등의 내용을 마우스로 클릭하면 **'증상'**, **'상병'**, **'처방내역'** 등의 내용이 선택된다.

• 이때 해당되는 증상 · 상병 · 처방내역이 선택된 상태에서 마우스 오른쪽 버튼을 누르면 팝업 창이 나타나서 **[처방전체]**, **[증상+처방]**, **[선택처방]** 중에 하나로 간단히 과거내역의 처방을 재처방할 수 있다.

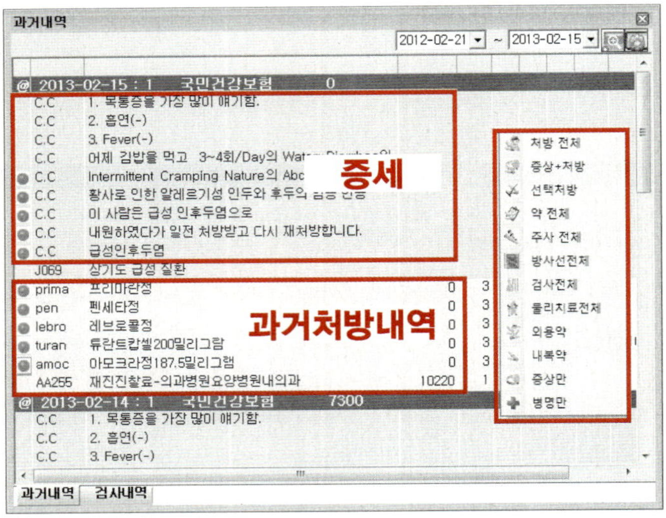

그림 11-50 과거내역에서 처방 Repeat하기

• **[처방전체]** : 과거 내역 중에서 선택된 처방내역만이 **[처방내역]** 창으로 들어간다.
• **[증상+처방]** : 과거증상과 과거처방내역이 **[처방내역]** 창과 **[증상]** 창으로 들어간다.
• **[선택처방]** : 과거처방내역의 항목은 그대로 사용하되, 처방일자를 선택하여 처방할 수 있는 창이 나타난다.
• **[약전체]** : 과거처방 중에 약에 해당하는 것만 **[처방내역]** 창으로 들어간다.
• **[증상만]** : 과거내역 중에서 과거증상만 **[처방내역]** 창으로 들어간다.
• **[병명만]** : 과거내역 중에서 상병(상병코드 및 상병명칭)만이 **[상병]** 창으로 들어간다.

- 만일 과거내역에서 넘어온 처방내역 중에 원하지 않은 처방이 있으면 마우스로 드래그하거나 **[Ctrl]**키와 마우스로 해당 목록을 선택하여 **[Delete]**키를 눌러서 삭제할 수 있다.

② 직접 처방입력하기

- **[처방내역]** 서브 창에서 직접 **'처방코드'** 란에 **'사용자코드'** 를 입력하여 차트를 작성하는 방법이다.
- 여기서 **'처방코드'** 란 해당 병원에서 사용하는 임의의 코드이다. 이 코드는 앞서 9장의 9-2에서 등록된 **[수가약가]** 코드가 바로 해당 병원에서 입력한 임의코드에 해당하는 것이다(9장 참조).
- **'처방코드'** 항목에 빈 셀을 선택한 후, 마우스 오른쪽 버튼을 누르거나, [F1] 키를 누르면 **[코드검색]** 창이 나타난다.

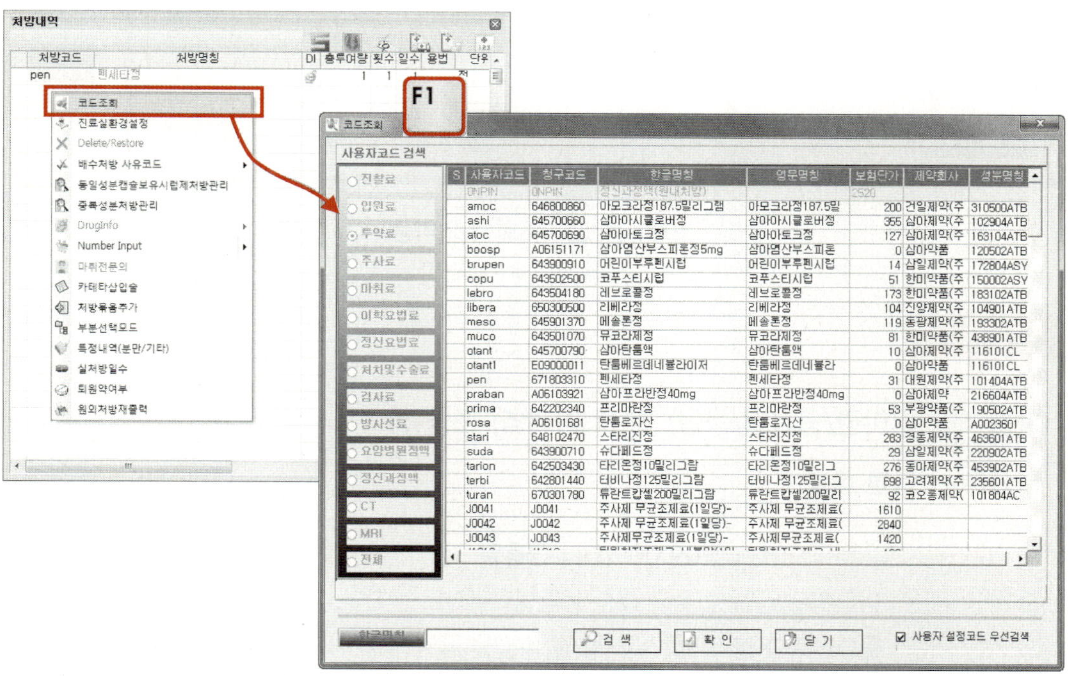

그림 11-50 **[F1]** 혹은 **[코드조회]** 하기

- 그림 11-51과 같이 **[코드조회]** 창이 나타나면 등록된 원하는 사용자코드(처방코드)를 조회한다.

• 조회한 코드를 더블클릭하면 처방내역에 자동으로 입력된다. 그림 11-51은 '삼아'로 저장된 '삼아탄툼액'의 처방코드를 검색한 예이다.

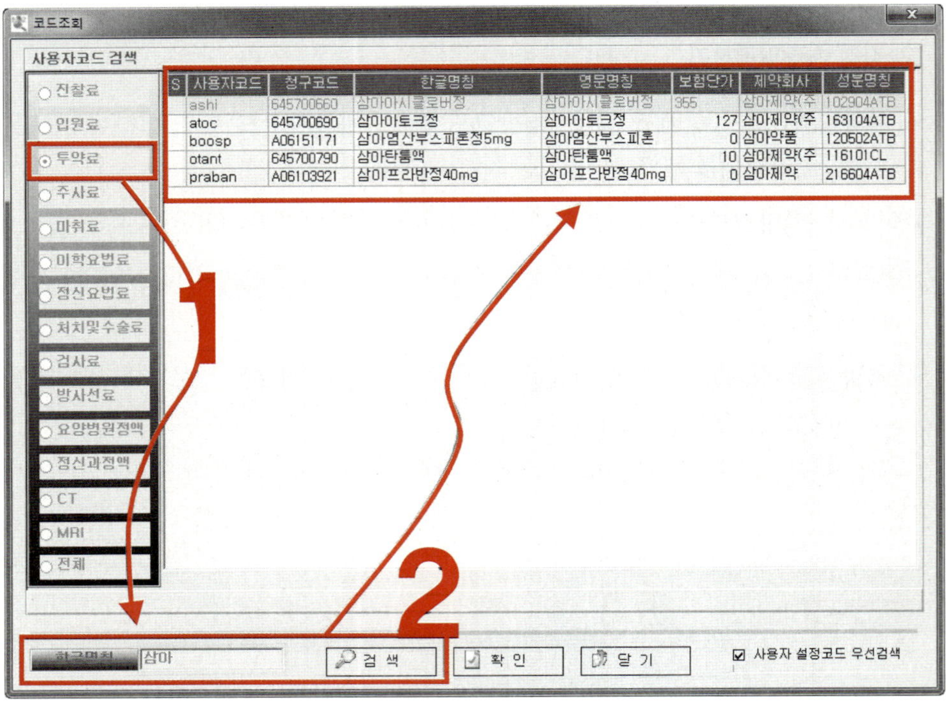

그림 11-51 조회된 의약품

TIPS 11-2

가산 적용율(야간/공휴일/응급) 및 [처방내역] 도움 창

1. 가산이 가능한 대상

① 가산 시간 및 일자 : **18:00~09:00**이거나 **공휴일**

② 응급 기준 : 응급의료에관한법률에 의한 응급의료관리료 산정대상 응급환자에게 실시한 응급치료

③ 가산 기준 : 응급진료가 불가피하여 처치 및 수술을 행한 경우

④ 가산 비율 : 소정 점수의 **50%의 가산율 적용**

2. [처방내역] → [DI]

① 약품상세정보를 검색할 수 있는 웹사이트로 이동한다.

• http:/drbit.druginfo.co.kr 로 이동

3. [처방내역] → [원외]

① 원외처방 및 기타 항목의 코드

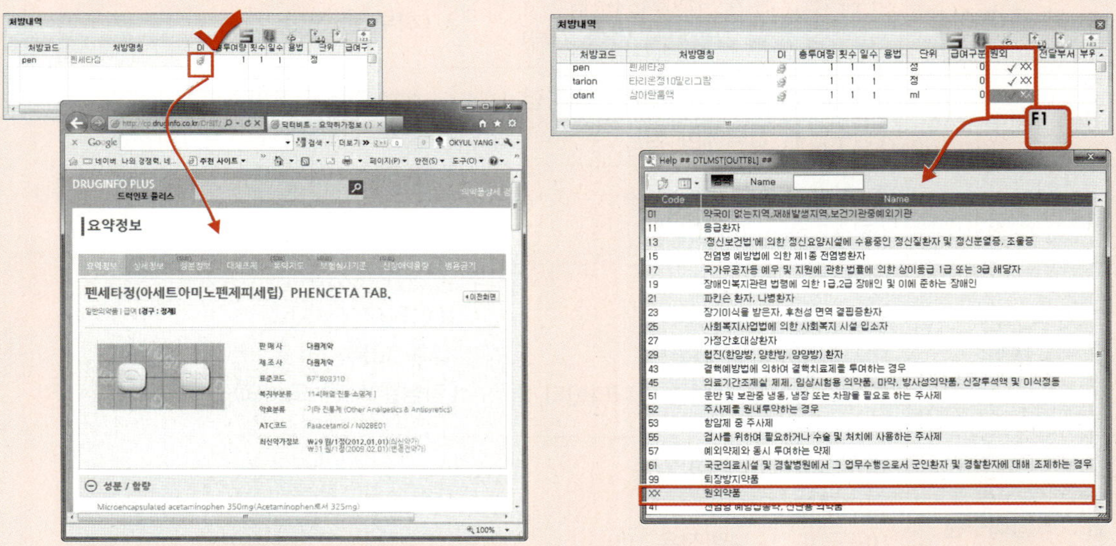

② [처방내역] 서브 창의 각 세부 항목의 의미는 아래 표와 같다.

• **[처방내역]** 서브 창의 각 세부 항목의 의미는 아래 표와 같다.

표 11-1 **[처방내역]** 항목 해설

No.	항목명	의 미	예 시
1	처방코드	약제코드를 기준으로 해당병원에서 등록한 코드명	otant(이는 수가코드에서 해당 병원에서 임의의 코드명으로 등록해야 한다.)
2	처방명칭	해당 처방코드의 실제 명칭(Full Name)	삼아탄툼액
3	DI	약제정보 (Drug Information)	클릭하면 drbit.druginfo.co.kr로 이동하여 웹상에서 해당 약제정보를 자세히 보여준다.

(계속)

표 11-1 **[처방내역]** 항목 해설(계속)

No.	항목명	의 미	예 시
4	총 투여량	하루기준, 총 투약량을 의미함 (소수점 둘째 자리까지 입력 가능)	3 (하루 총 3번)
5	횟수	하루 기준, 총 투여 횟수를 의미함 (정수단위 입력해야 함)	3 (하루 3번)
6	일수	총 처방 일수에 해당함 (정수단위 입력해야 함)	2 (2일 동안)
7	용법	원외처방전 발급 시 의사지시사항을 나타냄 [F1]을 누르면 용법창이 나타난다.	1(아침/점심/저녁 식후 30분) 10 (기침날 때만 드세요)
8	급여구분	마스터에 입력되어 있는 급여구분 [F1] (0-급여, 1-보험적용 100, 2-비급여, 3-본인부담 100/100)	
9	원외	원외표시 및 예외코드의 2가지로 표시(원외는 ✓로 표시되고, 그 밖에 숫자로 표시되는 것은 '의약분업 예외' 코드들이다. 역시 [F1]을 누르면 원외코드창이 나타남)	✓ - 원외처방 01 - 약국이 없는 지역 11 - 응급환자 13 - 정시요양시설 99 - 퇴장방지약품 …
10	전달부서	검사, 초음파, 방사선, CT등의 해당 지원부서 쪽으로 환자정보 및 처방내역을 전달해주어야 할 때 사용함(단, 지원부서는 마스터(기본자료)에서 등록된 지원부서 코드만이 나타남. [F1]을 누르면 나타남)	LAB - 검사실 XRAY - 방사선실 SONO - 초음파실 MRI - MRI실 …
11	부위	시술한 치료부위를 표시해 주는 부분 (B-Both, L-Left,R-Right)[F1]	약품명일 땐 해당 안 됨

(계속)

표 11-1 **[처방내역]** 항목 해설(계속)

No.	항목명	의 미	예 시
12	C	Comment, 간단한 설명을 넣을 때에 사용하며, 코멘트가 들어 있는 경우 원모양의 아이콘이 보인다(클릭하면 자동으로[Result]창이 나타남).	
13	행위	어떠한 형태의 처방인지에 해당 행위내용 표시([F1]을 누르면 해당 행위가 표시됨)	IM – 피하근육주사료 IV – 정맥내주사수기료 K1 – 수액주사수기료 (100 mL 미만) K2 – 수액주사수기료 (100～500 mL) K3 – 수액주사수기료 (501～1,000 mL) OC – 관절강내주사 PD – 퇴원약조제료 PH – 내복·외용 동시 처방 PL – 외용약조제료 PO – 내복약조제료
14	단가	입력된 코드의 단가를 나타낸다(야간가산, 공휴가산, 급비구분에 따라 달라짐).	
15	야/공/응	환자 접수 시에 [야간], [공휴], [응급] 유무를 체크한다.	

③ **슬립 창 이용하여 처방하기**

- **[슬립]** 서브 창은 의사가 진료 시에 처방하기 쉽게 해준다. 계절에 따라 자주 발생하거나 과별로 자주 처방하는 처방내역에 맞게 처방전을 묶어 놓거나 보다 쉽게 처방을 찾을 수 있도록 도와준다.

- **[슬립]** 서브 창에는 크게 세 가지의 탭을 확인할 수 있는데, **[SLIP]**, **[묶음]**, **[ICD]**가 이에 해당한다.
- **[SLIP]** 탭 창은 각 진료과목에서 만들어 놓은 전체 슬립(Slip) 내용이 진료과목별, 슬립종목별로 분류하여 조회할 수 있다. 해당 슬립목록에서 **[S]**항목을 클릭하면 **[처방선택]** 서브 창이 나타난다. 여기서 원하는 처방을 선택한 후 창을 닫고 **[선택]** 아이콘을 누르면 **[처방내역]**에 들어간다.

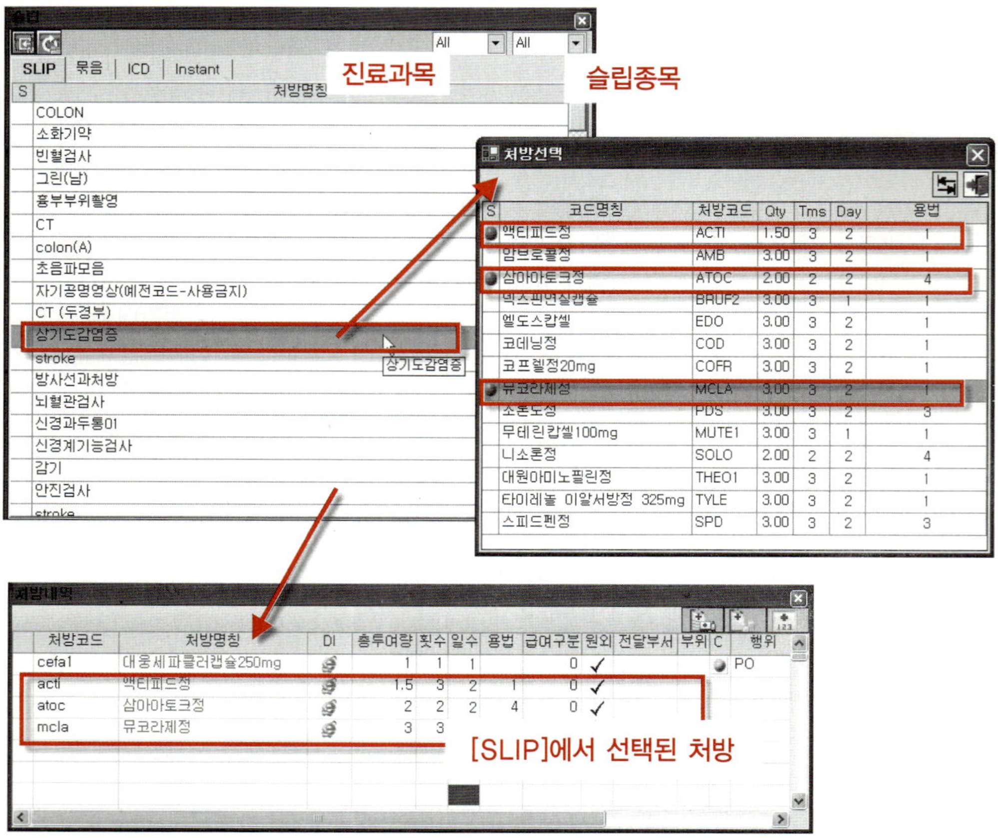

그림 11-52 [슬립] 서브 창의 [SLIP] → [처방선택] 화면

- **[묶음]** 탭 창은 **[SLIP]**가 다르게 항상 같은 처방이 되는 약, 주사, 치료 등의 처방내역을 코드로 묶어 놓은 후에 더블클릭만 하면 **[처방내역]** 서브 창에 자동으로 입력되는 기능이다.

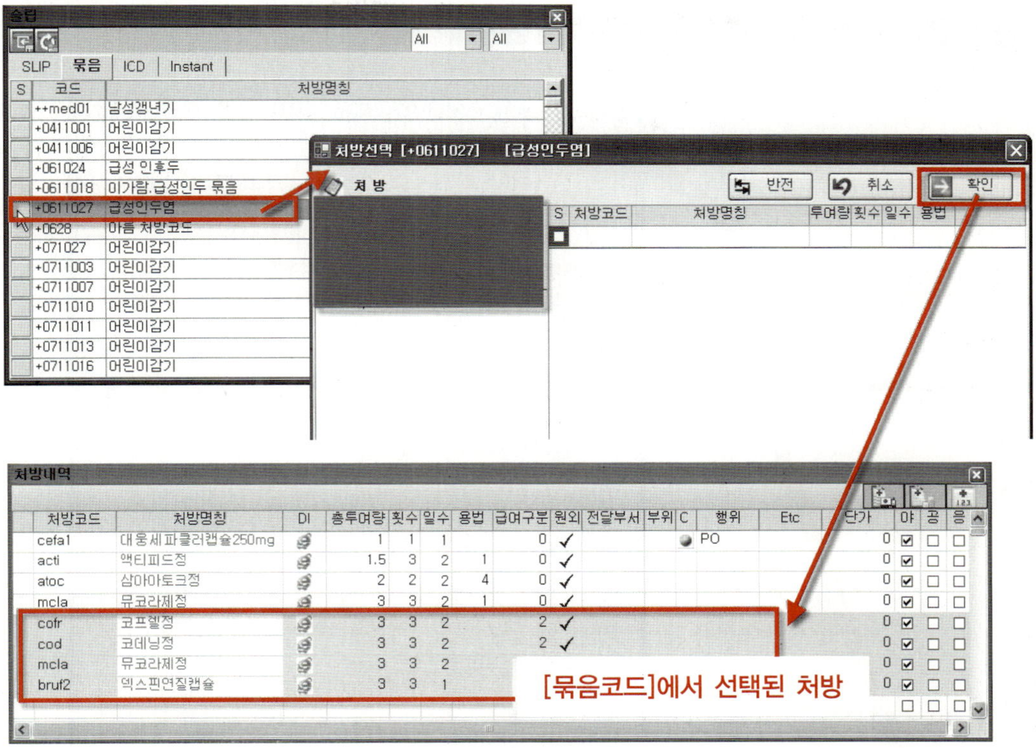

그림 11-53 [슬립] 서브 창의 [묶음코드] → [처방선택] 화면

- **[ICD]** 탭 창은 국제표준질병및사인분류코드(ICD, International Code of Diseases)를 기준으로 만들어진 **KCD**의 상병코드별로 묶어 놓은 것이다. 이는 코드별 **[상병]** 서브 창으로 상병을 자동 입력할 수 있는 기능이다. **[처방선택]**에서 상병코드를 선택한 후에 창을 닫고 **[슬립]** 창에서 **[선택** **]** 아이콘을 누르면 **[상병]**에 들어간다.

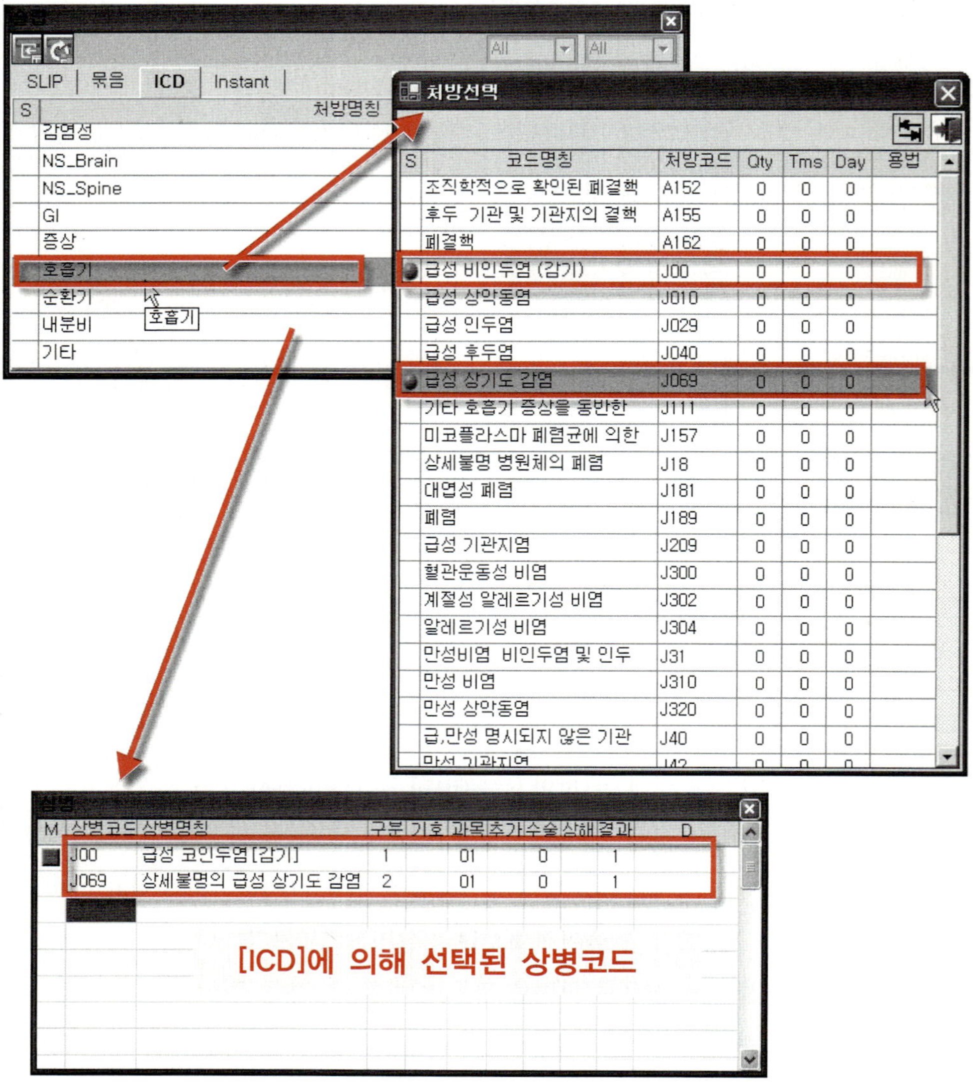

그림 11-54 **[슬립]** 서브 창의 [ICD] → **[상병]** 선택 화면

(8) 검사결과 확인

진료실에서 의사가 각종 항목을 입력하는 데 있어서 부가적으로 방사선이나 피검사 등의 검사가 진료 이전에 있었다면 이들에 대한 검사결과를 확인하고 최종 처방을 수행해야 할 것이다. 이를 위해서는 반드시 메인메뉴의 **[진료부서]**에서 진료검사 및 판독소견 데이터가 입력되어 있어야 한다.

[외래진료실] 창의 상단 **[검사결과,** 검사결과**]** 버튼을 눌러서 그림 11-55과 같이 **[검사결과]** 창을 확인한다.

물론 이때 나타나는 환자정보는 현재 진료실에서 진료 중인 환자의 진료검사 내역을 처방일자별로 검색할 수 있다.

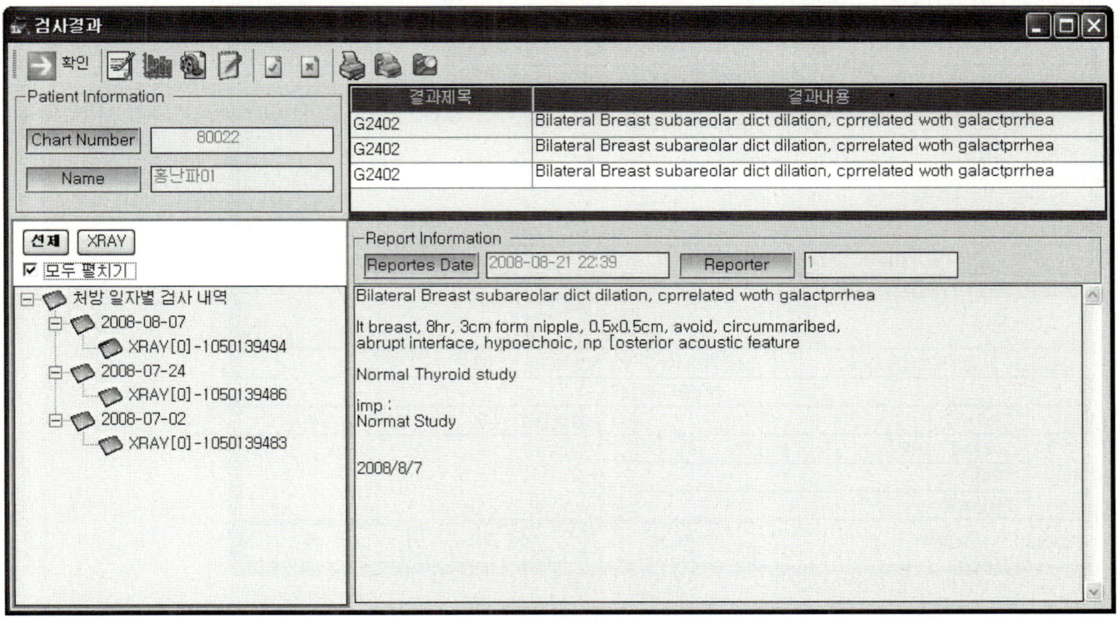

그림 11-55 **[검사결과]** 화면

(9) 저 장

외래진료실에서 의사가 최종적으로 환자의 모든 진료내역을 입력한 후에 **[접수]**로 보내어 수납을 할 수 있도록 하기 위해, **[외래진료실]** 창의 오른쪽 윗부분 **[버튼]** 서브 창에 있는 **[저장** 저장**]** 버튼을 눌러서 저장한다.

그러나 현재까지의 입력 정보의 저장이므로 **[F5]**를 누른다. 그러면 그림 11-57과 같이 **[원외처방전]** 창이 나타난다.

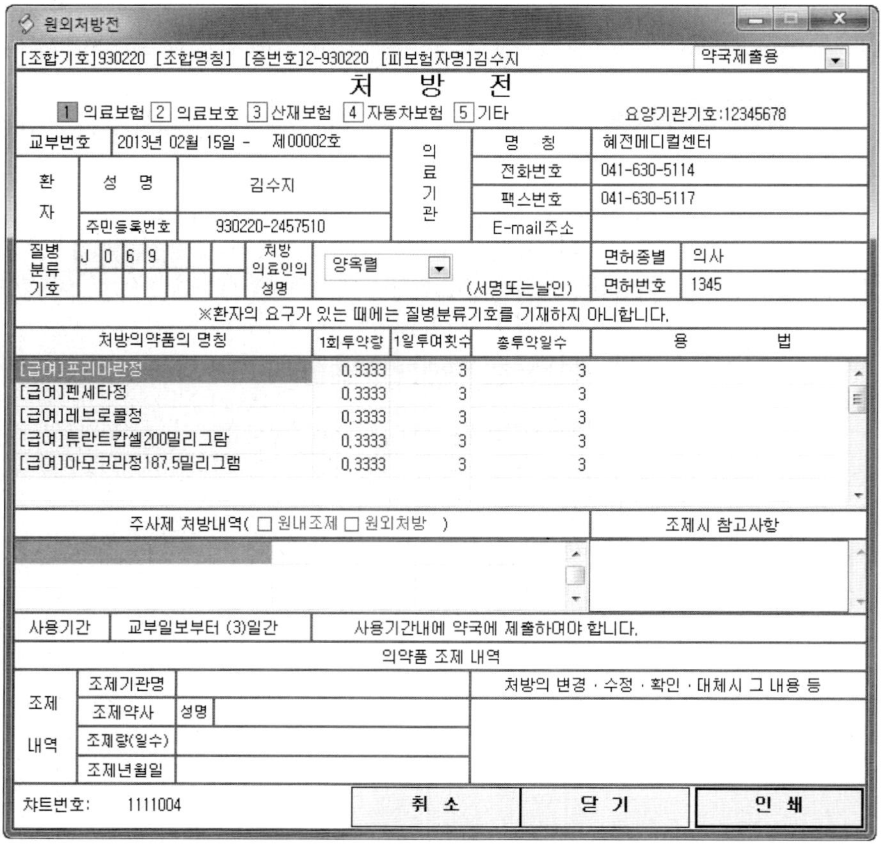

그림 11-56 [외래진료실] → [원외처방전] 출력 화면

여기서 **[닫기]**나 **[인쇄]** 버튼을 누르면 의사가 **[외래진료실]**에서 해야 할 환자의 진료는 모두 완료되고, **[접수]**의 **[수납]**으로 모든 내역이 옮겨진다.

2. 예약관리

현재 진찰 중인 외래환자의 다음 번 병원 방문(재진)을 위한 예약을 설정하는 창이다. 이 메뉴는 10장에서 **[접수]→ [예약관리]**와 동일한 기능이므로 설명은 생략한다.

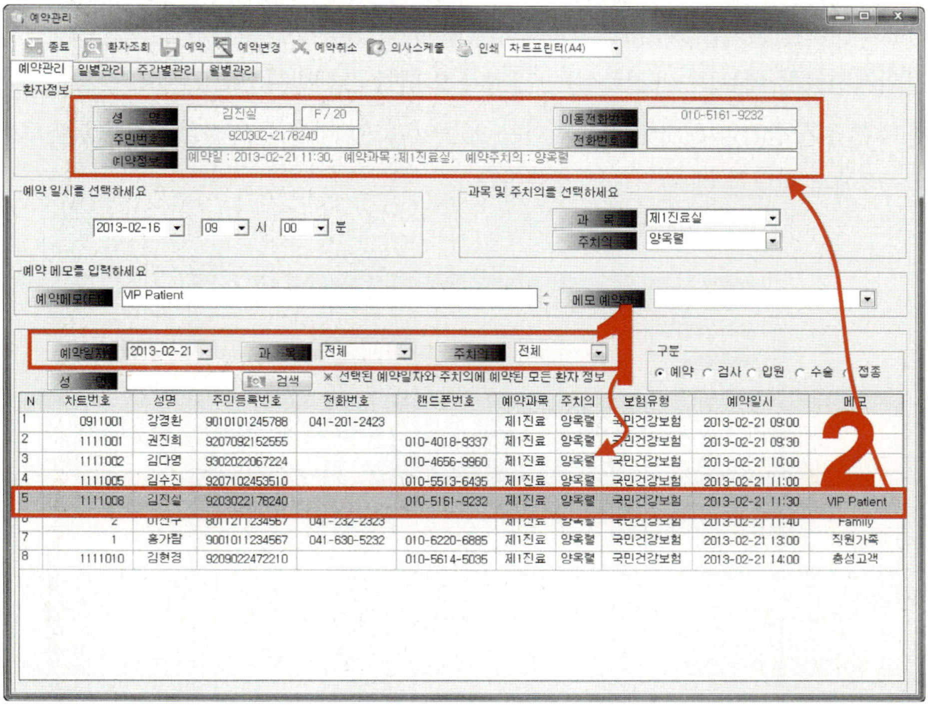

그림 11-57 **[진료실] → [예약관리]** 실행 화면

이때, 반드시 **[의사 스케줄]** 아이콘을 선택하여 해당 일자의 담당의사의 스케줄과 중복되지 않도록 주의해야 한다. **[의사 스케줄]**의 예는 10장의 그림 10-65와 실습 10-5를 참조한다.

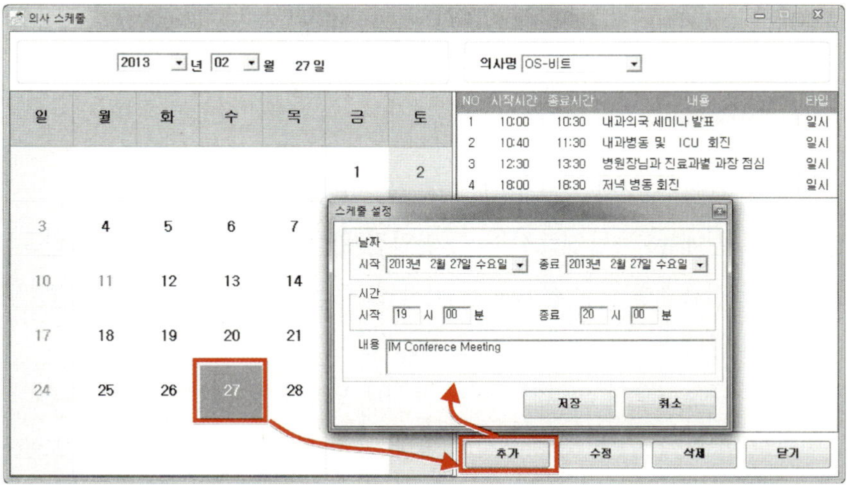

그림 11-58 **[진료실] → [예약관리] → [의사 스케줄]** 실행 화면

3. 검사결과

[외래진료실 메뉴] → **[진료실]** → **[검사결과]**를 선택한다. 이는 환자의 검사 의뢰에 대한 검사결과를 일자별로 확인하는 메뉴이다. 이 내용은 10장의 10-5절의 그림 10-73에서 설명한 바 있으므로 생략한다.

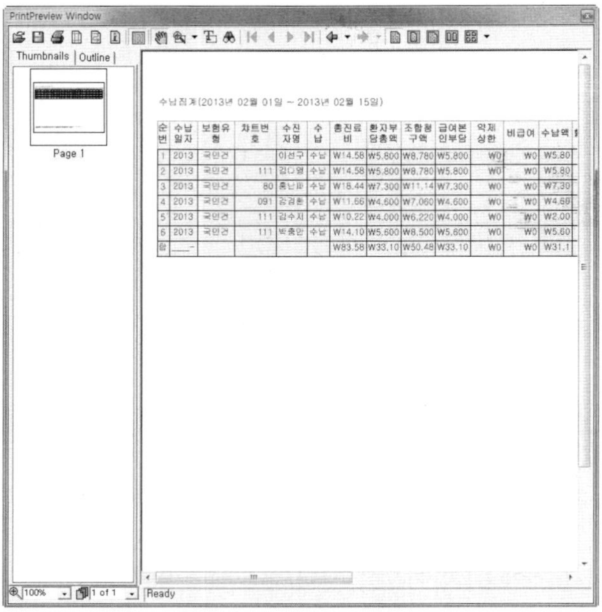

그림 11-59 **[진료실]** → **[검사결과]** 실행 화면

단, **[검사결과]** 창은 현재 진료 중인 환자의 검사이력이 있을 경우에만 나타난다. 검사결과나 이력이 없을 경우에는 창이 나타나지 않는다.

4. 일일집계

일일집계는 반드시 하루분의 매출집계만을 실행하는 것은 아니다.

[외래진료실 메뉴] → **[진료실]** → **[일일집계]**를 선택한다. 이는 수납완료된 환자 목록과 함께 진료유형별, 보험유형별, 기간별, 수납담당자별 검색이 일별로 가능하도록 구성되어 있다.

이 항목은 중소규모의 의료기관에서 매일매일의 수입을 가늠하는 데 매우 편리한 기능이라고 할 수 있으며, 해당 부서의 팀장이나 병원장에게 보고하거나 보관이 가능하도록 엑셀파일 저장 및 출력기능을 제공한다.

이에 대한 설명도 10장의 10-4절에서 이미 설명한 바 있으므로 그림 10-51, 그림 10-52를 참조하기 바란다.

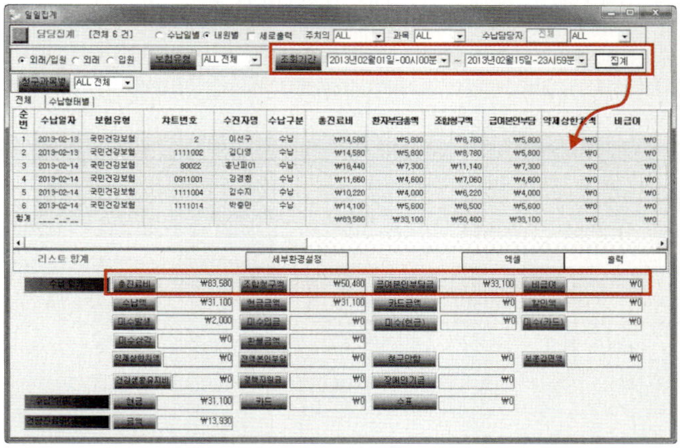

그림 11-60 **[진료실] → [일일집계]** 실행 화면

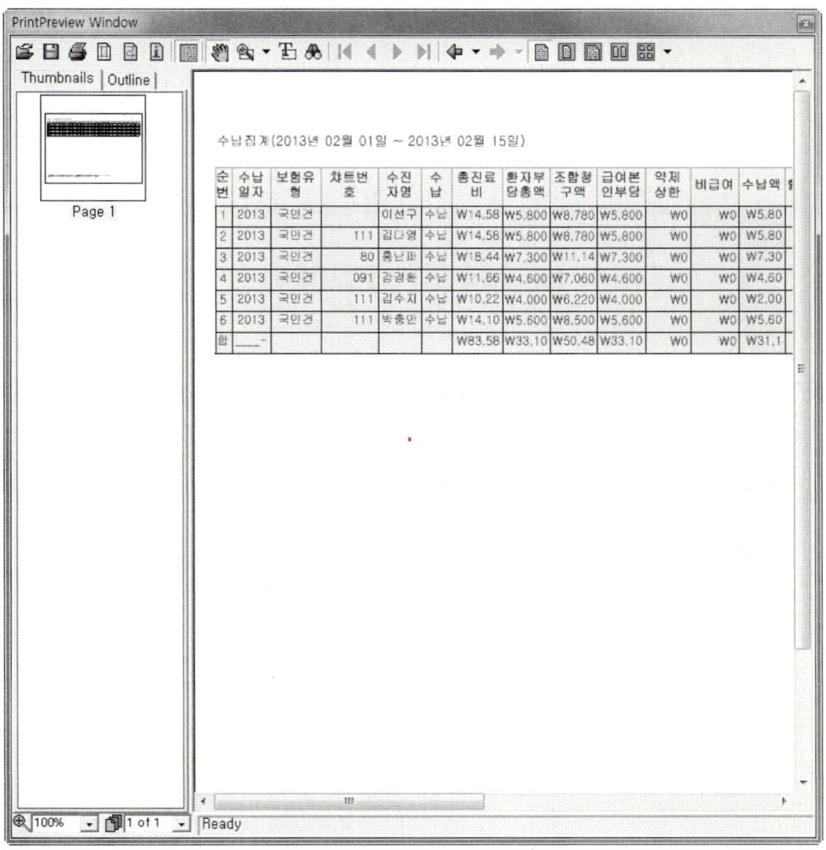

그림 11-61 **[수납] → [일일집계]** 출력 미리보기

5. 검사예약

[외래진료실 메뉴] → **[진료실]** → **[검사예약]**을 선택한다. 이는 진료 중 환자에게 검사가 필요할 경우, 검사예약을 검사실 쪽으로 건네는 경우에 사용한다.

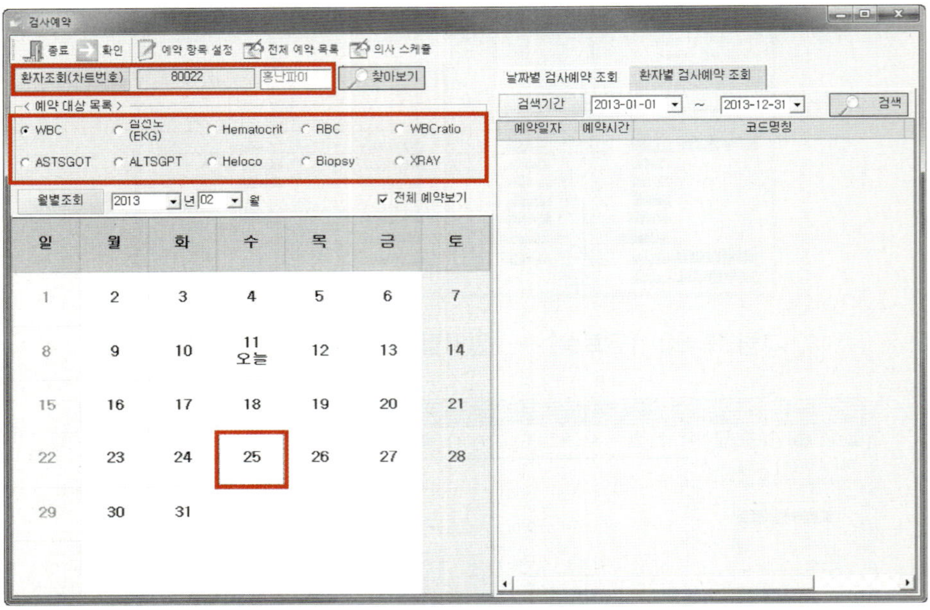

그림 11-62 **[진료실]** → **[검사예약]** 선택 화면

위의 그림에서 <예약대상목록>은 화면 위쪽에 있는 **[예약항목설정]** 버튼을 눌러서 검사예약항목을 직접 만들어 사용할 수 있다. 그림 11-63은 검사예약항목 검색 및 등록 창이다.

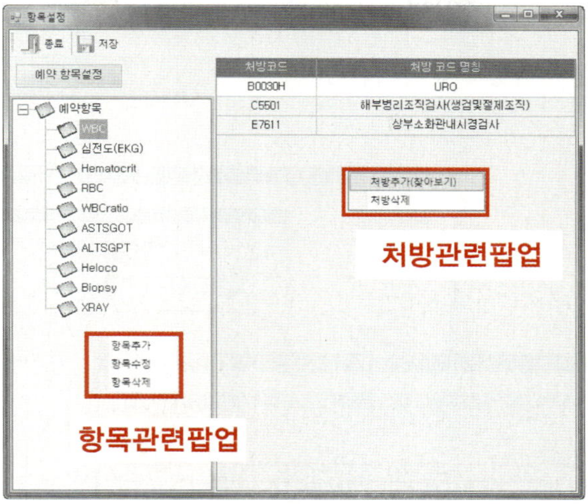

그림 11-63 **[예약항목설정]** 선택 화면

항목에 대한 추가는 그림 11-60과 같이 6가지 입력항목이 존재한다. 이때에는 정해진 코드를 사용해야 하며, 예약시간이나 종료시간 등은 4가지 숫자로 등록해야 한다. 항목코드에 사용할 수 있는 코드로는 MED(내과), MRI, CT, XRAY(방사선실), LAB(검사실), PT(물리치료실), SONO(초음파), ENDO(내시경실), EKG(심전도), INJ(주사실) 등이 있다.

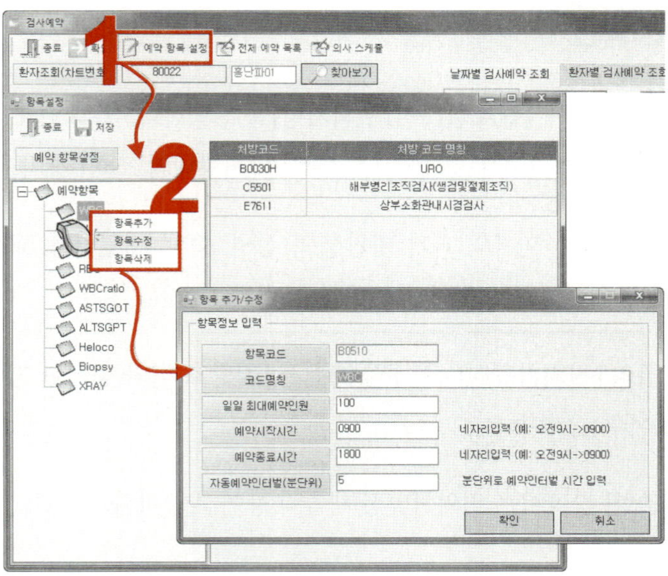

그림 11-64 **[예약항목 추가/수정]** 화면

검사항목에 대한 처방추가는 그림 11-65과 같이 코드검색에서 검사하여 더블클릭하면 그 항목이 처방추가항목에 들어간다.

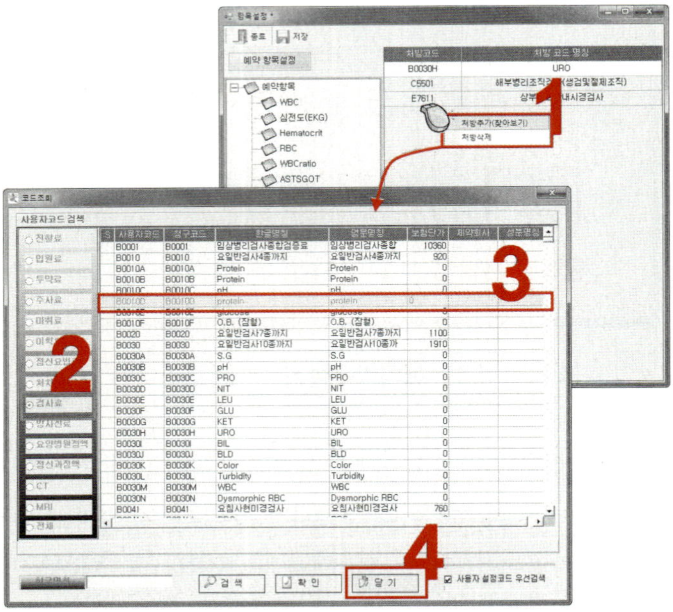

그림 11-65 **[처방추가]** 검색 화면

6. 원외처방전

[외래진료실 메뉴] → **[진료실]** → **[원외처방]**을 선택한다. 혹은 현재 진료 중인 진료실 화면 상단의 **[원외처방** 원외처방 **]**을 누르면 **[처방내역 조회]** 창이 나타난다.

이는 현재 진료 중인 환자의 과거 내원정보, 상병, 증상, 내원처방, 교부번호 및 원외처방내역 등을 일자별로 조회가 가능하게 한다.

[외래진료실]의 **[원외처방]**메뉴는 **[접수]**에서 **[처방조회]**와 동일한 창인 **[처방내역 조회]** 창을 보여주는 것이다.

[처방내역 조회] 창에서는 원외처방전 재출력 등이 가능하다.

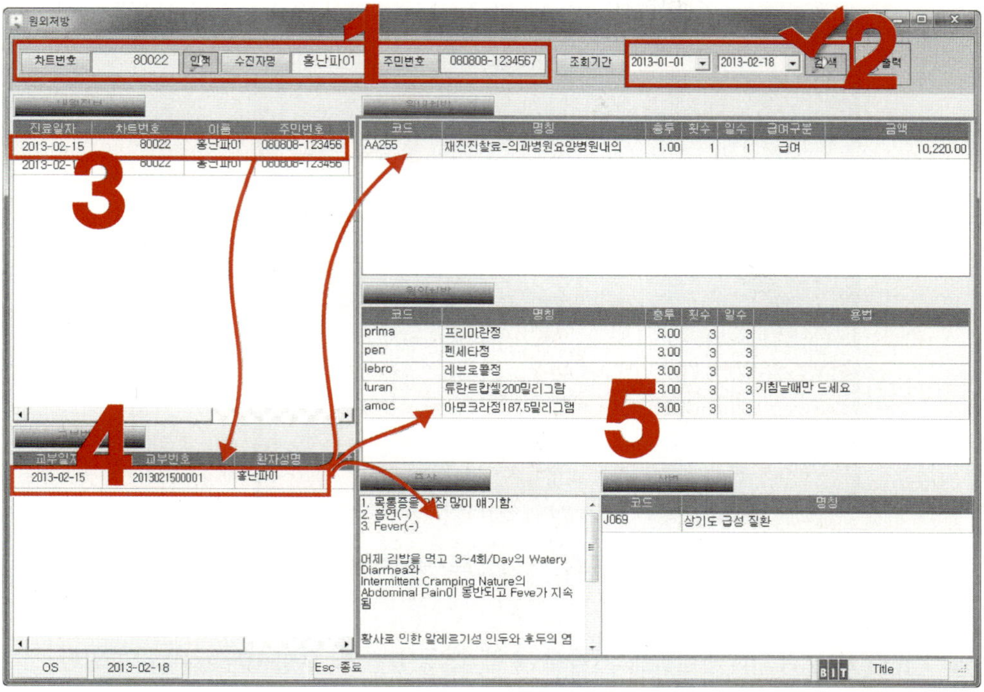

그림 11-66 **[진료실]** → **[원외처방]** 조회 화면

7. 진료기록부출력

[외래진료실 메뉴] → **[진료실]** → **[진료기록부출력]**을 선택한다. 이는 현재 진료 중인 환자나 기존에 내원했던 환자의 진료기록부를 출력해야 할 경우에 사용되는 메뉴이다. 환자를 검색하고 환자의 유형(외래 · 입원), 출력구분, 내원기간, 입원처방기간 등의 세부 항목으로 검색된 환자 한 명의 외래진료기록부(혹은 입원진료기록부)를 출력하게 된다.

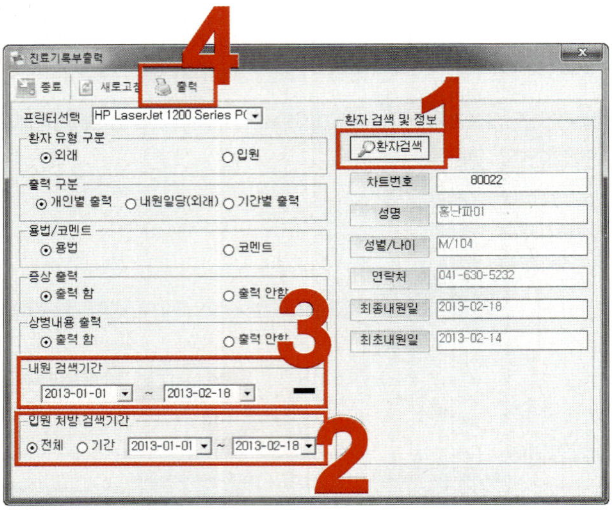

그림 11-67 **[진료실]** → **[진료기록부출력]**화면

이 내용은 10장의 '10-5절 진료기록부 출력' 과 동일하며, 그림 10-57과도 동일한 내용이다. 즉, 접수와 의사는 진료기록부 출력이 모두 가능하다는 의미이다.

8. EKG & PACS

이 메뉴는 **[외래진료실]**에서 심전도(EKG, Electronic Kardio Gram)나 의료영상 저장전송시스템(PACS, Picture Archiving & Communication System) 모듈과 연동되어 있을 때에 사용할 수 있다.

즉, 방사선실로부터 얻은 XRAY · CT · MRI 등의 의료영상정보를 PACS를 통해 그대로 의사의 **[외래진료실]**에서 확인할 수 있도록 연동하는 기능이다.

9. 예방접종

[외래진료실 메뉴] → **[진료실]** → **[예방접종]**을 선택한다. 이는 환자 진료 중에 예방접종 현황을 조회하기 위한 메뉴이다. 예방접종에 대한 내용은 10장의 '10-5절 예방접종' 에서 그림 10-76과 표 10-2에서 자세히 살펴보았으므로 이를 참조하기 바란다.

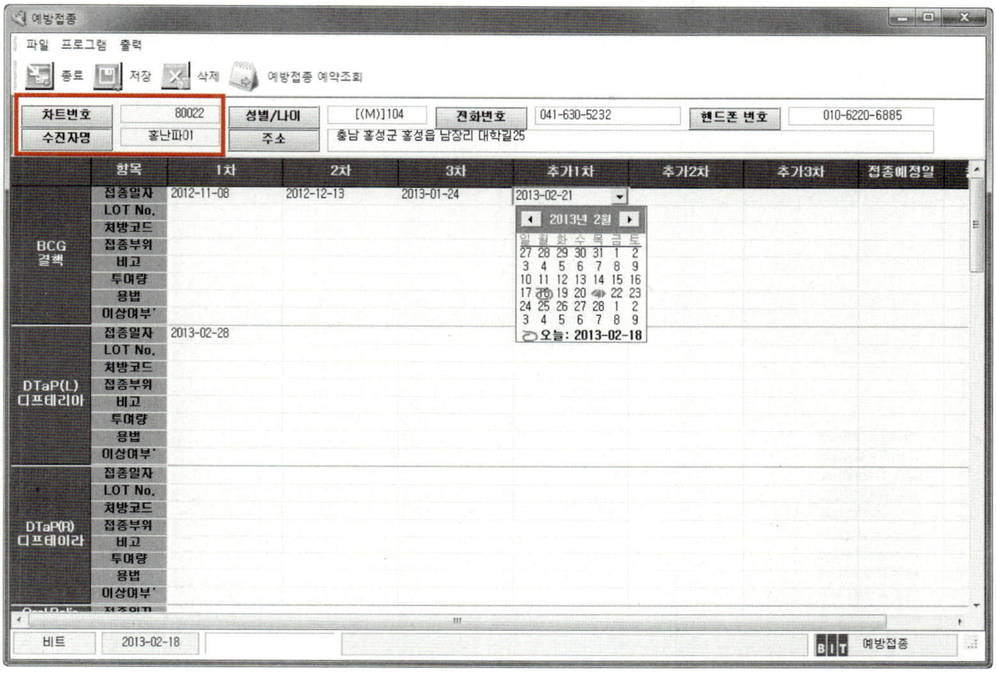

그림 11-68 **[진료실] → [예방접종]** 실행 화면

10. 예방접종 시범사업

[외래진료실 메뉴] → [진료실] → [예방접종시범사업]을 선택한다. 이는 2005년 7월부터 12세 이하 영유아를 대상으로 민간 병·의원에서 국가필수예방접종 8종을 무료로 실시했던 예방접종 시범사업을 의미한다. 그러나 2010년 현재까지도 예방접종 시범사업은 표류를 계속하고 있는 상태이다.

어쨌든 그림 11-69에서 보는 바와 같이 **[예방접종등록]**이란 이름의 창으로 나타나는데, 영유아의 예방접종에 관련한 **'접종명'**이나 **'접종백신번호'** 등의 자세한 역학조사가 가능한 정보를 수록·조회할 수 있는 메뉴이다.

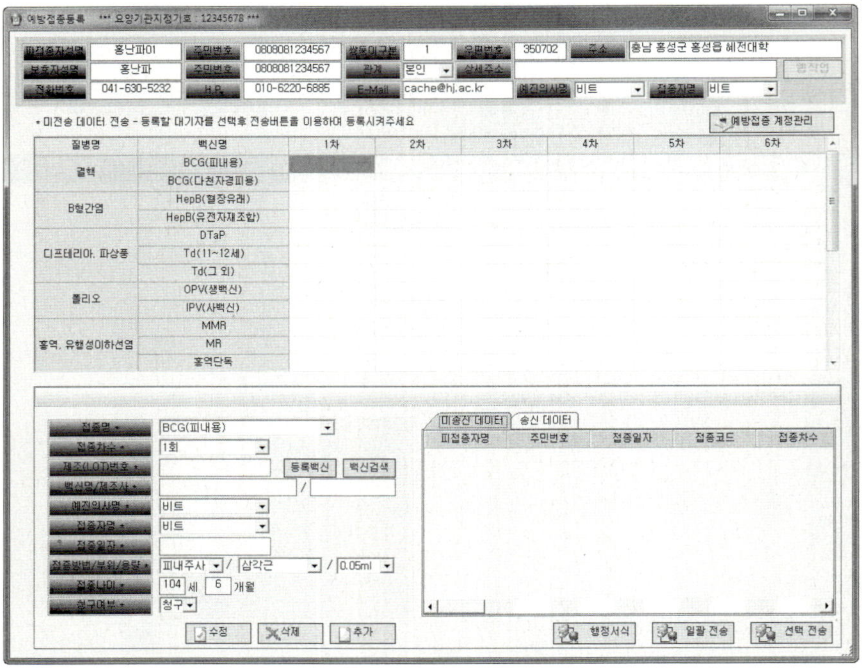

그림 11-69 **[진료실]** → **[예방접종시범사업]** 선택 화면

또한, 각각 접종할 백신은 **[백신검색]** 버튼을 눌러서 조회할 수 있다. 여기서 등록된 백신을 검색하여 선택 후에 접종하면 된다.

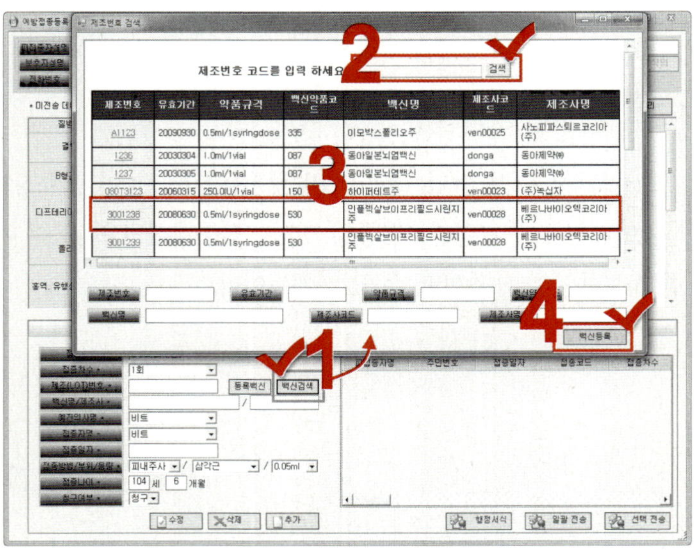

그림 11-70 [백신 제조번호 검색] 화면-1

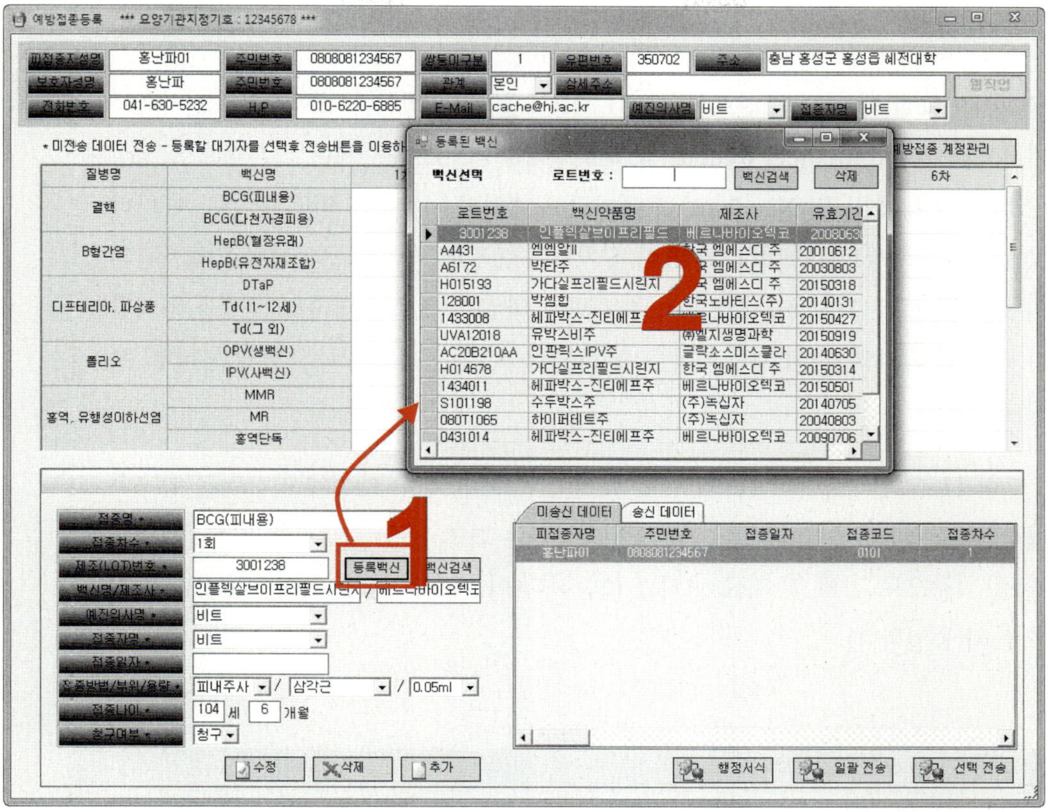

그림 11-71 [백신 제조번호 검색] 화면-2

11. EMR호출

[외래진료실 메뉴] → [진료실] → [EMR호출]을 선택한다. EMR이란 전자의무기록(Electronic Medical Record)을 의미한다. '비트U차트'에는 기본적으로 영상 EMR 프로그램인 'BitNixChart'를 추가로 구매하여 설치하게 되면 이 메뉴가 나타나게 된다. '영상EMR'이란 EMR이 설치되기 이전에 종이로 보관되던 의료기관의 의무기록차트를 고속스캐너를 통해 스캔하여 파일 형태로 저장하는 방법을 의미한다. 저장된 환자의 영상EMR 기록은 'EmrViewer'라는 뷰어 프로그램을 통해 볼 수 있다.

그림 11-72는 EmrViewer의 실행 화면이다. 이때, 접수 메뉴에서 선택된 환자의 영상EMR자료를 호출하면, 호출된 EMR정보는 화면 왼쪽 윗부분에 있는 [환자번호]를 기준으로 검색 및 자료 보기가 가능하다(이 내용은 10장 '10-5절 19. EMR호출'과 동일하다).

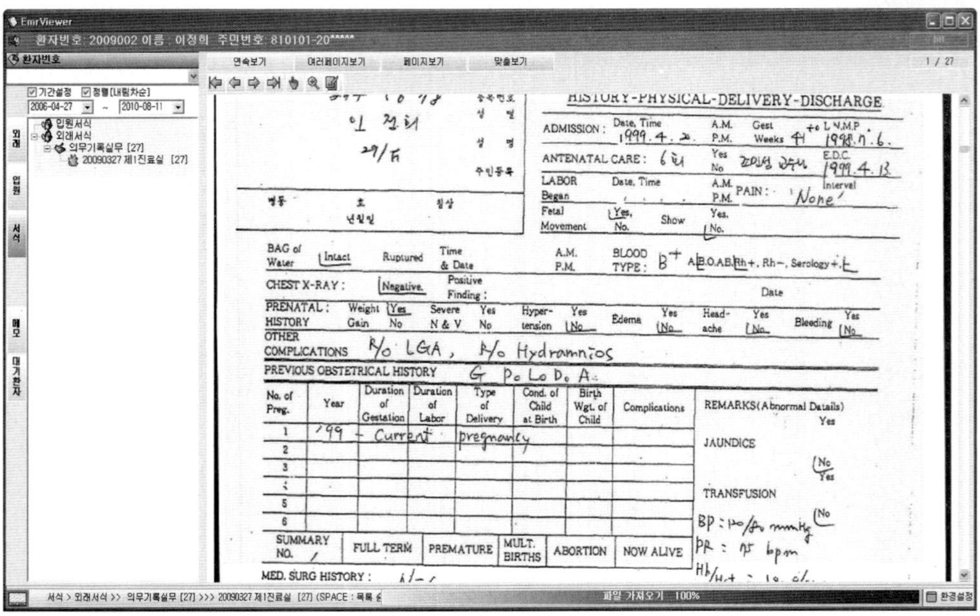

그림 11-72 [접수] → [기타] → [EMR호출] 실행 화면

11-3 진단서 프로그램

진단서는 외래환자와 입원환자에게 있어서 매우 자주 사용되는 프로그램 모듈이다. 그 이유는 상해보험 청구나 고소 및 고발 등의 민형사상의 서류에도 반드시 필요하기 때문이다. 따라서 **'비트U차트'** 에서는 이러한 다양한 진단서를 위한 8번째 메인 메뉴로 **[진단서]** 메뉴를 만들어 놓았다.

따라서 이번 절에서는 **[외래진료실]**에서 진단서 작성, 조회, 통계에 대한 간단한 조작법만을 설명하도록 하겠다.

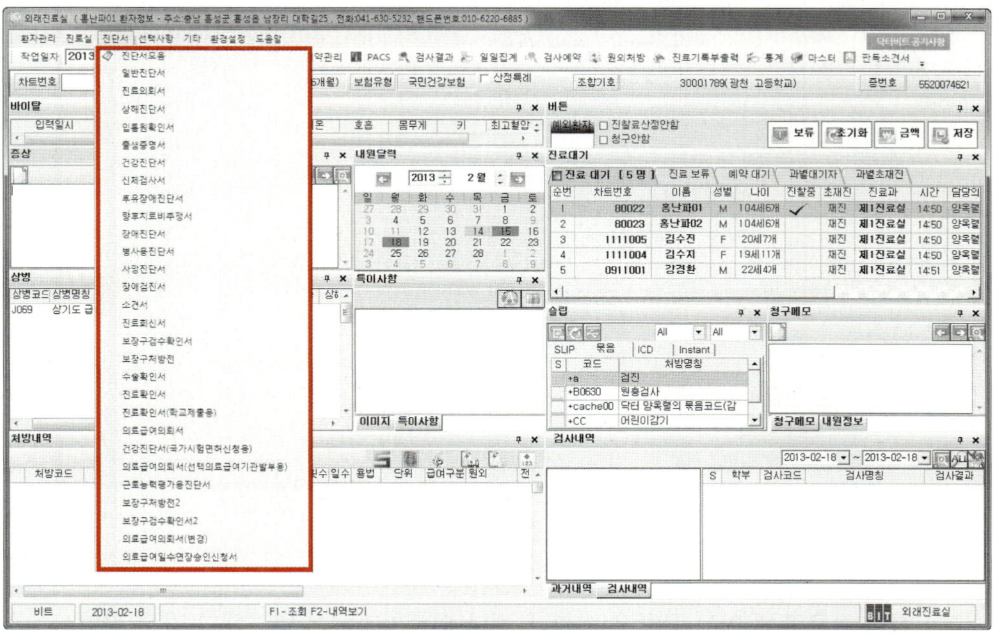

그림 11-73 **[외래진료실] → [진단서]** 세부 메뉴 항목

1. 진단서 작성 및 조회

[외래진료실 메뉴] → [진단서] → [진단서모음]을 선택한다. 여기에는 **[진단서]** 메뉴 항목에 있는 19개의 각종 진단서를 한눈에 작성하거나 조회가 가능하다.

그림 11-74에서 보는 바와 같이 각종 진단서는 화면 오른쪽 위에 단축아이콘 형태로 구성된다. 이 중에 작성을 원하는 진단서를 선택하고 각 항목에 직접 입력을 한다. 입력이 완료되면 **[저장]** 버튼을 누른다. **[저장]**과 동시에 진단서의 출력도 가능하다.

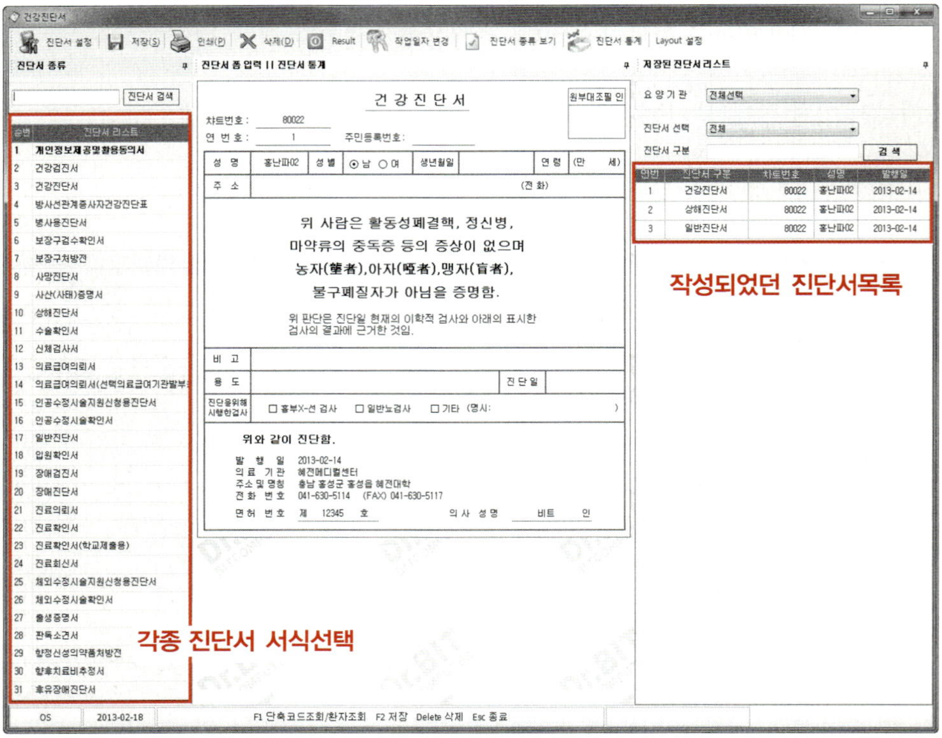

그림 11-74 **[진단서모음]** 실행 화면

또한 화면 오른쪽에 있는 목록은 기존에 해당 의료기관에서 발급했던 각종 진단서를 **진단서별 · 전체별로 조회 및 재출력**이 가능하도록 보여주는 것이다.

이로써 매우 쉽게 진단서의 관리가 가능하다.

2. 진단서 통계

[진단서 모음] 창의 상단에 단축아이콘 중에 **[진단서 통계** 진단서 통계 **]** 아이콘을 선택하면 **[진단서 통계]**를 실행할 수 있다.

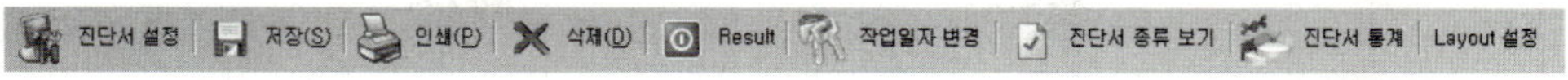

이는 **[진단서 모음]** 창에서 **[진단서 통계]** 아이콘을 선택하면 쉽게 해당 의료기관에서 발급한 진단서의 종류 및 수량을 쉽게 검색할 수 있다. 검색은 크게 '진단서 종류별', '발행자별' 가능하도록 창의 왼쪽 윗부분에 선택 버튼으로 '기간'과 함께 선택하면 조회가 가능하다.

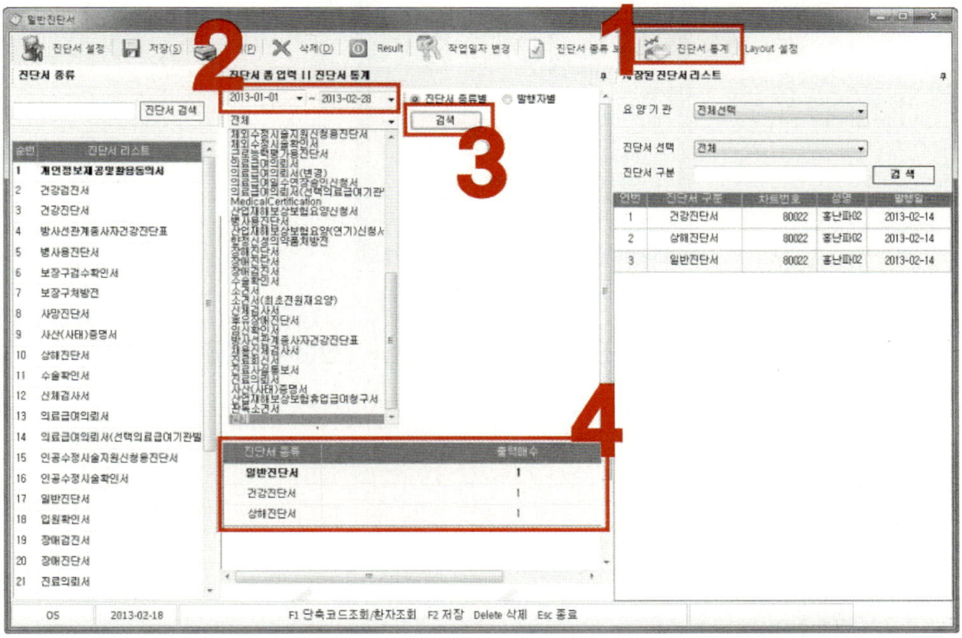

그림 11-74 **[외래진료실] → [진단서] → [진단서 통계]** 결과 화면

3. 진단서 설정

[진단서 모음]이 위쪽 단축아이콘 중 **[진단서 설정]** 버튼을 누르면 화면 왼쪽의 진단서 목록의 항목 설정을 병원의 환경에 따라 선택할 수 있다.

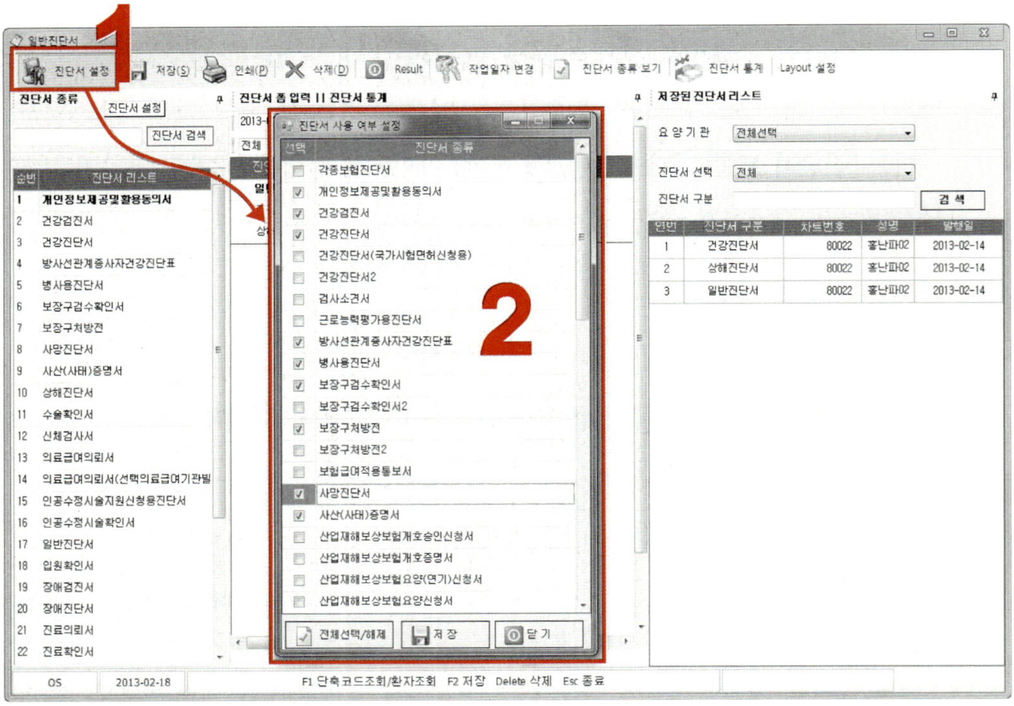

그림 11-76 [외래진료실] → [진단서] → [진단서 설정] 선택 화면

11-4 선택사항

1. 알람 Sound 표시

예약일자 및 검사 등에서 환자의 결과가 나오는 해당 일자가 되었을 때, 병원 관리자에게 알람 사운드를 울리는 기능으로 **[외래진료실]**에서는 의사가 각종 예약 및 스케줄에 대한 알림 기능이라고 할 수 있다.

2. 알람폼 표시

알람기능의 폼 형식을 표시하는지 유무를 토글(toggle) 형태로 선택한다.

이 두 기능은 외래진료실에서 바쁘게 진료를 하는 의사에게 진료 이외의 스케줄에 도움을 주기 위한 부가적인 기능이라고 할 수 있으며, 진료에 큰 영향을 미치는 기능은 아니다.

11-5 기타 항목

기타항목은 **[외래진료실]**에서 의사가 진료에 필요한 부가 기능을 하나로 모아놓은 곳이다. 여기에는 의사가 정해 놓은 스케줄이나 환자의 가족병력 및 현재 날짜 이전으로 날짜를 조정하여 작업해야 하는 경우와 각종 진료차트의 출력이나 알레르기 체크나 판독소견서 등을 조회하는 항목이다.

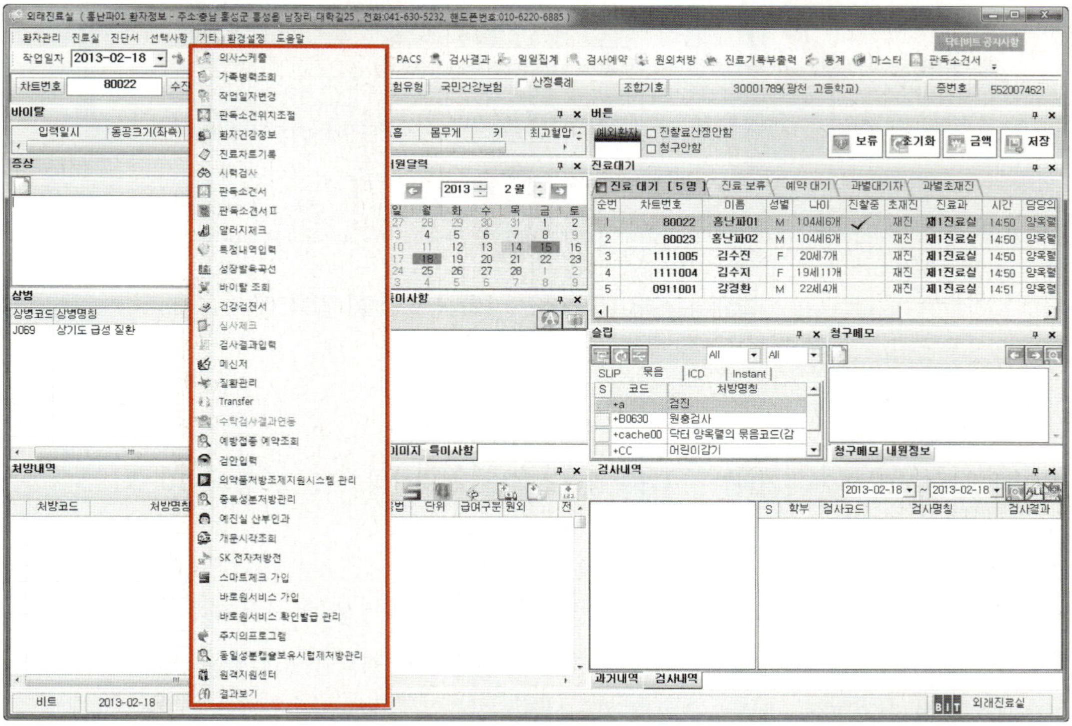

그림 11-77 **[외래진료실] → [기타]** 항목 메뉴

1. 의사 스케줄

[외래진료실 메뉴] → [기타] → [의사 스케줄]을 선택한다. 이는 10장의 '10-5절 9. 의사스케줄' 에서 설명한 바 있다. **[의사 스케줄]**은 의사의 일자별 · 시간별 스케줄을 관리해 주는 기능을 수행한다. 의사 스케줄이 등록되면 해당 '날짜' 나 '시간' 에는 환자의 예약접수를 중복되지 않게 할 수 있으며, 예약 상황을 즉각적으로 확인할 수 있는 장점이 있다.

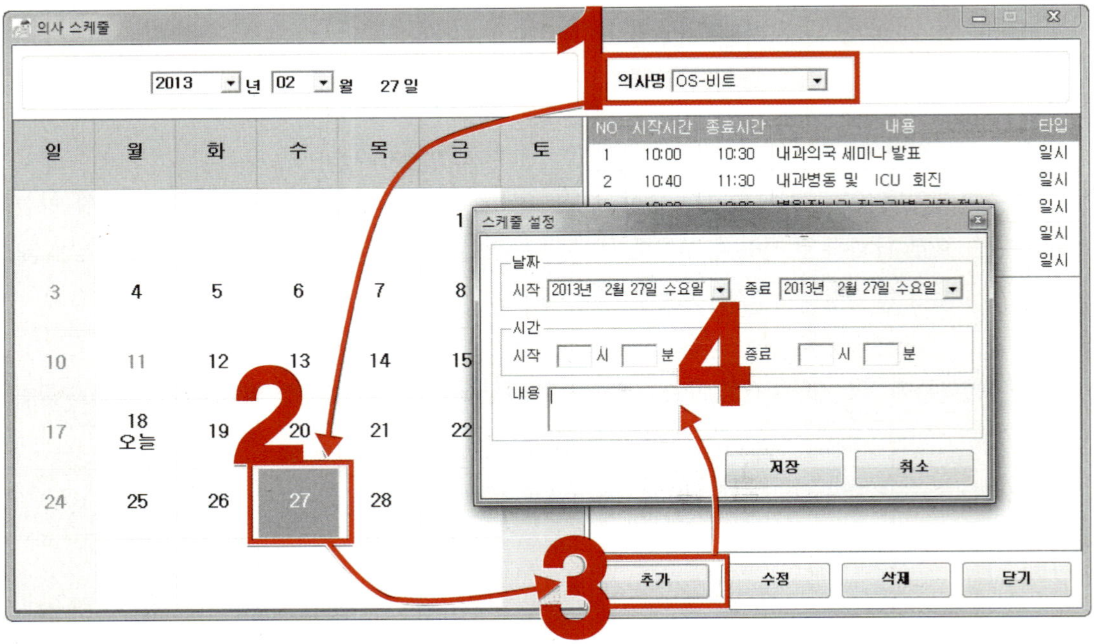

그림 11-78 [기타] → [의사 스케줄] 입력 예

2. 가족병력조회

[외래진료실 메뉴] → **[기타]** → **[가족병력조회]**를 선택한다. 이는 10장의 '10-5절 20. 가족병력 조회' 와 동일한 기능이다.

이 메뉴는 앞서 10-3절에서 설명한 것처럼 **[접수메뉴]** → **[접수]** → **[가족차트]** 항목에서 정의된(실습 10-2 참고) 환자들 중에 가족의 전체 병력을 조회하는 데 편리하게 검색할 수 있도록 새롭게 추가된 기능이다.

그림 11-79는 임의로 3명의 환자를 가족으로 설정한 후 **[가족병력조회]**의 예이다.

등록된 환자를 가족차트로 묶는 방법은 창의 위쪽에 있는 **[자동가족차트묶음]** 메뉴에서 '차트번호(증번호) 자동묶음' 이나 '전화번호로 자동묶음' 을 통해 쉽게 가족으로 환자들을 묶을 수 있다.

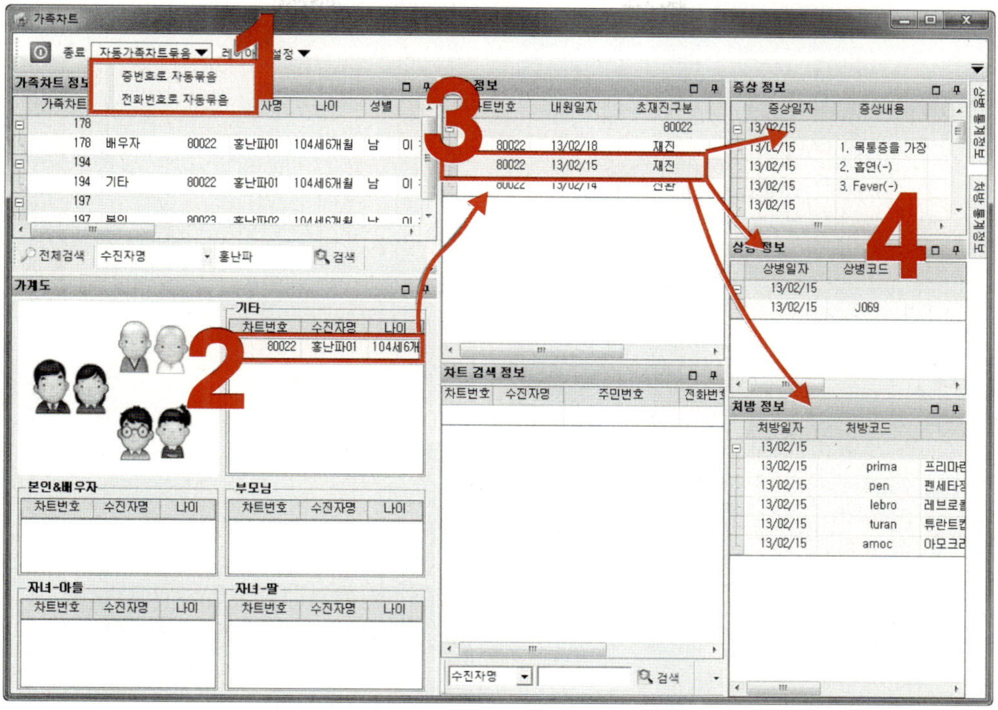

그림 11-79 **[접수]** → **[기타]** → **[가족병력조회]** 실행 화면

또한 가족으로 설정된 환자들은 창의 오른쪽 위에 '상병통계정보'와 '처방통계정보'를 통해 가족의 주요 내원 상병정보와 처방약제에 대한 내용을 막대그래프 형식으로 확인할 수 있다.

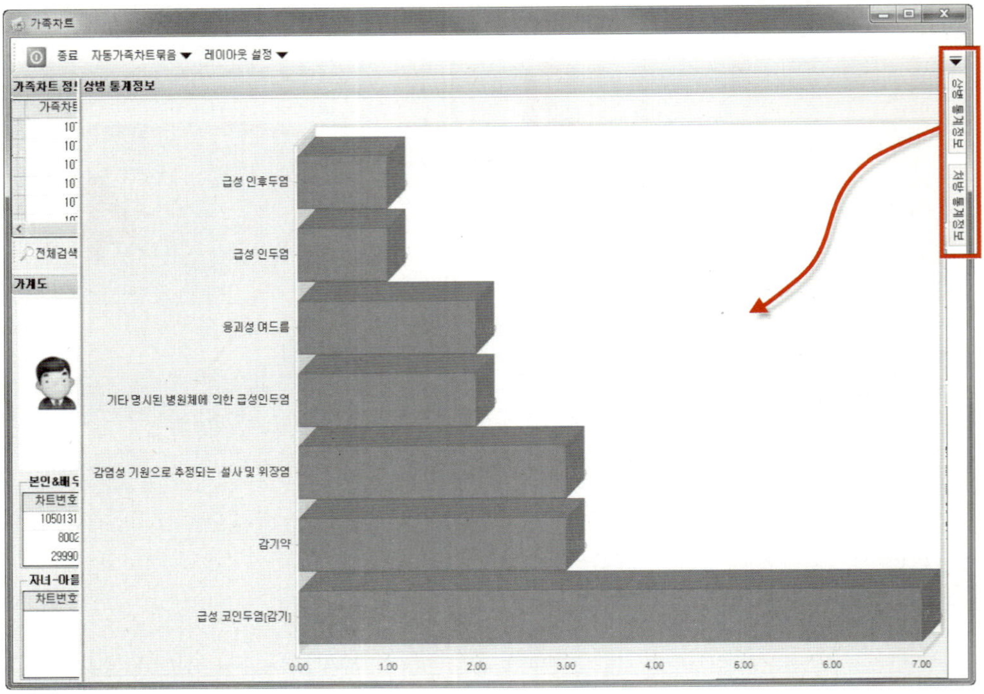

그림 11-80 [접수] → [기타] → [가족병력조회] → [상병통계정보] 실행 화면

3. 작업일자변경

[외래진료실 메뉴] → **[기타]** → **[작업일자변경]**을 통해 설정할 수 있다. '작업일자변경'은 반드시 실행된 **[접수]** 창에서 'ID를 전환해야 하는 경우'나, '날짜를 변경'하여 작업해야 하는 경우에 사용하는 메뉴이다.

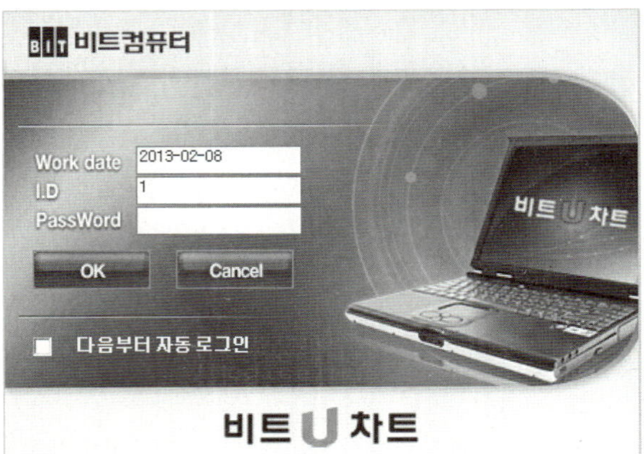

그림 11-81 [기타] → [작업일자변경] 설정 화면

이는 10장의 '10-5절 5. 작업일자 변경' 과 동일한 내용이다.

4. 판독소견 위치조절

[외래진료실 메뉴] → **[기타]** → **[판독소견위치조절]**을 통해 설정할 수 있다. 이는 **[판독소견서]**나 **[판독소견서 II]**에서 사용할 판독소견서의 서식에 항목의 위치 및 글꼴 등을 변경하고자 할 때에 사용하는 메뉴이다.

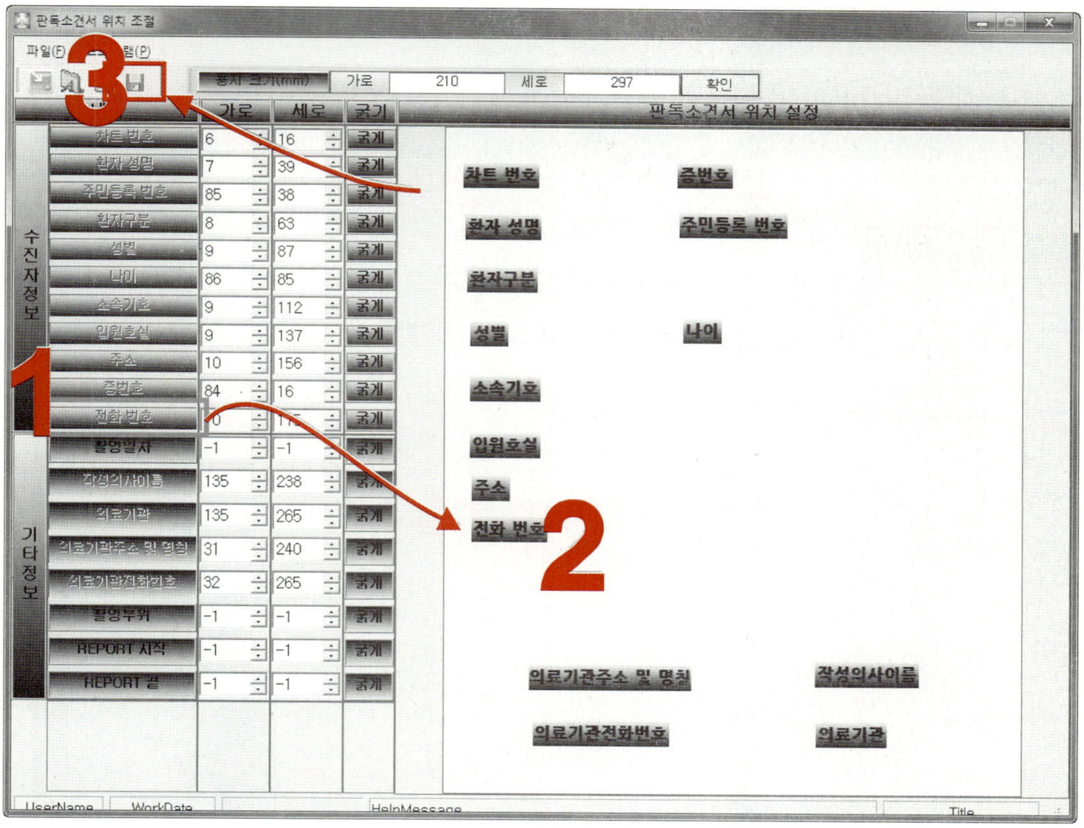

그림 11-82 **[판독소견서 위치지정]** 설정 화면

설정 시에는 각 항목의 이름을 판독소견서의 공백에 드래그하면 해당 제목이 소견서의 임의 위치에 설정된다.

5. 환자건강정보

[외래진료실 메뉴] → [기타] → [환자건강정보]를 통해 설정할 수 있다. 이는 내원 환자의 지속적인 관리를 위해 필요한 환자의 외래 내원 이력, 내원증상, 주병력 등을 지속적으로 체크하여 의사가 직접 환자의 건강관리를 지원하기 위해 사용하는 메뉴이다.

오른쪽 중간에 보면, '메시지' 라는 항목에서 'SMS' 를 체크하여 사용하면 문자 메시지 전달 기능도 가능하다. 'SMS' 기능을 사용하려면 SMS모듈이 설치되어야 한다.

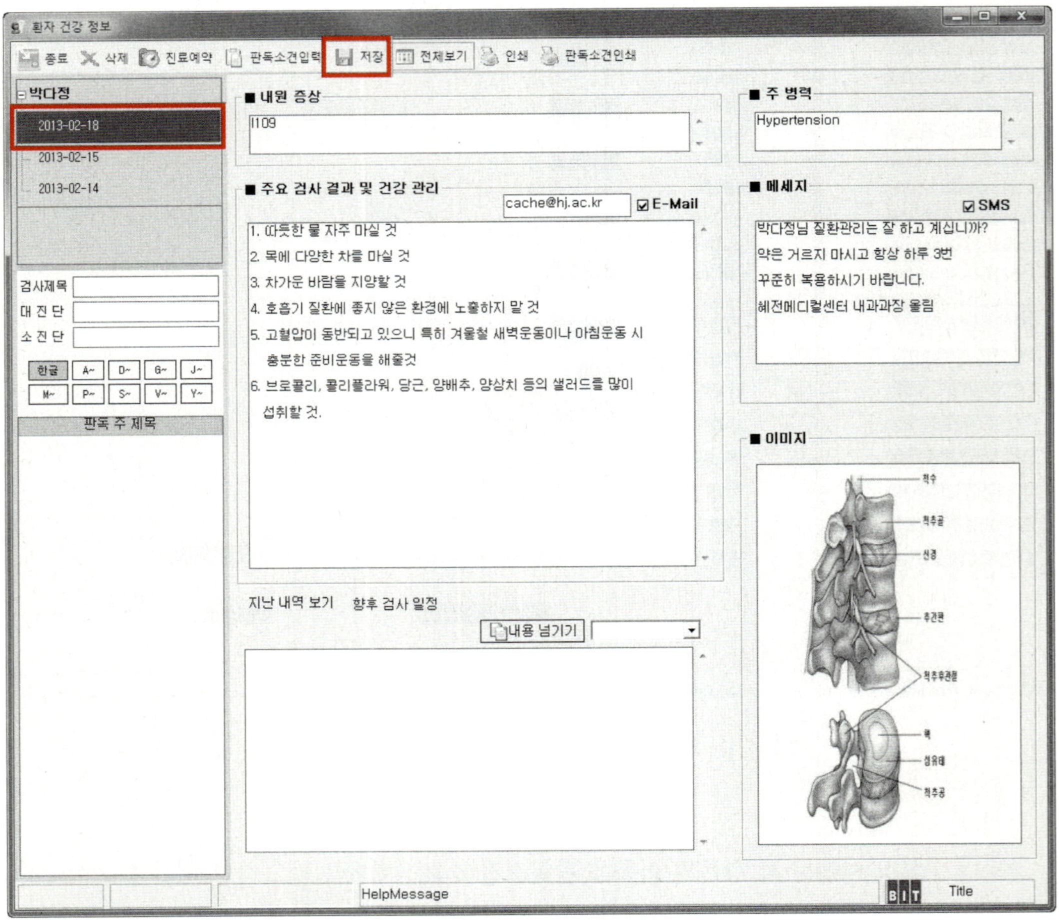

그림 11-83 **[환자건강정보]** 입력 화면

6. 진료차트기록

[외래진료실 메뉴] → [기타] → [진료차트기록]을 선택한다. **[진료차트기록]**은 다양한 진료차트의 기록 내용과 서식지 등을 확인할 수 있다. 아래 그림은 **[진료차트기록]** 창의 예이다.

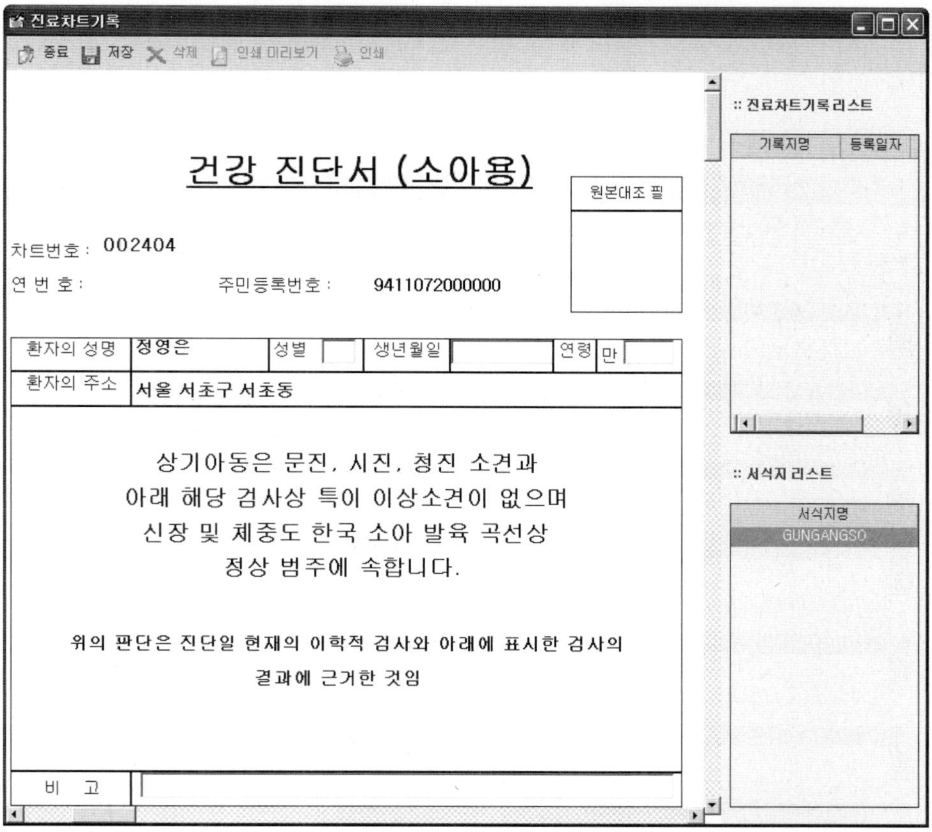

그림 11-84 **[기타] → [진료차트기록]** 실행 화면

이는 10장의 '10-5절17. 진료차트기록' 과 동일한 메뉴이다.

7. 시력검사

[외래진료실 메뉴] → [기타] → [시력검사]를 선택한다. 이는 안과에서 주로 사용한다.

이전 버전까지 없었던 기능인 '시력검사'는 환자를 검색하여 해당 환자의 시력정보를 세부적으로 입력하는 데 사용하는 창이다. 여기에는 안구의 크기, 안구축, 굴절률 등과 같은 다양한 검사를 통해 안경이나 렌즈를 처방하는 데 주로 사용되는 메뉴이다.

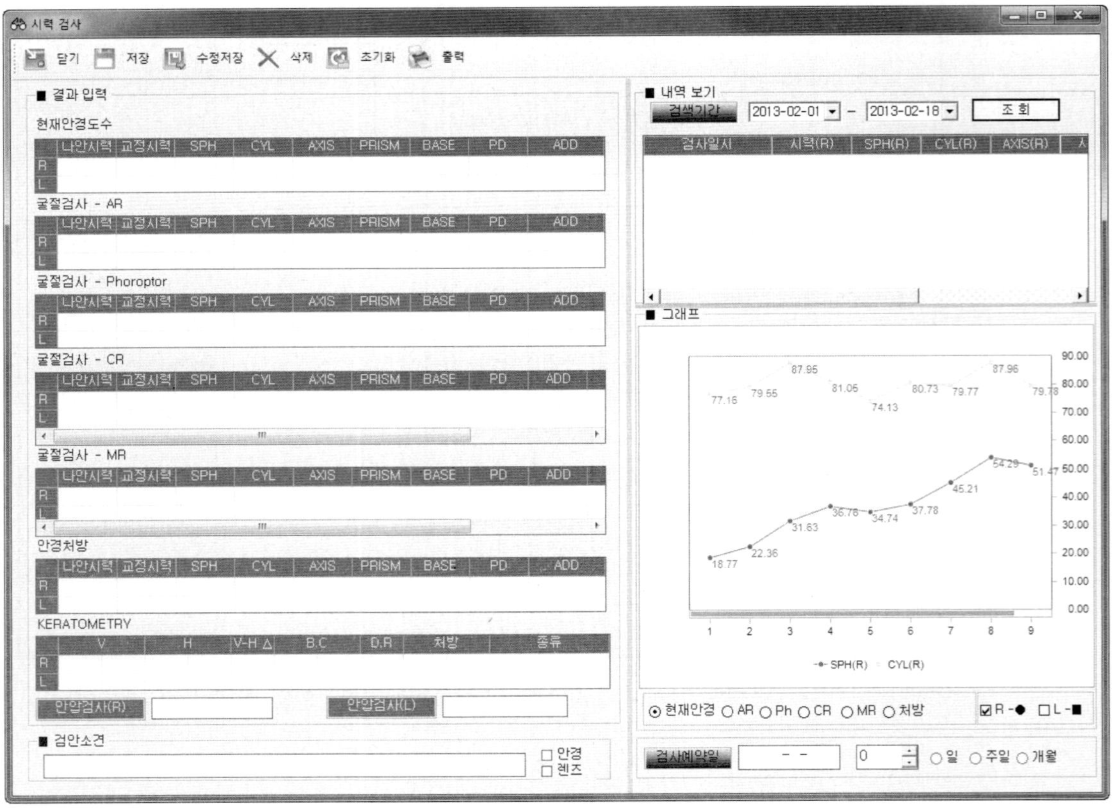

그림 11-85 [기타] → [시력검사] 실행 화면

참고로 이 메뉴는 10장 접수의 '10-5절 12.시력검사'와 동일한 메뉴이다.

8. 판독소견서

[외래진료실 메뉴] → **[기타]** → **[판독소견서]**를 선택한다. 판독소견서는 각종 촬영이 이루어진 방사선 자료에 대하여 의사가 작성하는 메뉴이다. 이러한 판독소견서는 병원 간 Transfer나 병원 내의 다른 '과' 별 Transfer, 환자의 진단에 필수적인 항목이다.

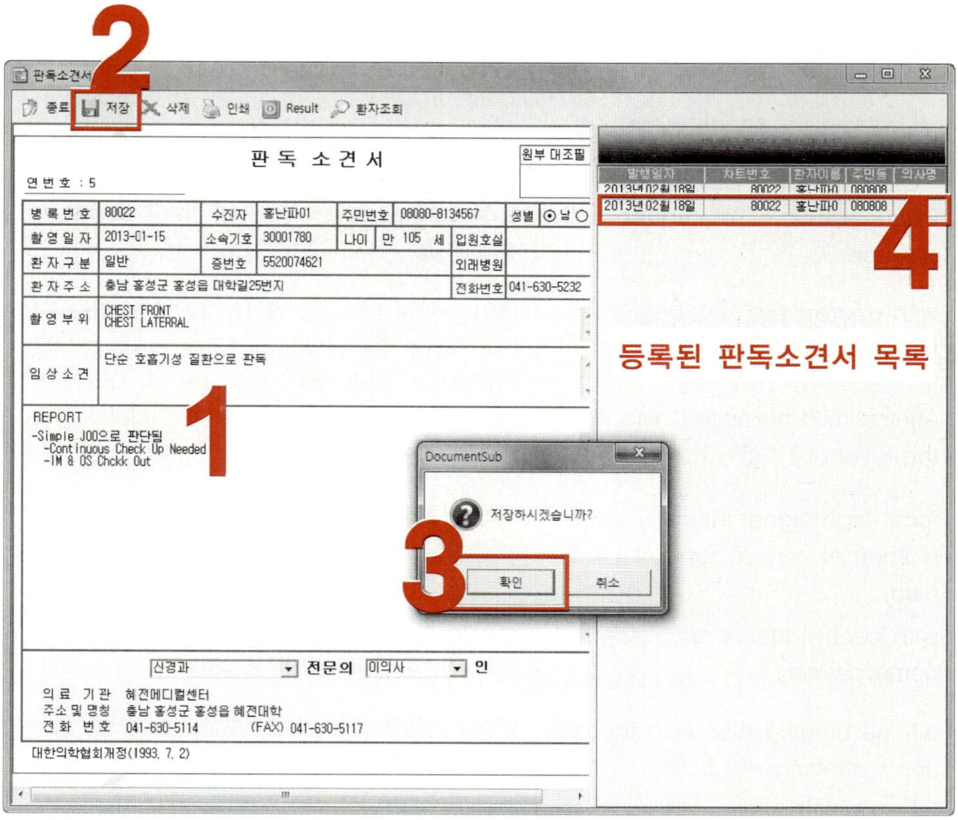

그림 11-85 [기타] → [판독소견서] 입력 예

실습 11-1 판독소견서 작성하기

• 다음 조건을 만족하는 의사의 판독소견서를 작성하라.

조건 ① 환자를 조회하여 해당 환자의 방사선 촬영 부위에 대한 다음과 같은 판독 소견서를 작성하라(환자는 임의의 환자를 선택할 것).

조건 ② 본 환자는 MRI를 이용하여 허리 요추 4번과 5번 허리척추뼈와 관골뼈를 촬영한다.

Reading	판 독
Degeneration of intervertebral disease	척추 추간판의 퇴행성 변화 (추간판은 척추뼈 사이에 연골)
with decreased T2-signal Intensity at L4-5 and L5-S1	MRI 상에서 나타나는 화면이 2개임. 하나는 T1이고 하나는 T2 영상인데 T2 영상에서 허리뼈(5개입니다) 그 중, 허리 척주 4~5번 사이 및 5번째 허리척추뼈와 관골뼈(마지막 허리뼈와 관골뼈)사이에 밀도의 감소를 보이고 있음
central mild herniated disc at the level of L4-5	
focal high signal intensity zone is seen at central zone of L4-5 disc.	허리 척추뼈에 경도의 추간판 탈출이 중앙부분에서 관찰됨
with central thecal sac compression.	국소적으로 강한 신호밀도 지대가 4, 5번 허리 디스크 사이에서 나타남(염증을 의미)
diffuse bulging disc with thecall sac Flattening at L5-S1.	건초낭 중앙에 눌린 양상(건초낭 : 디스크를 쌓고 있는 막)
no evidence of herniation at other intervertebral disc.	미만성(광범위) 확장(튀어나옴)된 디스크에 건초낭이 납작해진 양상이 5번 허리뼈(마지막 허리뼈)와 관골 1번 사이에서 발견됨
the others are not remarkable.	다른 추간판탈출증의 증거는 없음
	기타 사항 특이사항 없음

(계속)

Conclusion	결 론
1. mild herniation of disc with anular tear. L4-5, central. 2. diffuse bulging disc. L5-S1.	1. 경도의 추간판 탈출증 및 섬유륜 파열, 요추 제 4~5 번 사이, 중앙부위 2. 미만성(넓게 퍼진) 섬유륜팽윤. 요추 제 5 번과 관추 제 1번 사이 참조 : 사람의 척추는 7개의 경추, 12개의 흉추, 5개의 요추, 5개의 관추로 이루어짐 [결국, 제 4~5번 요추 사이의 디스크판은 경도의 디스크 증세를 보이지만, 디스크가 약간 찢어진 것이고, 5번 요추와 천추 사이의 디스크는 현재 전반적으로 넓게 눌려서 삐져나오고 있는 상황인 것이다.]

STEP 01 •• 메인메뉴(비트U차트)에서 두 번째 항목인 **[외래진료실]**을 선택한다.

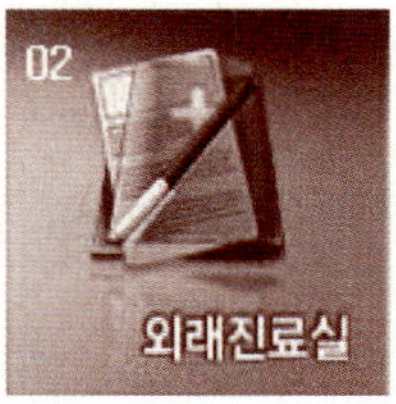

STEP 02 •• **[외래진료실] 창에서 [기타] → [판독소견서]**를 선택한다. 메뉴를 선택하면 다음과 같은 판독소견서 입력 창이 나타난다.

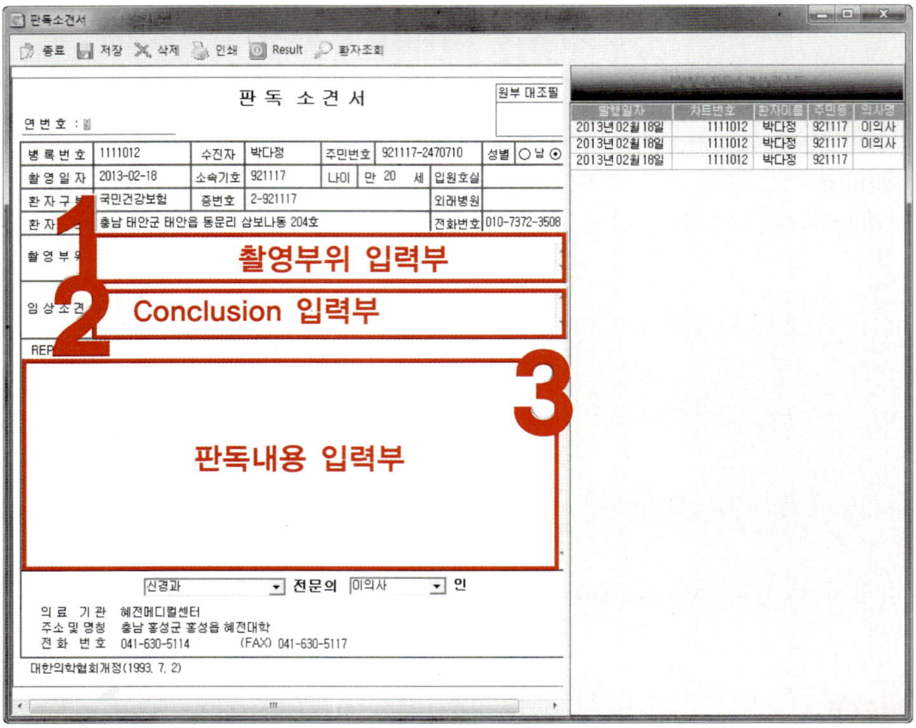

STEP 03 •• 각 입력 부분에 조건에 해당하는 입력내용을 입력한다.

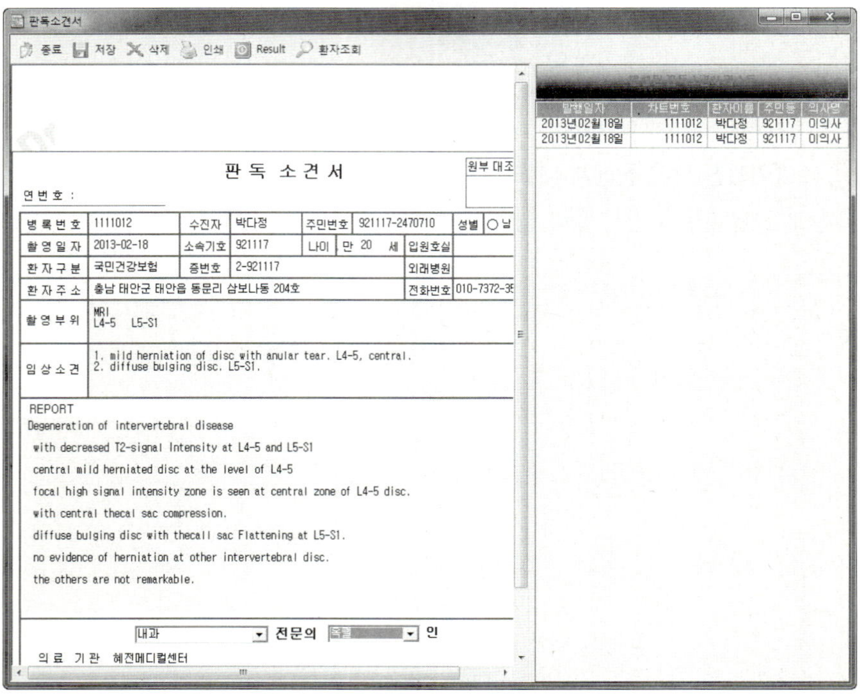

STEP 04 •• 입력이 완료되었다면 **[판독소견서]** 위쪽에 **[저장]** 버튼을 눌러서 입력된 소견내용을 저장한다. 저장확인 창이 나타나면 **[확인]** 버튼을 누른다.

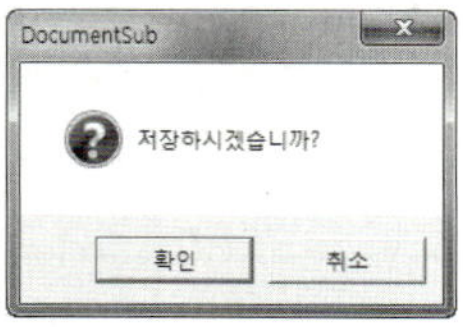

STEP 05 •• 다음과 같이 판독소견서의 출력을 알리는 **[Question]** 창이 나타났을 때, 소견서를 출력하고자 하면 **[확인]** 버튼을 눌러 출력하고, 프린터 출력이 필요 는 경우 **[인쇄취소]** 버튼을 누르면 데이터베이스에 내용이 저장만 된다

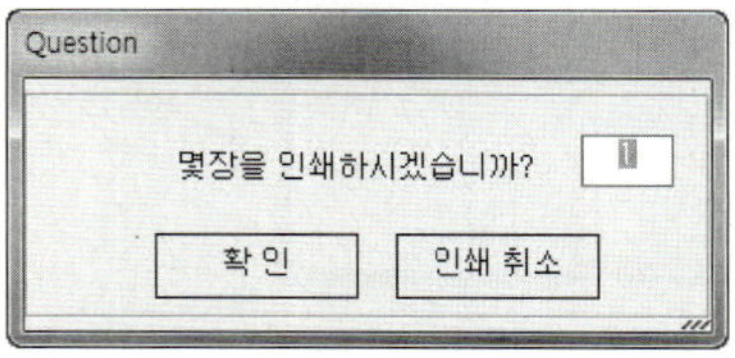

STEP 06 ••저장이 완료되면 **[판독소견서]** 창의 오른쪽 **[발행된 판독소견서 리스트]**에 내용이 올려진다.

STEP 07 •• **[판독소견서]** 창을 닫고, [**종료**] 버튼을 눌러서 종료한다.

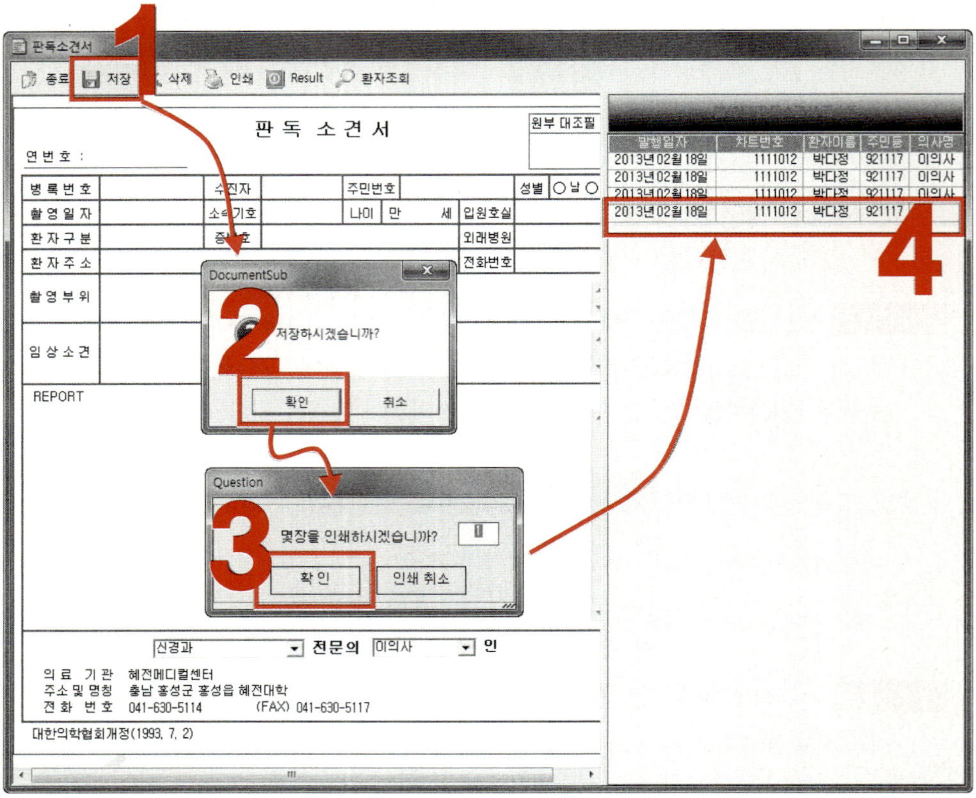

9. 판독소견서 II

[외래진료실 메뉴] → **[기타]** → **[판독소견서 II]**을 선택한다. 이 판독소견서는 앞서 11-5절에서 사용한 판독소견서와는 달리 자유롭게 내용을 입력할 수 있도록 설계된 판독소견서 서식이다. 또한 **[판독소견서]**와 **[판독소견서 II]**는 서로 판독소견 리스트를 공유하지만 실제 각 창에서 작성한 소견서는 서로 다른 창에서 읽히지 않는다.

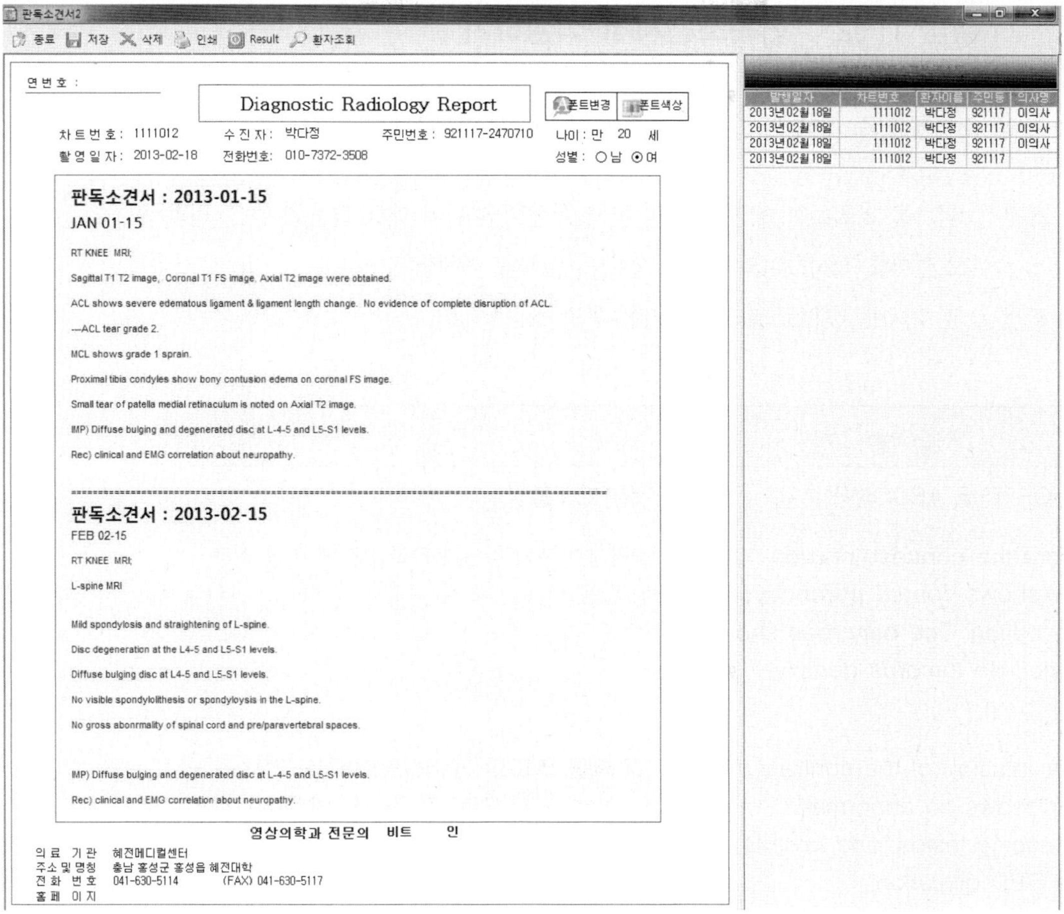

그림 11-87 [기타] → [판독소견서 II] 입력 예

실습 11-2 판독소견서 II 작성하기

• 다음 조건을 만족하는 의사의 판독소견서 Ⅱ 형식으로 작성하여라.

조건 ① 환자를 조회하여 해당 환자의 방사선 촬영 부위에 대해 다음과 같은 판독 소견서를 작성하여라(환자는 임의의 환자를 선택할 것).

조건 ② 본 환자는 CT로 복부를 촬영한 후의 소견서이다.

Reading	판 독
CT OF THE ABDOMEN:	복부 CT촬영
Before the contrast infusion, the liver shows coarse parenchymal attenuation. The pancreas shows no definite tumorus density.	조영제를 쓰기 이전에 간과 췌장에 이상 소견이 없음
After infusion of the contrast, the liver shows no abnormal enhancing lesion, and no IHD and CBD dilatation.	조영제를 쓰고 난 이후의 촬영에서도 역시 간의 이상은 없었으며, 간 및 담도에 확장소견이 없음
The pancreas show no abnormal enhancing lesion in the tail, adjacent small bowel loop dilatation. No splenomegaly.	췌장은 이상이 없었으며 비장 역시 정상으로, 커져 있지 않음
Both kidneys show to be unremarkable. no ascites.	콩팥 역시 정상이고 복수도 없음

IMP	진 단
1.Chronic hepatitis B. 2. unremarkable in the pancreas.	1. 결론적으로 만성 B형 간염이며, 2. 췌장에 특별한 이상 소견은 없다.

STEP 01 •• 메인메뉴(비트U차트)에서 두 번째 항목인 **[외래진료실]**을 선택한다.

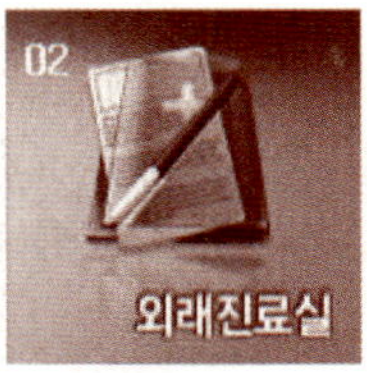

STEP 02 •• **[외래진료실]** 창에서 **[기타]** → **[판독소견서 II]**를 선택한다. 메뉴를 선택하면 다음과 같은 판독소견서 입력 창이 나타난다.

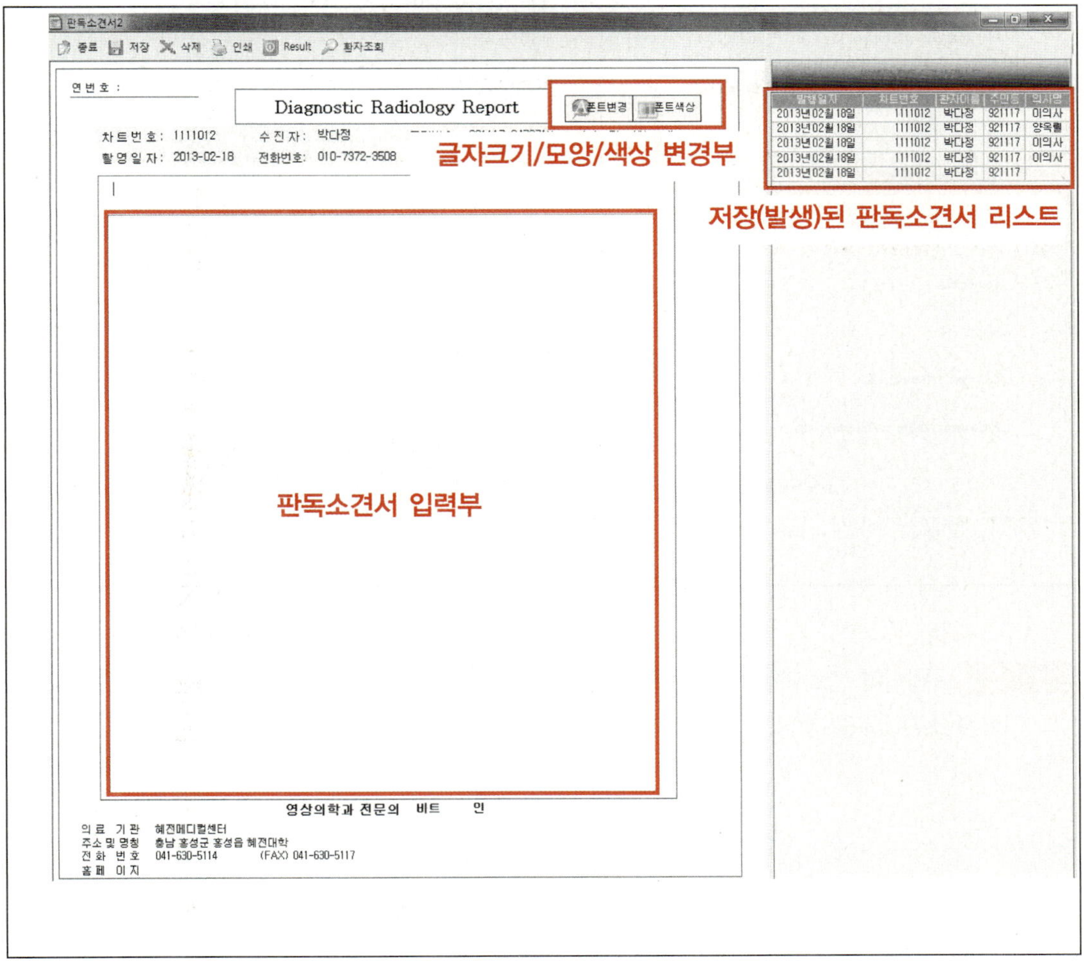

STEP 03 •• 각 입력부분의 조건에 해당하는 입력내용을 입력한다. 입력 시에 폰트의 크기와 폰트의 색상도 변경한다.

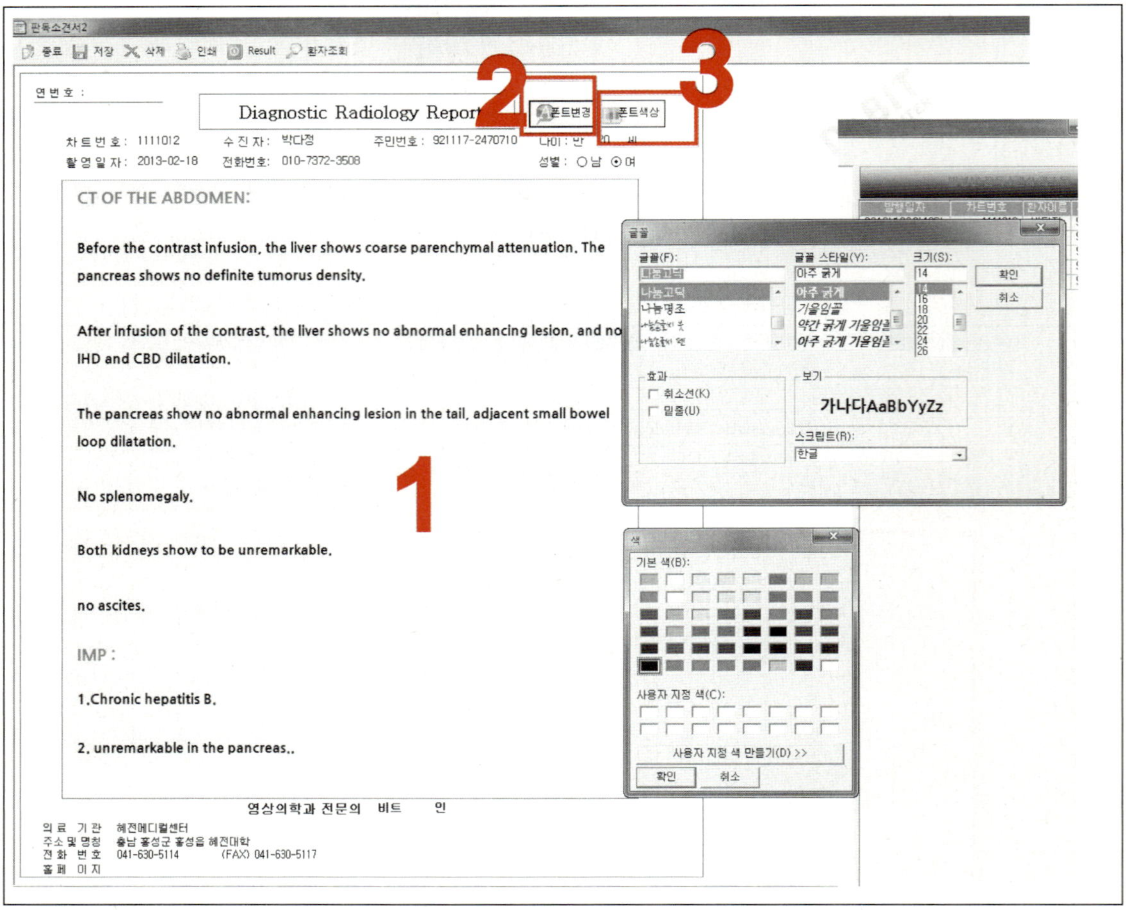

STEP 04 ••입력이 완료되었다면, **[판독소견서]** 위쪽에 **[저장 저장]** 버튼을 눌러서 입력된 소견내용을 저장한다. 저장확인 창이 나타나면 **[확인]** 버튼을 누른다.

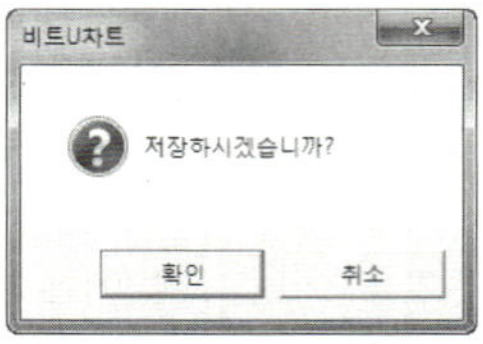

STEP 05 •• 다음과 같이 판독소견서의 출력을 알리는 **[Question]** 창이 나타난다. 소견서를 출력하려면 **[확인]** 버튼을 눌러서 출력하고, 프린터 출력이 필요 없는 경우 **[인쇄취소]** 버튼을 누르면 데이터베이스에 내용이 저장만 된다.

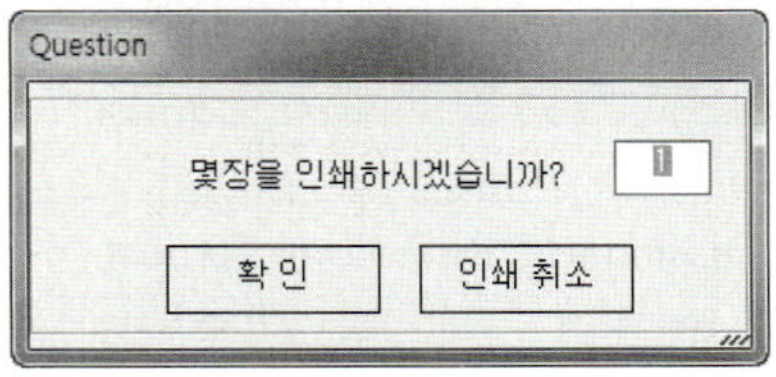

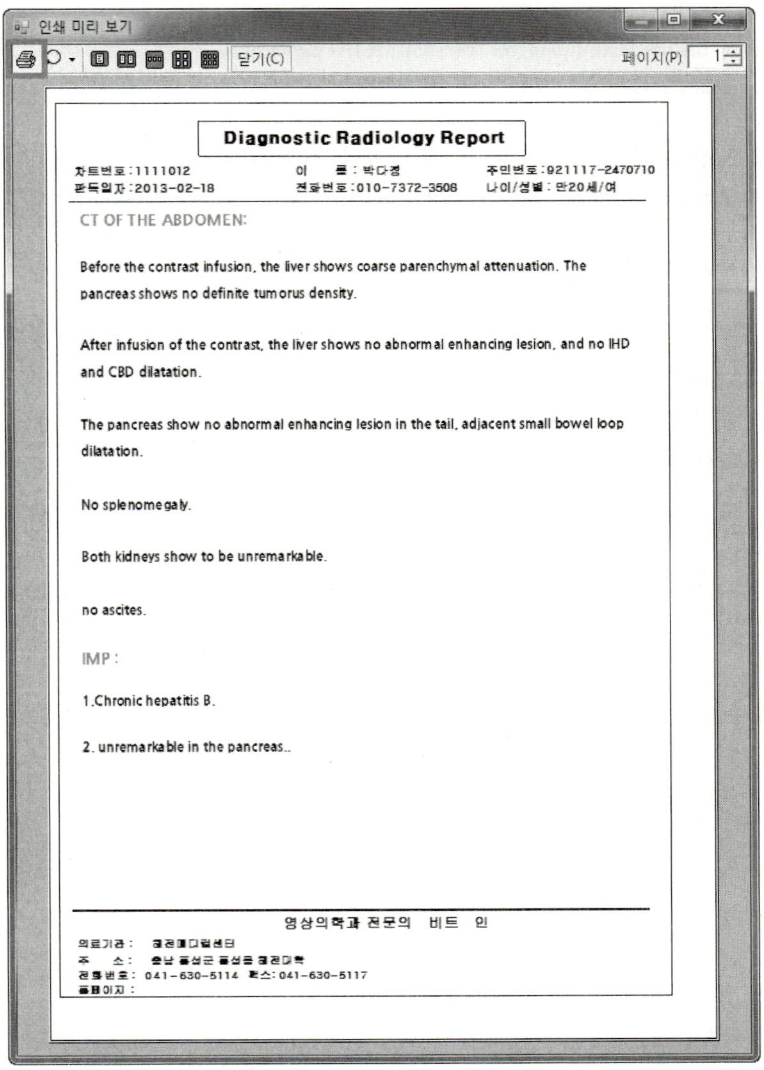

Diagnostic Radiology Report

차트번호 : 1111012 이 름 : 박다경 주민번호 : 921117-2470710
판독일자 : 2013-02-18 전화번호 : 010-7372-3508 나이/성별 : 만20세/여

CT OF THE ABDOMEN:

Before the contrast infusion, the liver shows coarse parenchymal attenuation. The pancreas shows no definite tumorus density.

After infusion of the contrast, the liver shows no abnormal enhancing lesion, and no IHD and CBD dilatation.

The pancreas show no abnormal enhancing lesion in the tail, adjacent small bowel loop dilatation.

No splenomegaly.

Both kidneys show to be unremarkable.

no ascites.

IMP :

1.Chronic hepatitis B.

2. unremarkable in the pancreas..

영상의학과 전문의 비 트 인

의료기관 :
주 소 :
전화번호 : 041-630-5114 팩스 : 041-630-5117
홈페이지 :

STEP 06 ••저장이 완료되면 **[판독소견서]** 창의 오른쪽 **[발행된 판독소견서리스트]**에 내용이 올려진다.

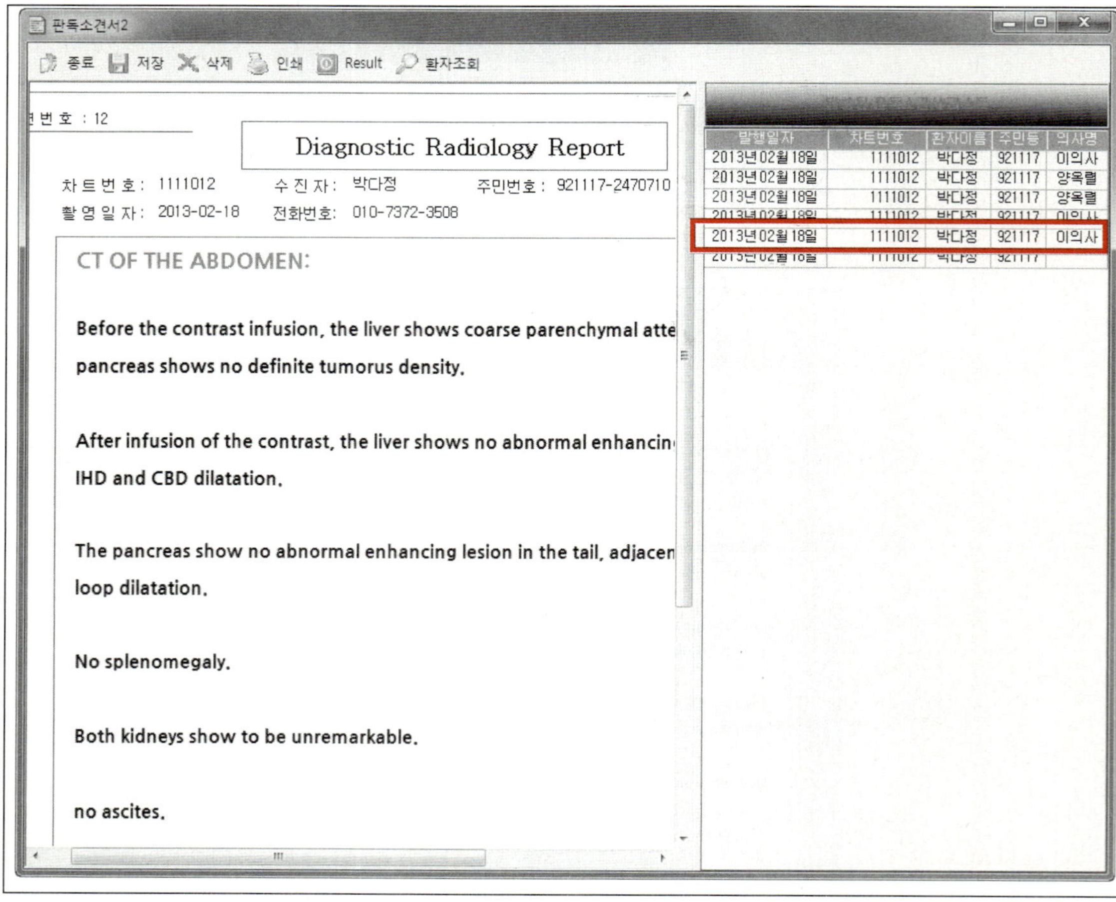

STEP 07 ••**[판독소견서 II]** 창을 닫고, **[종료** 종료**]** 버튼을 눌러서 종료한다.

10. 알러지 체크

[외래진료실 메뉴] → **[기타]** → **[알러지 체크]**를 선택한다. 이는 선택 중인 환자의 특정 알러지(allergy)에 대한 유무를 체크하는 항목이다. 보통 가장 많은 알러지는 역시 꽃가루일 것이다. 그러나 복숭아나 번데기 등 사람마다 알러지 반응을 일으키는 대상은 매우 다양하기 때문에 일반적이지 않다.

그림 11-88에서와 같이 등록된 알러지는 '알러지 코드' 항목에서 **[F1]**을 누르면 '알러지 코드'와 함께 '알러지 명'을 확인할 수 있다. 해당 알러지를 선택하고 **[적용]** 버튼을 누르면 환자에게 알러지가 등록된다.

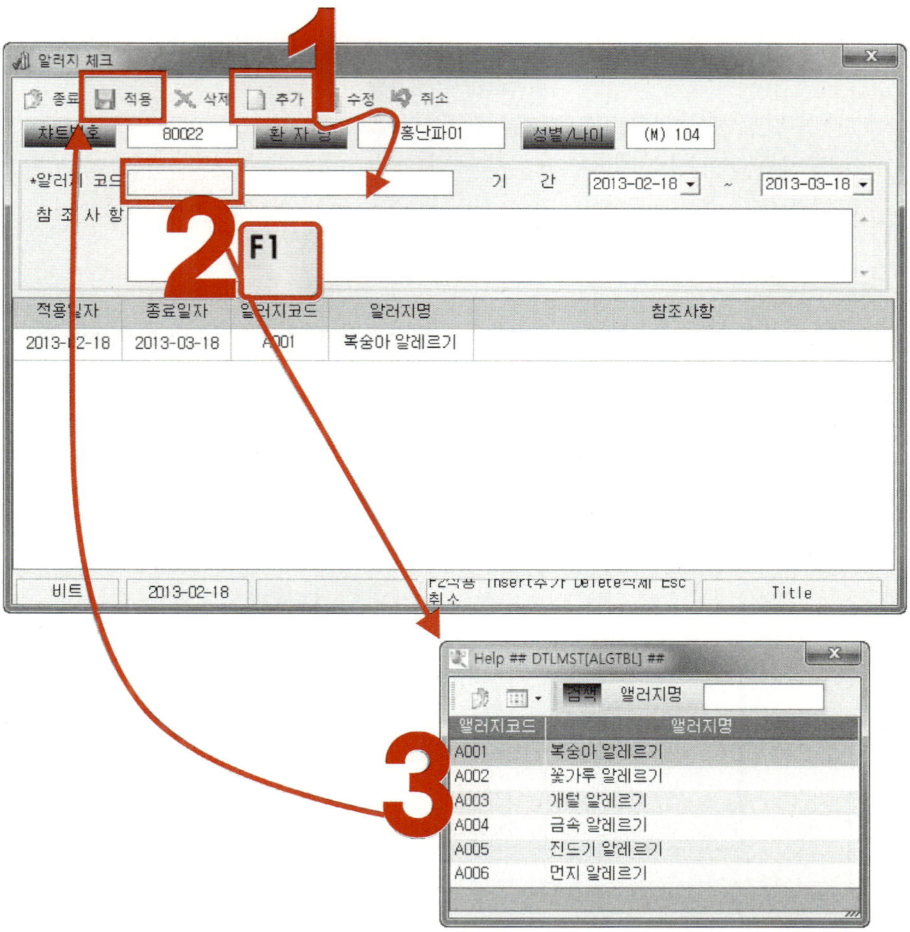

그림 11-88 **[기타]** → **[알레르기 체크]** 입력 예

실습 11-3 알러지 등록하기

• 다음 조건을 맞도록 현재 **[외래진료실]**에 진료 중인 환자의 알러지를 등록한다.

조건 ① 과거에 '금속알러지'가 있었음을 등록한다.

조건 ② 현재는 '금속알러지'가 없는 상태이다.

조건 ③ '금속알러지'가 있었던 기간은 '2000-01-01'부터 '2002-12-31' 까지 이다.

STEP 01 •• 메인메뉴(비트U차트)에서 두 번째 항목인 **[외래진료실]**을 선택한다.

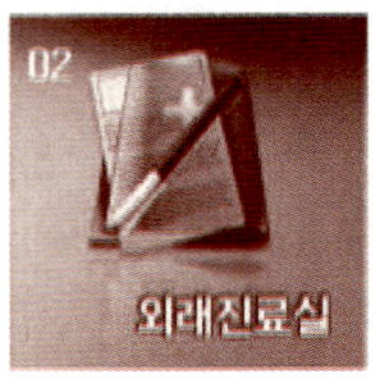

STEP 02 •• **[외래진료실]** 창에서 **[기타]** → **[알레르기 체크]**를 선택한다. 메뉴를 선택하면 다음과 같은 **[알러지 체크]** 입력 창이 나타난다.

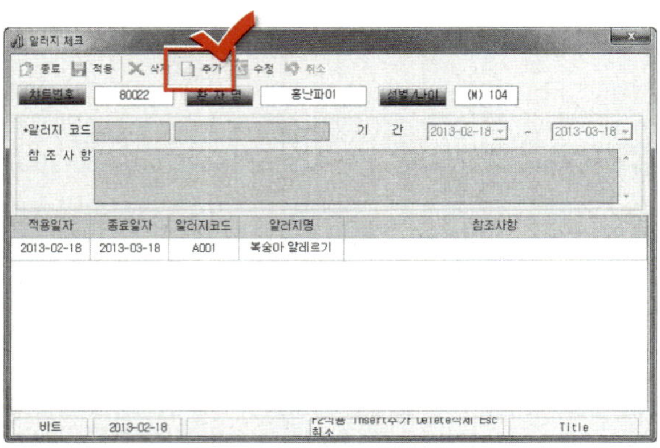

STEP 03 •• **[추가]** 버튼을 누른다. 그러면 각 항목이 공백으로 나타난다. '알러지 코드' 항목에 커서를 두고, **[F1]**을 누른다.

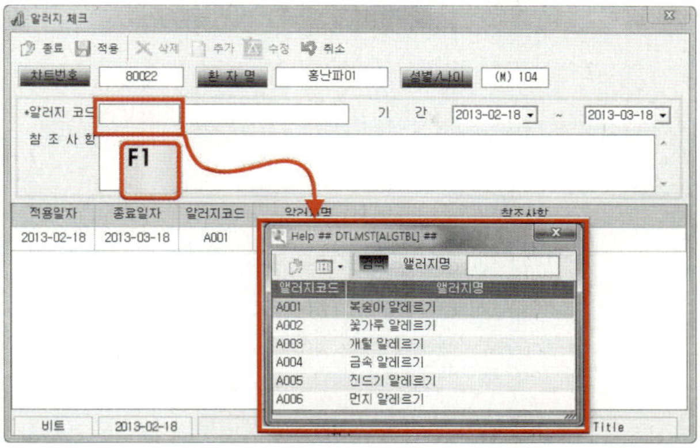

STEP 04 •• 그러면 다음과 같은 알러지 목록 창이 나타난다. 여기서 **[금속알러지]**를 더블클릭하여 선택한다.

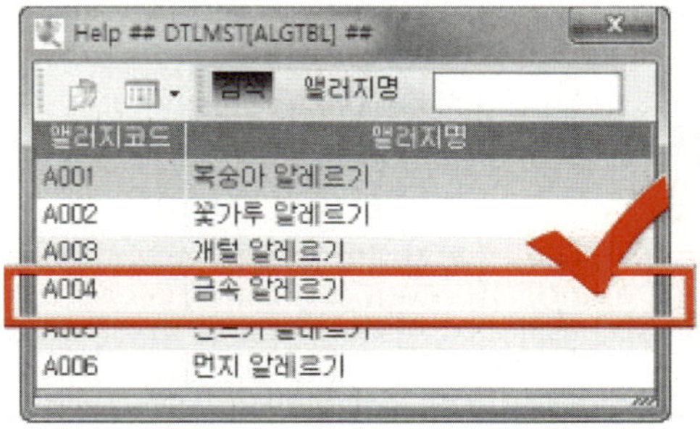

STEP 05 •• 선택 후, **[알러지 체크]** 창에서 해당 조건에 해당하는 **[기간]**을 입력한다. 입력이 완료되고 **[적용]** 버튼을 누르면 다음과 같은 저장 확인 창이 나타난다. **[예(Y)]**를 눌러서 저장한다.

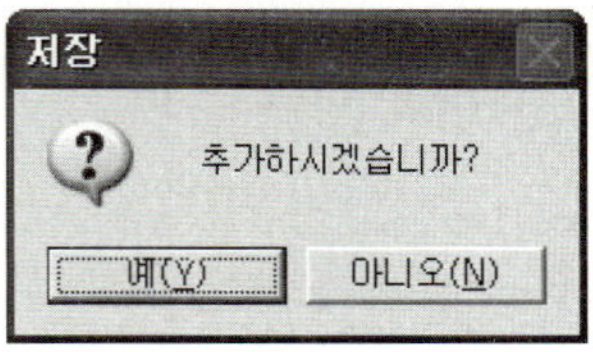

STEP 06 •• 적용된 알러지 목록을 확인한다.

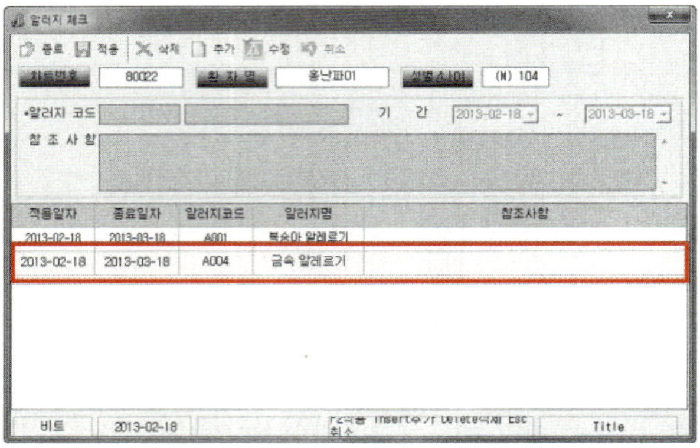

STEP 07 •• [종료 종료] 버튼을 눌러서 완료한다.

11. 특정내역입력

[외래진료실 메뉴] → **[기타]** → **[특정내역입력]**을 선택한다. 특정내역은 '신생아체중', '중증환자(뇌혈관, 심장질환)수술일자', '암질환 Stage 분류', '암질환 TNM 분류', '항암화학 요법 투여단계 및 주기', '개방병원진료 시 의뢰기관기호', '소명자료구분', '주민등록번호상이건', '제출자료목록표', '자출자료목록표(기타)', '본인부담구분코드', '진료확인번호' 등의 명세서 단위 특정자료와 '준용명', '혈명코드', '진찰료', '집중치료실', '신생아집중치료실', '분만', 'DUR 관련 확인코드', '치매검사결과', '기타내역' 등의 줄번호 단위 자료에 대한 내용의 입력에 사용되는 창이다.

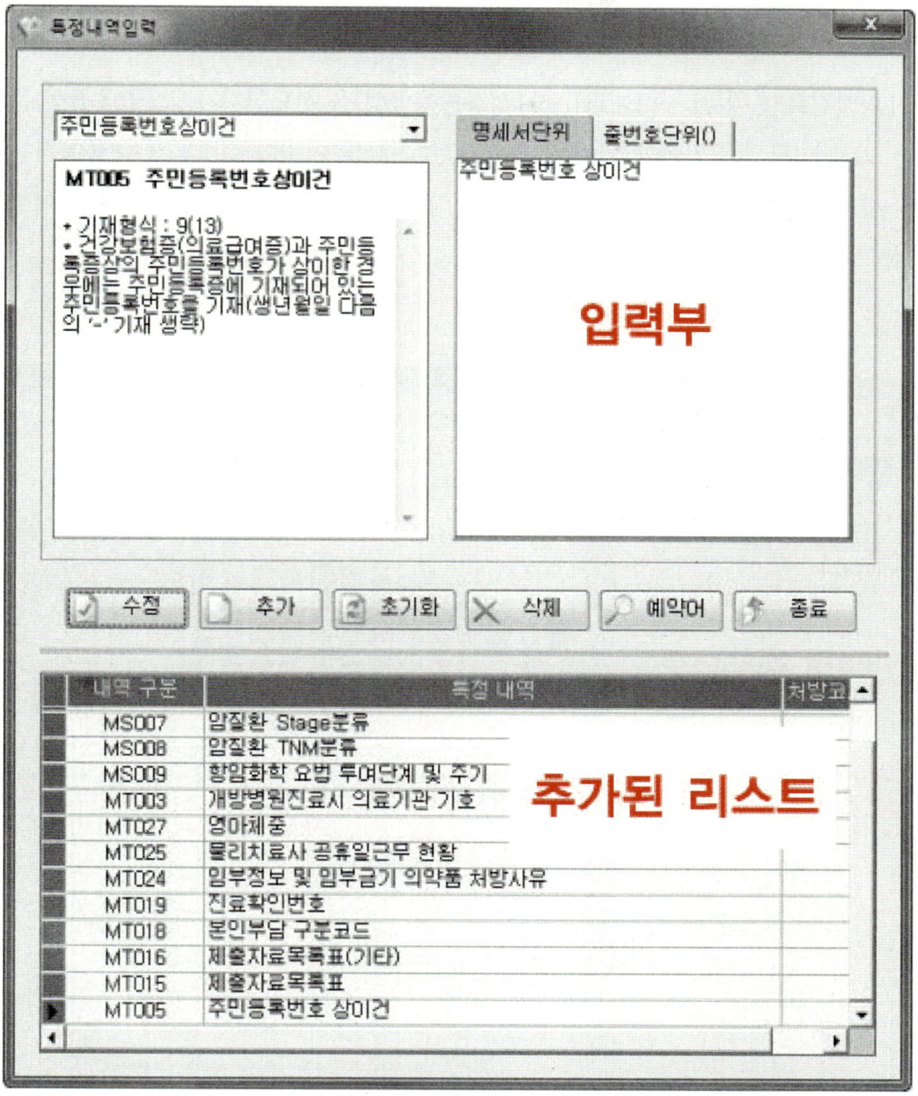

그림 11-89 **[기타] → [특정내역입력]** 창

12. 성장발육곡선

[외래진료실 메뉴] → [기타] → [성장발육곡선]을 선택한다. **[성장발육곡선]**은 만 20세 미만의 환자에게만 사용할 수 있는 기간별 어린이 성장곡선을 등록하는 창이다. 이 창에서는 유아 및 아동 환자들의 내원 내역에 따른 키, 몸무게, 바이탈 정보를 연령별로 곡선을 확인할 수 있다.

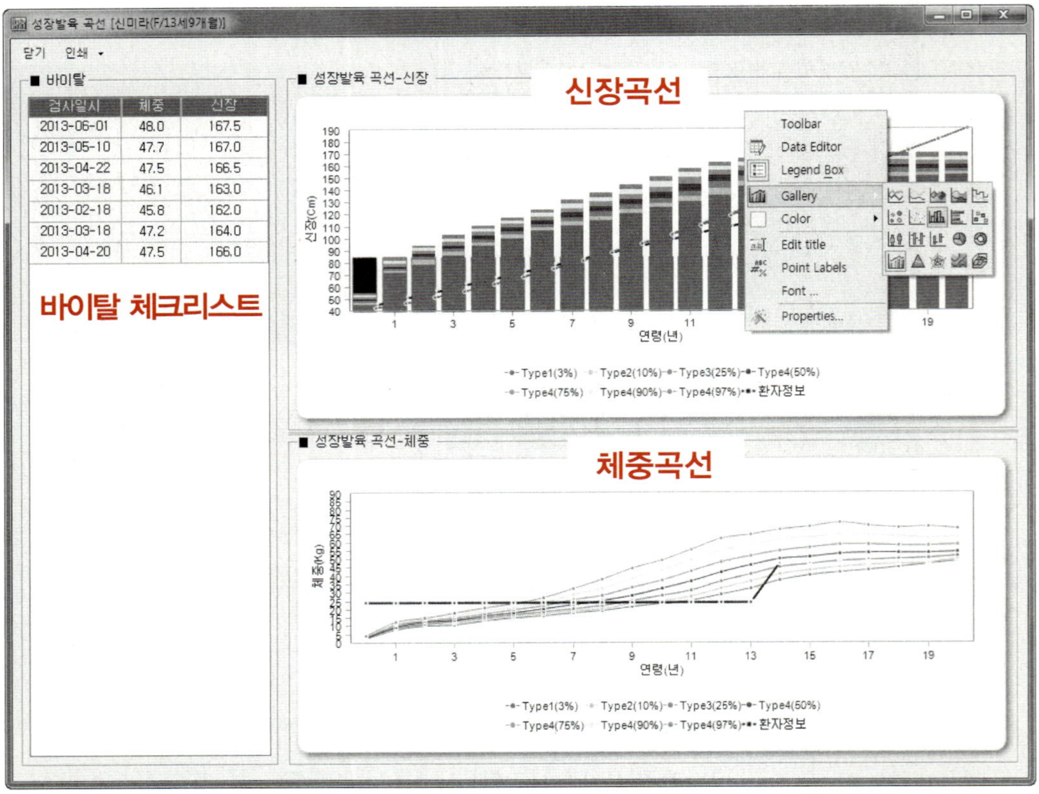

그림 11-90 [기타] → [성장발육곡선] 창

만일 20세 이상의 환자가 사용하려면 다음과 같은 [메시지 창]이 나타난다.

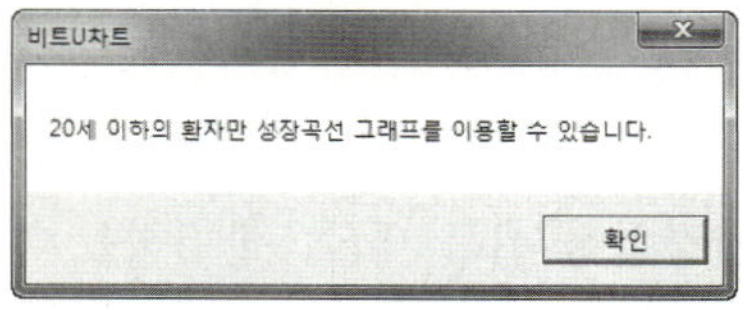
비트U차트
20세 이하의 환자만 성장곡선 그래프를 이용할 수 있습니다.
확인

13. 바이탈 조회

[외래진료실 메뉴] → **[기타]** → **[바이탈 조회]**를 선택하면 나타난다.

앞서 11-2절의 '11-2절 1. 외래환자 차트 입력하기'에서 설명한 그림 11-20과 같은 [바이탈 정보를 조회하는 창인데, 이는 **[외래진료실]**의 왼쪽 윗부분에 위치한 **[바이탈]** 서브 창과 동일하다.

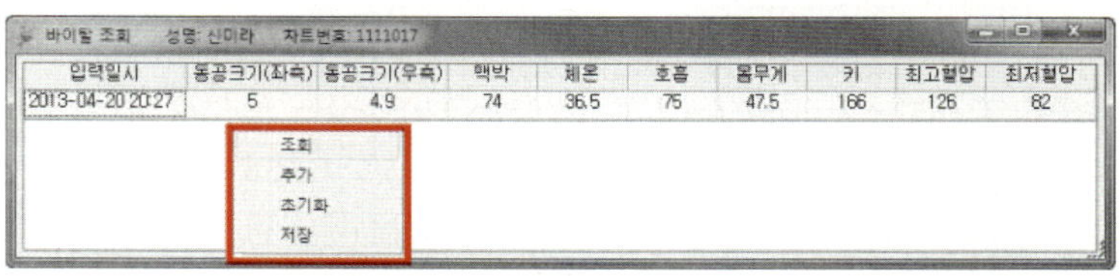

그림 11-91 [기타] → [바이탈 조회] 정보 화면

그러나 **[기타]** → **[바이탈 조회]**를 통해 나타난 **[바이탈 조회]** 창은 반드시 창을 닫아야만 다른 입력이 가능하다.

14. 건강검진서

[외래진료실 메뉴] → **[기타]** → **[건강검진서]**를 선택한다. 이는 직장에서 정기적으로 직장인을 상대로 2년에 한 번씩 하는 정기검진이나 회사 입사 시 필요로 하는 서류 중 하나이다. 바로 이 **[건강검진서]**를 제작 · 출력하는 데 사용한다.

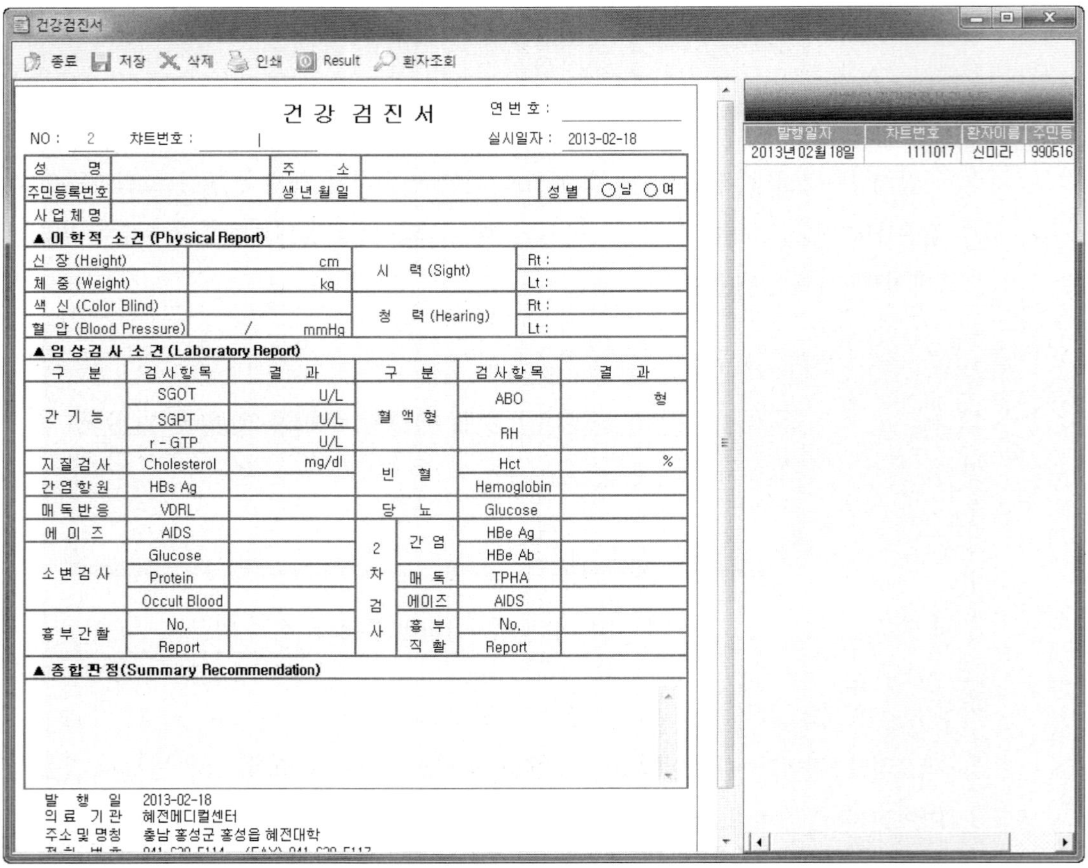

그림 11-92 **[기타]** → **[바이탈 조회]** 정보 화면

건강검진 시의 검진 항목에는 그림 11-92에서 보는 바와 같이 '신장 · 체중 · 색신 · 혈압, '시력' · '청력' 과 같은 이학적 소견(Physical Report)과 '간기능 · 지질 · 간염항원 · 매독반응', '에이즈 · 소변검사 · 흉부 · 혈액형 · 빈혈 · 당뇨 · 2차 검사' 등의 임상검사 소견(Laboratory Report)로 구분할 수 있으며, 이러한 2가지 소견을

기준으로 의사는 종합판정(Summary Recommendation)을 작성하게 된다.

이 **[건강검진서]**는 앞서 보았던 **[판독소견서]**와 동일하게 저장 및 출력이 가능하고, 저장된 **[건강검진서]** 내역은 조회도 가능하다.

15. 심사체크

[외래진료실 메뉴] → **[기타]** → **[심사체크]**를 선택한다. 이는 진료한 환자의 진료내역이 건강보험심사평가원(심평원)의 심사 과정에서 오류 유무가 있는지를 체크하는 항목이다.

16. 검사결과입력

[외래진료실 메뉴] → **[기타]** → **[검사결과입력]**을 선택한다. 이는 앞의 '검사예약'에서 설정한 검사 예약 항목에 대하여 실제 검사결과를 입력하고 완료하는 메뉴이다. 그림 11-93에서 **[Lab Info]** 항목과 같이 '검사결과'가 '완료'이거나 '대기' 상태로 존재하는 데, '완료'는 검사결과의 입력이 완료되었음을 의미한다.

17. 메신저

이는 '10장 OCS 접수'의 '10-7절 7. 메신저'에서 설명한 **[메신저]**와 동일한 기능이다. 서로 다른 컴퓨터에서 접속한 사용자들(의사, 간호사, 접수 등)이 네이트온과 같이 간단한 상호 메시지 전송 및 수신이 가능한 프로그램이다.

이는 10장의 그림 10-61을 참조하기 바란다. 또한 **[메신저]** 창은 반드시 2대 이상의 컴퓨터가 접속 중일 때 사용이 가능하다.

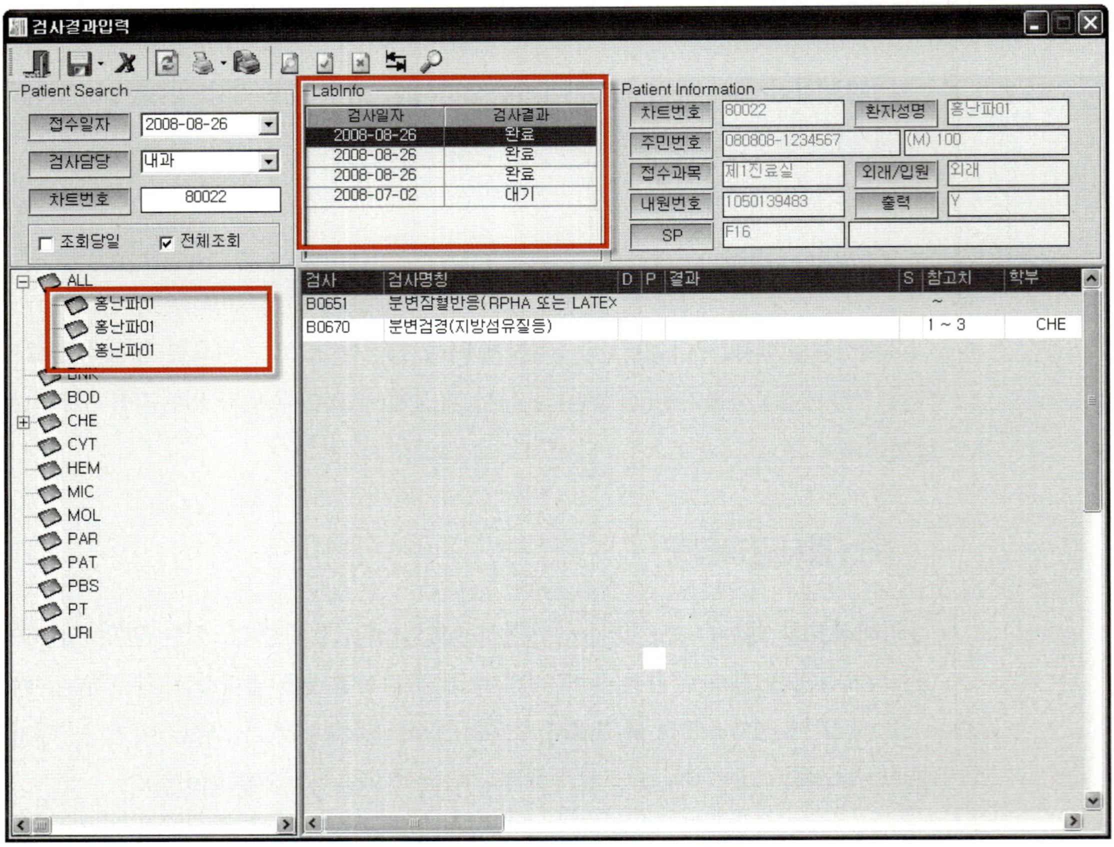

그림 11-93 **[기타] → [검사결과입력]** 정보 화면

18. 질환관리

[외래진료실 메뉴] → [기타] → [질환관리]를 선택한다. 이는 현재 진료 중인 환자에 대하여 만성질환 등의 정보를 입력하는 데 사용하는 메뉴이다.

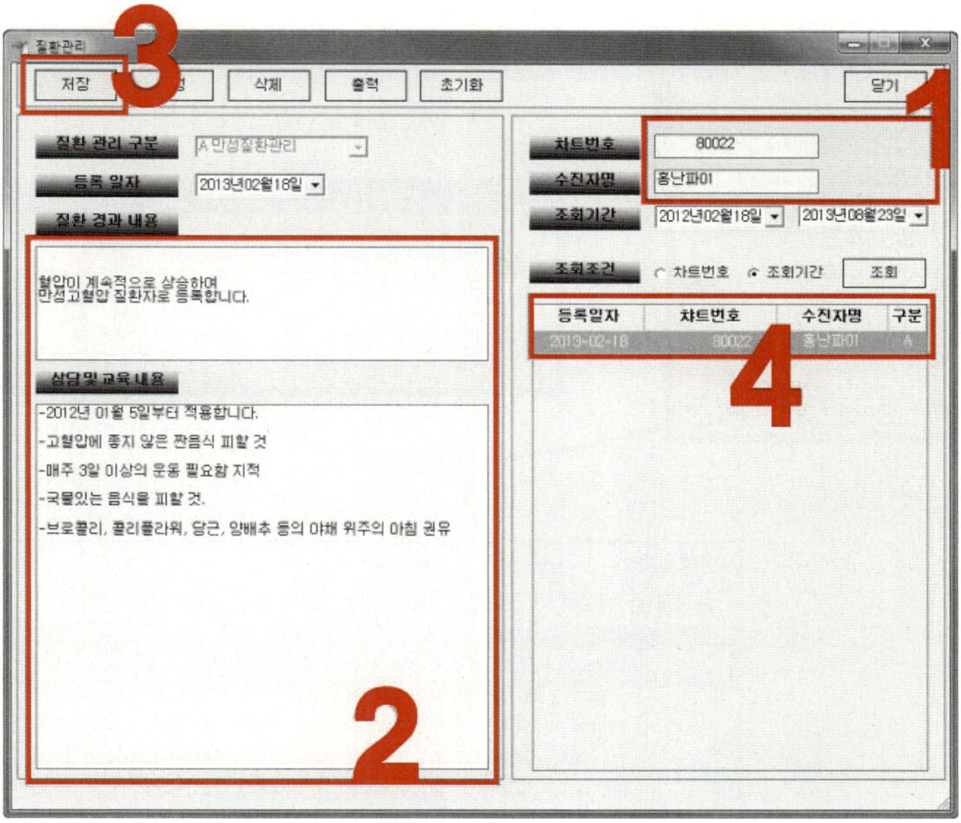

그림 11-94 [기타] → [질환관리] 조회 화면

19. Transfer

[외래진료실 메뉴] → [기타] → [Transfer]를 선택한다. 테두리 예를 들어 '내과'로 내원한 환자인데 진찰 중에 확인해보니 외상이 있어서 우선 '외과'로 과를 전환해야 하는 경우에 이 메뉴를 사용하여 초기에 접수한 내원 과를 변경하는 데 사용한다.

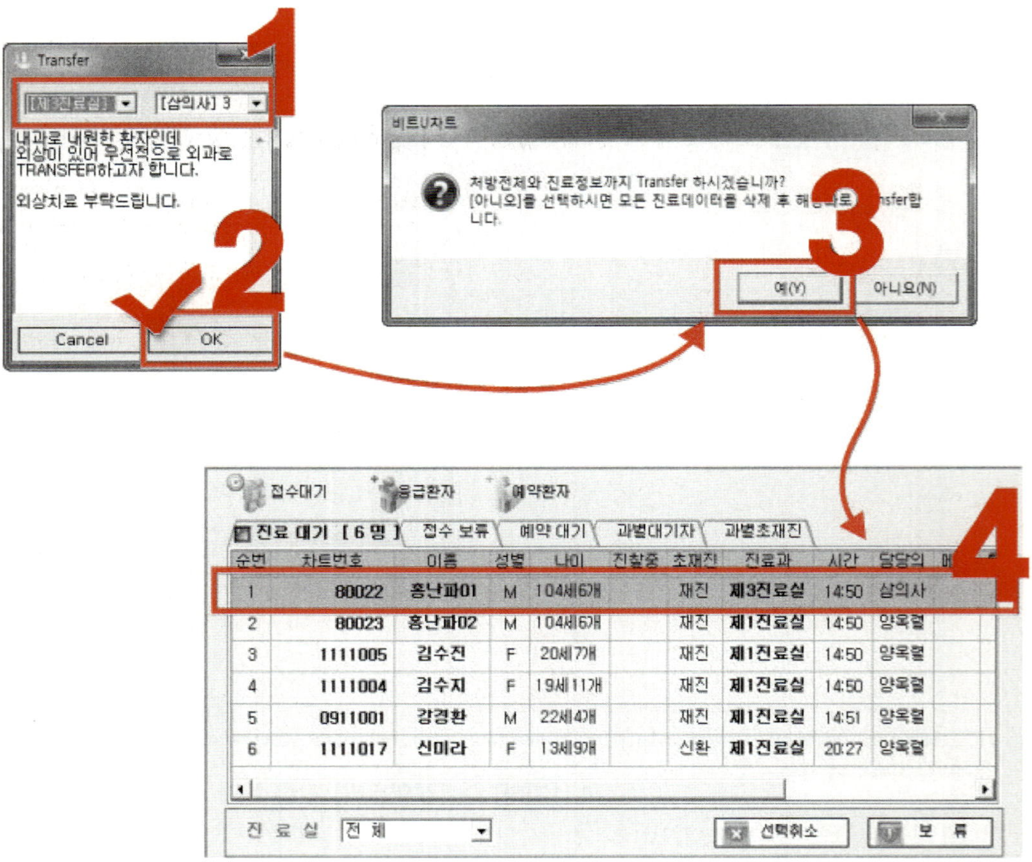

그림 11-95 [기타] → [Transfer] 변경 화면

위의 그림 11-95에서 보는 바와 같이 **[내과]**에서 **[외과]**로 변경된 담당의를 확인할 수 있을 것이다.

20. 검안입력

[외래진료실 메뉴] → **[기타]** → **[검안입력]**을 선택한다. **[검안]**은 시력에 관한 세부 정보를 입력하는 메뉴이다. 검안 세부정보로는 현재 안경의 시력, **MR**(현성굴절검사, Manifest Refraction), **CR**(조절마비굴절검사, Cycloplegic Refraction), **PCR**(부하 조절마비굴절검사(Post Cycloplegic Refraction), 안경처방내역, **K-reading**(곡률반경), **IOP**(안압, Intraocular, Pressure), **Pachy**(각막두께), **Exophthalmometer**(안구돌출측정계) 등의 다양한 시력 관련 정보와 검사소견 등을 입력하거나 조회할 수 있다.

[**검안**]은 [**외래진료실**]뿐만 아니라 14장의 [**지원부서**] 창에서도 검안입력이 가능하다.

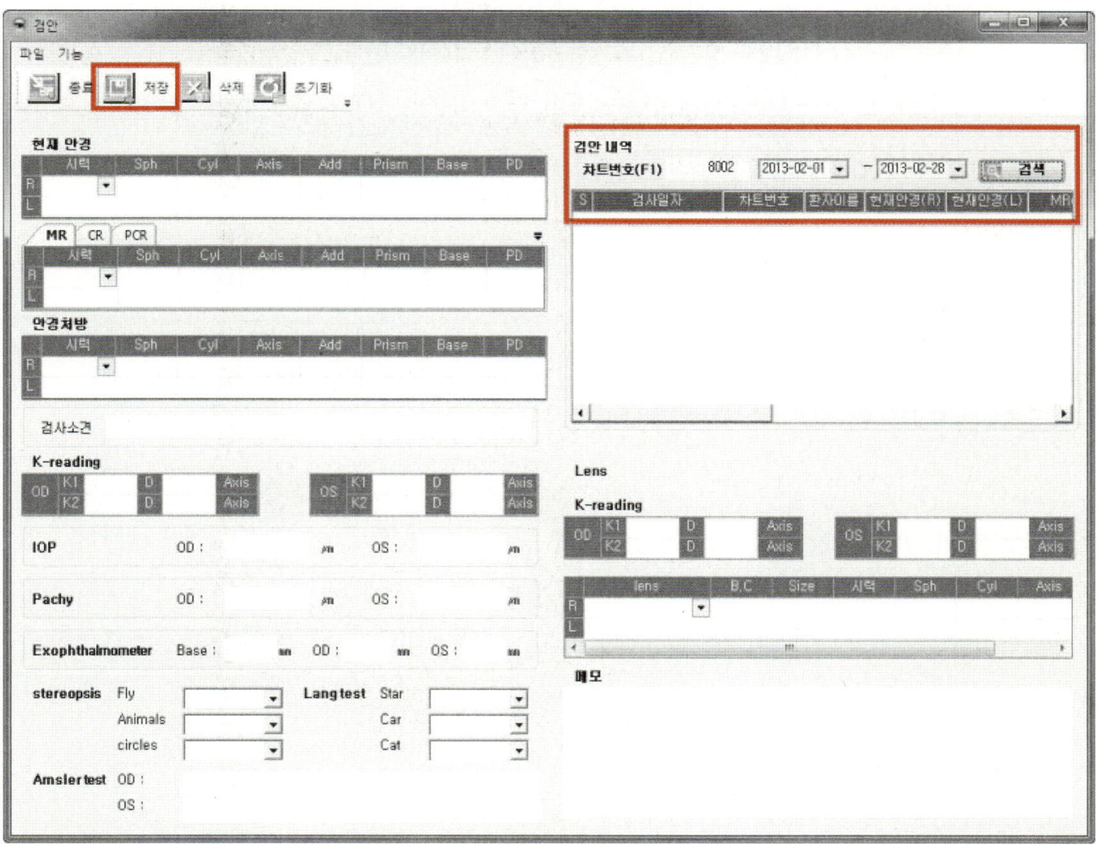

그림 11-96 [외래진료실] → [기타] → [검안] 선택 화면

21. 의약품조제처방지원시스템 관리

[외래진료실 메뉴] → **[기타]** → **[의약품조제처방지원시스템]**을 선택한다. **[의약품조제처방지원시스템]**은 환자에게 처방되는 의약품에 대한 보다 안전한 관리를 위해 사용되는 지원 프로그램으로 2010년에 새롭게 추가된 의사의 약품처방 조제에 관한 약품별 점검이 한눈에 가능하도록 하는 프로그램이다.

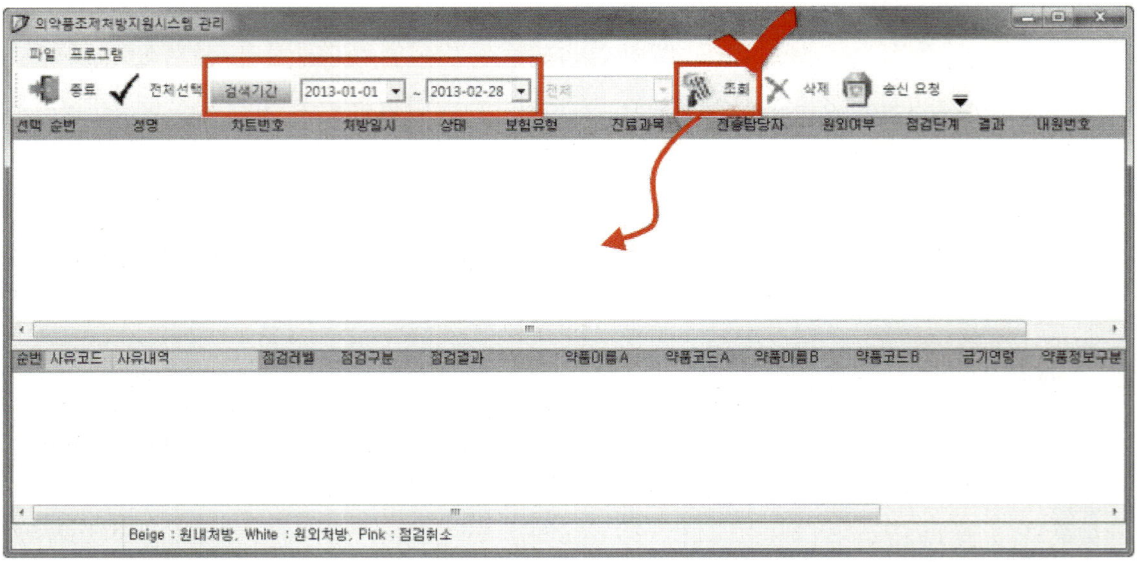

그림 11-97 [외래진료실] → [기타] → [의약품조제처방지원시스템] 선택 화면

22. 중복성분관리

[외래진료실 메뉴] → [기타] → [중복성분관리]를 선택한다. **[중복성분관리]**는 외래처방전을 내보낸 환자들 중에서 필수불가결하게 중복된 약품을 처방하였을 경우, 해당 약품의 중복 처방 사유를 저장 · 관리하도록 하는 프로그램이다. 대표적인 중복사유에는 아래 표 11-2와 같은 항목이 가능하다.

표 11-2 **[중복성분관리]**의 약품 중복사유 코드 해설

기 호	항목명	의 미
A	여행/출장	환자가 장기출장 또는 여행, 여행날짜 등으로 인해 의약품이 소진되기 전에 처방을 받아야 할 경우의 중복 처방
B	부작용	부작용, 용량조절 등의 약제 변경이 불가피하거나, Power 형태의 조제 등으로 인해 특정 성분만을 별도로 처방할 수 없는 경우의 중복처방
C	항암/소아	항암제 투여 중인 환자나 소아환자로서 구토로 인해 약 복용 중 약제가 소실되는 환자의 귀책사유에 의해 약제가 소실된 경우의 중복처방
E	기타	A, B, C의 사유 이외에 환자가 기존에 처방한 의약품의 소진 전에 새로운 약으로 전환을 요구할 때에 환자가 전액부담을 조건으로 하는 경우의 중복처방

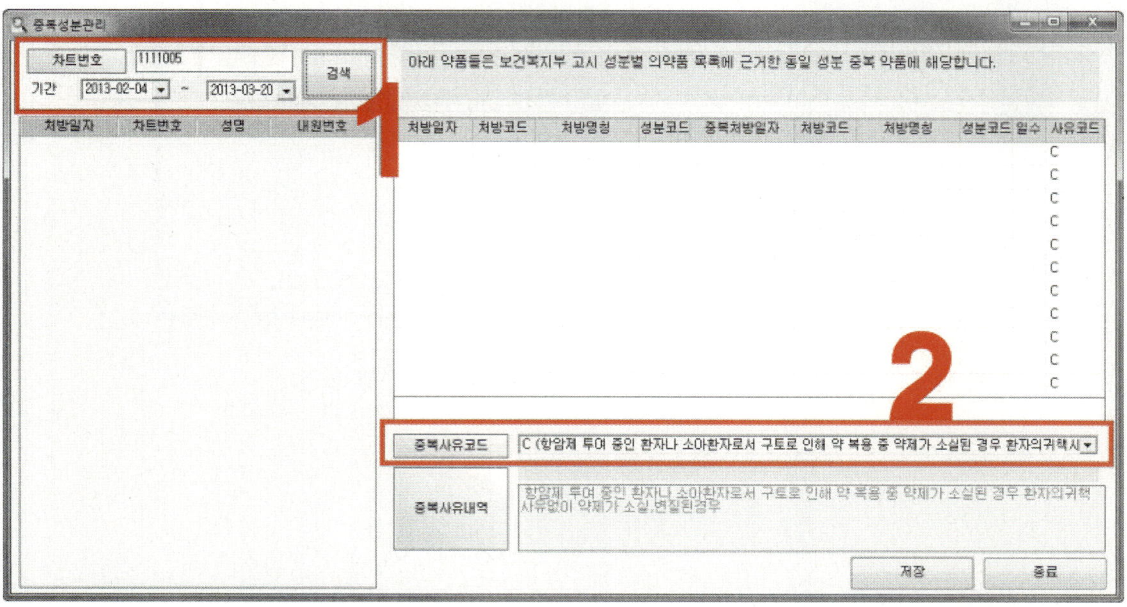

그림 11-98 [외래진료실] → [기타] → [중복성분관리] 선택 화면

23. 원격지원센터

[외래진료실 메뉴] → **[기타]** → **[원격지원센터]**를 선택한다. **[원격지원센터]**는 '**비트U차트**' 의 사용 시 발생할 수 있는 오류나 문의사항들에 대하여 (주)비트컴퓨터의 닥터비스사업부로의 인터넷 연결을 통한 온라인 도움을 취할 때 사용한다. 이 메뉴 역시 2010년 새롭게 추가된 온라인 도움정보 메뉴이다.

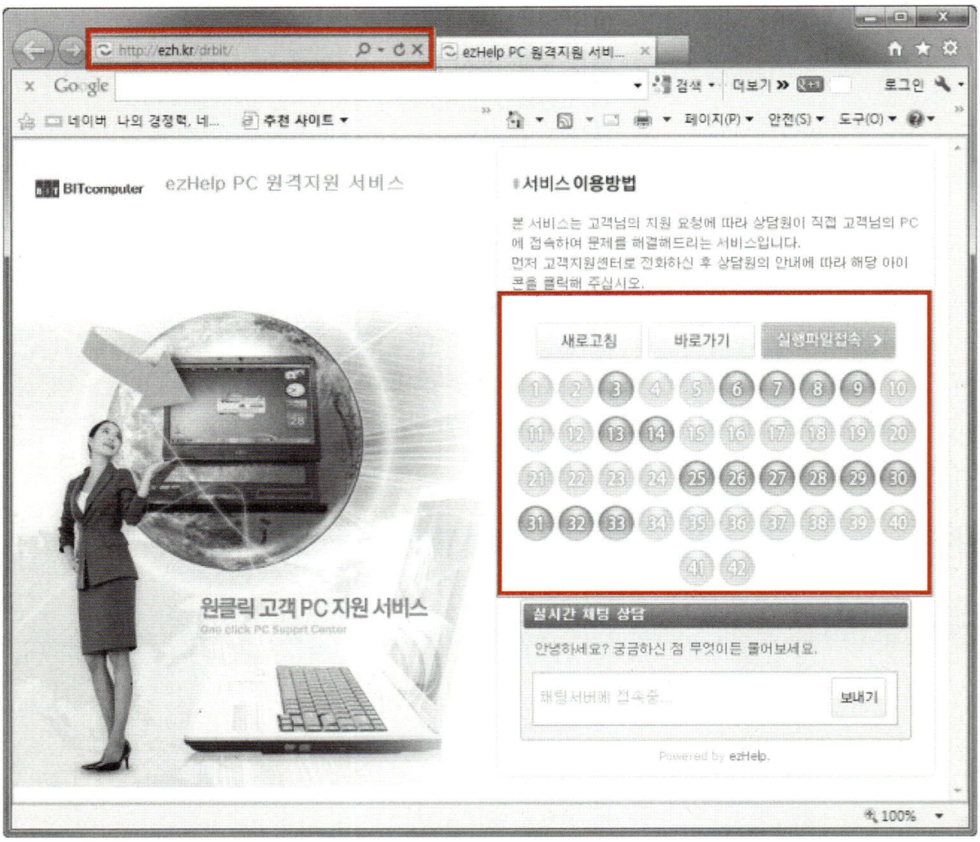

그림 11-99 [외래진료실] → [기타] → [원격지원센터] 선택 화면

24. 예진실 산부인과

[외래진료실 메뉴] → **[기타]** → **[예진실 산부인과]**를 선택한다. [**예진실 산부인과**]는 여성 외래환자에 대한 부인과에 필요한 각종 정보를 예진하기 위한 메뉴이다. 여기에서는 **'부인과'**, **'산과'**, **'산과력'**, **'알레르기'**, **'분만력'** 등에 대한 기초정보를 입력할 수 있도록 메뉴가 구성되어 있다.

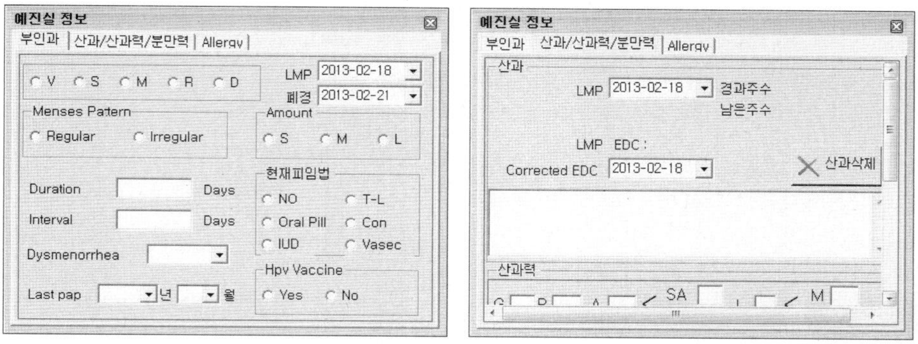

그림 11-100 **[외래진료실]** → **[기타]** → **[예진실 산부인과]** 선택 화면

25. SK 전자처방전

[외래진료실] → **[기타]** → [SK **전자처방전**]을 선택한다. [SK **전자처방전**]은 또다른 전자처방전의 호환성을 위해 개발된 메뉴이다.(참고로 SK케미칼은 유비케어의 '의사랑'을 인수한 대주주이다.)

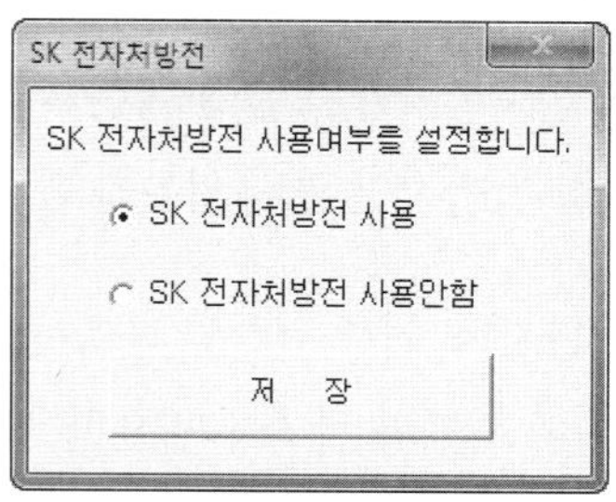

이상으로 **[외래진료실]**을 살펴보았다. 다음 12장에서는 환자가 입원하였을 때에 관리에 필요한 **[입원실]**에 대하여 살펴보자.

CHAPTER

12. OCS 입원진료실 관리

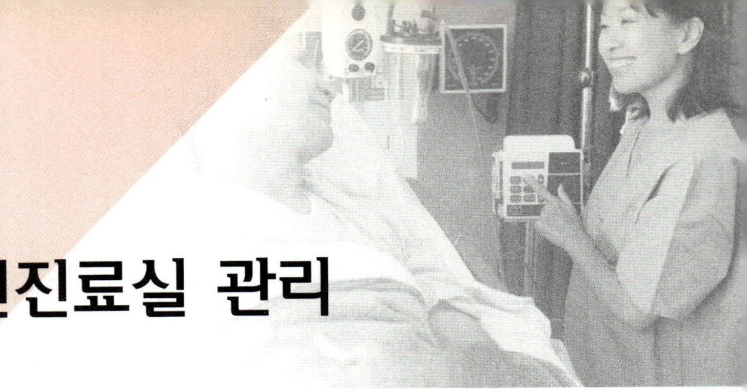

mind map

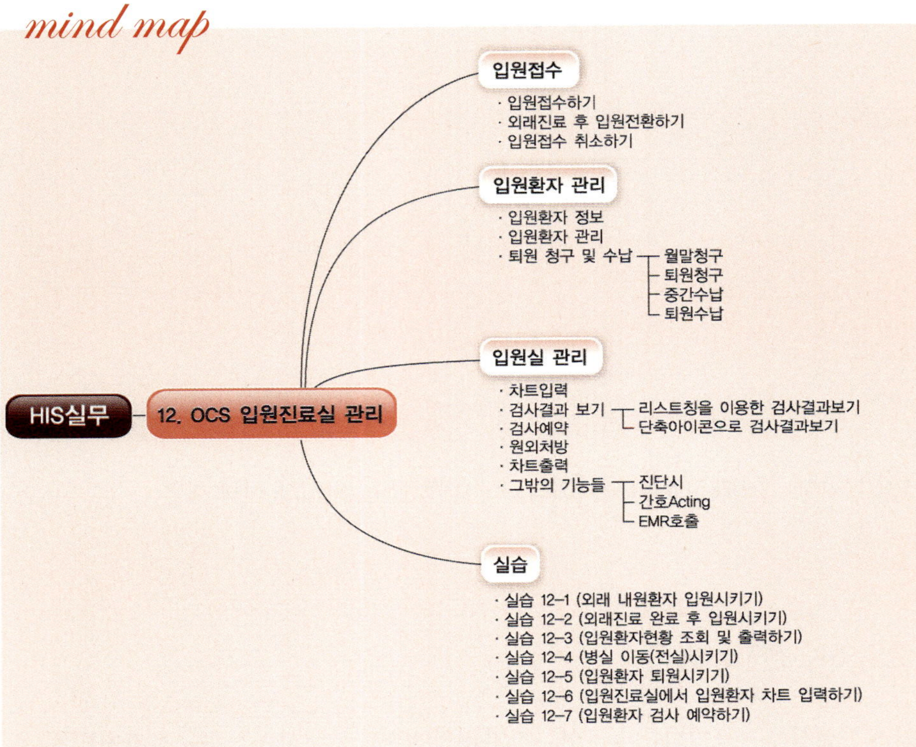

입원진료실(입원실)은 외래진료실이나 응급실 혹은 타 병원으로부터 이관되어 온 환자를 병상에서 관리하기 위한 전반적인 관리 업무를 담당한다.

입원진료실에서는 입원한 환자와 가족, 의사, 간호사, 방사선과, 임상병리과외에 모든 병원 내부 조직이 관련하여 치료와 관리에 필요한 서비스를 제공해야 한다.

여기에는 **입원환자접수(전환), 입원환자관리, 입원실관리, 진단서발급, 수납/퇴원처리 업무** 등의 5가지 업무가 대표적으로 필요하다.

또한 구체적인 입원환자관리에는 면회시간, 식이요법지도, 주치의 회진, 응급실호출, 외박 · 외출, 고객응대서비스 등의 세부적인 업무를 제공해야 한다.

그림 12-1은 이러한 처방전달시스템(OCS)의 기본 구조를 표현한 그림으로, 입원환자가 입원진료실 프로그램의 최소 환경 설정을 나타낸 것이다. 물론 여기에는 주사실, 임상병리실, 각종 치료실 등을 제외하고 가장 기초적인 항목으로만 구성되어 있다는 점을 인지하기 바란다.

그림 12-1이 의미하는 것은 환자가 입원하기 위해서는 **[응급실]**, **[외래진료실]**에서 입원이 확인된 환자에 대하여 **[접수]**에서 입원환자를 등록하거나 전환할 때 가능하다는 것이다.

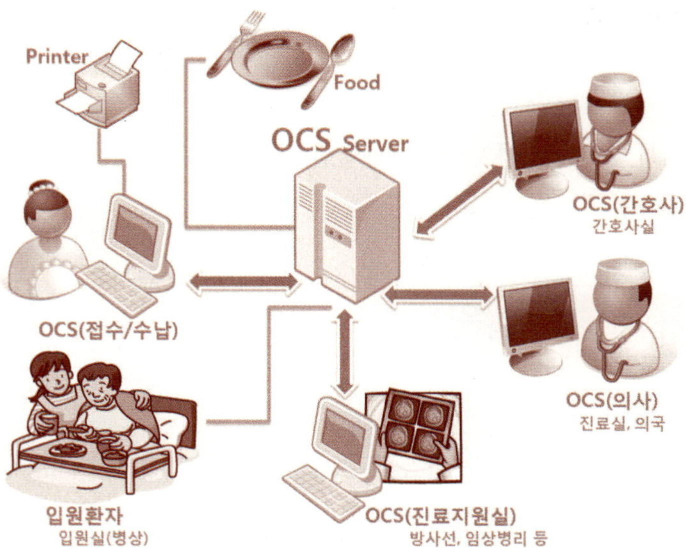

그림 12-1
처방전달정보시스템(OCS)의 입원진료실 기본 구조

또한, 그림 12-2는 **[입원진료실]** 프로그램에서 의사가 입원환자에 대한 정보 입력 및 검색, 처방을 위해 사용하는 메인 메뉴이다. **(A)란 영역**은 오늘 날짜로 처방을 내린 내역이며, **(B)란 영역**은 지금까지의 해당 환자의 처방내역을 보여준다.

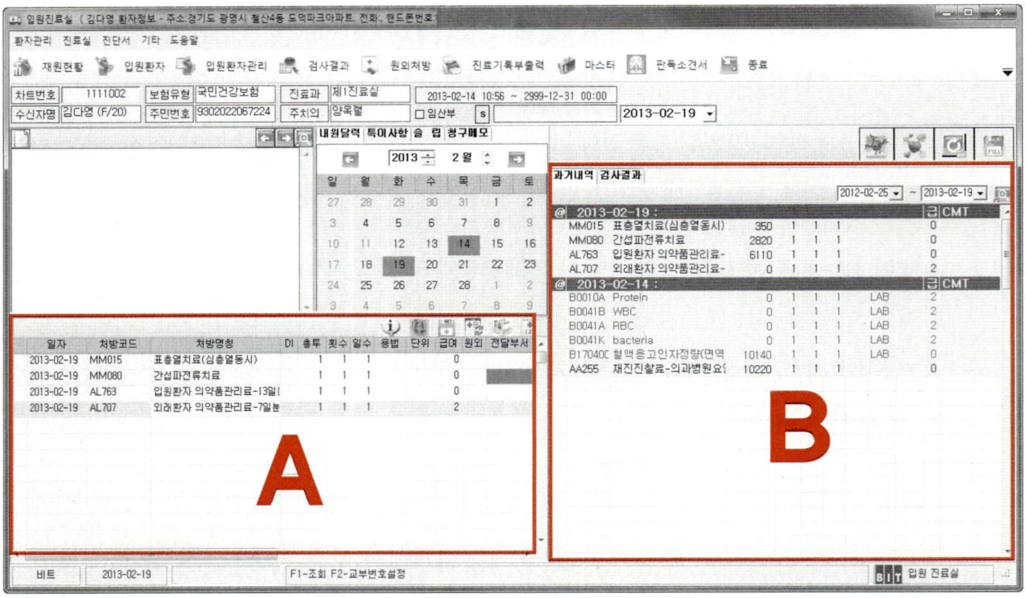

그림 12-2 OCS의 **[입원진료실]** 메인메뉴 화면

자, 이제 내원한 환자를 **[입원]**처리하기 위해 가장 먼저 수행해야 하는 **[입원접수]**에서부터 **[입원환자관리]** 및 **[입원실]**에 이르는 과정을 하나씩 살펴보도록 하자.

12-1 입원접수

[입원접수] 시에는 다음과 같이 크게 2가지 방법으로 환자의 입원 설정이 가능하다. 물론, 이 방법은 **[응급실]**로 내원한 환자의 경우에도 접수를 거쳐야 하기 때문에 동일한 방법임을 유의하기 바란다.

① **[접수]**에서 **[입원전환]**시키기 : 이는 **[접수]**에서 환자를 접수시킨 후에 **[접수]**의 오른쪽 상단의 **[접수대기]** 창의 빈 공간에서 마우스 오른쪽 버튼을 클릭하여 팝업 창이 나타나면, 여기에서 **[입원전환]**시키는 방법이다.

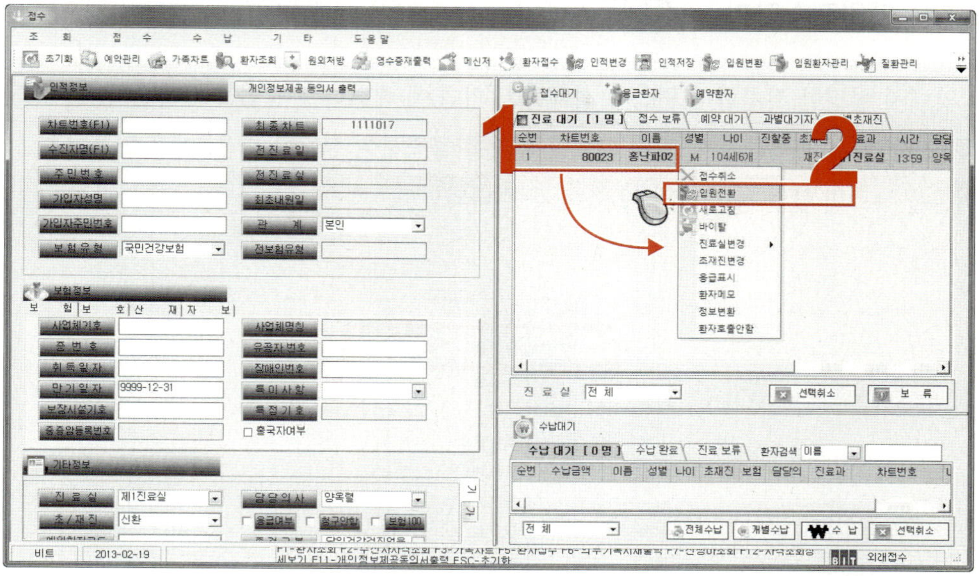

그림 12-3 **[접수대기] → [입원전환] 팝업 창**

② **[수납대기]**에서 **[입원전환]**시키기 : 이는 **[접수]**에서 환자를 접수시킨 후에 **[접수]**의 오른쪽 하단의 **[수납대기]** 창의 빈 공간에서 마우스 오른쪽 버튼을 클릭하여 팝업 창이 나타나면, **[입원전환]**시키는 방법이다.

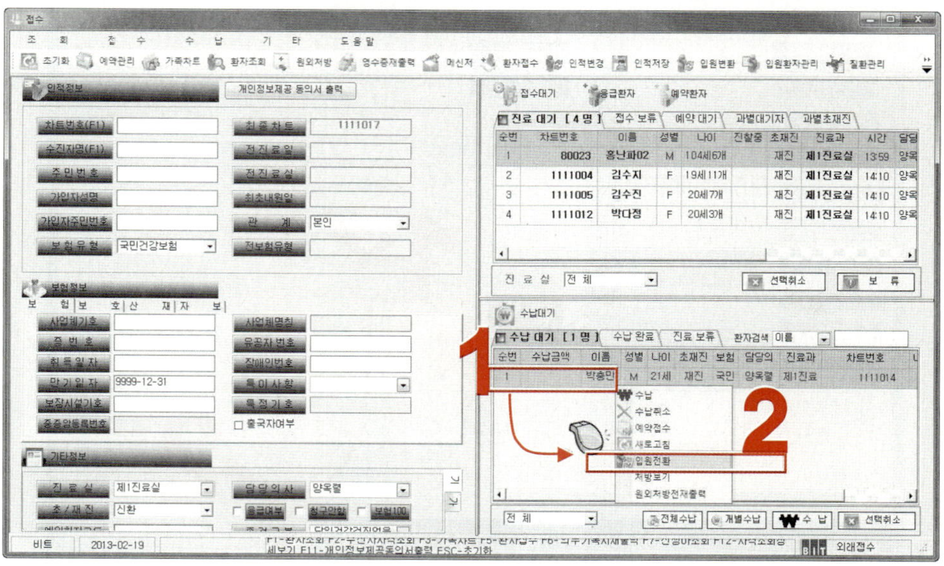

그림 12-4 **[수납대기] → [입원전환] 팝업 창**

1. 입원접수하기

앞에서 설명한 것처럼 입원접수 시에는 위의 ①에 해당하는 방법을 사용한다. 환자를 **[접수]**에서 접수한 후에 입원 처리할 환자를 클릭하여 선택한 다음, 마우스 오른쪽 버튼을 누르면 팝업 창이 그림 12-5와 같이 나타난다.

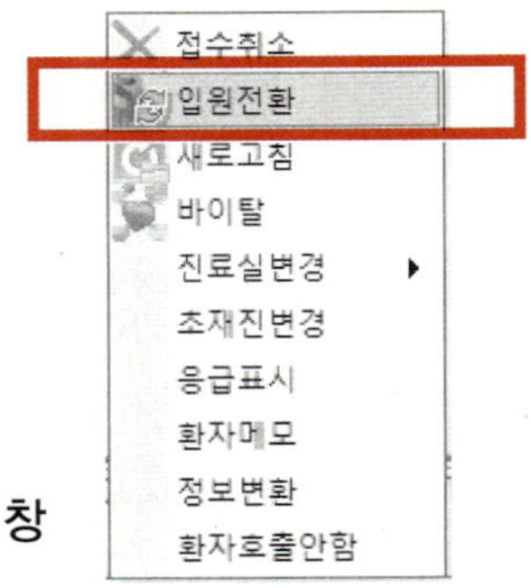

그림 12-5 **[입원전환] 창**

여기서 **[입원전환]**을 클릭하면 **[입원전환]** 창이 아래 그림 12-6과 같이 나타난다. **[병실현황]** 항목에서 비어 있는 병실 및 병상 코드를 선택하면, 선택된 환자는 해당 병실을 배정 받게 된다.

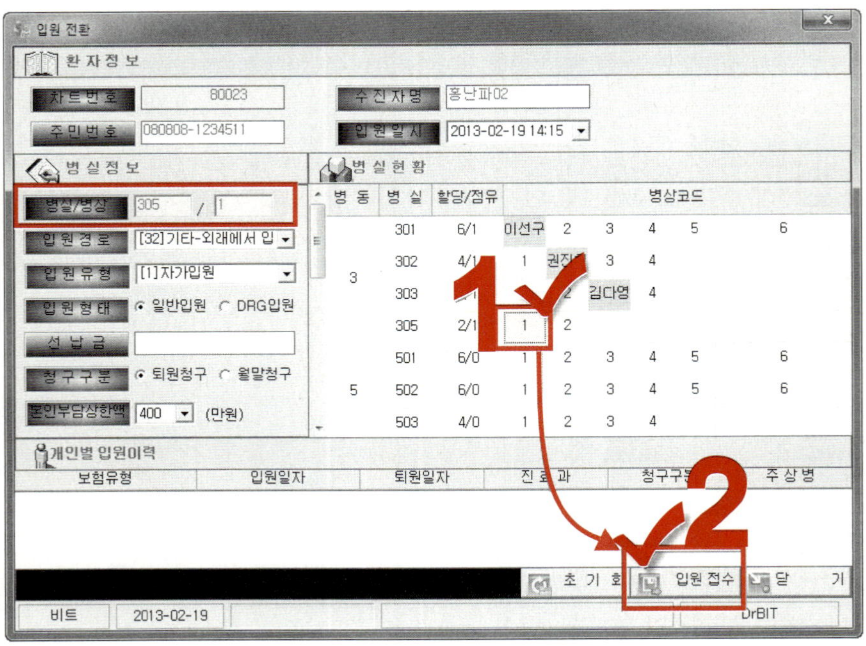

그림 12-6 **[접수] → [입원전환] 창**

이때, 화면 중간의 왼쪽에 **[병실정보]** 항목의 **[입원경로]**를 보면, 환자의 입원 상태를 크게 몇 가지로 분류해 놓은 것을 확인할 수 있다.

입원경로에는

① **타 요양기관 경유-응급실에서 입원**

② **타 요양기관 경유-외래에서 입원**

③ **구조대 후송-응급실에서 입원**

④ **구조대 후송-외래에서 입원**

⑤ **기타-응급실에서 입원**

⑥ **기타-외래에서 입원**

등이 있으며, 디폴트로 **[기타-외래에서 입원]**으로 선택되어 있다.

또한, **[입원형태]**를 크게 **[일반입원]**과 **[DRG입원]**으로 구분할 수 있게 하였는데, DRG는 병원이 선택한 8가지 포괄수가제 항목 중에 하나에 해당하는 입원일 경우 선택하게 된다. 역시 여기도 디폴트로 **[일반입원]**이 선택되어 있다.

입력이 완료되었다면, 화면 아래쪽에 **[입원 접수** 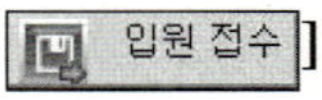

]버튼을 눌러 입원 접수를 완료하면 된다.

TIPS 12-1

포괄수가제(DRG)의 의미와 종류

1. 포괄수가제(DRG) 의미

- DRG : Diagnosis Related Group
- 이는 관련있는 항목을 묶어서 치료비를 청구하는 방법이란 의미로, 통상적으로 포괄수가제라고 칭한다.
- 포괄수가제는 의무적인 것이 아니라 병원이 DRG의 선택여부를 결정할 수 있다.

2. 한국의 포괄수가제(DRG)

- 2008년 현재 7개 질병군에 적용하고 있다.
- 해당 질병군 : 정상분만 / 제왕절개분만 / 편도선수술 / 맹장염수술 / 백내장수술(1997) / 치질수술 / 탈장수술 / 자궁 및 자궁부속수술(2001)

참고: 1군, 3군, 4군은 외래에서 진료받을 경우에도 포괄수가 대상이 가능함

과목별	그 룹	DRG적용 항목	일반명칭
안과	1군	수정체수술	백내장수술
이비인후과	2군	편도 및 아데노이드 수술	편도선수술
일반외과	3군	항문 및 항문주위 수술	치질수술
	4군	서혜 및 대최부탈장 수술	탈장수술
	5군	충수절제술	맹장수술
산부인과	6군	자궁 및 자궁부속기수술 (악성종양제외)	자궁관련수술
	7군	제왕절개분만	제왕절개수술

3. 한국의 신포괄수가제(DRG)

- 신포괄수가제는 비슷한 비용이 발생하는 진료행위를 묶어 진료비를 단일화하는 기존 포괄수가제에 진료행위가 늘어날 때마다 진료비가 추가되는 행위별수가제의 결합 방식으로 2010년 7월 일산병원에서 시범실시하고 있다.
- 신포괄수가제는 기존의 7개 질병군을 중증질환 중심으로 76개까지 늘려 의료행위의 남용을 줄이고 병원장과 경영성과계약을 통해 병원의 운영개선까지 고려한 제도이다.

- 그러나, 신포괄수가제에 대한 실효성의 유무는 유사제도였던 일본의 DPC (Diagnosis Procedure Combination)의 실패를 예측하는 학자도 많은데, 지금의 제도보다는 우리나라에 가장 적합한 제도로 '총액계약제' 로의 전환을 주장하는 논의가 많아지고 있다.

3. **행위별수가제**(Fee-for-Service)
- 모든 의료비용을 각각의 의사의 치료행위별로 지불하는 방식
- 행위별수가제와 동일한 의미로 사용된다.

example : 포괄수가제 및 행위별수가제에 대한 자세한 내용은 건강보험심사평가원(http://www.hira.or.kr)에서 검색하여 볼 수 있다.

실습 12-1 외래 내원환자 입원시키기

- 다음과 같은 조건에 맞게 내원환자를 입원시킨다.

조건 ① **[접수]**에서 등록된 환자를 한 명 선택한다.

조건 ② 이를 **[환자접수]** 한 후에 입원으로 변환한다.

조건 ③ **[입원실]**을 검색하여 빈 병실을 배정하여 입원을 완료한다.

STEP 01 •• '비트U차트' 에서 **[접수]**를 선택한다.

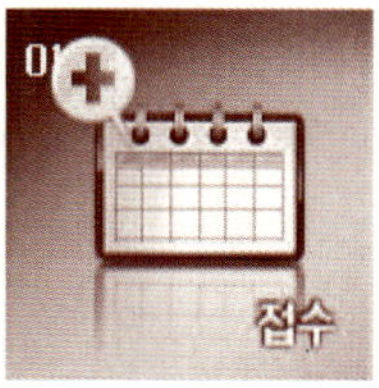

STEP 02 •• **[접수]** 메뉴에서 외래 접수할 고객(환자)을 검색한다. 검색은 **[차트번호(F1)]** 항목에서 해당 외래환자의 이름을 입력하면, 자동으로 등록된 고객의 인적정보 전체가 나타난다.

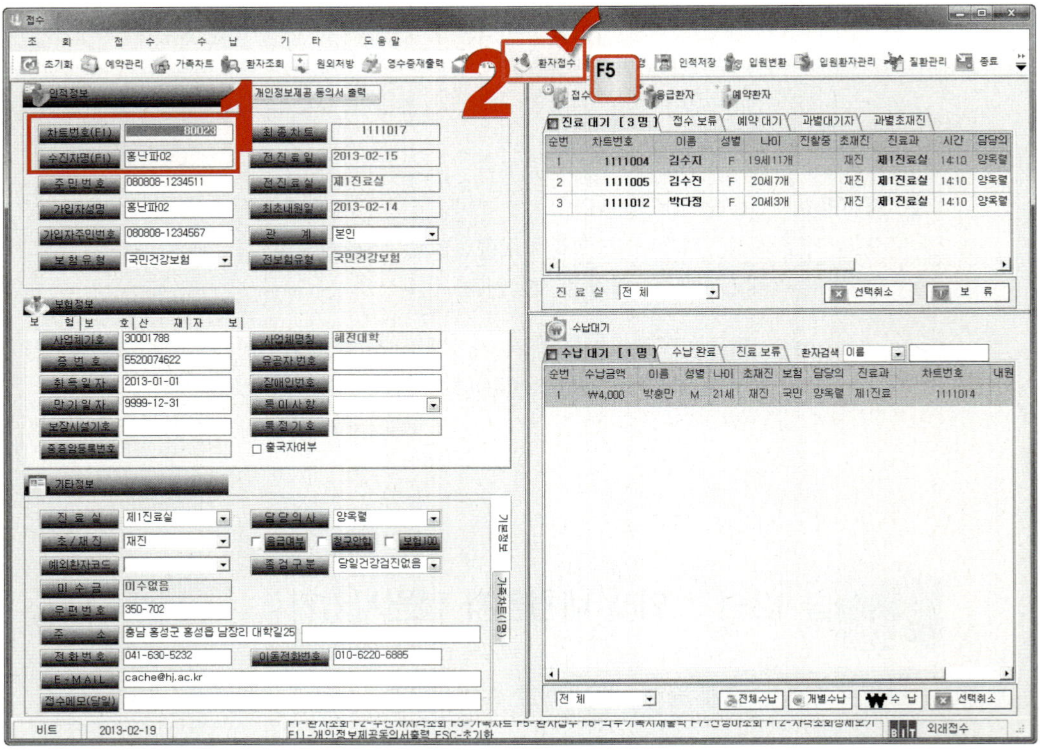

STEP 03 •• 외래로 들어온 환자의 고객 입력이 완료되었다면, 기능키 **[F5]**나 단축키 화면 위쪽 단축아이콘 중앙에 **[환자접수** 환자접수**]** 버튼을 누르면 환자 접수가 완료된다.

STEP 04 •• **[접수]** 창의 오른쪽 위의 **[접수대기]** 화면에 대기 중인 환자들 중에서 입원전환하고자 하는 환자의 이름을 위에서 마우스 오른쪽 버튼으로 눌러 팝업 창이 나타나면 여기서 **[입원전환]**을 선택한다.

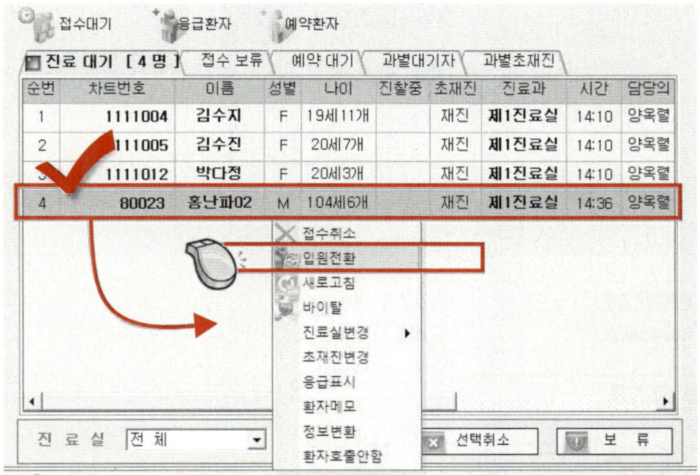

STEP 05 •• **[입원전환]** 창이 나타나면 가운데 **[병실현황]**에서 비어 있는 병실에 해당 환자를 선택한 후, **[입원접수]** 버튼을 눌러 해당 환자의 입원전환을 완료한다(여기에서는 5층, 503호실 1번 병상을 할당하였음).

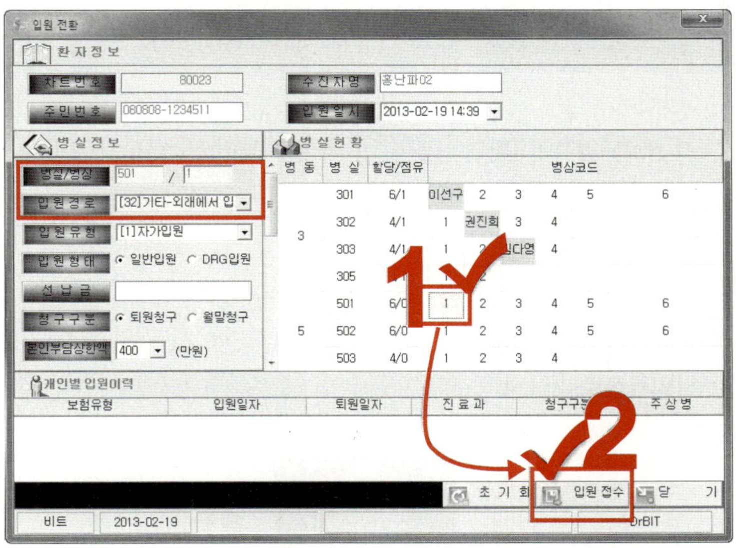

STEP 06 •• 그러면, 다음과 같이 저장 유무를 묻는 메시지 창이 나타난다. **[예(Y)]**를 누르면 저장이 완료되고, **[입원전환]** 창의 아래쪽 **[개인별 입원이력]**에 입원정보가 나타난다.

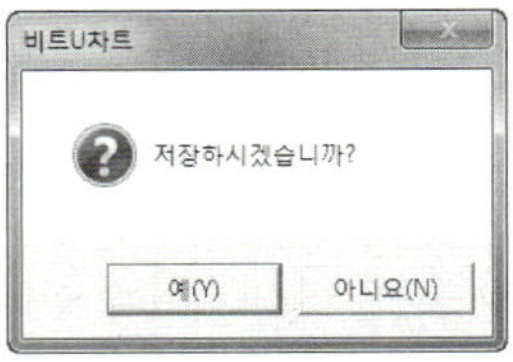

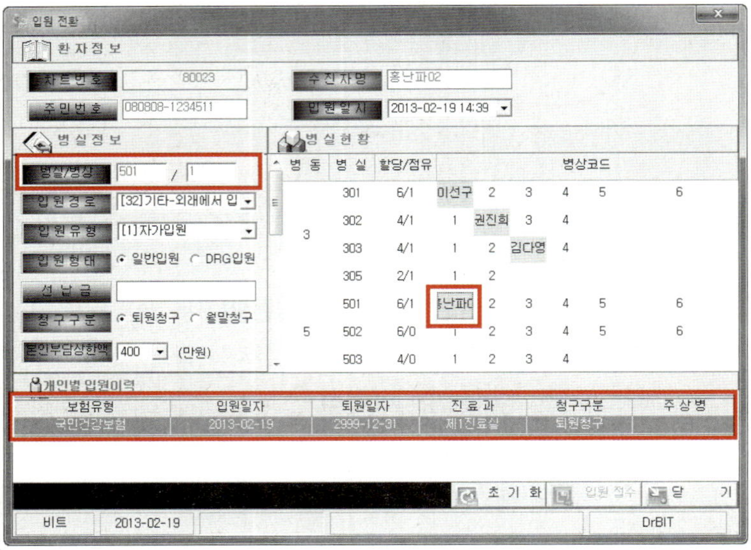

STEP 07 •• 완료되었다면 **[닫기** 닫기**]** 버튼을 눌러 입원을 완료한다. 여기까지가 접수창구에서의 직원이 해야 할 입원 처리 업무의 끝이다.

STEP 08 •• 여기부터는 의사가 입력하는 진료 행위임을 명심하기 바란다. 자, 이제 **[메인메뉴]**에서 **[입원진료실]**을 선택하여 의사의 입장에서 입원 환자를 검색해 보자. 우선 **[입원진료실]**을 선택한다.

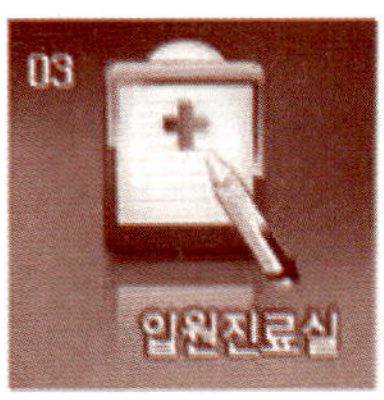

STEP 09 •• 아이디와 패스워드를 입력한다.

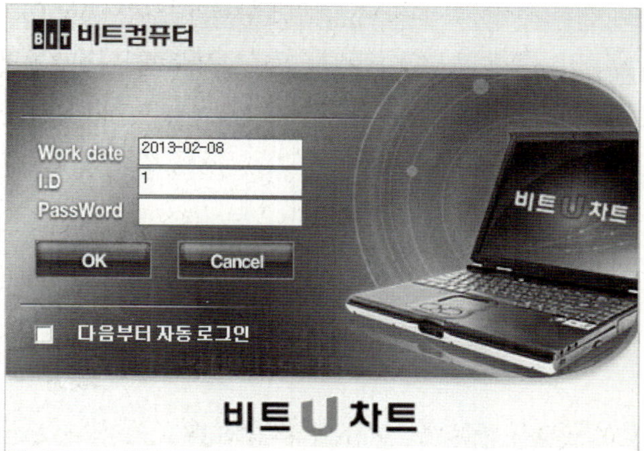

STEP 10 •• 그러면, 다음과 같이 **[입원진료실]** 창이 나타난다. 여기서 화면 왼쪽 위에 있는 **[재원현황** 재원현황**]** 버튼을 누르면 등록된 환자를 확인할 수 있다. (참고 : 입원진료실은 의사가 사용하는 화면임을 명심하자)

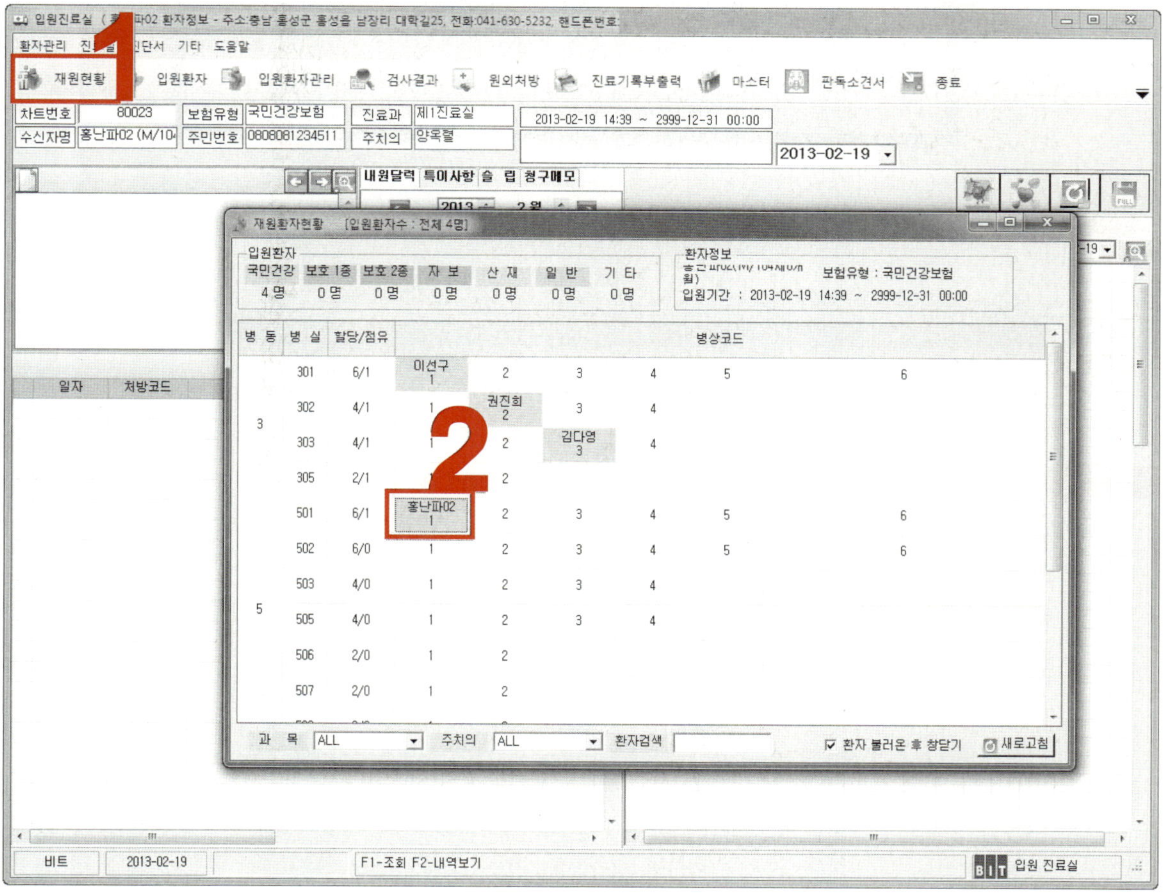

STEP 11 •• 전체 입원환자를 목록별로 보기 위해서는 **[입원진료실]**의 왼쪽 위에 **[입원환자** [입원환자]**]** 버튼을 누르면 다음과 같이 **[보험유형]**, **[진료과]**, **[담당의]**, **[입원구분]**, **[검색기간]** 별로 입원 환자를 검색해 볼 수 있다.

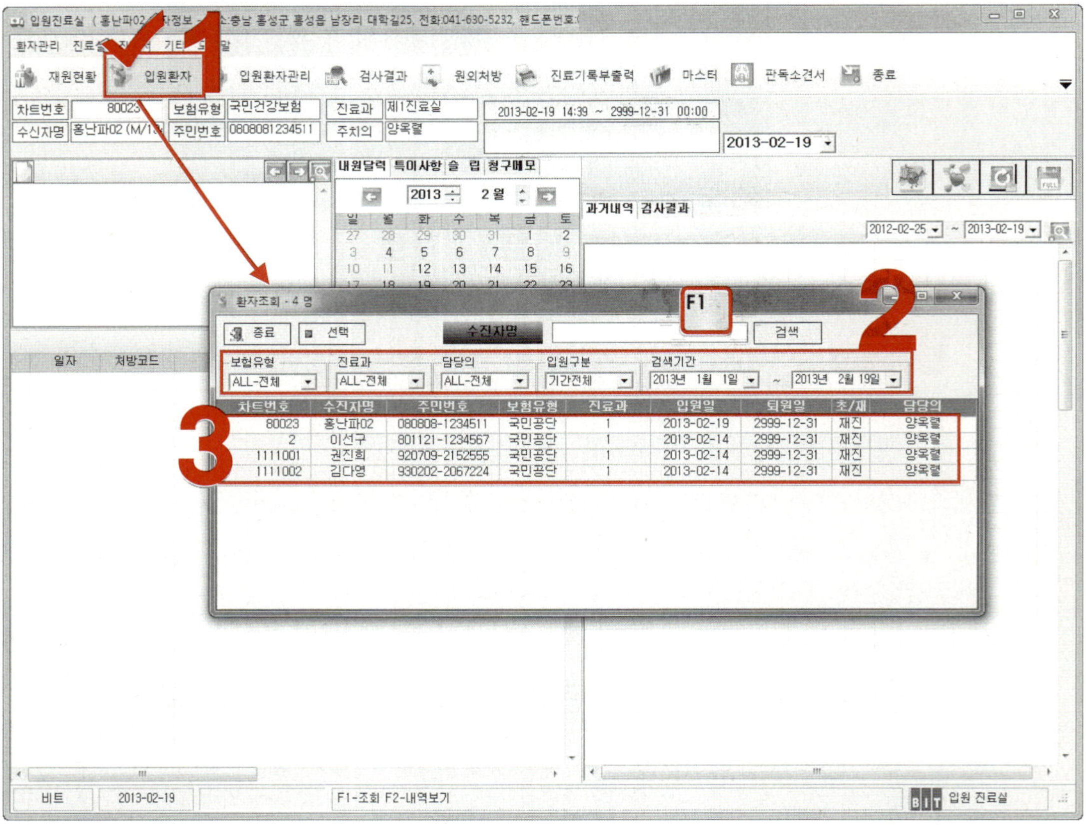

STEP 12 •• 앞서 **STEP 11** •• 에서 해당 환자를 더블클릭하면 의사가 입력할 수 있는 입력 정보 창이 나타난다. 여기서 입원한 환자에게 가장 간단한 처방을 의사가 입력한다고 가정하여, '비브라운 5% 포도당주사액(500mL)'를 처방해 보자. 아래 그림 순서대로 **[처방]** 항목의 **[처방코드]**에서 **[F1]**을 눌러 **[코드검색]** 창이 나타나면 '포도당'을 입력하여 해당 주사액을 선택하고 **[확인]** 버튼을 눌러 처방을 완료한다.

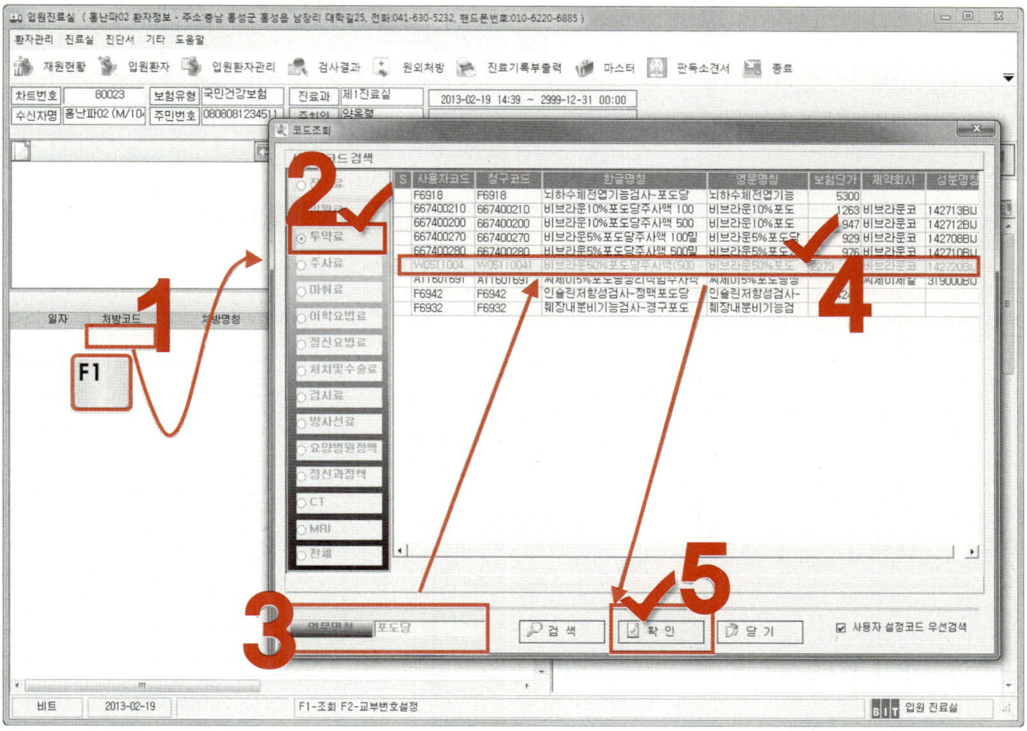

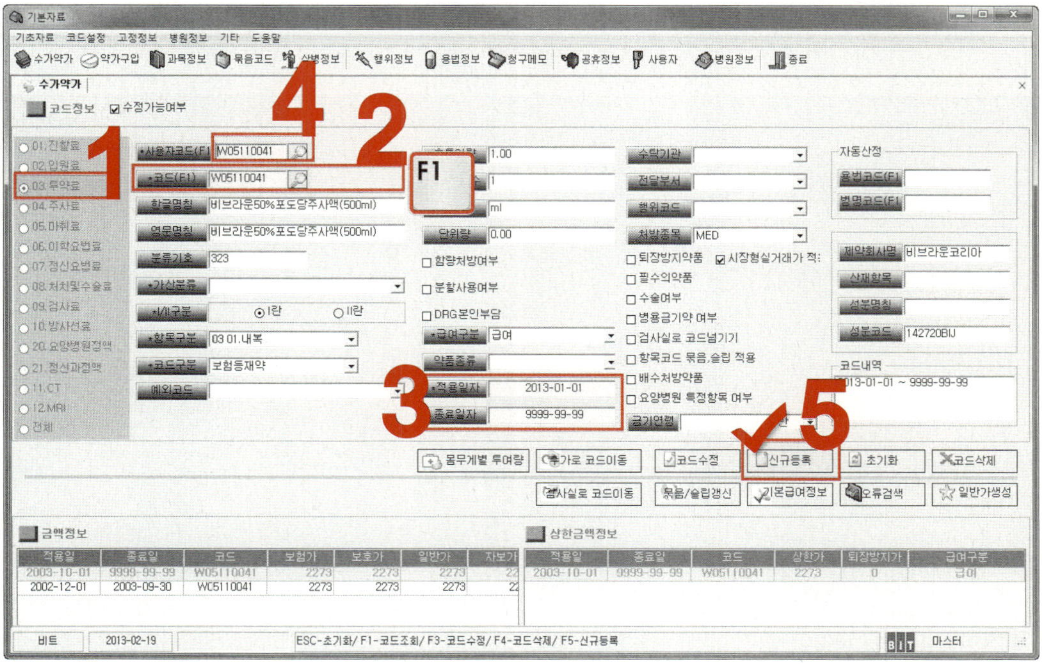

STEP 13 •• 처방을 확인한 후 오른쪽 위에 **[전체저장** 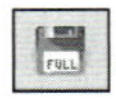 **]** 버튼을 눌러 처방을 저장하고 **[종료]**버튼을 눌러서 처방을 완료한다.

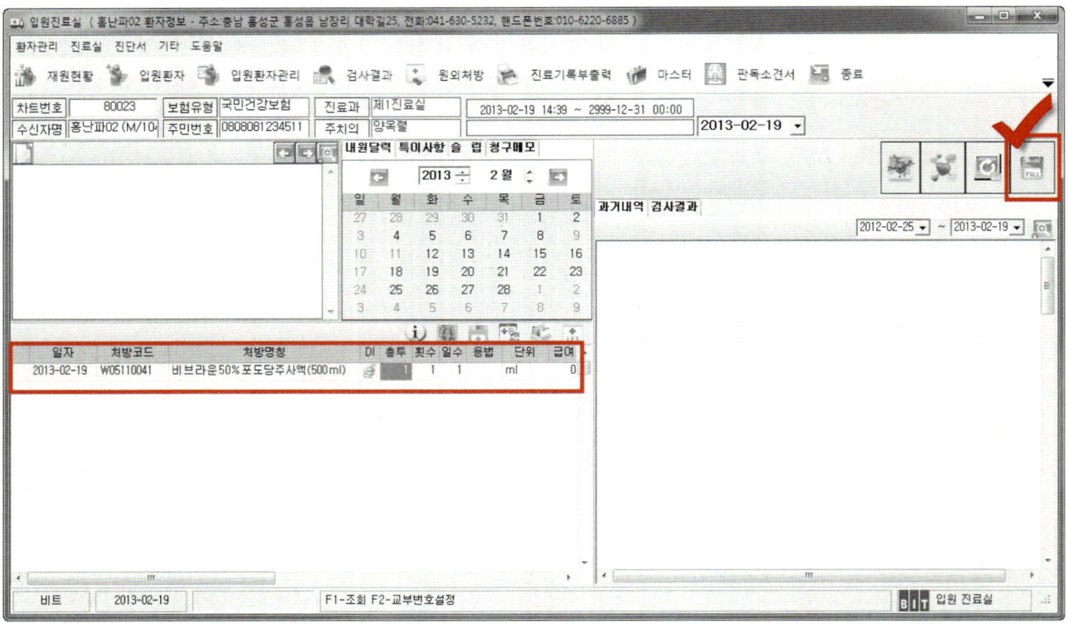

STEP 14 •• 차트번호에서 해당 환자를 검색하면 과거에 내원하여 처방한 처방내역이 **[과거내역]** 항목에 나타난다.

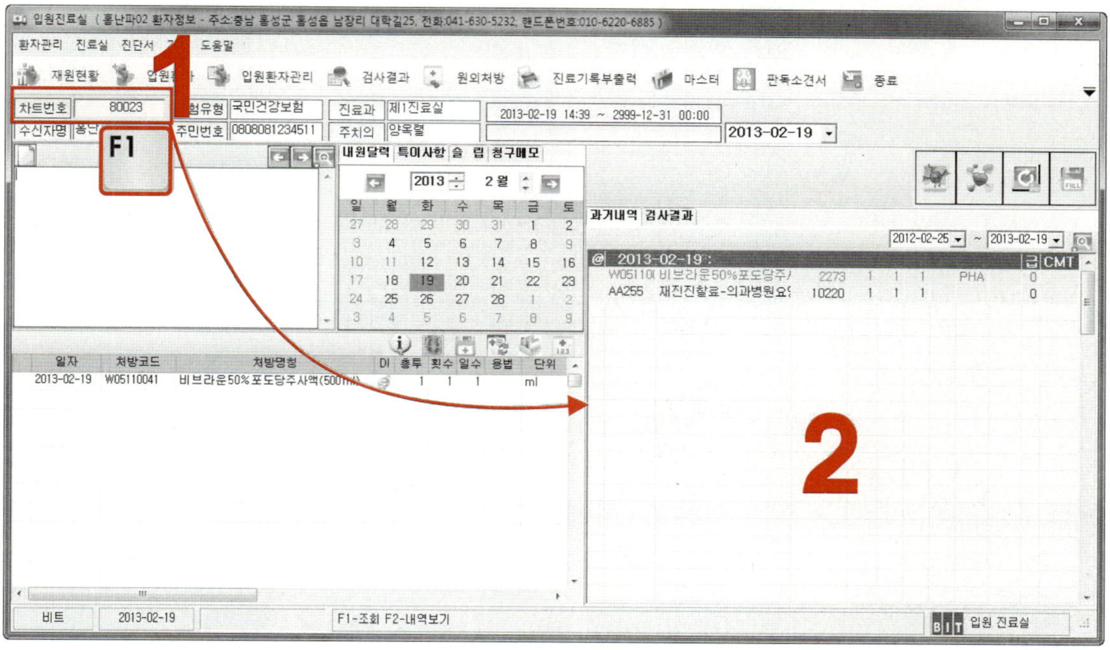

STEP 15 •• 이상으로 **[외래]** → **[입원접수]** **[입원진료실 처방]**에 이르는 한 사이클의 연습을 완료하였다.

2. 외래진료 후 입원 전환하기

환자가 외래에서 바로 입원실을 배정받아 입원하는 경우도 있으나 어떤 경우에는 외래에서 진료를 마친 후에 입원하는 경우도 발생한다. 이럴 때에는 외래진찰 완료 후 **[접수]**의 **[수납대기]** 창에서 마우스 오른쪽 버튼을 누른 다음 팝업 창에서 **[입원전환]**을 실행하면 수납 후 입원전환이 가능하다.

또한 입원 접수가 완료되었는지의 유무를 정확히 파악하고자 한다면, **[접수]** 메뉴에서 **[조회]** → **[입원환자관리]**를 선택하면 현재 입원 중인 모든 환자의 현황을 그림 12-8과 같이 확인할 수 있다.

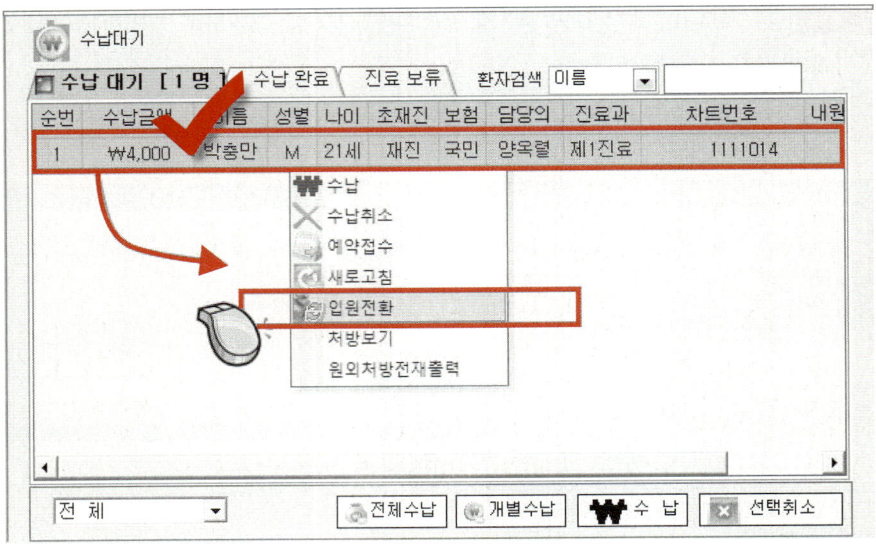

그림 12-7 [수납] → [입원전환] 창

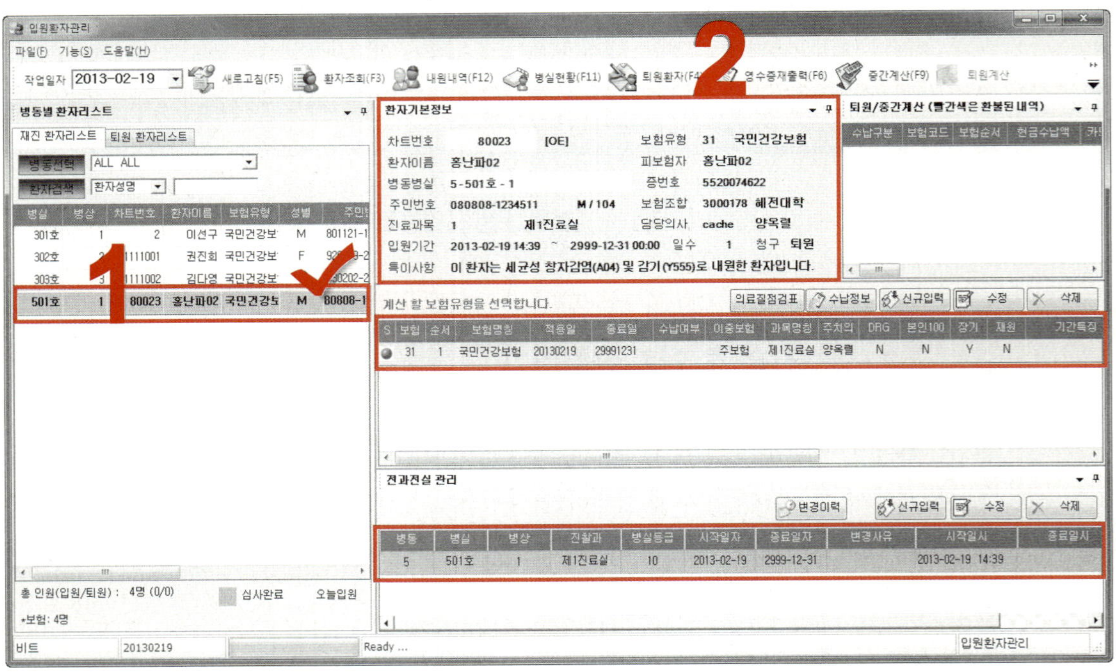

그림 12-8 [접수] → [조회] → [입원환자관리]의 입원환자 검색 화면

실습 12-2 외래진료 완료 후 입원시키기

• 다음과 같은 조건에 맞게 내원환자를 입원시킨다.

조건 ① **[접수]**에서 외래진료를 마친 환자를 한 명 선택한다.

조건 ② **[수납대기]**에서 **[입원전환]**시킨다.

조건 ③ 입원 시에 **선납금 5만 원**을 받고 입원시킨다.

조건 ④ **[입원환자관리]**에서 입원을 확인한다.

STEP 01 •• **'비트U차트'** 에서 **[접수]**를 선택한다.

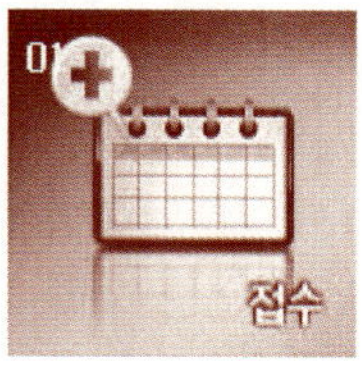

STEP 02 •• **[접수]** 메뉴에서 외래 접수할 고객(환자)을 검색한다.

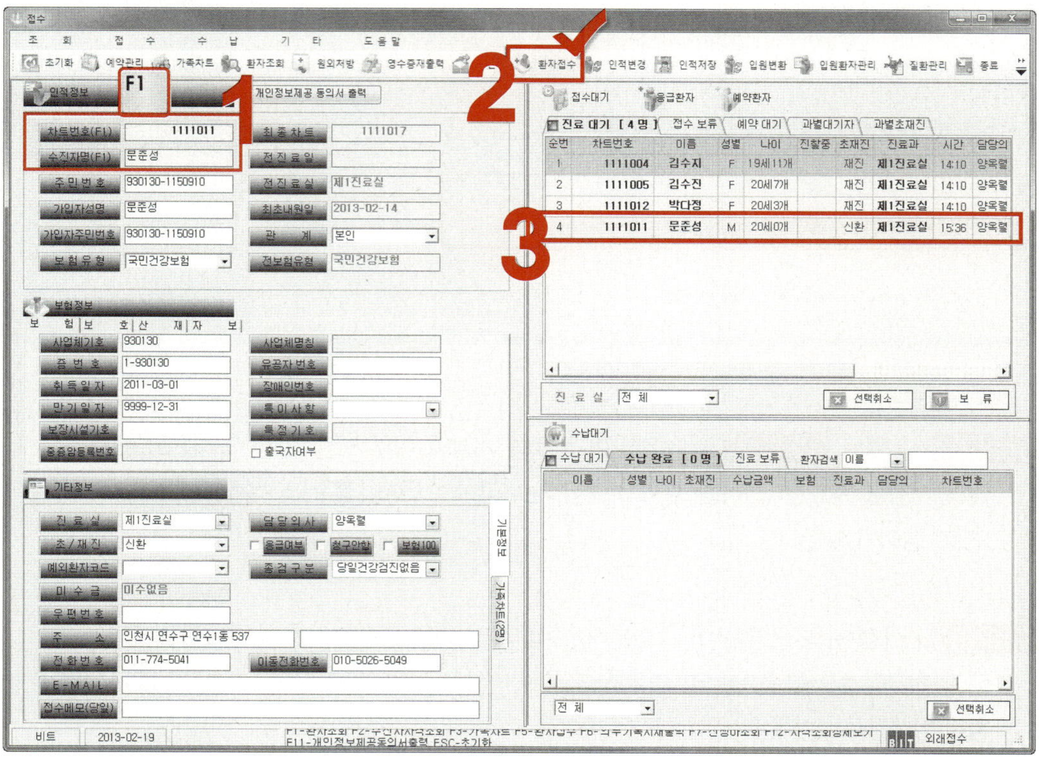

검색은 **[차트번호(F1)]** 항목에서 해당 외래환자의 이름을 입력하면, 자동으로 등록된 고객의 인적정보 전체가 나타난다.

STEP 03 •• 접수가 완료되면 그 다음으로 넘어가는 곳은 외래진료실(의사영역)이다. 참고로, 외래진료실은 의사만이 사용할 수 있는 영역임을 명심하기 바란다. 따라서 **STEP 03** 과 **STEP 04** 는 의사의 외래진단과 처방이다.

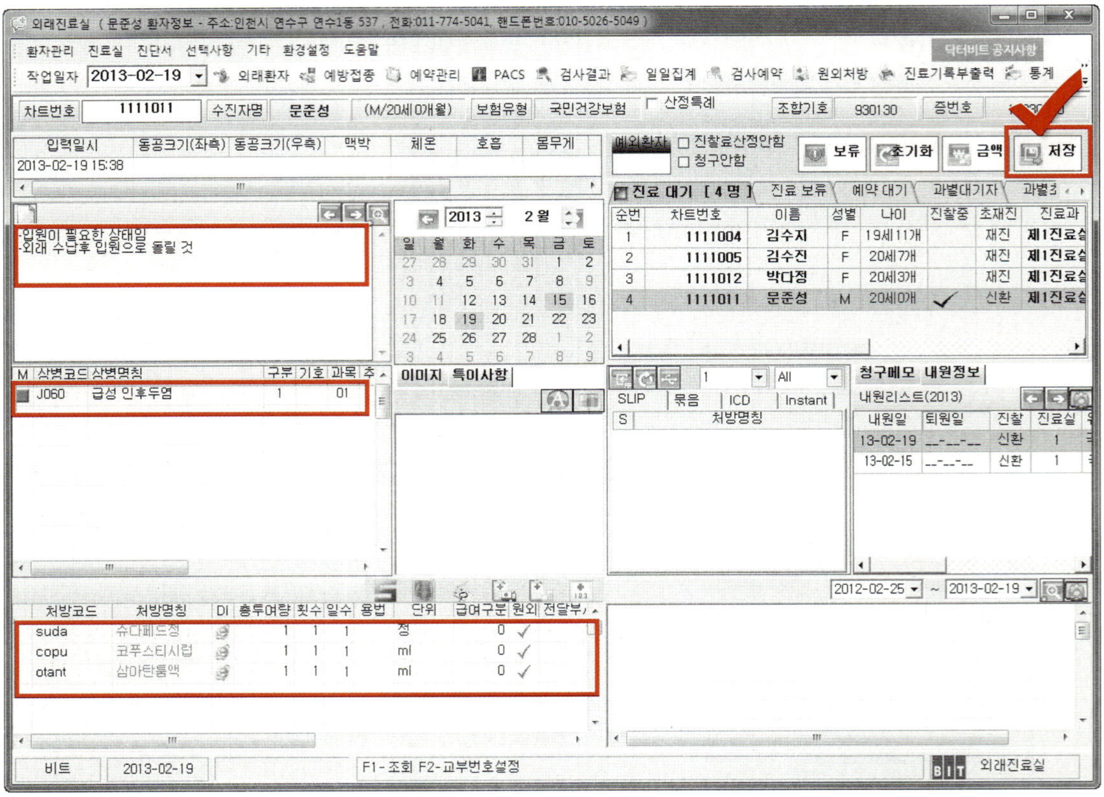

STEP 04 •• 위의 **STEP 03** 에서 간단한 진료와 처방이 이루어졌다면 단축키**[F5]**를 눌러 저장을 완료한다. 이때 환자의 모든 진료정보는 다시 **[접수]**의 **[수납대기]** 창으로 넘어가게 된다.

STEP 05 •• **[접수]**의 오른쪽 아래 부분의 **[수납대기]** 영역으로 넘어온 수납대기자 중에 입원시킬 환자를 선택하고 마우스 오른쪽 버튼을 눌러 팝업 창이 나타나면 **[입원전환]** 메뉴를 선택한다.

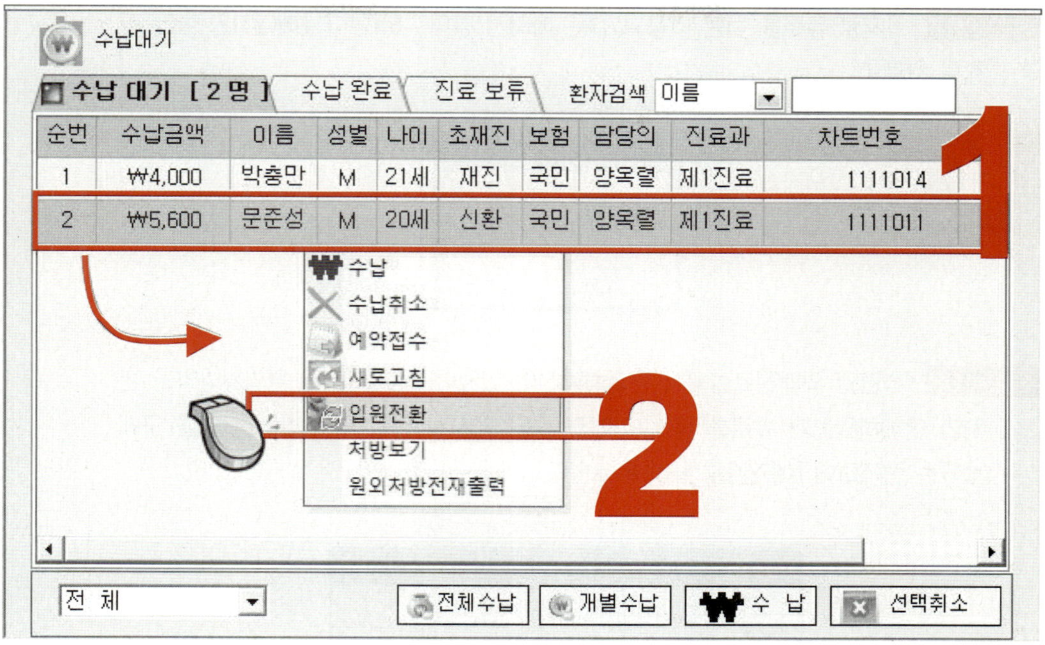

STEP 06 •• 아래와 같은 **[입원전환]** 창이 나타난다. 여기서 조건 ③을 만족시키기 위해 **[병실정보]** 항목에서 **[선납금]** 항목에 **'50,000'**을 입력하여 선납금 처리를 한다. 그리고 **[병실현황]** 영역에서 비어 있는 병실을 선택한 다음, **[입원접수]** 버튼을 눌러 입원을 완료한다.

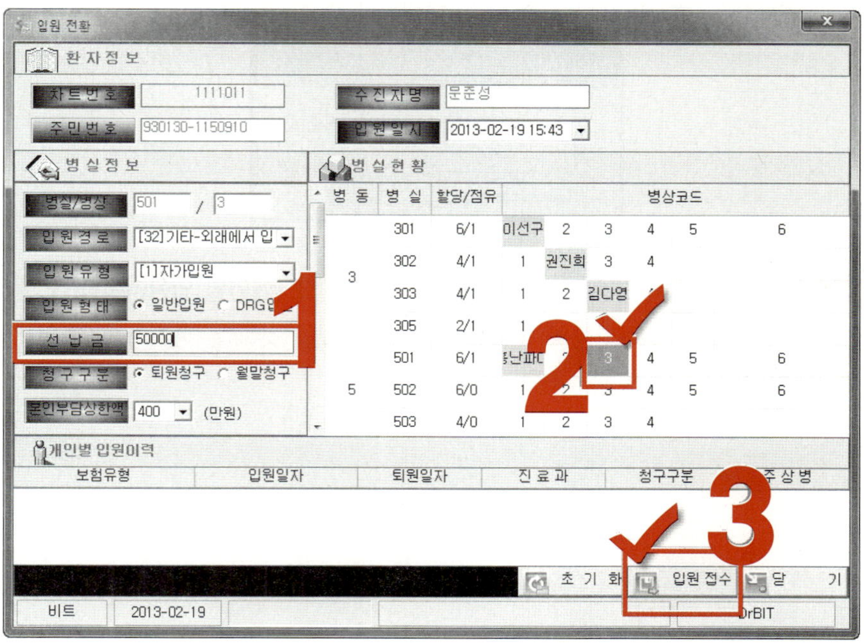

STEP 07 •• 저장 유무를 묻는 다음과 같은 메시지 창이 나타난다. **[예(Y)]**를 눌러 저장을 완료한다.

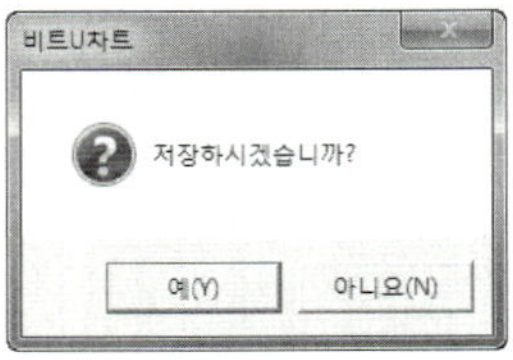

STEP 08 •• 만일 외래진료실에서 원외처방전이 있었다면, 기처방된 원외처방약을 환자가 구매하였는지 유무를 묻는 아래와 같은 메시지 창이 나타난다. 처방을 구매했다는 전제하에 **[예(Y)]**를 눌러 완료한다.

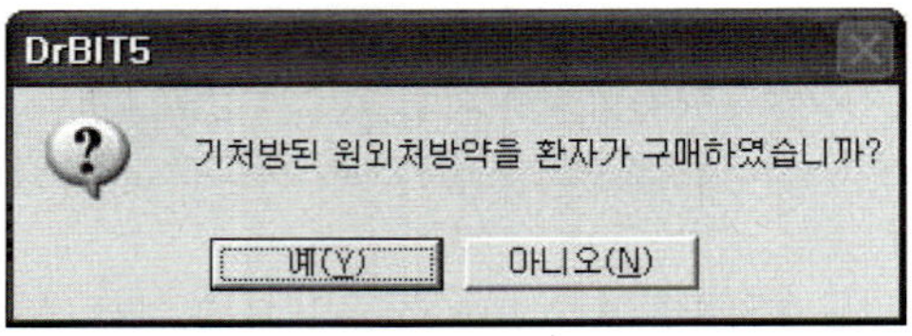

STEP 09 •• 또한, 선납금(50,000)을 우선 납입(선수납)할 것인지, 후에 납입할 것인지를 선택할 수 있는 다음과 같은 메시지 창이 나타난다. 여기선 **[아니오(N)]**로 선택해 보자.

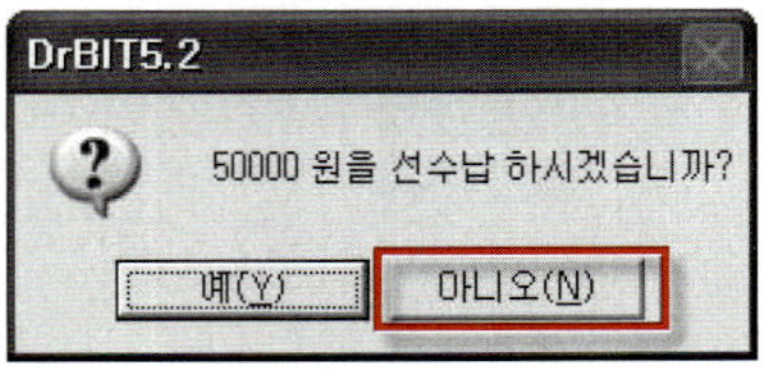

STEP 10 •• 그러면 다음과 같이 **[입원전환]** 창의 하단에 **[개인별 입원이력]**에 입원일자 및 기타 세부 항목의 등록 여부를 확인할 수 있을 것이다. 여기서 화면 아래쪽에 **[닫기]** 버튼을 눌러 창을 닫아 보자.

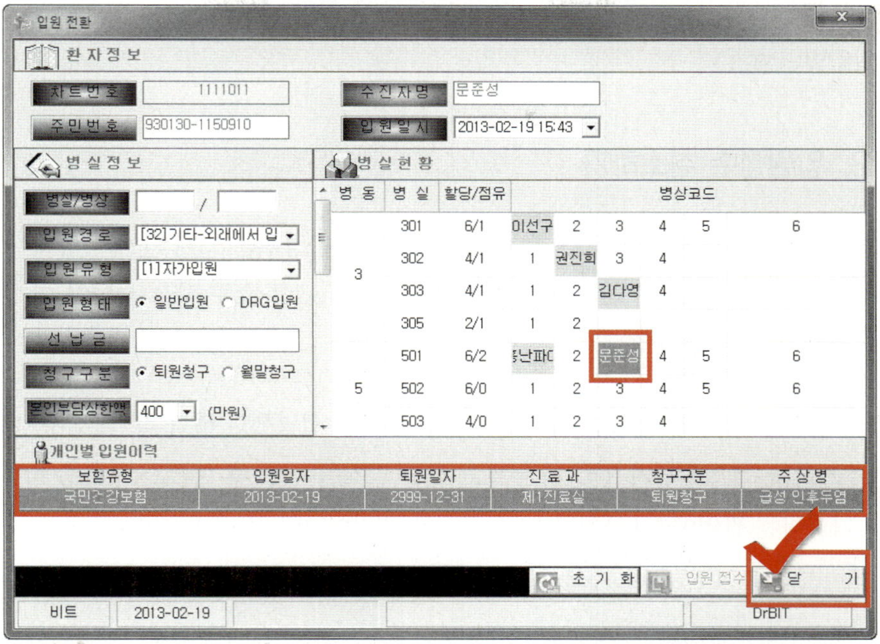

STEP 11 •• 이제 정확히 입원등록이 되었는지를 전체 입원환자 목록에서 검색해보자. 이를 위해서는 **[접수메뉴]** → **[조회]** → **[입원환자관리]**를 선택한다 (참고 : 이때 접수자의 권한설정에 따라 아이디/패스워드를 재인증받을 수도 있음).

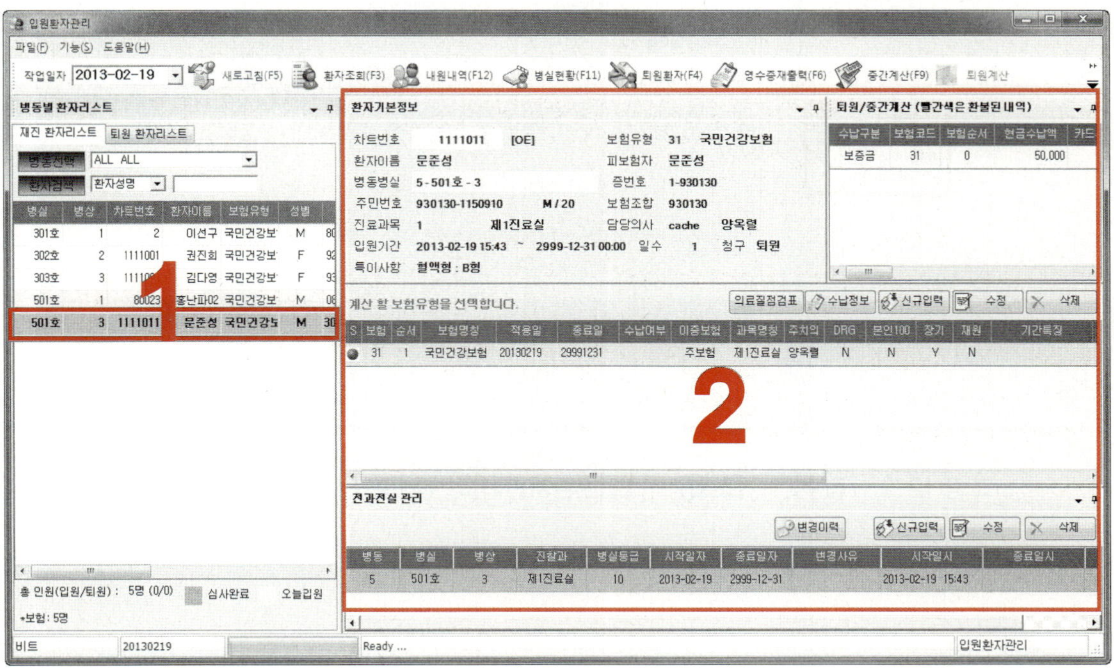

STEP 12 •• 창을 닫고 종료한다. 이상으로 외래진료를 마친 환자의 **[입원전환]** 작업이 완료되었다.

3. 입원접수 취소하기

입원을 수속을 마친 환자가 **[입원접수 취소]**를 하는 경우는 크게 환자의 상태가 호전되거나 보호자가 다른 의료기관으로의 전환(transfer)을 요구 하는 상황일 때가 일반적이다.

따라서, 이러한 환자의 입원 취소를 위해서는 앞서 설명했던 바와 같이 **[접수]** 메뉴에서 **[조회]** → **[입원환자관리]**를 누르고 해당 환자를 선택 후 마우스 오른쪽 버튼을 눌러 나타나는 팝업에서 **[입원취소]**를 선택하는 것이 가장 쉬운 방법이다.

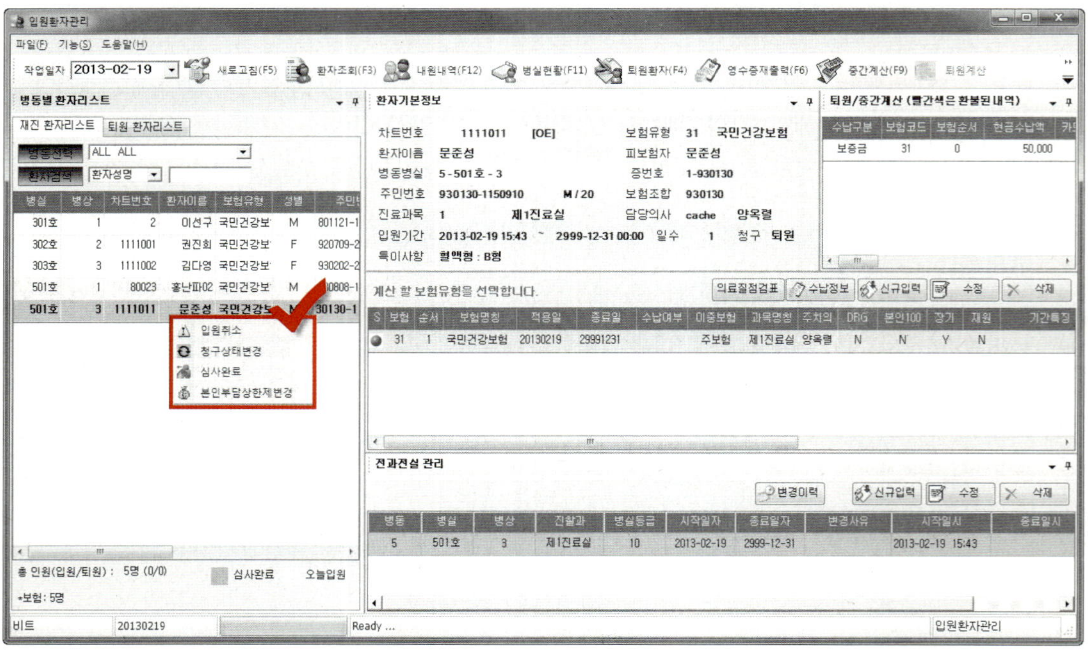

그림 12-9 **[접수]** → **[조회]** → **[입원환자관리]**의 입원취소 선택 팝업 화면

12-2 입원환자 관리

입원환자관리는 입원한 환자들에게 발생하는 여러 가지 이벤트들을 묶어 놓은 항목이다. 예를 들면, 환자의 개인별 입원정보, 6인실에서 2인실로의 병실이동, 월말이나 퇴원을 위한 병원비 청구, 중간 수납, 퇴원 수납 등이 이에 해당한다.

기본적으로 입원환자 관리는 **[입원진료실]** → **[환자관리]** → **[입원환자]** 혹은 **[접수]** 메뉴 → **[조회]** → **[입원환자관리]**를 이용하는 방법이 가장 손쉽다. 두 방법의 차이라면 **[입원진료실]**에서의 **[입원환자관리]**는 의사가 필요로 하는 입원환자에 대한 정보 검색을 위해 사용하는 것이며, **[접수]** 메뉴에서의 **[입원환자관리]**는 접수에서의 퇴원이나 수납 등의 비용과 관련한 검색이 주된 사용 목적이라는 점이다.

1. 입원환자의 정보

입원환자에 대한 정보를 **[입원진료실]** 메뉴에서 확인하는 방법은 **[입원진료실]** 메뉴의 위쪽에 나타난 **[재원현황]**, **[입원환자]**, **[입원환자관리]**라는 3가지 형태로 검색해 볼 수 있다.

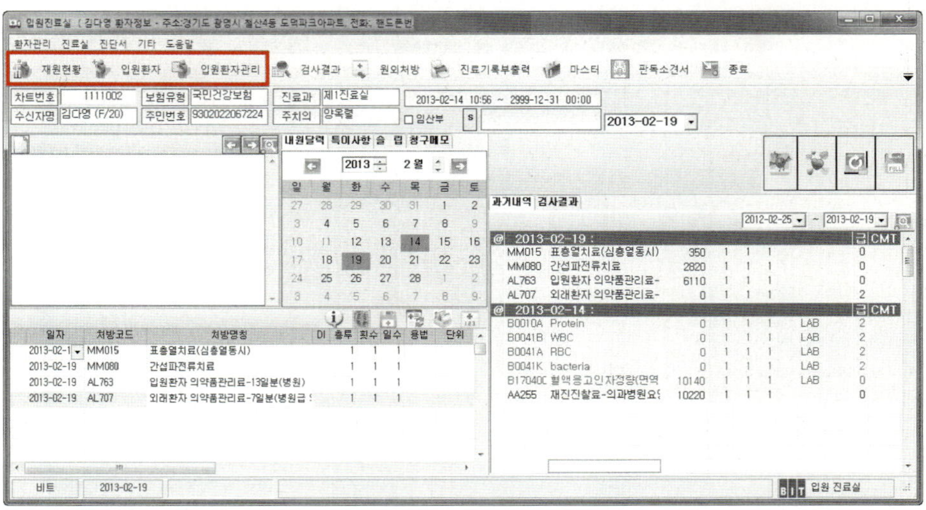

그림 12-10 입원환자 정보(재원현황/입원환자/입원환자관리) 선택 아이콘

① **재원현황 : [입원진료실] → [재원현황]** 단축아이콘을 선택한다. 현재 입원 중인 모든 환자를 테이블 형식으로 확인할 수 있으며 전체환자수와 의사별(주치의)나 병실별 검색이 가능하다. 그림 12-11은 앞서 입원 등록한 환자를 확인한 예이다.

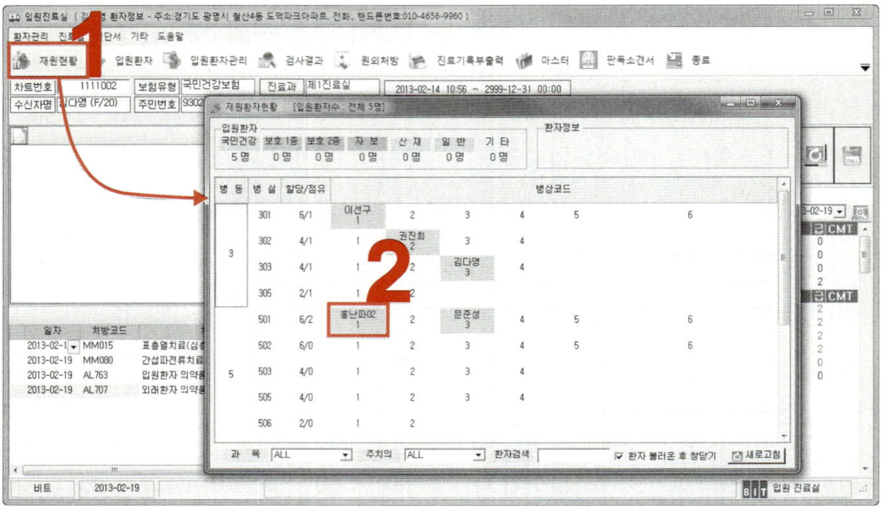

그림 12-11 **[입원진료실] → [재원현황]** 화면

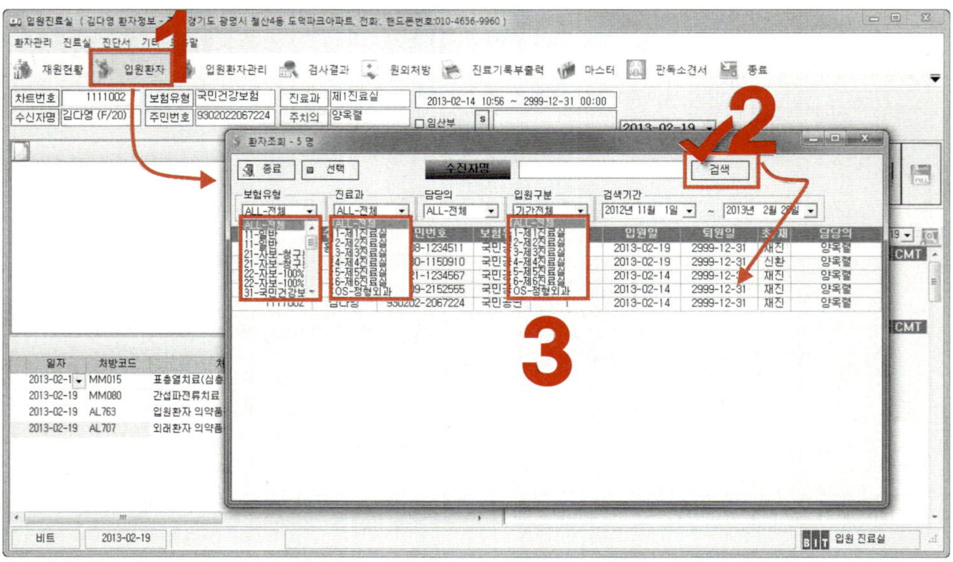

그림 12-12 **[입원환자]** 조회 화면

② 입원환자 : **[입원진료실]** → **[입원환자]** 단축아이콘을 선택한다. 입원환자를 **[보험유형]**별, **[진료과]**별, **[담당의]**별, **[입원구분]**별로 구분하여 입원환자를 검색할 수 있다. 표 12-1은 **[보험유형]**과 **[입원구분]**의 항목을 정리한 것이다. 또한 그림 12-12는 입원환자 조회 창이다.

표 12-1 **[입원진료실]** → **[입원환자]**의 분류별 항목

No.	항 목	내 용
1	보험유형	ALL-전체 11-일반 21-자보-청구분 31-국민건강보험 38-공상 41-산재-공단분 51-보호1종 52-급여2종
2	입원구분	당일입원 당일퇴원 당월입원 당월퇴원 기간전체
3	진료과	ALL-전체 [기본자료]에서 설정된 해당 의료기관의 진료과
4	담당의	ALL-전체 [기본자료]에서 설정된 등록 담당의

③ 입원환자관리 : **[입원진료실]** → **[입원환자관리]** 단축아이콘을 선택한다. 앞서 그림 12-10에서 설명한 바와 같이 **[입원환자관리]** 창이 나타나고, 3가지의 환자 정보 검색 중에서 가장 세부적으로 환자 정보를 하나하나 클릭을 통해 알아볼 수 있다. 또한 화면 아래쪽의 **[전과전실관리]** 부분에서는 선택한 환자의 병실 이동이나 병동 이동에 대한 이력까지 모두 파악할 수 있으며, 수납 여부의 정보까지 모두 확인이 가능하다. 그림 12-13은 **[입원환자관리]** 조회 화면이다.

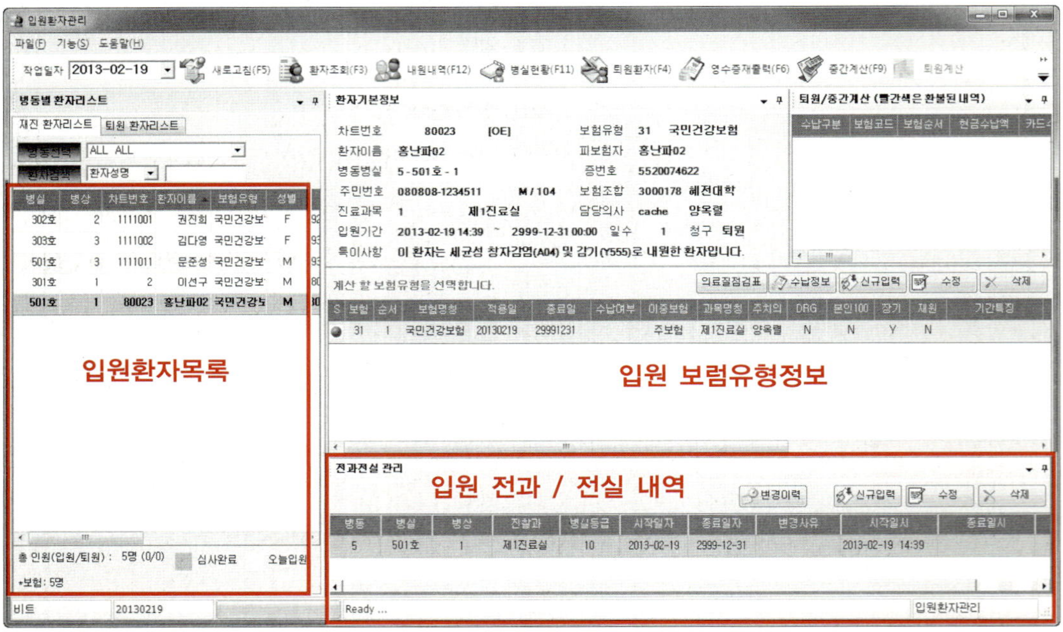

그림 12-13 **[입원진료실]** → **[입원환자관리]** 조회 화면

2. 입원환자의 관리

이 항목은 '12-2절 1.입원환자정보'의 항목과 다소 중복되는 경향을 보인다. 그러나 여기서 입원환자의 관리는 **[입원진료실] 메뉴** → **[환자관리]**에 속한 **[입원환자]**, **[입원환자현황표]**를 중심으로 설명하겠다.

이 메뉴의 **[입원환자]**는 앞서 설명한 그림 12-12의 입원환자와 동일한 메뉴이므로 생략한다.

그러나 **[입원진료실]메뉴 → [환자관리] → [입원환자현황표]**를 선택하면 아래 그림 12-14와 같다.

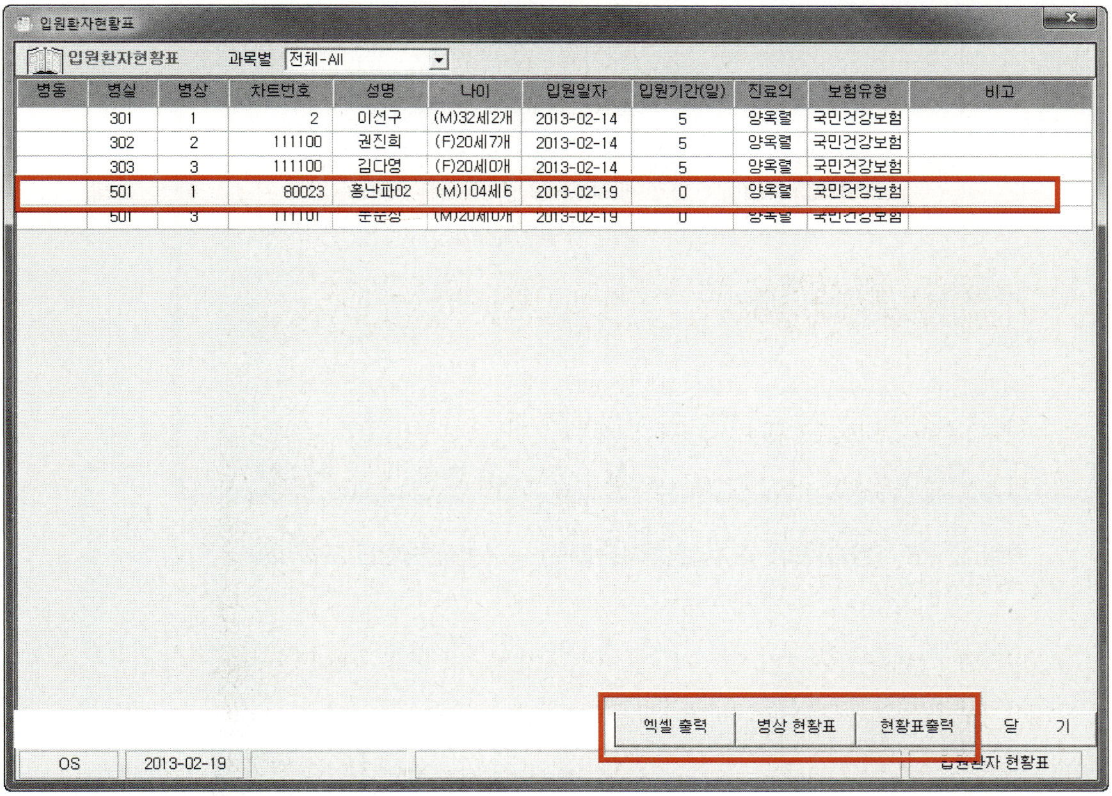

그림 12-14 **[환자관리] → [입원환자현황표]** 조회 화면

위의 그림에서 아래쪽에 있는 **[병상현황표]**와 **[현황표출력]**은 전체적으로 환자의 현황을 보고하거나 문서로 보관하고자 할 때에 사용하는 메뉴이다. 그림 12-15는 **[병상현황표]**의 검색 화면이다.

자, 이제 전체적인 입원현황을 파악하기 위해 아래 실습을 통해 전체적인 **[입원환자현황표]**와 **[병상현황표]** 및 **[현황표출력]**에 이르는 전체적인 검색 및 출력을 실습해 보도록 하자.

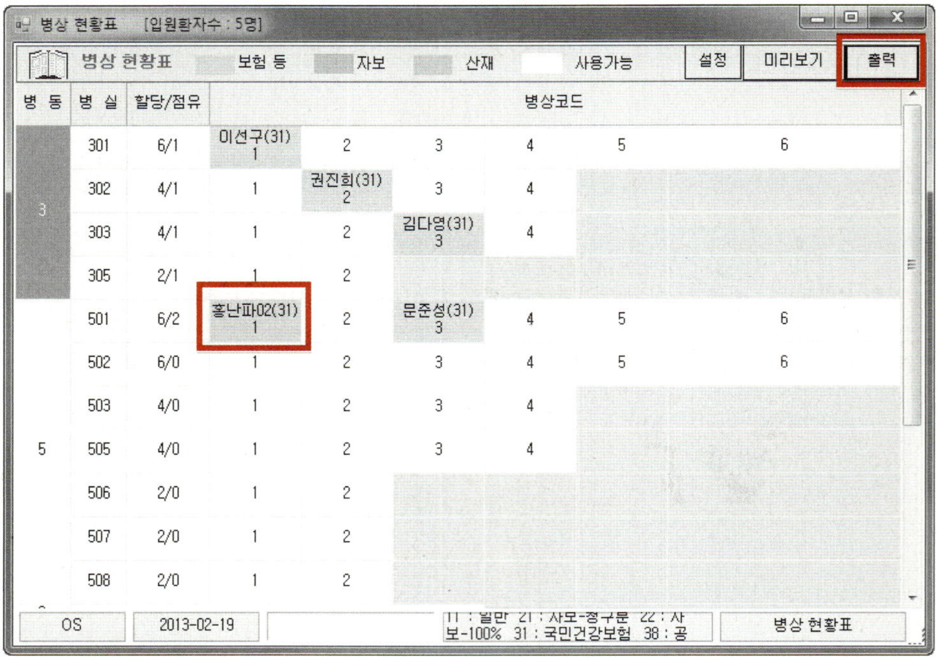

그림 12-15 [환자관리] → [입원환자현황표] → [병상현황표] 조회 화면

실습 12-3 입원환자현황 조회 및 출력하기

조건 ① 입원한 환자의 전체 목록을 검색하고 현황을 파악하여 보고하기 위한 보고서 출력까지 완성하여라.

조건 ② 단, 입원진료실은 의사의 고유영역임을 명심해야 한다.

STEP 01 •• **[입원관리실]**을 선택한다(단, 여기는 의사가 입력하는 진료행위임을 명심하기 바란다). 이제 [메인메뉴]에서 **[입원진료실]**을 선택하여 의사의 입장에서 입원환자를 검색해보자. 우선 **[입원진료실]**을 선택한다.

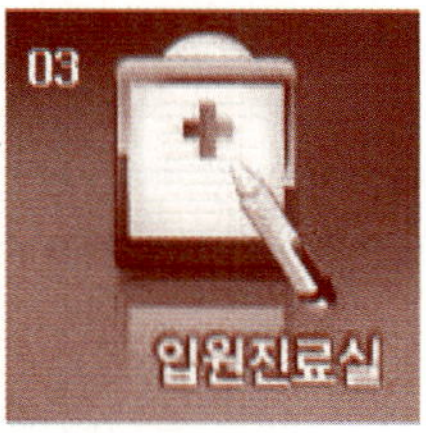

STEP 02 •• 아이디와 패스워드를 입력한다.

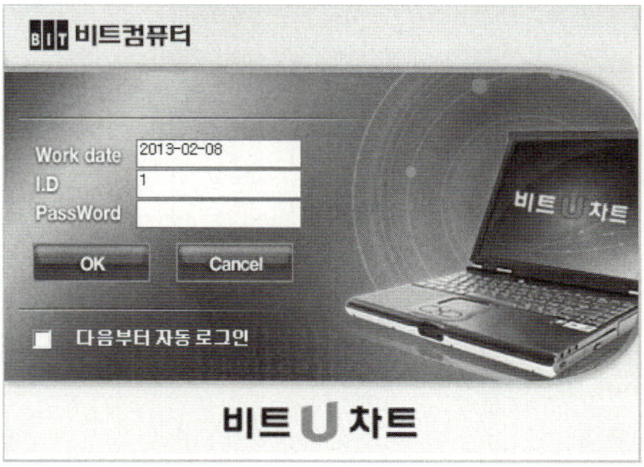

STEP 03 •• **[입원진료실]** → **[환자관리]** → **[입원환자현황표]**를 선택한다. 그러면 아래와 같이 **[입원환자현황표]** 창을 확인할 수 있을 것이다.

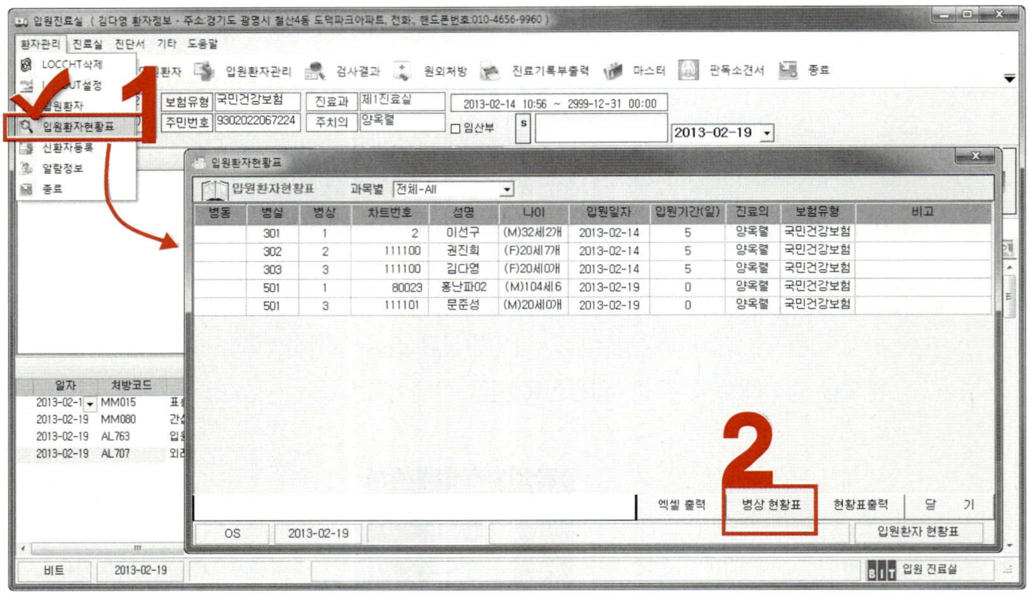

STEP 04 •• **[병상현황표]**를 출력하기 위해 **STEP 03** 에서 나타난 **[입원환자현황표]** 아래쪽에 있는 **[병상현황표]** 버튼을 누르면 다음과 같은 창이 나타난다. 이 **[병상현황표]**에서는 보험유형에 따라 입원환자의 배경색이 다르게 표시되는 것을 확인한다.

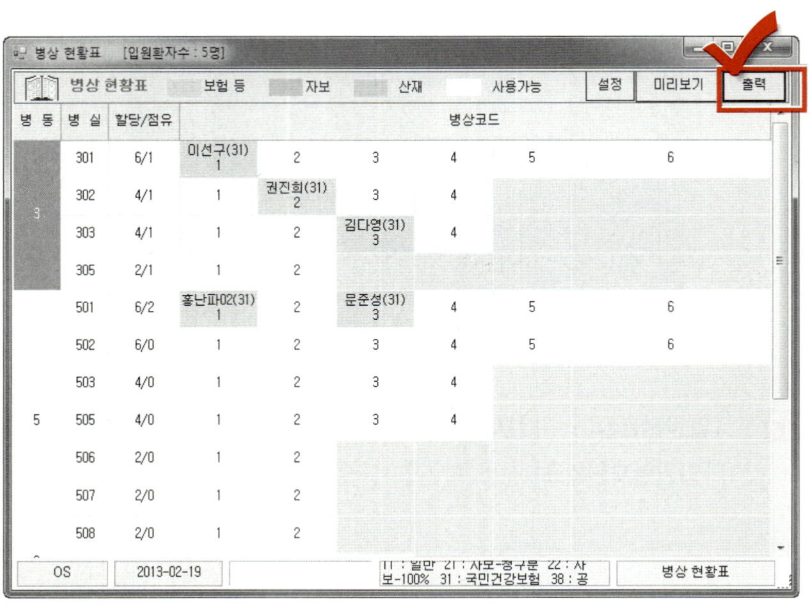

STEP 05 •• 여기서 **[출력]** 버튼을 눌러 **[병상현황표]**를 출력하려고 하면 다음과 같이 출력에 대한 **[페이지 설정]** 창이 나타난다. **[확인]**을 눌러 출력을 완료한다.

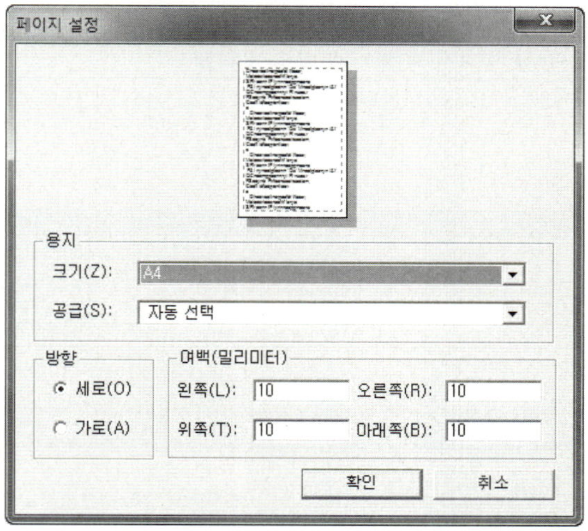

STEP 06 •• 실제 출력된 **[병상현황표]**의 용지출력 형태는 아래와 같다.

병상현황
출력일자 : 20130219
※ 참고사항 11 : 일반 21 : 자보-청구분 22 : 자보-100% 31 : 국민건강보험 38 : 공상 41 : 산재-공단분 42 : 산재-100% 43 : 산재-회사공상분 44 : 산재-후유증상 51 : 보호1종 52 : 보호2종 54 : 행여

병 동	병 실	할당/점유	병상코드					
3	301	6/1	이선구(31) 1	2	3	4	5	6
	302	4/1	1	권진희(31) 2	3	4		
	303	4/1	1	2	김다영(31) 3	4		
	305	2/1	1	2				
5	501	6/2	홍난파02(31) 1	2	문준성(31) 3	4	5	6
	502	6/0	1	2	3	4	5	6
	503	4/0	1	2	3	4		
	505	4/0	1	2	3	4		
	506	2/0	1	2				
	507	2/0	1	2				
	508	2/0	1	2				
6	601	3/0	1	2	3			
	602	3/0	1	2	3			
	603	3/0	1	2	3			
7	701	3/0	1	2	3			
	702	4/0	1	2	3	4		
	703	4/0	1	2	3	4		

STEP 07 •• 다음은 **STEP 03**에서 나타난 **[입원환자현황표]**의 아래쪽의 **[현황표출력]** 버튼을 누르면 다음과 같은 창이 나타난다.

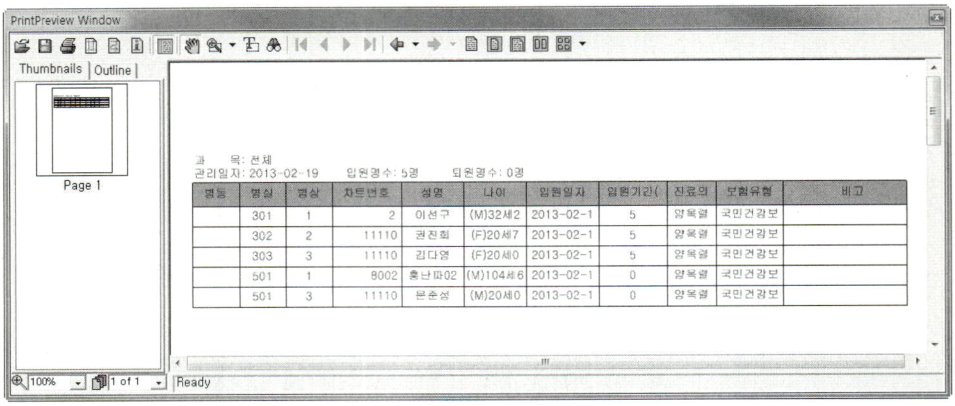

STEP 08 •• 실제 **[현황표출력]**을 통해 얻은 출력의 예는 다음과 같다.

과 목: 전체
관리일자: 2013-02-19 입원명수: 5명 퇴원명수: 0명

병동	병실	병상	차트번호	성명	나이	입원일자	입원기간(	진료의	보험유형	비고
	301	1	2	이선구	(M)32세2	2013-02-1	5	양옥렬	국민건강보	
	302	2	11110	권진희	(F)20세7	2013-02-1	5	양옥렬	국민건강보	
	303	3	11110	김다영	(F)20세0	2013-02-1	5	양옥렬	국민건강보	
	501	1	8002	홍난파02	(M)104세6	2013-02-1	0	양옥렬	국민건강보	
	501	3	11110	문준성	(M)20세0	2013-02-1	0	양옥렬	국민건강보	

실습 12-4 병실 이동(전실)시키기

조건 ① 입원한 환자 중에 6인병상을 사용하던 한 환자가 소음으로 인한 불만(complaint)이 발생하였다.

조건 ② 이에 해당 환자의 병실을 이동시켜주기 위해 **[입원환자관리]** 창을 이용하여 보도록 한다.

STEP 01 •• **[입원관리실]**을 선택한다(단, 여기는 의사가 입력하는 진료행위임을 명심하기 바란다). 자, 이제 **[메인메뉴]**에서 **[입원진료실]**을 선택하여 의사의 입장에서 입원 환자를 검색해 보자. 우선 **[입원진료실]**을 선택한다.

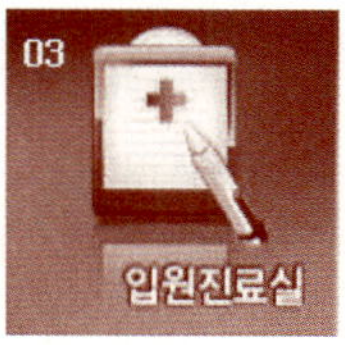

STEP 02 •• 아이디와 패스워드를 입력한다.

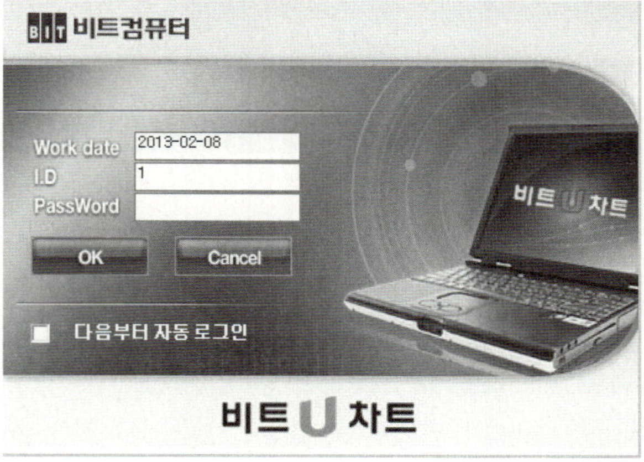

STEP 03 •• **[입원진료실]** → **[입원환자관리]** 단축아이콘을 선택한다. 그러면 아래와 같은 **[입원환자관리]** 창을 확인할 수 있을 것이다.

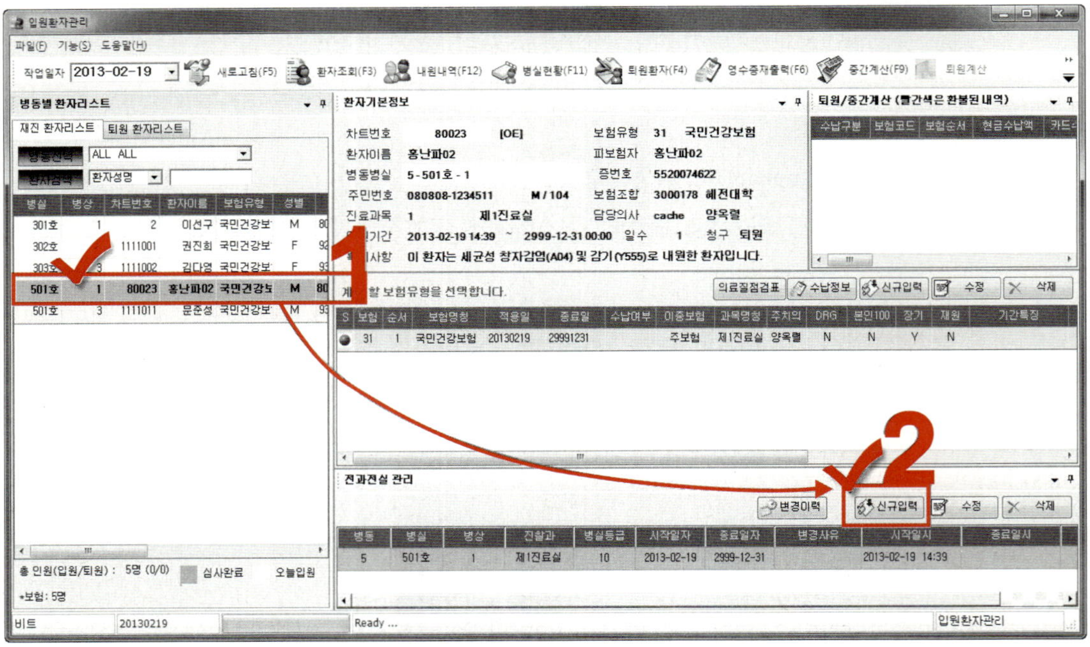

STEP 04 •• 그러면 다음과 같이 **[전과전실관리(신규)]**라는 창이 나타난다. 이 중에서 병동병실의 돋보기 버튼을 눌러 비어 있는 병상을 확인하고 병동과 병실을 이동해 보자.

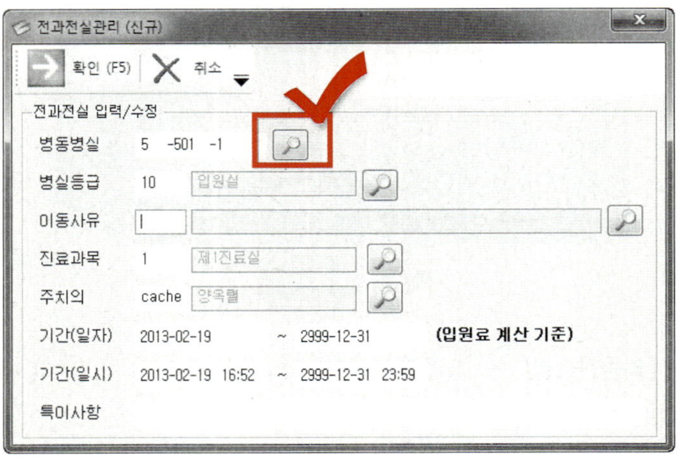

STEP 05 •• 본 예제에서는 6동 603호의 1호 침대를 배정하였다.

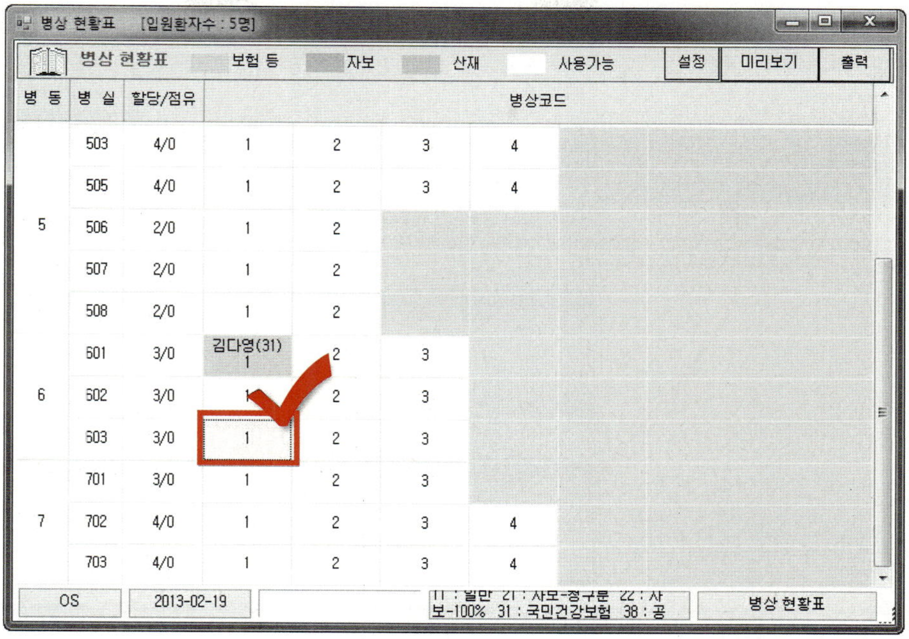

STEP 06 •• 그러면 다시 아래와 같이 **[전과전실관리(신규)]**에서 병동병실이 변경되었음을 확인할 수 있다. 변경이 완료되었다면, 화면 왼쪽 위의 **[확인(F5)]** 버튼을 눌러 병실이동을 완료한다.

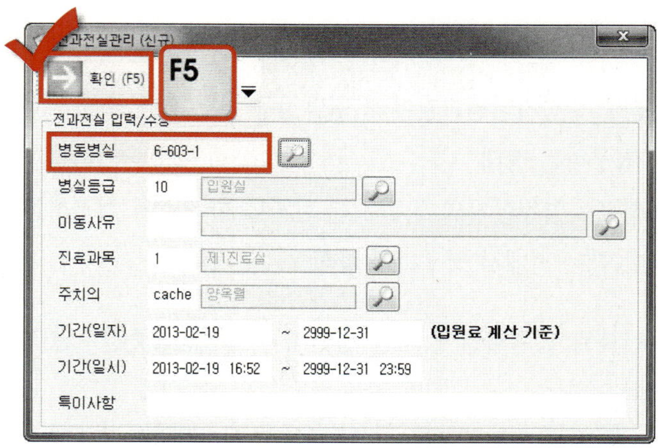

STEP 07 •• 최종적으로 변경된 병동병실을 확인한다. 또한 화면 아래쪽에 **[전과전실관리]** 내역에서도 처음 병동병실과 이동된 내역이 모두 나타나 있음을 확인할 수 있다.(단, 입원 1일이 지나지 않았을 경우에는 전실이 되지 않는다.)

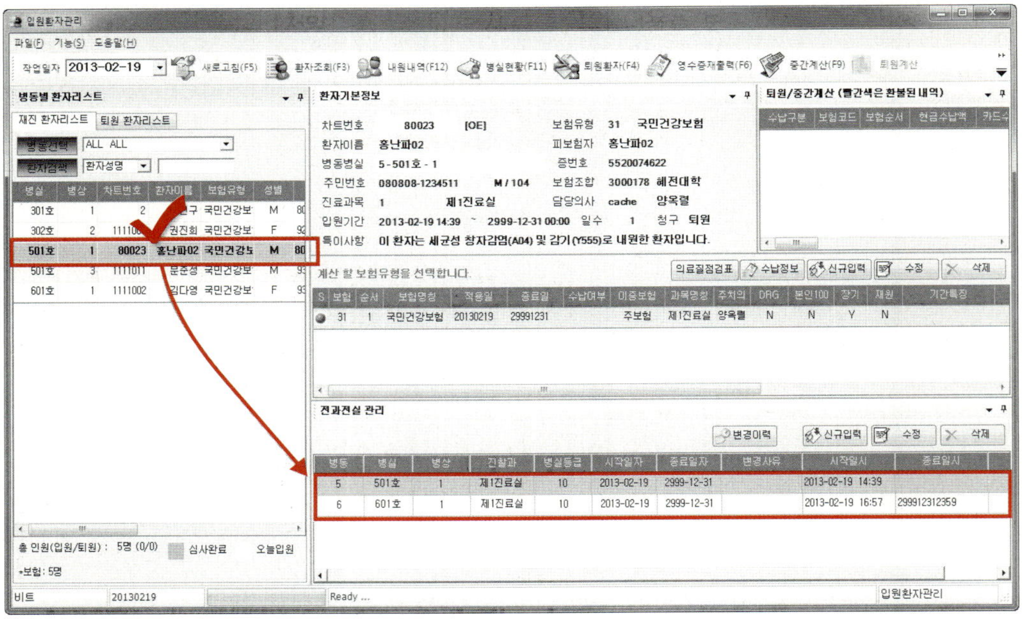

3. 퇴원 청구 및 수납

환자에게 퇴원이 필요할 경우나 월말별로 병원비에 대한 청구가 필요할 때, 퇴원청구 및 퇴원수납 과정을 수행한다.

입원환자에 대한 병원비 청구에는 크게 **[월말청구]**와 **[퇴원청구]**의 2가지 방법이 존재한다.

① **월말청구** : 장기입원환자에게 월말청구 부분의 체크를 통해 매달 말일에 병원비를 청구하는 형태

② **퇴원청구** : 입원환자의 입원기간 전체를 한꺼번에 청구하는 경우로, 환자가 퇴원해야 할 시점에서 청구하는 방식

청구와 반대로 입원환자에 대한 병원비 수납에는 **[중간수납]**과 **[퇴원수납]**의 2가지 방법이 있다.

③ **중간수납** : 입원환자의 중간에 월말청구에 의해 수납하는 경우

④ **퇴원수납** : 입원환자의 퇴원에 의해 수납하는 경우

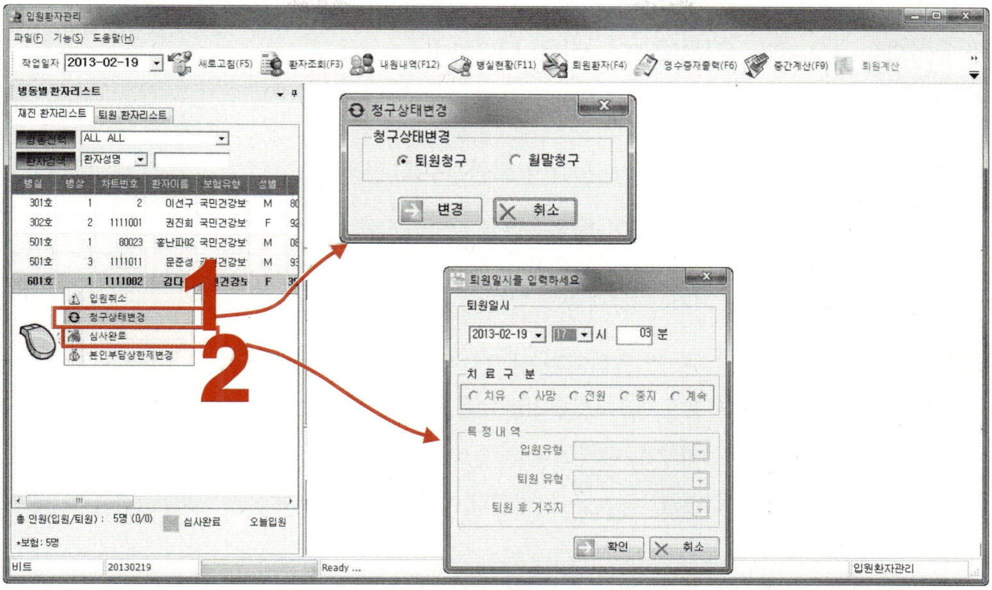

그림 12-16 청구 및 퇴원 심사완료 지정화면

TIPS 12-2

Quiz

외래진료비 수납 시 수납 담당직원이 반드시 해야 할 일은?

① 건강보험증의 확인

② 진료비명세서의 발급

③ 요양급여의뢰서의 확인

④ 진료비영수증(계산서)의 발급

Answer ④

실습 12-5 입원환자 퇴원시키기

조건 ① 입원한 환자 중에 1명을 선정하여 **퇴원청구**를 선정한다.

조건 ② 선정된 입원환자에 대하여 **퇴원수납**을 수행한다.

조건 ③ 퇴원수납을 위한 수납은 **[접수]** 메인메뉴에서 수행한다.

STEP 01 •• **[입원진료실] → [입원환자관리]** 아이콘을 선택한다. 그러면 다음과 같이 입원진료실 창이 나타난다. 여기서 퇴원하고자 하는 입원환자를 왼쪽 **[병동별환자 리스트]**에서 선택하고, 마우스 오른쪽 버튼을 누르면 다음과 같이 팝업 창이 나타난다. 여기서 **[청구상태변경]** 메뉴를 선택한다.

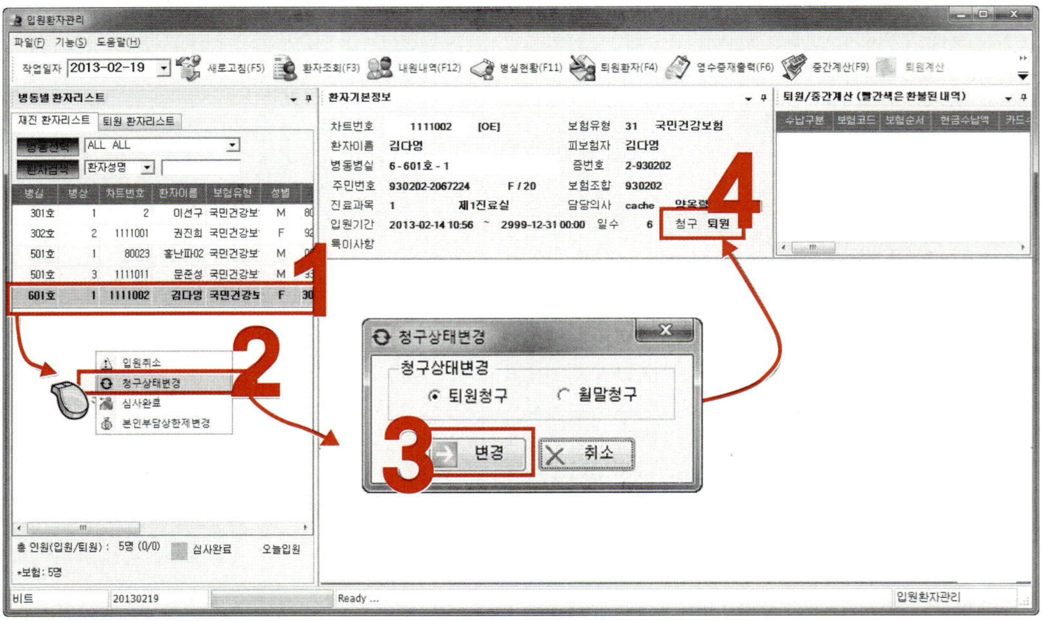

STEP 02 •• 위의 **[입원진료실] → [입원환자관리] → [병동별환자 리스트] → [청구상태변경]**을 선택하면 다음과 같이 **[퇴원청구]**인지 **[월말청구]**인지를 선택하게 하는 **[청구상태변경]** 창이 나타난다. 여기서는 조건에 따라 **[퇴원청구]**를 선택하고 **[변경** 변경 **]** 버튼을 누른다.

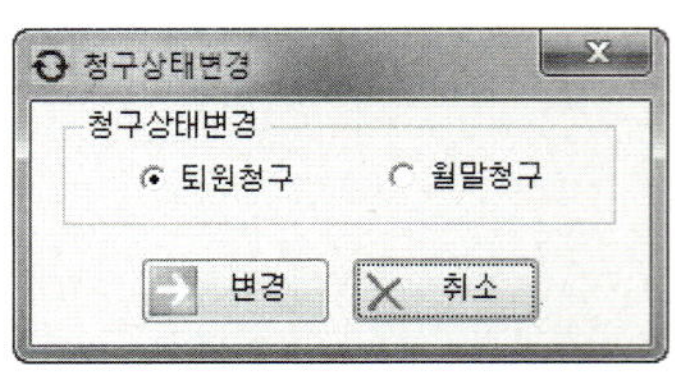

STEP 03 •• **[접수]** 메인메뉴로 로그인한다.

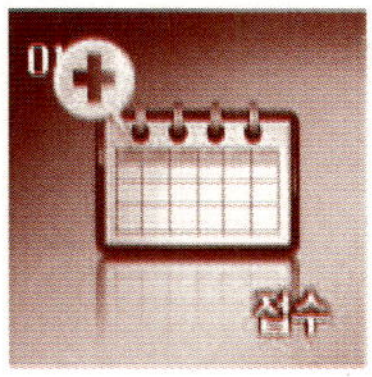

STEP 04 •• **[접수]** → **[조회]** → **[입원환자관리]** 메뉴를 선택한 후, 해당 환자의 이름 위에서 마우스 오른쪽 버튼을 누르면 다음과 같이 팝업이 나타난다. **[심사완료]** 메뉴를 선택하여 퇴원에 필요한 최종 심사를 수행한다.

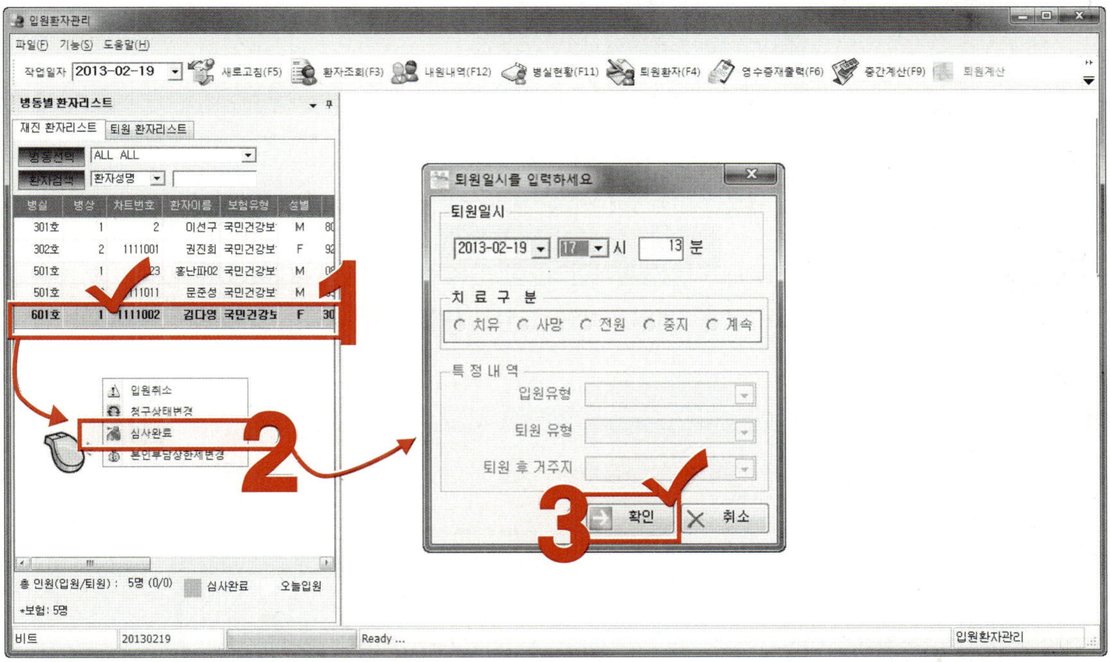

STEP 05 •• 최종적으로 퇴원일시를 체크하는 메시지 창이 나타난다. 정확한 시간과 날짜를 선택하고 **[확인]** 버튼을 눌러 퇴원에 필요한 심사를 완료한다.

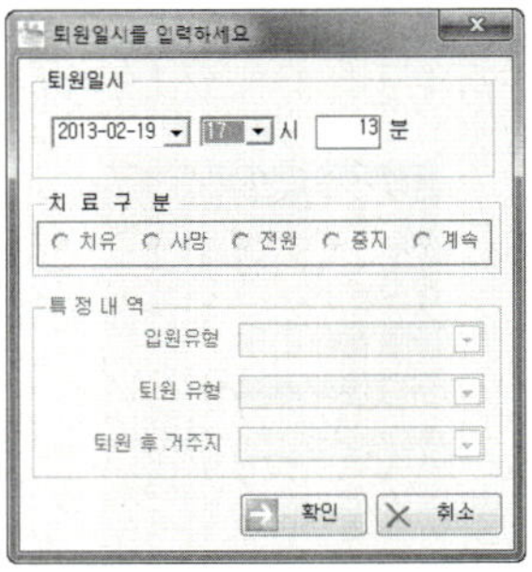

STEP 06 •• 그러면 다음과 같이 **[퇴원]**을 실제로 완료할 것인지를 묻는 메시지 창이 나타난다. **[예(Y)]**를 눌러 확인한다.

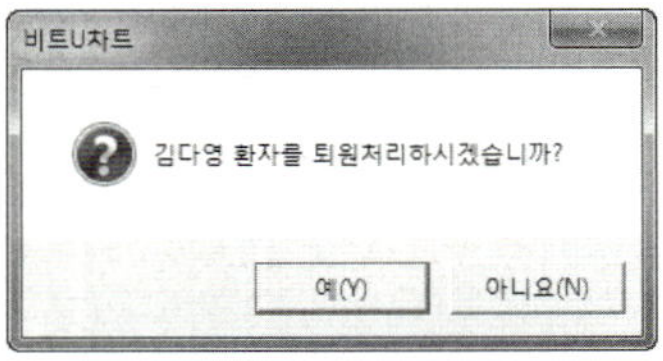

STEP 07 •• 위의 단계까지 완료되면 **[입원환자관리]** 창의 위쪽에 비활성화되어 있던 **[퇴원계산]** 아이콘이 활성화되었을 것이다. 퇴원을 위해 **[퇴원계산]** 아이콘을 클릭한다.

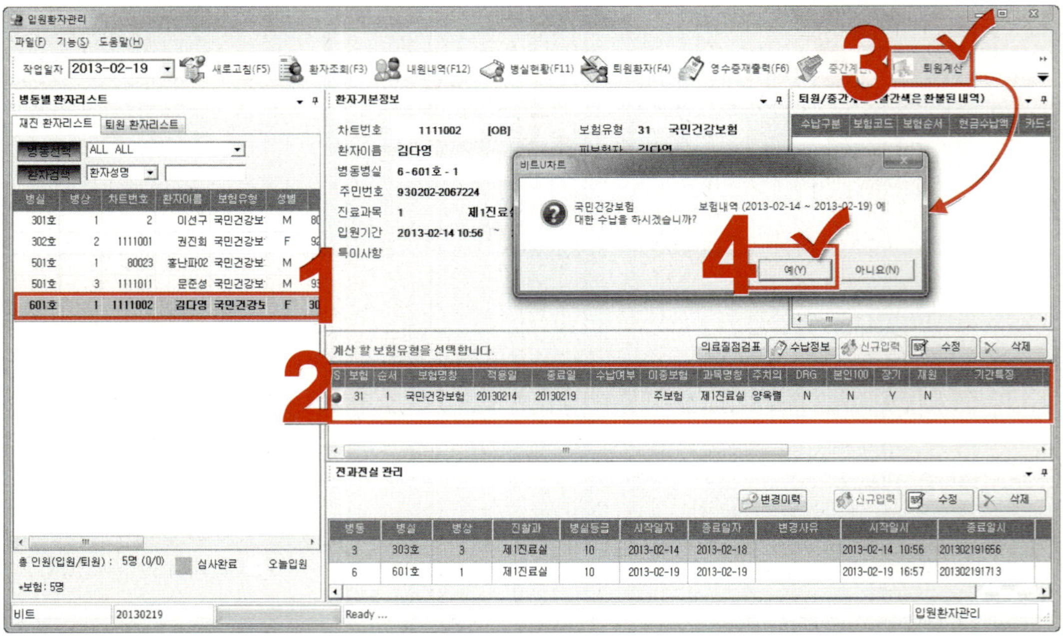

STEP 08 •• **[퇴원계산]** 버튼을 누르면 다음과 같이 보험내역 및 입원일자에 대한 항목과 함께 **[수납]**처리 유무를 묻는 메시지 창이 나타난다. **[예(Y)]**를 눌러 수납을 실행한다.

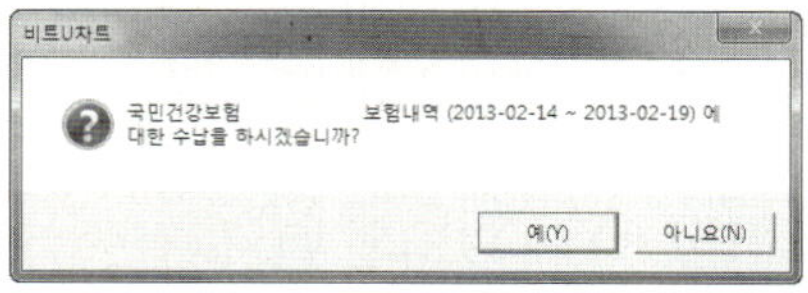
비트U차트
국민건강보험 보험내역 (2013-02-14 ~ 2013-02-19) 에 대한 수납을 하시겠습니까?
예(Y)
아니요(N)

STEP 09 •• 다음과 같이 수납내역 창이 나타날 것이다. 오른쪽 아래부분에 **[수납 + 영수증출력]** 버튼을 눌러 수납과 영수증 출력을 동시에 실행하면, 입원환자의 청구 및 수납이 완료된다.

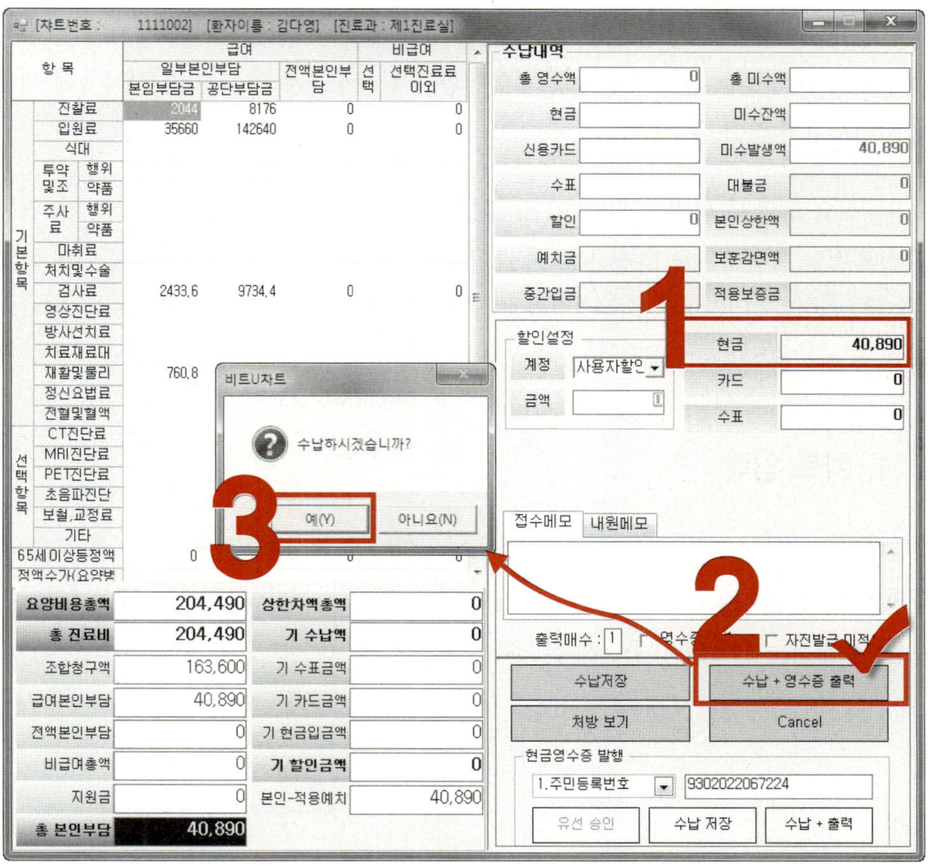

STEP 10 •• 수납 여부를 묻는 메시지 창이 나타나면, **[예(Y)]**를 눌러 수납을 완료한다.

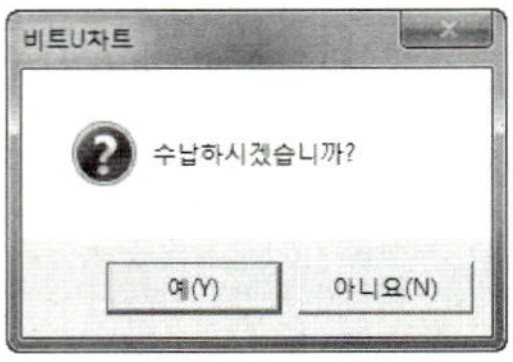

12-3 입원실관리

자, 이제부터는 **[입원진료실]**의 전체적인 메뉴들 중에서 환자의 처방내역을 입력하거나 진단서를 출력하는 등의 기본적인 환자관련 업무와, 입원환자의 검사예약, 검사결과입력, 간호업무, 간호기록지 등의 입원환자를 중심으로 하는 기타 항목들에 대하여 설명하고자 한다.

기본적으로 앞서 설명한 그림 12-2의 **[입원진료실]** 메인메뉴를 중심으로 그 기능을 항목별로 설명하도록 하겠다(참고 : **[입원진료실]**의 모든 입력은 의사에 의해 이루어진다는 것을 잊지 말기 바란다. 우리는 OCS의 전체적인 흐름을 알기 위해 **[입원진료실]**을 확인할 뿐이다).

1. 차트 입력

입원진료실에서 가장 기본이 되는 것이 입원환자를 의사가 검색하고, 이를 통해 환자의 다양한 검사정보 및 처방정보를 입력하는 일일 것이다. 그림 12-17은 **[입원진료실]**의 메뉴를 항목별로 구분해 본 것이다.

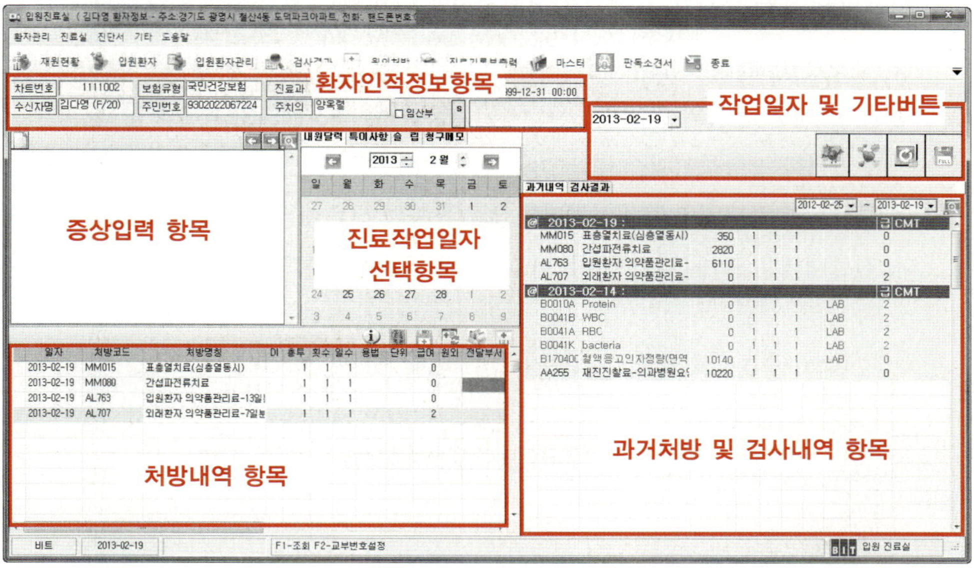

그림 12-17 OCS [**입원진료실**] 화면 세부 항목

여기서 우리는 그림 12-17에 나타난 세부항목별 사용법을 설명하도록 하겠다.

① **환자인적정보 항목** : 입원환자는 '차트번호'로 검색이 가능하다. 입원실에 입원 중인 환자라면 검색을 통해 확인할 수 있으며, **[입원진료실]** 제목표시줄에 해당 환자의 세부 정보가 나타날 것이다. **[차트번호]**, **[보험유형]**, **[수진자명]**, **[주민번호]**, **[주치의]**, **[입원기간]** 등의 내용을 보여준다.

② **작업일자 및 기타 버튼** : 현재 진료 중인 날짜를 기준으로 하며, 진료 일자를 변경하여 입력도 가능하다. 기타 버튼은 4가지인데 상병코드 및 상병명칭을 입력하는 **[병명]**, 환자의 바이탈 정보를 입력하는 **[바이탈]**, 현재까지 입력을 취소하는 **[취소]**, 현재까지의 입력을 저장하는 **[전체저장]** 버튼이다.

③ **증상입력 항목** : 환자의 증상 및 청구심사 때 관련된 청구메모를 입력하는 부분으로 환자인적정보 항목 바로 아래 부분에 위치한다.

④ **진료작업일자 선택 항목** : 진료기록을 입력할 날짜를 선택한다. 기본(default)으로는 현재 작업 중인 날짜(즉, 오늘날짜)로 선택되지만, 필요에 의해 날짜를 변환할 수 있다.

⑤ **처방내역 항목** : 의사가 환자의 진료내역을 입력하는 부분으로 왼쪽 아래부분에 위치한다. 환자의 진료내역은 일자별로 입력할 수 있으며, 월말청구나 퇴원청구 시 해당 환자의 복약지도료, 입원의약품관리료, 내복약조제료 등을 정리하여 입력하는 항목이다.

⑥ **과거처방 및 검사내역 항목** : 과거에 입원환자의 진료내역을 나타내주는 화면이다. 진료내역은 크게 **[과거처방]**과 **[검사내역]**의 두 부분으로 나눠진다.

실습 12-6 입원진료실에서 입원환자 차트 입력하기

조건 ① 입원한 환자 중에 1명을 선정하여 **[입원진료실]**에서 의사가 각종 정보를 입력한다.

조건 ② 입력 순서는 **[병명]**, **[바이탈]**, **[증상]**, **[청구메모]**, **[처방내역입력]**, **[과거처방 및 검사내역]**, **[전체저장]** 순으로 실행한다.

조건 ③ 입원환자 차트 입력을 완료한다.

STEP 01 •• '비트U차트' 메뉴에서 **[입원진료실]**을 선택한다. 여기서부터는 의사가 입력하는 진료행위임을 명심하기 바란다. 이제 **[메인메뉴]**에서 **[입원진료실]**을 선택하여 의사의 입장에서 입원 환자를 검색해 보자.

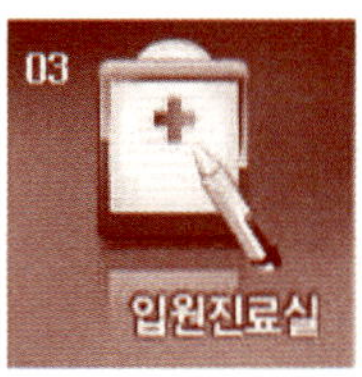

STEP 02 •• 그러면 아래와 같이 입원진료실 창이 나타난다. 여기서 입원 중인 환자를 검색한다. 만약 **'차트번호'**를 알고 있는 경우 바로 **'차트번호'**란에 해당 번호를 입력하면 입원환자의 정보 내역을 볼 수 있다. 전체 환자에서 선택하려면, 화면 위쪽에 **[입원환자]** 단축아이콘을 선택한다.

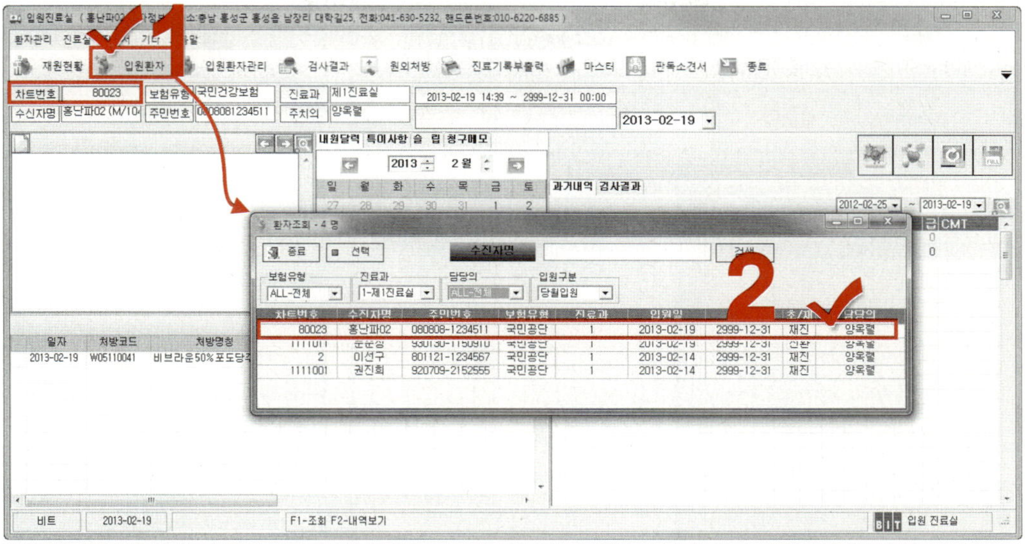

STEP 03 •• 차트를 입력할 환자를 선택하였다면, 병명(상병)부터 입력해 보자. 이를 위해서는 **[입원진료실]** 창의 오른쪽 위에 있는 **[병명]** 버튼을 누른다. 그러면 다음과 같은 상병코드 창이 나타난다. 병명 창에서 **[M]** 항목의 붉은 사각형은 '주상병'을 의미한다.

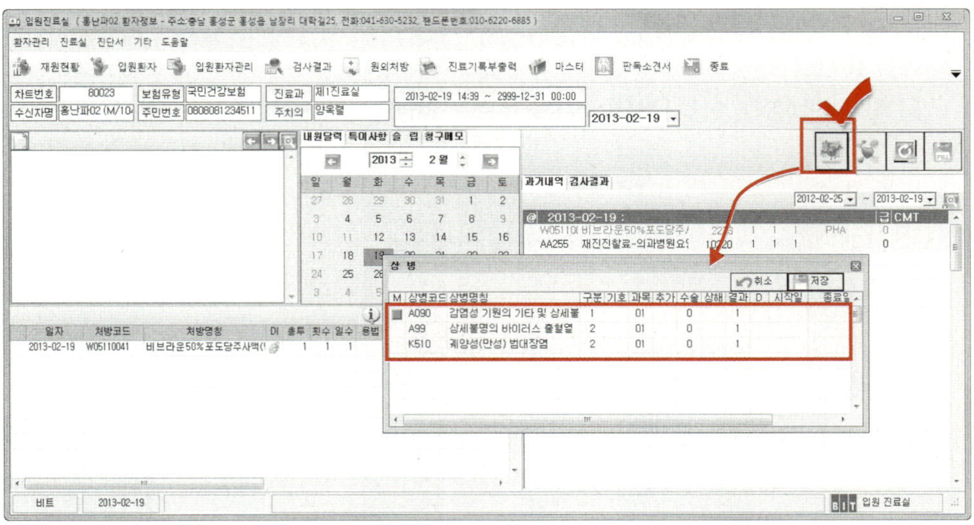

STEP 04 •• 그 밖에 **[병명]** 창의 세부 항목에 **[구분]**, **[기호]**, **[과목]**, **[상해]**, **[수술]**, **[결과]** 등의 창 정보는 각 항목에서 **[F1]**,을 누르면 다음과 같은 창으로 확인할 수 있다.

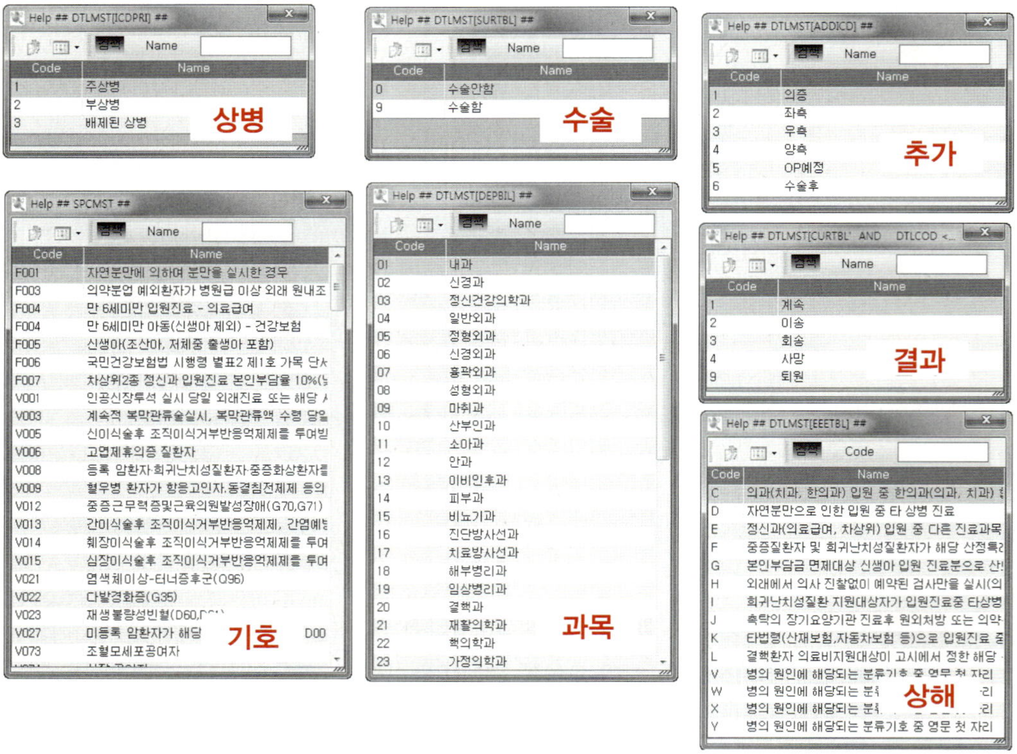

STEP 05 •• 위의 **[병명]** 창에서 필요한 주상병을 변경하고자 한다면 **[상병코드]** 항목에서 **[F1]**을 누르면 다음과 같이 KCD 상병코드 창이 나타나며 필요한 상병(병명)을 찾아 선택한다. 이후 **[저장]** 버튼을 누르고 병명입력을 완료한다.

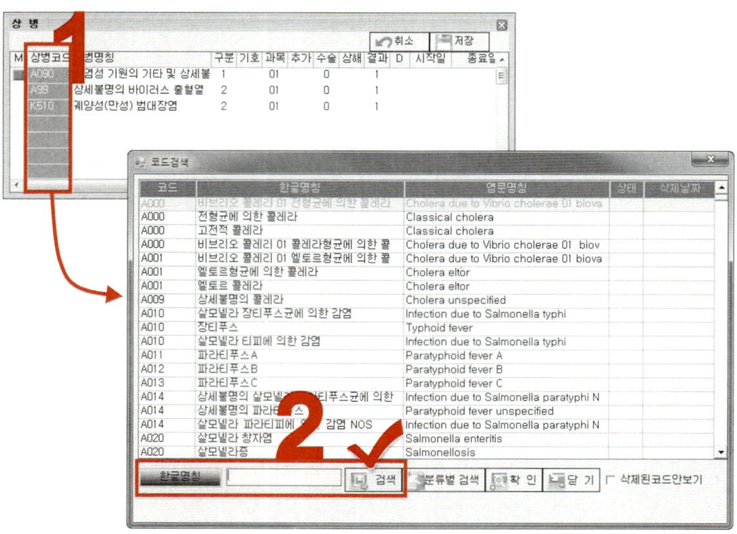

STEP 06 •• 다음은 두 번째 입력 항목으로 **[바이탈]**을 입력해 보도록 하자. 아래와 같이 **[예진정보]**라는 이름으로 창이 열리면 여기에 바이탈을 입력한다.

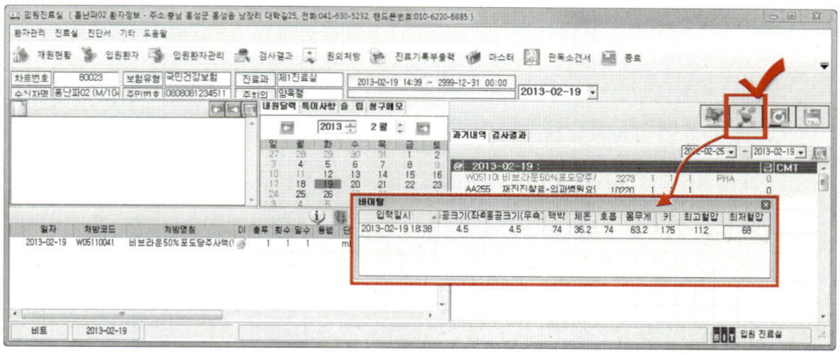

STEP 07 •• 이때 저장을 위해서 마우스 오른쪽 버튼을 **[예진정보]** 창 안에서 누르면 다음과 같이 팝업 창이 나타난다. 여기서 **[저장]**을 선택해야만 입력된 바이탈 정보가 저장된다.

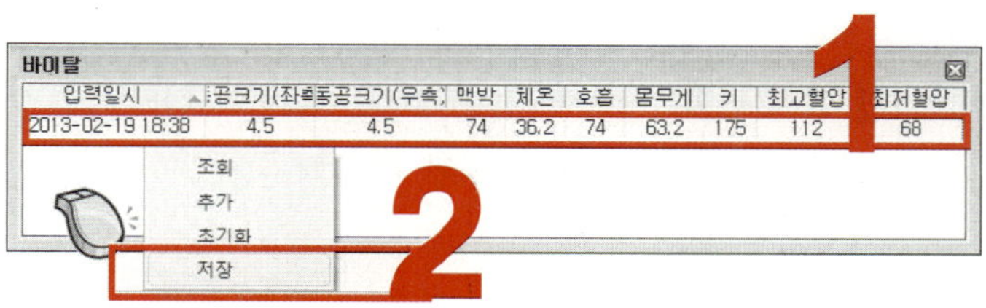

STEP 08 •• 다음으로 **[증상]**을 입력해 보자. 증상에는 다음과 같이 '어제 김밥을 먹고 난 이후에 3~4회/Day의 Water Diarrhea와 Intermittent Cramping Nature의 Abdominal Pain이 동반되고 Fever 지속'이라고 입력한다.

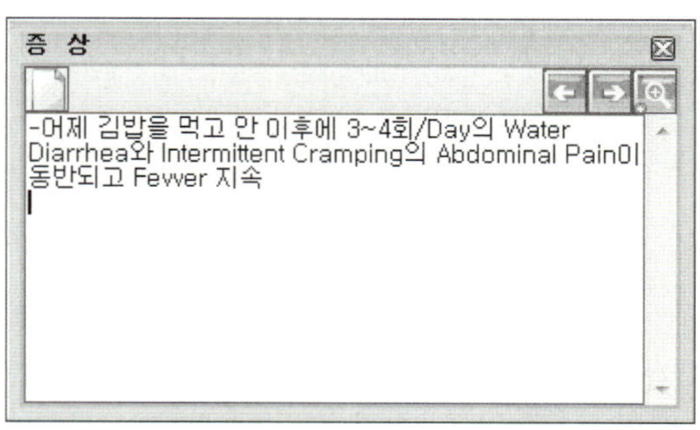

STEP 09 •• 만일 과거의 증상내역을 검색하고자 한다면, **[증상]** 항목에서 마우스 오른쪽 버튼을 누르면 다음과 같이 팝업이 나타난다. **[F1]**은 **[증상코드조회]** 이며, **[F2]**는 **[과거증상코드조회]**이다.

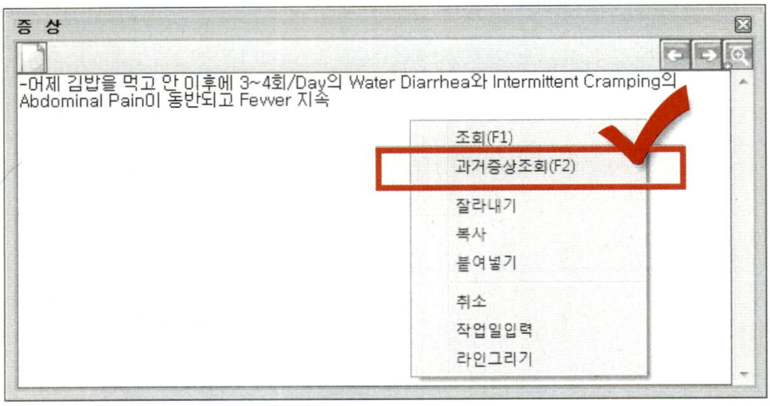

STEP 10 •• 그러면, 실제 검색된 과거내역(증상)의 검색 창은 다음과 같이 열릴 것이다. 여기서 필요한 내용을 복사하려면, 해당 내용을 마우스로 블록 지정한 후, 마우스 오른쪽 버튼을 누르면 '선택내용넘기기'라는 팝업이 나타난다. 이를 수행하면 과거 내역을 손쉽게 **[증상]** 창으로 복사할 수 있다.

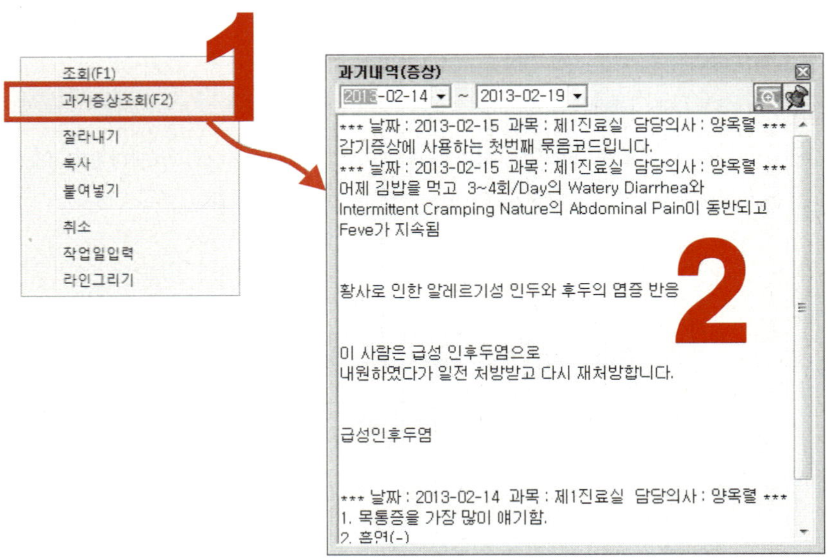

STEP 11 •• 만일 **[F1]**을 누르면, **[기본자료]**, 즉 **[마스터]**에서 등록한 **[증상코드조회]** 창을 아래와 같이 확인할 수도 있다(단, 반드시 **[증상]** 창에 커서가 있는 상태에서 기능키 **[F1]**을 눌러야만 가능). 이는 해당 증상을 더블클릭하면 **[증상]** 창의 항목으로 복사된다.

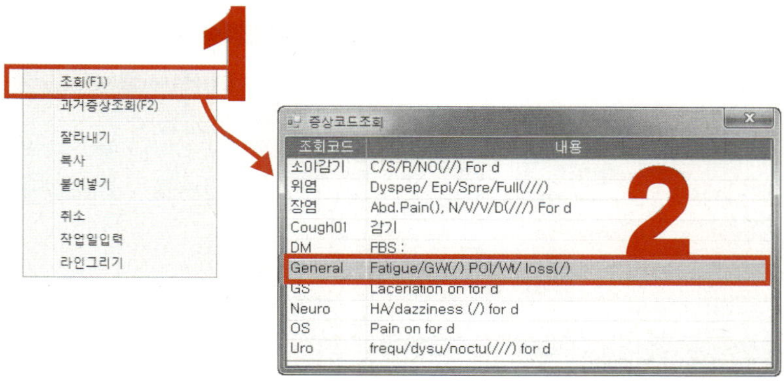

STEP 12 •• 네 번째 항목인 **[청구메모]**는 **[입원진료실]** 창에서 기본으로 보이진 않는다. **[증상]** 창 오른쪽 끝 부분의 사각형 아이콘을 누르면, **[날짜표시]** 부분에 **[청구메모]** 창이 토글(toggle)되어 나타난다.

[환자관리] → **[Layout설정]** → **[기본화면 정렬]**을 선택하면 아래 화면이 나타난다.

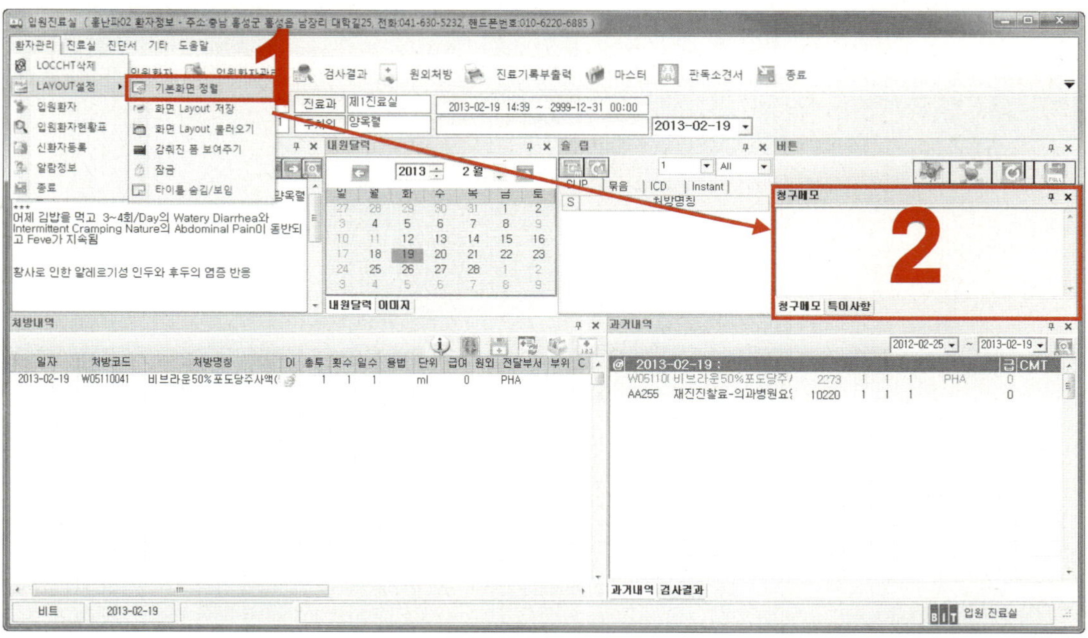

STEP 13 •• 다섯 번째로 **[처방내역입력]** 창이다. 왼쪽 아래부분에 위치한 **[처방]**이라는 이름으로 나타나 있다. 여기에 다음과 같이 처방내역을 입력해 보자. 입력방법은 **[처방코드]** 항목에서 **[F1]**을 누르면 **[코드검색]** 창이 나타난다. 해당 처방명칭을 검색하여 모두 입력해 보자.

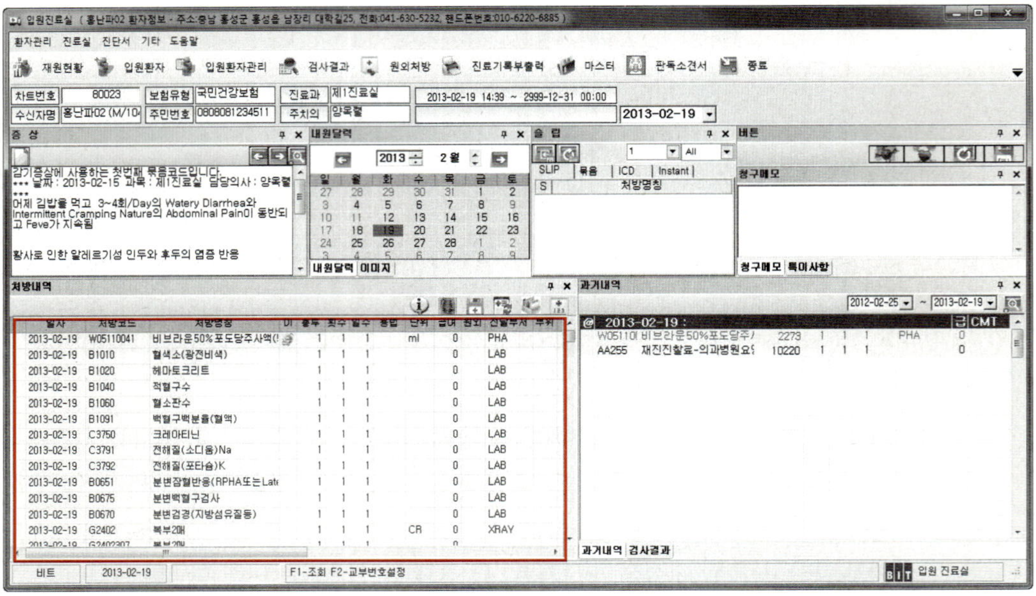

STEP 14 •• 모든 변경이 완료되었다면, **[입원진료실]** 창의 오른쪽 맨 위에 있는 **[전체 저장** 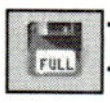**]** 버튼이나 혹은 **[처방]** 창의 오른쪽 끝에 있는 **[처방저장]** 버튼을 눌러 저장한다.

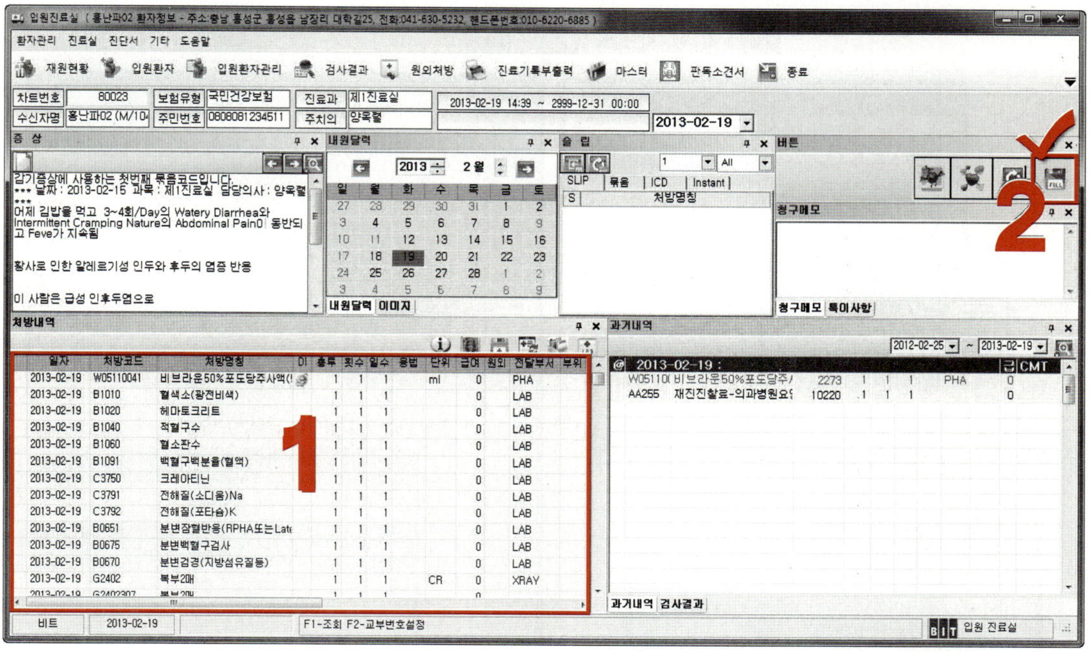

STEP 15 •• 만일, 위의 **[처방]** 부분에 있는 세부 항목의 내용을 보고자 한다면 각 항목에서 역시 **[F1]**을 누르면 다음과 같은 도움말 창을 확인할 수 있으며, 변경도 가능하다.

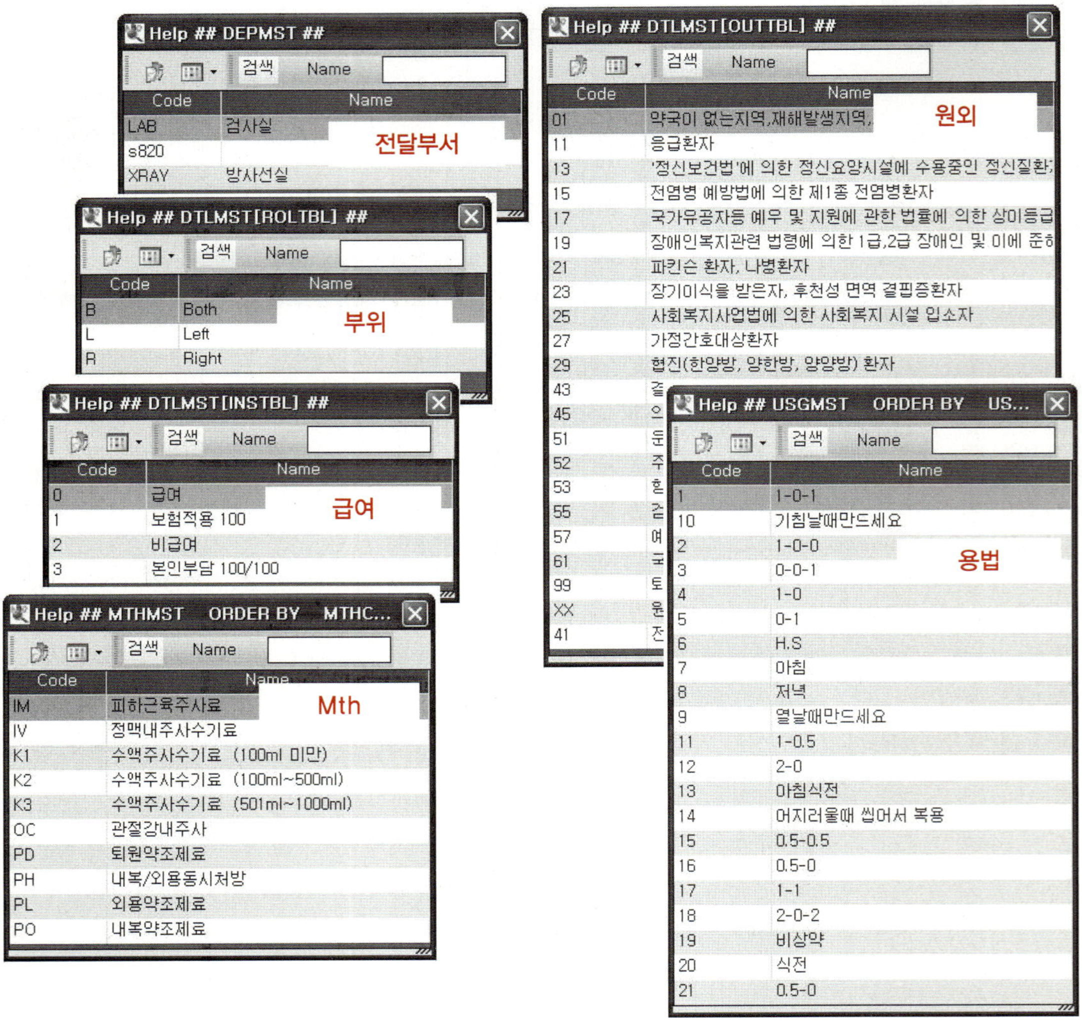

STEP 16 •• **[처방]** 창에 있는 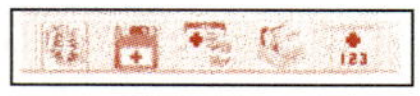 버튼들은 각각 **[방사선부위]**, **[처방저장]**, **[외래처방내역]**, **[카테고리묶음]**, **[원외교부번호부여]** 버튼이다. 변경된 처방내역을 저장하거나 본 환자가 과거에 외래에서 처방받았던 약품의 내역, **[외래진료실]**에서 사용했던 묶음코드 및 환자의 퇴원과 함께 필요한 원외처방전 발급 등의 역할을 담당하는 버튼이다. 다음 그림은 **[방사선부위]**, **[처방저장]**, **[카테고리묶음]**, **[원외교부번호부여]** 버튼을 눌렀을 때 나타나는 창의 예이다.

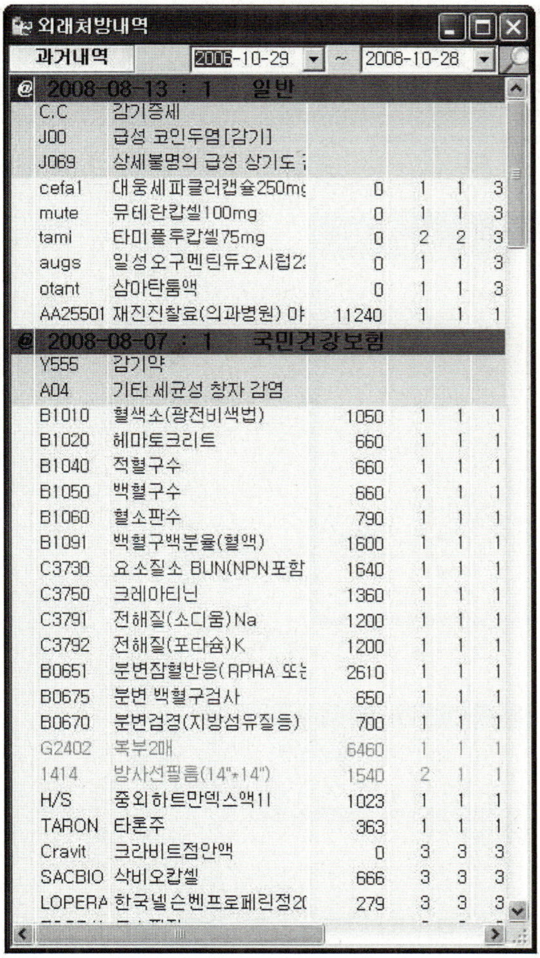

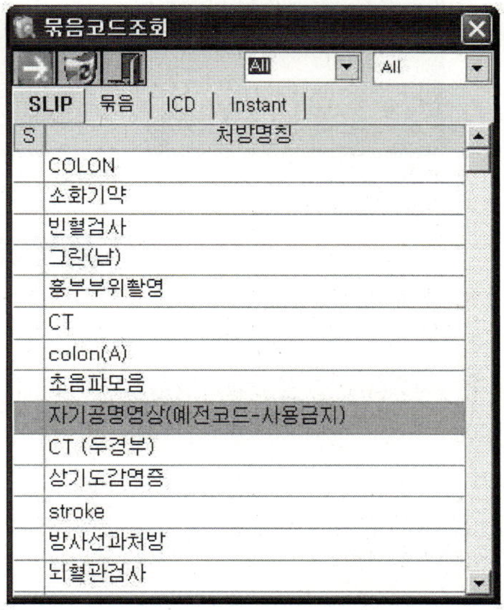

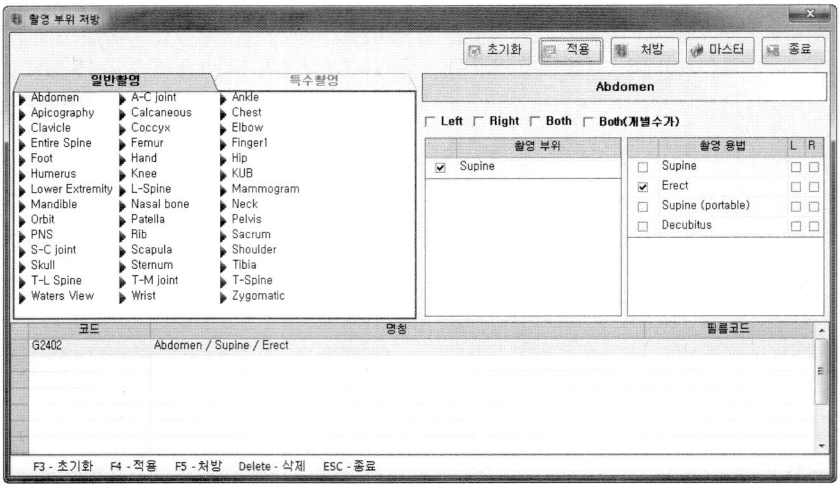
촬영 부위 처방
초기화
적용
처방
마스터
종료
일반촬영
특수촬영
Abdomen
Apicography
Clavicle
Entire Spine
Foot
Humerus
Lower Extremity
Mandible
Orbit
PNS
S-C joint
Skull
T-L Spine
Waters View
A-C joint
Calcaneous
Coccyx
Femur
Hand
Knee
L-Spine
Nasal bone
Patella
Rib
Scapula
Sternum
T-M joint
Wrist
Ankle
Chest
Elbow
Finger1
Hip
KUB
Mammogram
Neck
Pelvis
Sacrum
Shoulder
Tibia
T-Spine
Zygomatic
Abdomen
Left
Right
Both
Both(개별수가)
촬영 부위
Supine
촬영 용법
L
R
Supine
Erect
Supine (portable)
Decubitus
코드
명칭
필름코드
G2402
Abdomen / Supine / Erect
F3 - 초기화 F4 - 적용 F5 - 처방 Delete - 삭제 ESC - 종료

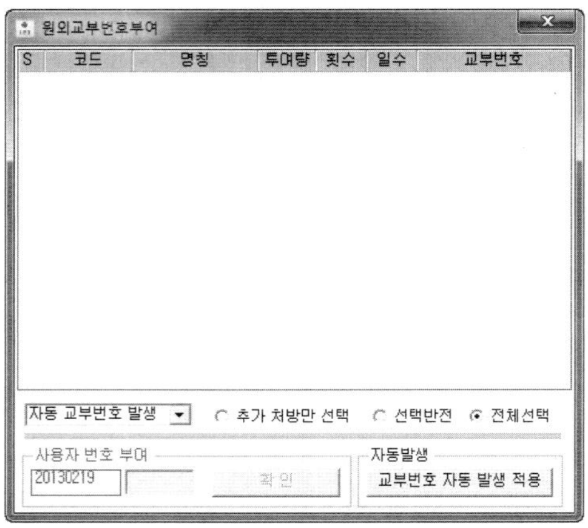
원외교부번호부여
S
코드
명칭
투여량
횟수
일수
교부번호
자동 교부번호 발생
추가 처방만 선택
선택반전
전체선택
사용자 번호 부여
20130219
확 인
자동발생
교부번호 자동 발생 적용

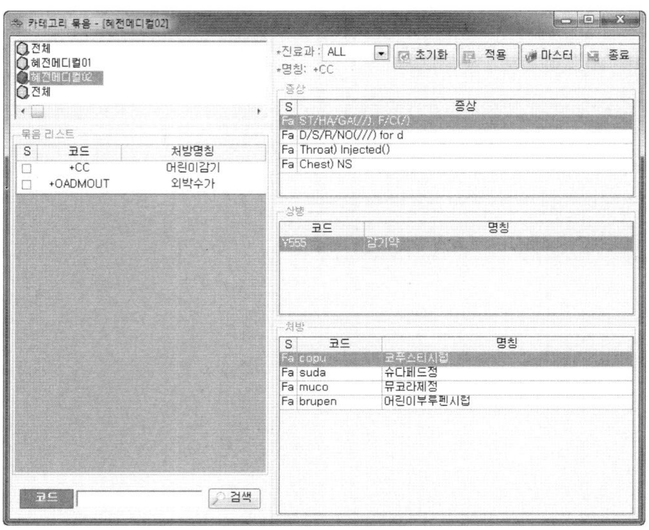
카테고리 묶음 - [혜전메디컬02]
전체
혜전메디컬01
혜전메디컬02
전체
묶음 리스트
S
코드
처방명칭
+CC
어린이감기
+OADMOUT
외박수가
코드
검색
진료과 : ALL
명칭: +CC
초기화
적용
마스터
종료
증상
S
증상
Fa ST/HA/GA(//), F/C(/)
Fa D/S/R/NO(///) for d
Fa Throat) Injected()
Fa Chest) NS
상병
코드
명칭
Y555
감기약
처방
S
코드
명칭
Fa copu
코푸스티시럽
Fa suda
슈다페드정
Fa muco
뮤코라제정
Fa brupen
어린이부루펜시럽

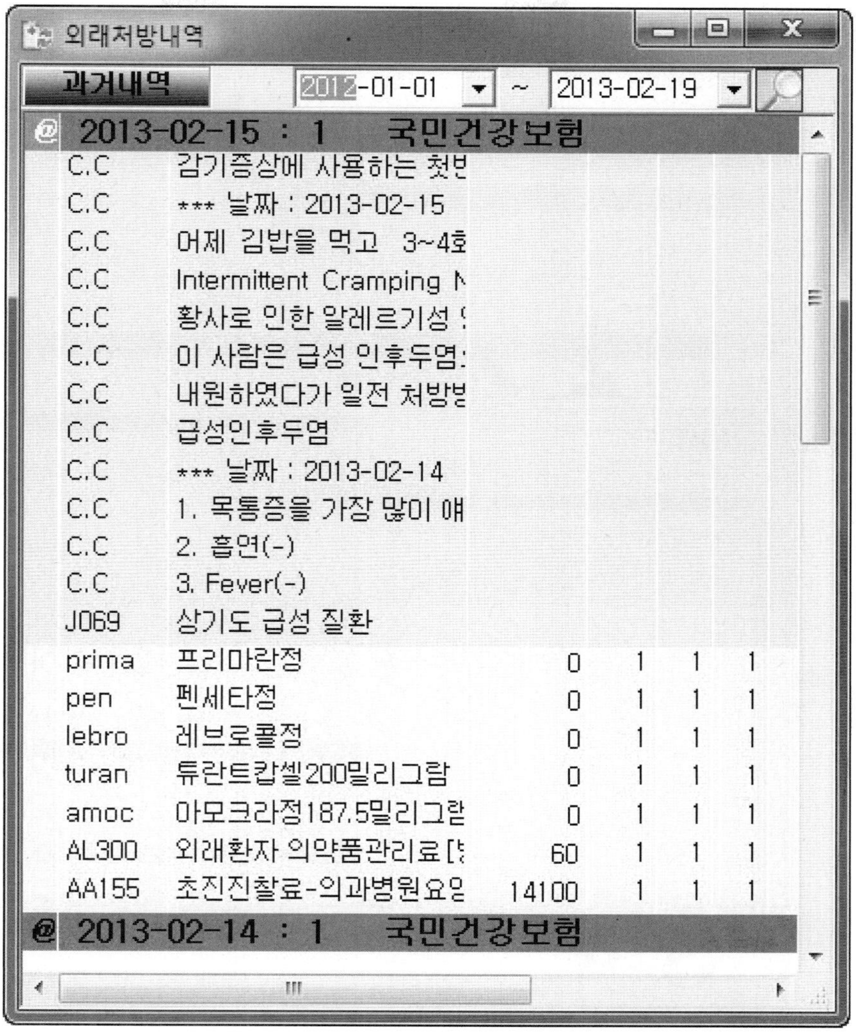
외래처방내역
과거내역
2012-01-01 ~ 2013-02-19
@ 2013-02-15 : 1 국민건강보험
C.C 감기증상에 사용하는 첫번
C.C *** 날짜 : 2013-02-15
C.C 어제 김밥을 먹고 3~4회
C.C Intermittent Cramping N
C.C 황사로 인한 알레르기성 9
C.C 이 사람은 급성 인후두염:
C.C 내원하였다가 일전 처방병
C.C 급성인후두염
C.C *** 날짜 : 2013-02-14
C.C 1. 목통증을 가장 많이 얘
C.C 2. 흡연(-)
C.C 3. Fever(-)
J069 상기도 급성 질환
prima 프리마란정 0 1 1 1
pen 펜세타정 0 1 1 1
lebro 레브로콜정 0 1 1 1
turan 튜란트캅셀200밀리그람 0 1 1 1
amoc 아모크라정187.5밀리그람 0 1 1 1
AL300 외래환자 의약품관리료[60 1 1 1
AA155 초진진찰료-의과병원요일 14100 1 1 1
@ 2013-02-14 : 1 국민건강보험

STEP 17 •• **[카테고리묶음]**은 다음과 같이 설정이 없는 경우 **[마스터버튼]**을 불러 그 내용을 추가해서 사용해야 한다.

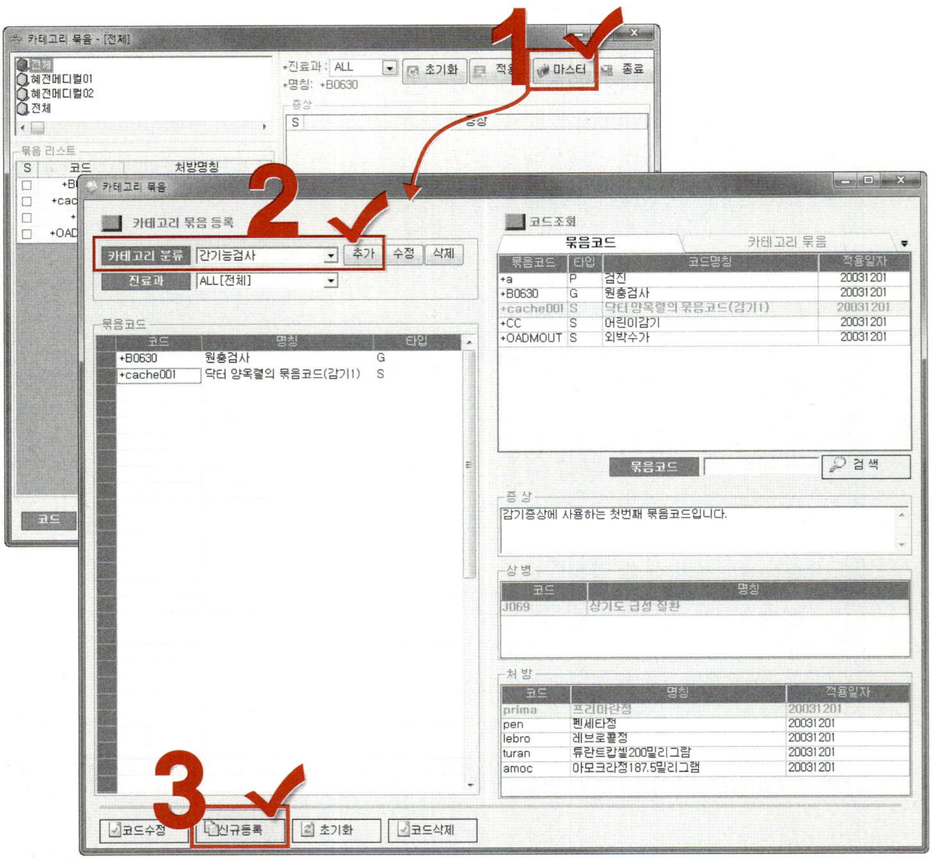

STEP 18 •• 여섯 번째 항목인 **[과거처방 및 검사내역]**은 **[청구메모]**와 **[날짜표시]** 창의 토글(toggle) 버튼 기능처럼 **[과거처방]**과 **[검사내역]**을 **[과거내역]**이라는 오른쪽 부분에서 확인할 수 있다. 아래 그림은 **[과거처방]** 내역 창이다. 앞서 **STEP 14** 에서 입력한 모든 내용이 들어가 있음을 확인할 수 있다.

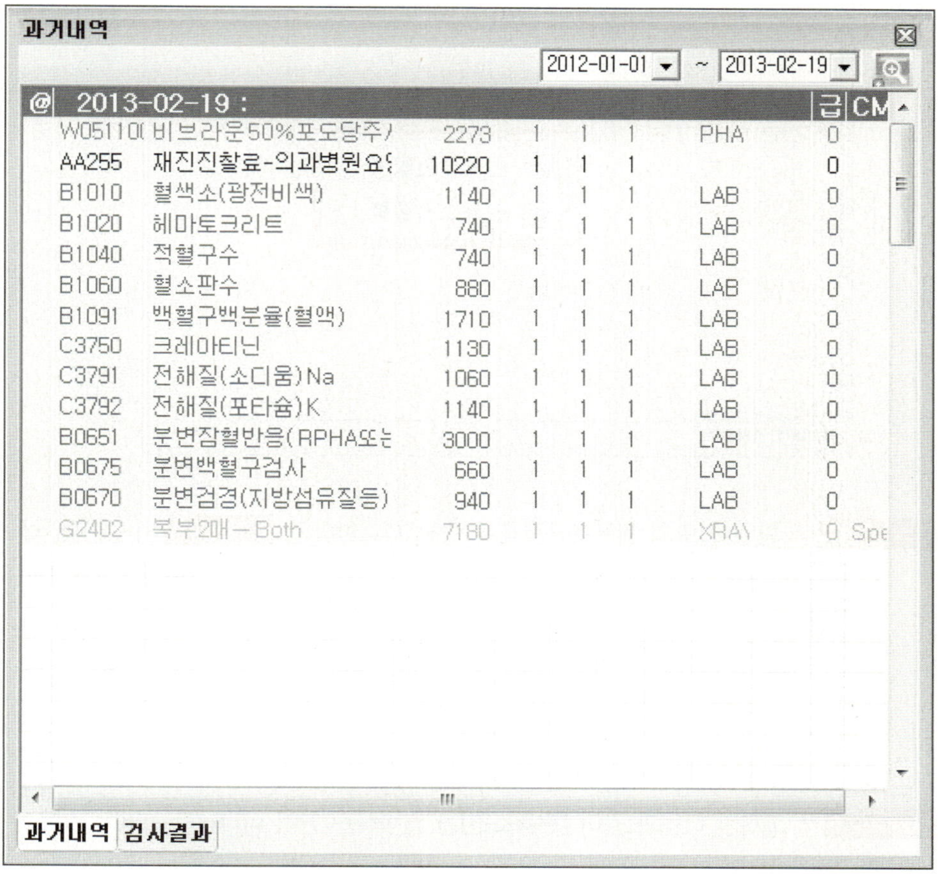

STEP 19 •• 다음은 **[검사결과]** 선택 창이다.

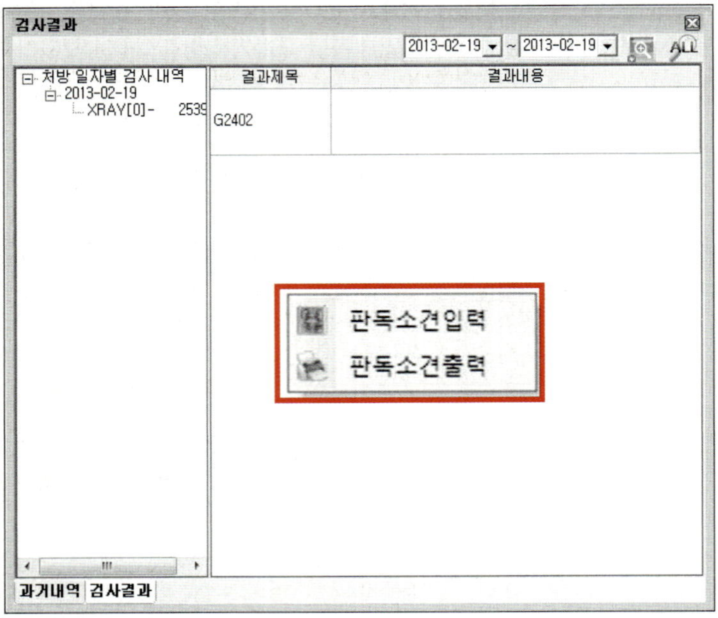

STEP 20 •• 만일 별도의 판독소견서를 입력하고자 한다면, **STEP 19** 의 빈 공간에서 마우스 오른쪽 버튼을 누르면 다음과 같이 팝업이 나타난다. **[판독소견서입력]**을 선택한다.

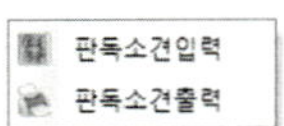

STEP 21 •• 그러면 다음과 같이 **[판독소견]**을 입력하는 창이 나타난다(이러한 판독소견 역시 의사의 고유영역임을 명심하기 바란다).

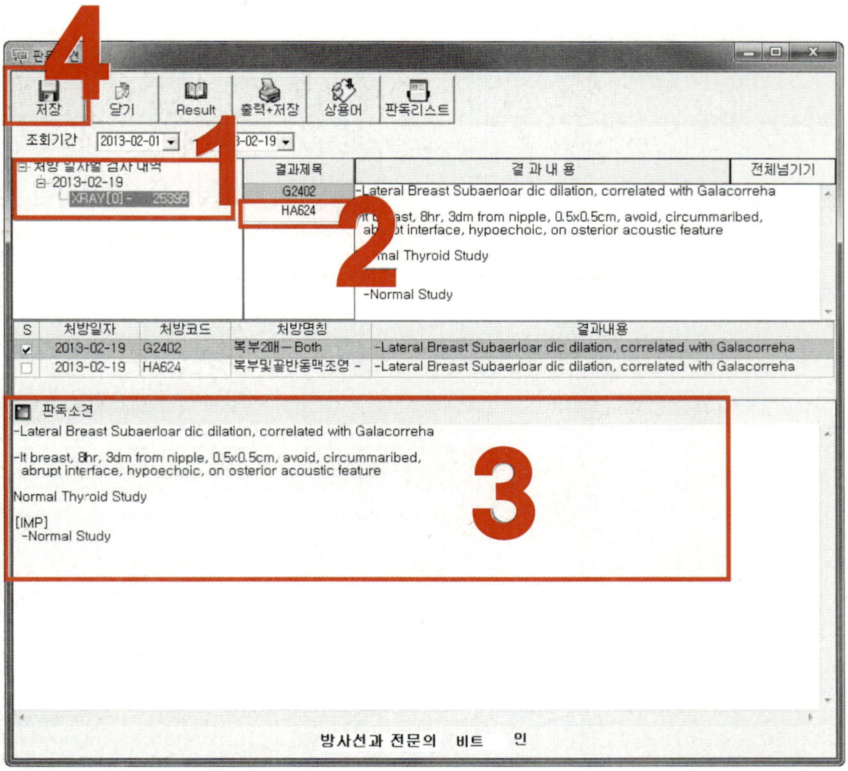

STEP 22 •• 마지막 일곱 번째에는 모든 작업이 끝나면 **[전체저장**] 버튼을 눌러 모든 내역을 저장하면 입원실에서의 입력이 모두 완료된다. 저장이 끝나면 **[입원진료실]**은 초기화된다.

단, 입원환자는 지속적인 치료와 처방이 계속되어야 하므로 한 번의 처방으로 끝나는 것이 아니다. 즉 의사는 매일 치료와 확인을 계속해야 한다.

2. 검사결과

(1) 리스트 창을 이용한 검사결과

[입원진료실]에서 검사결과는 화면 오른쪽 부분의 **[과거내역]** 창과 **[검사결과]** 창이 토글(toggle)되어 나타난다. 그림 12-18은 입원환자 처방의 **[과거내역]**과 **[검사결과]**를 선택한 화면의 예이다.

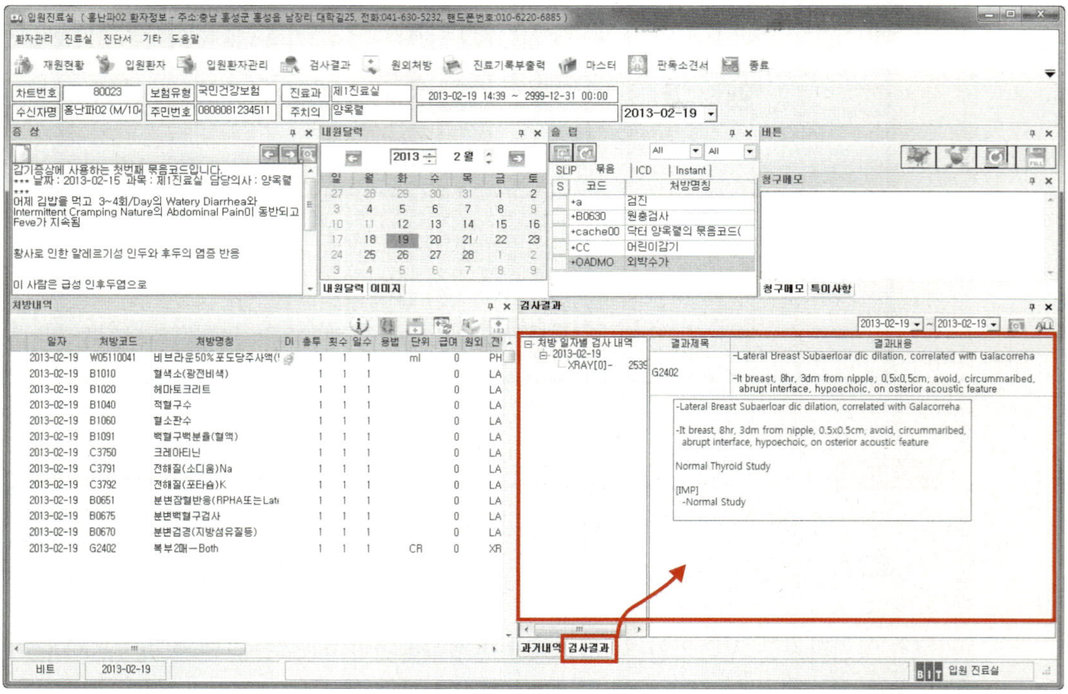

그림 12-18 OCS **[입원진료실]**의 **[검사결과]** 확인 화면

또한 **[검사결과]** 부분 창의 빈 영역에서 마우스 오른쪽 버튼을 누르면 팝업 창이 나타나는데 의사가 필요한 판독소견서를 작성하고자 할 때 사용한다. 그림 12-19는 판독소견서 창의 호출과 검색 및 입력을 위한 **[판독소견]** 창의 예이다. 만일 오늘 날짜 이외에 해당하는 환자의 전체 검사내역을 보려면, **[전체검사결과이력** (icon)**]** 아이콘을 누르면 확인할 수 있다.

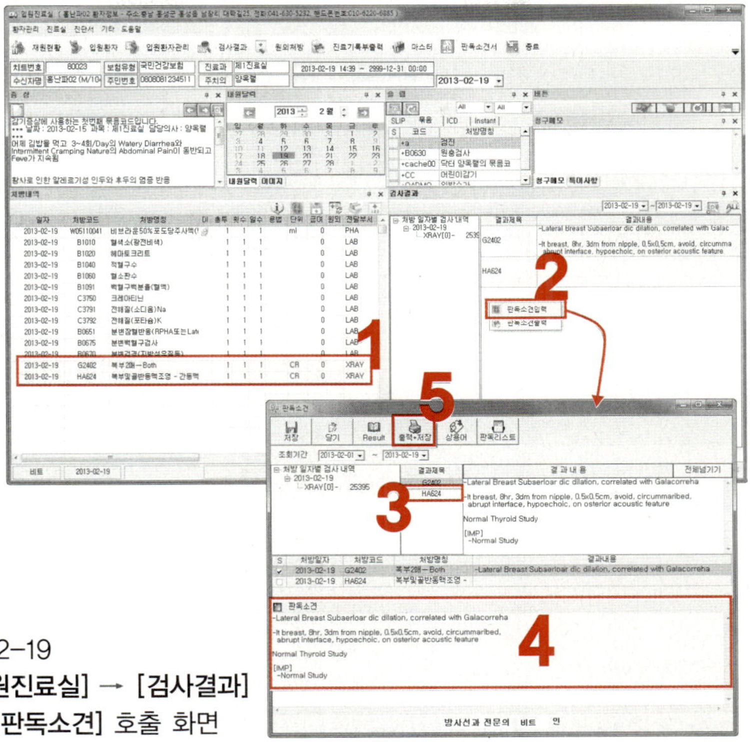

그림 12-19
[입원진료실] → [검사결과] → [판독소견] 호출 화면

[판독소견] 창에서 특정 검사에 대한 판독소견을 의사가 입력 가능하며, 필요한 소견서의 출력도 가능한데, 이때에는 **[판독소견]** 창의 위쪽에 있는 **[출력 + 저장,** 출력+저장 **]**을 누르면 소견서의 입력과 함께 현재 작업 중인 검사내역을 프린터로 출력할 수 있다. 그림 12-20은 판독소견서의 실제를 프린터로 출력한 예이다.

(2) 단축아이콘의 검사결과

[입원진료실] 창의 위쪽 단축아이콘 중에 **[검사결과** 검사결과**]** 아이콘을 누르면, 그림 12-21과 같은 별도의 **[검사결과]** 창을 확인할 수 있다.

그림 12-21의 별도로 열린 **[검사결과]** 창에서 위쪽의 단축아이콘들을 통해 검사결과의 **[Report]**, 차트를 보기 위한 **[차트보기]**, **[Dr.View로 작성한 방사선, 초음파, 내시경 등의 PACS결과 조회기능]**, **[검사이력검색]**, **[유형별 검사결과]** 등과 같이 의사가 입원환자의 치료에 필요로 하는 다양한 검사 정보에 대한 입력 혹은 검색 창을 갖고 있다.

판 독 소 견 서

원부 대조필 인

등 록 번 호	80023	수 진 자	홍난파02	주민번호	080808-1234511		성별	M
촬 영 일 자	2013-02-19	소속기호	30001788	나이	만 104 세	입원호실	501 호실	
환 자 구 분	국민건강보험	증 번 호	5520074622			외래병원		
환 자 주 소	충남 홍성군 홍성읍 남장리 대학길25					전화번호	041-630-5232	
촬 영 부 위	/ 복부2매 / 복부및골반동맥조영 - 간동맥							
임 상 소 견								

REPORT

```
 **** 복부2매—Both ****
-Lateral Breast Subaerloar dic dilation, correlated with Galacorreha

-lt breast, 8hr, 3dm from nipple, 0.5x0.5cm, avoid, circummaribed,
  abrupt interface, hypoechoic, on osterior acoustic feature

Normal Thyroid Study

[IMP]
  -Normal Study


 **** 복부및골반동맥조영 - 간동맥 ****
```

비트 인

의 료 기 관	12345678
주소 및 명칭	충남 홍성군 홍성읍 혜전대학
전 화 번 호	041-630-5114 (FAX) 041-630-5117

대한의학협회개정 (1993. 7. 2) 1/1 Page

그림 12-20 판독소견서 프린터 출력 예

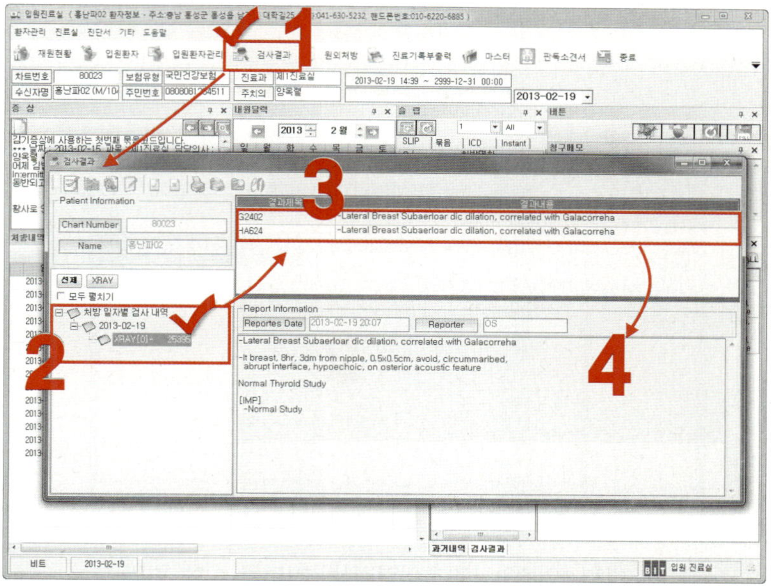

그림 12-21 단축아이콘으로 실행한 **[검사결과]** 창

여기서 **[Dr.View로 작성한 방사선, 초음파, 내시경 등의 PACS결과 조회기능]**을 사용하기 위해서는 **'비트U차트'**와 별도로 설치되는 **'PACS'** 서버 또 이 **'PACS'**의 뷰어프로그램인 **'Dr.View'**가 설치되어 있어야만 실행이 가능하다.

그림 12-22는 'Dr.View' 프로그램의 실행 예이다. 이는 PACS와의 연동이 되어 있어야만 실행이 가능하다.

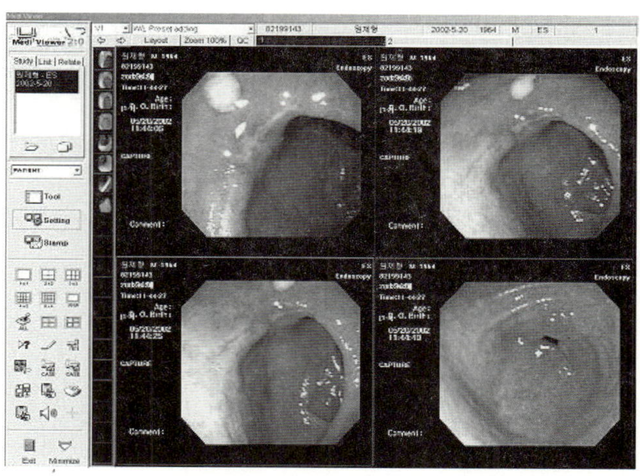

그림 12-22 Dr.View의 실행 예

[결과이력검색] 아이콘을 누르면 그림 12-23과 같은 **[결과별 이력관리]** 창을 확인할 수 있다.

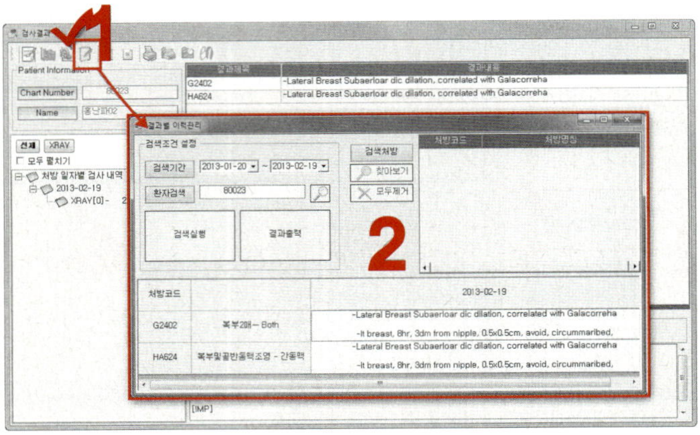

그림 12-23 **[결과이력검색]** 아이콘 실행 화면

또한, **[유형별 검사결과]** 아이콘은 누르면 아래 그림 12-24와 같은 창을 확인할 수 있다.

3. 검사예약

[입원진료실]의 위쪽 단축아이콘 중에 **[검사예약** 검사예약**]** 아이콘을 누르면 그림 12-25와 같은 **[검사예약]** 창을 확인할 수 있다. 이는 의사가 입원환자에 대하여 검사를 예약할 때 사용하는 창으로 창 내의 **[예약대상목록]** 창의 해당 항목이 체크되어야만 검사예약이 가능하다.

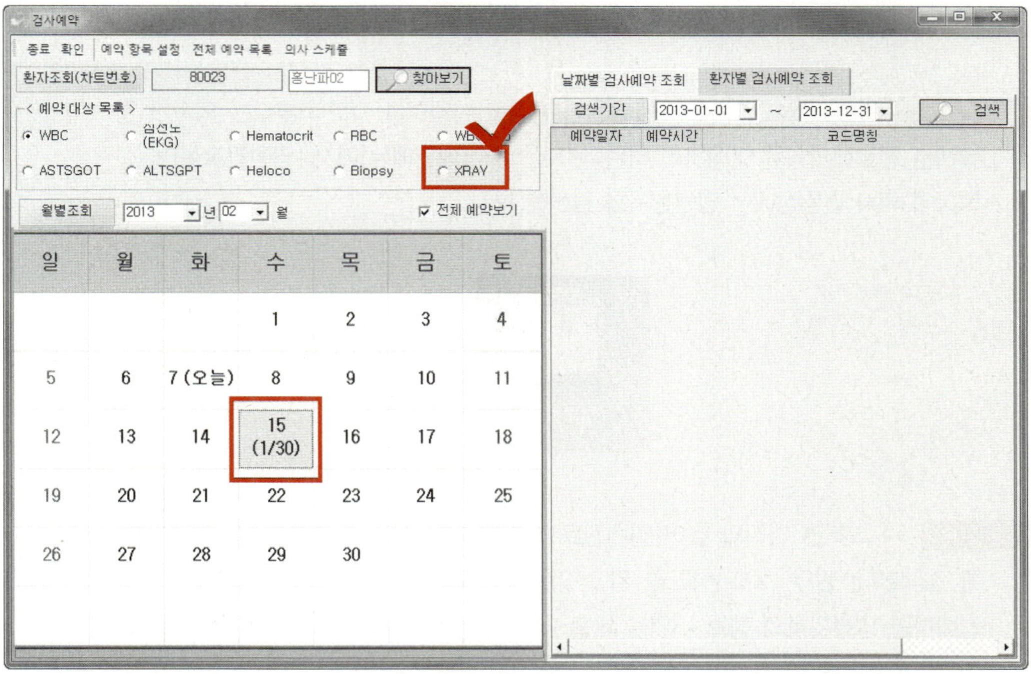

그림 12-24 **[검사예약]** 단축아이콘 실행 화면

실습 12-7 입원환자 검사 예약하기

조건 ① 입원한 환자 중에 1명을 선정하여 **[검사예약]**을 설정한다.

조건 ② 예약 대상 목록은 **'위내시경(GFS, Gastrofibroscopy)'**을 선택하고, 세부 선택항목으로는 **'헬리코박터검사(HElicobactorpylori)'**, **'상부소화관 내시경검사(E7611)'**을 선택한다.

조건 ③ 예약시간은 **'10시 30분'**으로 선택하고 **[입원진료실]**을 전체 저장한 후에 검사예약이 확실히 완료되었는지 확인한다.

STEP 01 •• '비트U차트' 메뉴에서 **[입원진료실]**을 선택한다. 여기서부터는 의사가 입력하는 진료행위임을 명심하기 바란다. 자, 이제 **[메인메뉴]**에서 **[입원진료실]**을 선택하여 의사의 입장에서 입원환자를 검색해 보자.

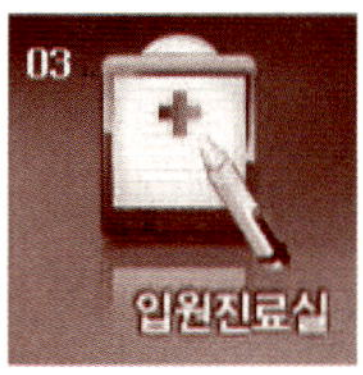

STEP 02 •• 그러면 아래와 같이 입원진료실 창이 나타난다. 여기서 입원 중인 환자를 검색한다. 만약 '차트번호'를 알고 있는 경우에는 **'차트번호'**란에 해당 번호를 입력하면 입원환자의 정보 내역을 바로 찾아 볼 수 있다. 전체 환자에서 선택하려면, 화면 위쪽에 **[검사예약** 검사예약**]** 단축아이콘을 선택한다.

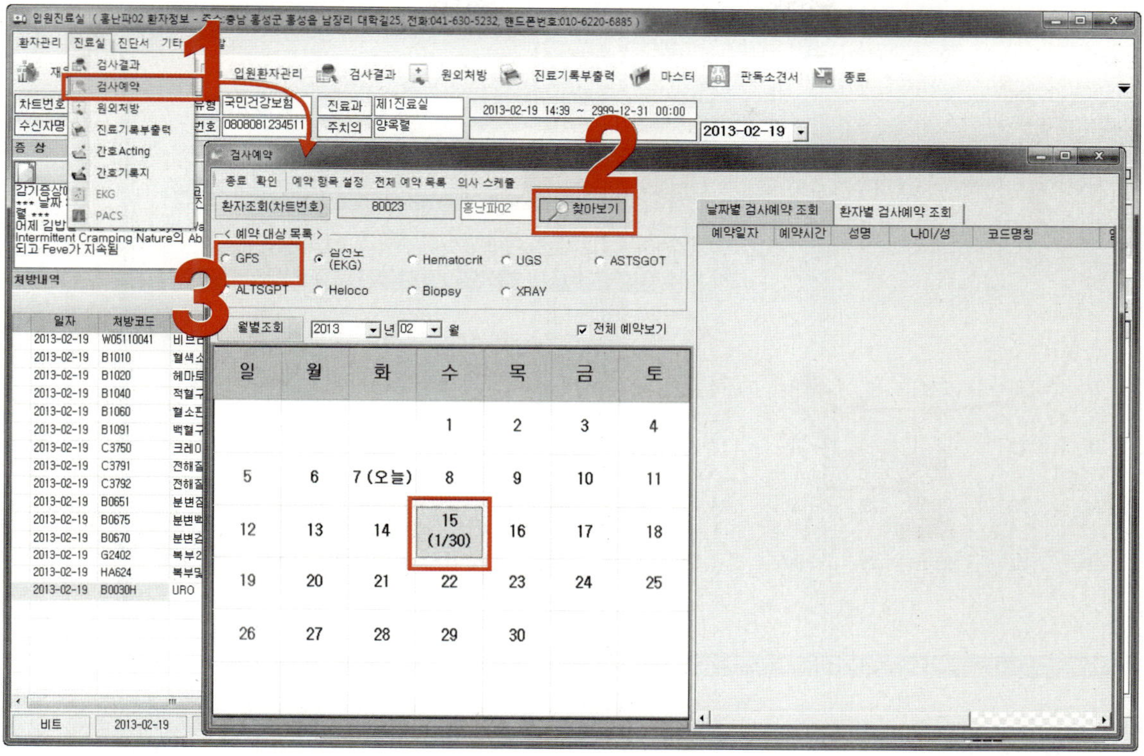

STEP 03 •• 그러면 다음과 같이 **[검사예약]** 창이 나타난다. 여기서 **[예약대상목록]**에서 **'GFS'**를 선택하고 검사예약 날짜를 선택한다(반드시 예약은 오늘 날짜 이후의 날짜를 선택해야만 예약이 가능하며, 본 예제에서는 **'15일'**로 선택하였다).

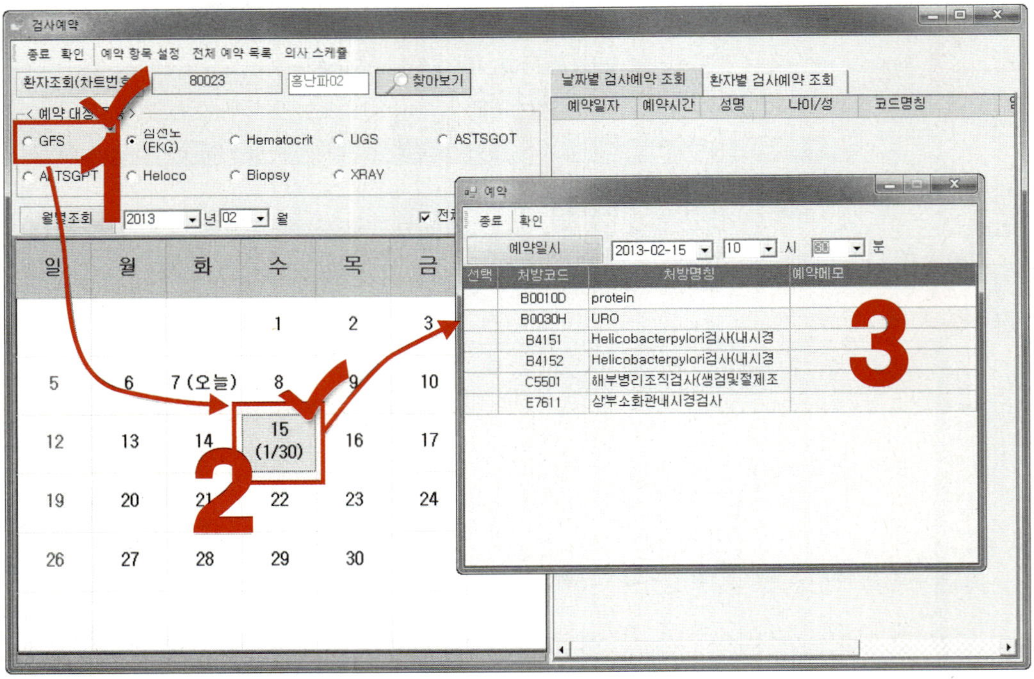

STEP 04 •• 선택된 날짜를 더블클릭하면, 다음과 같은 **[예약]** 창이 나타난다.

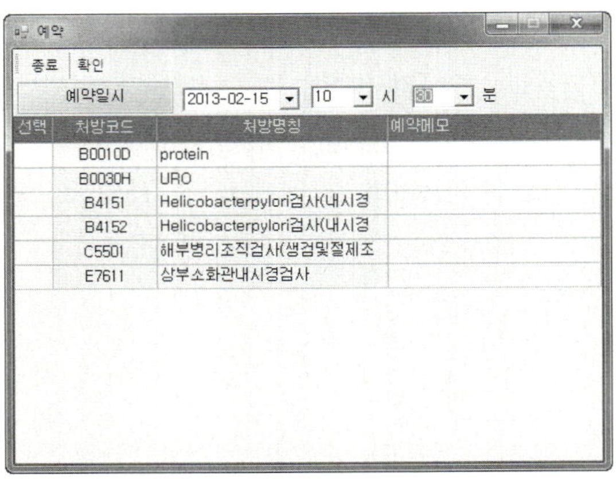

STEP 05 •• **'GFS'**, 즉 위내시경(Gastro fibro scopy)에 필요한 세부 검사항목을 선택하도록 되어있다. 조건-②에서 필요로 하는 세부 **'헬리코박터검사(HElicobactorpylori, B4151)'**, **'상부소화관내시경검사(E7611)'**을 체크하고, 예약일시에 시간을 **'10시 30분'**으로 선택한 후, **[확인 확인]** 버튼을 누른다.

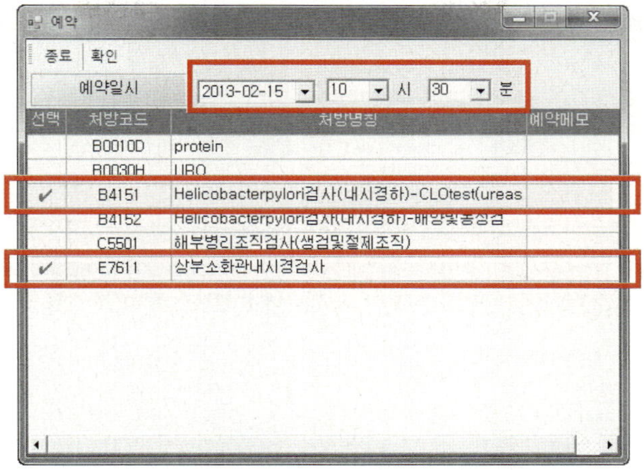

STEP 06 •• **[예약]** 창은 사라지고, **[검사예약]** 창의 날짜 부분에 예약이 설정된 날짜가 채색되어 표시된다. 이제 검사예약은 완료되었으니 **[확인** [확인] **]** 버튼을 누르고 **[검사예약]** 창을 닫는다.

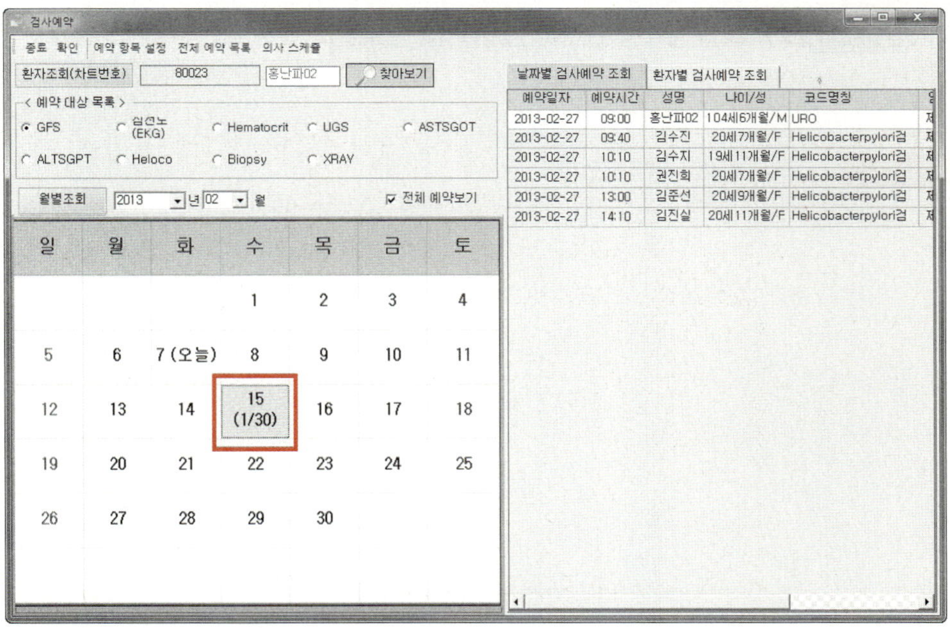

STEP 07 •• 마지막으로 **[입원진료실]**의 오른쪽 끝에 있는 **[전체저장** [ ] **]** 버튼을 눌러야만 검사예약 상태가 완전히 저장된다는 것을 명심하기 바란다.

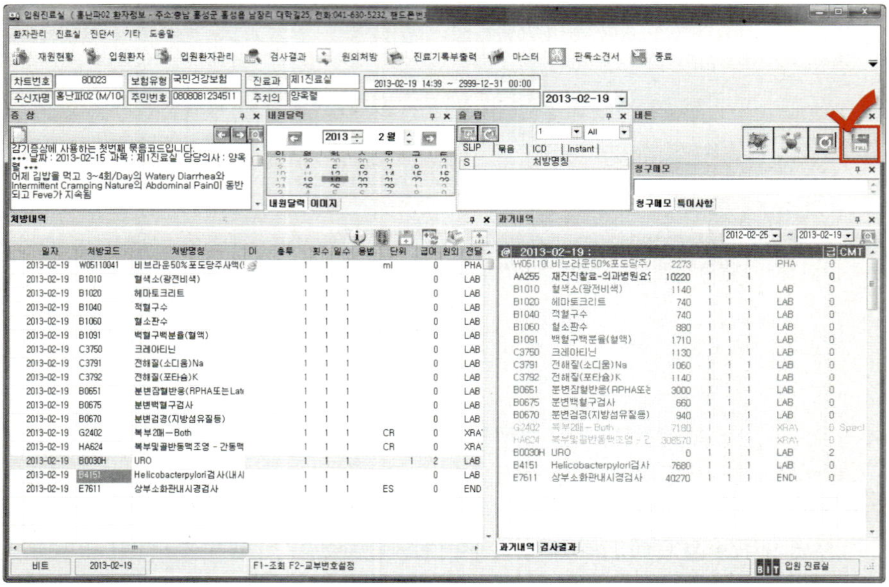

STEP 08 •• 다시 **[입원진료실]**에서 해당 환자를 '**차트번호**'로 검색한 후에 **[검사예약** 검사예약**]** 아이콘을 누르면 완전히 검사예약이 완료된 상태를 확인할 수 있다.

STEP 09 •• 검사예약이 완료되었다.

TIPS 12-3

임상병리 관련 약어해석

① GFS : Gastrofibroscopy, 위내시경검사

② ENDO : Endoscopy, 내시경 검사

③ EEG : Electrocencephalography, 뇌파도 혹은 뇌전도 검사

④ ECG(EKG) : Electrocardiogram, 심전도검사

⑤ EMG : Electromyography, 근전도검사

⑥ PT : Prothrombin, 프로트롬빈 응고시간

⑦ UA : Uric Acid, 요산

⑧ TCD : Transcranial Doppler, 경두골 도플러 검사

⑨ chest A-P : Chest X-ray Anterior Posterior, 흉부전후방방사선촬영

⑩ IVP : Intravenous Pyelography, 경정맥신우조영

⑪ KUB : Kedney, Ureter, Bladder, 신장-요관-방광 단순X선촬영

⑫ UGI : Upper Gastrointenstinal Series, 상부위장관촬영

⑬ US : Ultrasonography, 초음파검사

⑭ Endoscopic Bx : Endoscopic Biopsy, 내시경적 생검

⑮ Echocardiogram : 심음도검사

⑯ PFT : Pulmonary Function Test, 폐기능 검사

⑰ Esophagoscopy : 식도내시경검사

⑱ Sigmoidscopy : S상결장검사

⑲ Colonoscopy : 대장내시경검사

4. 원외처방

이 메뉴는 **[입원진료실]**의 단축아이콘 중 **[원외처방** 원외처방**]** 버튼을 누르면 조회가 가능하다. 의사가 입원 중인 환자가 이전에 외래로 내원했을 때 어떤 **'증상'**, **'원내처방'**, **'원외처방'**, **'교부번호'** 등에 해당했는지 지난 내역을 모두 검색해 볼 수 있도록 아래 그림 12-25과 같은 **[처방내역 조회]** 창을 확인할 수 있을 뿐만 아니라, 출력도 가능하다.

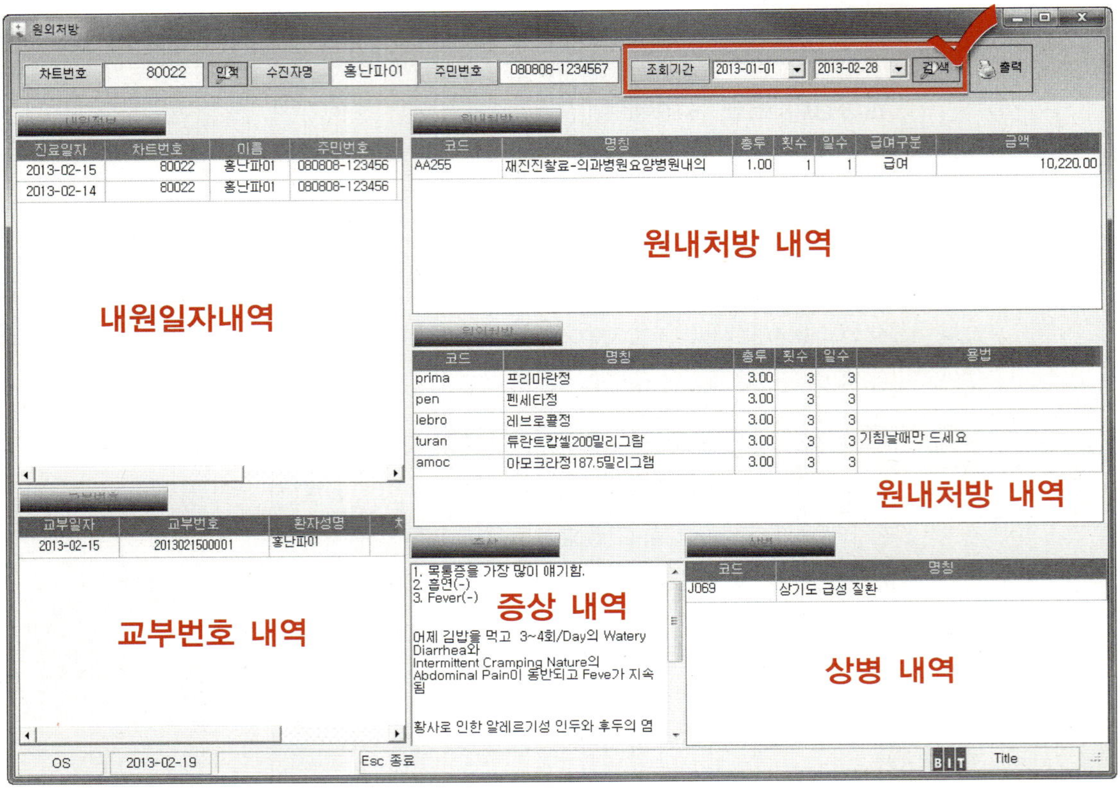

그림 12-25 **[입원진료실] → [원외처방] → [처방내역 조회]** 화면

5. 차트출력

이 메뉴는 10장의 원무관리에서 출력했던 환자의 **'진료기록부'** 를 출력하는 기능이다. **'진료기록부'** 는 환자의 **[환자유형구분]**, **[출력구분]**, **[용지구분]**, **[내원검색기간]**, **[입원처방검색기간]** 등으로 출력이 가능하다.

그림 12-26은 **[진료기록부출력]** 화면의 예이다.

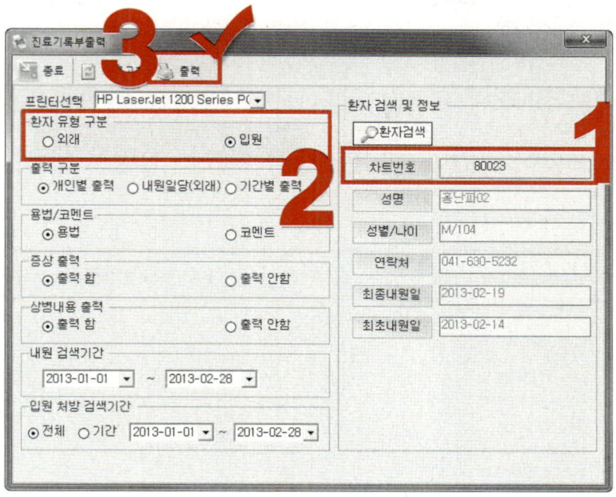

그림 12-26 **[입원진료실] → [진료기록부출력]**

실제로 출력된 **'진료기록부'** 는 그림 12-27과 같다.

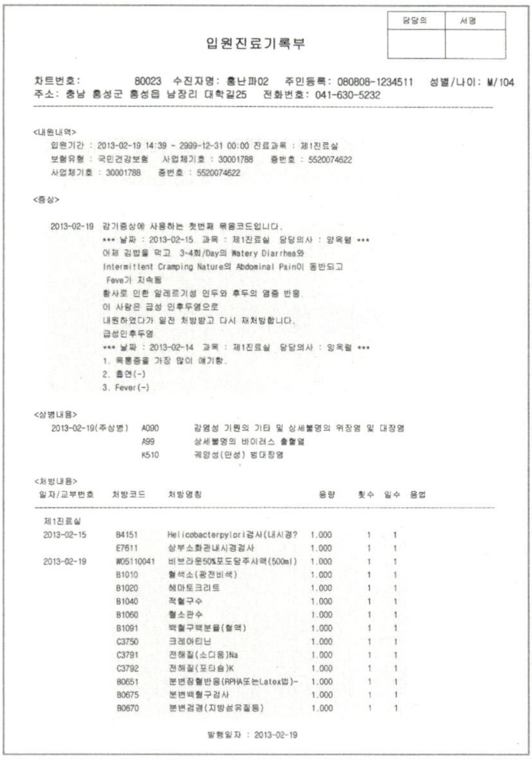

담당의	서명

입원진료기록부

차트번호: 80023 수진자명: 홍난파02 주민등록: 080808-1234511 성별/나이: M/104
주소: 충남 홍성군 홍성읍 남장리 대학길25 전화번호: 041-630-5232

<내원내역>
입원기간 : 2013-02-19 14:39 ~ 2999-12-31 00:00 진료과목 : 제1진료실
보험유형 : 국민건강보험 사업체기호 : 30001788 증번호 : 5520074622
사업체기호 : 30001788 증번호 : 5520074622

<증상>

2013-02-19 감기증상에 사용하는 첫번째 묶음코드입니다.
*** 날짜 : 2013-02-15 과목 : 제1진료실 담당의사 : 양옥렬 ***
어제 김밥을 먹고 3~4회/Day의 Watery Diarrhea와
Intermittent Cramping Nature의 Abdominal Pain이 동반되고
Feve가 지속됨
황사로 인한 알레르기성 인두와 후두의 염증 반응
이 사람은 급성 인후두염으로
내원하였다가 일전 처방받고 다시 재처방합니다.
급성인후두염
*** 날짜 : 2013-02-14 과목 : 제1진료실 담당의사 : 양옥렬 ***
1. 목통증을 가장 많이 얘기함.
2. 흡연(-)
3. Fever(-)

<상병내용>
2013-02-19(주상병) A090 감염성 기원의 기타 및 상세불명의 위장염 및 대장염
A99 상세불명의 바이러스 출혈열
K510 궤양성(만성) 범대장염

<처방내용>

일자/교부번호	처방코드	처방명칭	용량	횟수	일수	용법
제1진료실						
2013-02-15	B4151	Helicobacterpylori검사(내시경?	1.000	1	1	
	E7611	상부소화관내시경검사	1.000	1	1	
2013-02-19	W05110041	비브라운50%포도당주사액(500ml)	1.000	1	1	
	B1010	혈색소(광전비색)	1.000	1	1	
	B1020	헤마토크리트	1.000	1	1	
	B1040	적혈구수	1.000	1	1	
	B1060	혈소판수	1.000	1	1	
	B1091	백혈구백분율(혈액)	1.000	1	1	
	C3750	크레아티닌	1.000	1	1	
	C3791	전해질(소디움)Na	1.000	1	1	
	C3792	전해질(포타슘)K	1.000	1	1	
	B0651	분변잠혈반응(RPHA또는Latex법)-	1.000	1	1	
	B0675	분변백혈구검사	1.000	1	1	
	B0670	분변검경(지방섬유질등)	1.000	1	1	

발행일자 : 2013-02-19

그림 12-27 진료기록부 출력 예

6. 그 밖에 기능들

[입원진료실]에는 위에서 설명한 기능 이외에도 **[접수]**와 **[외래진료실]**에서의 중복되는 기능들을 포함하고 있다. 이러한 중복 메뉴는 설명을 생략한다.

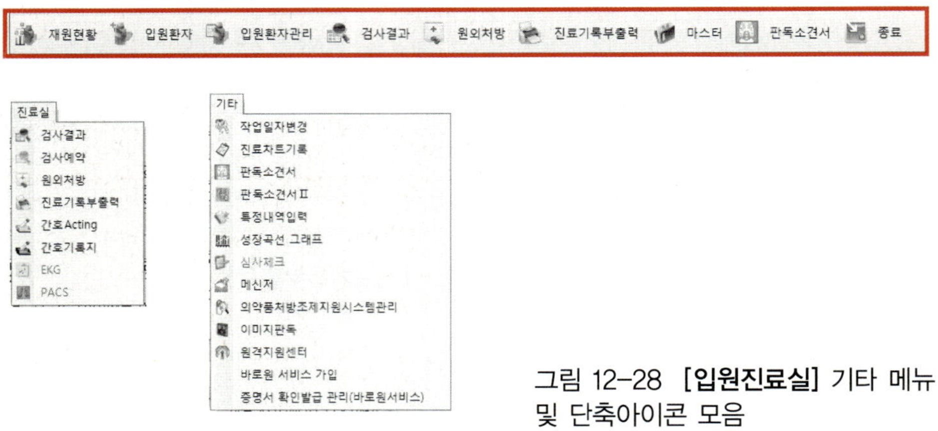

그림 12-28 **[입원진료실]** 기타 메뉴 및 단축아이콘 모음

대표적인 중복 기능들에는 **[기본자료]** 메뉴로 이동하는 **[마스터, 마스터]**, 각종 진단서 출력을 위한 **[진단서]**, **[간호 Acting]**, **[간호기록지]**, **[EMR호출]** 등의 기능도 포함하고 있다.

이들에 대한 창을 간단히 설명하면 다음과 같다.

① **마스터 :** 기본자료(마스터) 창으로 이동한다.

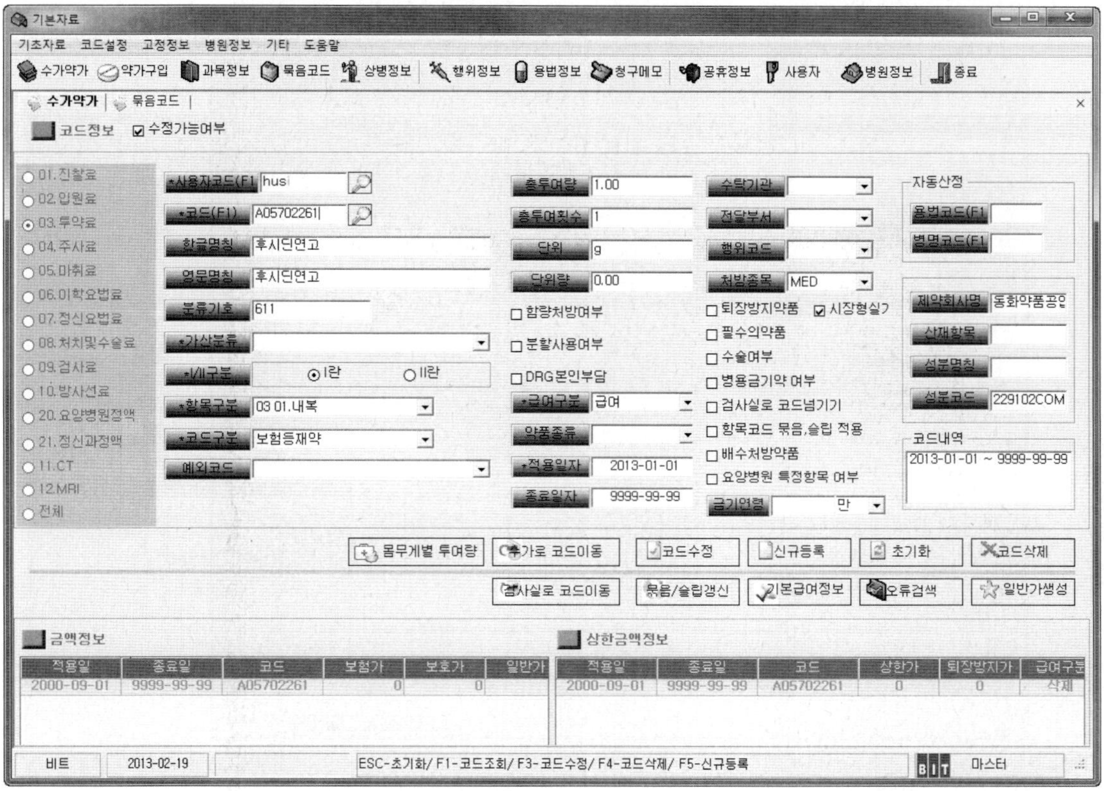

그림 12-29 **[입원진료실] → [마스터]** 실행 화면

② **EMR호출** : '비트U차트' 에 별도로 구매된 '영상EMR' 서버가 설치된 이후에 '영상EMR' 의 뷰어 프로그램인 'EmrViewer' 를 실행시킨다.

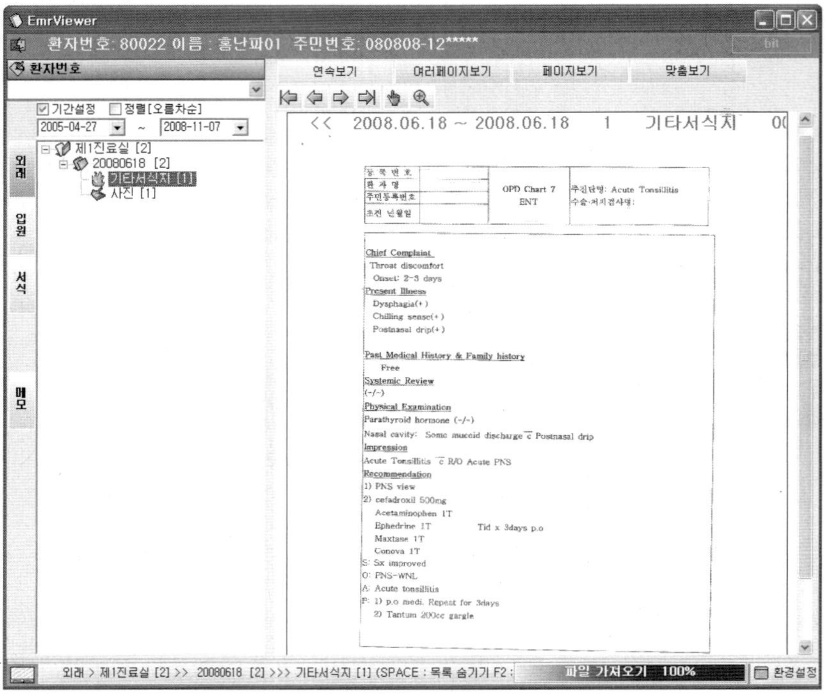

그림 12-30 **[입원진료실] → [EMR호출]** 실행 화면

③ **간호 Acting** : 입원병동에서 의사가 내린 처방(order) 중에 간호사가 수행해야 할 간호업무에 대한 정보 검색을 위한 창이다.

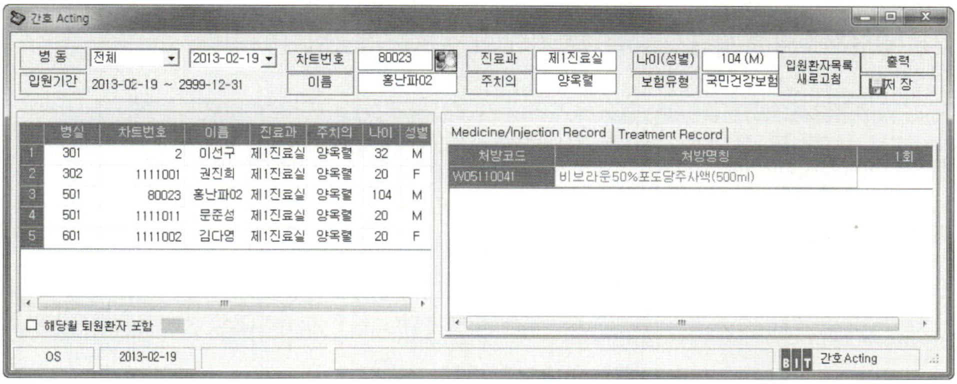

그림 12-31 **[입원진료실] → [간호Acting]** 실행 화면

④ **간호기록지 :** 병동에서 병동간호사의 환자별 간호기록을 입력하기 위한 창이다.

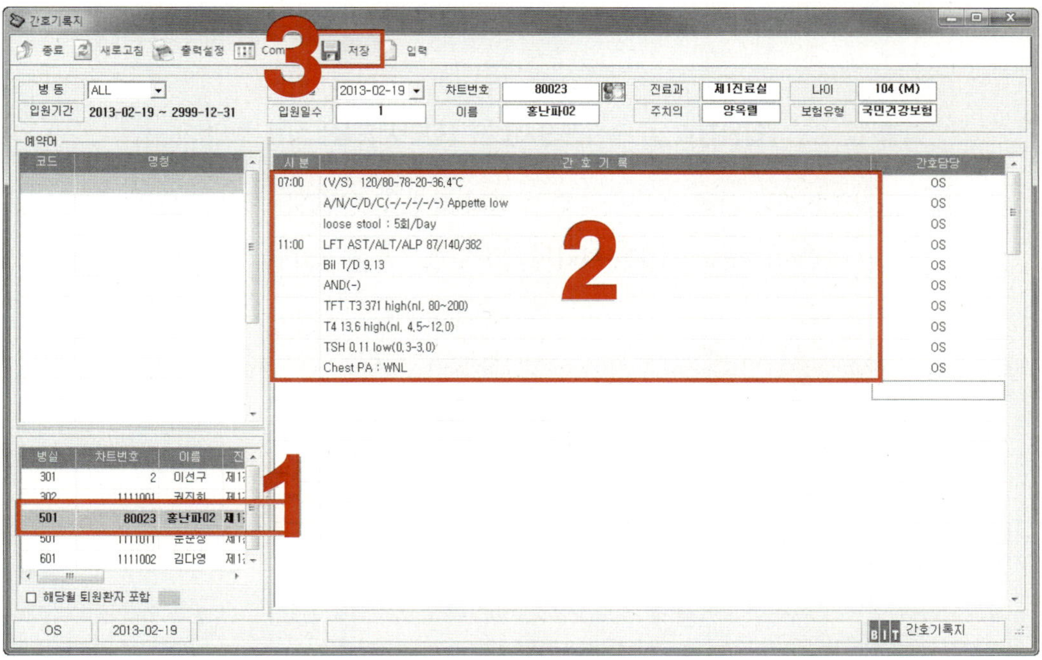

그림 12-32 **[입원진료실] → [간호기록지]** 실행 화면

⑤ **진단서 :** 각종 진단서를 출력하기 위한 정보를 제공한다.

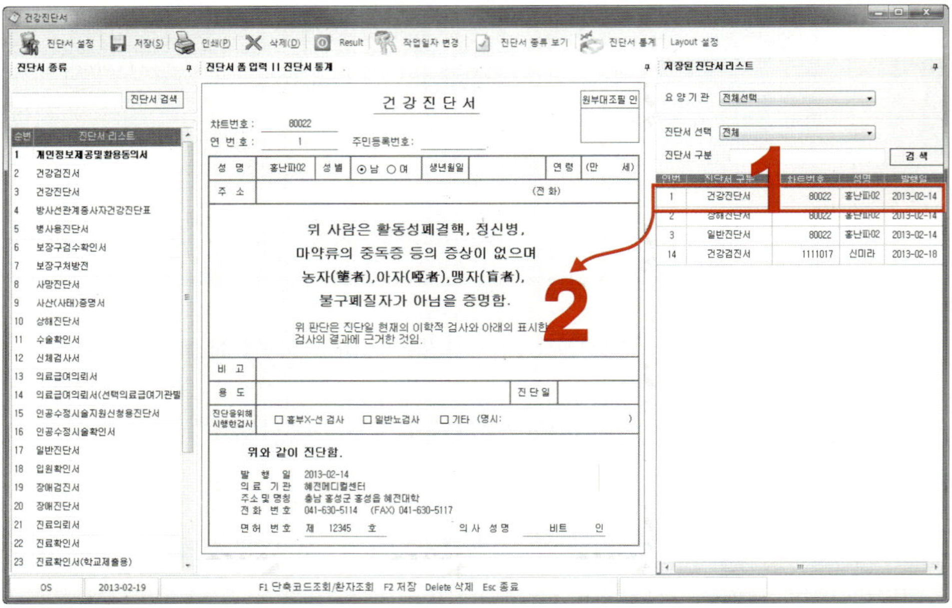

그림 12-33 **[입원진료실]** → **[진단서]** → **[진단서모음]** 실행 화면

⑥ **판독소견서 :** 의사의 각종 검사에 대한 소견서 작성을 준비하는 메뉴로 **[판독소견서]**와 **[판독소견서 II]**의 2가지 종류를 제공한다.

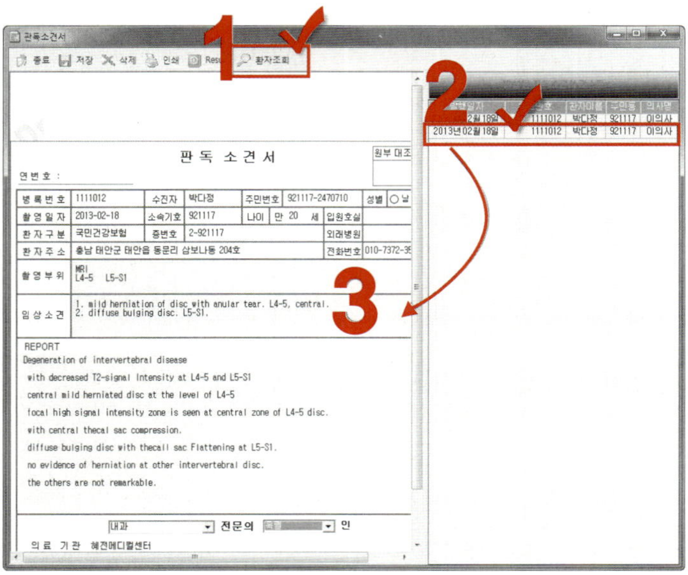

그림 12-34 **[입원진료실]** → **[기타]** → **[판독소견서]** 실행 화면

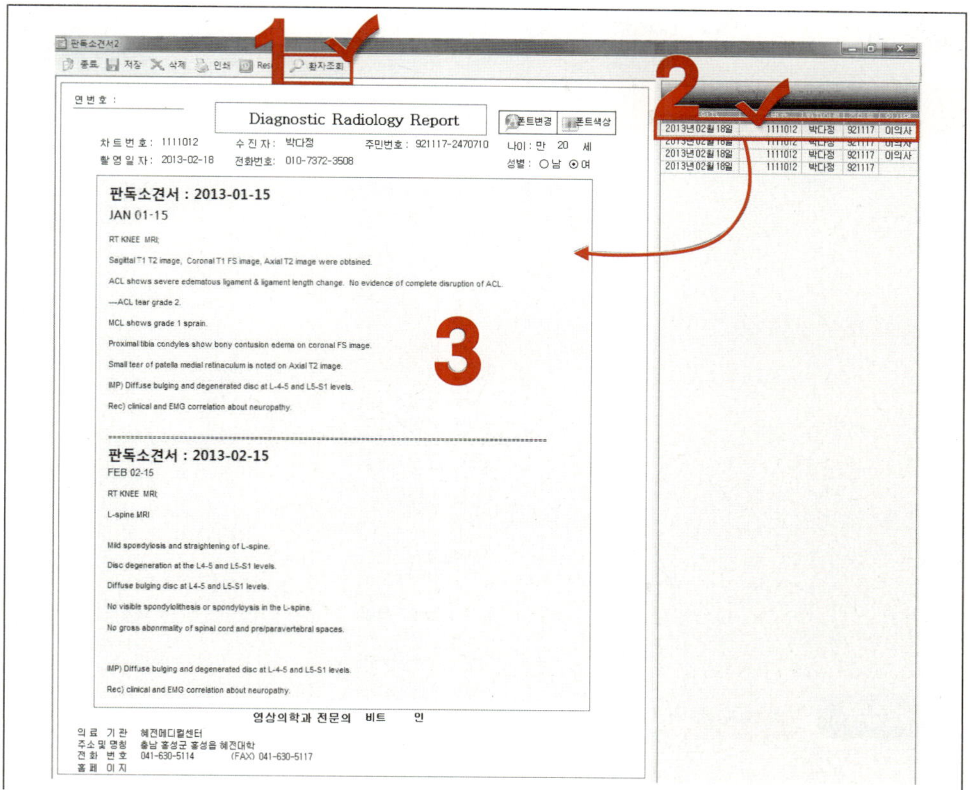

그림 12-35 [입원진료실] → [기타] → [판독소견서 II] 실행 화면

이상으로 **[입원진료실]**에 대한 설명을 마치고, 다음 13장에서는 건강보험심사평가원에 보내야 하는 급여청구에 대한 정보를 EDI(Electronic Data Interchange) 형태로 변환하는 부분에 대한 **[청구]**에 대해 알아보도록 하겠다.

CHAPTER

13. OCS 청구

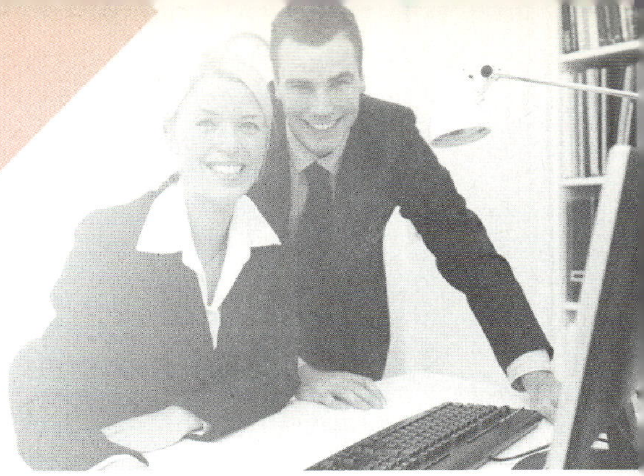

mind map

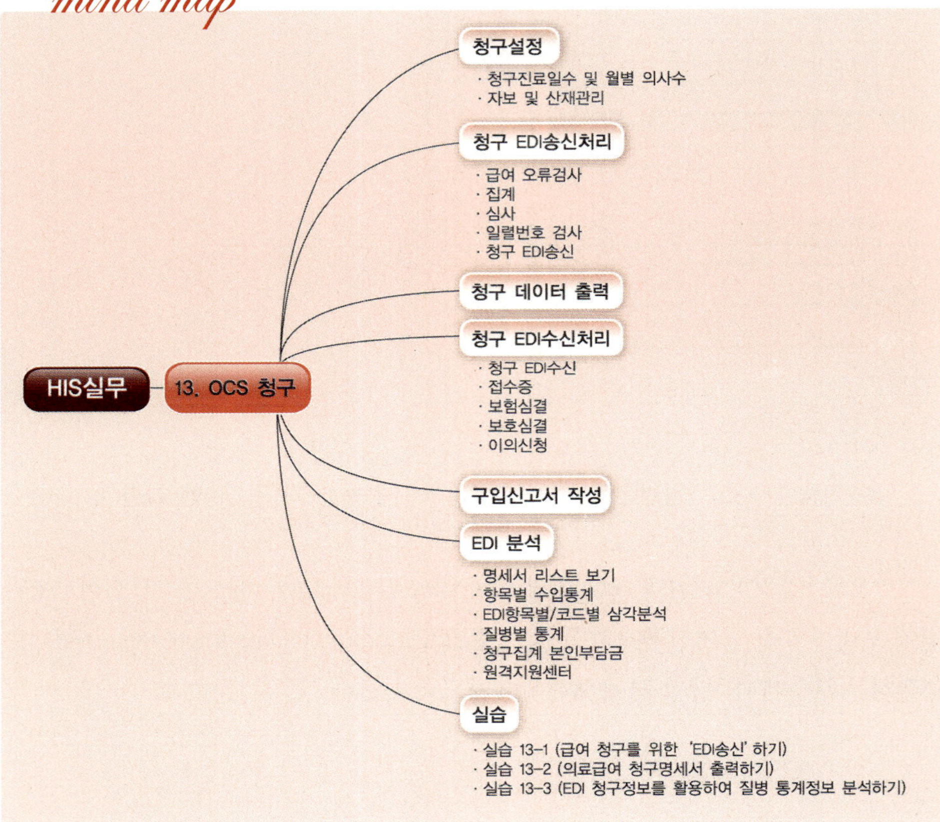

처방전달시스템(OCS)에서 청구는 **'비트U차트'**를 실행시키고 메인 화면의 9번째 항목인 **[청구]**를 선택한다. OCS 청구에 해당하는 업무로는 급여 청구에 대한 **[EDI송신]**, **[EDI수신]**, **[구입신고]**, **[EDI결과분석]**의 4가지가 대표적일 것이다. 본 장에서는 이러한 청구에 대한 기능을 자세히 살펴보기로 한다.

아래 그림 13-1은 이러한 의료급여에 대한 의료기관에서의 제3자 지불자(보험자)로의 급여청구에 필요한 흐름을 다이어그램으로 보여주고 있다.

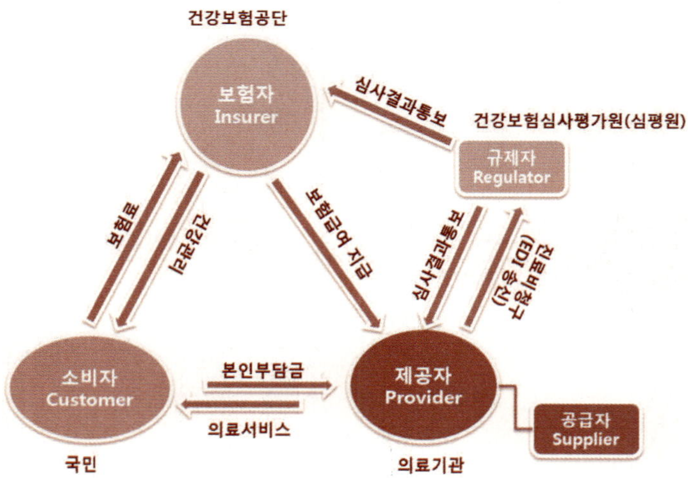

그림 13-1 우리나라의 의료공급 체계 1

위의 그림은 1장과 5장에서 이미 설명한 바 있다. 여기서는 보험자(insurer)와 제공자(provider)와의 관계를 중심으로 설명하고자 한다. 우리나라의 의료시장은 의료서비스를 사용하는 소비자(customer, 환자)와 의료서비스를 제공하는 제공자(provider, 의료기관) 간에 직접적인 의료비 지불방식이 아닌 국가라는 제3자 지불자라는 보험자(insurer)를 거쳐 보험급여를 제공자가 청구하도록 하는 방식이다.

이러한 방식에서 보험자가 모든 의료기관의 의료급여 청구를 감독, 검사할 수 없어 생겨난 것이 바로 건강보험심사평가원(심평원)이다. 그림 13-1의 보험자에 붙어있는 규제자(regulator)가 바로 심평원이라고 할 수 있는 것이다.

따라서, 그림 13-1을 보다 자세히 도식화하면 그림 13-2와 같이 표현할 수 있다. 이제 OCS의 청구에 필요한 항목을 자세히 살펴보도록 하자.

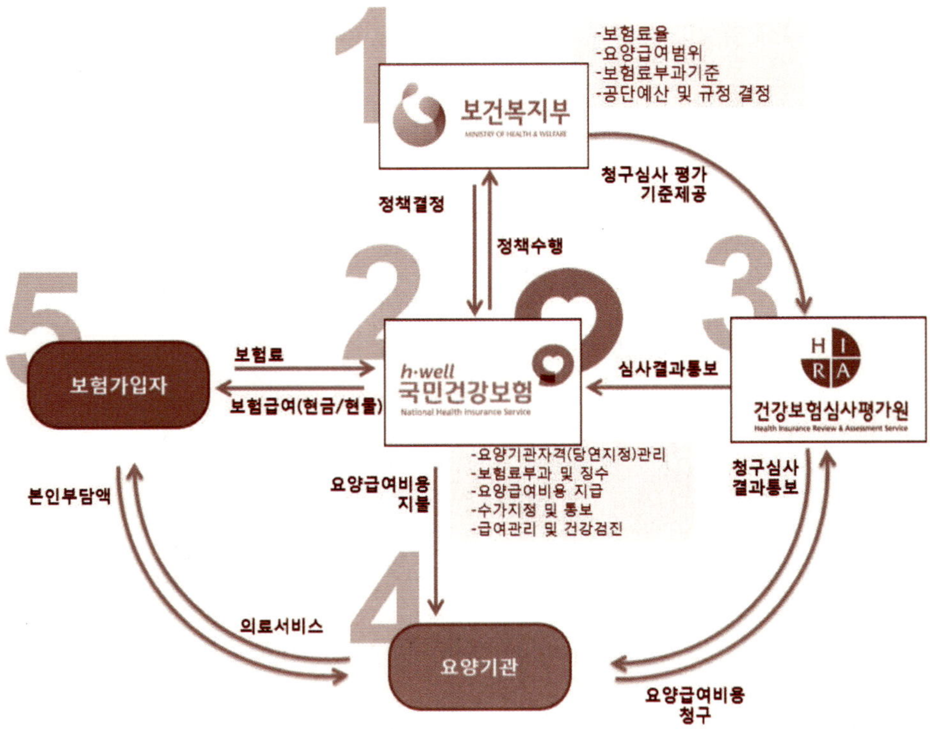

그림 13-2 우리나라의 의료공급 체계 2

13-1 청구설정

앞서 그림 13-2에서 살펴본 바와 같이 청구란 의료서비스 제공자가 보험자에게 받아야 하는 의료급여비용에 대한 요청을 의미한다. 현재 건강보험공단의 청구업무를 대행하여 심사하는 곳이 바로 건강보험심사평가원이다.

청구의 순서를 개괄적으로 살펴보면 그림 13-3과 같다. 우선 청구할 해당 **연도**와 **월**을 선택하고, 청구될 월별 급여환자에 대한 **오류** 유무를 우선적으로 검사한다. 이는 심평원으로부터 잘못 기재되거가 중복 기재된 처방(혹은 처치)내용을 거절(reject)당하지 않도록 하기 위함이다.

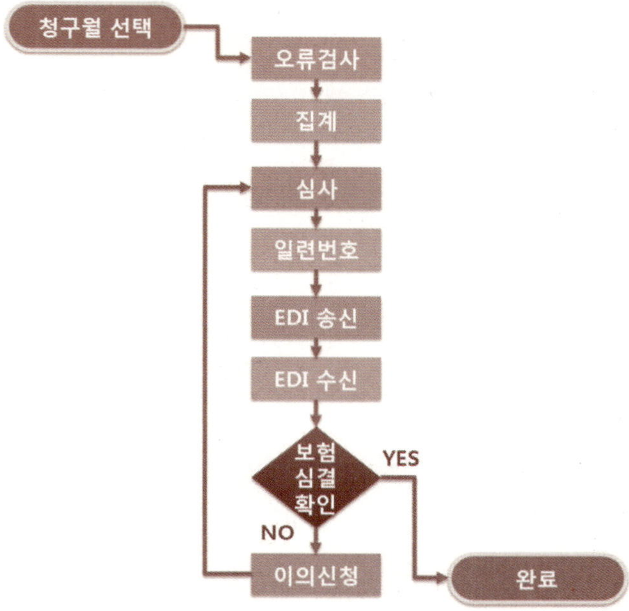

그림 13-3 보험심사 청구 순서도

이후 해당 월의 청구자료를 **집계**하고, OCS 프로그램 내에서 청구심사를 수행한 후에 **일련번호를 부여**하면 청구를 위한 작업은 모두 완료된다. 이후 **EDI송신, EDI 수신**은 실제 네트워크로 청구자료를 보내기 위한 포맷으로 정보를 변경하는 작업이다. 청구된 자료 중에 심평원으로부터 거절(reject)된 자료는 **60일 이내 이의신청**을 통해 재심의를 요구해야 하며, 이의가 없을 시에는 청구가 완료된다.

'비트U차트' 에서 청구를 실행시키면 그림 13-4와 같은 [청구] 메인 창을 확인할 수 있다.

(A)란 영역은 청구 병원의 '병원유형', '진료유형', '환자유형(입원, 외래, 정신과정 약낮병동)' 에 대한 선택영역이며, (B)란 영역은 청구할 '보험유형(일재반, 국민건강보험, 산재, 자보, 공상, 보호1종, 급여2종)', '청구년월' 등의 선택영역이다. (C)란 영역은 '청구방법(원청구, 보완청구, 누락청구, 추가청구)' 을 선택하는 영역이며, 마지막으로 (D)란 영역은 해당 병원에서 현재 청구되었던 목록을 보여주는 영역이다.

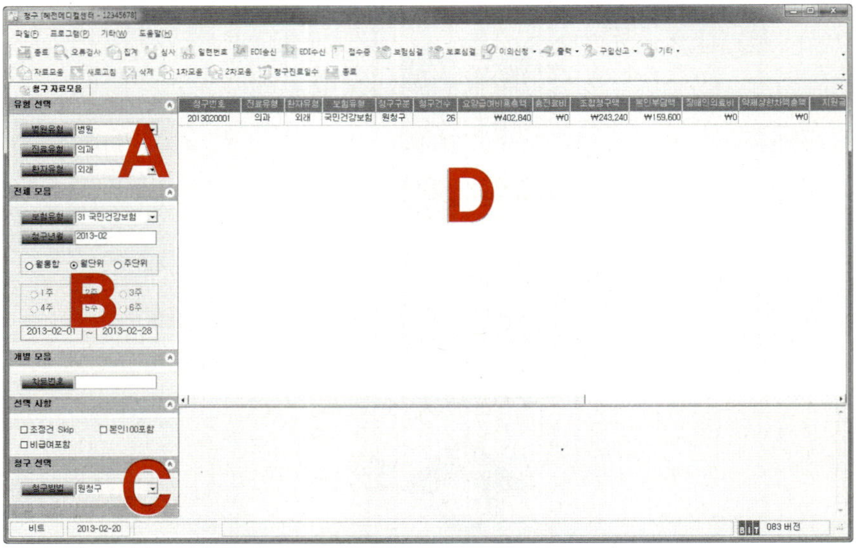

그림 13-4 **[청구]** 메인 화면

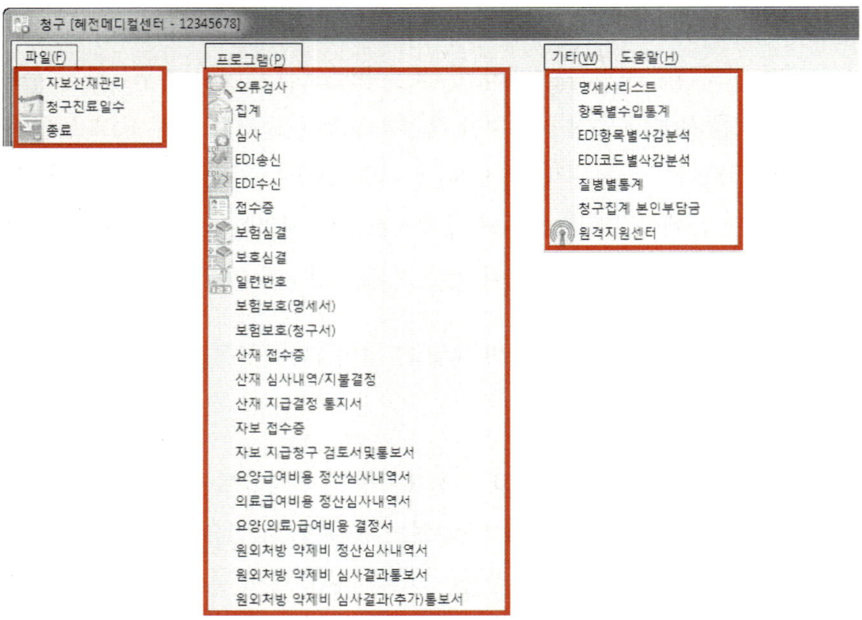

그림 13-5 **[청구]** 서브메뉴 화면

1. 청구진료일수 및 월별 의사수

청구에 있어서 가장 먼저 수행해야 할 항목이 청구진료일수를 확인하는 일이다. **[청구]** 메인 창의 위쪽에 **[청구]** → **[파일]** → **[청구진료일수]**를 선택하면 아래와 같은 **[의사별 진료일수 체크]** 창이 나타난다.

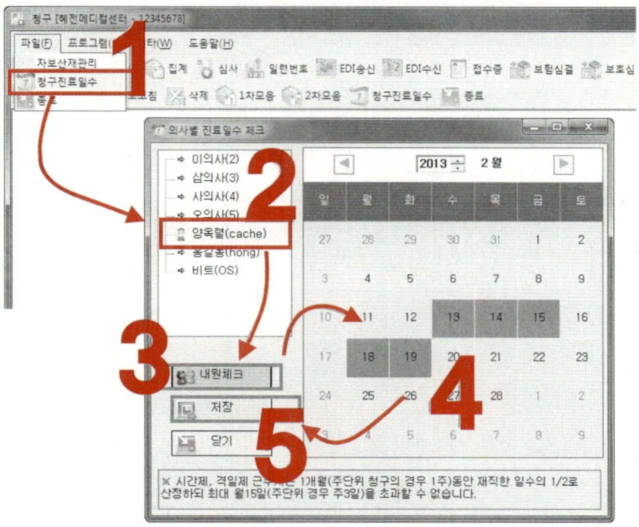

그림 13-6
[의사별 진료일수 체크]

위와 같이 **[의사별 진료일수 체크]** 창의 왼쪽에서 해당의사를 선택하고 **[내원체크]** 버튼을 클릭하면 달력에 해당의사의 그 달에 진료일자가 파란색으로 체크되어 확인이 가능하다.

2. 자보 및 산재관리

청구에서 자동차보험 환자와 산업재해 환자를 별도로 구분하기 위한 메뉴이다. 이 메뉴는 **[파일]** → **[자보/산재 외래환자관리]**를 선택하면 아래 그림 13-7과 같이 기간별 **'자보'** 혹은 **'산재'** 환자를 별도로 관리할 수 있다.

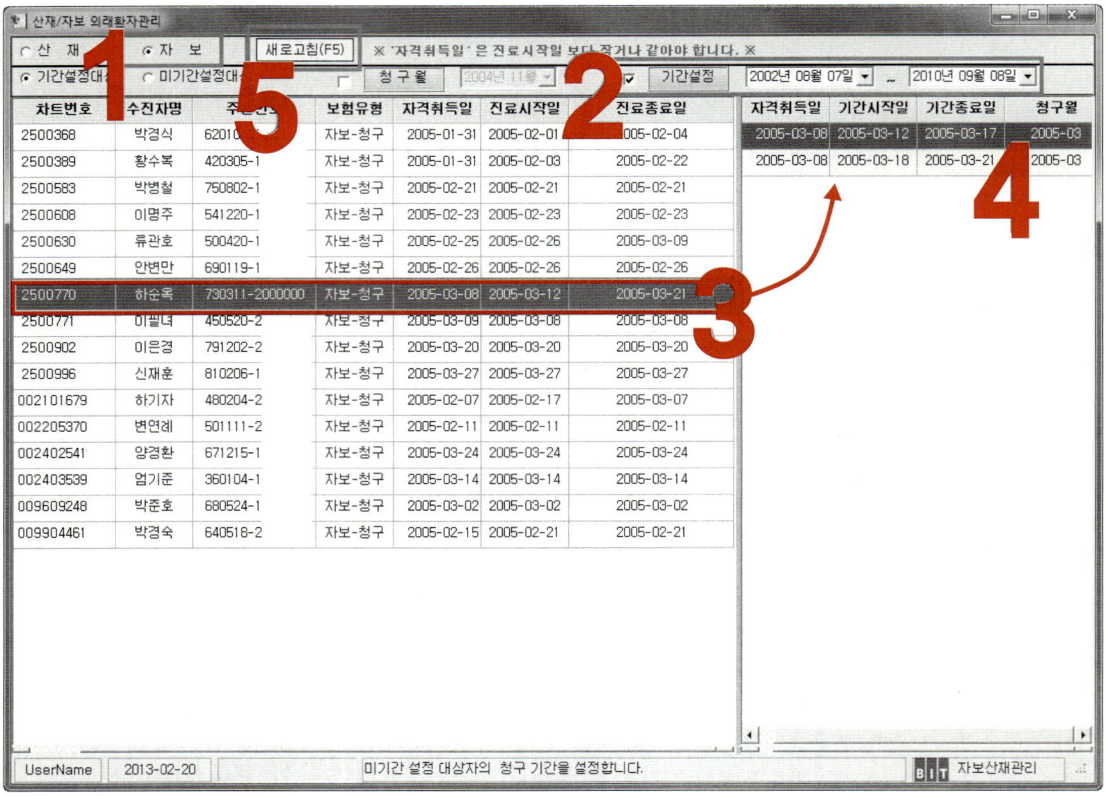

그림 13-7 **[청구]** → **[자보/산재관리]** 실행 화면

13-2 청구 EDI 송신처리

청구 EDI 송신처리는 그림 13-4에서 본 바와 같이 다양한 순서로 이루어진다. 심평원에 보내어질 데이터는 완벽하게 심평원이 요구하는 EDI 형식의 데이터로 변환되어야 한다. 이때 발생하는 오류 중에 대표적인 오류가 원외처방에 사용한 약제코드의 오류이다. 이는 **[기본자료]**에서 해당 의료기관에서 사용하기 위해 만들어진 약제코드와 실제 청구에 사용되는 약제코드가 달라서 발생하는 오류를 의미한다.

청구 EDI를 다시 한 번 정리하면 그림 13-7과 같이 도식화할 수 있다. 아래 그림에서 왼쪽에 해당하는 부분이 청구의 EDI 송신에 사용되는 단계라고 할 수 있다. 또한 오른쪽 부분은 심평원에서 심결이 끝난 이후의 단계라고 할 수 있다.

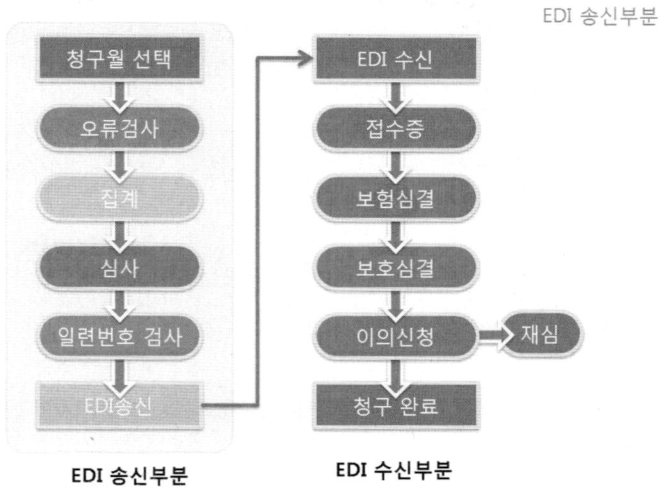

그림 13-8 청구 EDI 송신 단계와 수신 단계

1. 급여 오류검사

[청구] → **[오류검사]**란 청구 시 지급 불가(reject)처리나 심사조정이 발생할 가능성이 있는 환자의 급여 정보를 미리 검색해주는 기능이다. 따라서 청구 월별 급여 정보를 모으는 **[집계]** 단계 이전에 반드시 먼저 실행해야 한다.

그림 13-9는 임의의 기간(2013년 2월분)에 대한 오류검사를 실행한 예이다. 결과로 **[인적/병명 오류]**가 10건, **[처방 오류]**가 65건 발생하였음을 확인할 수 있다.

[오류검사]에서 발생된 오류를 처리하는 방법은 각 항목별로 다양하다.

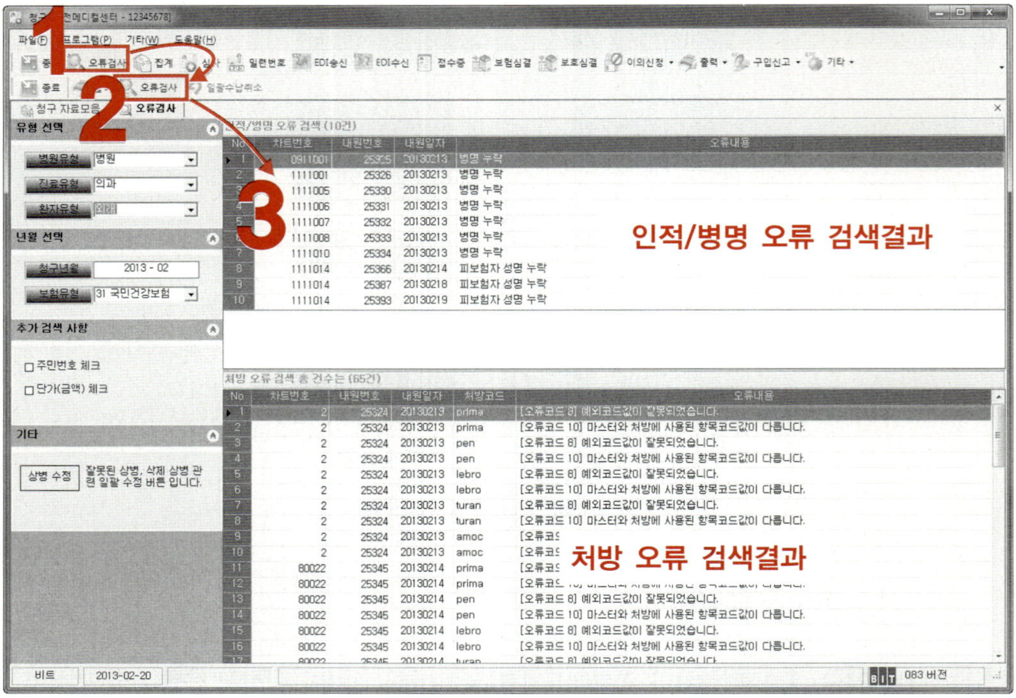

그림 13-9 **[청구] → [오류검사]** 실행 결과 화면

표 13-1은 **[인적/변경 오류]**와 **[처방오류]**에 대한 오류의 종류와 그 처리 방법을 설명한 것이다.

표 13-1 청구 오류 및 해결방법

종 류	오류 내용	처 리 방 법
병명오류	병명 누락	• **[심사조정]** 화면에서 병명 유/무 확인 수정 • 여부 및 진료개시일 확인 수정
인적오류	피보험자 성명 누락	피보험자의 이름 입력
	조합기호와 증번호 누락	조합기호 및 증번호 입력
	주민등록번호 오류	• 잘못 입력된 주민번호 확인 • **[심사조정]** 화면에서 재조정
처방오류	투여량이 0보다 작거나 99보다 큽니다.	• 투여량에 공백이 유/무 확인 • 투여량 99 이상이 맞을 시 오류 무시
	수탁거래처코드가 없습니다.	• **[기본자료]**에서 수탁거래처 등록 유/무 확인 • **[심사조정]** 화면에서 재조정
	청구코드 자리수가 틀립니다.	• 수가코드가 5자리인지 확인 • 약제/주사제의 경우 첫 글자 알파벳 + 8자리 숫자인지 확인 • **[기본자료]**에서 청구코드 수정 후 **[심사조정]** 에서 재조정
	예외코드 값이 잘못되었습니다.	• 약제/주사제는 원내 처방 시 예외코드가 있어야 함. • **[기본자료]**에서 청구코드 수정 후 **[심사조정]** 에서 재조정

2. 집 계

[집계]란 완료된 진료실의 내용을 청구작업을 위해서 실제로 명세표 형태로 변화하는 과정을 의미한다. **[청구]** → **[집계]**를 통해 생성이 가능한데, 보통 1개월 동안의 내원 환자 수에 따라서 집계하는 데 걸리는 시간이 몇십 분에서 1시간 가량 걸리기도 하는, 매우 오랜 시간이 필요한 단계이다.

또한, 의료기관에 따라 집계할 환자의 수가 너무 많을 경우에는 **[1차 모음]**, **[2차 모음]**으로 분리하여 집계하면 집계하는 동안에 아무 작업도 못하고 기다려야 하는 어려움을 다소 해결할 수 있을 것이다.

또한 이 시간은 서버의 성능에도 비례하기 때문에 서버의 속도에 따라서 그 시간은 달라질 수 있다.

그림 13-10는 **[청구]** → **[집계]**를 선택한 후, **(A)란**에서 '유형선택(병원/진료/환자)' 을 하고 **(B)란**에서 '보험유형' 과 '청구년월' 을 선택한 다음, **[자료모음]** 버튼을 눌러 실제 자료를 모으는 과정이다.

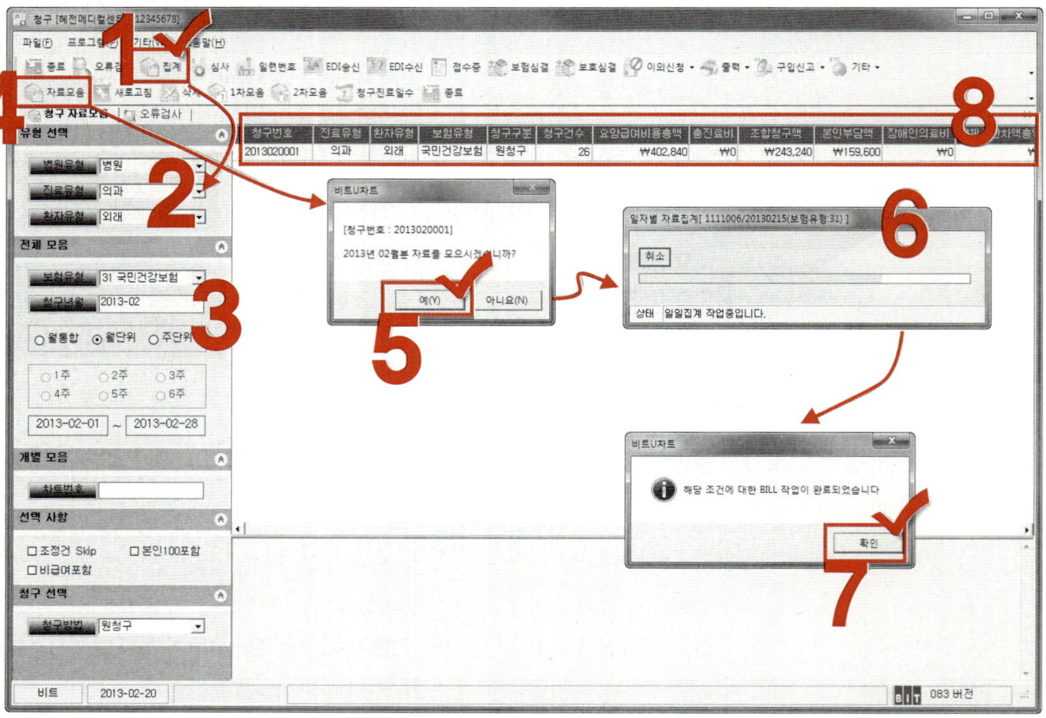

그림 13-10 **[청구]** → **[집계]**에서의 자료모음 단계

아래 그림 13-11은 해당 '청구년월'에 대한 심사결과 화면이다.

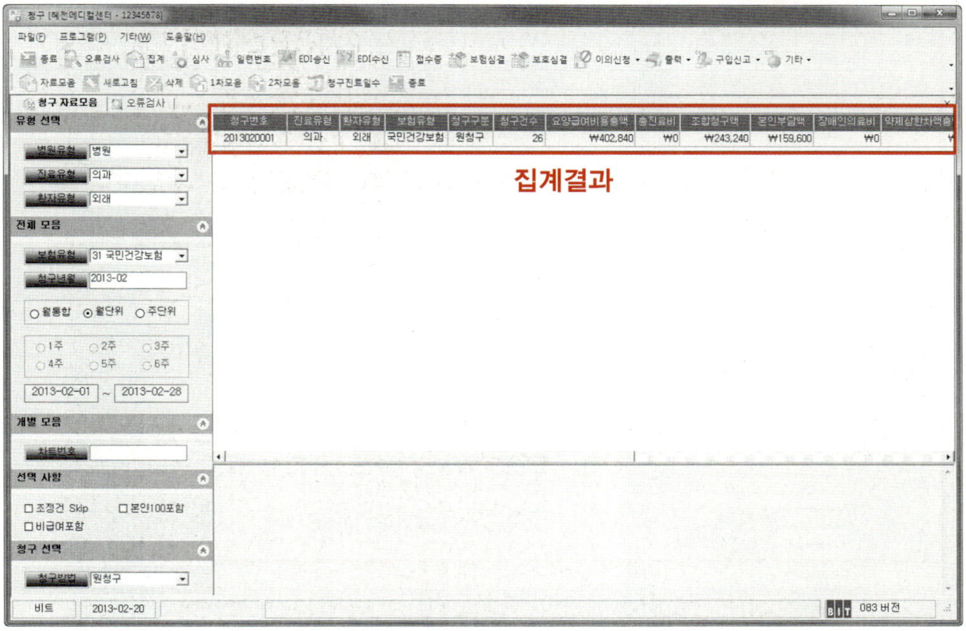

그림 13-11 **[청구] → [집계]** 결과 화면

3. 심 사

[청구] → [심사] 과정은 **[집계]** 작업으로 완료된 명세서 정보를 화면으로 하나씩 확인하면서 화면상에서 곧바로 오류를 수정할 수 있다. 즉, **[심사]**는 화면상으로 다시 한 번 집계된 정보를 확인하는 화면심사의 기능을 갖는다.

이때 다시 재집계를 하게 되면 **[심사]**에서 수정한 내용이 원래대로 바뀌어 버리기 때문에 주의하기 바란다.

그림 13-12의 **[심사]**화면과 같이 **[집계]**된 청구 리스트에서 각 환자별 정보를 직접 눈으로 보면서 청구정보를 자세히 확인할 수 있다.

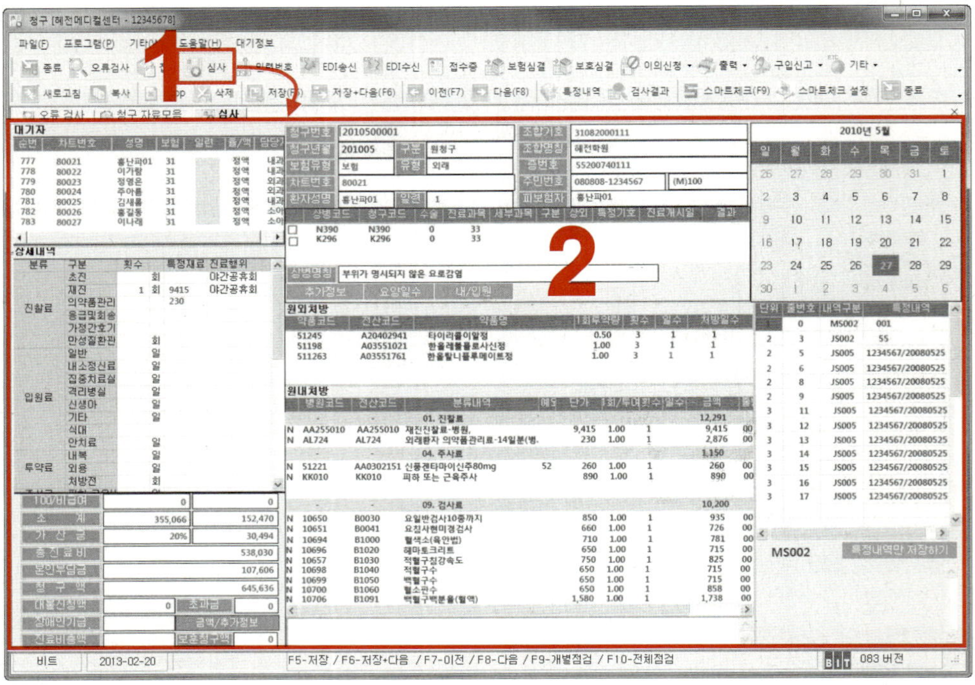

그림 13-12 **[청구]** → **[심사]** 결과 화면

4. 일련번호 검사

[청구] → **[일련번호]** 과정은 **[심사]** 과정에서 각각의 급여명세서를 수정하거나 확인한 후 **[EDI 송신]**의 바로 전 단계이다. EDI 송신 전에 반드시 **[일련번호]**를 생성해야만 EDI 송신이 가능하다.

그림 13-13은 특정일자(2013년 2월)에 대한 일련번호 생성의 예이다.

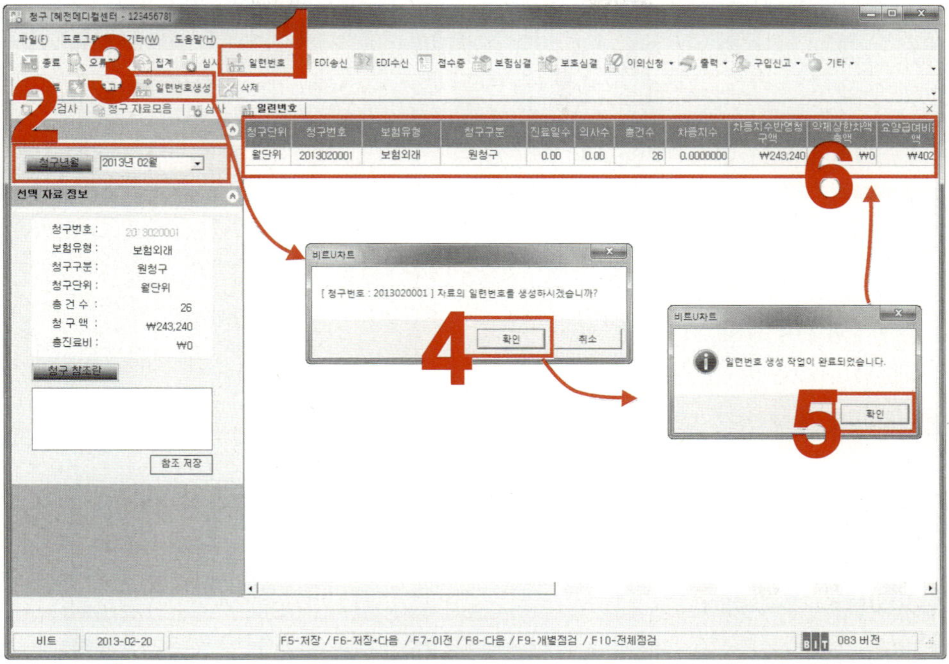

그림 13-13 **[청구] → [일련번호]** 결과생성 단계 화면

5. 청구 EDI 송신

[청구] → [EDI 송신] 과정은 화면을 통한 **[심사]** 조정과 **[일련번호]**를 통한 일련번호 생성까지 완료된 급여 청구 정보를 실제 통신을 통해 EDI 데이터 형식으로 만들어진 문서로 보내는 작업이다.

그림 13-14는 EDI 송신을 위한 준비 화면이다. **[EDI 송신]** 화면에서는 별도의 단축아이콘이 나타나는데, 최종적으로 **[송신** EDI송신**]** 버튼을 누르면 송신이 시작된다. 이때 반드시 화면 외쪽의 **[설정]**에서 **'청구년월'** 과 **'거래처명'** 을 올바르게 설정해야만 정확한 EDI 송신이 가능해진다.

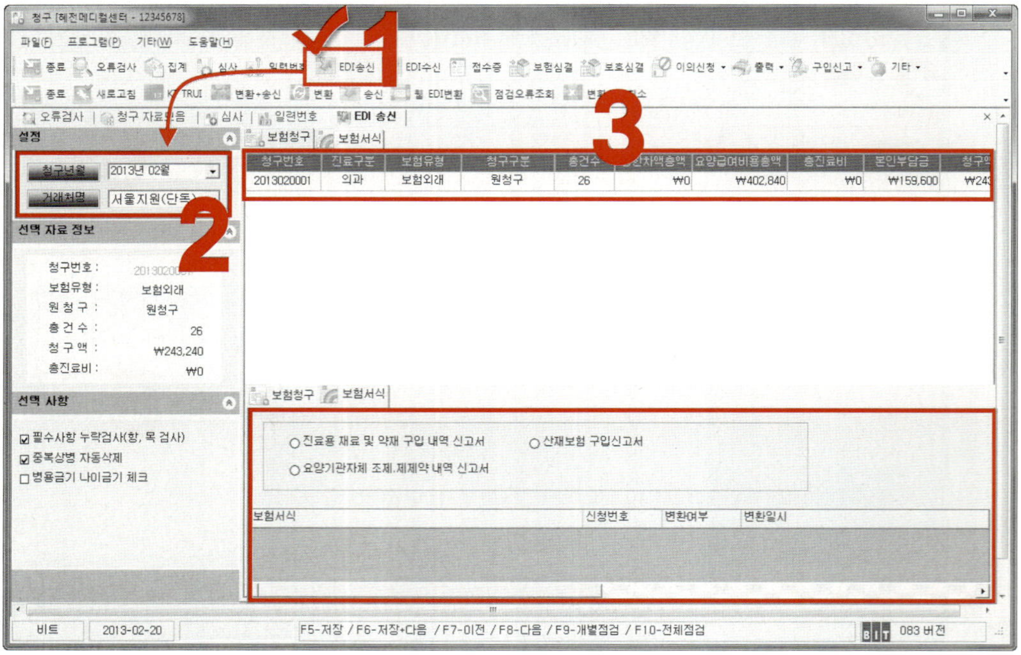

그림 13-14 [청구] → [EDI 송신] 화면

실습 13-1 급여 청구를 위한 'EDI 송신' 하기

• 다음과 같은 조건에 맞게 내원환자 중 해당 통계를 검색하시오.

조건 ① **[청구]**에서 임의의 1개월을 청구월로 선택한다.

조건 ② 청구에서 **[오류검사]**, **[집계]**, **[심사]**, **[일련번호]**, **[EDI 송신]** 작업을 수행한다.

조건 ③ **[심사]** 과정에서 특정 환자 청구의 **[소계]**, **[가산율]**, **[가산금]**, **[총진료비]**, **[본인부담금]**, **[청구액]**을 분석한다.

STEP 01 •• '**비트U차트**' 에서 **[청구]**를 선택한다.

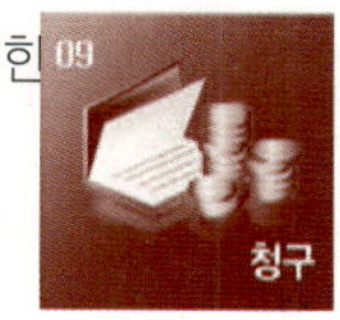

STEP 02 •• 그러면 아래와 같은 **[청구]** 창이 나타난다. 여기서 청구 작업을 위해 우선적으로 **[오류검사]** 단축아이콘을 선택한다.

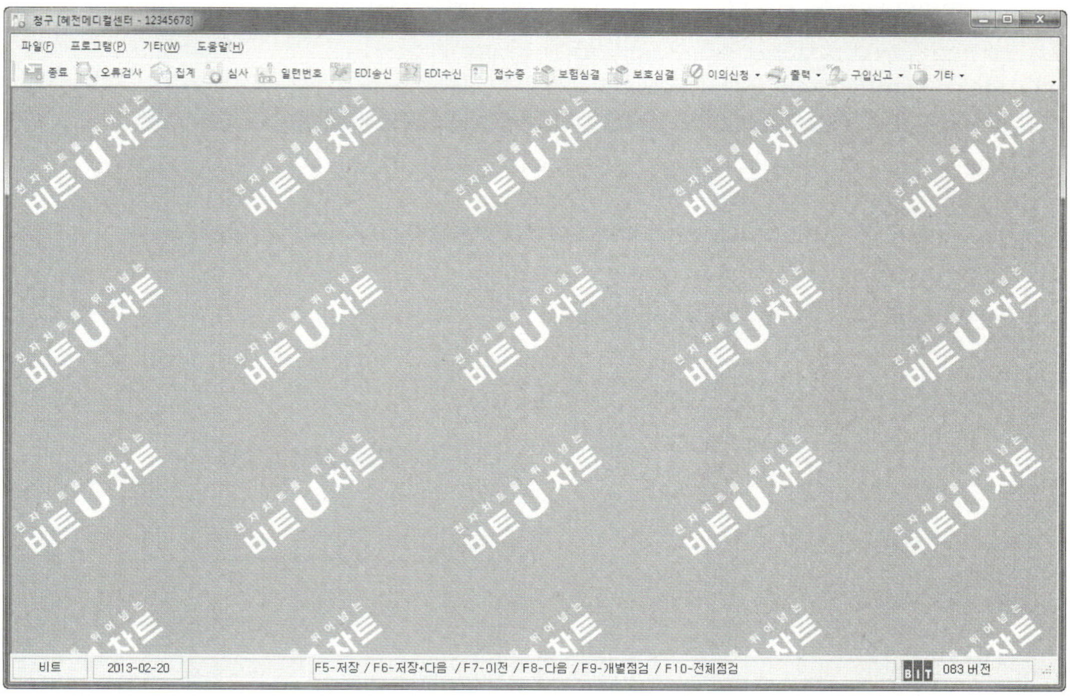

STEP 03 •• **[오류검사]**의 왼쪽 **[년월 선택]**에서 청구하고자 하는 청구년월(본 예제에서는 2010년 5월로 선택함, 각자 해당 월을 임의로 선택할 것)을 선택하고 **[오류검사]** 단축아이콘을 누르면 다음과 같이 검사된 오류 정보를 확인할 수 있다.

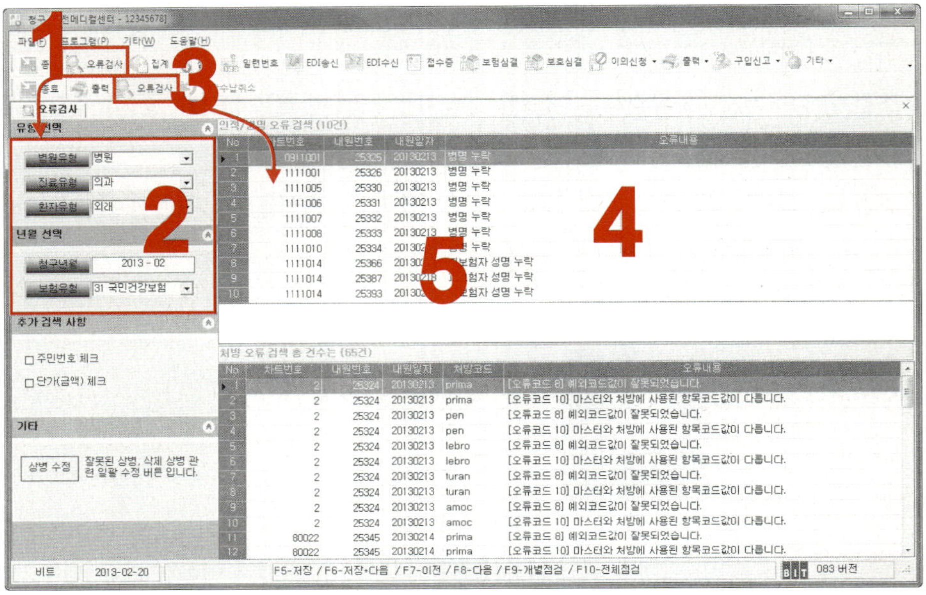

STEP 04 •• 이제 **[집계]** 단축아이콘을 누르고, 해당 청구년월(2013년 2월)과 보험유형(국민건강보험)을 선택한 후 단축아이콘 중에서 **[자료모음]** 버튼을 누른다. 그러면 다음과 같은 스플래시 화면이 나타나면서 집계를 시작한다.

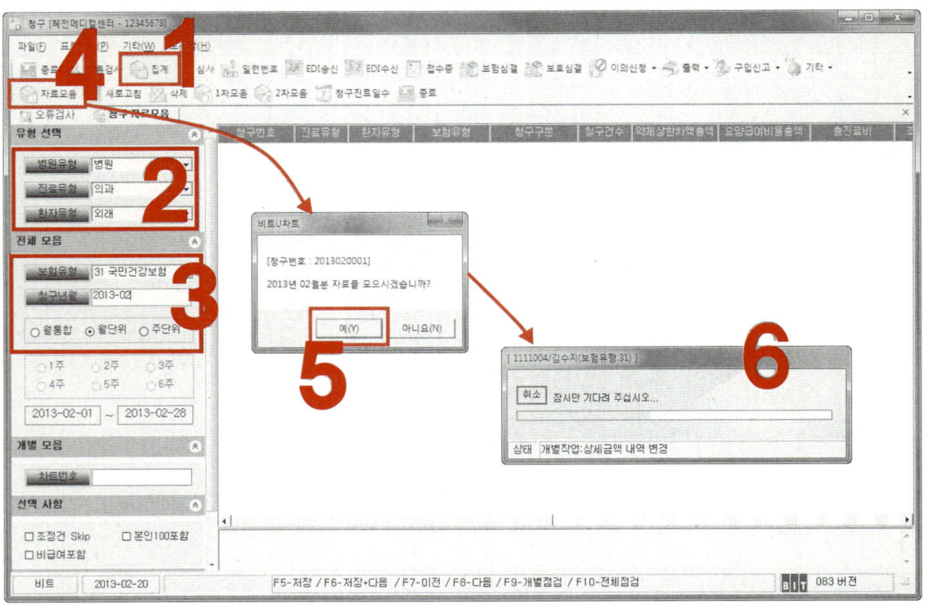

STEP 05 •• 해당 집계작업이 완료되어 다음과 같은 메시지 창이 나타나면, **[확인]** 버튼을 누른다.

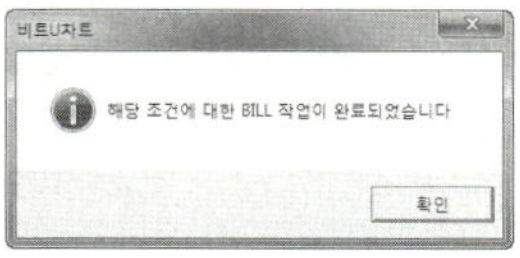

STEP 06 •• 집계된 청구 데이터 정보 목록이 나타난다.

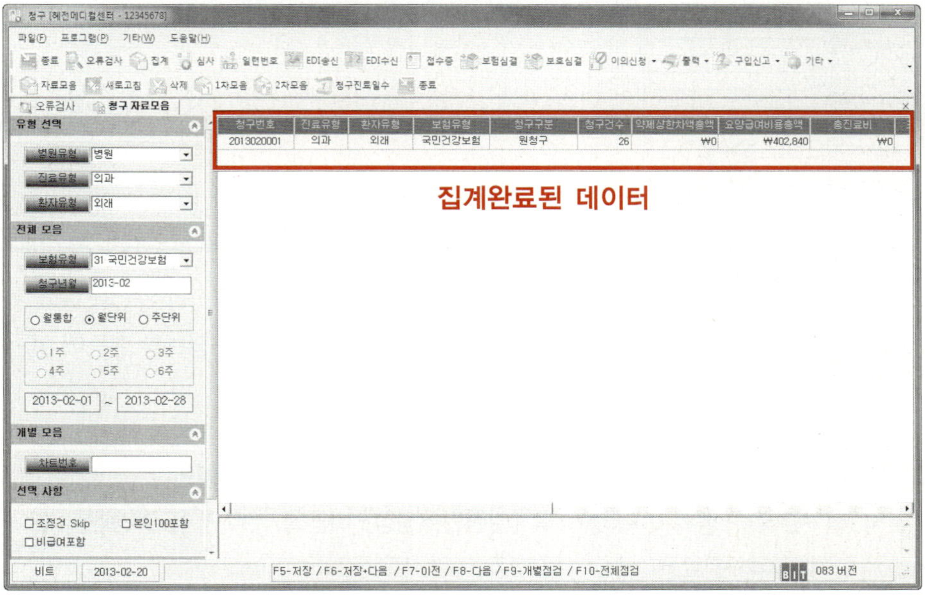

STEP 07 •• 다음 단계로는 **[심사]** 버튼을 눌러 심사를 시작한다.

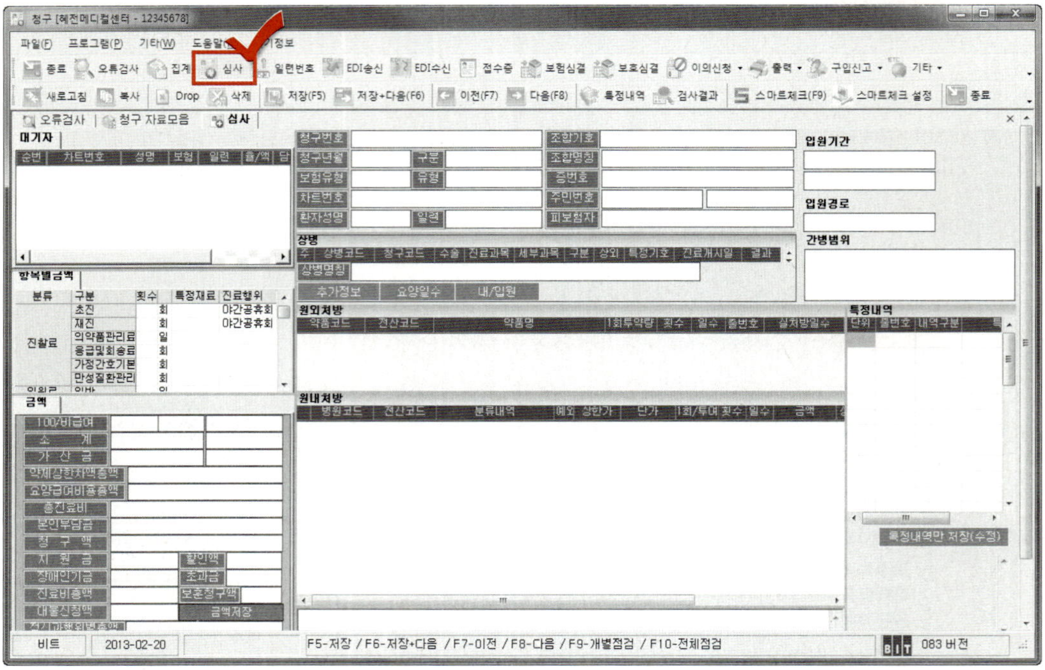

심사가 완료되면 위의 그림과 같이 해당 청구월의 모든 환자의 급여 정보를 한눈에 볼 수 있으며, 이때 눈으로 화면 심사를 시행한다.

STEP 08 •• **[심사]**가 이상이 없다면 다음 단계로 **[일련번호]**를 선택한다. 그 다음 해당 청구년월을 정확히 확인한 후 **[일련번호생성]** 버튼을 누르면 **[EDI 송신]** 바로 전 단계까지가 완료된다.

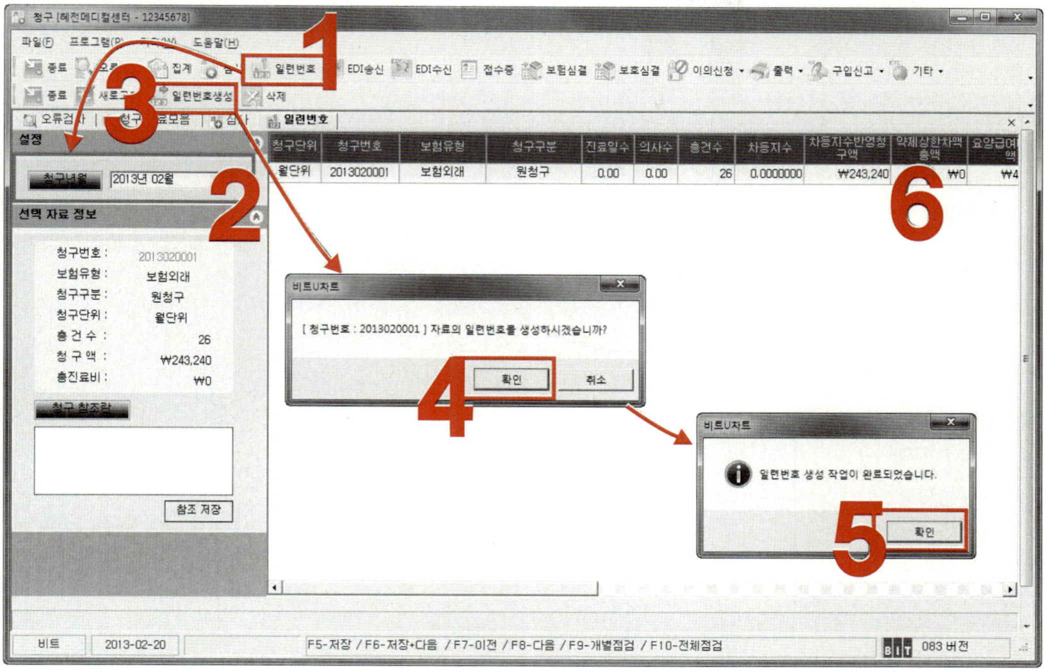

STEP 09 •• 다음과 같이 일련번호 생성이 완료되었음을 확인하는 메시지 창이 나타난다.

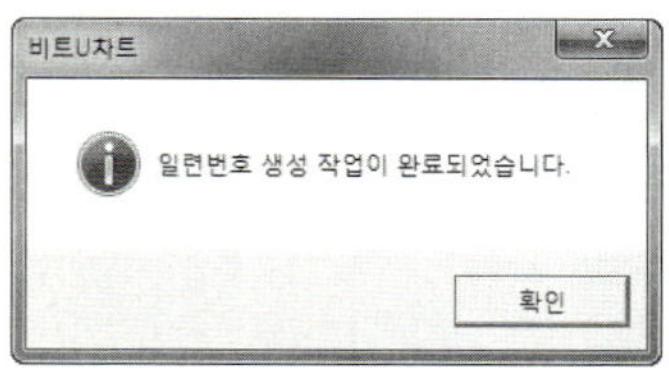

STEP 10 •• 이렇게 **[EDI 송신]** 전 단계까지 완료된 화면은 다음과 같다. 이때에도 확실히 청구년월이 정확한지를 체크해야 한다.

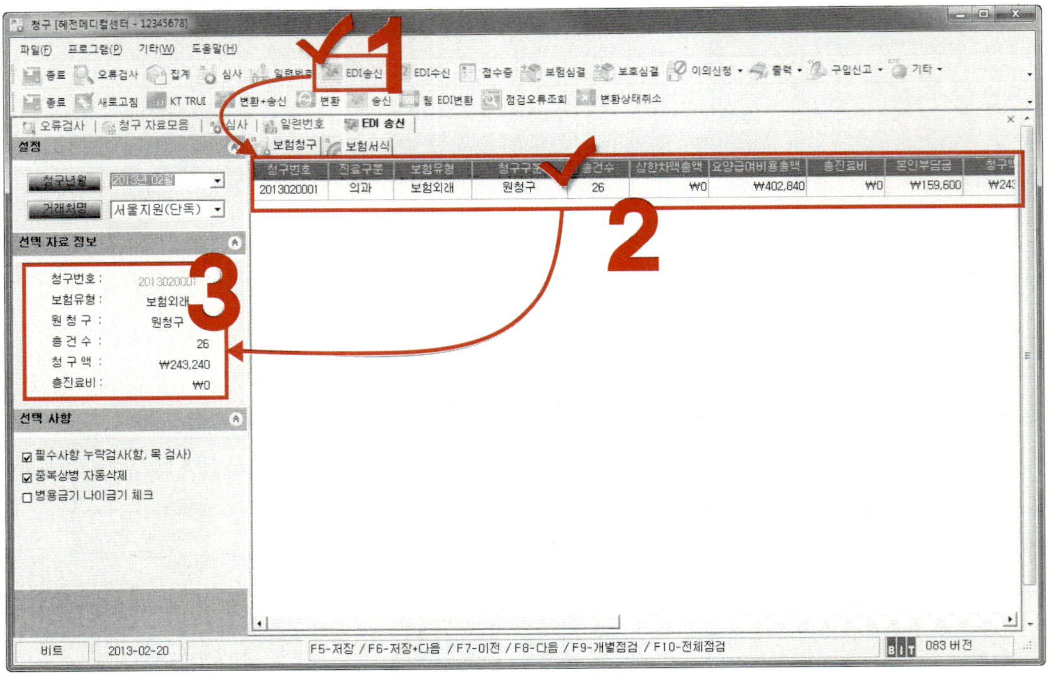

STEP 11 •• 마지막 단계로 **[EDI송신** EDI송신**]** 단축아이콘을 선택하여 EDI를 송신한다.

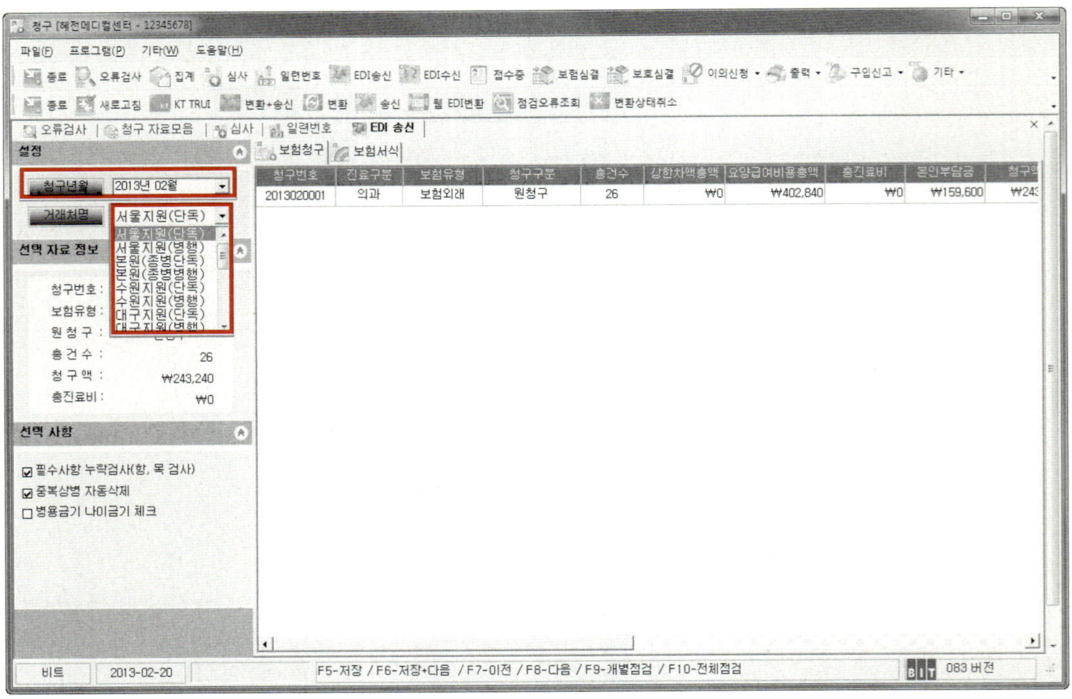

STEP 12 •• **[변환+송신]**을 선택하여 **EDI** 송신을 시도한다. 송신에 문제없이 완료되면, 송신을 위한 다음과 같은 확인메시지를 확인할 수 있을 것이다.

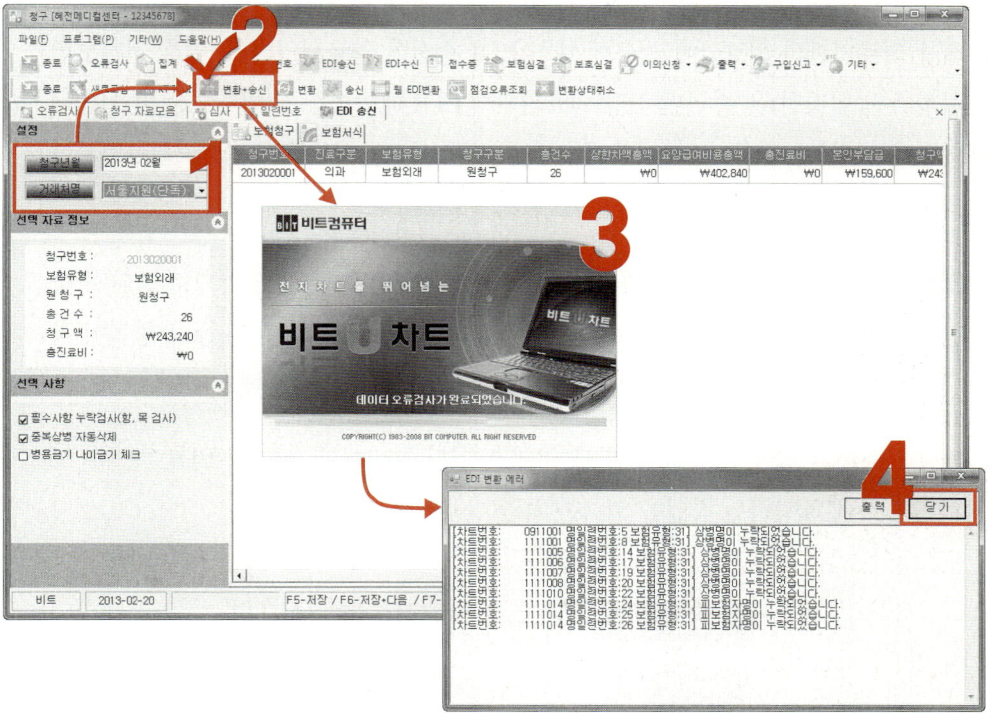

STEP 13 •• 송신에서 EDI 데이터에 오류가 있을 시에는 아래와 같은 오류 메시지 창이 나타난다. 그러나 오류가 없을 시 **STEP 12** 의 과정으로 심평원에 EDI 청구자료의 전송은 완료된 것이다.

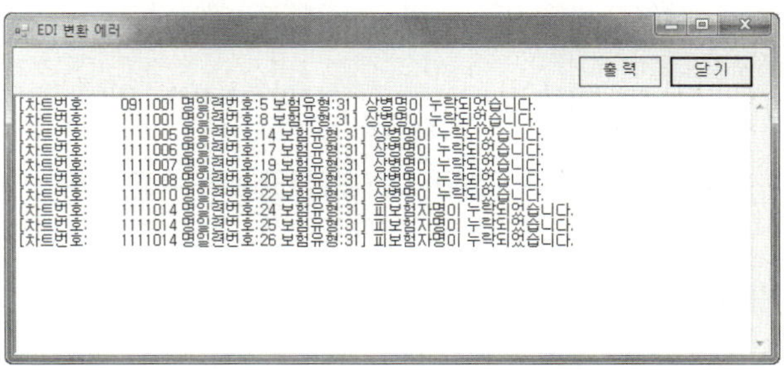

•• 이상으로 의료급여 청구의 EDI 송신을 완료한다. EDI의 송신 이후에는 심평원으로부터 **[접수증 교부]** → **[보험심결/보호심결]** → **[이의신청]** 등의 단계를 통해 청구의 단계가 완료된다.

13-3 청구 EDI 수신처리

해당 의료기관의 의료급여 청구에 대한 EDI 송신이 완료되었다면, 이후 건강보험 심사평가원(심평원)은 송신된 해당 의료기관의 EDI 데이터를 분석하여 15일 이내에 결과를 완료하고, 국민건강보험공단에서는 해당 의료급여 청구 금액을 의료기관에 온라인으로 입금해 주어야 한다.

EDI의 수신은 실제로 심평원에서부터 심사결과를 확인하는 작업이므로 그다지 중요한 작업은 아니지만, 만일에 의료기관에서 청구한 의료급여의 거절(reject) 항목이 많을 경우에는 심도 있게 관찰한 후 **[이의신청]** 등의 대응작업을 수행해야 한다.

그림 13-15는 앞서 보았던 그림 13-8과 동일한 그림이다. 여기서 EDI 수신은 그림의 오른쪽에 해당하는 작업을 의미한다.

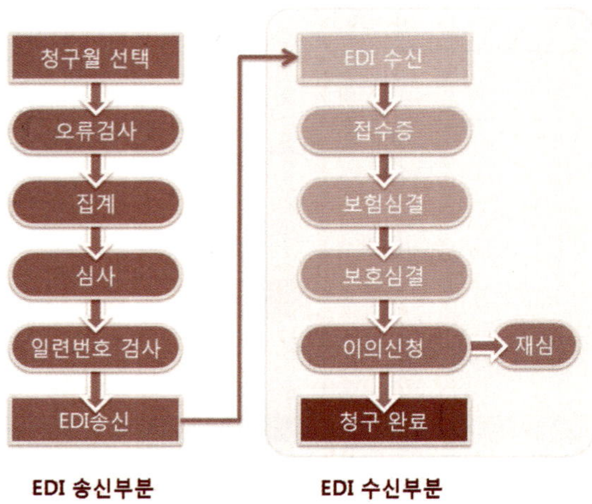

그림 13-15 청구 EDI 송신단계와 수신단계

1. 청구 EDI 수신

[청구] → [EDI 수신]을 선택하면 앞서 EDI 송신을 통해 심평원에 보낸 EDI 청구에 대한 결과를 얻기 위한 작업을 시작하게 된다.

그림 13-16는 **[EDI 수신]**의 초기 화면이다.

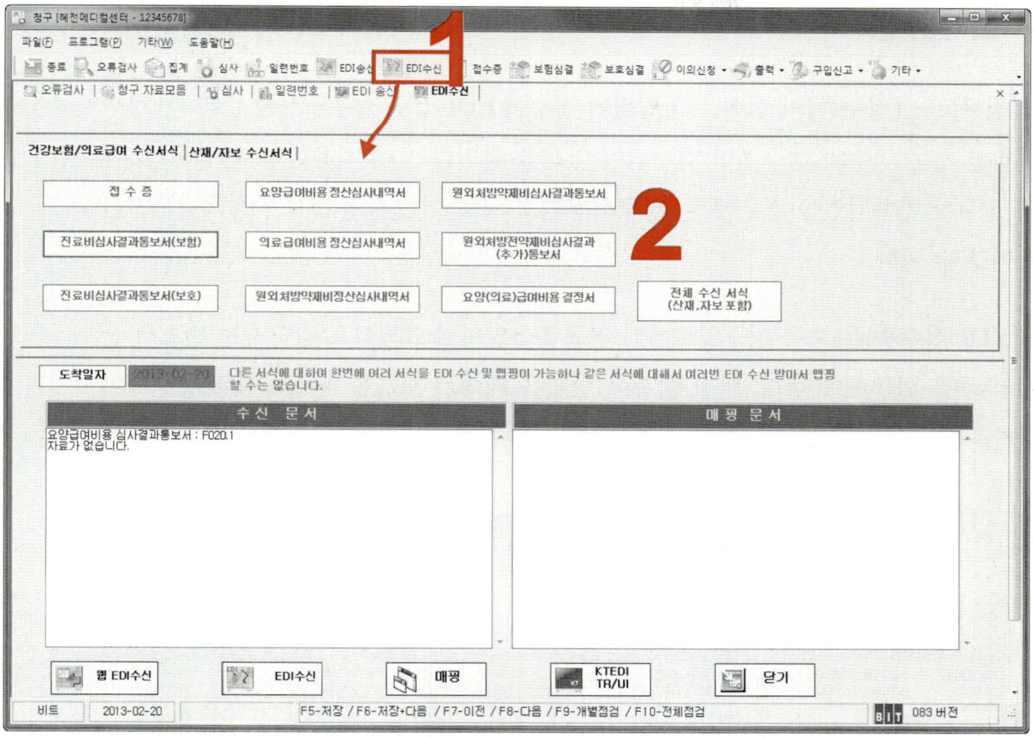

그림 13-16 청구 EDI 수신

[EDI 수신] 창의 아래쪽에는 5개의 주메뉴 버튼이 존재한다. 이들의 기능을 정리하면 표 13-2와 같다.

표 13-2 [EDI 수신] 주 메뉴 버튼 기능

주 메뉴 버튼	명 칭	기 능
웹 EDI수신	웹 EDI 수신 버튼	심평원에서 발송한 문서를 웹 EDI 형식으로 수신
EDI수신	EDI 수신 버튼	심평원에서 발송한 문서를 EDIT 문서 서식으로 수신
매핑	매핑 버튼	수신받은 문서를 프로그램에서 볼 수 있는 형식으로 변환
KTEDI TR/UI	KTEDI TR/UI 버튼	현재 서버에 설치된 EDI 프로그램 실행에 사용
닫기	닫기 버튼	EDI 수신 프로그램 종료

2. 접수증

[청구] → [접수증]의 선택은 심평원에 접수한 EDI 청구 접수일자에 따라 각 청구 번호별 청구 건수와 청구액이 접수되어 있음을 확인하는 데 사용한다. 만일 EDI 청구 접수가 반송되었을 경우에는 **'청구신청번호'** 별로 어떤 이유에서 반송되었는지를 확인할 수 있다.

[EDI 접수증]은 보통 청구일로부터 **평균 2~3일이 소요**되므로 담당자는 반드시 반송 유무를 확인해야 한다. 만일 반송이 있었을 때에는 오류를 수정하여 재송신해야 한다.

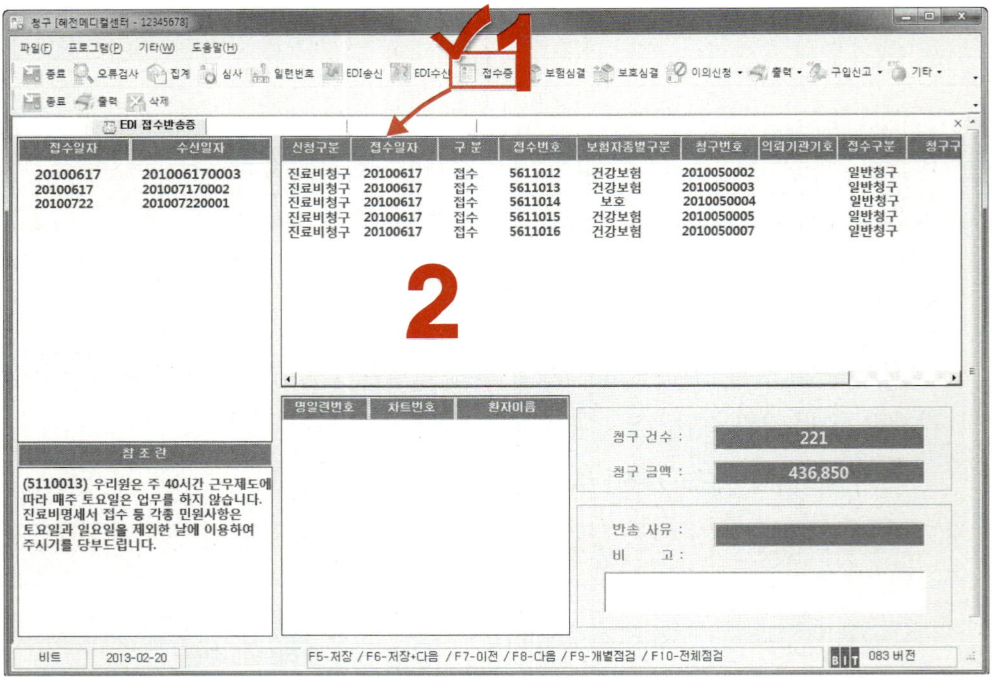

그림 13-17 EDI 접수증/접수반송증 확인 화면

그림 13-17은 **[EDI 접수/반송증]**의 출력 예이다.

[접수증] 창의 세부 항목별 출력 내용의 의미를 살펴보면 표 13-3과 같다.

표 13-3 [EDI **접수증**] 항목별 설명

주요 항목	의 미
접수일자	심평원에 접수된 날짜
매핑일자	접수증 수신받은 후의 매핑된 날짜
접수번호	심평원 접수 시 부여된 번호 목록
청구번호	의료급여 청구 시 부여된 청구번호
명일련번호 /차트번호 /환자이름	접수 반송 시 특정 환자의 문제로 반송되었을 경우 해당 환자의 명일련번호, 차트번호, 이름을 보여줌
청구건수 /청구금액	해당 의료급여 청구의 건수 및 금액
반송사유 /비고	반송 시 반송사유 및 기타 사유

3. 보험심결

[청구] → **[보험심결]**은 **'보험심사결과통보서'**에 해당한다. 심사차수와 묶음번호에 따라 각 접수별로 조정된 내역이 **'명일련번호별'**로 나타난다.

보험심사결과 통보서는 EDI 청구일로부터 약 10일에서 15일 내에 결과가 통보되며, 이때가 건강보험공단으로부터 의료급여 청구액이 해당 의료기관에 온라인으로 지급되는 시점이다.

그림 13-18은 **[보험심결]**의 출력 예이다.

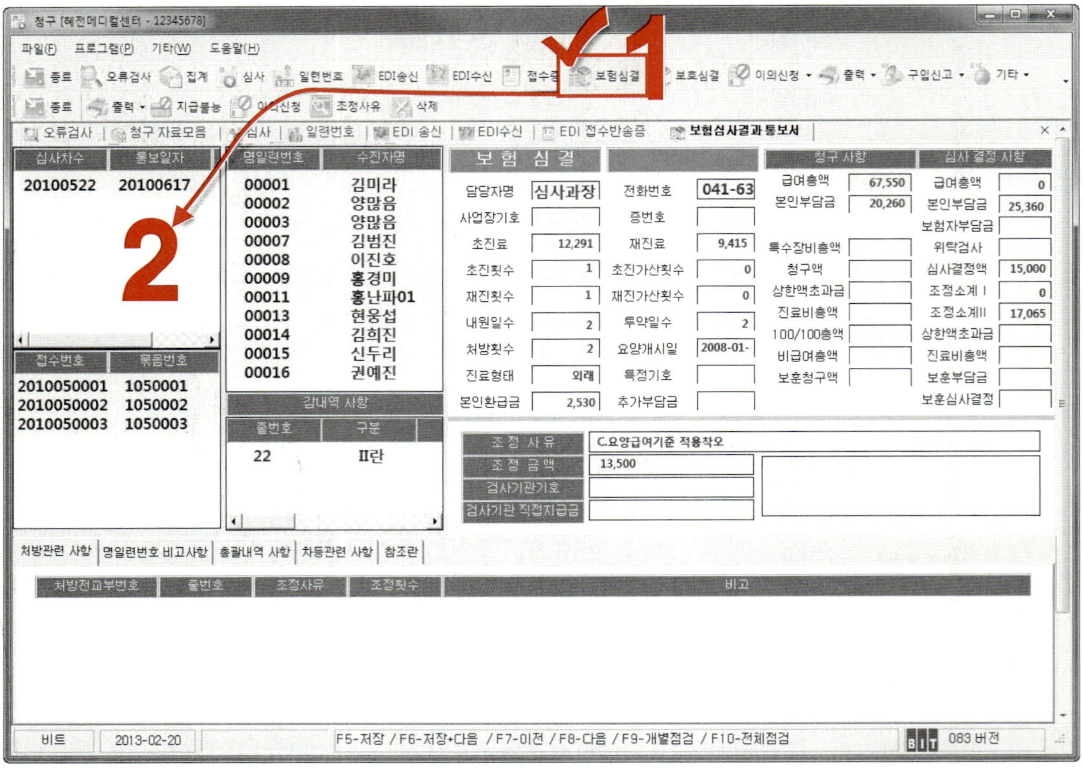

그림 13-18 **[청구] → [보험심결]** 실행 화면

4. 보호심결

[청구] → [보호심결]을 선택하면 **[보험심결]**과 유사한데, 이는 **'보호심사결과통보서'**를 심사차수와 묶음번호에 따라 각 접수번호별로 조정된 내역을 다시 일련번호별로 나타낸다. **[보험심결]**은 그 확인 방법이 **[보험심결]**과 모두 동일하다.

그림 13-19는 보호심결의 확인 화면이다.

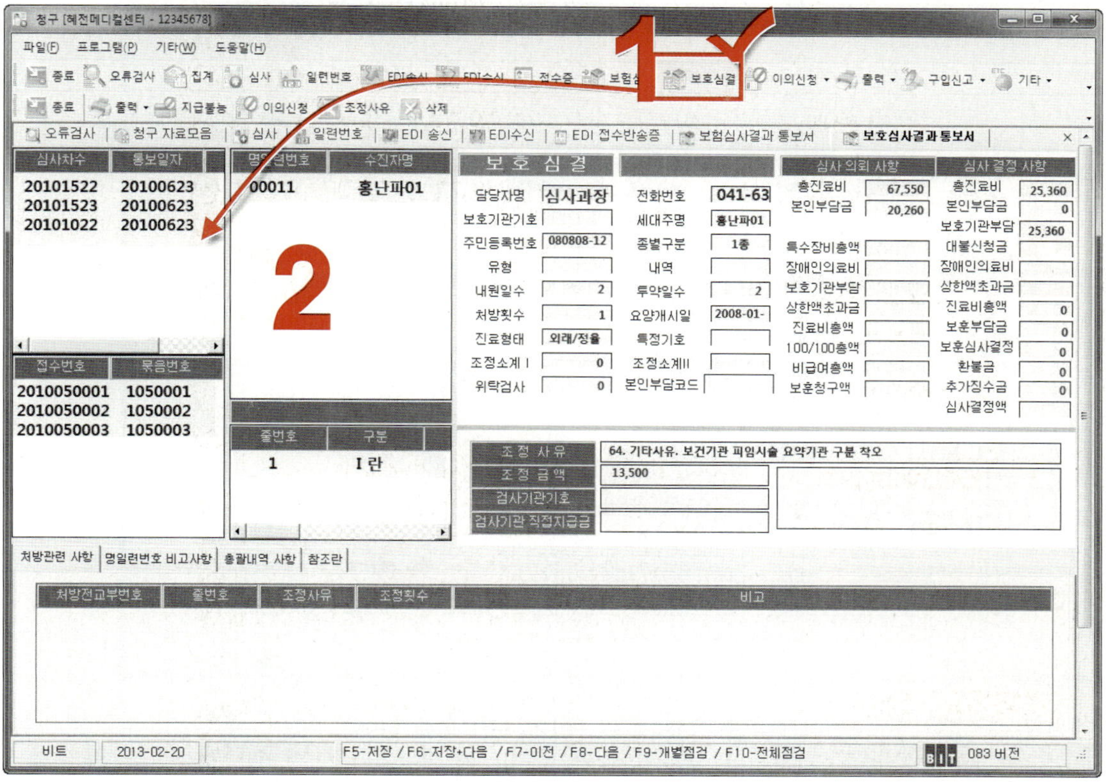

그림 13-19 **[청구] → [보호심결]** 실행 화면

5. 이의신청

[청구] → [이의신청]을 선택하면 심평원에 EDI 청구된 의료급여에 대하여 금액이 일률적으로 삭감되거나 거절(reject)되었을 경우, **'진료비이의신청서'**를 작성하여 건강보험심사평가원(심평원)에 재심사를 요구할 수 있다.

심평원에 **'진료비이의신청서'**를 재출할 때에는 반드시 해당 의료급여에 대한 증빙자료와 차트를 함께 제출해야 하며, 이는 각 개별 환자별로 보내져야 한다.

그림 13-20은 **[이의신청]** 실행 화면이다. **'진료비이의신청서'** 작성 시에는 반드시 **'이의신청 데이터 생성작업'**을 수행해야 한다.

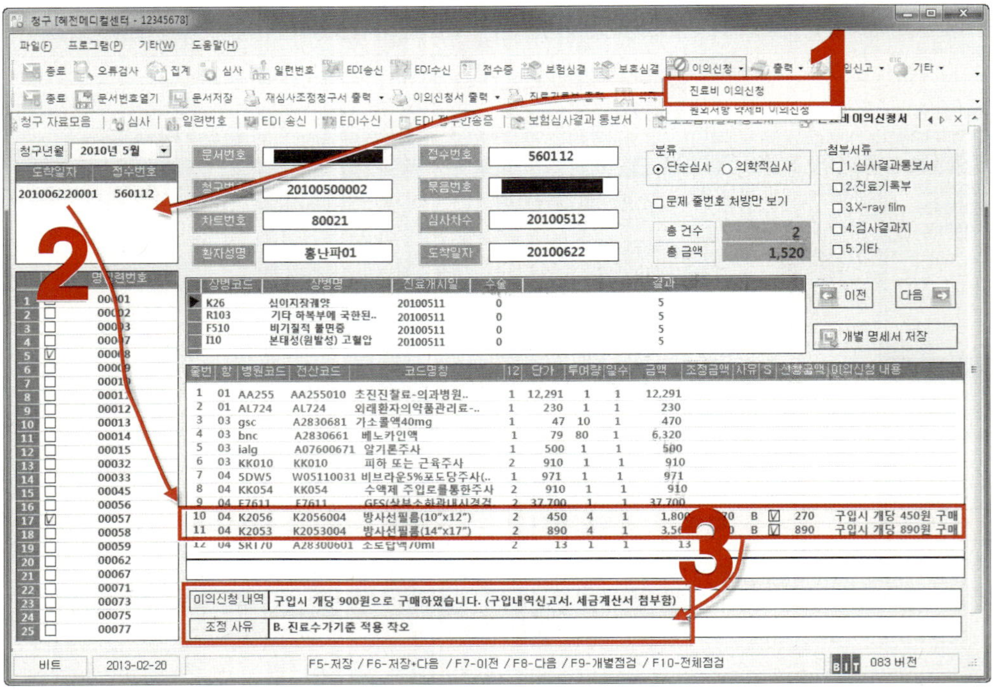

그림 13-20 **[청구] → [이의신청]** 실행 화면

13-4 청구 데이터 출력

[청구]에서 의료급여에 관한 청구 데이터 출력은 크게 화면 출력과 엑셀(Excel) 파일로의 출력이 있다. 출력은 크게 **'보험보호(명세서) 출력'**, **'보험보호(청구서) 출력'**, **'산재(청구서, 명세서) 출력'**, **'자보(명세서) 출력'** 등 4가지 구분별로 가능하다.

그림 13-21은 **[청구]** 메뉴에서 **'보험보호(명세서) 출력'**의 예이다. 이는 **[청구] → [출력] → [보험보호(명세서)]**를 선택하고, **'청구년월**(여기에선 2013년 2월을 예로 함)', **'청구번호'**를 선택하면 해당 **'청구번호'**에 들어가 있는 환자의 진료정보를 **'명일련번호'** 별로 확인할 수 있다.

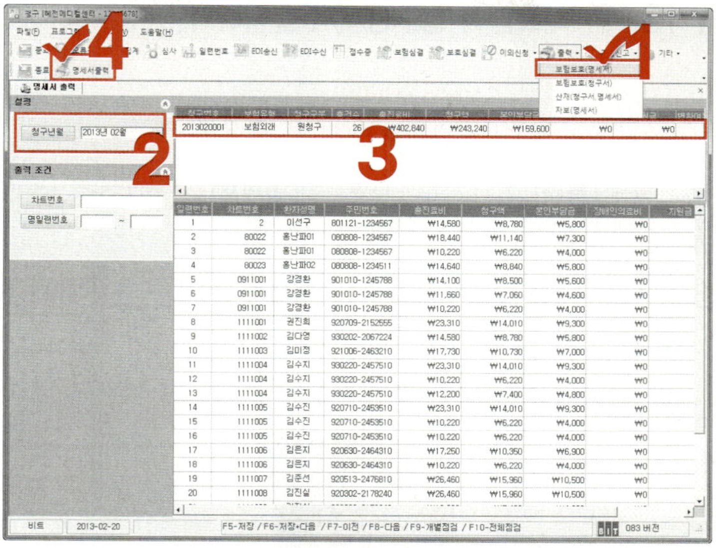

그림 13-21 **[청구] → [출력]** 보험보호(명세서) 출력 화면

그림 13-22은 **[청구] → [출력] → [보험보호(청구서)]**를 선택하였을 때의 출력 화면이다. 즉 이는 '**조합별 청구자료 보기**'를 체크하여 조합별 항목을 구분하여 출력한 예이다.

이밖에도 '**산재(청구서,명세서) 출력**', '**자보(명세서) 출력**'이 가능하다.

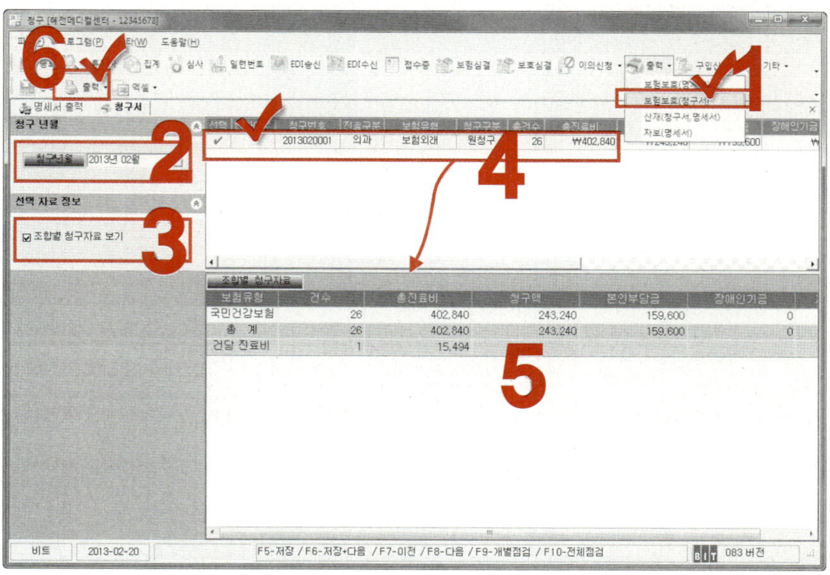

그림 13-22 **[청구] → [출력]** 보험보호(청구서) 출력 화면

실습 13-2 의료급여 청구명세서 출력하기

• 다음과 같은 조건에 맞게 의료급여 청구명세서를 출력하시오.

조건 ① **[청구]**에서 **[출력]** 기능 중에 **[보호보험(명세서)]**을 선택하고 임의의 **1개월**을 청구월로 선택한다.

조건 ② '**명일련번호**' 중에 하나를 선택하여 **[명세서 출력]**을 통해 실제 요양급여명세서를 출력한다.

STEP 01 •• '비트U차트'에서 **[청구]**를 선택한다.

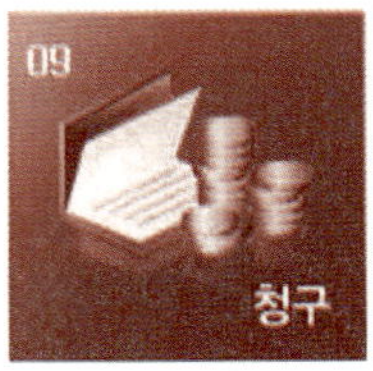

STEP 02 •• 아래와 같이 **[청구]** 창이 나타난다. 여기서 청구 작업을 위해 우선적으로 **[출력]** → **[보호보험(명세서)]**을 선택한다.

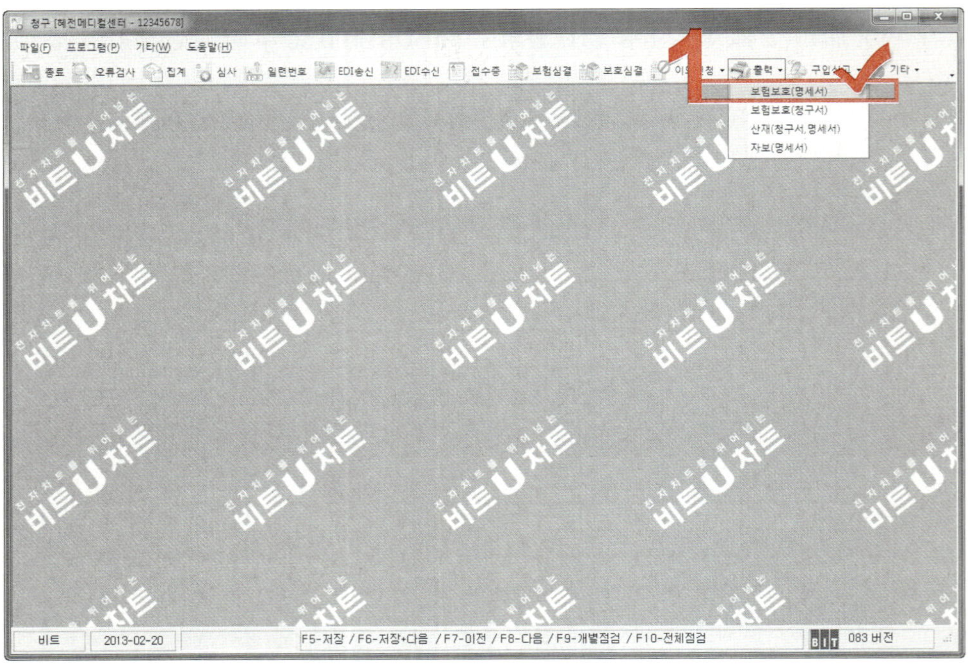

STEP 03 •• 그러면, 아래와 같이 **[보호보험(명세서)]** 창이 나타난다.

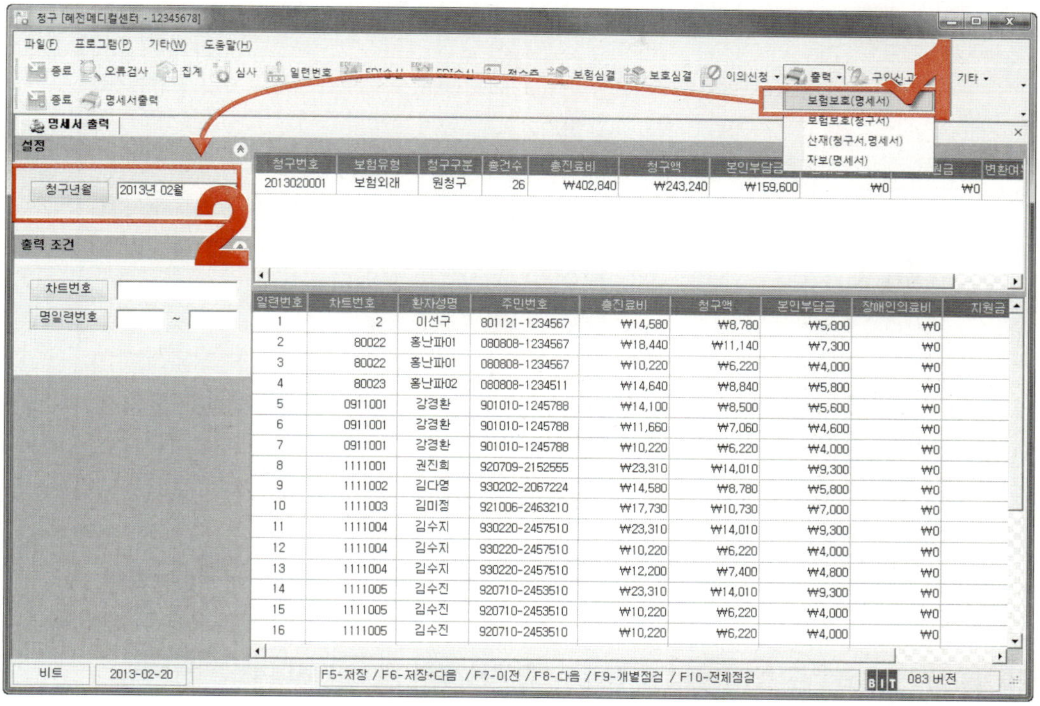

STEP 04 •• 여기서 **'청구년월'**을 선택하고(본 예제에서는 2013년 2월로 선택함), 임의의 **'청구번호'**를 **'청구년월'** 오른쪽에서 선택한다. 그리고 화면 아래에서 **'명일련번호'** 중 임의의 환자를 선택한다(여기에서는 '권진희' 환자를 선택함).

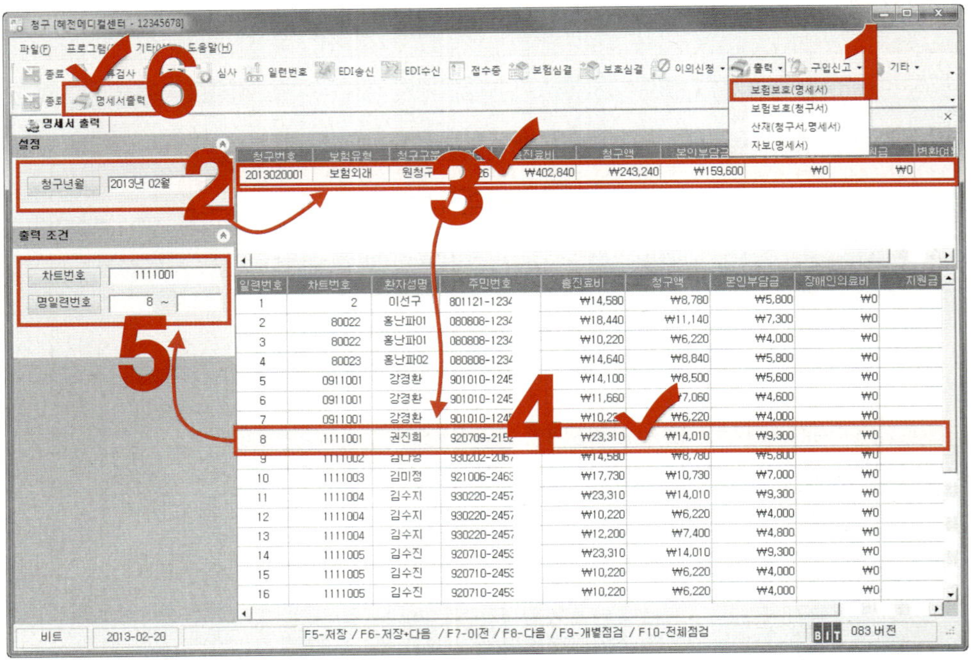

STEP 05 •• 다음으로 **STEP 14** 의 창에서 **[명세서 출력 [명세서출력]]** 버튼을 누르면, 아래와 같은 창이 나타난다. 여기서 **[출력]** 버튼을 누른다.

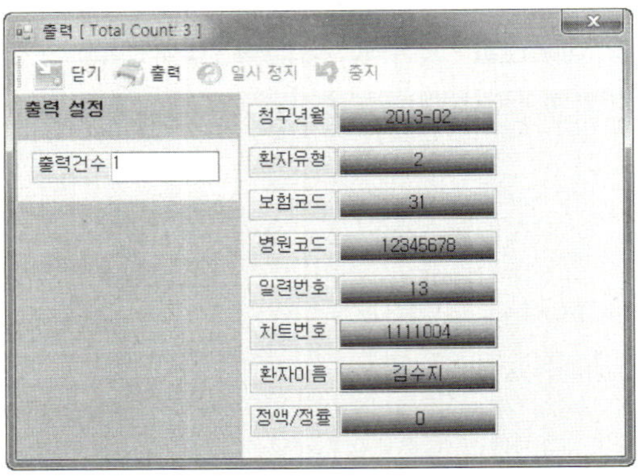

STEP 06 •• 출력이 완료되면, 아래와 같은 출력 내역이 **[출력]** 창에 나타난다.

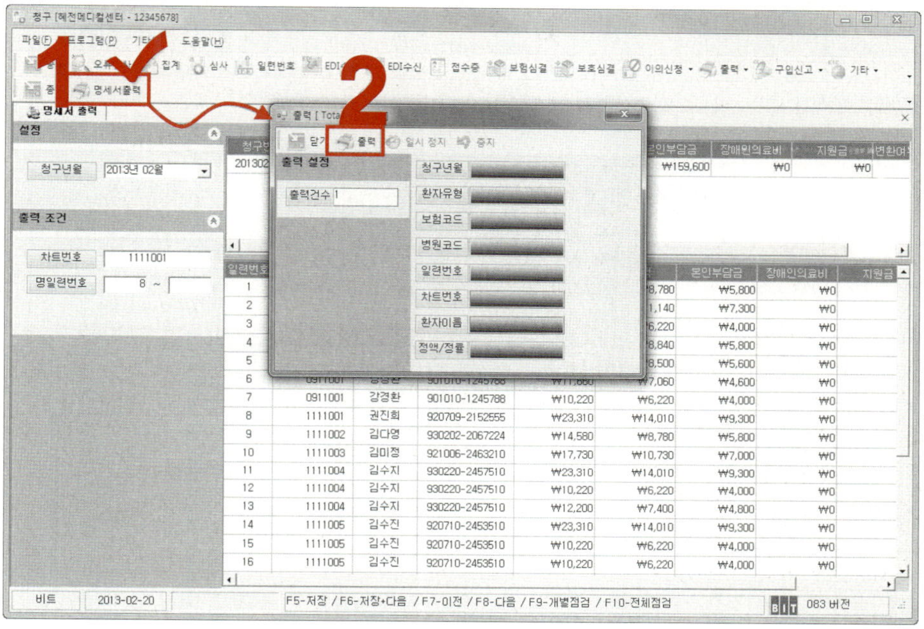

STEP 07 •• 실제 프린터로 출력된 **'요양급여비용명세서'**는 다음과 같다. 다음의 출력물은 **'명일련번호'**가 **'00013'**에 해당하는 요양급여명세서로 초진으로 외래에 내원한 너역이다.

요양급여비용명세서

서식번호	G 1 0 3		요양기관 (보험외래)	
사업장 기호	930220		기호	12345678
사업장 명칭		증번호 2-930220		
가입자 성명	김수지	공상 등 구분 0	명칭	혜전메디컬센터
수신자 성명	김수지	930220-2457510		

상병명	분류기호	수술	진료과목	상해외인	특정기호	당월요양개시일	당월요양일수	진료결과
상기도 급성 질환	J069	0	내과			2013-02-15	1 일	
							일	1
							일	

총내원일수	1	일	내원일	15

구분		기본 진료 약재 특정 재료 (I)	진료 행위(II)
1. 진찰료(외래관리료 포함)	1.초진 0 회	원	야간공휴 0 회
	2.재진 1 회	12,200원	야간공휴 1 회
	3.의약품관리료	원	
	4.응급및회송료	원	
	5.가정간호방문료	원	
	6.만성질환관리 회	원	
3. 투약료	1.내 복 일분	원	원
	2.외 용 일분	원	원
	3.처방전 회	원	
4. 주사료	1.피하근육내 일	원	원
	2.정맥내 일	원	원
	3.수액제 회	원	원
	4.기 타 회	원	원
	5.특정재료		
	6.수 혈 회	원	원
5. 마취료	1. 회	원	원
6. 이학요법	1. 종	원	원
7. 정신요법	1. 종	원	원
8. 처치 및 수술료	1.처치및수술료 종	원	원
	3.캐스트 회	원	원
9. 검사료	1.자체검사 종	원	원
	2.위탁검사관리	원	
	3.위탁검사 종	원	
10. 영상진단 및 방사선치료료	1.진단 종	원	원
	2.치료 종	원	원
S.특수장비	1.CT 회	원	원
	2.MRI 회	원	원
	3.PET 회	원	원

특수장비총액		0 원
100분의100본인부담총액		0 원
비급여총액		0 원
11. 소계	12,200원	0원
12. 가산율	20 %	원
13. 요양급여비용총액		12,200 원
14. 본인 일부 부담금		4,800 원
15. 지원금		0 원
16. 장애인 의료비		0 원
17. 청구액		7,400 원
18. 진료비총액		12,200 원
19. 보훈청구액		0 원
일련번호	00013	*심사조정

처방전교부번호		처방일수			
점검번호					
약품코드	약품명		1회 투약량	1일투여 횟수	총투약 일수
코드	분류	단가	(3,4항 해당)	1일투여량 실시횟수	총투여일수 실시횟수	금액

처방전교부번호 :2013021500002 점검번호 : 00000 총 처방일수 : 3

코드	약품명/분류	단가	투약량	횟수	일수	금액
642202340	프리마란정		0.33330	3	3	
671803310	펜세타정		0.33330	3	3	
643504180	레브로콜정		0.33330	3	3	
670301780	튜란트캅셀200밀리그람		0.33330	3	3	
646800860	아모크라정187.5밀리그램		0.33330	3	3	

****

01. 진찰료

코드	분류	단가	투여량	횟수	금액
AA255010	재진진찰료-의과병원요양병원내	12,200	1.00000	1	12,200

수술 코드

차트번호 : 1111004

정율

TIPS 13-1

초진진찰료와 재진진찰료

1. 진찰료

2013년도의 대한병원협회에서 발행한 건강보험요양급여비용 책자에 수록된 내용은 경우 다음과 같이 책정되었다.

(1) 의원급 의료기관

① 초진진찰료(AA154기준) **13,180원** = 상대가치점수(188.11점) X 점수당 단가(70.1원)
② 재진진찰료(AA254기준) 9,420원 = 상대가치점수(134.47점) X 점수당 단가(70.1원)
③ 입원료(AB400기준) 25,160원 = 상대가치점수(358.86점) X 점수당 단가(70.1원)

(2) 병원급 의료기관

① 초진진찰료(AA155기준) **14,090원** = 상대가치(208.86점) X 점수당 단가(67.5원)
② 재진진찰료(AA255기준) 10,210원 = 상대가치점수(151.37점) X 점수당 단가(67.5원)
③ 입원료(AB300기준) 27,860원 = 상대가치점수(412.75점) X 점수당 단가(67.5원)

(3) 종합병원급 의료기관

① 초진진찰료(AA156기준) **15,680원** = 상대가치점수(232.33점) X 점수당 단가(67.5원)
② 재진진찰료(AA256기준) 11.800원 = 상대가치점수(174.84점) X 점수당 단가(67.5원)
③ 입원료(AB200기준) 31,490원 = 상대가치점수(466.64점) X 점수당 단가(67.5원)

(4) 종합전문병원급 의료기관

① 초진진찰료(AA157기준) **17,260원** = 상대가치점수(255.79점) X 점수당 단가(67.5원)
② 재진진찰료(AA257기준) 13,380원 = 상대가치점수(198.31점) X 점수당 단가(67.5원)
③ 입원료(AB100기준) 34,220원 = 상대가치점수(507.06점) X 점수당 단가(67.5원)

진찰료는 매년 변경되며, 이는 건강보험관리공단과 의사협회의 협정에 의해 책정되기 때문에 매년 변경됨을 유의하기 바란다. 따라서, OCS 프로그램의 경우 의료법의 변경에 따라 주기적인 업데이트가 반드시 필요하다는 것도 유의하기 바란다.

2. 의료기관종별 분류

2013년도의 대한병원협회에서 발행한 건강보험요양급여비용 책자에 수록된 의료기관 종별분류는 다음과 같다.

(1) **의원급** : 의원, 치과의원, 보건의료원, 한의원

(2) **병원급** : 병원, 치과병원, 한방병원, 요양병원

(3) 종합병원급

① 종합전문요양기관을 제외한 종합병원이 이에 해당
② 종합전문요양기관에 설치된 경우를 제외한 치과대학부속치과병원
③ 한의과대학 부속 한방병원으로 지정받은 한방병원
④ 국립병원 한방진료병원

(4) 종합전문요양기관급

① 종합전문요양기관으로 인정한 종합병원
② 종합전문요양기관에 설치된 치과대학부속 치과병원
③ 종합병전문요양기관에 설치된 특수전문병원

13-5 구입신고서 작성

[청구]에서 사용하는 구입신고서는 크게 3가지로 구분할 수 있다. 이는 **'재료 및 약제구입신고서'**, **'요양기관 자체조제신고서'**, **'산재보험구입신고서'** 를 의미한다.

대부분의 의료기관은 입원환자나 외래환자에 대하여 필요한 약제를 원외처방전이 아닌 자체적으로 사용할 필요성이 있다.

입원환자가 대표적인 경우이며, 외래환자의 경우에도 피부과나 항문외과 등이 바르는 약을 병원에서 직접 조제하여 처방하는 경우가 있다(최근에는 피부과 · 항문외과 등도 제약사와 계약을 통해 자체 브랜드 약제를 상품화하여 처방하는 경우가 일반화되어 있음).

그림 13-23은 **'재료 및 약제구입 신고서'** 의 출력 예이다. 여기서는 이미 등록된 재료 및 약제에 대한 목록을 살펴 볼 수 있으며, 새로운 신규 약제 및 재료에 대한 등록도 가능하다.

또한 **'요양기관 자체조제 신고서'**, **'산재보험 구입신고서'** 의 경우에도 동일한 방식으로 신고서 작성이 가능하다.

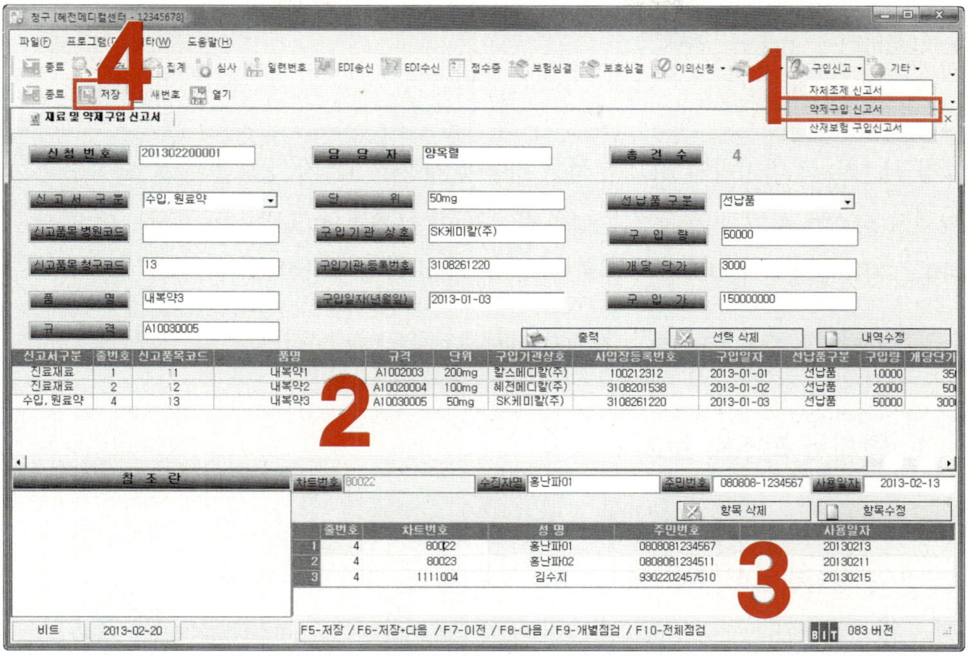

그림 13-23 [청구] → [구입신고] → [재료 및 약제 구입신고서] 출력 예

TIPS 13-2

병원 내 약제구입 신고 및 약제가격 적용일자

1. 약제구입 신고

(1) 상대수가점수 적용이 시행되면서 모든 재료 및 약제의 협약가 체제가 폐지되었다.

(2) 따라서 의료기관은 건강보험심사평가원(심평원)에 의약품목록을 분기별로 신고해야 한다.

(3) 분기별로 신고되지 않은 약제 및 재료대는 청구가 불가능하다.

2. 약제가격 적용일자

(1) 의약품목록신고는 분기별로 **1월 14일(1/4분기)/4월 14일(2/4분기)/7월 14일(3/4분기)/10월 14일(4/4분기)**에 해야 한다.

(2) 만약, 1/4분기에 구입한 약제를 4월 14일 이전에 신고하였다면, 해당 약의 가격은 5월 1일자로 적용받을 수 있다.

13-6 EDI 분석

[청구] 메뉴의 마지막인 EDI 분석은 청구에 사용된 5가지 정보를 주로 보여준다. **'명세표 리스트 보기'**, **'항목별 수입통계'**, **'EDI 항목별/코드별 삭감분석'**, **'질병별 통계'**, **'청구집계 본인부담금, '원격지원센터'** 등이 이에 해당한다.

이들의 항목은 모두 **[청구] → [기타]** 항목에서 확인할 수 있다.

1. 명세서 리스트 보기

[청구] → [기타] → [명세서 리스트]를 선택하면 그림 13-24과 같이 **'청구년월'** 별 해당청구 **'명일련번호'** 에 따르는 환자의 청구내역을 확인할 수 있다.

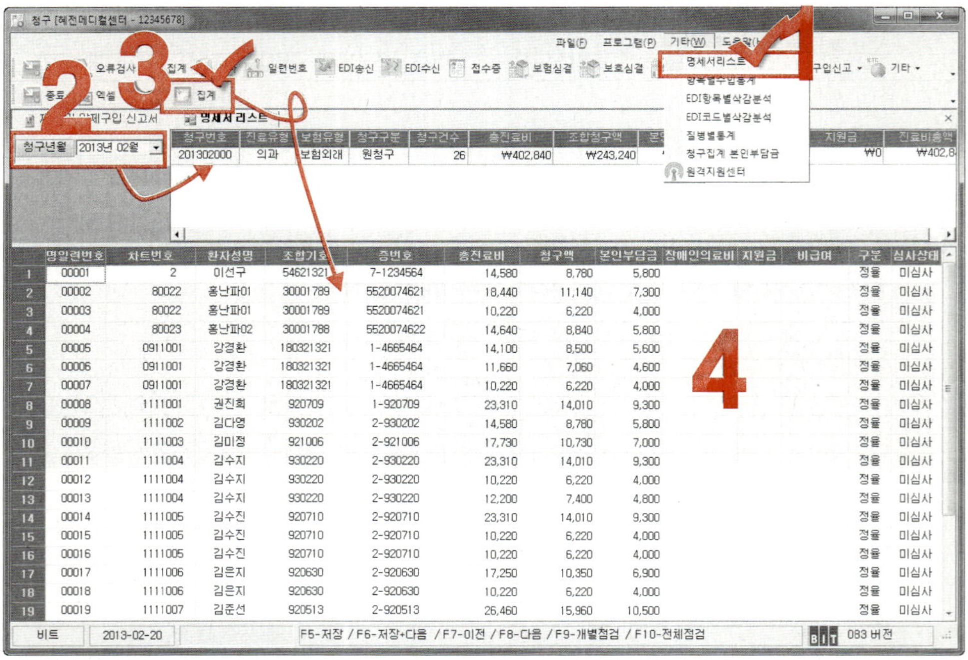

그림 13-24 **[청구] → [기타] → [명세서 리스트]** 출력 예

또한 출력정보는 프린터나 엑셀로도 출력이 가능하므로 다양한 통계정보로 활용할 수 있다.

2. 항목별 수입통계

[청구] → [기타] → [청구항목별 수입통계]를 선택하면 그림 13-25와 같이 **'청구년월'** 별 해당청구에 대한 **'진료항목'** 별로 어떤 처방이 이루어졌는지를 확인할 수 있다.

이때 해당 청구 정보에 대하여 **[생성 [생성]]** 버튼을 눌러야만 이들에 대한 정보 검색이 가능하다.

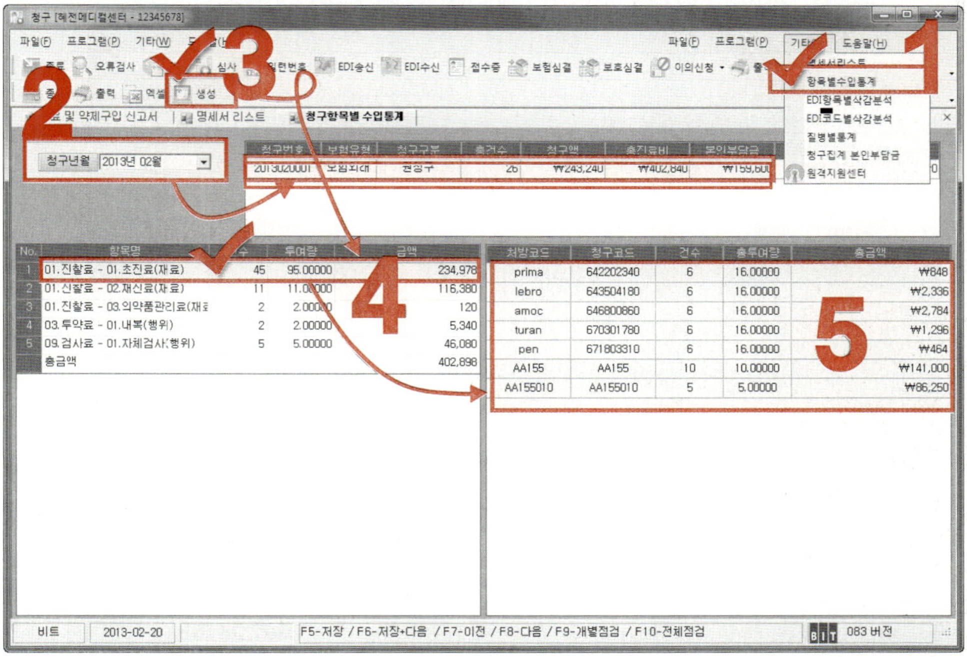

그림 13-25 **[청구] → [기타] → [항목별 수입통계]** 출력 화면

여기에서는 해당 **'청구년월'** 의 **'항목별 청구건수'**, **'투여량'**, **'항목별 투여금액'** 등을 확인할 수 있으며, 각 항목별로 사용한 개별 건수의 **'총 투여량'** 과 **'총 금액'** 도 확인할 수 있다.

3. EDI 항목별/코드별 삭감분석

[청구] → [기타] → [EDI 항목별 삭감분석]과 **[EDI 코드별 삭감분석]**은 의료기관에서 의료급여에 대하여 얼마나 잦은 항목별로 청구 삭감이 발생하였는지 여부를 확인하는 매우 중요한 지표이다.

이 지표를 통해 의료기관의 과별・의사별로 얼마나 많은 진료 및 치료 시 발생하는 누락이나 이중 치료가 발생하는지도 알 수 있다.

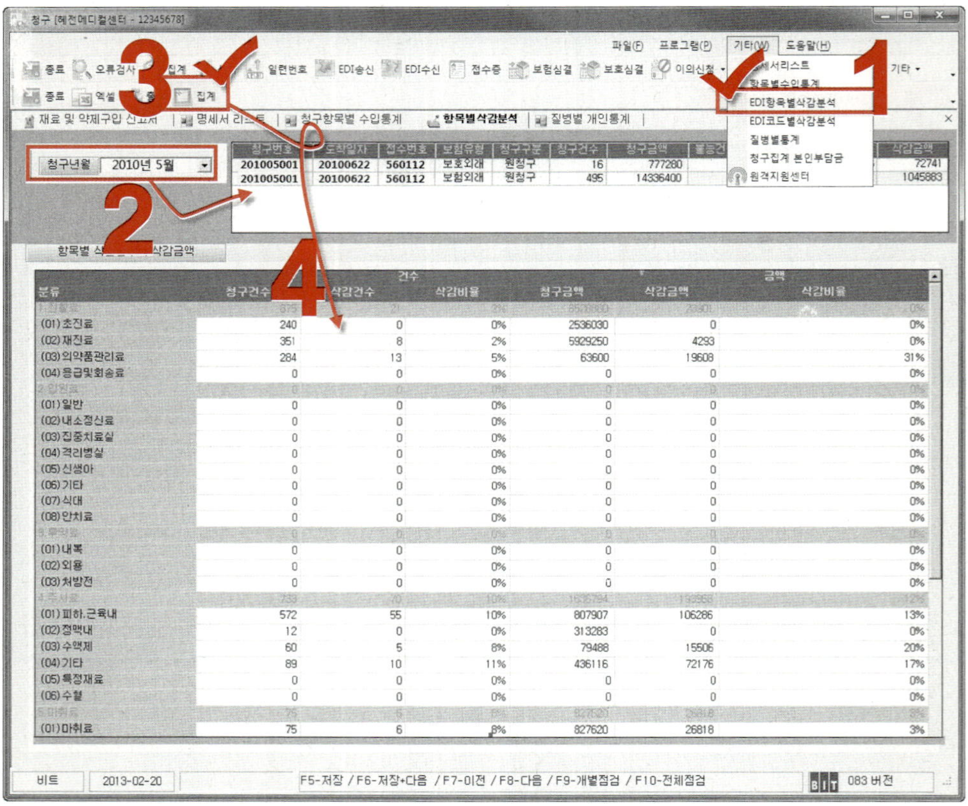

그림 13-26 **[청구] → [기타] → [EDI 항목별 삭감분석]** 출력 화면

따라서 이 지표를 통해서 향후에 발생할지도 모르는 삭감 항목에 대한 예방이 가능해진다.

4. 질병별 통계

[청구] → [기타] → [질병별 통계]를 선택하면 그림 13-27과 같은 통계정보를 확인할 수 있다. **'질병별 통계'** 에서는 크게 3가지 형태로 통계정보를 분석할 수 있는데, **'질병별 개인통계'**, **'질병 전체 통계'**, **'주상병별 통계'** 가 그것이다.

이들 모두는 역시 매우 중요한 지표로서 사용할 수 있는데, 해당 의료기관에 주로 내원하는 환자가 어떤 질병 때문에 방문하는지를 확인할 수 있게 된다.

만일 입원환자가 특정 상병에 주로 입원한 경우가 많았다면, 해당 진료에 필요한 약제 및 재료 또는 간호인력이나 진료인력 등에 대한 예측이 가능해지므로 병원의 경영 합리화에 매우 중요한 지표가 된다.

그림 13-27에서는 특정 **'청구년월'** 에 대하여 환자별 **'상병명칭'** 을 확인할 수 있다.

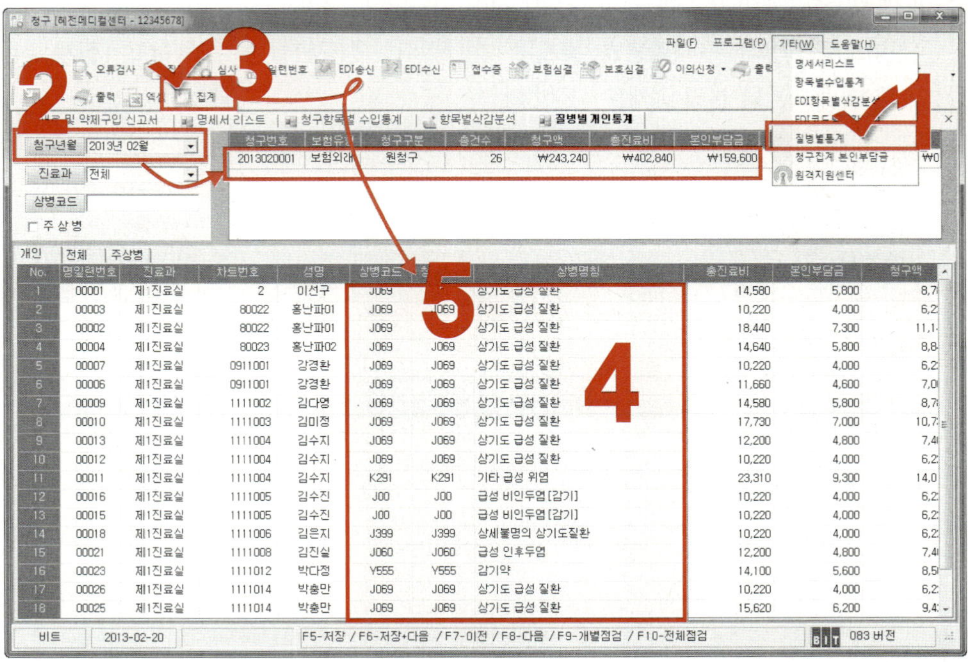

그림 13-27 **[청구] → [기타] → [질병별 통계]** 개인별 통계결과의 예

실습 13-3 EDI 청구정보를 활용하여 질병 통계정보 분석하기

• 다음과 같은 조건에 맞게 의료급여 청구에서 질병별 통계정보를 분석하시오.

조건 ① **[청구]**에서 **[기타]** 기능 중에 **[질병별 통계]**를 선택하고 임의의 1개월을 청구월로 선택한다.

조건 ② **'전체상병'**과 **'주상병'**을 분석하여 해당 **'청구년월'**에 가장 많은 주상병은 무엇인지 확인한다.

조건 ③ 분석된 정보는 엑셀로 전환시키고, 엑셀에서 차트로 결과를 출력한다.

STEP 01 •• '비트U차트'에서 **[청구]**를 선택한다.

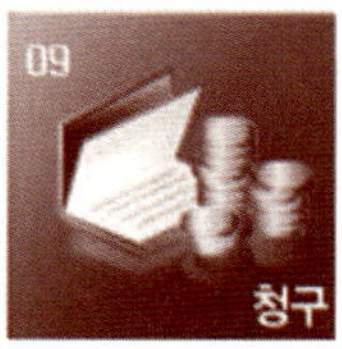

STEP 02 •• 그러면 아래와 같이 **[청구]** 창이 나타난다. 여기서 청구 작업을 위해 우선적으로 **[기타]** → **[질병별 통계]**를 선택한다. **'청구년월'**을 선택하고 **[집계, 집계]** 버튼을 눌러 집계를 시작한다.

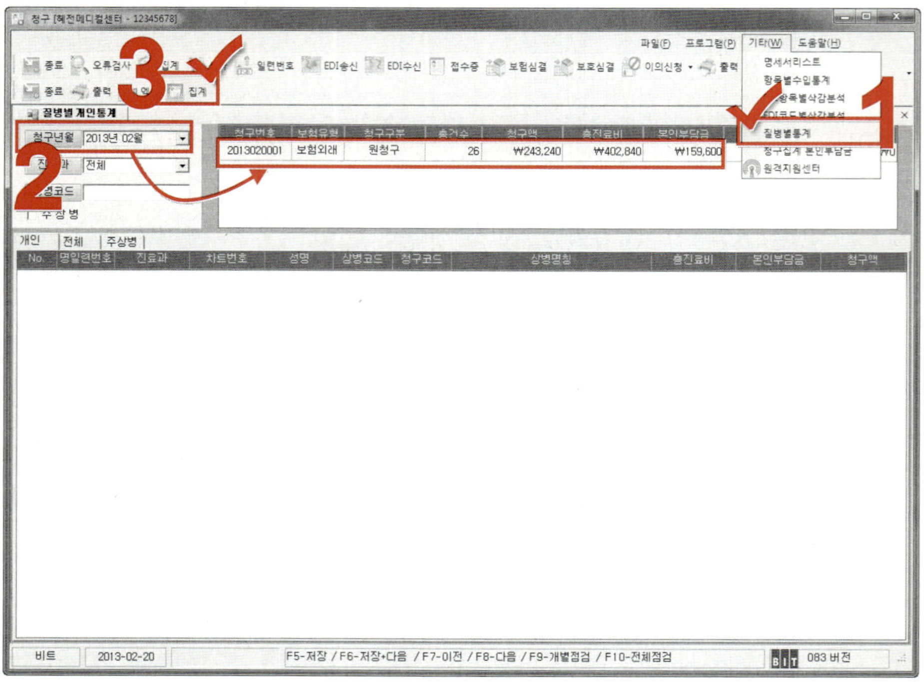

STEP 03 •• 그러면 아래와 같이 **'질병별 개인통계'**가 나타날 것이다. 화면 중간에서 '전체' 탭을 선택하면 **'질병별 전체 통계'** 정보를 확인할 수 있다.

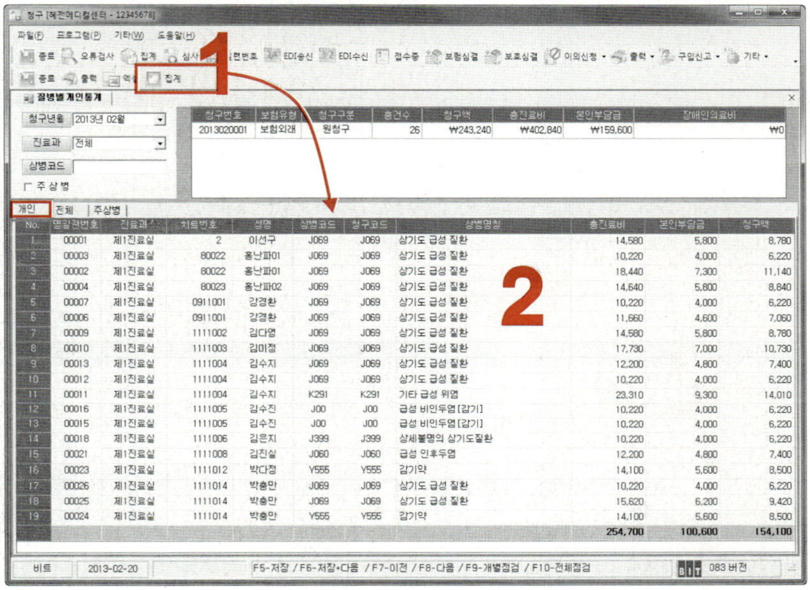

STEP 04 •• **'전체'** 탭을 선택한 후, 화면 위쪽의 **[집계 집계]** 버튼을 다시 누르면 아래와 같은 전체 상병별 통계를 확인할 수 있다.

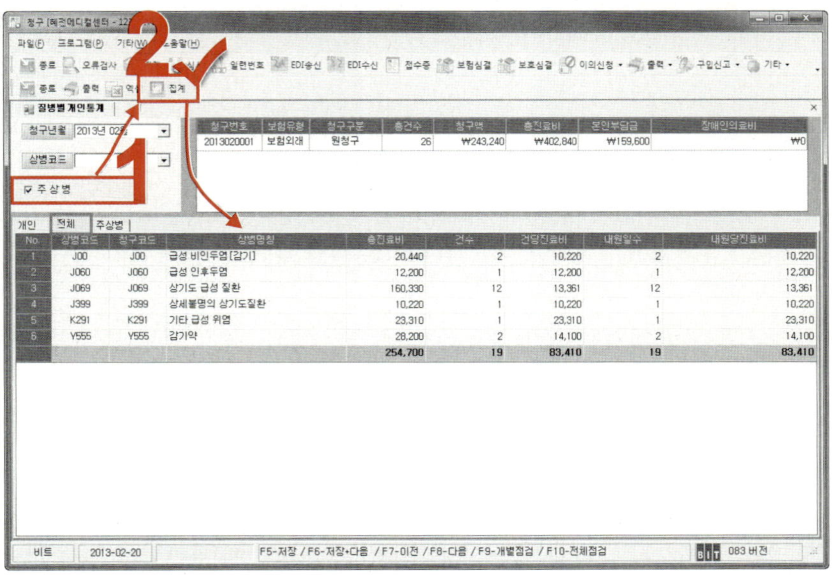

STEP 05 •• 위의 **STEP 04**에 의해 알 수 있는 결과는 특정 **'청구년월**(여기선 2013년 2월을 예로 하고 있다)'에 해당 의료기관에서 가장 많은 건수로 방문한 상병은 **J069**(상기도 급성질환, 12회)이다. 또한 가장 많은 진료비를 지불한 상병은 **K291**(기타급성위염, 23,310원)임을 확인할 수 있다.

STEP 06 •• 이를 보다 자세한 통계정보로 확인하려면, **'주상병'** 탭을 선택한다. 그리고 역시 **[집계,** [집계] **]** 버튼을 다시 누르면, 아래와 같은 각 항목별과 비율(%)로 내원 환자의 상병 비율을 확인할 수 있다.

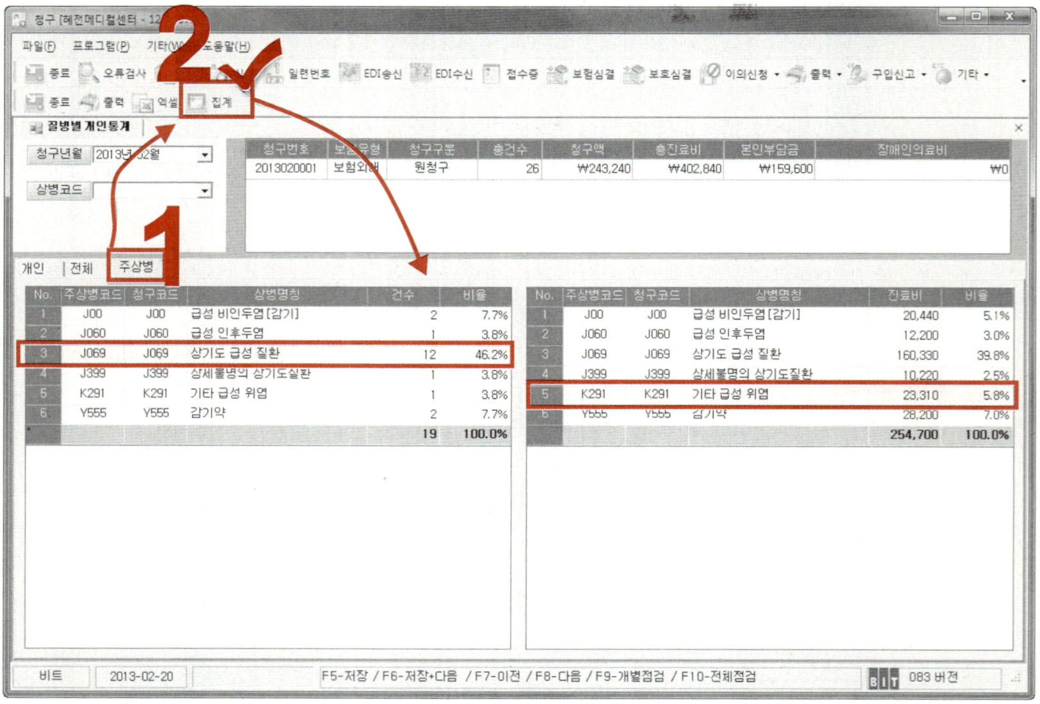

STEP 07 •• 위의 **STEP 06**에 의해 특정 **'청구년월'**에 내원한 환자 중에 **J069** 상병 비율이 46.2%를 차지하고 있으며, 그 다음으로 **Y555**가 7.7%의 비율을 보이고 있음을 확인할 수 있다. 또한 전체상병을 진료비 누적 비율로 확인하면, **J00**이 7.7%를 차지하고 있음을 재확인할 수 있다.

STEP 08 •• 엑셀파일로 저장하기 위해, 화면 위쪽에 있는 **[엑셀** [엑셀]**]** 버튼을 누르면 다음과 같이 엑셀파일로 분석 결과를 얻어 낼 수 있다.

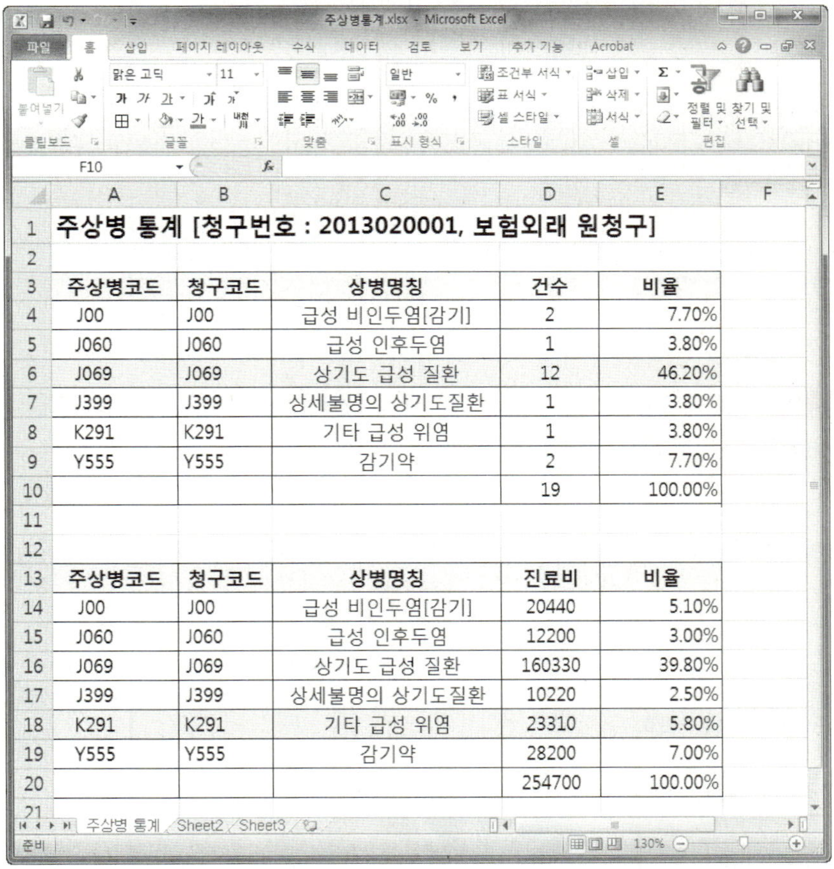

주상병 통계 [청구번호 : 2013020001, 보험외래 원청구]

주상병코드	청구코드	상병명칭	건수	비율
J00	J00	급성 비인두염[감기]	2	7.70%
J060	J060	급성 인후두염	1	3.80%
J069	J069	상기도 급성 질환	12	46.20%
J399	J399	상세불명의 상기도질환	1	3.80%
K291	K291	기타 급성 위염	1	3.80%
Y555	Y555	감기약	2	7.70%
			19	100.00%

주상병코드	청구코드	상병명칭	진료비	비율
J00	J00	급성 비인두염[감기]	20440	5.10%
J060	J060	급성 인후두염	12200	3.00%
J069	J069	상기도 급성 질환	160330	39.80%
J399	J399	상세불명의 상기도질환	10220	2.50%
K291	K291	기타 급성 위염	23310	5.80%
Y555	Y555	감기약	28200	7.00%
			254700	100.00%

STEP 09 •• 조건 ③을 만족시키기 위해 분석된 정보를 차트로 만들어 보자. 이를 위해 결과 정보 중 주상병 비율을 아래와 같이 **'청구코드'**, **'상병명칭'**, **'건수'** 만을 블록지정한다.

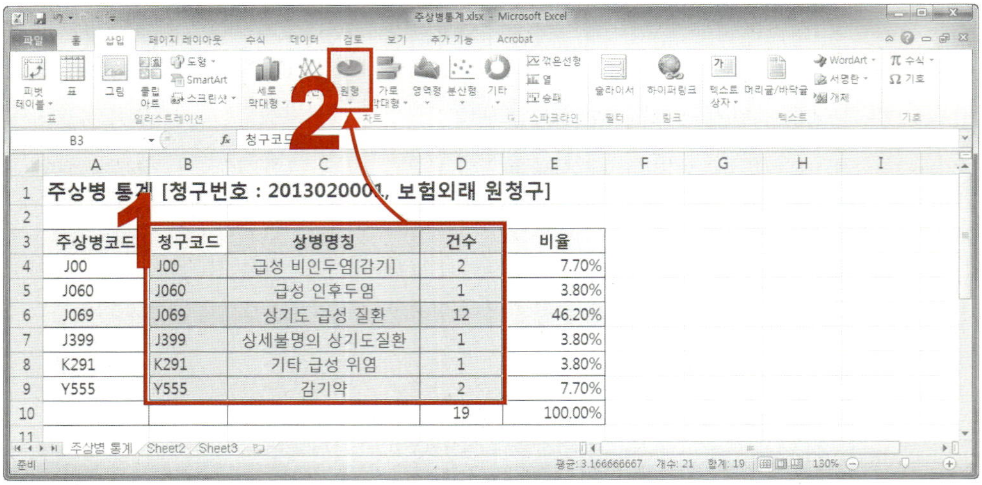

STEP 10 •• 다음으로 엑셀의 **[삽입]** 메뉴에서 **[원형]** → **[쪼개진 원형]** 차트를 선택하여 차트를 완성한다.

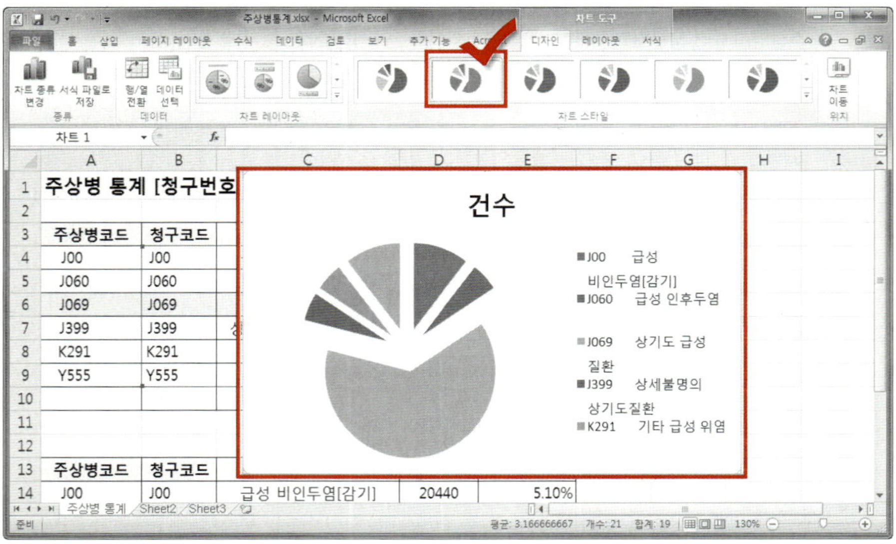

STEP 11 •• 엑셀의 다양한 차트마법사를 이용하여 차트의 제목과 형태를 변형하여 다음과 같이 완성할 수도 있다.

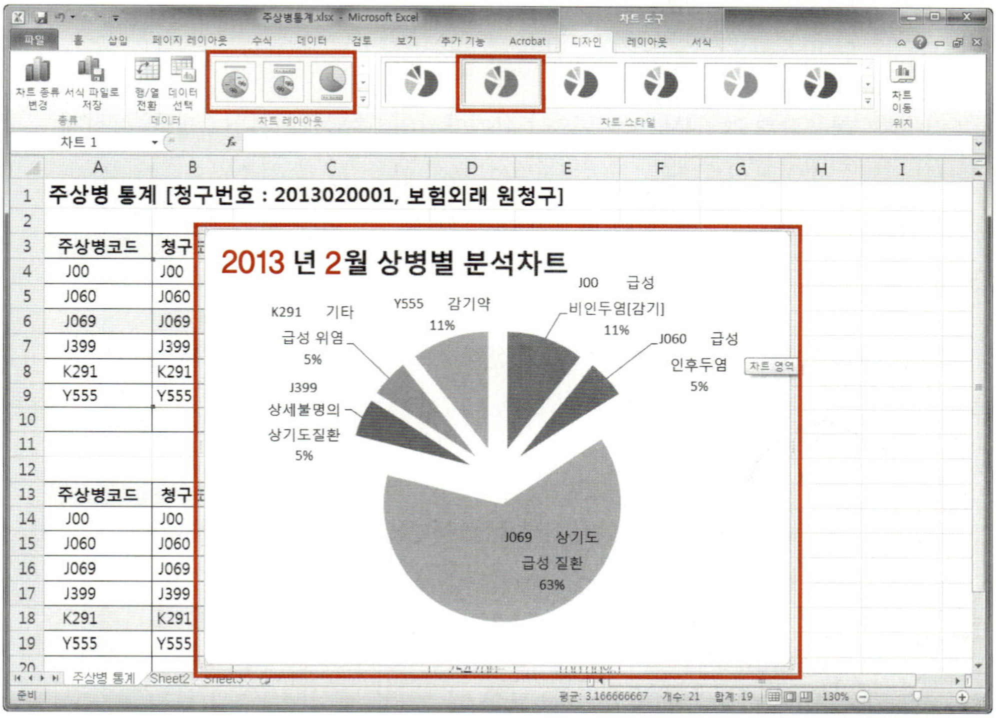

STEP 12 •• 분석표와 차트를 저장 및 출력한 후, 분석을 완료한다.

5. 청구집계 본인부담금

[청구] → [기타] → [청구집계 본인부담금]을 선택하면 그림 13-28과 같은 창을 확인할 수 있다. 이는 특정 **'청구년월'** 에 대하여 각 내원 환자가 **'명일련번호'** 별로 본인 부담금을 얼마나 지불했는가를 확인하는 데 사용한다.

그림에서 **'청구집계 개인부담금'** 은 수납 상태에서의 **'수납급여본인부담금'**, **'집계 본인부담금'**, **'심사 본인부담금'** 등 3개로 구분되어 있다. 이 중 최종적으로는 **'심사 본인부담금'** 이 정확히 개인별 내원 환자가 내야 할 정확한 본인부담금이라고 할 수 있다.

간헐적으로 **[수납]** 시에 절사금액이나 계산착오에 의해 **'심사 본인부담금'** 과 **'수납급여본인부담금'** 의 차이를 보일 수도 있다.

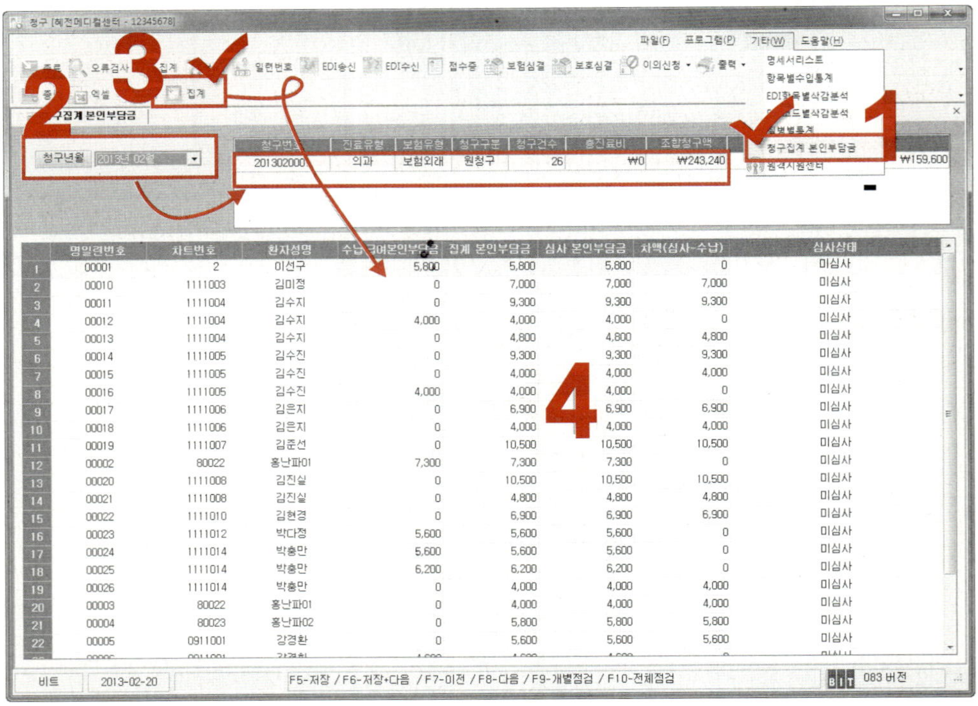

그림 13-28 [청구] → [기타] → [청구집계 본인부담금] 집계 화면

6. 원격지원센터

[청구] → **[기타]** → **[원격지원센터]**를 선택하면 그림 13-29와 같이 '비트U차트'의 개발회사인 비트컴퓨터의 **[원격지원]** 사이트로 이동한다. 온라인 상담을 위해서는 반드시 회원가입이 우선되어야 하며, 회원 가입이 되면 온라인 접속을 통해 상담원에게 **[청구]**관련 도움을 받을 수 있다.

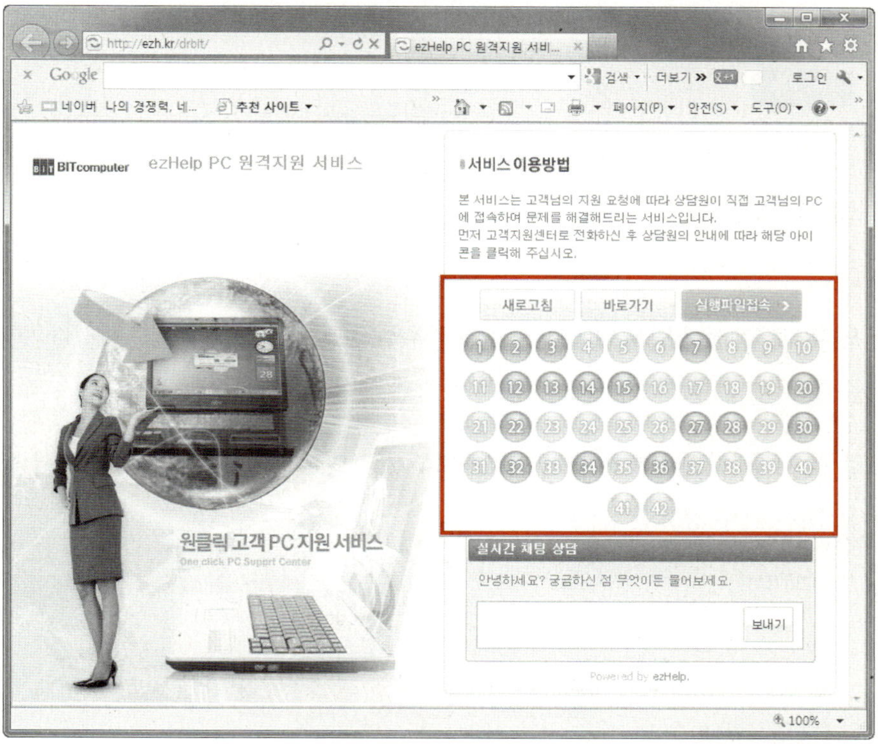

그림 13-29 **[청구]** → **[기타]** → **[원격지원센터]** 선택 화면

CHAPTER

14. OCS 지원부서

mind map

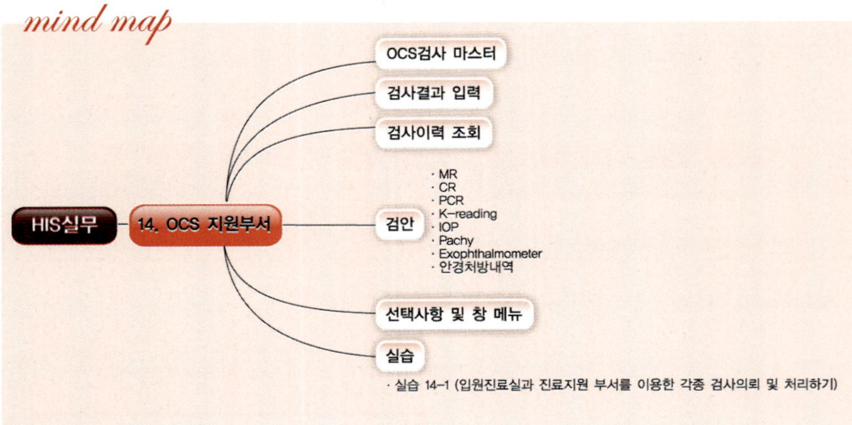

앞서 우리는 처방전달시스템의 진료와 원무행정 분야에 대하여 학습하였다. 본 장에서는 OCS에서 꼭 필요한 진료지원부서에 대해 살펴본다.

그림 14-1에서 보는 바와 같이 진료지원부서는 의료진의 의료행위에 있어서 없어서는 안 되는 매우 중요한 분야이다.

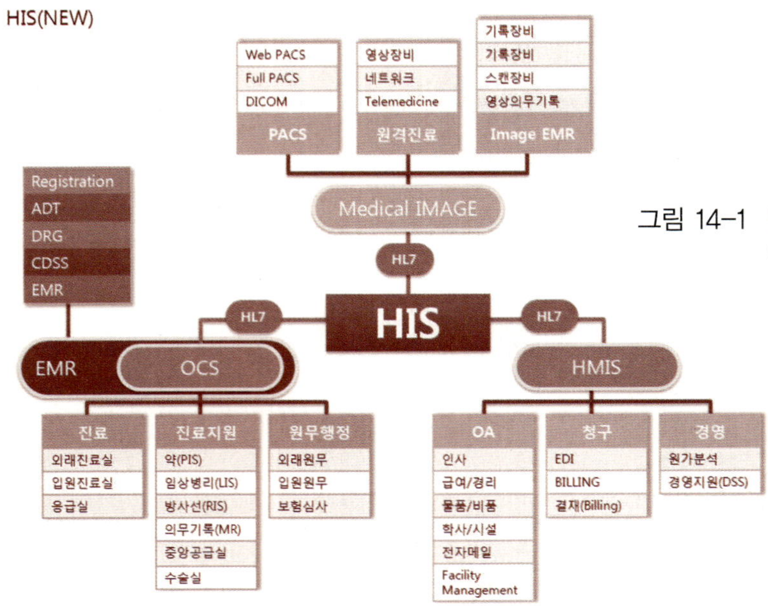

그림 14-1 병원정보시스템(HIS) 에서의 진료지원 위치

[지원부서]의 주요 창의 내용은 그림 14-12와 같다. 주 메뉴의 **[프로그램]** 항목을 선택하거나, 창의 위쪽 단축아이콘 중에 **[지원부서 선택]**을 누르면, OCS 프로그램에서 제공할 수 있는 **'투약'**, **'주사'**, **'검사'**, **'방사선'**, **'물리치료'**, **'내시경'**, **'초음파'**, **'수술'**, **'궤양치료실'**, **'심전도실'**, **'검안'**, **'CT'**, **'MRI'** 등의 치료에 필요한 지원부서를 제공받을 수 있다.

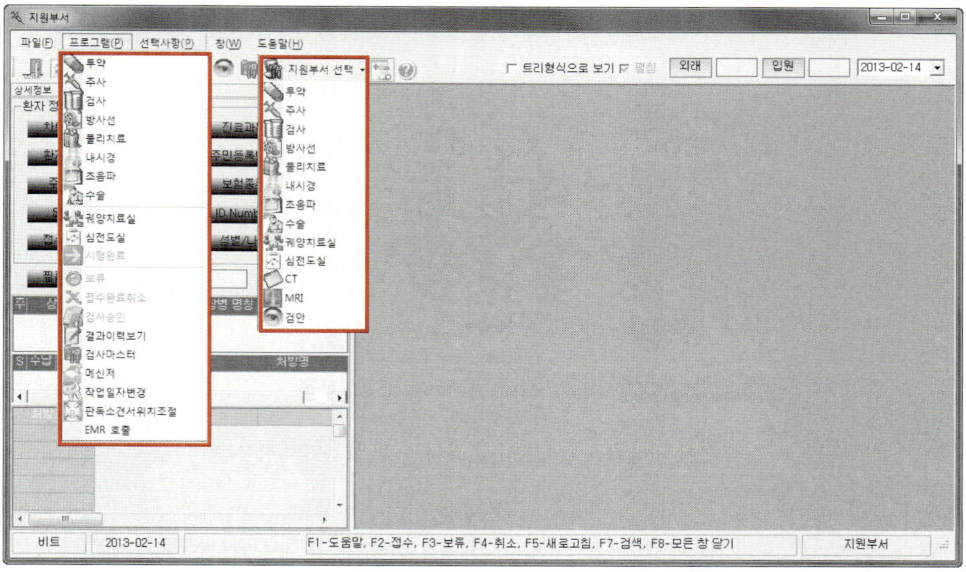

그림 14-2 **[지원부서]** 실행 화면

이는 반드시 해당 의료기관에서 부서로 존재할 때 사용이 가능하다. 이 중 입원진료실의 가장 대표적인 지원 항목은 **'투약'**, **'주사'**, **'검사'**, **'방사선'** 일 것이다.

표 14-1은 **[지원부서]** 위쪽에 보이는 단축아이콘의 기능을 설명한 것이다.

표 14-1 **[지원부서]** 주요 단축아이콘의 기능

No.	단축아이콘	아이콘 이름	세 부 내 용
1		종료	열려진 해당 지원 프로그램 종료 시 사용
2		새로고침	등록 및 조회 후 화면을 초기화 하는 데 사용
3		확인	시행완료 등의 작업 시 사용
4		보류	환자 보류 시 사용
5		삭제	검사코드 삭제 시 사용
6		결과입력	검사결과 입력 시 사용
7		이력조회	검사이력 조회 시 사용
8		검안입력	시력정보를 입력 시 사용
9		검사 마스터	검사 마스터 조회 및 등록 시 사용
10	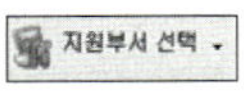	지원부서 선택	• 지원부서 선택 시 사용 • 검사항목 : 투약/주사/검사/방사선/물리치료/내시경/초음파/수술 /궤양치료실/심전도실/CT/MRI/검안

그림 14-3은 **[지원부서]** 중에 **[프로그램]** → **[검사]** 메뉴의 실행 예이다. 이때에는 반드시 **[입원진료실]**이나 **[외래진료실]**에서 의사의 진료검사 의뢰 명령이 입력되어야만 해당 지원부서(검사)에서 항목을 확인할 수 있다.

그림 14-3의 제목표시줄을 확인해 보면 해당 지원부서가 어디인지를 알 수 있도록 정보를 알려준다. 현재 **[지원부서]** → **[프로그램]** → **[검사]**를 실행하고 있을 경우, **'Supporting StandBy Patient – LAB'** 와 같이 검사항목임을 알려주는 정보를 확인할 수 있다.

(A)란 영역은 외래진료실에서 검사의뢰 요청이 발생한 환자 및 검사목록을 보여준다. **(B)란 영역**은 입원환자 중에 검사의뢰 요청 발생 환자의 검사목록이며, **(C)란 영역**은 현재 날짜의 외래와 입원환자의 검사의뢰 건수를 보여준다.

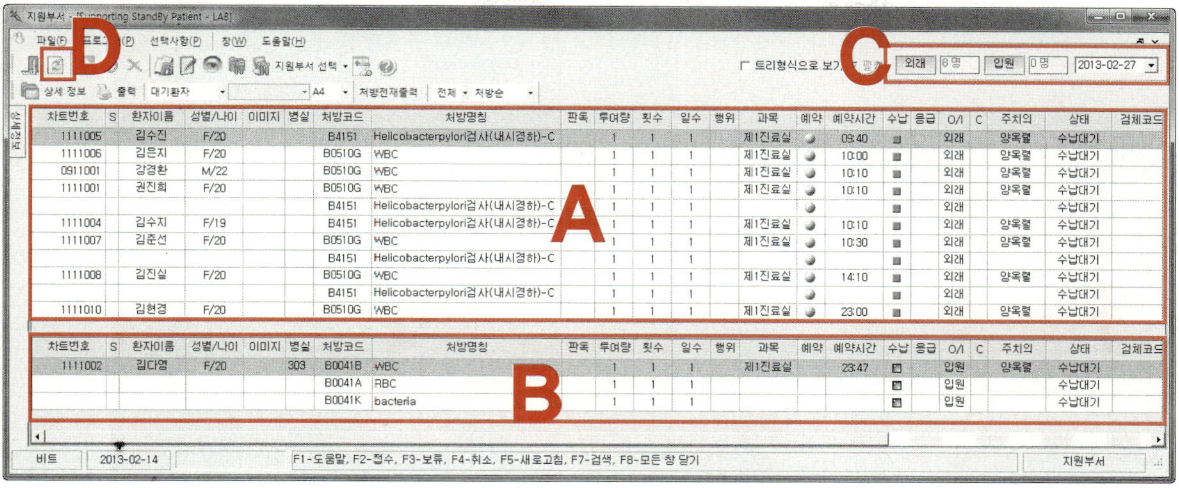

그림 14-3 **[지원부서] → [검사]** 실행의 예

(D)란 영역은 **[새로고침]** 아이콘으로 수시로 발생하는 검사의뢰를 새로고침해야만 검사의뢰 요청 건수를 새롭게 확인할 수 있다.

본 장에서는 진료지원부서에서 가장 필수적인 검사 마스터와 검사 입력 및 이력 조회에 대하여 살펴보도록 하자.

14-1 OCS 검사 마스터

검사 마스터는 **[지원부서] → [프로그램] → [검사 마스터]**를 실행하면 그림 14-4와 같이 **[검사마스터]** 창이 나타난다. **[검사 마스터]**는 진료 시 필요한 각종 검사에 대한 마스터 처리를 해주는 곳이다. 검사항목에 대한 예약, 검사결과 입력, 검사이력 조회 등의 다양한 기능을 제공한다.

또한, **[검사 마스터]** 창은 크게 왼쪽부분의 **'검사코드 항목'**과 오른쪽 윗 부분의 **'코드정보(Code Information)'**, 오른쪽 아래 부분의 **'그룹정보(Group Information)'**로 구분할 수 있다.

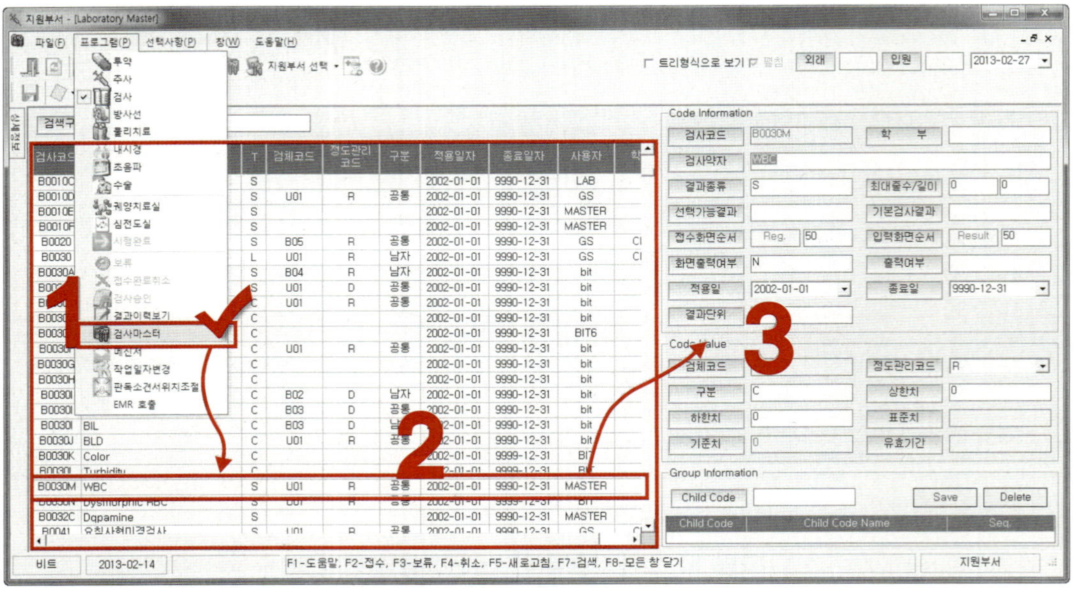

그림 14-4 [지원부서] → [프로그램] → [검사마스터] 실행 화면

필요에 따라 **'검사코드'** 를 새롭게 등록하고자 한다면, 위쪽 아이콘 중에 **'새로운 검사등록'** 버튼을 누른다. 그리고 **'코드정보(Code Information)'** 에서 해당 정보를 입력하고 **'저장(Save)'** 버튼을 누르면 검사코드가 등록된다. 항목 중 **'결과종류'** 항목은 S(Single Line Result, 한 줄 검사결과 입력), M(Multiline Result, 여러줄의 검사결과 입력), C(Combobox Result, 콤보박스형 검사결과) 의 3가지로 검사결과를 입력할 수 있다.

14-2 검사결과 입력

[진료부서]에서 가장 많이 활용하는 **[검사]**에 대하여 검사결과를 확인하기 위해서는 **[프로그램] → [검사]** 혹은 **[지원부서 선택] → [검사]**를 선택한다. 그러면 그림 14-5와 같은 **[검사]** 창이 나타난다.

이때, 창의 위쪽에서 현재 검사의 목록을 3가지 형태로 확인할 수 있는데, **'대기환자'**, **'보류환자'**, **'완료환자'** 가 이에 해당한다. 이는 해당 검사의뢰에 대하여 검사실에서 검사를 시행한 상태를 의미하는데, **'대기환자'** 나 **'보류환자'** 상태는 아직 해당

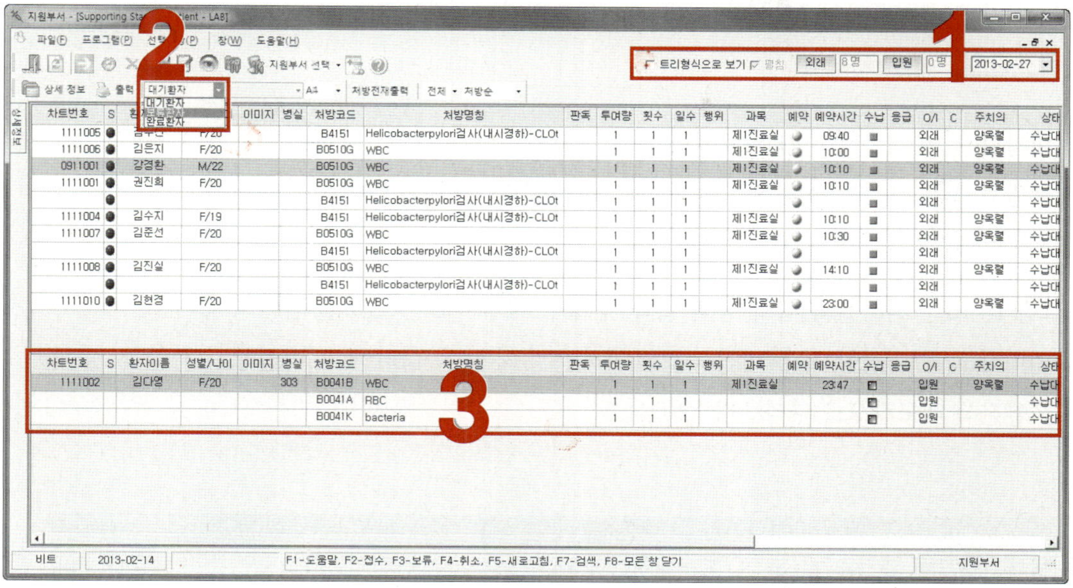

그림 14-5 [지원부서] → [프로그램] → [검사] 실행 화면

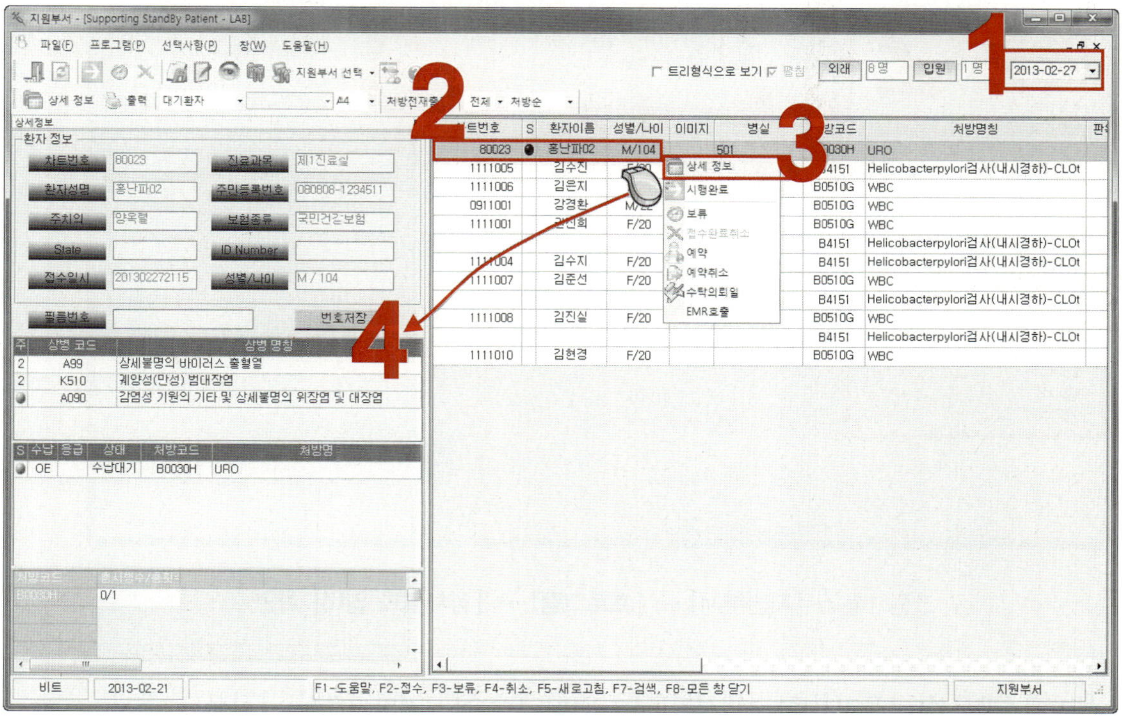

그림 14-6 [지원부서] → [검사] → [상세정보] 선택 화면

검사가 이루어지지 않았음을 의미한다. 또 **'완료환자'** 는 해당 검사가 완료된 상태를 의미한다.

'대기환자' 의 경우 검사가 완료되면 팝업 창에서 표 14-1에서 설명한 아이콘 중에 **[시행완료]** 버튼을 누른 후, 창 위쪽에 있는 **[결과 입력]** 버튼을 눌러 해당 검사결과 값을 입력할 수 있다.

그림 14-6은 검사결과 입력 창의 입력 예이다. 여기서 D는 일자별 검사의 증가분을 의미하고, P는 정상 혹은 비정상을 의미하는 수치 값을 나타난다. 비정상 수치일 때는 빨간색 네모칸으로 나타낸다.

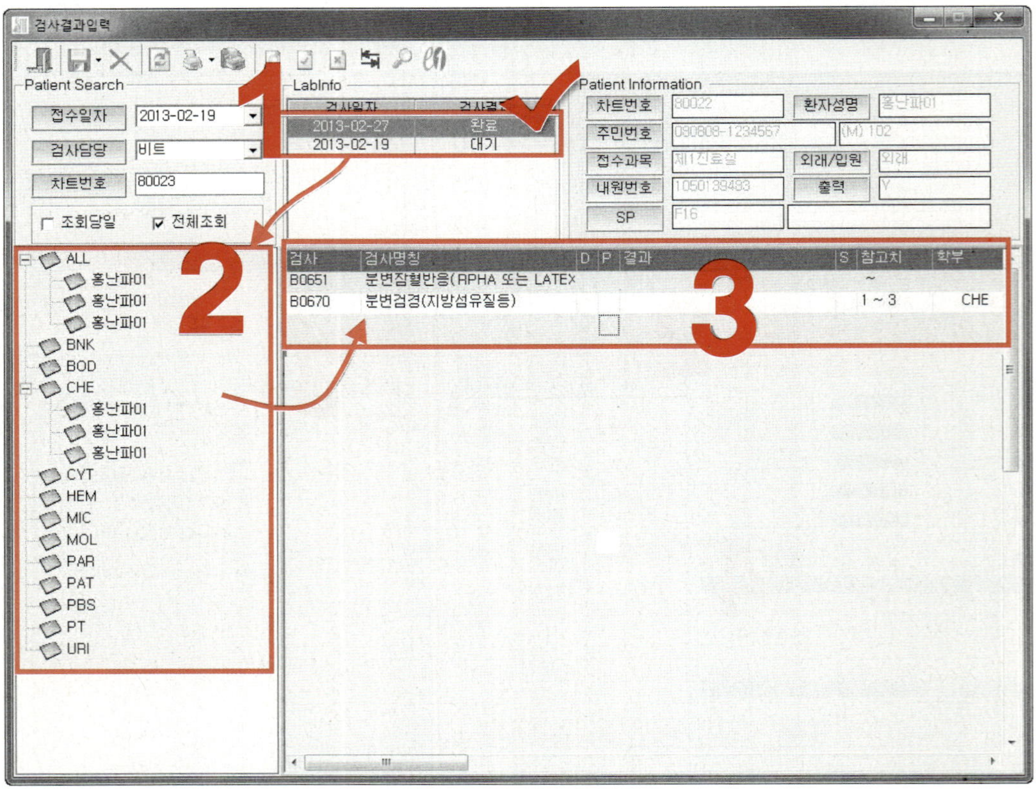

그림 14-7 **[지원부서]** → **[프로그램]** → **[검사결과 입력]** 화면

이밖에 **[방사선]**, **[물리치료]**, **[내시경]**, **[초음파]**, **[수술]**, **[궤양치료실]**, **[심전도실]**, **[CT]**, **[MRI]** 등의 지원부서 양식은 그림 14-5와 인터페이스 화면이 동일하다.

14-3 검사이력 조회

마지막으로 검사이력 조회는 검사 완료된 환자들의 검사결과의 과거 이력(history)을 모두 조회하도록 한 기능이다.

[지원부서] 창에서 위쪽 단축아이콘 중에 표 14-1에서 설명한 바와 같이 **[이력조회**] 버튼을 누르거나 **[지원부서]** → **[프로그램]** → **[검사결과 입력]**를 선택하면 다음과 같이 해당 환자의 이력조회가 가능하다.

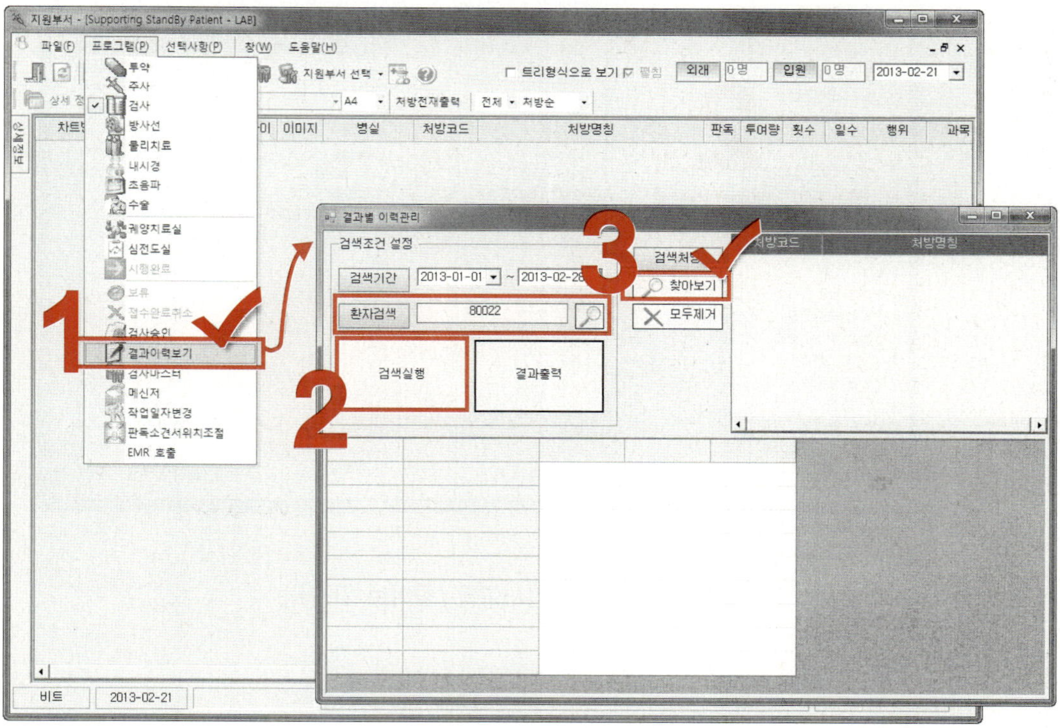

그림 14-8 **[지원부서]** → **[프로그램]** → **[검사이력보기]** 화면

또한, 그림 14-7의 **[이력조회]** 화면의 위쪽 중간에 있는 **[찾아보기]** 버튼을 누르면 조회된 검사결과 중 특정 검사에 대한 결과만을 선택적으로 찾아볼 수 있다.

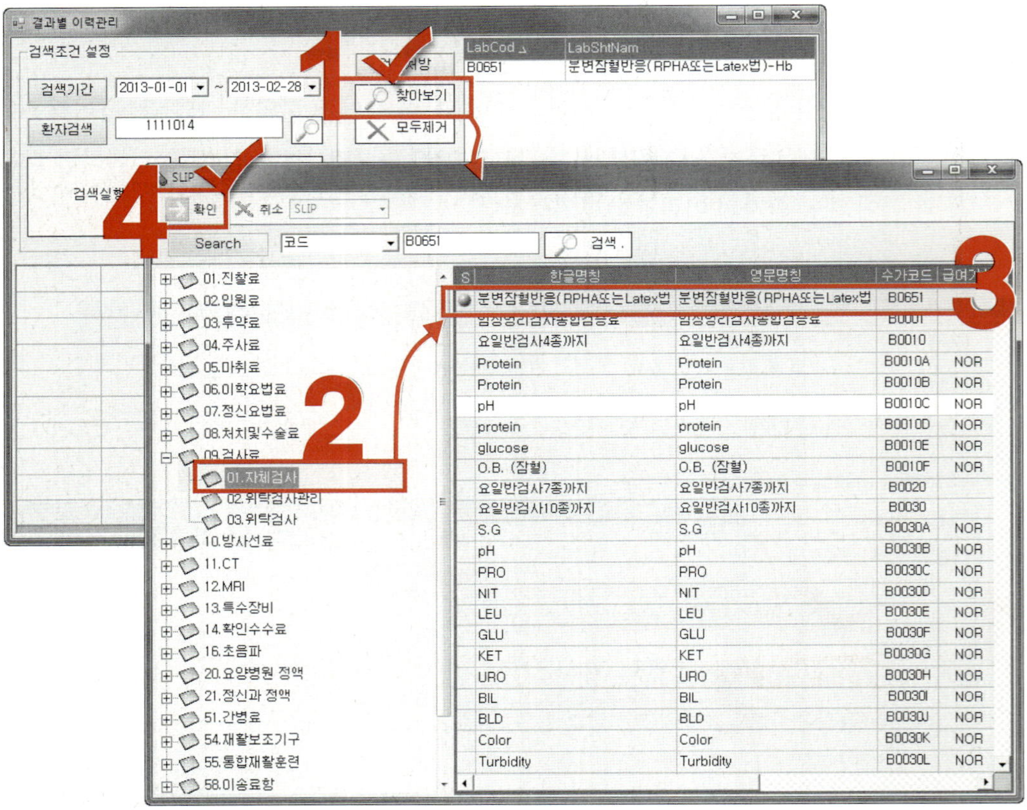

그림 14-9 특정 검사항목 **[찾아보기]** 기능

실습 14-1 [입원진료실]과 [진료지원] 부서를 이용한 각종 검사의뢰 및 처리하기

• 다음과 같은 조건에 맞게 입원환자 중 해당 검사를 등록하고 이를 다음과 같은 조건에 따라 알맞게 처리하시오.

조건 ① **[입원진료실]**에서 의사는 입원한 특정 환자를 선택한 후 검사를 의뢰한다.

조건 ② **[검사]**는 다음과 같은 항목을 의뢰한다.

검사코드	검사명칭
B1010	혈색소(광전비색법)
B1020	헤마토크리트
B1040	적혈구수
B1060	혈소판수
B1091	백혈구백분율(혈액)
C3730	요소질수 BUN(NPN 포함)
C3750	크레아티닌
C3791	전해질(소디움) Na
C3792	전해질(포타슘) K
C2243	C-반응성단백(정량)

조건 ③ 의뢰한 **[검사]**를 **[지원부서]**에서 확인한다.

STEP 01 •• **'비트U차트'**에서 **[입원진료실]**을 선택한다(앞서 여러 차례 언급하였듯이 입원진료실의 사용은 의사의 고유 영역이다. 따라서 이 항목은 의사가 입력함을 원칙으로 한다).

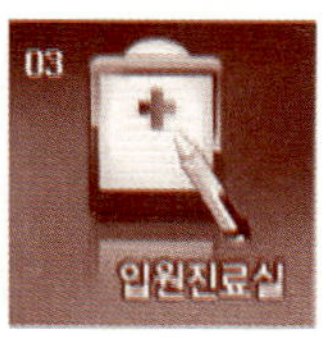

STEP 02 •• 아래와 같이 **[입원진료실]** 창이 나타난다. 특정 환자를 선택한다.

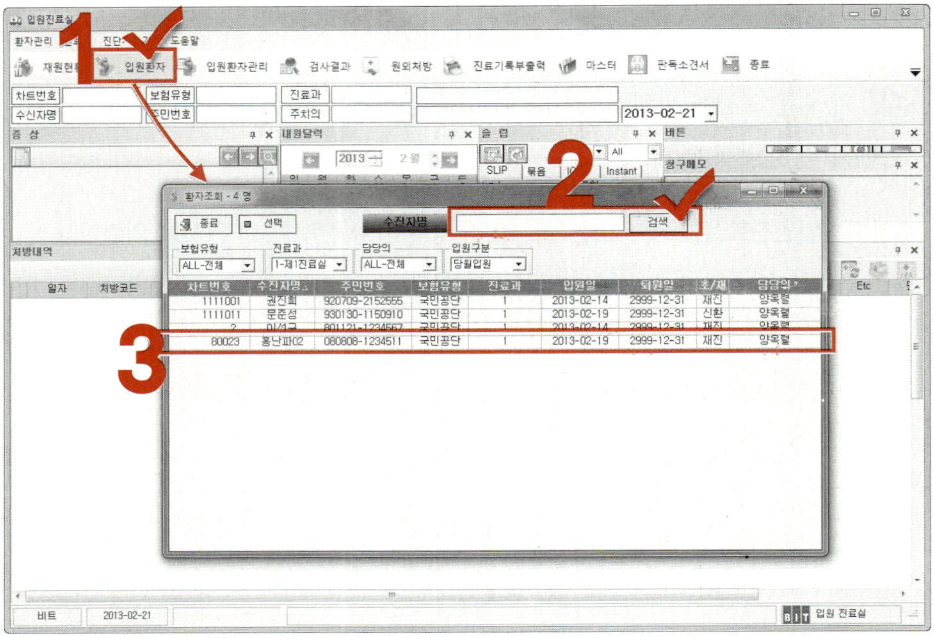

STEP 03 •• 위의 **STEP 02** 의 **'차트번호'**에서 특정 환자를 검색한 후에 창의 왼쪽 아래 부분에 있는 **[처방]** 영역을 선택한다. **'처방명칭'** 부분에서 마우스 오른쪽 버튼을 누르면 팝업이 나타난다. 여기서 **[약품코드조회]**를 선택한다.

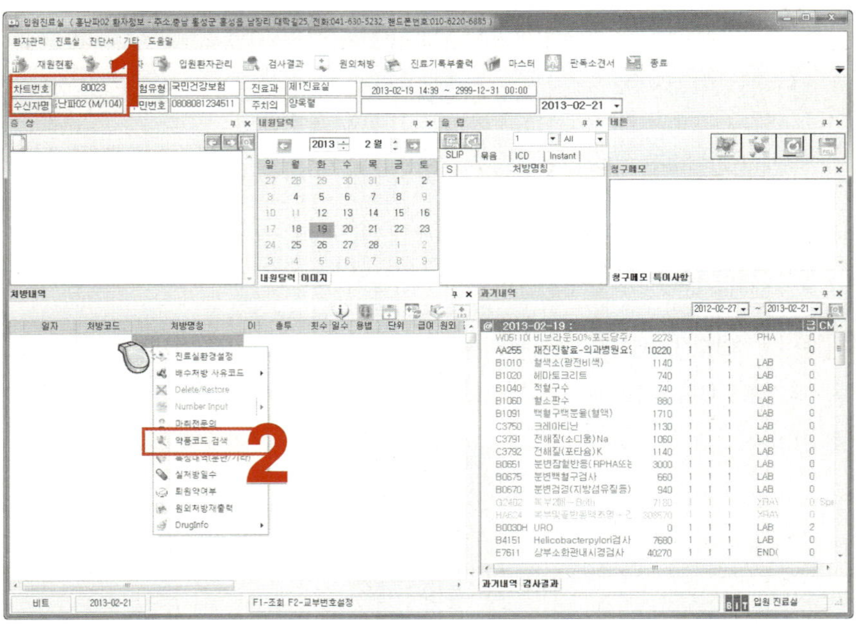

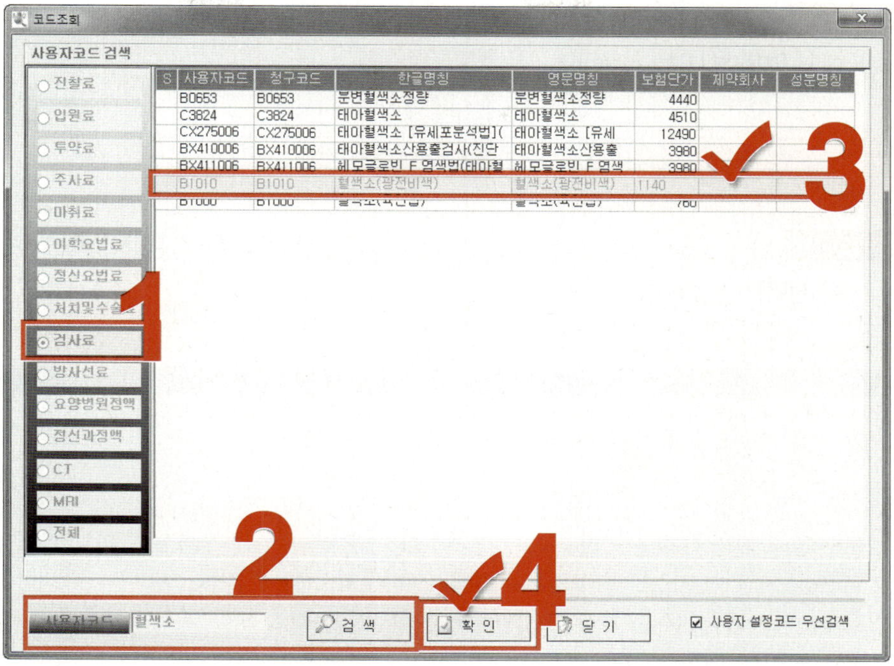

STEP 04 •• 조건② 에서 제공한 표의 검사항목 10개를 모두 선택하였다면, **[처방]**서브창 오른쪽 위의 **[처방저장]**과 **[입원진료실]**전체창의 **[전체저장]** 버튼을 눌러 검사입력을 완료한다.

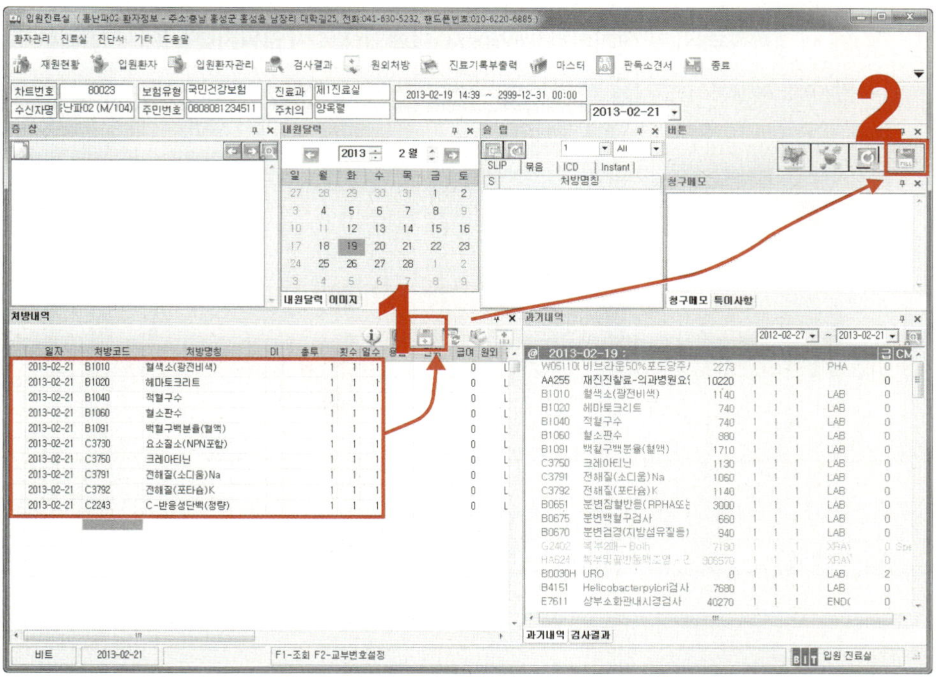

STEP 05 •• 다음으로 메인 메뉴에서 **[지원부서]**를 선택한다.

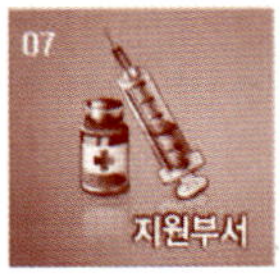

STEP 06 •• 아래와 같이 [지원부서] 창이 나타나면, **[프로그램 → [검사]** 혹은 **[지원부서 선택]** → **[검사]**를 선택한다.

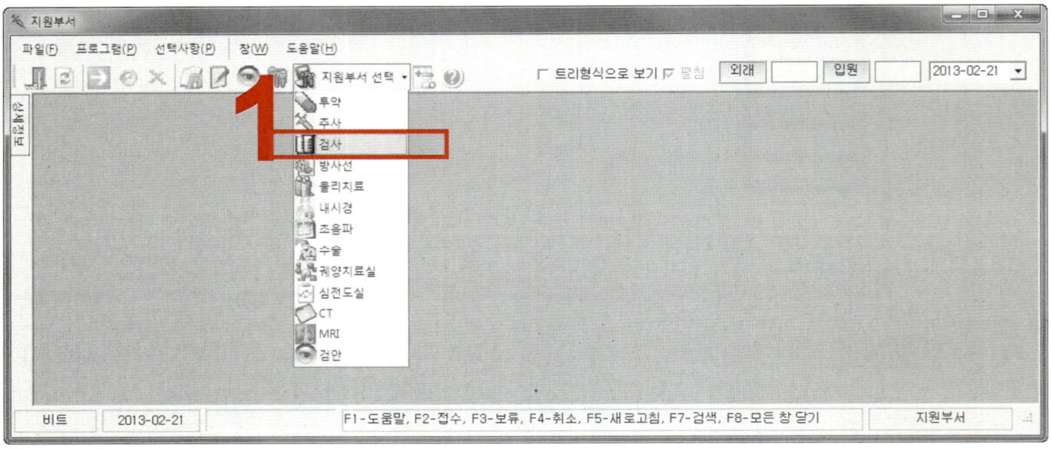

STEP 07 •• **[지원부서]**의 대기환자 내역에서 아래와 같이 **[입원진료실]**에서 입력한 해당 환자의 처방코드(검사를 의뢰한 코드)를 확인할 수 있다.

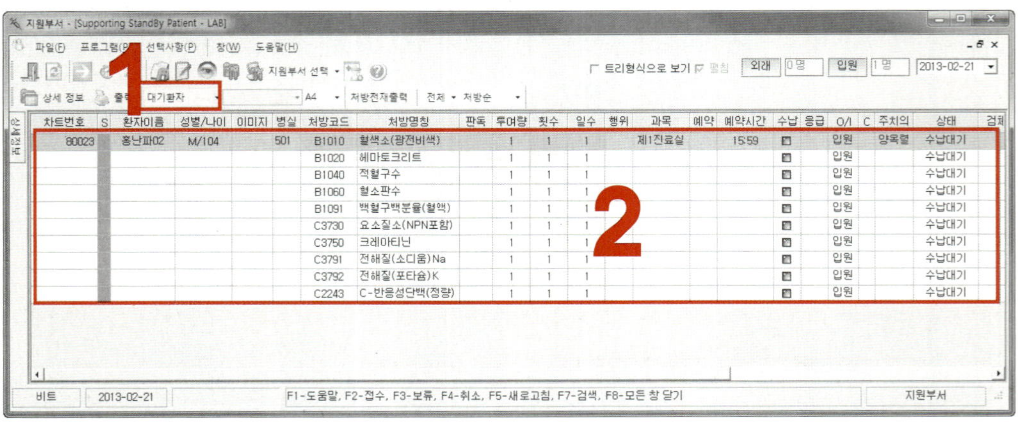

STEP 08 위의 **STEP 07** 에서 왼쪽 위의 **[상세정보]**를 클릭하면 해당 검사를 의뢰한 환자의 상세정보를 확인할 수 있다.

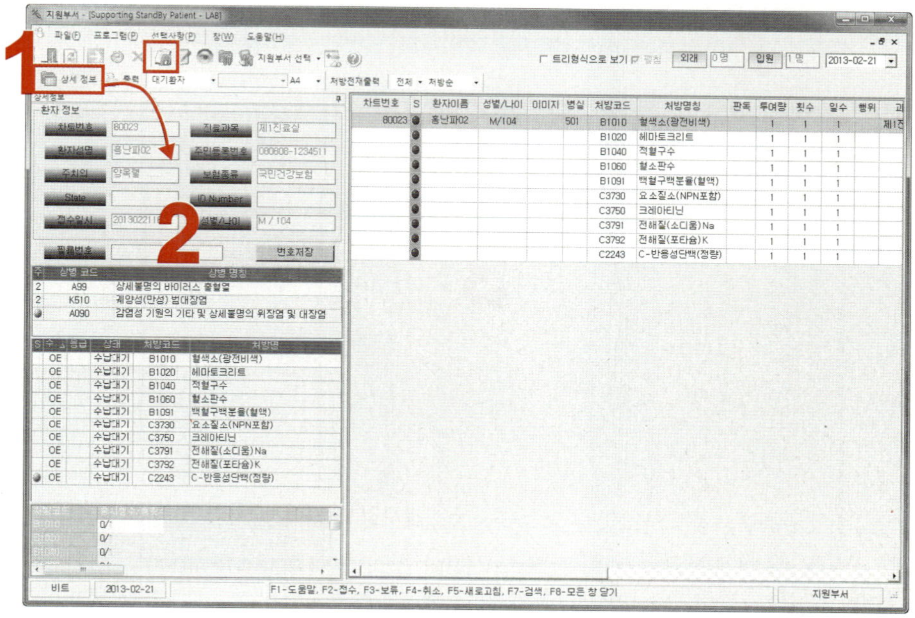

STEP 09 •• 위의 **STEP 08** 에서 **[결과 입력**] 아이콘을 누르면 다음과 같이 **[검사결과 입력]** 창이 나타난다. 해당 검사항목에 대한 결과를 입력하고 **[저장]** 버튼을 눌러 저장을 완료한다.

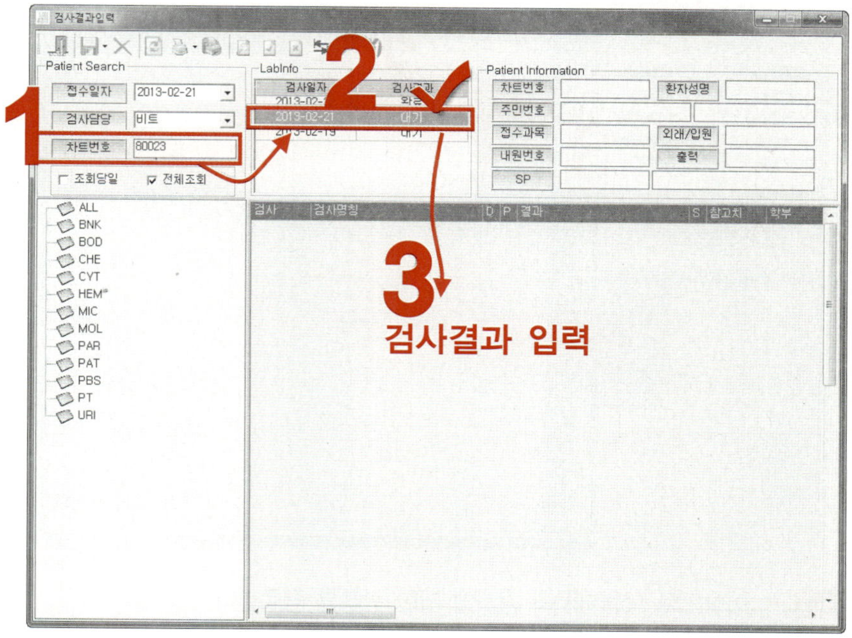

STEP 10 •• **[결과]** 항목에 임의의 값을 입력해 본다. 만일 입력값이 임계치 이내 이면 'D', 'P' 영역이 파랑색으로 임계치 밖이면 빨강색으로 표시된다. 입력이 완료되었다면, **[저장]** 버튼을 눌러 입력을 완료한다.

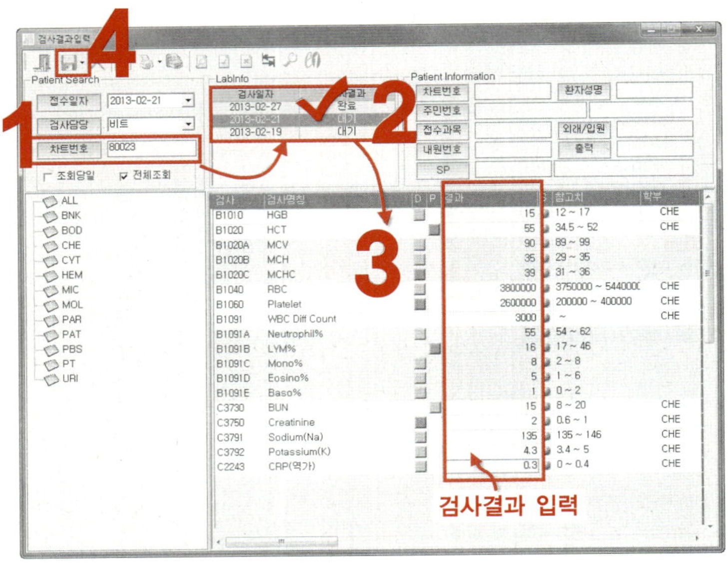

STEP 11 •• 그 동안의 해당 환자의 모든 이력을 확인하고자 한다면 **[이력조회** [아이콘] **]** 버튼을 눌러 확인한다.

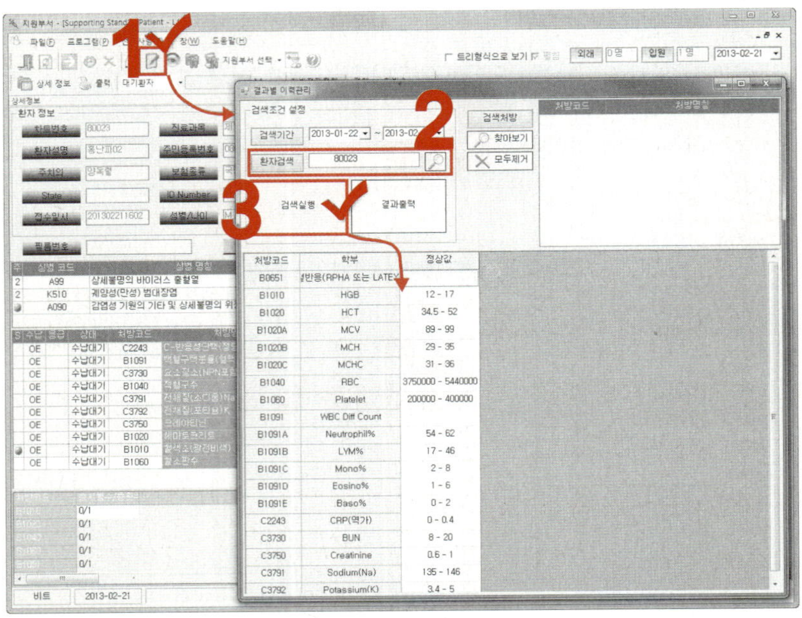

STEP 12 •• 이상으로 지원부서의 검사에 대한 관리를 종료한다.

14-4 검안

[검안]은 시력에 관한 세부 정보를 입력하는 메뉴이다. 검안 세부정보로는 현재 안경의 시력, MR(현성굴절검사, Manifest Refraction), CR(조절마비굴절검사, Cycloplegic Refraction), PCR(부하 조절마비굴절검사(Post Cycloplegic Refraction), 안경처방내역, K-reading(곡률반경), IOP(안압, Intraocular, Pressure), Pachy(각막두께), Exophthalmometer(안구돌출측정계) 등의 다양한 시력 관련 정보와 검사소견 등을 입력하거나 조회할 수 있다.

[지원부서] 창에서 위쪽 단축아이콘 중에 표 14-1에서 설명한 바와 같이 **[검안]** 버튼을 누르면 다음과 같이 해당 환자의 검안입력 창이 나타난다.

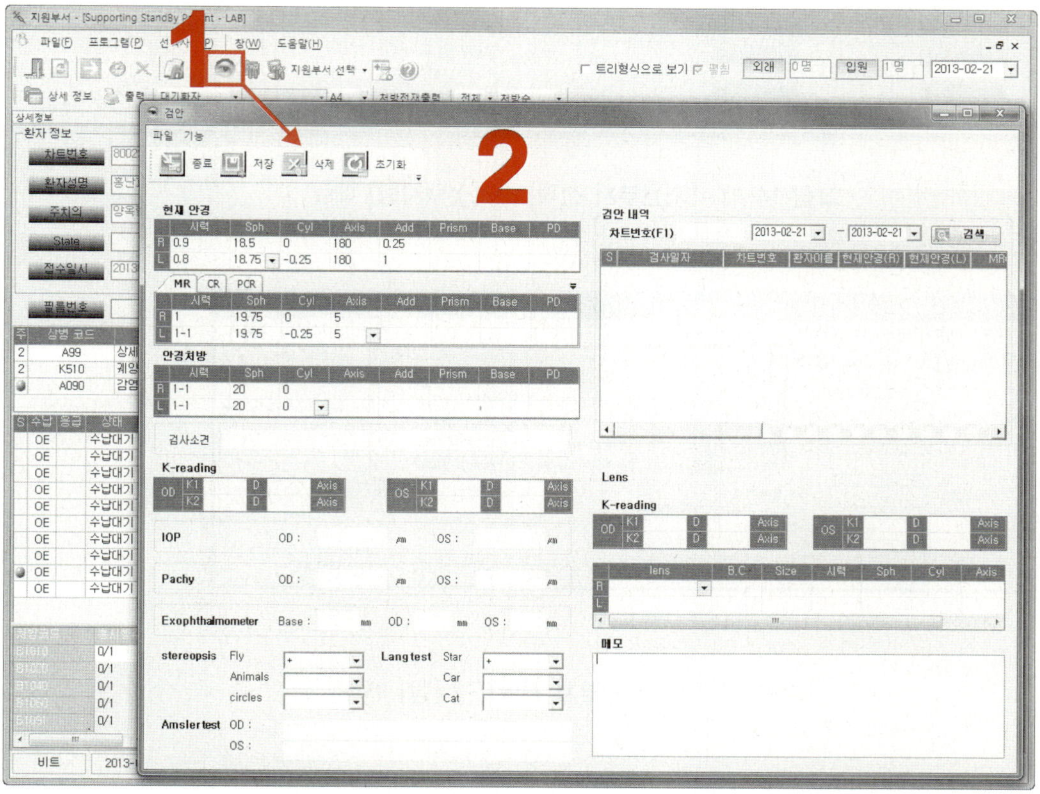

그림 14-9 **[지원부서 선택]** → **[검안]** 선택 화면

14-5 선택사항 및 창 메뉴

[선택사항] 메뉴는 진료지원에 필요한 검사결과 완료에 대한 알람기능을 통해 진료 시 소리고 새로운 환자나 검사결과 신청, 조회, 결과처리 등을 알려주는 소리 선택 메뉴이다.

또한 **[창]** 메뉴는 진료에 필요한 창의 모양에 대한 정렬 방식과 창 목록을 나타낸다.

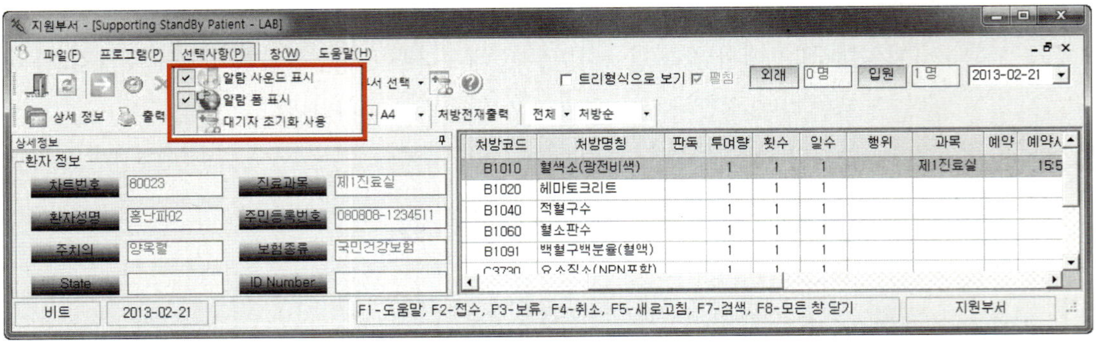

그림 14-11 **[지원부서 선택] → [선택사항]** 메뉴

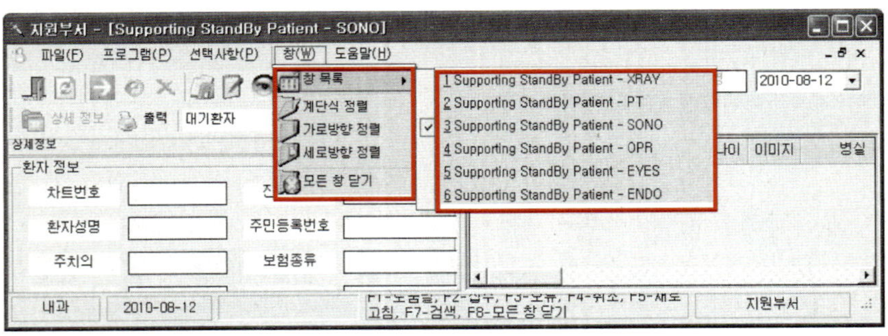

그림 14-12 **[지원부서 선택] → [창]** 메뉴

CHAPTER

15. OCS 통계

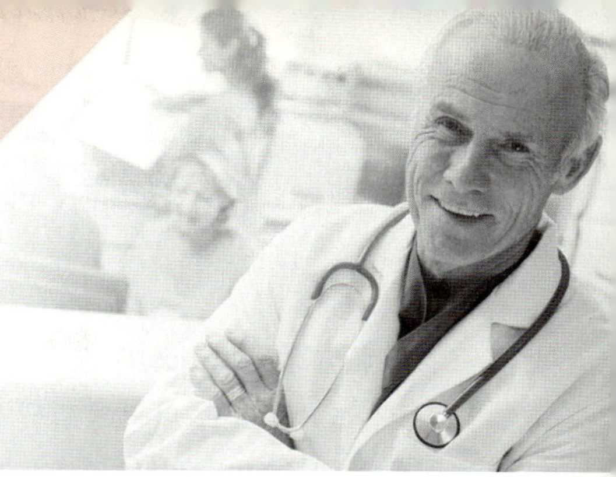

mind map

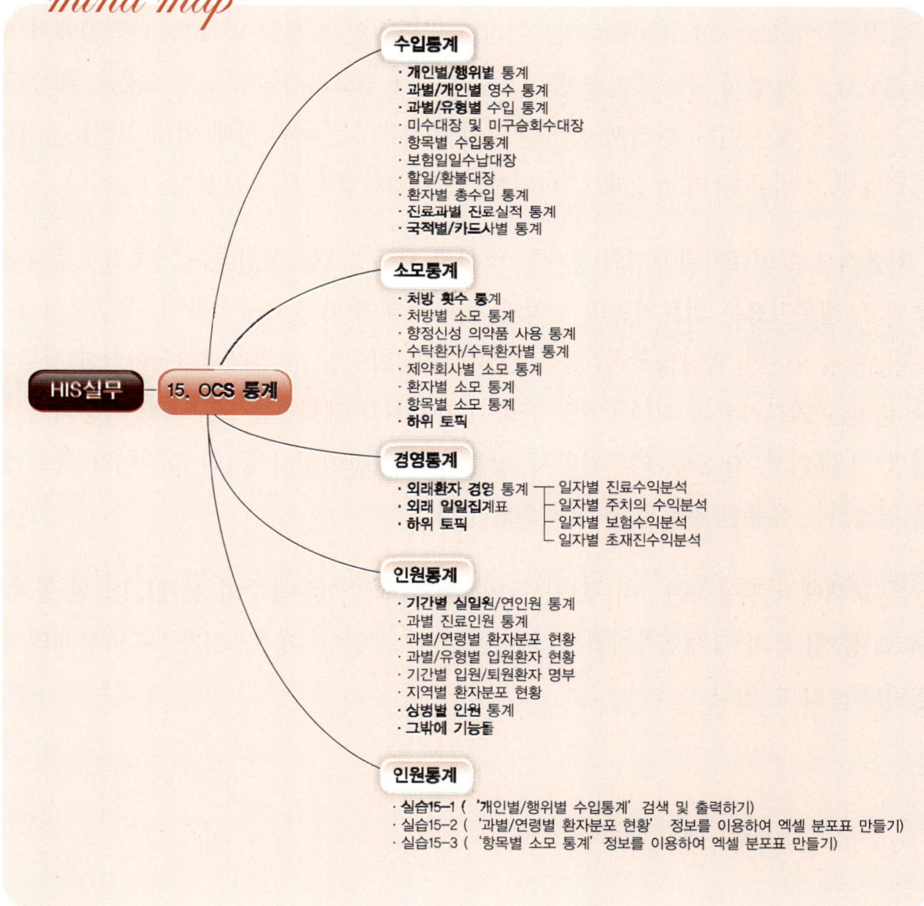

통계(統計, Statistics)의 사전적 의미는 **집단현상에 대한 구체적인 양적 기술을 반영하는 숫자**이다. 좀더 쉽게 말해 **통계는 어떤 현상을 한 번에 몰아서 계산한 값**을 의미한다. 이는 어떤 현상을 종합적으로 한눈에 알아보기 쉽게 일정한 체계에 따라 숫자로 표현하거나 그래프 형태로 표현하는 것이 일반적이다.

통계를 사용하는 목적은 대상 집단의 현상을 누구나 공감할 수 있는 합리적인 의사결정을 위한 척도로 사용하기 위해서이다. 이를 통해 정확한 경영을 위한 의사결정이 가능해진다.

병원 통계(Hospital Statistics)는 이러한 일반적인 통계를 의료기관(병원)에서 **환자진료를 통해 얻게 되는 수익을 중심으로 분석해 의료기관의 경영에 도움을 줄 수 있는 원무적인 통계**이다. 따라서 이러한 병원 통계에서는 내원 형태(외래/입원), 환자의 진료과별, 수가유형(의보/산재/급여/자보), 진료의사별 등으로 분석이 가능하다.

최종적으로 의료기관에서의 통계는 병원의 재무지표를 작성하는 기초정보로서 활용되고, **재무지표**는 의료기관의 수익과 지출 형태에 따른 **유동성분석, 재무레버리지분석, 수익성분석, 활동성분석, 성장성분석** 등을 확인할 수 있다. 또한 이러한 재무비율 분석은 의료기관의 직원 1인당 산출 부가가치를 분석하는 도구로도 사용되어 부서별 직원(의사, 간호사, 의무기록사, 방사선사, 일반행정사 등)의 증원이나 축소 등을 결정하는 유용한 자료로 사용될 수도 있다.

본 교재에서 사용하는 '비트U차트' 의 **[통계]** 화면에는 **[수입 통계]**, **[인원 통계]**, **[소모 통계]** 등의 크게 3가지의 주 메뉴를 가지고 있다. 이 3가지가 OCS 통계의 핵심이라고 할 수 있다.

[통계] 화면으로 접속하기 위해서는 우선 다음과 같이 **[비트메뉴]**를 바탕화면에서 클릭한다.

열린 메인 메뉴 창은 다음과 같다.

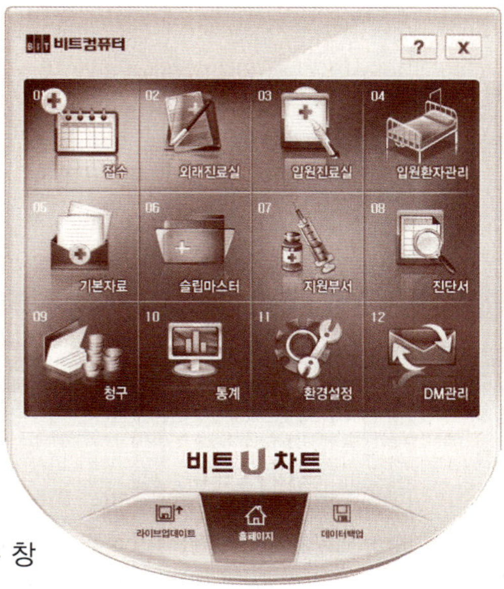

그림 15-1 비트U차트 메인 메뉴 창

열린 메인메뉴 창에서 [10] 항목인 **[통계]** 아이콘을 선택(클릭)한다.

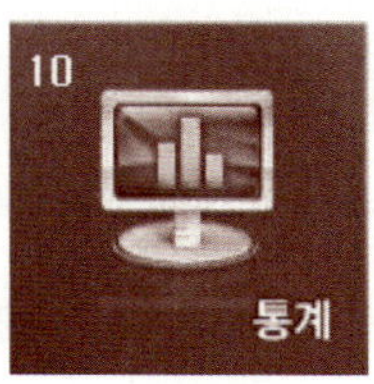

그림 15-2 통계

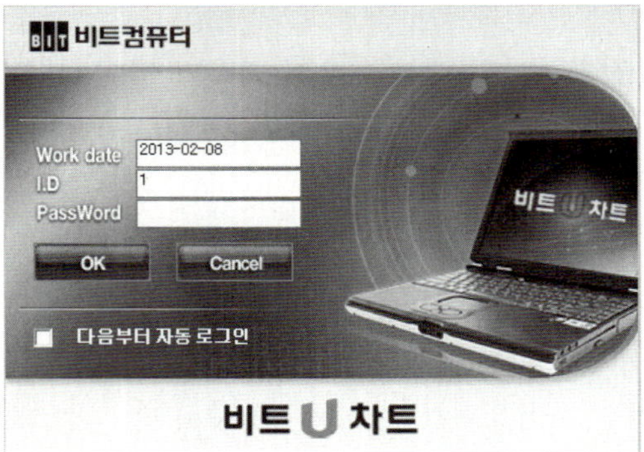

그림 15-3 접수메뉴 접속 로그인

각 메뉴는 선택 시마다 접속 보안을 위해, 아이디와 패스워드를 입력하도록 설정되어 있다. 교육용으로 배포된 '비트U차트' 프로그램은 아이디와 패스워드가 모두 '1'로 세팅되어 있다(단, 서버 설치 시 데이터베이스에서 다르게 설정될 수도 있음).

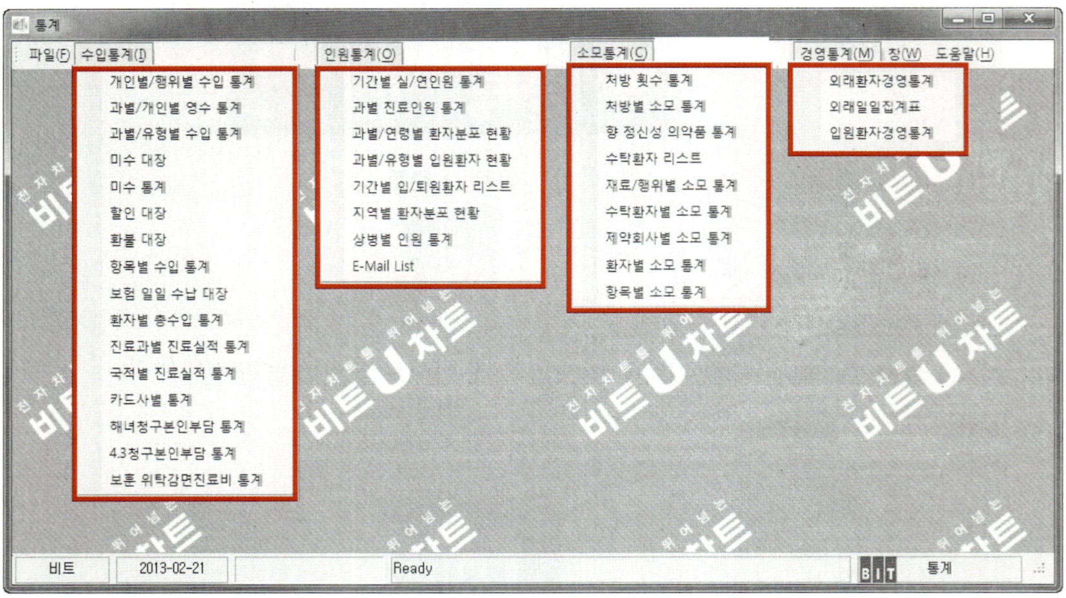

그림 15-4 [통계] 화면

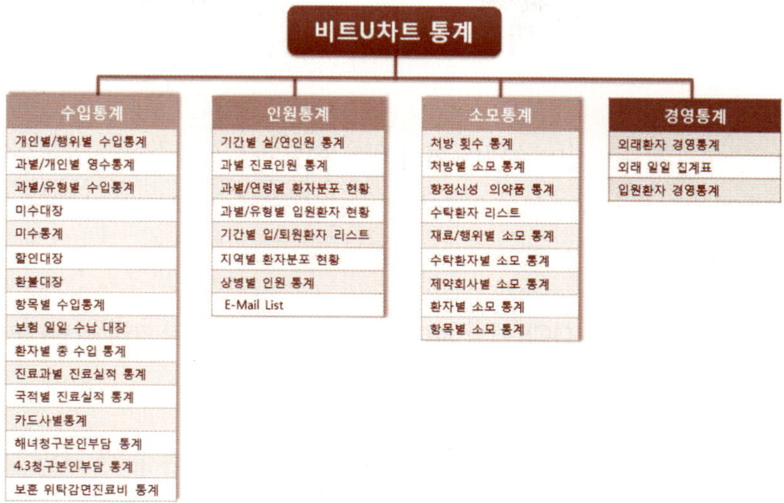
비트U차트 통계
수입통계
개인별/행위별 수입통계
과별/개인별 영수통계
과별/유형별 수입통계
미수대장
미수통계
할인대장
환불대장
항목별 수입통계
보험 일일 수납 대장
환자별 총 수입 통계
진료과별 진료실적 통계
국적별 진료실적 통계
카드사별통계
해녀청구본인부담 통계
4.3청구본인부담 통계
보훈 위탁감면진료비 통계
인원통계
기간별 실/연인원 통계
과별 진료인원 통계
과별/연령별 환자분포 현황
과별/유형별 입원환자 현황
기간별 입/퇴원환자 리스트
지역별 환자분포 현황
상병별 인원 통계
E-Mail List
소모통계
처방 횟수 통계
처방별 소모 통계
향정신성 의약품 통계
수탁환자 리스트
재료/행위별 소모 통계
수탁환자별 소모 통계
제약회사별 소모 통계
환자별 소모 통계
항목별 소모 통계
경영통계
외래환자 경영통계
외래 일일 집계표
입원환자 경영통계

그림 15-5 **[통계]** 화면의 세부 메뉴 항목

그러면 **[통계]** 초기화면을 그림 15-4와 같이 확인할 수 있다. 이 창이 OCS에서 의료기관의 의사별 환자의 진찰, 처방, 소모품 등의 사용 여부 외의 다양한 통계를 통해 재무지표를 판단할 수 있는 데이터를 만드는 병원 경영 업무의 중요 항목이다.

[통계] 창에서는 기본적으로 **[집계]**, **[출력]**, **[Excel]**, **[닫기]** 단축아이콘을 메뉴 상단의 어떤 통계처리에서도 확인할 수 있다.

[통계]의 메인 화면의 검색 부분은 앞서 언급한 바와 같이 크게 해당 의료기관(병원)의 외래 및 입원 환자의 치료 · 처방의 수를 볼 수 있는 **[수입 통계]**, 해당 의료기관에서 치료 및 처방을 받은 외래 및 입원 환자의 수를 알아보는 **[인원 통계]**, 마지막으로 병원 내에서 환자의 치료를 위해 사용한 약제 및 기타 재료에 대한 사용소모를 알아보는 **[소모 통계]**와 외래환자의 비율을 병원 경영의 관점에서 분석할 수 있는 **[경영 통계]**의 네가지 부분으로 나눠볼 수 있다. 또한, **[통계]** 화면의 상단에 존재하는 주 메뉴의 내용을 살펴보면 다음과 같다.

15-1 수입 통계

의료기관에서의 대표적인 수입은 역시 내원한 환자의 외래수입과 입원수입일 것이다. 그 밖의 수입으로는 종합건강검진수입, 산업의학수입, 의료부대수입(매점, 장례식장 등) 등으로 구분할 수 있다.

본 교재에서는 당연히 OCS에서 체크할 수 있는 환자 구분(외래/입원)을 중심으로 수입 통계를 확인할 수 있다.

참고로 **[수입 통계]**에서 사용하는 전체 검색항목을 정리하면 표 15-1과 같다.

표 15-1 **[수입통계]**의 검색 항목

No.	구분	과 목	유 형	거래구분	카드번호	카드사명
1	전체	전체	전체	전체	직접입력	전체
2	외래	내과	공상	승인		비씨카드
3	입원	제1진료실	국민건강보험	취소		국민카드
4		제2진료실	급여2종			외환카드
5		제3진료실	보호1종			삼성카드
6		제4진료실	산재-공단분			신한카드
7		외과	일반			현대카드
8		정형외과	자보-청구분			수협카드
9		소아과				롯데카드
10		산부인과				씨티카드
11		등록된 진료과목				전북카드
12		. . .				제주카드
13						광주카드

1. 개인별/행위별 통계

환자 개인별 진료내역을 행위별로 분류하여 확인 및 합계 통계를 확인할 수 있는데, **[통계]** → **[수입 통계]** → **[개인별/행위별 통계]**를 선택하면 아래와 같은 창을 확인할 수 있다.

그림 15-6은 **[개인별/행위별 통계]**에서 기간은 '2013.12.1부터 2013.5.31까지'이고, 표 15-1의 검색 항목에서 보는 바와 같이 구분은 '**전체**(외래+입원)', 과목은 '**전체**(내과 + 외과 + 정형외과 등 해당 의료기관의 개설된 모든 과)'를 선택한 후 **[집계** 집계**]** 버튼을 누른 결과 화면이다. 화면 맨 아래쪽에는 해당 검색 조건에 맞는 각 항목별 총계 정보를 확인할 수 있을 것이다.

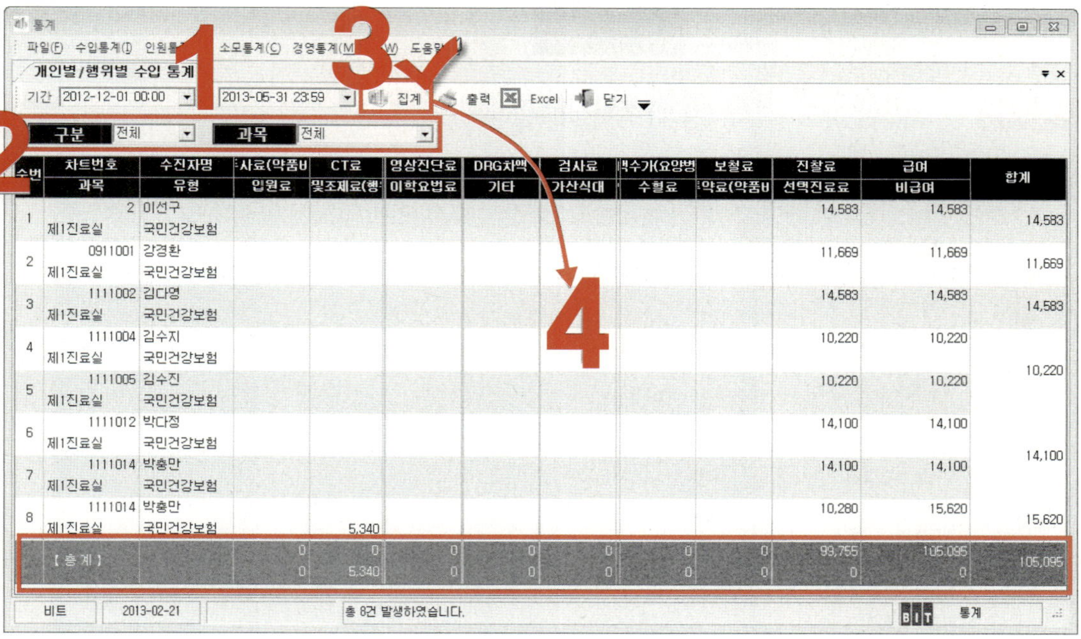

그림 15-6 [수입통계] → [개인별/행위별 수입통계] 집계 화면

실습 15-1 '개인별/행위별 수입 통계' 검색 및 출력하기

• 다음과 같은 조건에 맞게 내원환자 중 해당 통계를 검색하시오.

조건 ① **[개인별/행위별 수입 통계]**에서 기간을 임의의 연도 **1월 1일부터 12월 31일**까지로 선택한다.

조건 ② 구분은 **'전체'** 만, 과목은 **'전체'** 만을 선택한다.

조건 ③ 집계 후에 **엑셀파일**로 **출력**하여 저장한다.

STEP 01 •• **'비트U차트'** 에서 **[통계]**를 선택한다.

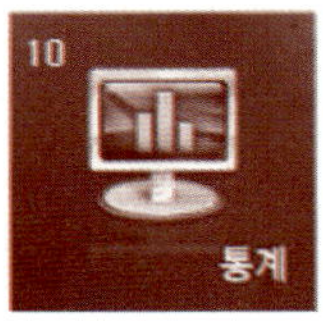

STEP 02 •• 그러면 아래와 같이 **[통계]** 창이 나타난다.

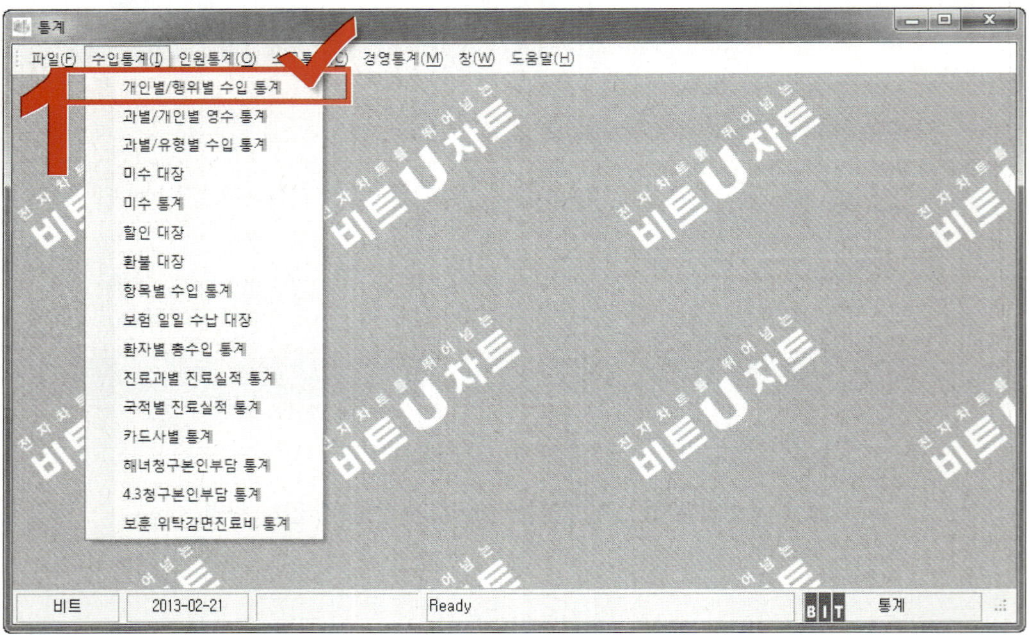

STEP 03 •• **[통계]** 메뉴에서 **[수입 통계(I)]** → **[개인별/행위별 수입 통계]**를 선택한다.

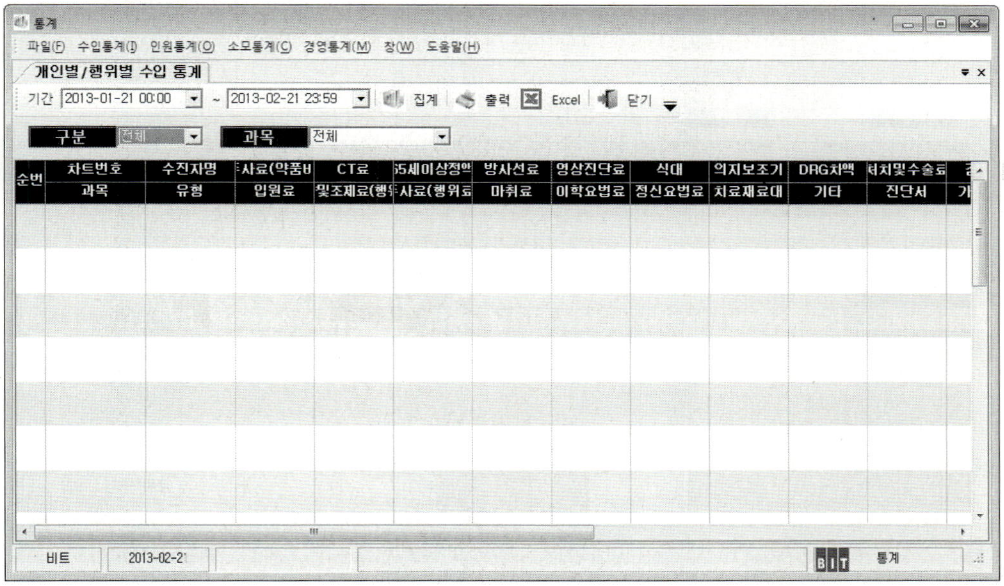

STEP 04 •• 조건 ①, 조건 ②에 해당하는 조건을 선택한 후, **[집계** 집계**]** 버튼을 누른다.

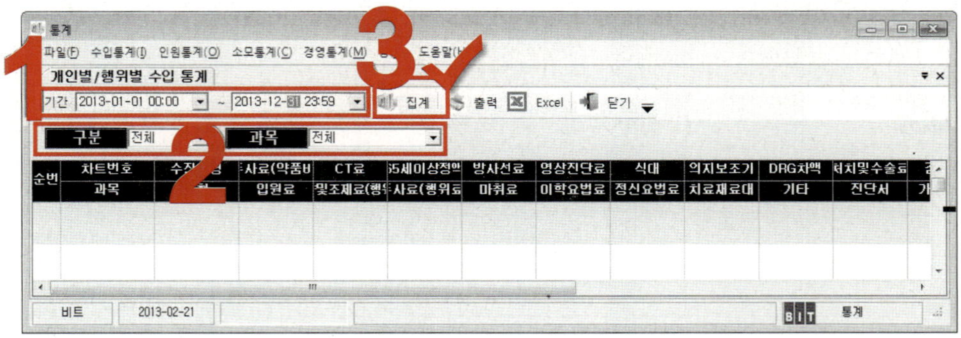

STEP 05 •• 그러면, 다음과 같은 프로그래시브 창이 나타나면서, 집계를 실행한다.

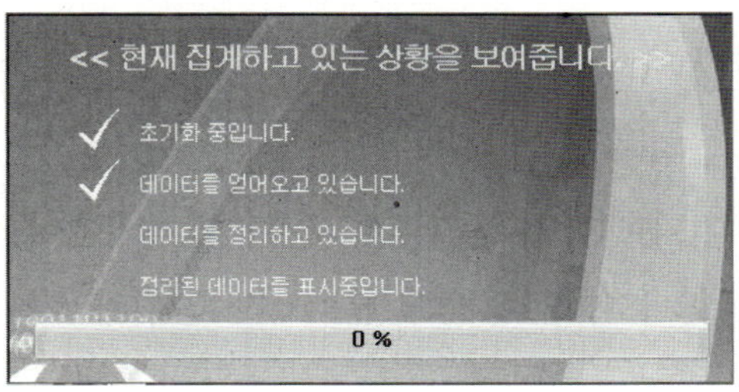

STEP 06 •• 결과 화면은 다음과 같다.

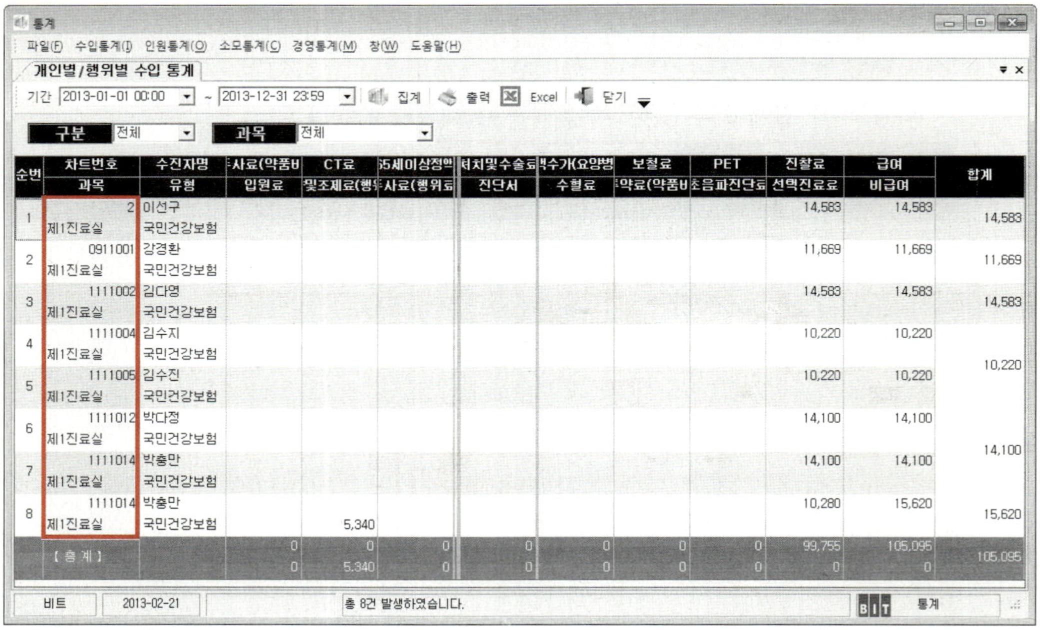

순번	차트번호 / 과목	수진자명 / 유형	사료(약품비 / 입원료	CT료 / 및조제료(행위	5세이상정액 / 사료(행위료	처치및수술료 / 진단서	수가(요양병 / 수혈료	보철료 / 약료(약품비	PET / 초음파진단료	진찰료 / 선택진료료	급여 / 비급여	합계
1	2	이선구								14,583	14,583	14,583
	제1진료실	국민건강보험										
2	0911001	강경환								11,669	11,669	11,669
	제1진료실	국민건강보험										
3	1111002	김다영								14,583	14,583	14,583
	제1진료실	국민건강보험										
4	1111004	김수지								10,220	10,220	10,220
	제1진료실	국민건강보험										
5	1111005	김수진								10,220	10,220	
	제1진료실	국민건강보험										
6	1111012	박다정								14,100	14,100	14,100
	제1진료실	국민건강보험										
7	1111014	박충만								14,100	14,100	
	제1진료실	국민건강보험										
8	1111014	박충만								10,280	15,620	15,620
	제1진료실	국민건강보험		5,340								
	[총 계]		0	0	0	0	0	0	0	99,755	105,095	105,095
			0	5,340	0	0	0	0	0	0	0	

STEP 07 •• 자, 이제 조건 ③을 수행해 보자. 엑셀파일로 현재의 결과를 옮기려면, [Excel Excel] 단축 버튼을 누른다. 그러면 다음과 같은 엑셀프로그램으로 현재의 결과를 출력한다.

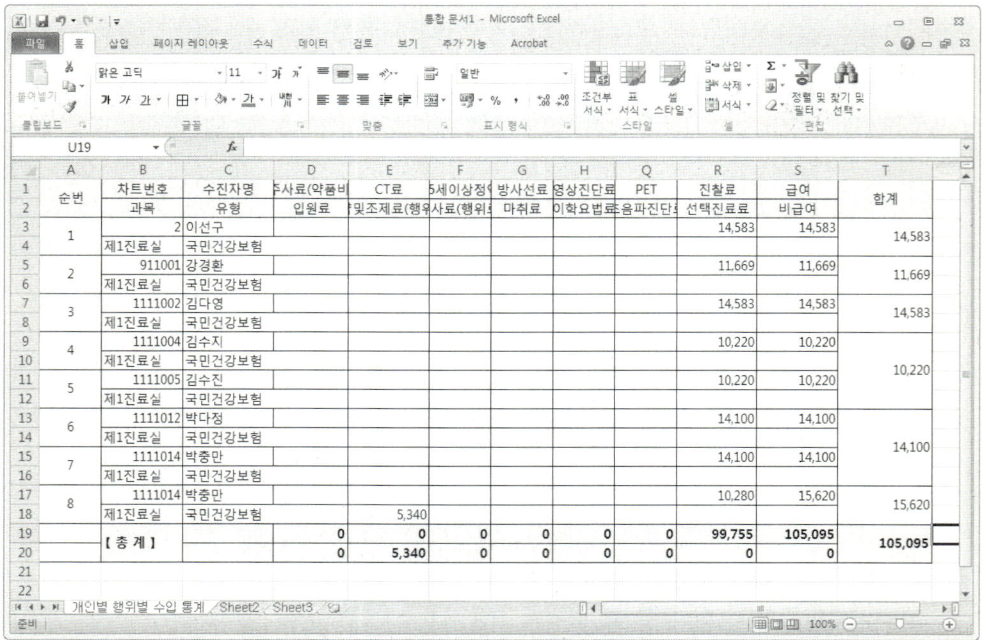

	A	B	C	D	E	F	G	H	Q	R	S	T
1	순번	차트번호	수진자명	사료(약품비	CT료	5세이상정액	방사선료	영상진단료	PET	진찰료	급여	합계
2		과목	유형	입원료	및조제료(행위	사료(행위료	마취료	이학요법료	초음파진단료	선택진료료	비급여	
3	1	2	이선구							14,583	14,583	14,583
4		제1진료실	국민건강보험									
5	2	911001	강경환							11,669	11,669	11,669
6		제1진료실	국민건강보험									
7	3	1111002	김다영							14,583	14,583	14,583
8		제1진료실	국민건강보험									
9	4	1111004	김수지							10,220	10,220	10,220
10		제1진료실	국민건강보험									
11	5	1111005	김수진							10,220	10,220	
12		제1진료실	국민건강보험									
13	6	1111012	박다정							14,100	14,100	14,100
14		제1진료실	국민건강보험									
15	7	1111014	박충만							14,100	14,100	
16		제1진료실	국민건강보험									
17	8	1111014	박충만							10,280	15,620	15,620
18		제1진료실	국민건강보험		5,340							
19		[총 계]		0	0	0	0	0	0	99,755	105,095	105,095
20				0	5,340	0	0	0	0	0	0	
21												
22												

STEP 08 •• 엑셀파일을 저장하고, 실습을 완료한다.

Ⓓ는 현재 출력된 **[과별/개인별 영수 통계]** 자료는 **'내원별'** 검색자료를 의미하는 옵션 버튼이다.

또한, 결과 화면 위쪽의 제목을 보면 **'영수번호'**, **'영수일자'**, **'차트번호'**, **'수진자명'**, **'유형'**, **'총진료비'**, **'미수발생액'**, **'조합청구액'**, **'미수입금액'**, **'본인부담액'**, **'미수상각액'**, **'비급여금액'**, **'현금영수액'**, **'할인금액'**, **'카드영수액'**, **'환불금액'**, **'수표영수액'**, **'총영수액'**, **'건강생활유지비'** 등의 다양한 유형을 확인할 수 있다.

또한, 그림 15-8은 **[과별/개인별 영수 통계]**를 **'일자별'**로 검색한 결과이다.

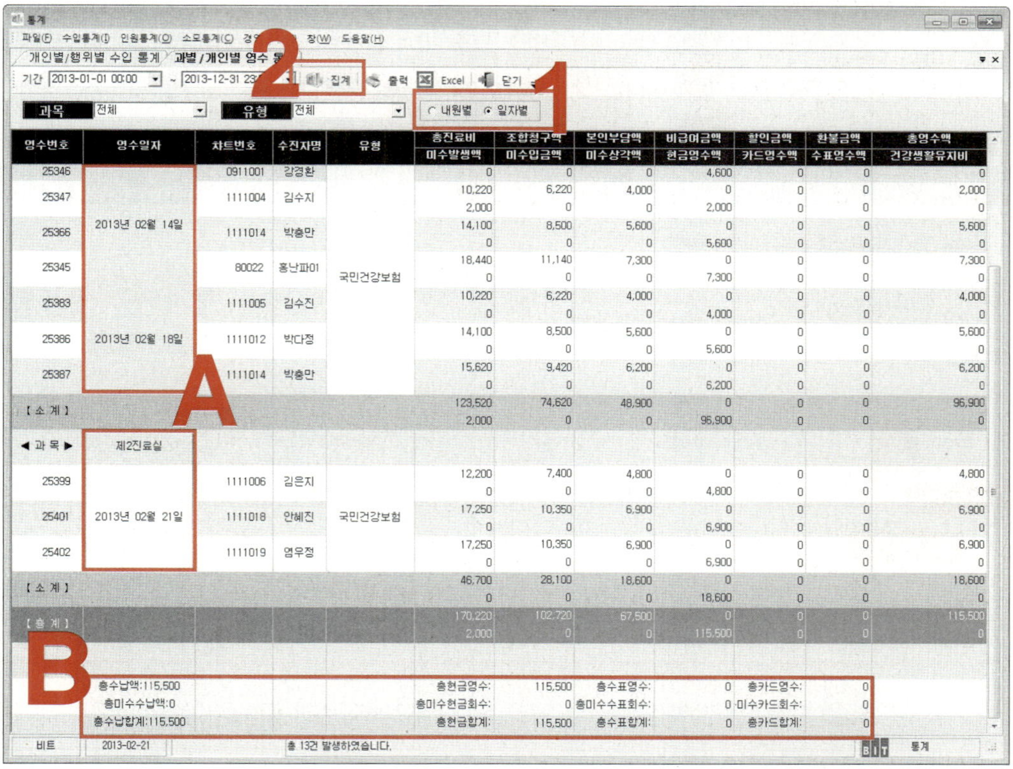

그림 15-8 **[수입 통계] → [과별/개인별 영수 통계]** '일자별' 집계 화면

2. 과별/개인별 영수 통계

[수입 통계] 메뉴 내의 각각의 통계들에서 검색 항목은 거의 유사하다. **[수입 통계] → [과별/개인별 영수 통계]**는 진료과별 수납내역(영수증 항목)을 **'내원과별 검색'**이나 **'일자별 검색'**이 가능하다.

그림 15-7은 **[과별/개인별 영수 통계]**를 실행하여 **'내원환자별'** 통계를 실행한 화면이다.

그림에서 Ⓐ는 과목별 소계이다. 또한 Ⓑ는 모든 과목의 소계를 통합한 총계(합계)이며, Ⓒ는 해당 기간에서 발행한 **'총 수납액'**, **'총 현금영수액'**, **'총 수표영수액'** 등의 진료비의 영수 총계를 나타낸다.

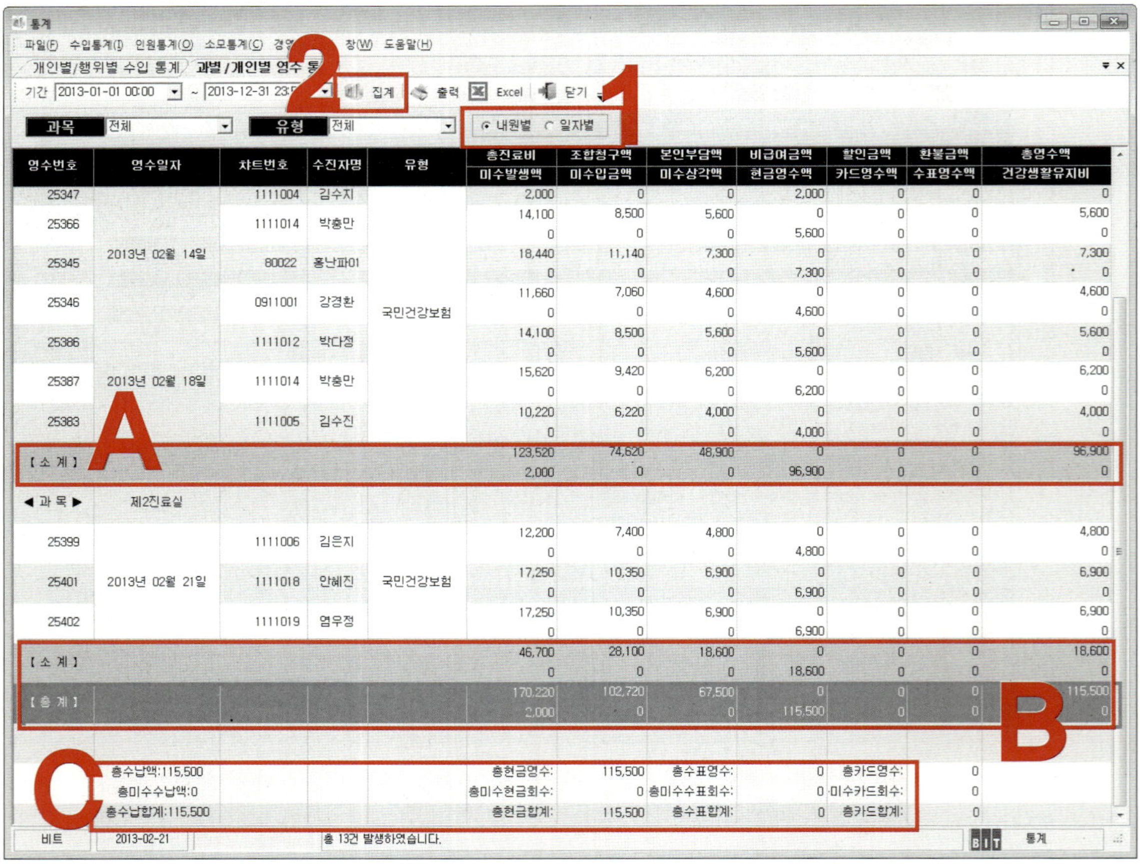

그림 15-7 **[수입 통계] → [과별/개인별 영수 통계]** '내원별' 집계 화면

3. 과별/유형별 수입 통계

이는 진료과와 내원유형별 수입 통계를 보여주는 메뉴이다. **[수입 통계] → [과별/유형별 수입 통계]**는 **[과별/개인별 영수통계]**에서 검색 항목이 하나 더 추가되는데, 그것이 바로 내원 유형에 따른 검색이라는 것이다.

내원 유형을 살펴보면 표 15-1에서 보는 바와 같이 **'전체'**, **'공상'**, **'국민건강보험'**, **'급여2종'**, **'보호1종'**, **'산재-공단분'**, **'일반'**, **'자보-청구분'** 등 유형별로 구분하여 통계 검색이 가능하다.

아래 그림 15-9는 유형이 **'국민건강보험'** 인 **[과별/유형별 수입 통계]**의 실행 예이다.

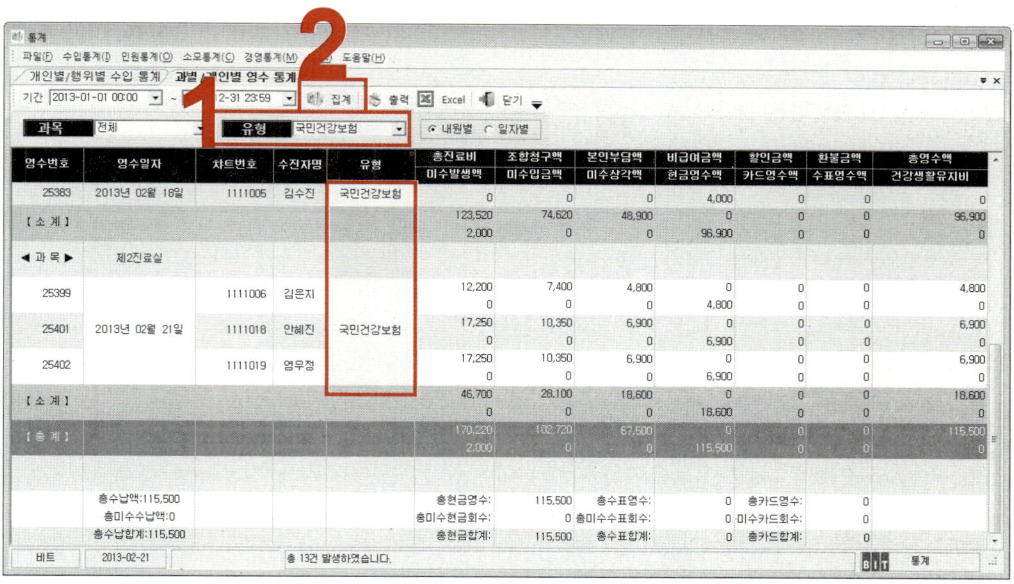

그림 15-9 **[수입 통계] → [과별/유형별 수입 통계]** 집계 화면

4. 미수대장 및 미수금회수대장

[수입 통계] → [미수대장]은 병원에 내원한 환자에게서 발생한 모든 미수금 내역을 검색해 준다. 과거에는 이 기능도 다른 **[수입 통계]**와 같이 검색 유형이 있었으나, 현재는 모든 미수금액 대장을 검색해 준다.

아래 그림 15-10은 **[미수대장]**의 통계 검색 예이다.

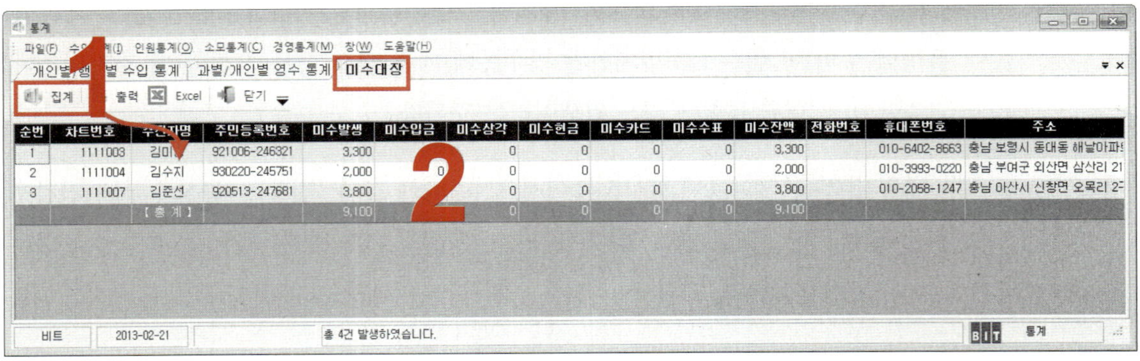

그림 15-10 **[수입 통계] → [미수대장]** 집계 화면

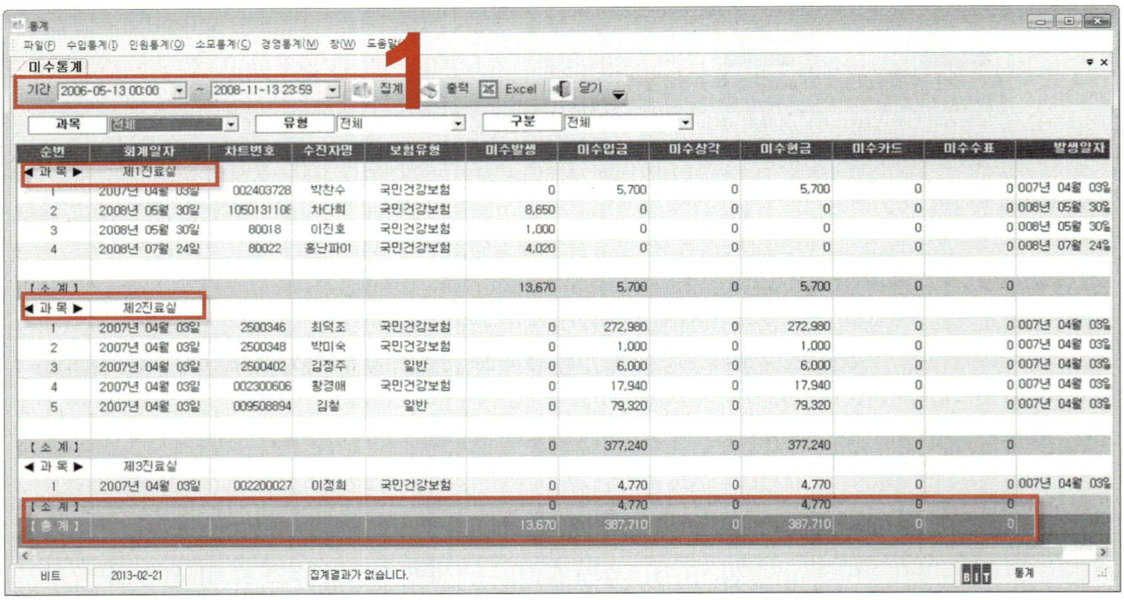

그림 15-11 **[수입 통계] → [미수통계]** 집계 화면

[수입 통계] → [미수 통계]는 과목, 유형, 구분에 따른 미수금 통계를 검색하여 출력한다.

그림 15-11은 **[미수 통계]**의 출력 예이다.

5. 항목별 수입 통계

[수입 통계] → [항목별 수입 통계]는 표 15-1의 검색 항목에서 **'구분'**, **'과목'** 별로 수입 통계를 출력해준다.

그림 15-12와 같은 **[항목별 수입 통계]**에 검색 결과 화면에서의 검색 제목을 보면 **'항목'**, **'일반'**, **'자보'**, **'국민건강보험'**, **'공상'**, **'산재'**, **'보호1종'**, **'보호2종'**, **'행려'** 등의 항목별 수입 통계를 확인할 수 있다.

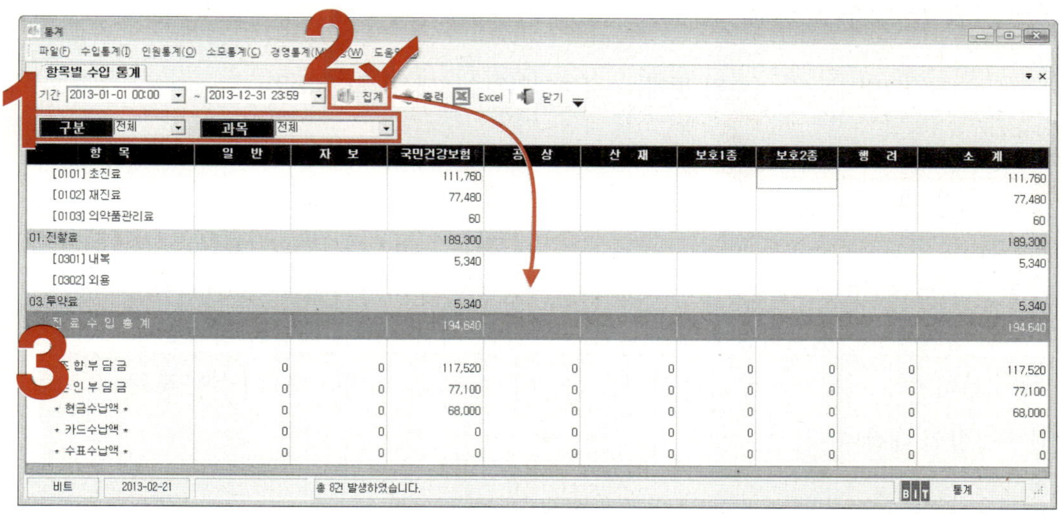

그림 15-12 **[수입 통계] → [항목별 수입 통계]** 집계 화면

6. 보험일일수납대장

[수입 통계] → [보험일일수납대장]의 주요 목적인 매일매일 그날의 환자에 의한 수입을 확인할 수 있다. 병원장이 그날그날에 수입을 정확히 확인할 수 있는 가장 간편한 통계출력이 바로 **[보험일일수납대장]**이며, 그림 15-13에서 보는 바와 같이 검색 항목으로는 표 15-1에서 설명한 바와 같이 '과목'과 '유형'에 의한 집계가 가능하다.

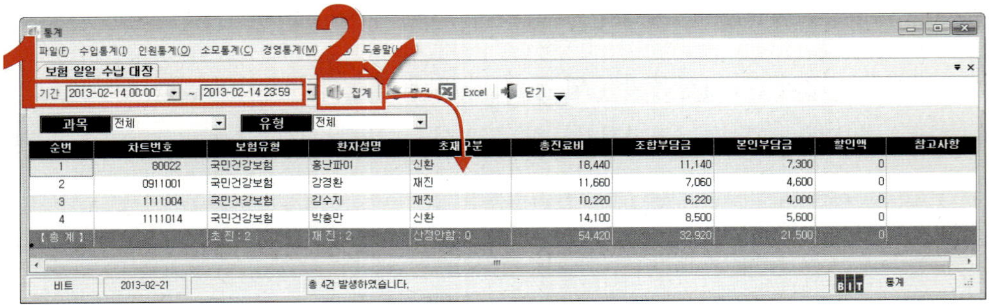

그림 15-13 **[수입 통계] → [보험일일수납대장]** 집계 화면

7. 할인/환불 대장

진료를 받은 환자(입원/외래)에 대하여 병원비의 일부를 깎아 주는 것을 할인이라고 한다. 병원에서는 병원직원에 대한 할인, VIP할인, 지인할인 등 다양한 형태로 할인이 이루어진다. 이렇게 이루어진 할인을 한눈에 알아보는 방법이 바로 **[수입 통계(I)] → [할인 대장]**이다.

또한 특별한 사정으로 인하여 병원비를 전액 되돌려 주는 경우가 바로 환불이며, 이러한 환불이 이루어진 내역을 확인하는 창이 **[수입 통계(I)] → [환불 대장]**이다.

그림 15-14는 **[할인대장]**의 예이다.

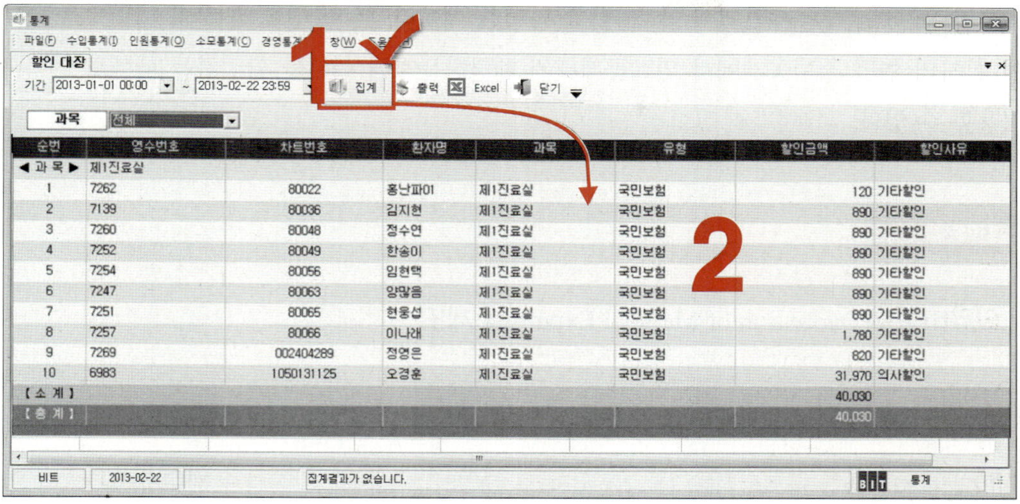

그림 15-14 **[수입 통계] → [할인대장]** 집계 화면

8. 환자별 총수입 통계

[수입 통계(I)] → [환자별 총수입 통계]에서는 내원한 환자에 대하여 일정 기간(보통 1년) 동안 해당 의료기관에 내원한 내원 횟수와 환자의 해당 기간별 진료비 총액을 확인할 수 있다.

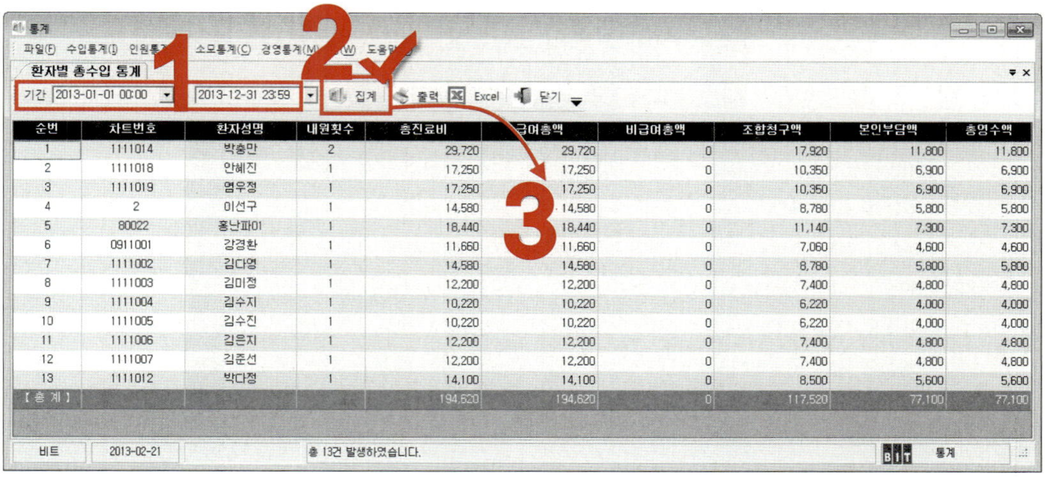

그림 15-15 **[수입 통계] → [환자별 총수입 통계]** 집계 화면

그림 15-15는 **[환자별 총수입 통계]**를 확인한 예이다. 이 통계 집계 결과 대략적인 환자의 연말 소득공제에서 의료공제비에 해당하는지의 여부를 확인하는 데에도 사용할 수 있다.

TIPS 15-1

의료비공제(Deduction of Medical Expense) 제도

1. 의 미

(1) 의료비 공제란 종합소득공제 중 특별공제의 한 항목을 말한다.

(2) 근로소득자가 공제신청을 한 경우 소득자 본인이나 생계를 같이하는 배우자 및 부양가족을 위하여 지급한 일정 범위 내의 의료비를 당해 연도 근로소득금액에서 공제해 주는 제도이다.

2. 내 용

(1) 공제금액 : 의료비 총액(총 급여액 × 3%),

(2) 공제한도 : 700만 원

(3) 공제대상 의료비 : 진찰, 진료, 질병예방을 위하여 의료법에 의한 의료기관에 지급하는 비용 · 이밖에도 장애인 보장구 구입, 안경 또는 콘택트렌즈 구입(50만 원 이내) 가능

(4) 제출서류 : ① 의료비지급명세서, ② 의료비영수증 또는 의료비부담내역서

(5) 공제기간 : 전년도 12월부터 올해 11월까지

3. 법 령

소득세법제52조제1항제3호, 소득세법시행령제110조

9. 진료과별 진료실적 통계

[수입 통계(I)] → **[진료과별 진료실적 통계]**는 당해 연도별 전체 진료실적을 진료실별로 집계할 수 있다. 집계된 내역을 각 진료실에 대하여 **'월별'**, **'진료건수'**, **'진료금액'** 을 가장 간단하게 확인할 수 있는 기능이다.

그림 15-16은 2008년도 해당 의료기관의 **[진료과별 진료실적 통계]**를 집계한 예이다.

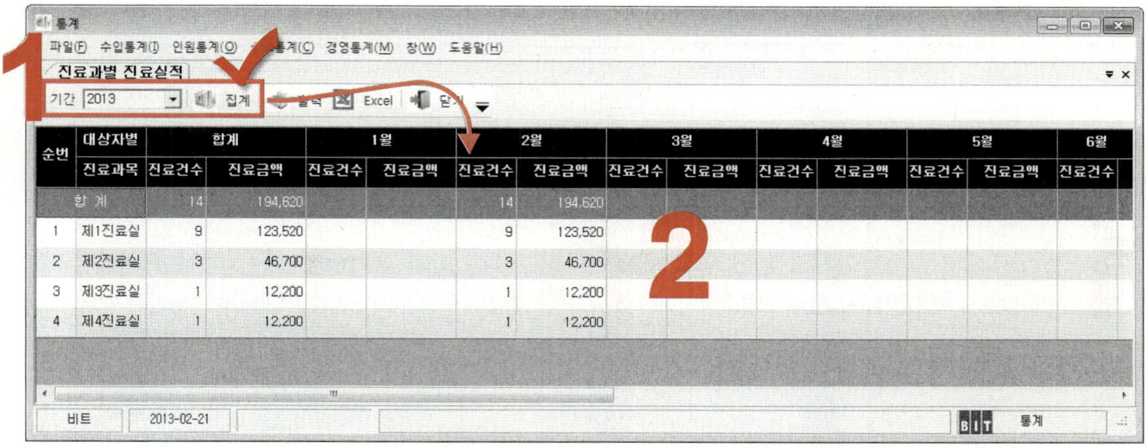

그림 15-16 [수입 통계] → [진료과별 진료실적 통계] 집계 화면

(1) **손익계산서**(IS, Income Statement) : 기업의 경영성과를 밝히기 위해 일정기간(1년) 내에 발생한 모든 수익과 비용(지출)에 대하여 당해 순이익을 계산하고자 하는 재무제표 보고서의 하나이다.

(2) **대차대조표**(BS, Batamce Sheet) : 일정시점에서의 기업의 재정 상태를 열람할 수 있는 재무제표 보고서의 하나. 대차대조표에 의해 투자자는 해당 기업의 투자 유무를 결정하게 된다.

example : 의료기관의 손익계산서와 대차대조표의 예

• 여기서 전기는 전년도를, 당기는 올해년도를 의미한다.

201X회계년도 OO의료원 손익계산서

과목	제 11 (당)기		제 10 (전)기	
I. 의료수익		188,004,925,000		178,287,408,000
1.입원수익	121,582,068,000		111,423,043,000	
2.외래수익	57,506,421,000		52,997,789,000	
3.기타의료수익	8,916,436,000		6,933,288,000	
-종합건진수익	6,376,645,000		5,046,406,000	
-산업의학수익	1,857,968,000		1,271,366,000	
-제 증명료수익	520,863,000		476,634,000	
-기타수익	160,960,000		138,882,000	
II.의료비용		183,703,720,000		
(1)인건비		82,051,886,000		75,136,432,000
1.급여	79,436,042,000		72,860,693,000	
2.퇴직급여	2,615,844,000		2,275,739,000	
(2)재료비		69,073,814,000		58,260,408,000
1.약품비	35,741,522,000		29,802,840,000	
2.진료재료비	31,523,196,000		26,775,030,000	
3.급식재료비	1,809,096,000		1,682,538,000	
(3)관리비		32,578,020,000		29,910,664,000
1.복리후생비	3,532,422,000		3,097,140,000	
2.여비교통비	88,903,000		70,095,000	
3.통신비	252,345,000		244,209,000	
4.전기수도료	2,523,535,000		2,407,886,000	
5.세금과공과	253,638,000		245,808,000	
6.보험료	52,225,000		38,836,000	
7.환경관리비	38,655,000		49,580,000	
8.지급임차료	1,472,036,000		1,367,020,000	
9.지급수수료	1,179,932,000		1,060,589,000	
10.수선비	4,560,129,000		4,751,354,000	
11.차량유지비	74,820,000		70,884,000	
12.교육훈련비	182,118,000		154,891,000	
13.도서인쇄비	500,647,000		546,372,000	
14.접대비	116,623,000		116,053,000	
15.행사비	522,979,000		103,124,000	
16.연료비	1,342,022,000		1,279,887,000	
17.의료사회사업비	31,260,000		17,725,000	
18.소모품비	1,334,998,000		1,181,424,000	
19.감가상각비	8,415,756,000		7,592,944,000	
20.광고선전비	114,055,000		52,415,000	
21.대손상각비	172,039,000		60,379,000	
22.피복침구비	171,578,000		206,026,000	
23.외주용역비	3,969,387,000		3,680,978,000	
24.전산운영비	1,675,918,000		1,515,045,000	
III.의료이익		4,301,205,000		8,046,616,000
IV.의료외수익		8,344,307,000		8,292,541,000
1.이자수익	254,529,000		380,402,000	
2.임대료수익	2,139,934,000		2,108,455,000	
3.외환차익	96,844,000		1,190,000	
4.외화환산이익	170,441,000		32,316,000	
5.유형자산처분이익	841,000		12,475,000	
6.기부금수익	590,102,000		810,019,000	
7.장례식장수익	2,296,333,000		2,709,311,000	
8.자판기운영수익	76,287,000		280,153,000	
9.수탁연구수익	1,575,444,000		991,167,000	
10.어린이집운영수익	286,202,000		264,755,000	
11.잡수익	857,350,000		702,298,000	
V.의료외비용		11,634,666,000		11,554,577,000
1.이자비용	3,599,786,000		3,757,678,000	
2.기부금	8,213,000		3,500,000	
3.외환차손	9,272,000		45,804,000	
4.유형자산처분손실	-		2,319,000	
5.장례식장운영비	832,180,000		917,363,000	
6.자판기운영비	17,405,000		67,831,000	
7.수탁연구비	1,329,122,000		962,137,000	
8.기타인건비	-		16,519,000	
9.어린이집운영비	434,700,000		403,772,000	
10.잡손실	1,613,020,000		1,497,938,000	
11.고유목적사업비	3,790,968,000		3,879,716,000	
VI.경상이익		1,010,846,000		4,784,580,000
VII.특별이익		-		-
VIII.특별손실		-		-
IX.법인세차감전순이익		1,010,846,000		4,784,580,000
X.당기순이익(순손실)		1,010,846,000		4,784,580,000

201X회계년도 OO의료원 대차대조표

과목	제 11 (당)기		제 10 (전)기	
자산				
I. 유동자산		26,707,932,000		24,598,989,000
(1)당좌자산		25,865,117,000		23,774,864,000
1.현금및현금등가물	5,349,175,000		3,775,699,000	
2.유 가 증 권	1,642,000		1,555,000	
3.의료미수금	18,565,146,000		18,510,067,000	
대손충당금	- 185,651,000		- 403,382,000	
4.의료카드미수금	1,198,478,000		1,075,040,000	
5.미수금	806,470,000		633,251,000	
6.선급금	31,000,000		15,000,000	
7.선급비용	60,012,000		59,662,000	
8.선급제세	38,845,000		107,972,000	
(2)재고자산		842,815,000		824,125,000
1.약품	185,901,000		159,562,000	
2.진료재료	634,826,000		640,556,000	
3.저장품	10,679,000		8,161,000	
4.장례식장재료	11,409,000		15,846,000	
II.고정자산		115,677,048,000		119,023,598,000
(1)투자자산		1,824,286,000		1,455,772,000
1.특정예금	621,166,000		492,797,000	
2.장기대여금	224,948,000		232,947,000	
3.보증금	978,172,000		730,028,000	
(2)유형자산		113,852,762,000		117,567,826,000
1.건물	130,615,224,000		130,615,224,000	
감가상각누계액	- 31,804,061,000	98,811,163,000	- 28,538,681,000	102,076,543,000
2.구축물	322,184,000		322,184,000	
감가상각누계액	- 297,868,000	24,316,000	- 294,404,000	27,780,000
3.기계장치	782,522,000		903,255,000	
감가상각누계액	- 782,511,000	11,000	- 903,243,000	12,000
4.의료장비	61,082,979,000		57,875,744,000	
감가상각누계액	- 49,919,115,000	11,163,864,000	- 46,634,799,000	11,240,945,000
5.차량운반구	384,905,000		370,680,000	
감가상각누계액	- 329,426,000	55,479,000	- 298,761,000	71,919,000
6.의료비품	3,144,264,000		3,016,115,000	
감가상각누계액	- 2,909,878,000	234,386,000	- 2,860,976,000	155,139,000
7.일반비품	7,254,345,000		6,851,190,000	
감가상각누계액	- 6,260,568,000	993,777,000	- 5,985,640,000	865,550,000
8.전산장비	17,479,708,000		17,113,606,000	
감가상각누계액	- 15,639,088,000	1,840,620,000	- 14,502,535,000	2,611,071,000
9.건설중인자산	729,146,000	729,146,000	518,867,000	518,867,000
자산총계		142,384,980,000		143,622,587,000
부채				
I.유동부채		42,125,970,000		40,459,576,000
1.매입채무	30,822,355,000		26,745,414,000	
2.미지급금	2,305,373,000		4,746,910,000	
3.선수금	28,523,000		28,958,000	
4.예수금	138,829,000		182,172,000	
5.예수보증금	1,259,040,000		1,221,626,000	
6.미지급비용	240,448,000		291,747,000	
7.유동성장기부채	7,331,402,000		7,242,749,000	
II.고정부채		50,695,222,000		54,610,069,000
1.장기차입금	28,535,560,000		30,305,946,000	
2.리스미지급금	17,543,611,000		19,860,644,000	
3.퇴직급여충당금	218,689,000		250,296,000	
국민연금전환금	- 638,000		- 3,467,000	
4.임대보증금	4,398,000,000		4,196,650,000	
부채총계		92,821,192,000		95,069,645,000
자본				
I.자본(기본재산)		91,563,838,000		91,563,838,000
1.기본금	91,563,838,000		91,563,838,000	
II.잉여금(결손금)		- 42,000,050,000		- 43,010,896,000
1.전기이월 이익잉여금	- 43,010,896,000		- 53,795,476,000	
2.회계변경의 누적효과	-		6,000,000,000	
3.당기순이익(순손실)	1,010,846,000		4,784,580,000	
자본총계		-49,563,788,000		48,552,942,000
부채와 자본총계		142,384,980,000		143,622,587,000

10. 국적별/카드사별 통계

[국적별 진료실적]은 외국인 진료가 있을 경우, 해당 환자의 국적에 의한 통계 집계이다. 이는 그렇게 많이 사용되는 기능은 아니다.

마지막으로 **[카드사별 통계]**는 기간에 따른 환자의 수납에서 카드로 수납한 경우에 해당 환자 대비 **'카드사명'**, **'카드번호'**, **'승인금액'** 등을 집계하기 위한 항목이다.

[수입 통계] → **[카드사별 통계]**의 실행 화면은 그림 15-17과 같다. **'거래구분'** 항목은 표 15-1에서 본 바와 같이 **'승인'**, **'취소'**의 유무를 의미하며 **'카드사명'**에는 현재 거래되는 대부분의 카드사명이 나타난다.

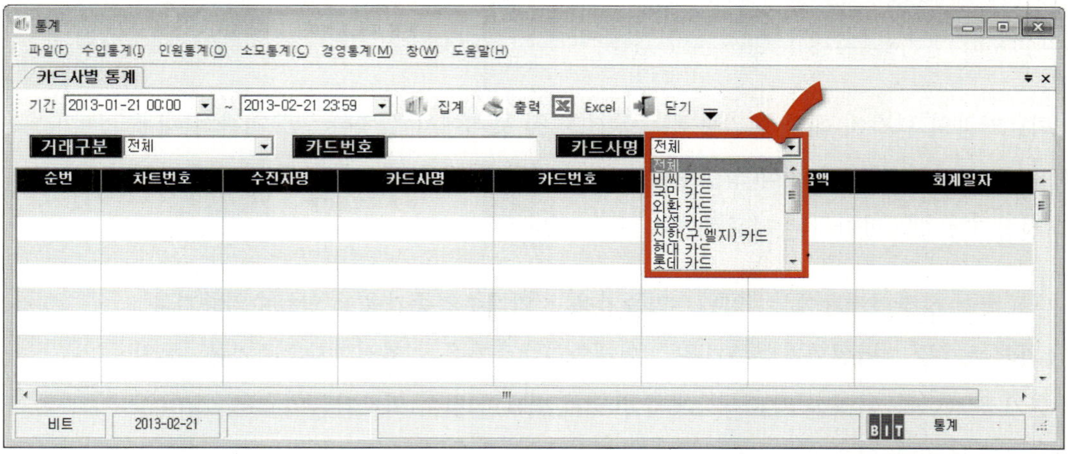

그림 15-17 **[수입 통계]** → **[카드사별 통계]** 집계 화면

15-2 인원 통계

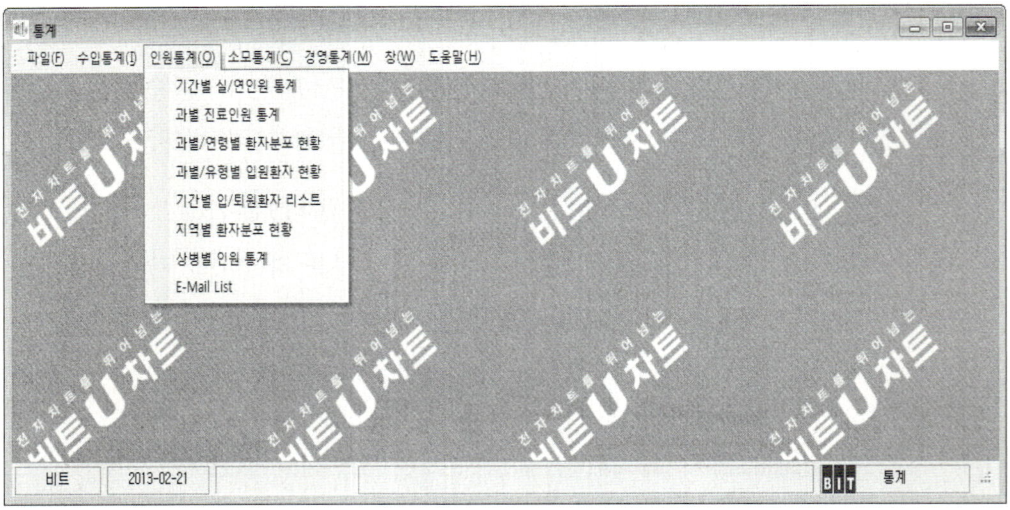

의료기관의 환자에 대한 인원통계는 앞서 병원 통계에서 설명한 의료기관의 재무 지표 중 하나인 **성장성 분석**(성장성지표)에서 다음과 같은 지표들을 통해 의료기관의 성장가능성을 판단하는 지표로 사용할 수 있다.

대표적인 성장성지표에는 **'입원수익증가율'**, **'외래수익증가율'**, **'의료수익증가율'**, **'총자본증가율'**, **'입원환자수증가율'**, **'외래환자수증가율'**, **'조정환자수증가율'** 등의 지표가 존재한다. 이러한 지표검사에서 반드시 필요한 것이 의료기관의 특정 기간(일반적으로 매월) 동안의 입원 및 퇴원 환자의 통계이다.

TIPS 15-3

성장성 지표

1. 입원수익증가율

성장성 지표

$$입원수익\ 증가율(\%) = \frac{(당기입원수익 - 전기입원수익)}{전기입원수익} \times 100$$

2. 외래수익증가율

성장성 지표

$$의료수익\ 증가율(\%) = \frac{(당기외래수익 - 전기외래수익)}{전기외래수익} \times 100$$

3. 의료수익증가율

성장성 지표

$$의료수익\ 증가율(\%) = \frac{(당기수익 - 전기수익)}{전기수익} \times 100$$

4. 총자본증가율

성장성 지표

$$총\ 자본\ 증가율(\%) = \frac{(당기총자본 - 전기총자본)}{전기총자본} \times 100$$

5. 입원환자수 증가율

성장성 지표

$$입원환자수\ 증가율(\%) = \frac{(당기입원환자수 - 전기입원환자수)}{전기입원환자수} \times 100$$

6. 외래환자수 증가율

성장성 지표

$$외래환자수\ 증가율(\%) = \frac{(당기외래환자수 - 전기외래환자수)}{전기외래환자수} \times 100$$

7. 조정환자수 증가율

성장성 지표

$$조정환자수\ 증가율(\%) = \frac{(당기입원환자수 - 전기입원환자수)}{전기조정환자수} \times 100$$

1. 기간별 실인원/연인원 통계

[통계] → [인원 통계] → [기간별 실인원/연인원 통계]를 실행하면 진료실(과목)별로 연인원(전체인원)과 실인원을 확인할 수 있다. 여기서 연인원이란 한 명의 환자가 여러 번 복수로 내원했을 때에 이를 모두 중복하여 체크한 인원수를 의미하며, 실인원이란 여러 차례 내원한 환자에 대하여 1회로 계산한 환자 수의 계산이다.

따라서, 실인원 수는 연인원 수보다 반드시 커서는 안 된다(클 수 없다).

그림 15-18은 **[기간별 실인원/연인원 통계]**의 예로 **'2013. 1. 1부터~ 2013. 12. 31까지'** 의 해당 의료기관에 내원환 환자의 실인원 수와 연인원 수를 집계한 예이다.

집계할 때에는 우선 시작기간과 종료기간을 입력하고 **[집계 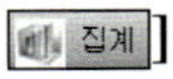]** 버튼을 누르면 집계가 바로 시작된다.

집계된 집계항목에는 **'과목**(진료과목)', **'실인원/연인원'**, **'보험**(건강보험 환자 수)', **'보호1종'**, **'보호2종'**, **'산재**(산업재해 환자 수)', **'자보**(자동차보험 환자 수)',

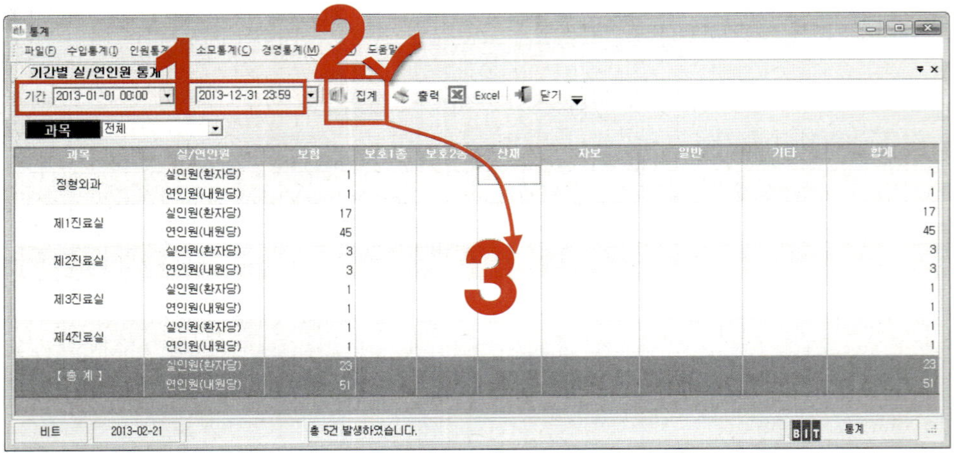

과목	실/연인원	보험	보호1종	보호2종	산재	자보	일반	기타	합계
정형외과	실인원(환자당)	1							1
	연인원(내원당)	1							1
제1진료실	실인원(환자당)	17							17
	연인원(내원당)	45							45
제2진료실	실인원(환자당)	3							3
	연인원(내원당)	3							3
제3진료실	실인원(환자당)	1							1
	연인원(내원당)	1							1
제4진료실	실인원(환자당)	1							1
	연인원(내원당)	1							1
[총 계]	실인원(환자당)	23							23
	연인원(내원당)	51							51

그림 15-18 [인원 통계] → [기간별 실인원/연인원 통계] 집계 화면

'일반(비보험 환자 수)', **'기타'** 등으로 집계가 가능하다.

2. 과별 진료인원 통계

[통계] → [인원 통계] → [과별 진료인원 통계]를 실행하면, 진료과목별로 총 내원 환자 수를 집계할 수 있다. 이를 통해 진료과별 신규환자(신환), 재진환자(재진) 등의 진찰구별 · 정보별로 집계된 정보가 그림 15-19와 같이 나타난다.

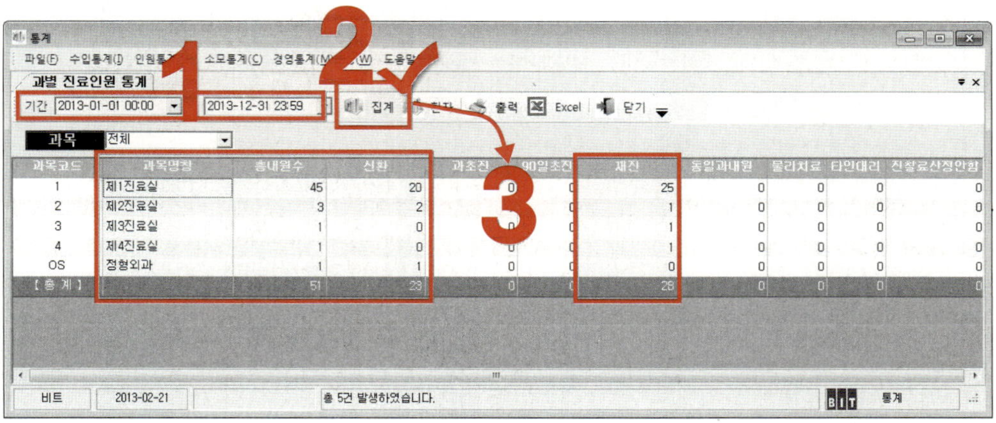

그림 15-19 **[인원 통계] → [과별 진료인원 통계]** 집계 화면

[과별 진료인원 통계]를 통해 집계되는 항목에는 '**과목명칭**(진료과목)', '**총내원수**', '**신환**(신규환자)', '**과초진**(다른 과에서는 초진이 아니지만 현재 과에서는 초진)', '**90일초진**(90일 이내 처음 방문한 환자)', '**재진**', '**진찰료산정안함**(특정한 이유로 진찰료 안 받은 환자 수)' 등을 확인할 수 있다.

3. 과별/연령별 환자분포 현황

[통계] → [인원 통계] → [과별/연령별 환자분포 현황]을 선택한다. 이 메뉴는 각 진료과별로 10세 미만에서부터 80세 이상에 이르는 환자의 성별 및 연령대별 분포를 확인할 수 있다.

그림 15-20은 **[과별/연령별 환자분포 현황]**을 확인한 예이다. 여기에서도 앞의 예와 동일하게 '**2013년1월1일부터~2013년 12월 31일까지**' 의 해당 의료기관의 집계 정보를 확인하였다.

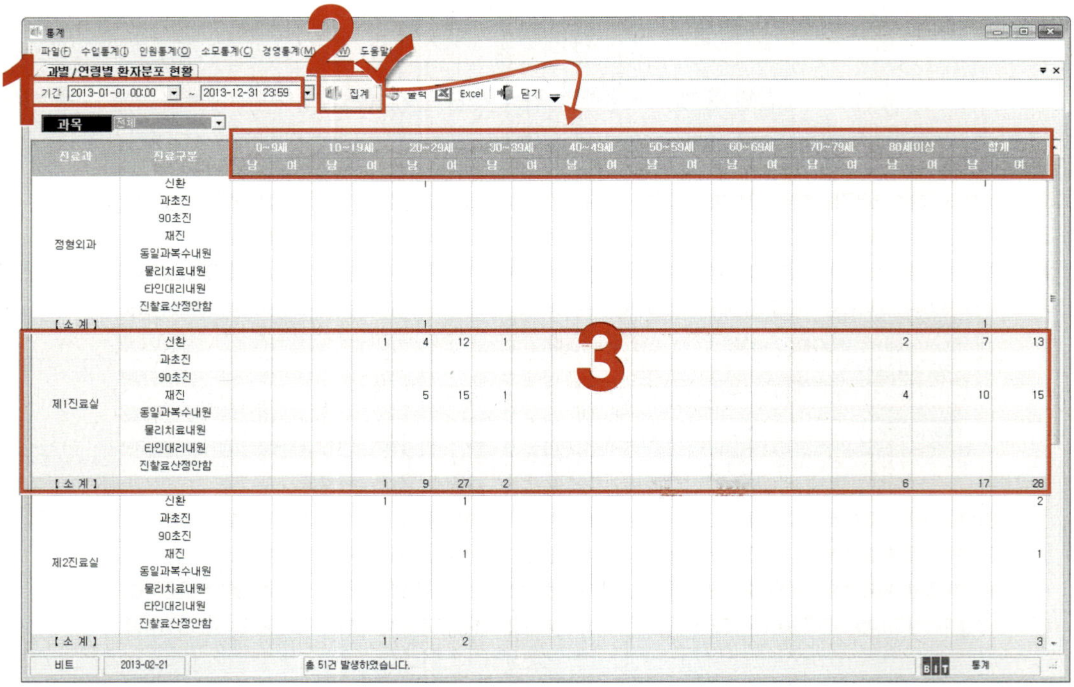

그림 15-20 [인원 통계] → [과별/연령별 환자분표 현황] 집계 화면

실습 15-2 '과별/연령별 환자분포 현황' 정보를 이용하여 엑셀로 분포표 만들기

• 다음과 같은 조건에 맞게 내원환자 중 해당 통계를 검색하시오.

조건 ① **[과별/연령별 환자분포 현황]**에서 기간을 임의의 연도 **'1월 1일부터 12월 31일까지'**로 선택한다.

조건 ② 진료과목을 "내과"로 한정한다.

조건 ③ 집계된 결과를 엑셀파일을 이용하여 **분포표**를 만들어 본다.

STEP 01 •• **'비트U차트'**에서 **[통계]**를 선택한다.

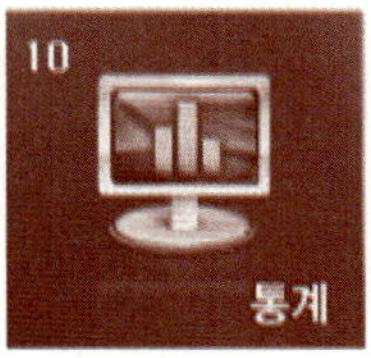

STEP 02 •• 그러면 아래와 같이 **[통계]** 창이 나타난다. 여기서 **[인원 통계]** → **[과별/연령별 환자분포현황]** 메뉴를 선택한다.

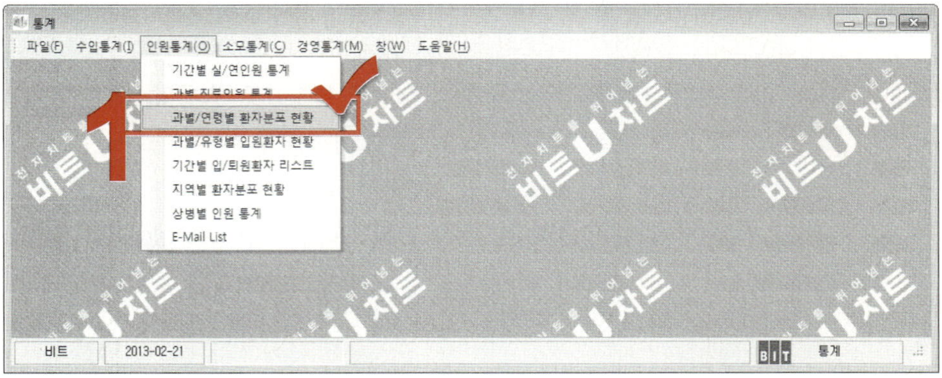

STEP 03 •• 조건 ①을 만족시키기 위해 집계할 기간을 특정 연도의 **'1월 1일부터~12월 31일까지'** 로 선택한다. 다음 단계로 **[집계** 집계**]** 버튼을 눌러 집계를 실행한다. 실행된 결과는 아래와 같다.

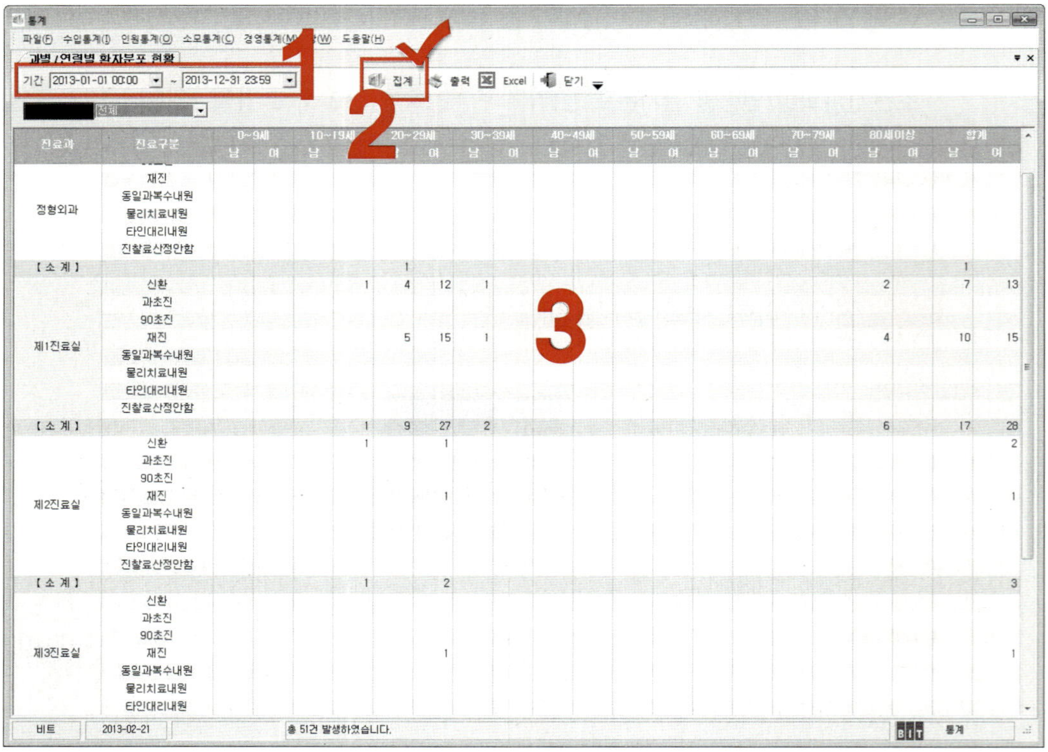

STEP 04 •• 다음으로, 엑셀에서 실제 해당 결과를 분포표로 만들어 보기 위해서 **STEP 03** 의 결과 창 위쪽에 있는 **[Excel** Excel**]** 버튼을 누른다. 그러면 다음과 같이 설치된 MS-Office의 엑셀(Excel)이 실행된다. 결과 화면을 보면 엑셀 창 아래의 워크시트 이름이 **'과별 연령별 환자분포 현황'** 이라는 이름으로 생성되어 있음을 확인할 수 있다.

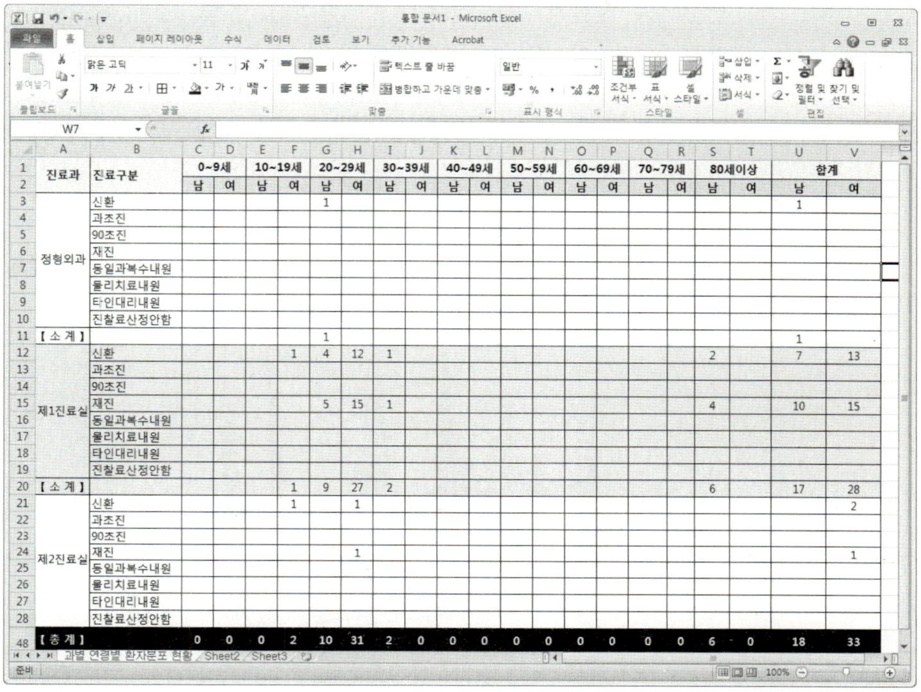

진료과	진료구분	0~9세		10~19세		20~29세		30~39세		40~49세		50~59세		60~69세		70~79세		80세이상		합계	
		남	여	남	여	남	여	남	여	남	여	남	여	남	여	남	여	남	여	남	여
정형외과	신환					1														1	
	과조진																				
	90조진																				
	재진																				
	동일과복수내원																				
	물리치료내원																				
	타인대리내원																				
	진찰료산정안함																				
【소계】						1														1	
제1진료실	신환				1	4	12	1										2		7	13
	과조진																				
	90조진																				
	재진					5	15	1										4		10	15
	동일과복수내원																				
	물리치료내원																				
	타인대리내원																				
	진찰료산정안함																				
【소계】					1	9	27	2										6		17	28
제2진료실	신환				1		1														2
	과조진																				
	90조진																				
	재진						1														1
	동일과복수내원																				
	물리치료내원																				
	타인대리내원																				
	진찰료산정안함																				
【총계】		0	0	0	2	10	31	2	0	0	0	0	0	0	0	0	0	6	0	18	33

STEP 05 •• 다음 단계로, STEP 04 에서 열린 정보를 전체 **블록 지정**한다(1).

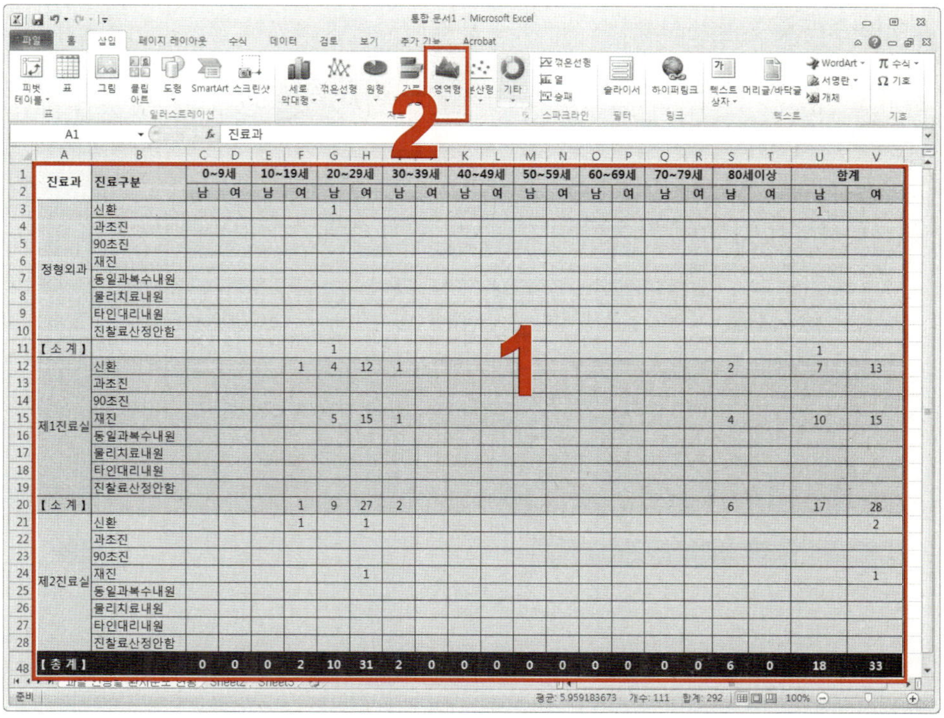

블록 지정이 되었다면 최상위 메뉴에 있는 **'삽입'**을 선택하고(2), **'차트'** 중에 **'영역형'** 차트를 선택한다(3). **'영역형'** 차트 중에서도 **'3차원 영역형'**의 맨 첫 번째 메뉴를 선택한다.

STEP 06 •• 엑셀의 작업 창에 나타난 **'3차원 영역형'** 차트를 드래그하여 적당한 크기로 늘려 준다.

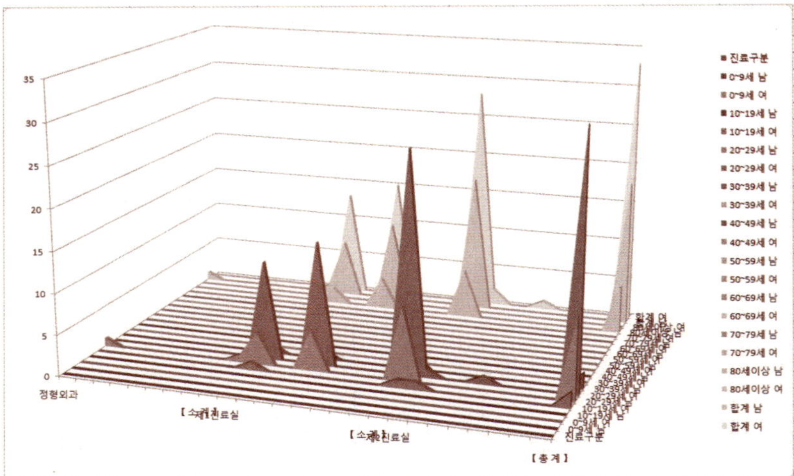

STEP 07 •• 만일, 진료실별 데이터의 크기가 크면 **STEP 06** 과 같이 차트의 굴곡이 크게 나타날 것이다. 그렇다면 특정 진료실의 소계에 해당하는 부분만을 블록 지정하여 차트를 만들어 보자.

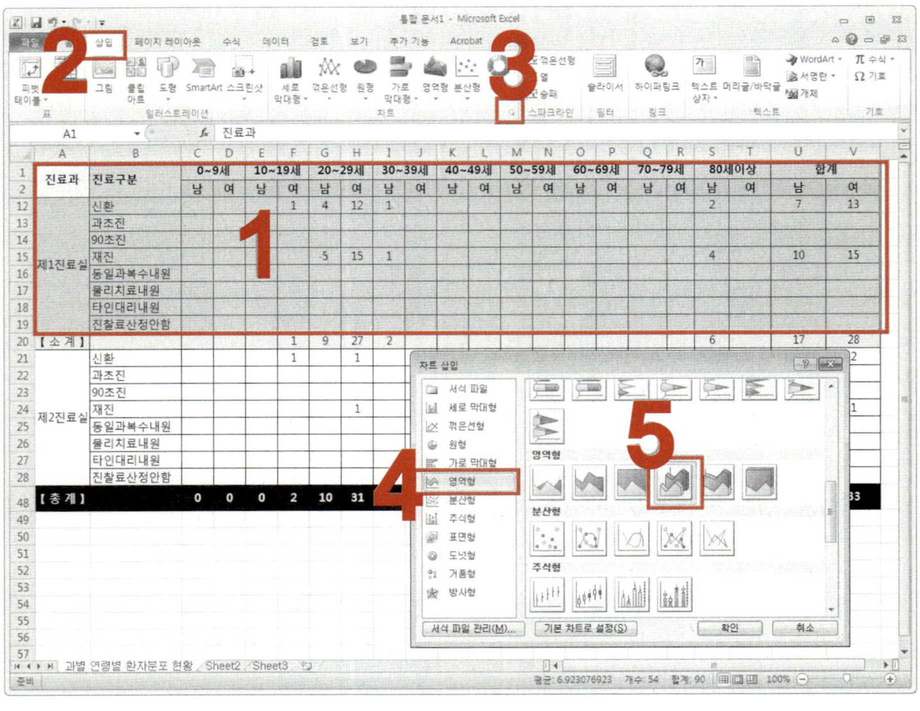

이때 ① 블록지정은 합계와 소계 부분을 제외하고 지정한다.

② 엑셀 메뉴 상단에서 **'삽입'** 메뉴를 선택한다.

③ 차트보기 아이콘을 선택한다.

④ 차트전체보기 창에서 **'영역형'** 중에 **'3차원 영역형'**을 선택한다.

STEP 08 •• 완성된 차트를 적당한 크기로 늘리면 다음과 같이 완성된 차트를 확인할 수 있다.

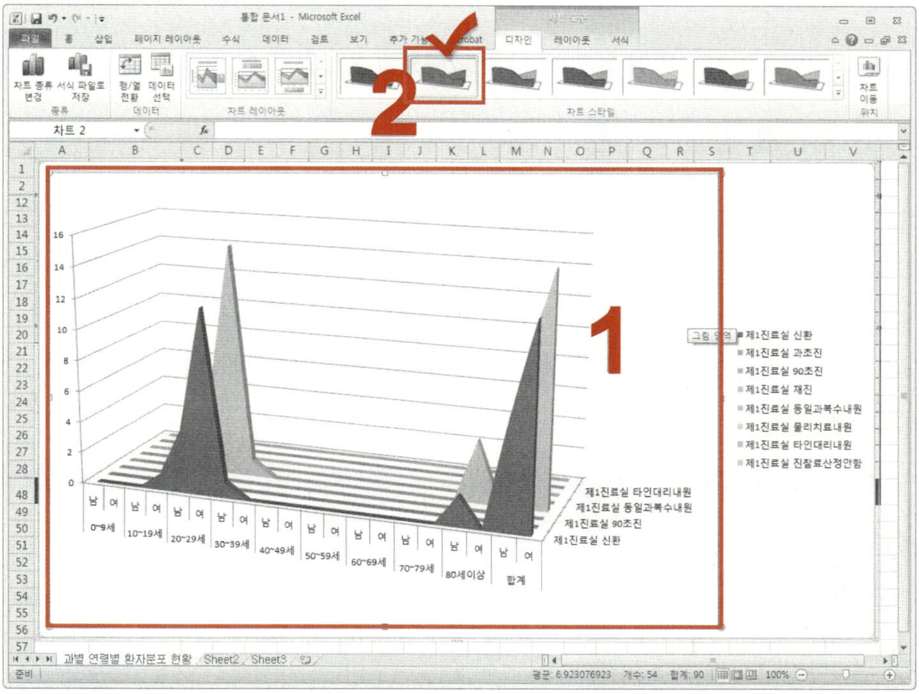

STEP 09 •• 엑셀에는 그 밖에도 다양한 차트가 마련되어 있으므로, 결과값으로 다양한 차트를 만들어 보기 바란다.

4. 과별/유형별 입원환자 현황

[통계] → [인원 통계] → [과별/유형별 입원환자 현황]을 선택한다. 이는 입원환자의 인원수 및 입원 일수를 보험유형별로 확인할 수 있도록 집계를 보여준다.

그림 15-21은 **[과별/유형별 입원환자 현황]**의 결과 예이다.

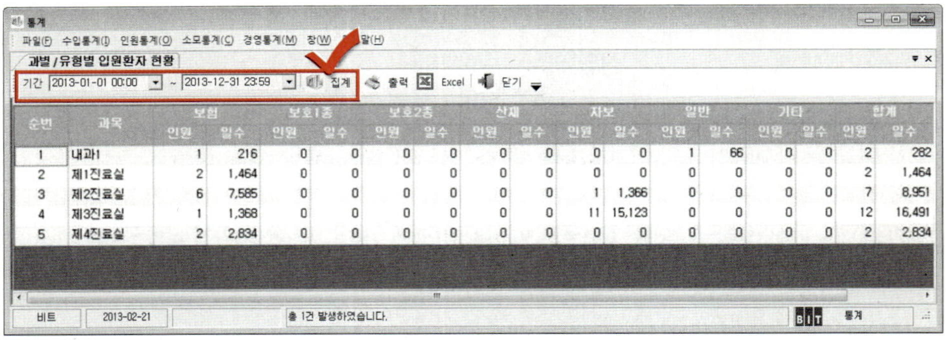

그림 15-21 [인원 통계] → [과별/유형별 입원환자 현황] 집계 화면

5. 기간별 입원/퇴원환자 명부

[통계]→ [인원 통계]→ [기간별 입원/퇴원환자 리스트]를 선택한다. 이는 해당 의료기관에 입원하거나 퇴원한 환자의 환자명부를 확인할 때 사용한다. 집계에 사용되는 조건으로는 **'입원/퇴원'**, **'과목'**, **'유형'** 별로 검색이 가능하다.

아래 그림 15-22는 특정 과목(제1진료실)의 특정 유형(국민건강보험)을 선택하여 집계한 예이다.

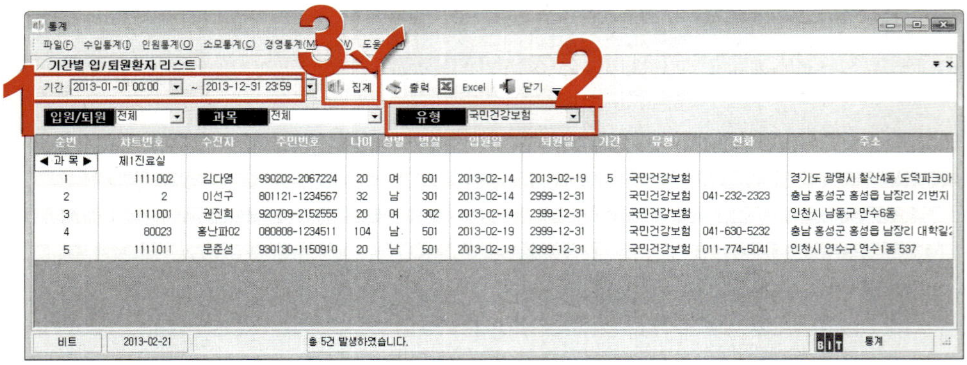

그림 15-22 [인원 통계] → [기간별 입/퇴원환자 현황] 집계 화면

6. 지역별 환자분포 현황

[통계] → [인원 통계] → [지역별 환자분포 통계]를 선택한다. 이는 내원환자의 지역별 분포를 확인하는 데 사용할 수 있는 기능이다. 조회하고자 하는 검색기간을 설정하고 집계 버튼을 누르면 해당 기간의 환자 주소내역을 보여준다. 출력되는 주소는 **'우편번호'** 우선순위로 정렬되어 출력 결과를 보여준다는 것을 명심하기 바란다.

그림 15-23은 **[지역별 환자분포 통계]**의 출력 예이다.

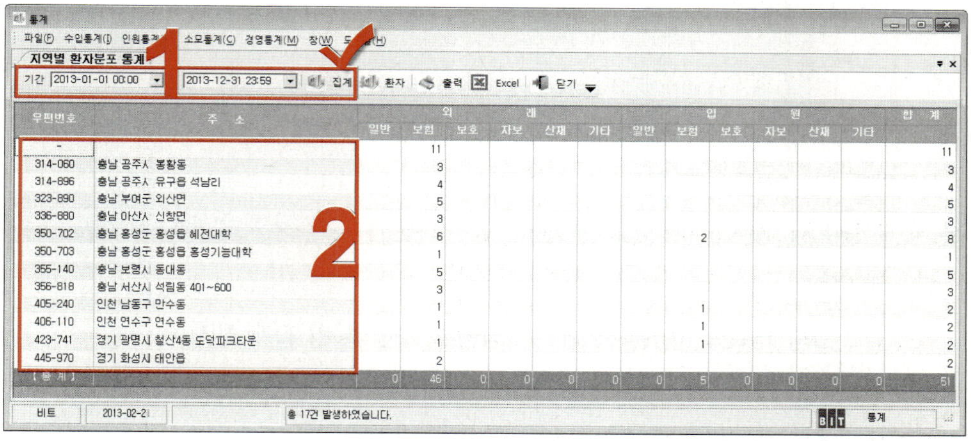

그림 15-23 [인원 통계] → [지역별 환자분포 통계] 집계 화면

7. 상병별 인원 통계

[통계] → [인원 통계] → [상병별 인원 통계]를 선택한다. 이것은 KCD의 주상병에 해당하는 상병코드(A000~Z999)에 대한 상병명을 보험유형별로 집계하는 항목이다. 이 통계를 통해 해당 의료기관에 내원하는 환자의 가장 많은 상병이나 가장 적은 상병을 확인할 수 있다. 의료기관은 이러한 통계를 대상으로 하여 의료장비 개선이나 환자 유치를 위한 활동에 집중도를 선택적으로 가능하게 한다.

아래 그림 15-24는 **[상병별 인원 통계]**의 특정 기간의 출력 예이다. 만일 내원한 환자 중에 특정 상병코드에 해당하는 환자 수만을 집계하고자 한다면 검색 항목의 **'상병'**, **'주상병'**, **'구분'** 의 선택사항을 이용한다.

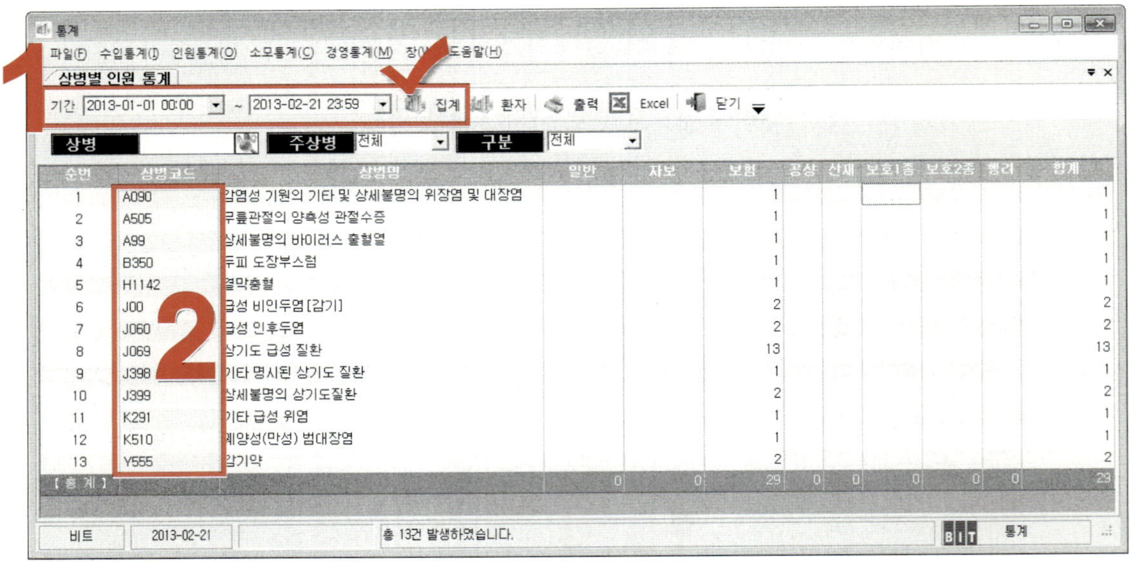

그림 15-24 **[인원 통계] → [상병별 인원 통계]** 집계 화면

그림 15-25는 **'상병'** 코드가 **'J069'**, 즉 **'감염성 기원으로 추정되는 설사 및 위장염'** 으로 내원한 환자만을 집계한 예이다.

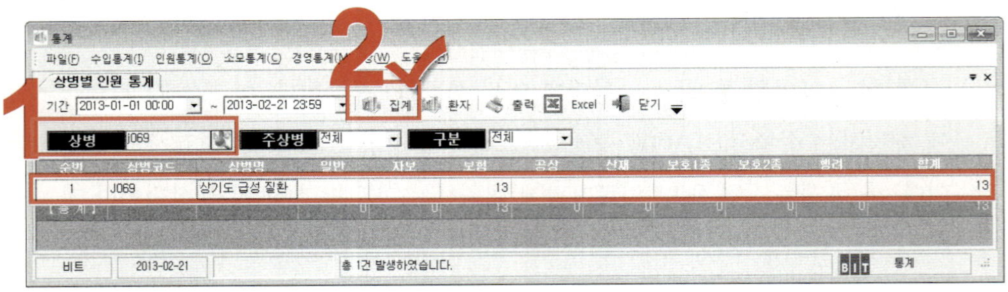

그림 15-25 상병이 **'J069'** 인 내원환자 통계의 예

TIPS 15-4

병원 CRM, 병원 e-CRM, 병원 m-CRM

1. 병원 CRM

(1) Customer Relationship Management

(2) 고객관계관리라고 해석하면 되고, 병원에서 내원환자를 대상으로 관리에 사용하는 모든 업무를 의미한다.

(3) 주요 기능 : 예약관리, 리콜관리, 내원동기분석, 불만환자관리, 소개자관리, 네트워크형 병원관리, MSO 관리 등

example: 서울대학병원에는 CRM팀을 별도로 두어 고객(환자) 만족을 위해 노력하고 있다.

2. 병원 e-CRM

(1) electronic–Customer Relationship Management

(2) CRM 중에서도 이메일을 이용하여 내원환자를 관리하는 고객관계관리에 해당한다. 인터넷을 통해 고객의 성향을 알고, 고객 만족을 위해 실시간 1대 1 의료마케팅을 실현하는 인터넷 고객관계관리를 칭하는 용어이다.

(3) 주요 기능 : 이메일을 이용한 쌍방향 커뮤니케이션, 1대 1 마케팅 기능

3. 병원 m-CRM

(1) mobile–Customer Relationship Management

(2) CRM 중에서도 휴대폰을 이용하여 고객관계관리를 하는 서비스가 이에 해당한다. 산부인과를 찾는 산모나 소아과를 찾는 소아의 경우에는 일정 기간 동안 지속적인 병원 방문이 필요하다. 특정한 예방접종이나 정기진단을 위해 고객(환자)에게 SMS 등을 이용하여 하루 전이나 몇 시간 전에 병원에 내원할 것을 알려주는 일종의 알림이 서비스나 성형외과, 피부과 등에서 새로운 기계 도입의 홍보 등에 활용되고 있다.

(3) 주요 기능 : SMS나 Shot Mail 등을 이용하여 1대 1 마케팅 기능을 제공

8. 그밖의 기능

그 밖에 **[인원 통계]**의 메뉴 중에는 내원환자의 기타 정보 중에서 이메일(E-mail) 정보만을 출력할 수 있는 기능이 있다. 대부분의 병원관리 프로그램 제작사에서는 CRM(Customer Relationship Management)이나 e-CRM과 같은 **고객관계관리**를 위한 프로그램을 별도로 개발하여 제공한다.

이는 최근에 의료기관의 경쟁심화에 의해 한 번 내원한 환자를 지속적으로 관리하기 위한 방법이라고 할 수 있는데, **[인원 통계] → [E-Mail List]** 기능은 e-CRM을 하기 위해 입력된 환자의 이메일 정보를 통해 연말연시에 이메일로 병원에서 환자를 위한 정보안내, 치료안내 등의 서비스를 위해 사용할 수 있다.

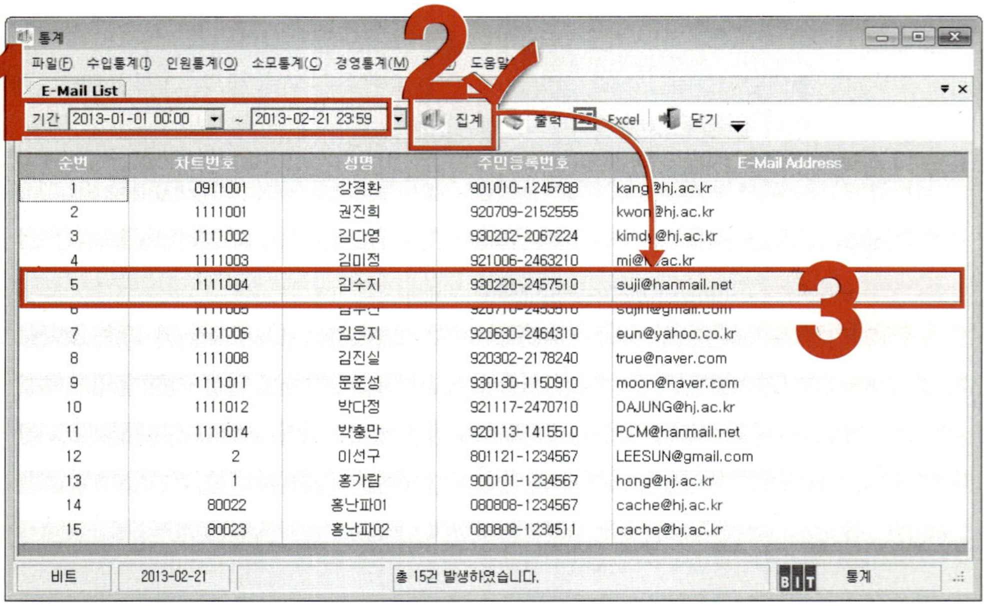

그림 15-26 [인원 통계] → [E-Mail List] 집계 화면

15-3 소모 통계

[소모 통계]는 해당 의료기관에서 외래환자나 입원환자를 치료하거나 병원의 운영에 필요한 각종 소모 의약품에 대한 총계를 집계하기 위한 항목이다.

그림 15-27은 소모 통계의 시작 화면이다. **[소모 통계]**에는 **'처방 횟수 통계'**, **'처방별 소모 통계'**, **'향정신성 의약품 통계'**, **'수탁환자 리스트'**, **'재료/행위별 소모 통계'**, **'수탁환자별 소모 통계'**, **'제약회사별 소모 통계'**, **'환자별 소모 통계'**, **'항목별 소모 통계'** 등의 메뉴를 포함하고 있다.

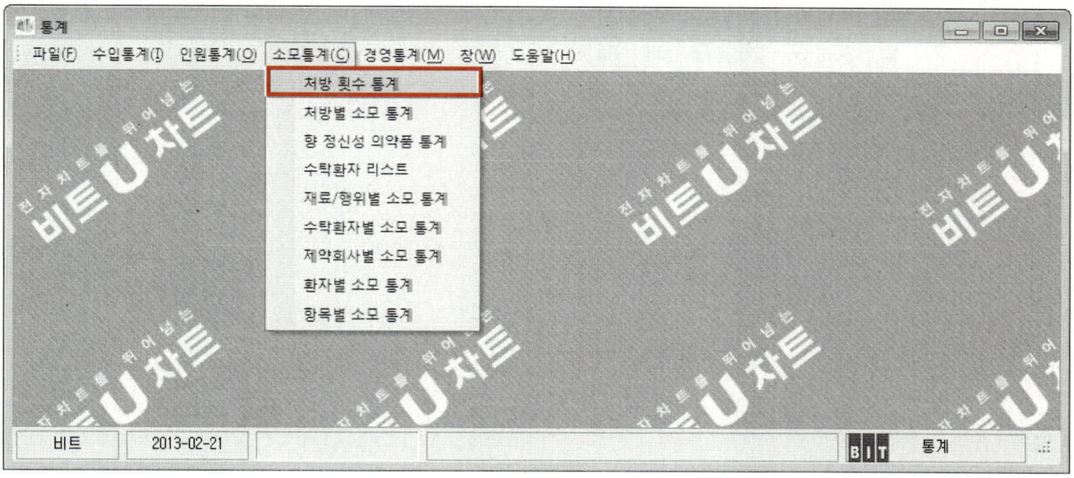

그림 15-27 **[소모 통계]** 초기 화면

이제 **[소모 통계]**의 각 메뉴를 하나씩 살펴보도록 하자.

또한 **[소모통계]**에서 사용하는 각종 검색 항목을 모아 놓은 것이 표 15-2이다.

표 15-2 **[소모 통계]**의 검색 항목

No.	구분	과 목	품 목	급여구분	재료/행위	유 형	원내/원외	수탁기관
1	전체	전체	전체	전체	전체	전체	전체	전체
2	외래	내과	01. 진찰표	급여	재료	11. 일반	원내	녹십자의료재단
3	입원	제1진료실	02. 입원료	보험적용100	행위	21. 자보-청구분	원외	삼광의료재단
4		제2진료실	03. 투약료	비급여		31. 국민건강보험		. . .
5		제3진료실	04. 주사료	본인부담100/100		38. 공상		
6		제4진료실	05. 마취료			41. 산재-공단분		
7		외과	06. 이학요법료			보호1종		
8		정형외과	07. 정신요법료			급여2종		
9		소아과	08. 처치및수술료					
10		산부인과	09. 검사료					
11			10. 방사선료					
12			11. CT					
13			12. MRI					
14			13. 특수장비					
15			14. 확인수수료					
16			16. 초음파					
17			20. 요양병원정액					
18			99. 기타					

1. 처방 횟수 통계

[통계] → **[소모 통계]** → **[처방횟수 통계]**를 선택한다. 이는 외래나 입원환자에 대하여 처방된 처방 건수의 총계를 집계하는 소모 통계 정보를 나타낸다.

[소모 통계]에는 **[수입 통계]**와 **[인원 통계]**에서는 없었던 단축아이콘이 하나 더 존재하는데, [설정 (설정 버튼)]이라는 버튼이 바로 그것이다.

그림 15-28은 **[처방횟수 통계]**의 특정 기간별 집계의 예이다.

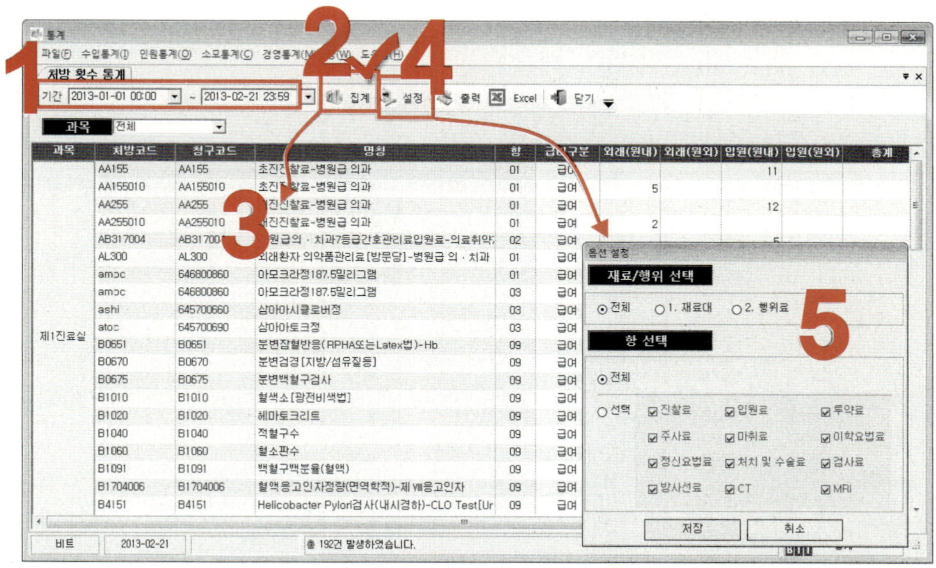

그림 15-28 **[소모 통계]** → **[처방 횟수 통계]** 집계 화면

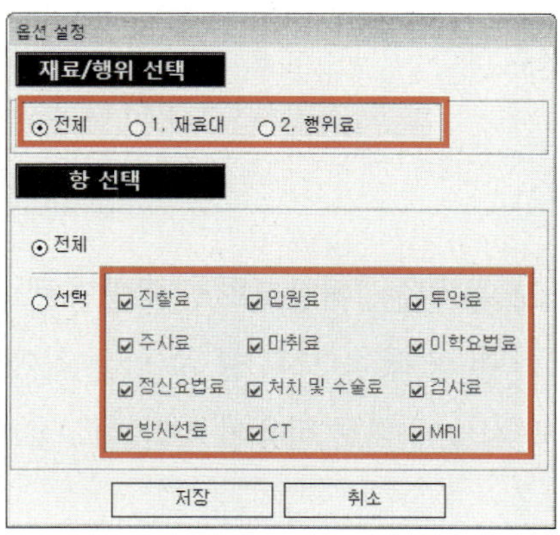

그림 15-29
[설정] 선택 화면

여기서 **[설정** **]** 버튼을 누르면 옵션 설정이 가능한데, 그림 15-29와 같은 창이 나타난다. 항목은 크게 **'재료/행위 선택'** 과 **'항 선택'** 의 2가지로 구분되는데, 처방에서 재료대와 행위료 중의 특정한 비용을 선택하거나 각 항목 중에서 특정 항목만을 선택적으로 집계할 수 있다.

그림 15-30은 **'재료대'** 만을 선택적으로 집계한 결과이다. 아래 항목에서 **'처방코드'** 는 해당 의료기관(병원)에서 자체적으로 사용하는 코드이며, **'청구코드'** 는 건강보험심사평가원에 의료급여를 신청할 때 사용되는 코드를 의미한다.

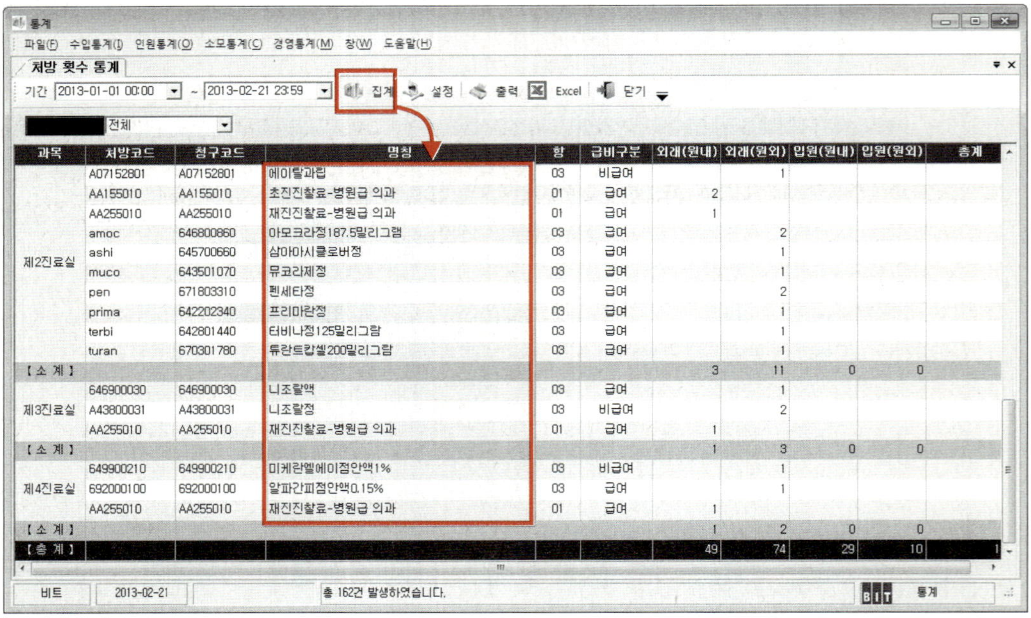

그림 15-30 **[설정]** 집계 화면 (재료대 항목만 선택)

2. 처방별 소모 통계

[소모 통계] → [처방별 소모 통계]는 **'처방코드'**, **'처방명칭'**, **'총 투여량'**, **'총 투여일수'**, **'총 소모량'**, **'단가'**, **'총 금액'** 을 모두 볼 수 있는 집계이다. 실제적으로 환자의 치료에 투여된 의약품 및 시술에 대한 비용이 기간별로 집계된다.

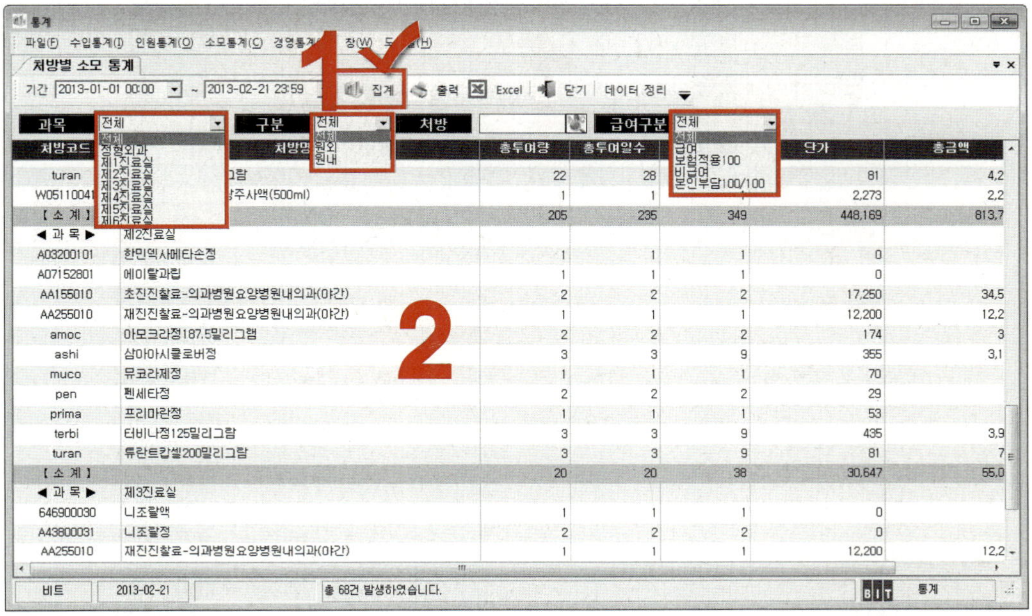

그림 15-31 **[소모 통계] → [처방별 소모통계]** 집계 화면

이때, 집계에 사용되는 검색조건으로 '**과목**(병원에 개설된 과목들)', '**구분**(원외/원내)', '**처방**(처방코드별)', '**급여구분**(급여, 보험적용100, 급여, 본인부담 100/100)' 등으로 집계가 가능하다.

위의 그림에서 보는 바와 같이 **[처방별 소모 통계]**는 심평원에 보내질 청구와는 별개로 순수하게 의료기관에서 사용된 처방의 종류, 수량, 단가에 따라 전체적으로 특정 기간 동안에 사용된 **비용의 총계**를 확인할 수 있는 집계이다.

3. 향정신성 의약품 사용 통계

[소모 통계] → [향정신성의약품]은 '**순번**', '**코드**', '**명칭**', '**차트번호**', '**수진자명**', '**진료과**', '**보험유형,**' **성별,** '**나이**', '**처방일**', '**사용량**' 등을 확인할 수 있다. 향정신성의약품이란 우리가 일명 '마약' 이라고 칭하는 약품들이 이에 해당한다. 따라서 마약(향정신성의약품)은 의료기관에서 사용 시 사용용량과 사용한 진료과, 환자명, 처방일 등의 꼼꼼한 관리가 필요하다.

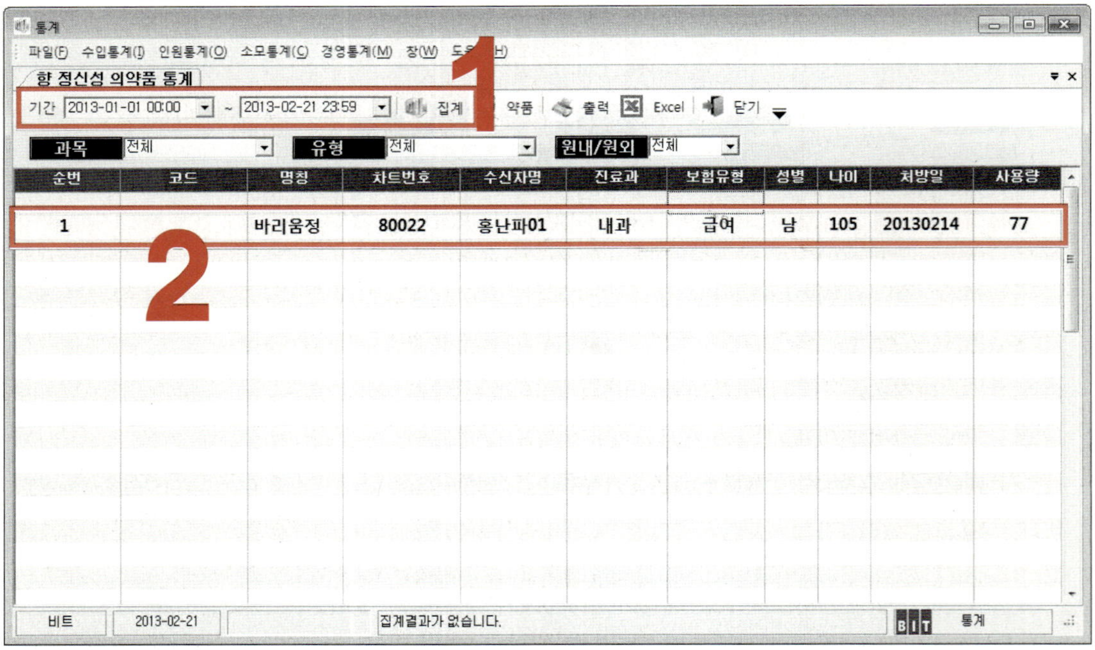

그림 15-32 **[소모 통계] → [향정신성의약품통계]** 집계 화면

4. 수탁환자 및 수탁환자별 통계

[소모 통계] → [수탁환자 리스트]는 수탁검사를 받은 환자를 **'기간별'**, **'과목별**(개설된 진료과목)', **'수탁기관별**(등록된 수탁기관)' 로 집계가 가능하다.

수탁이란 보통 임상진료실을 가동하지 않는 의료기관이 전체적인 환자의 채혈 등의 검체를 검사하는 대행업체에 의뢰하는 검사를 의미한다. 국내 대표적인 수탁기관으로는 녹십자의료재단(www.gcrl.co.kr)과 삼광의료재단(www.smalb.co.kr) 등이 있다.

그림 15-33은 특정 기간 동안에 수탁기관에 수탁을 의뢰한 환자의 집계 목록이다.

[소모 통계] → [수탁환자별 소모 통계]는 수탁검사를 의뢰한 환자별로 어떠한 검사가 수탁에 의해 이루어졌는지 환자별로 하나하나 집계가 가능하다.

그림 15-34는 **[수탁환자별 소모 통계]**의 예이다. 이때 집계되는 환자의 소모 항목

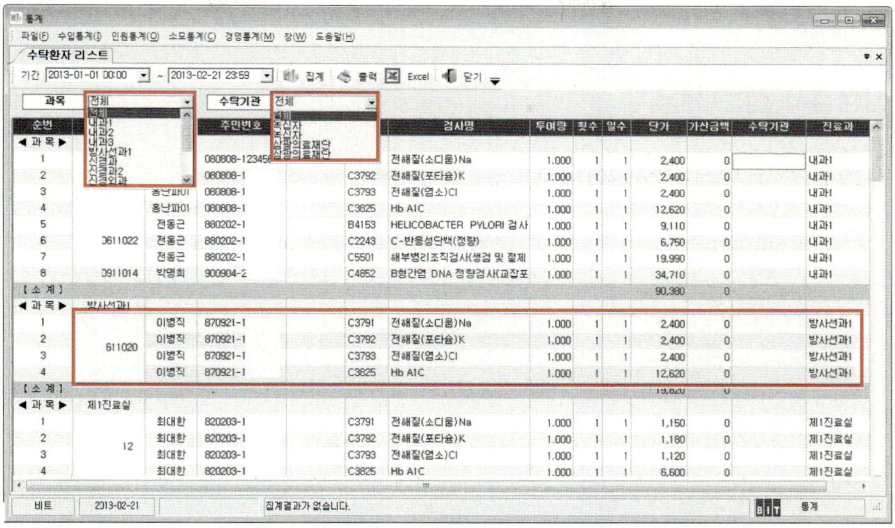

그림 15-33 **[소모 통계] → [수탁환자 리스트]** 집계 화면

에는 **'차트번호'**, **'수진자명'**, **'주민번호'**, '**코드**(수탁의뢰코드)', '**검사명**(수탁의뢰검사명)', **'투여량'**, **'횟수'**, '**단가**(비용)', **'수탁기관'**, '**진료과**(수탁의뢰한 과목)' 등이 있으며, 이에 대한 정보는 환자 개개인별로 집계가 가능하다.

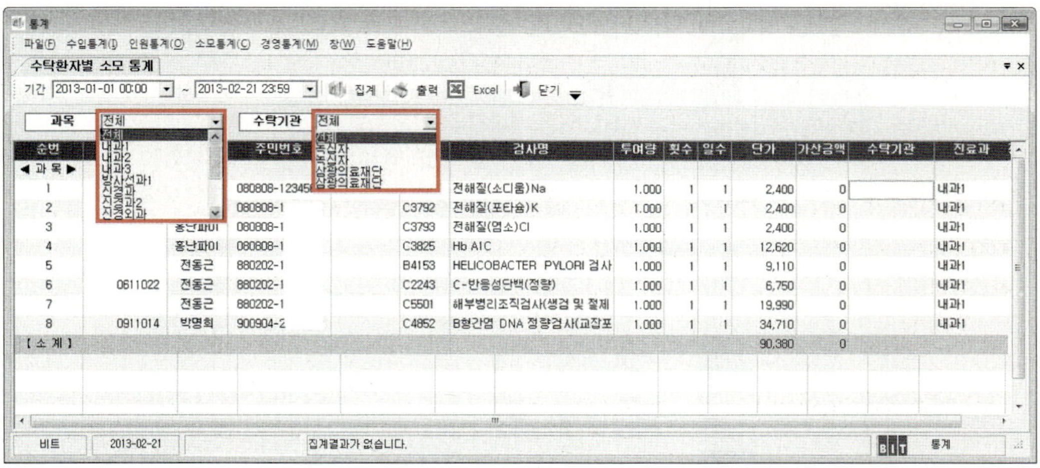

그림 15-34 **[소모 통계] → [수탁환자별 소모 통계]** 집계 화면

TIPS 15-5

임상검사 전문 센터

1. 녹십자의료재단(www.gcrl.co.kr)의 웹사이트

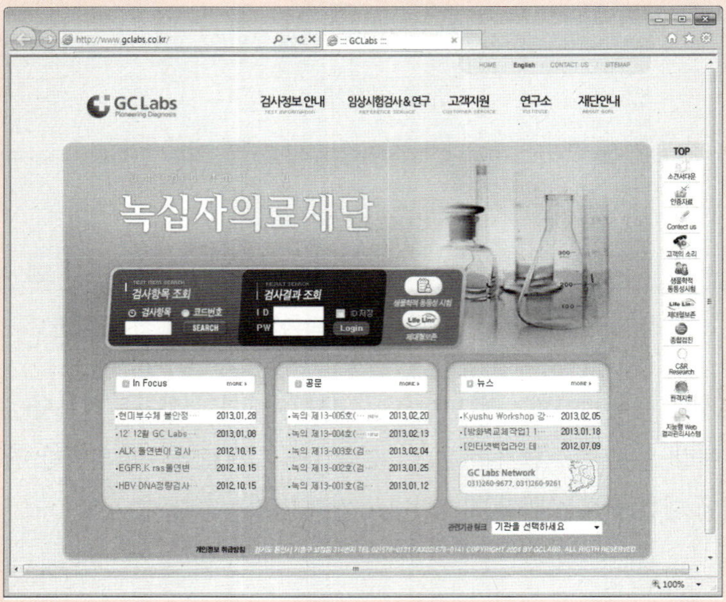

2. 삼광의료재단(www.smlab.co.kr)의 웹사이트

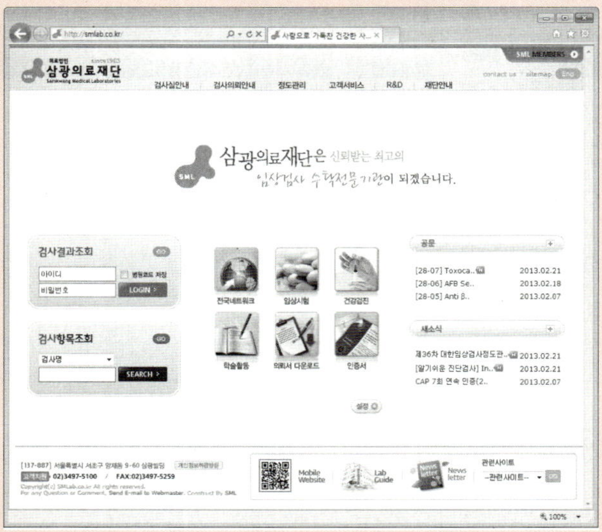

5. 재료/행위별 소모 통계

[소모 통계] → [재료/행위별 소모 통계]는 특정 기간 동안에 모든 처방코드의 작성 건수를 집계하는 항목이다. 이 통계에서는 환자의 진료행위 및 진료에 사용된 재료를 기준으로 특정 기간 동안에 사용된 소모 통계를 확인할 수 있다.

집계되는 정보에는 '**수가코드**', '**약품명칭**', '**유형**(보험유형)', '**총 투여량**', '**투약 일수**', '**총 사용량**', '**일평균**(일일평균 사용 횟수)', '**품목**', '**재료/행위**(둘 중의 하나)', '**원내/원외**(원내처방 혹은 원외처방)' 등의 정보가 수록된다.

그림 15-35는 **[재료/행위별 소모 통계]**에 대한 집계 예이다.

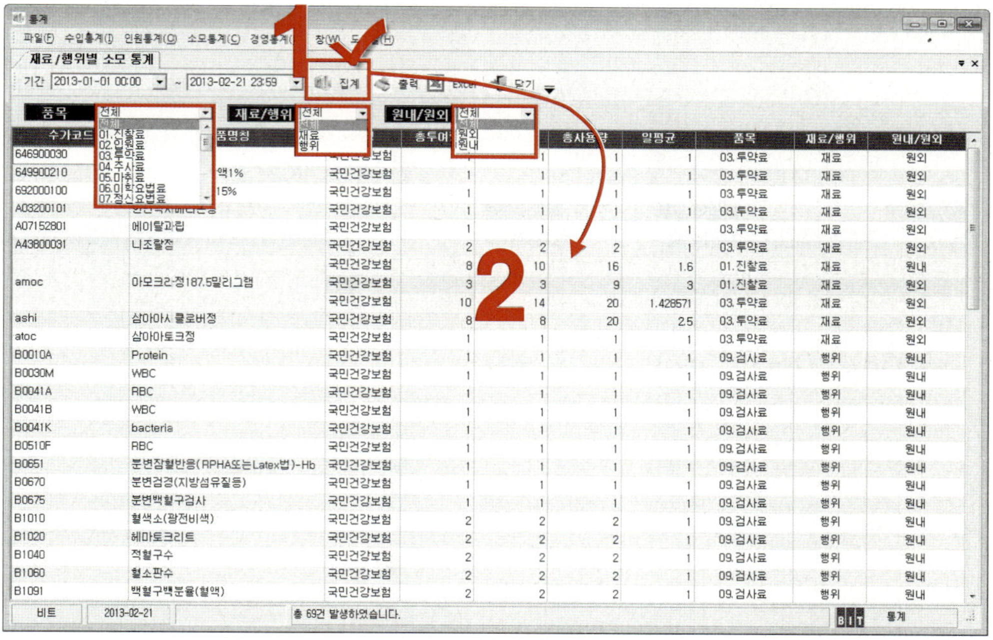

그림 15-35 [소모 통계] → [재료/행위별 소모 통계] 집계 화면

6. 제약회사별 소모 통계

[소모 통계] → [제약회사별 소모 통계]는 해당 의료기관에서 사용한 제약회사별 의약품의 양을 집계하는 데 사용된다. 이러한 제약회사별 소모 통계를 통해 해당 의료기관에서 특정기간(보통 1개월 단위) 동안에 사용한 모든 약제의 사용비용을 확인할 수 있다.

또한 이 통계는 특정 제약사의 약품 사용의 많고 적음을 판단하고, 약품의 제고를 최적화하는 데 참고자료서의 역할을 담당한다.

그림 15-36은 특정 기간(1개월) 동안에 전체 제약회사의 약품 소모 내역을 집계한 예이다. 그림 내부의 사각형 안에는 한미약품(주)의 **'뮤코라제정'**과 **'메디락디에스장용캅셀'**, '코푸스티시럽' 등이 진료실에서 처방된 내용을 보여주고 있다.

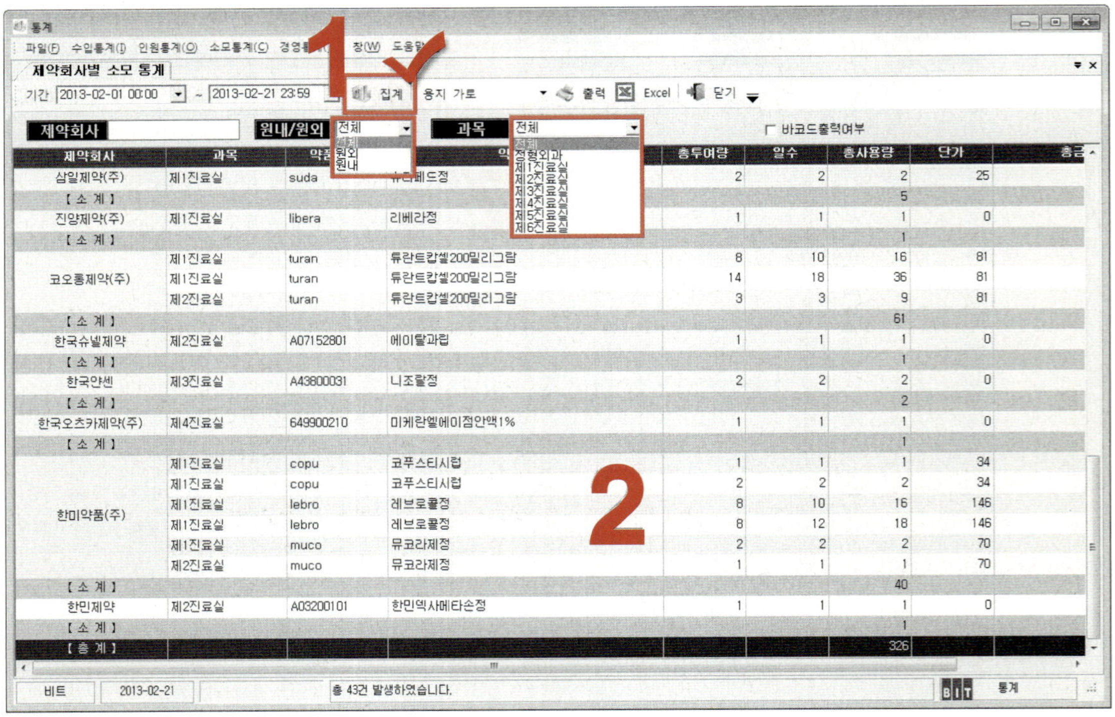

그림 15-36 **[소모 통계] → [제약회사별 소모 통계]** 집계 화면

TIPS 15-6

약제정보 검색하기

1. 비트컴퓨터의 드럭인포(Drug Info) 사이트

(1) 사이트명 : www.druginfo.co.kr

(2) 검색정보 : 약제검색, 제품식별, 성분정보, 환자복약지도, 약제심사비지침

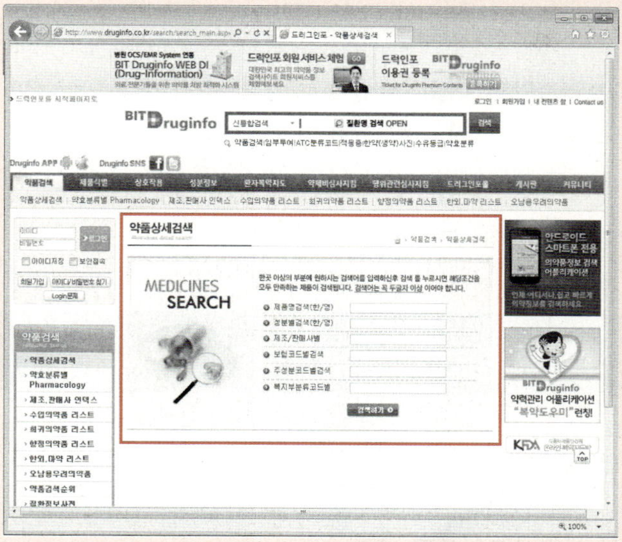

2. 대한민국의약품정보센터(KIMS) 사이트

(1) 사이트명 : www.kimsonline.co.kr

(2) 검색정보 : 약제검색, 제품식별, 성분정보, 환자복약지도, 약제심사비지침

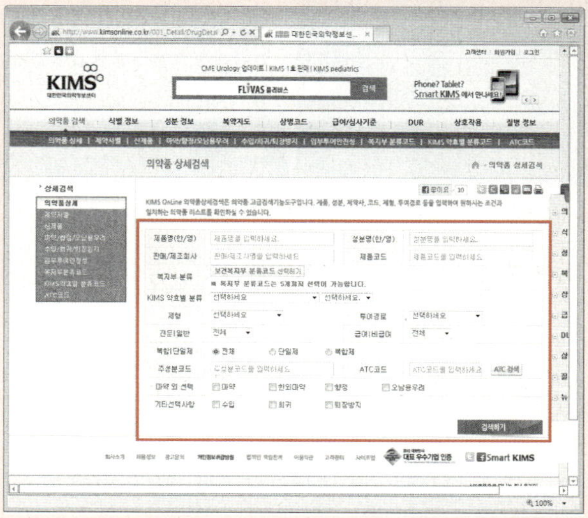

TIPS 15-7

약제정보 스마트폰으로 검색하기

약재정보에 대한 검색이 2010년에 접어들면서 스마트폰의 출시와 함께 어플리케이션으로 개발되어 제공되고 있다. 대표적인 어플리케이션은 스마트폰용 **드럭인포**(비트컴퓨터)와 KIMS(대한민국의약품정보센터) 등이다.

1. 스마트폰용 드러그인포(Drug Info)

(1) 지원휴대폰 : Android(갤럭시S2/S3/S4), ISO(iPhone, iPad)

(2) 검색정보 : 약제검색, 제품식별, 성분정보, 환자복약지도, 약제심사비지침

[example] App Store, Play Store

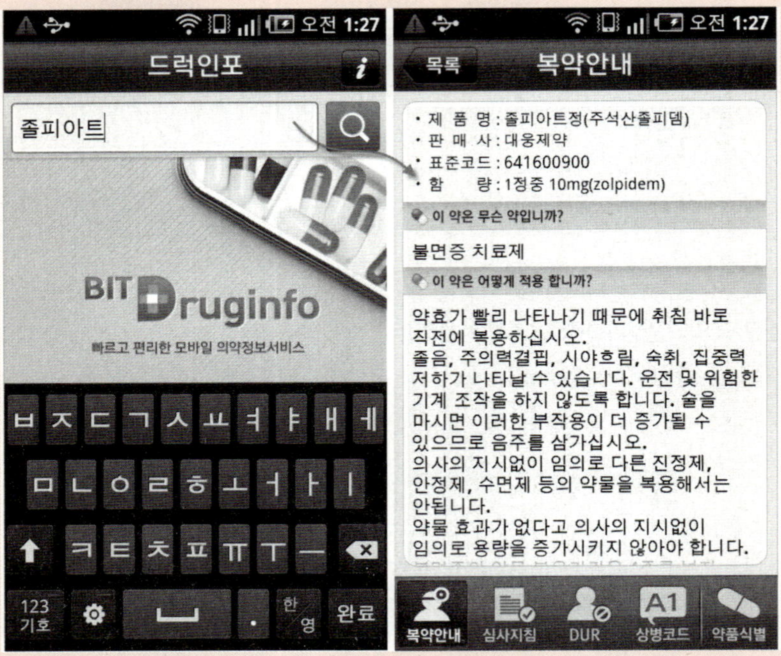

2. 스마트폰용 KIMS 모바일

(1) 지원휴대폰 : Android(갤럭시S2/S3/S4), ISO(iPhone, iPad

(2) 검색정보 : 약제검색, 제품식별, 성분정보, 환자복약지도, 약제심사비지침

[example] App Store, Play Store

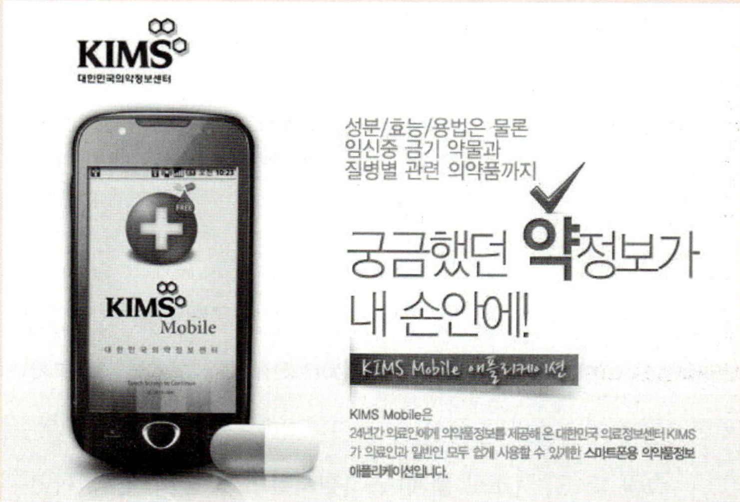

7. 환자별 소모 통계

[소모 통계] → [환자별 소모 통계]는 특정 기간 동안에 내원한 환자의 소모 통계를 집계한다. 검색 항목으로는 **'처방(처방명칭)', '과목(의료기관 개설과목명)', '유형(표 15-2의 유형 참조)'** 등에 의해 집계가 가능하다.

이러한 조건에 의해 집계된 환자별 소모 통계를 확인하면 그림 15-37과 같다. 집계된 정보의 항목을 살펴보면, **'처방코드'**, **'처방명칭'**, **'유형**(일반/자보/보험/공상/산재/보호1/보호2)', **'차트번호'**, **'성명**(환자명)', **'투여량'**, **'투여일수'**, **'급/비**(급여/비급여)', ' **처방일자'**, **'주민번호'**, **'전화번호'**, **'주소'** 등의 정보를 확인할 수 있다.

이때 집계되는 정보의 정렬순서는 과목(진료과목) 우선순위에 따라 결정된다.

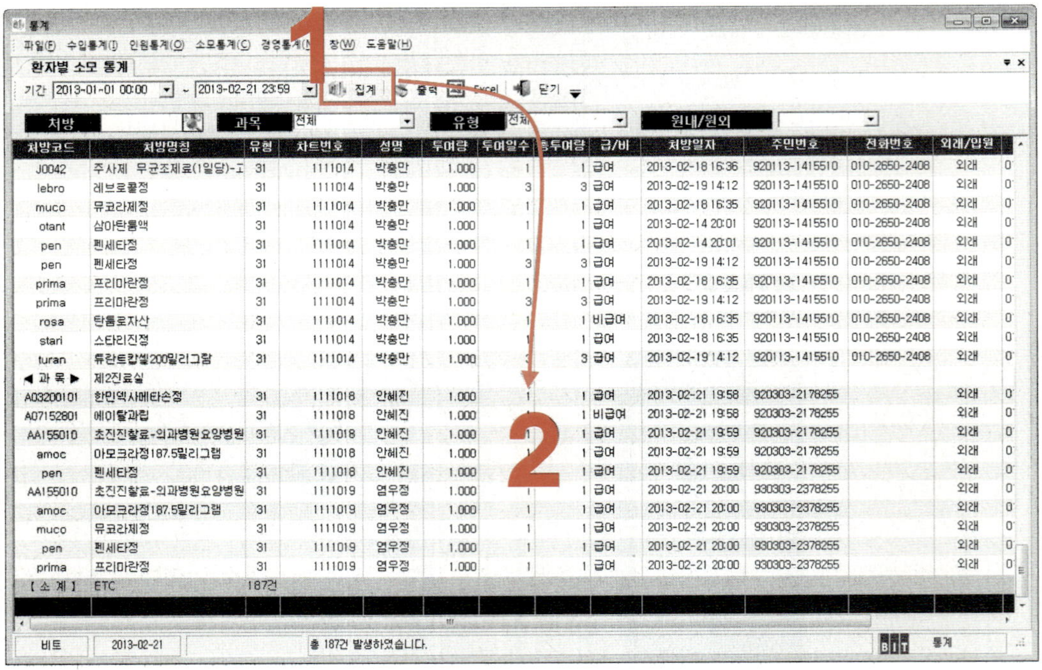

그림 15-37 **[소모 통계] → [환자별 소모 통계]** 집계 화면

8. 항목별 소모 통계

[소모통계] → [항목별 소모 통계]는 소모된 처방코드별 전체 **'단가'**, **'소모량'**, **'금액**(단가X소모량)', **'가산금액'**, **'총 금액**(금액 + 가산금액)' 등의 정보를 처방코드별로 집계한다. 집계되는 순서는 소모 품목의 항목별 우선순위에 의해 정렬된다.

그림 15-38은 **[항목별 소모 통계]**의 예이다. 이때 집계는 각 구분 항목별로 소계와 전체 합계를 모두 확인할 수 있다.

[항목별 소모 통계]를 통해 해당 의료기관에서 판단할 수 있는 정보로는 각 구분 과목별 실제 소모재료비 및 진찰료 등의 인건비 등을 항목별로 구분하여 통계를 낼 수 있어 의료기관에서 사용되는 모든 원가계산 및 재무지표 중에 생산성 지표에 해당하는 직원 1인당 부가가치를 계산하는 데에도 활용할 수 있을 것이다.

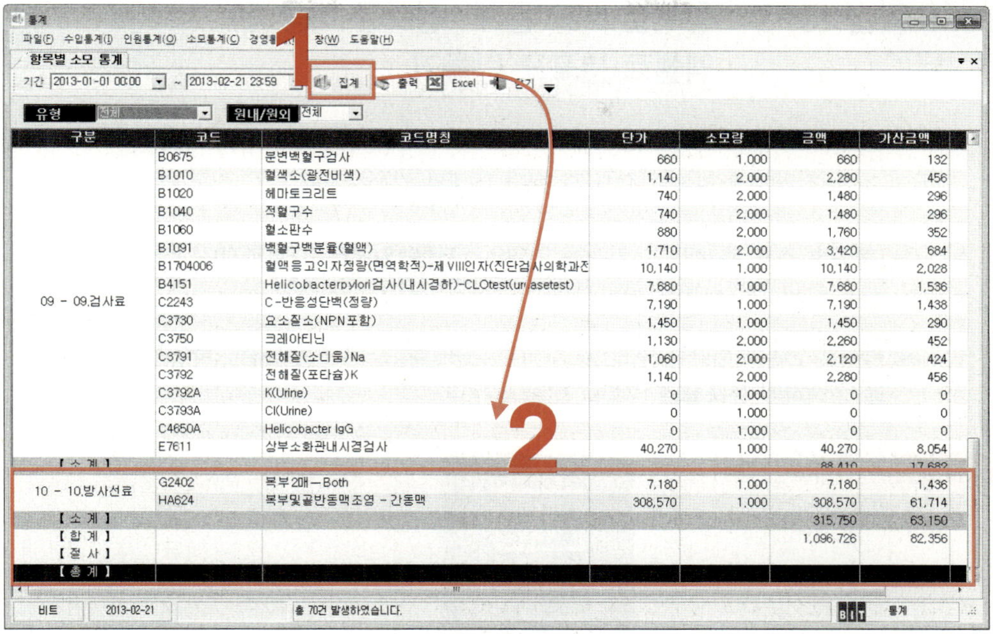

그림 15-38 [소모 통계] → [항목별 소모 통계] 집계 화면

마지막으로 **[항목별 소모 통계]**를 이용하여 간단한 실습을 수행해 보도록 하자.

실습 15-3 '항목별 소모 통계' 정보를 이용하여 엑셀로 분포표 만들기

• 다음과 같은 조건에 맞게 내원환자 중 해당 통계를 검색하시오.

조건 ① **[항목별 소모 통계]**에서 기간을 임의의 **1개월(1일부터 31일까지)**로 선택한다.
조건 ② 집계된 정보를 엑셀로 출력한다.
조건 ③ 출력된 엑셀파일을 이용하여 '항목별 소모 통계' 정보 중에서 **'검사료'** 항목만을 선택하여 **분포표**를 엑셀로 만들어 본다.

STEP 01 •• **'비트U차트'**에서 **[통계]**를 선택한다.

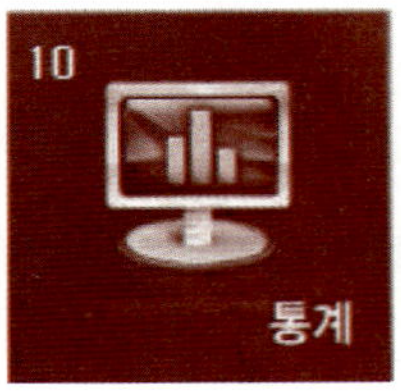

STEP 02 •• 그러면 아래와 같이 **[통계]** 창이 나타난다. 여기서 **[소모 통계]** → **[항목별 소모 통계]** 메뉴를 선택한다. 기간을 조건 ①에 맞도록 **1개월(1일부터 31일까지)**로 선택한 후, **[집계** [집계]**]** 버튼을 누른다.

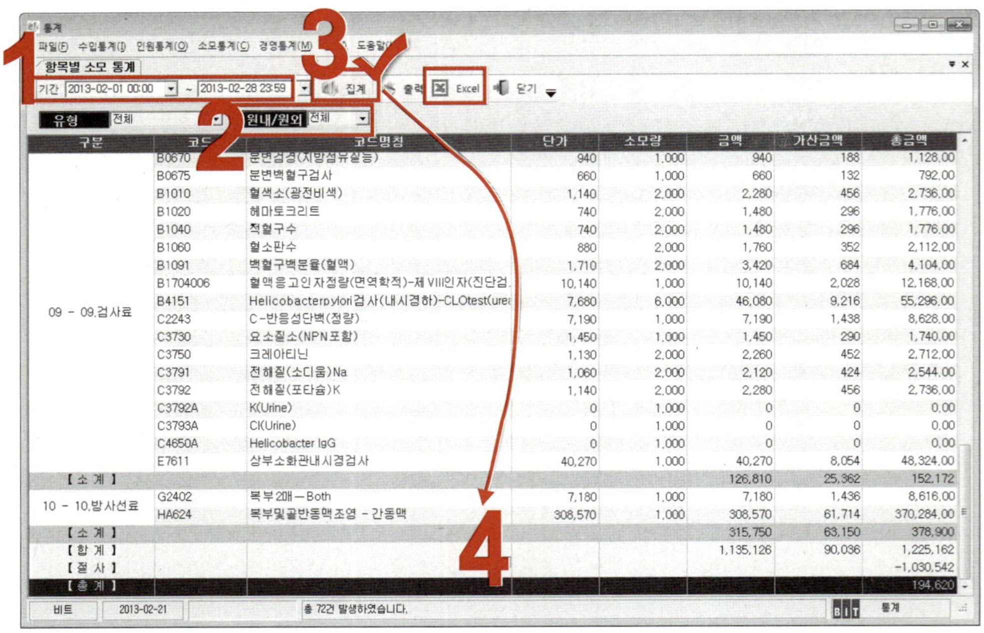

STEP 03 •• 집계 결과가 나타났다면, 조건 ②에 맞도록 엑셀파일로 집계결과를 출력시키기 위해 [Excel [Excel]]을 눌러 엑셀 프로그램으로 이동한다.

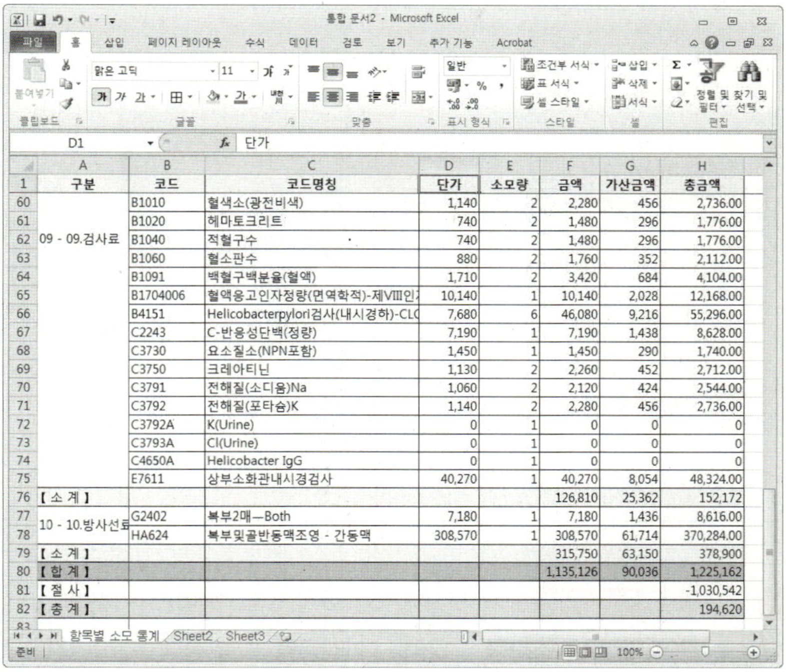

STEP 04 •• 이 중 **'과목'**이 **'09.검사료'**인 항목을 찾아 검사료 소계 이전까지 블록 지정한다.

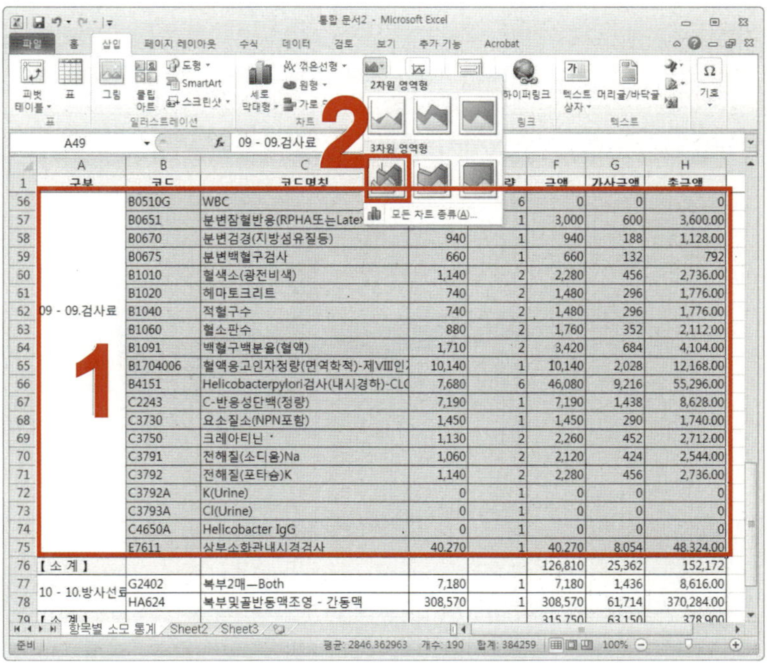

STEP 05 •• 엑셀의 위쪽 메뉴에서 **[삽입]** 메뉴를 선택한 후, **'차트'** 항목에서 **'3차원 영역형'** 을 선택하여 차트의 크기를 조절한다.

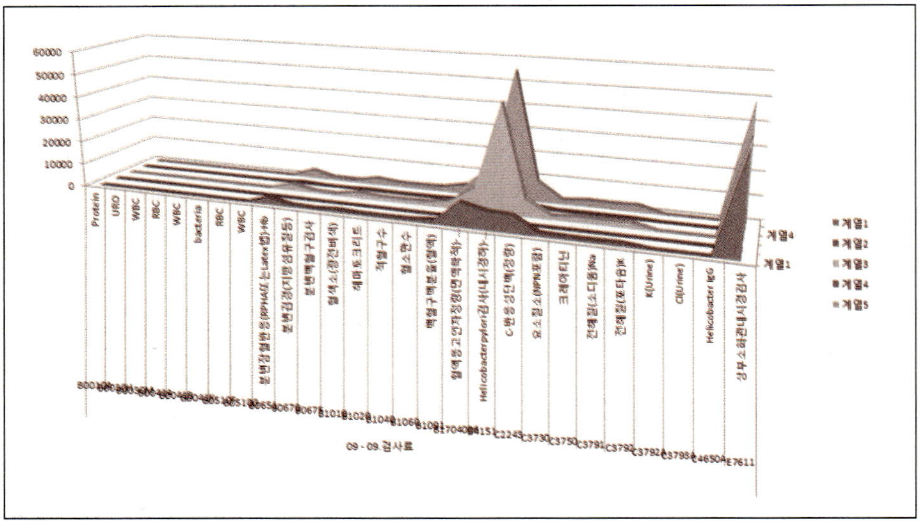

STEP 06 •• 위의 **STEP 05** 에서 생성된 차트의 오른쪽 **'계열1'** ~ **'계열5'** 까지의 제목을 다음과 같이 **'단가'**, **'소모량'**, **'금액'**, **'가산금액'**, **'총 금액'** 으로 변경해 보자. 이를 위해 차트가 선택된 상태에서 엑셀(엑셀2010 기준)의 차트도구 서식인 **'디자인'** → **'데이터 선택'** 버튼을 누른다.

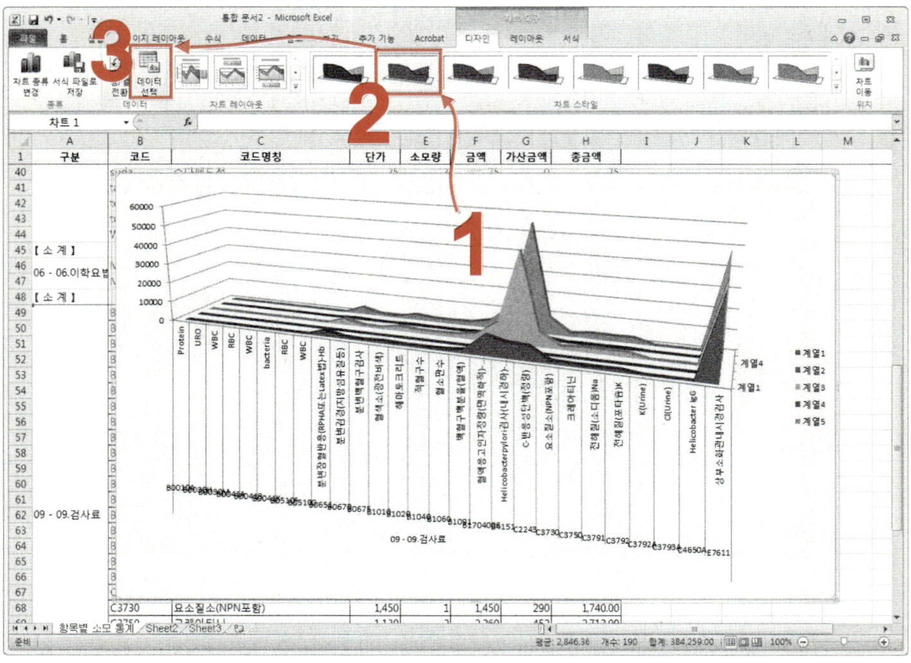

STEP 07 •• 그러면 아래와 같이 **[데이터 원본 선택]** 창이 나타난다. 여기서 왼쪽의 **[범례 항목(계열)]**에서 **[편집** [편집(E)] **]** 버튼을 눌러 **'계열1'**에서 **'계열5'**까지의 제목을 변경한다.

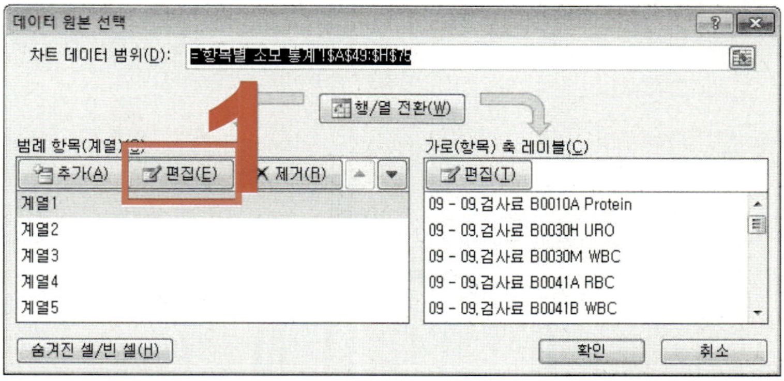

STEP 08 •• 변경된 항목의 결과는 다음과 같다.

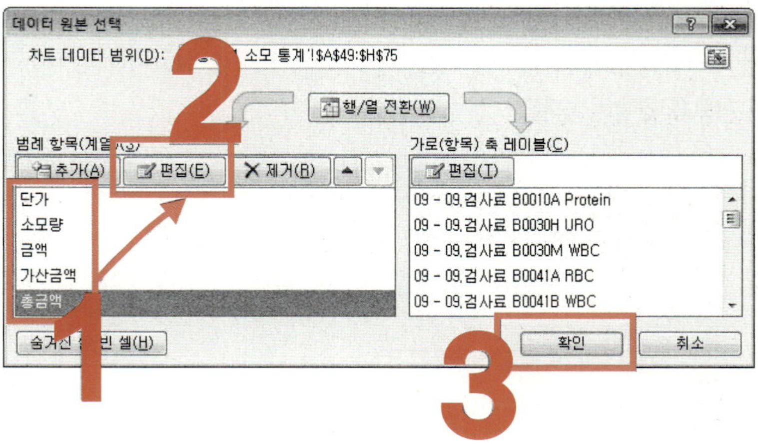

STEP 09 •• 완성된 차트를 확인하면 다음과 같다.

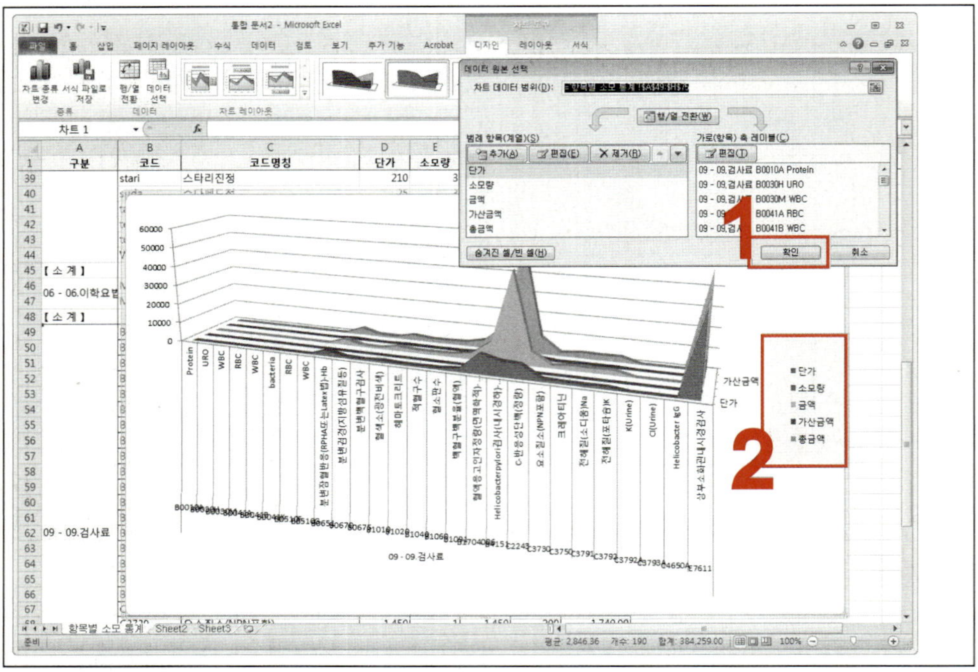

STEP 10 •• 마지막으로 글상자를 이용하여 차트의 제목까지 입력하여, 다음과 같이 완성된 차트를 만들어 보자.

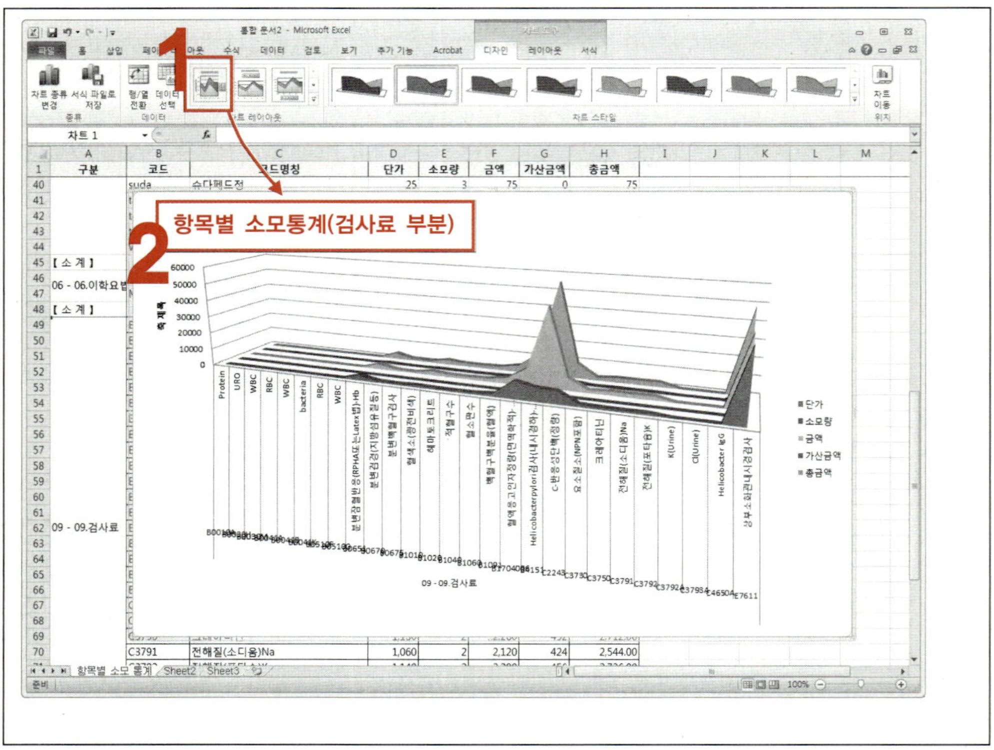

15-4 경영 통계

[경영 통계]는 2010년 새롭게 추가된 메뉴 항목으로 해당 의료기관에서 외래환자에 대한 경영통계정보와 일일집계를 간편하게 확인할 수 있는 집계 프로그램이다.

[경영 통계] 항목에서는 일자별 진료수익분석, 주치의 수익분석, 보험수익분석, 초/재진 수익분석 등을 수치값 또는 그래프 형식으로 표현 가능하며, 경영보고서 형태로 문서화도 가능하다.

그림 15-39는 소모 통계의 시작 화면이다.

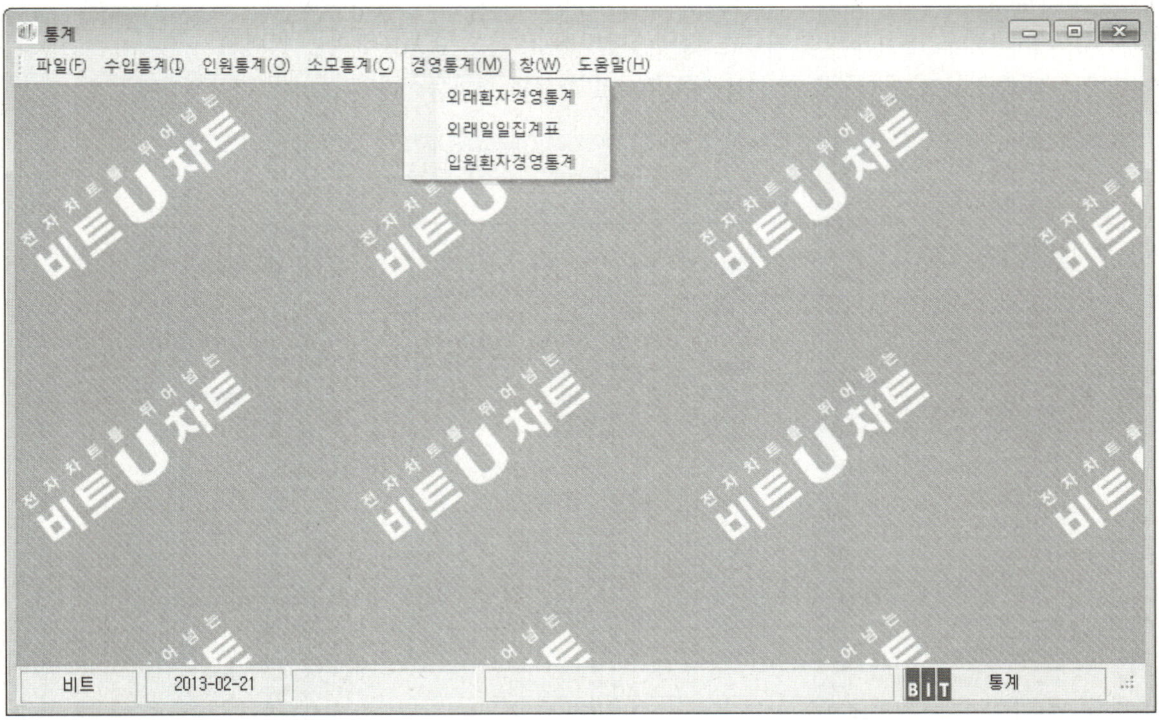

그림 15-39 **[소모 통계]** → **[경영 통계]** 초기 화면

1. 외래환자 경영 통계

[소모 통계] → [외래환자 경영 통계]는 특정 기간 동안에 외래환자의 각종 수익분석을 집계하여 경영보고서를 작성하는 메뉴이다. 여기에서는 **'일자별 진료수익분석'**, **'일자별 주치의 수익분석'**, **'일자별 보험수익분석'**, **'일자별 초재진수익분석'** 등의 분석을 각각 개별적으로 산정하여 수치화할 수 있으며, 그래프와 경영보고서 형태로 출력 가능하다.

이를 통해, 병원관리자 및 병원장이 외래에서의 모든 경영실적을 한눈에 진단할 수 있게 하는 새로운 정보 체계 서비스를 제공하고 있다.

그림 15-40은 **[외래환자 경영 통계]**의 일정기간 집계 결과 리포트의 예이다. 그림에서와 같이 크게 3개의 영역으로 구분할 수 있는데, **[집계]**를 통해 얻게된 결과 중 **(A)란 영역**은 각 수익항목별 수치정보로 보여주는 영역이고, **(C)란 영역**은 **(A)란 영역**의 정보를 그래프 형식으로 보여주는 영역이다. 마지막으로 **(B)란 영역**은 이러한 항목별 수익분석 자료를 경영보고서 형식의 문서로 작성된 결과물이다.

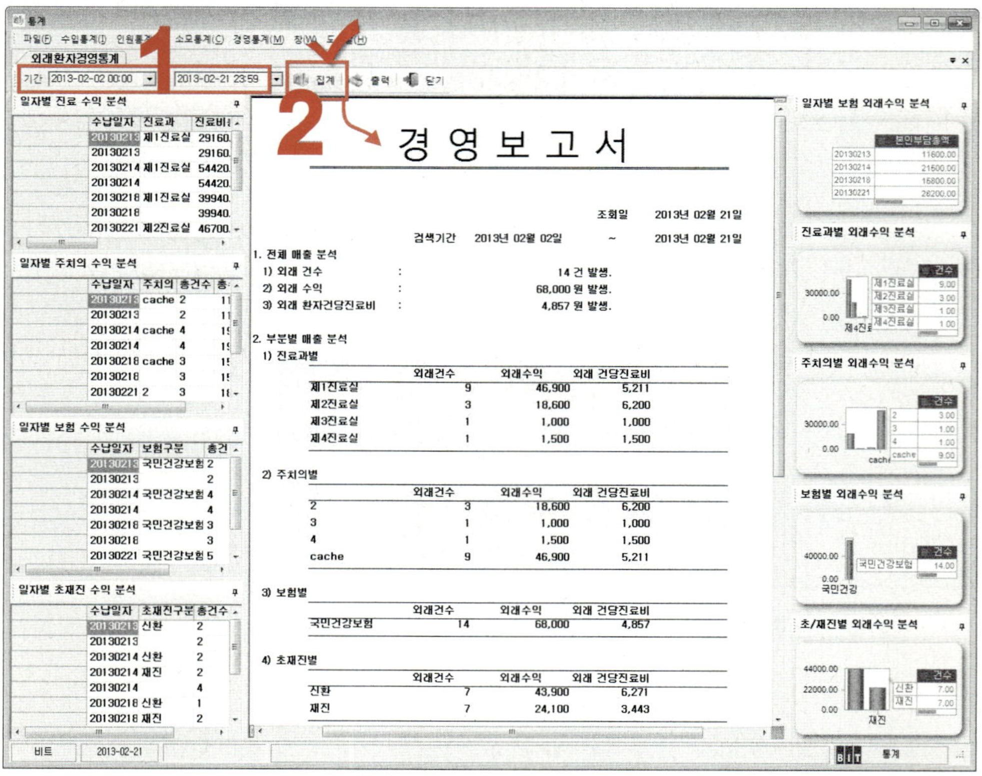

그림 15-40 [소모 통계] → [경영 통계] → [외래환자 경영 통계] 초기 화면

만일, (A)**란 영역**의 수치 지표를 보다 자세히 보려면 (A)**란**과 (B)**란 영역** 사이를 마우스로 드래그 하면 그림 15-41과 같이 보다 자세한 수치정보를 확인할 수 있다.

또한 각 수익지표별 그래프를 확인하고 싶다면 그림 15-40의 (C)**란**과 (B)**란 영역**

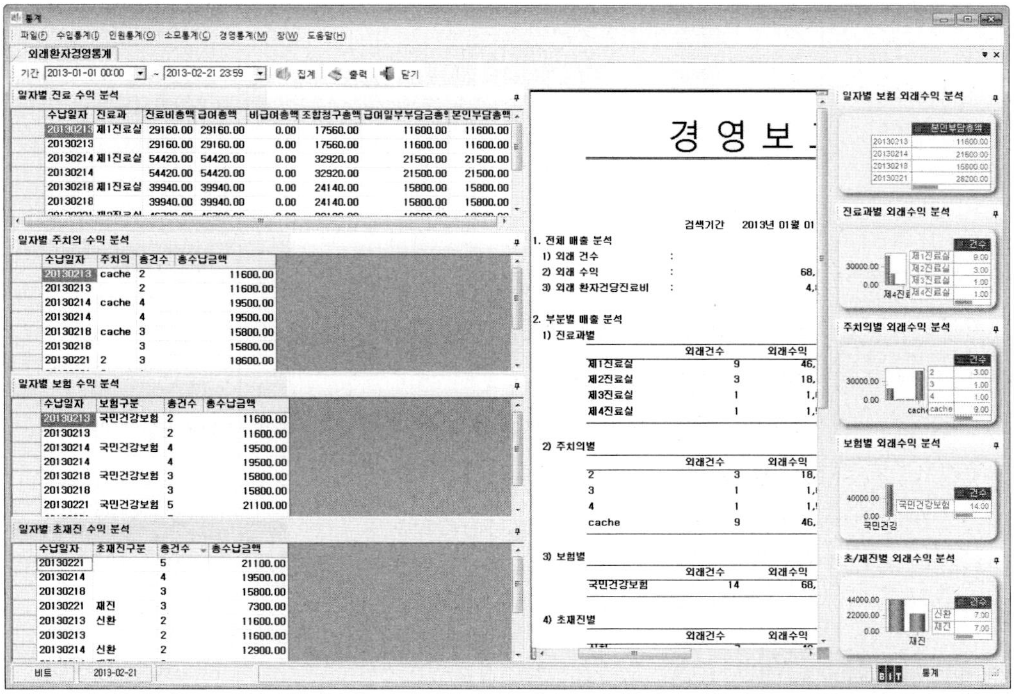

그림 15-41 **[소모 통계] → [경영 통계] → [외래환자 경영 통계]** 수익지표 세부 화면(1)

사이를 마우스로 드래그하면 그림 15-42와 같이 각 수익지표별 그래프를 확인할 수 있다.

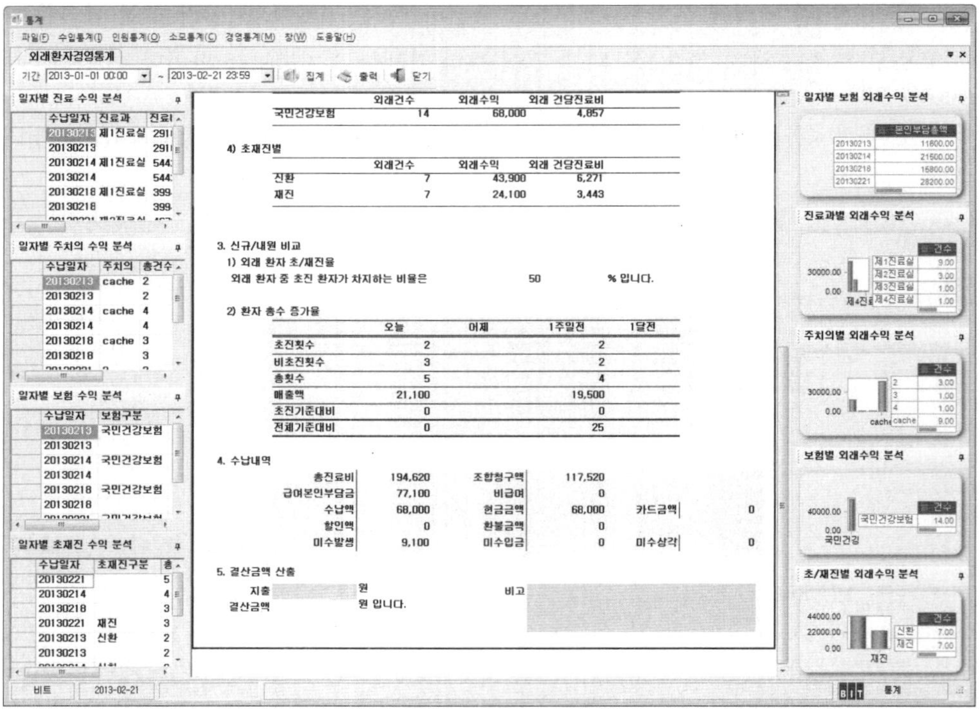

그림 15-42 [소모 통계] → [경영 통계] → [외래환자 경영 통계] 수익지표 세부 화면(2)

2. 외래일일집계표

[소모 통계] → [외래일일집계표]는 특정 기간 동안에 외래환자에 대한 수익발생, 미수금발생, 입금내역 등에 대한 일일 집계정보를 확인할 수 있는 메뉴이다.

그림 15-43은 **[외래일일집계표]**의 일정기간 집계 결과 리포트의 예이다. 이는 경영실적보고서와 동일하게 보고서 형식의 문서 출력이 가능하다.

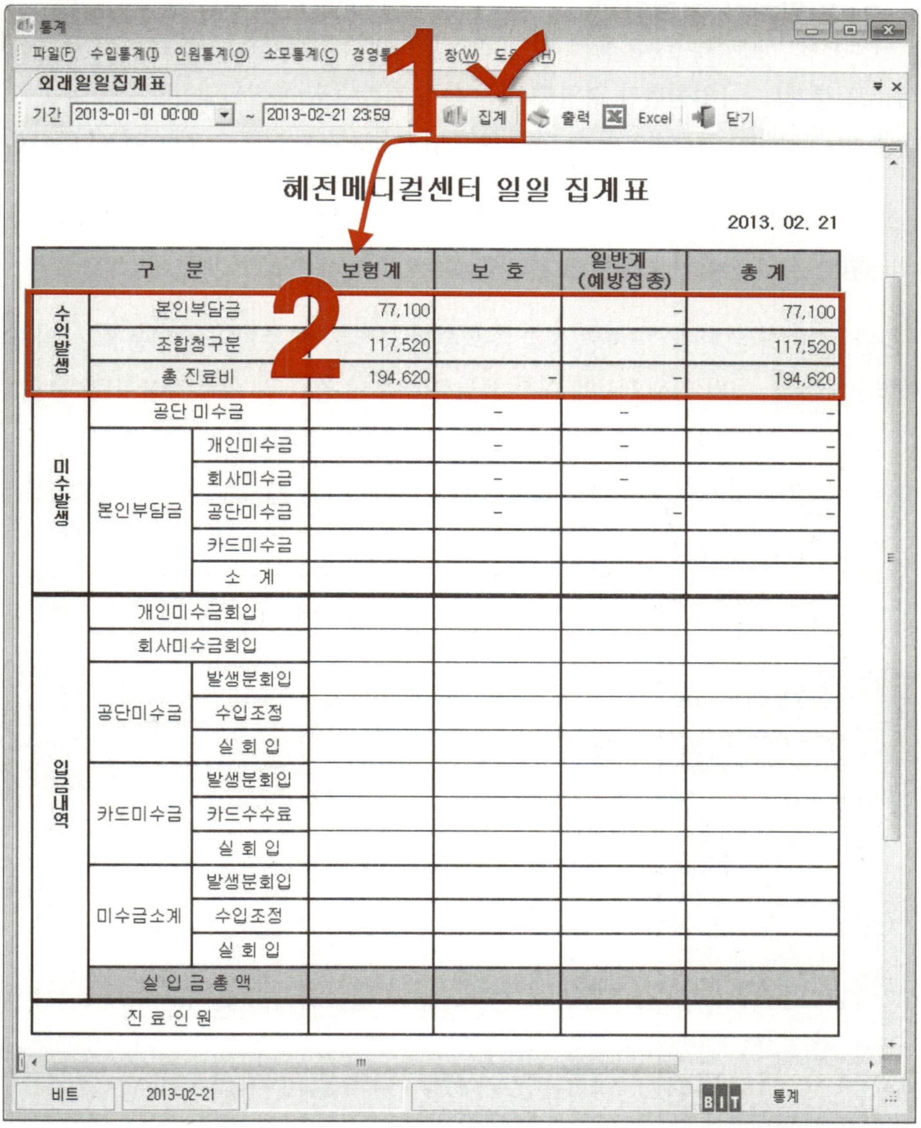

그림 15-43 **[소모 통계] → [경영 통계] → [외래일일집계표]** 집계 화면

3. 입원환자 경영통계

[소모 통계] → [입원환자 경영통계]는 특정 기간 동안에 입원입원환자에 대한 수익 발생, 미수금발생, 입금내역 등에 대한 일일 집계정보를 확인할 수 있는 메뉴이다.

그림 15-44은 **[입원환자 경영통계]**의 일정기간 집계 결과 리포트의 예이다. 이는 **[외래환자 경영통계]**와 동일한 형식으로 출력이 되고 있다.

다만, 화면의 왼편에 '일자별 진료 수익분석', '일자별 주치의 수익분석', '일자별 보험수익분석' 등의 입원환자에 대한 포괄적 정보를 확인 및 출력 가능하다.

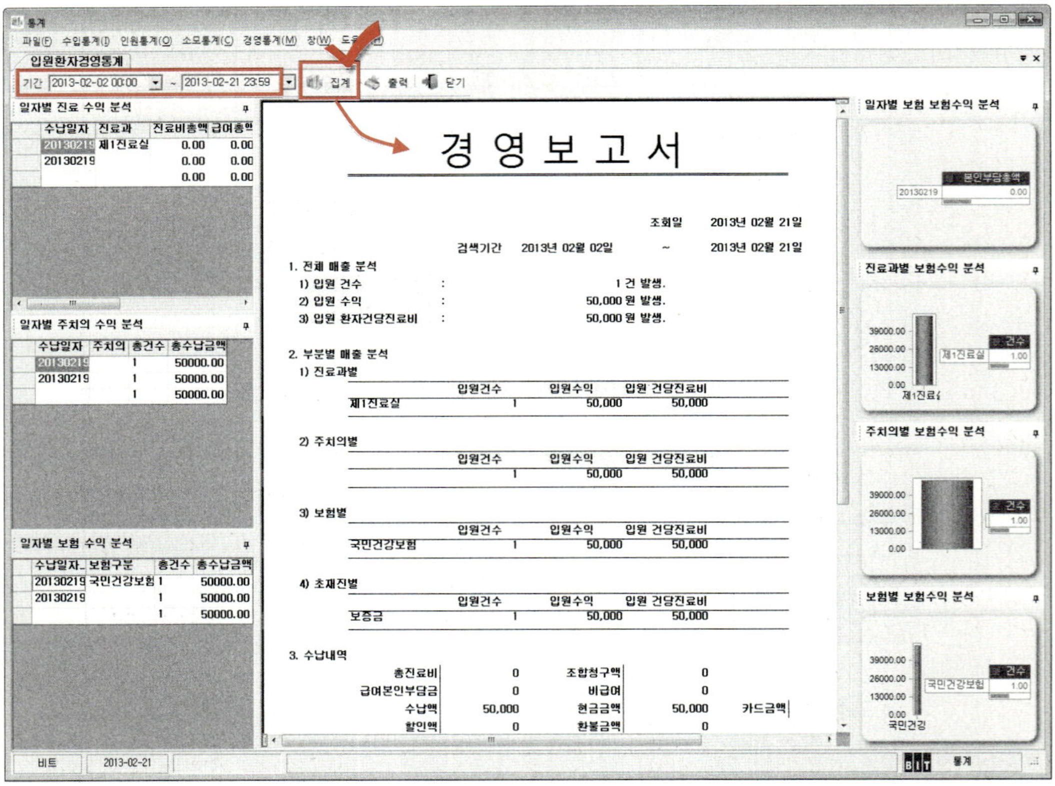

그림 15-44 [소모 통계] → [경영 통계] → [입원환자 경영통계] 집계 화면

PART III OCS 실무관련 종합평가

1 처방전달시스템과 개발업체가 올바르지 않은 것은?

① '비트U차트' – (주)비트컴퓨터
② '의사랑' – 유비케어
③ '아담스' – 전능아이티(주)
④ 'e-OCS' – 지누스
⑤ '아담스' – SK케미칼

2 '비트U차트'의 메인 창에 속하는 프로그램 항목이 아닌 것은?

① 접수 ② 외래진료실
③ 입원진료실 ④ CRM
⑤ 슬립마스터

3 '비트U차트'의 환경설정 실행파일로 올바른 것은?

① DrBit50.exe
② BITLog.exe
③ BITEnvironment.exe
④ BitLIS.exe
⑤ BITChart.exe

4 원외처방전에 기재되지 않는 항목은?

① 보험자와의 가족관계
② 질병분류기호
③ 피보험자명
④ 환자성명
⑤ (건강)보험 조합코드 및 증번호

5 '비트U차트'에서 의약품 및 치료에 관한 '수가 및 약가'를 설정하기 위한 메뉴로 올바른 것은?

① [기본자료] 메뉴
② [접수] 메뉴
③ [입원진료실] 메뉴
④ [외래진료실] 메뉴
⑤ [통계] 메뉴

6 '비트U차트'의 [접수]에서 신규환자를 등록하고자 한다. 이때 필수 입력항목이 아닌 것은?

① 수진자명
② 주소
③ 수진자주민번호
④ 가입자명
⑤ 보험유형

7 외래환자가 외래진료실에서 진료를 받았거나 응급실에서 진료를 받았을 때 최소 몇시간 이상 진료(치료)를 받아야 1일 입원으로 산정 가능한가?

① 1시간 이상 ② 2시간 이상
③ 3시간 이상 ④ 4시간 이상
⑤ 6시간 이상

8 처방전달시스템의 [외래진료실]에서 발급할 수 있는 진단서의 종류에 해당하지 않는 것은?

① 건강검진서
② 병사용진단서
③ 상해진단서
④ 의료급여비용명세서
⑤ 일반진단서

9 '비트U차트'에서 [청구] 프로그램 사용 시 건강보험심사평가원에 전단되는 문서의 형식으로 가장 올바른 것은?

① HWP ② Powerpoint
③ EXCEL ④ ACCESS
⑤ EDI

10 '비트U차트'의 [통계] 프로그램 사용 시 출력가능한 [소모통계]에 해당하지 않는 것은?

① 처방별 소모 통계
② 향정신성 의약품 통계
③ 재료/행위별 소모 통계
④ 제약회사별 소모 통계
⑤ 간호사별 소모 통계

ANSWER 1 ⑤ 2 ④ 3 ③ 4 ② 5 ① 6 ② 7 ⑤ 8 ④ 9 ⑤ 10 ⑤

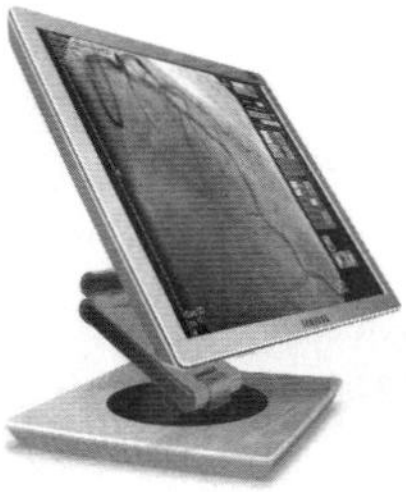

참고 문헌

[1] (사)대한병원협회, "건강보험 요양급여비용 2010년판", 대한병원협회, 2010.
[2] Gregg Keizer, "Smarter Smart Home", special report, Computer Life, June 1996.
[3] Mark C. Torrance, "Advances in Human-Computer Interaction: The Intelligent Room", Position Paper for CHI 95 Research Symposium, May6-7, 1995.
[4] Mark Weiser and John Seely Brown, "Designing Calm Technology", Xerox PARC, December 21, 1995.
[5] Mark Weiser, "Some computer science issues in Ubiquitous Computing", CACM,Vol.36, No.7, July 1993.
[6] URL, 건강보험심사평가원, http://www.hira.or.kr
[7] URL, 국민건강보험공단,
[8] URL, 보건복지부, http://www.nw.go.kr
[9] "EMR(전자의무기록)의 현황 및 발전방안", 순천향대학교부속병원, 2000.
[10] 감염병의 예방 및 관리에 관한 법률(제정 1954.2.2, 개정법률 2010.1.18)
[11] 고윤희, "일개 대학병원에서 OCS 도입 후 외래 간호인력의 업무구성 양상 분석", 경희대학교 행정대학원, 석사학위논문, 2001.
[12] 국민건강보험 재정건전화특별법(제정 2002.3.25, 개정법률 2005.12.30)
[13] 국민건강보험법(제정 1999.2.8, 개정법률 2010.6.10)
[14] 권선천, "병원정보시스템의 효율적 운영방안에 관한 연구 :안동의료재단 전자의무기록 도입효과분석", 안동대학교 대학원 석사학위논문, 2007.
[15] 근로기준법(제정 1997.3.13, 개정법률 2010.6.10)
[16] 김경자, "건강보험과 노인장기요양보험의 실태와 통합의료체계에 관한 연구", 경원대학교 사회정책대학원, 석사학위논문, 2010.
[17] 김명주 외1, "Understanding of Ubiquitous & Computers", 이한출판사, 2009.
[18] 김미경, "노인장기요양보험제도에 관한 연구", 건국대학교 행정대학원, 석사학위논문, 2009.
[19] 김유준, "XML기반의 병원간 검사협력 시스템 설계 및 구현", 제주대학교 산업대학원, 석사학위논문, 2010.
[20] 김윤이, "간호정보시스템이 처방전달시스템에 미치는 영향에 관한 연구 : 중소병원을 중심으로", 부산가톨릭대학교 보건과학대학원, 석사학위논문, 2007.
[21] 김은미, "사회복지서비스 전달체계 개선방안에 관한 연구v, 청주대학교 사회복지행정대학원, 석사학위논문, 2009.
[22] 김정민, "병원정보시스템의 성과에 영향을 미치는 요인", 인제대학교 보건대학원, 석사학위논문, 2008.
[23] 김진태, "U-Healthcare를 위한 EMR기반의 U-Clinic의 설계와 구현", 서울대학교 대학원, 박사학위논문, 2008.
[24] 김진화, "처방전달시스템 도입에 대한 간호사의 만족도 및 적응도 조사 : 일 대학병원을 중심으로", 조선대학교 환경보건대학원, 석사학위논문, 2003.
[25] 김형선, "노인 장기요양보험급여 자들의 삶의 질과 신체적 및 정신적 기능과의 관련성", 충남대학교 대학원, 박사학위논문, 2010.
[26] 김혜련, "일 대학병원의 처방전달시스템 도입 전 · 후 간호업무량의 변화 비교", 인제대학교 대학원 석사학위논문, 2004.
[27] 남혜숙, "XML기반의 진료비 수가정보시스템 설계 및 구현", 한남대학교 정보산업대학원, 석사학위논문, 2003.
[28] 노영아, "종이의무기록과 전자의무기록의 의무기록 기재정보량 차이에 관한 연구 :입원기록지의 주호소 및 현병력 비교", 가톨릭대학교 보건대학원, 석사학위논문, 2007.
[29] 노인장기요양보험(제정 2007.4.27, 개정법률 2010.3.17)
[30] 문우영, "EMR 서식 및 이미지 형식 기록의 전자인증을 위한 XML 변환", 전잠대학교 대학원, 석사학위논문, 2007.
[31] 박기홍, "노인장기요양보험제도의 비교분석 : 독일 · 일본 · 한국을 중심으로", 서울대학교 보건대학원, 2009.
[32] 박성훈, "병원정보시스템의 성공에 영향을 미치는 조직적 요인에 대한 실증연구 : 처방전달시스템(OCS-Order Communication System)을 중심으로", 한국외국어대학교 경영정보대학원, 석사학위논문, 2003.
[33] 박신영, "병원정보시스템 성과에 영향을 미치는 요인에 관한 연구", 서울대학교 보건대학원, 석사학위논문, 2007.
[34] 박양서, "기존 OCS와 PACS의 연동을 통한 효율적인 종합의료정보시스템 구축방안", 전북대학교 정보과학대학원, 석사학위논문, 2004.
[35] 박인순, "병원원가계산시스템과 개선방안에 관한 연구", 성균관대학교 행정대학원 석사학위논문, 2006.
[36] 박주희, "RFID를 이용한 HL7기반의 병원정보시스템 구축", 광운대학교 대학원 박사학위논문, 2006.
[37] 박찬석, "병원정보시스템 사용성 평가에 대한 연구", 충북대학교 대학원 박사학위논문, 2008.
[38] 백현정, "처방전달시스템에 대한 사용자 만족도와 간호업무 만족도", 고려대학교 보건대학원, 석사학위논문, 2007.

[39] 본인일부부담금 산정특례에 관한 기준(제정 2000.7.18, 개정법률 2010.6.23)
[40] 사회보장기본법(제정 1995.12.30, 개정법률 2010.1.18)
[41] 서정욱 외8, "서울대학교병원 전자의무기록 도입 사례", 대한의료정보학회지 제12권 제3호, pp213-215, 2006.
[42] 선택진료에 관한 규칙(제정 2000.9.5, 개정법률 2008.11.28)
[43] 신기은, "의료정보 시스템을 위한 효과적인 보안 프레임워크", 성균관대학교 대학원, 석사학위논문, 2010.
[44] 신승희, "의료환경 변화에 따른 마케팅 전략 연구 : EMR 시스템 도입 사례 분석", 경상대학교 경영대학원, 석사학위논문, 2008.
[45] 신은경, "RFID기반의 전자의무기록(EMR) 시스템의 설계 및 구현", 부경대학교 대학원 석사학위논문, 2008.
[46] 신인경, "RFID기반의 전자의무기록(EMR) 시스템의 설계 및 구현", 부경대학교 산업대학원, 석사학위논문, 2008.
[47] 안정훈, "의료정보시스템의 상호연동을 위한 의료정보교환 모델 표준화 연구 : HIS와 PACS를 중심으로", 순천향대학교 산업정보대학원, 석사학위논문, 2005.
[48] 오영숙, "건강보험 의료행위의 비용구조", 충북대학교 대학원, 석사학위논문, 2010.
[49] 왕경해, "국내 의료기관의 정보화 현황 및 관련 요인 분석", 연세대학교 보건대학원, 석사학위논문, 2006.
[50] 윤석은, "병원 정보시스템 아웃소싱 사례연구", 성균관대학교 정보통신대학원, 석사학위논문, 2006.
[51] 응급의료에 관한 법률(제정 1994.1.7, 개정법률, 2010.3.31)
[52] 의료급여법(제정 1977.12.31, 개정법률 2010.1.18)
[53] 의료기사등에 관한 법률(제정 1973.2.16, 개정법률 2010.1.18)
[54] 의료법(제정 1951.9.25, 개정법률 2010.7.23)
[55] 이경아, "성형외과 HIS에서의 데이터웨어하우스 설계 및 구현", 한밭대학교 정보통신전문대학원, 2008.
[56] 이은주, "처방전달시스템 도입 전 임상 간호사의 컴퓨터 교육요구와 컴퓨터 불안에 대한 조사연구 : 일개 대학병원을 중심으로", 순천향대학교 산업정보대학원, 석사학위논문, 2007.
[57] 이정란, "노인장기요양보험 재가급여 서비스 만족도 연구", 경안신학대학원대학교, 석사학위논문, 2010.
[58] 이진석, "국내종합병원의 통합의료정보시스템 사용자 만족도에 관한 연구", 연세대학교 공학대학원, 석사학위논문, 2006.
[59] 이찬수, "영상 EMR 시스템에 대한 이용자 만족도 연구", 인제대학교 보건대학원, 석사학위논문, 2007.
[60] 이현주, "EMR시스템 하에서 환자 진료정보보호를 위한 사용자 관리방안 연구", 서울대학교 대학원, 석사학위논문, 2006.
[61] 임형주, "EMR 시스템의 도입 특성 요인이 지각된 유용성, 편이성 및 사용의도에 미치는 영향에 관한 연구", 창원대학교대학원 박사학위논문, 2007, 2008
[62] 장진영, "노인장기요양급여 이용에 영향을 미치는 요인에 관한 연구", 연세대학교 보건대학원, 석사학위논문, 2010.
[63] 전효찬, "Clinical Pathway 개발을 위한 EMR 데이터 추출 방법에 대한 연구", 계명대학교 대학원, 박사학위논문, 2006.
[64] 정설희, "요양급여 결정과정 개선방안", 건강보험심사평가원 심사평가정책연구소 2009년 연구보고서, 2009.
[65] 정창원, 외2, "u-병원 정보 시스템을 위한 멀티에이전트 시스템 기반 분산 프레임워크 구축 및 응용", 한국컴퓨터종합학술대회 논문집(A), 제36권제1호, pp.56-57, 2009.
[66] 조근애, "OCS(처방전달 시스템)의 NICU(신생아중환자실) 사용자 요구분석에 의한 UI 개선 방안 : 검사정보시스템을 중심으로", 연세대학교 정보대학원, 석사학위논문, 2005.
[67] 차가을, "혈액 수가 입력 자동화 시스템의 설계 및 구현", 가천의과대학교 병원경영대학원, 석사학위논문, 2005.
[68] 최경환, "U-Hospital 구축을 위한 Network 구성방안 연구", 한양대학교 공학대학원 석사학위논문, 2009.
[69] 최준영, "병원정보시스템의 운영성과에 관한 비교 연구 : PACS와 EMR시스템을 중심으로", 원광대학교 대학원 박사학위논문, 2009.
[70] 최준영, "병원정보시스템의 운영성과에 관한 비교연구-PACS와 EMR시스템을 중심으로", 원광대학교대학원 보건행정학과 석사학위논문, 2008.
[71] 한국소프트웨어진흥원(www.software.or.kr), "전자의무기록(EMR) 시장동향", 2006.
[72] 홍경아, "전자의무기록(EMR)시스템 사용자 만족도에 영향을 미치는 요인에 관한 연구 : 대형병원 EMR 시스템을 중심으로", 경희대학교 경영대학원, 석사학위논문, 2008.
[73] 홍석원, "중소병원의 처방전달시스템 도입 효과분석에 관한 연구 : S병원의 사례를 중심으로", 가천의과대학교 병원경영대학원, 석사학위논문, 2002.
[74] 황동룡, "정보화(OCS)를 구축한 병원과 구축하지 못한 병원의 환자 수 변화추이에 관한 연구", 금오공과대학교 산업대학원, 석사학위논문, 2007.
[75] http://www.koreahealthlog.com/news/newsview.php?newscd=2011052500005
[76] 지식경제부, '의료정보 산업 및 표준화 동향', KATS(지식경제부 기술표준원) 기술보고서, 2011.10
[77] 김선영(2011), "의료기관평가인증제도와 소비자", 한국소비자원 소비자정책동향.
[78] 가톨릭대학교(2010), "보건의료정보 표준화연구(IV), 보건복지가족부.

[79] 한국보건산업진흥원(2004), 진료정보 전송표준개발, 보건복지부.
[80] 주민철(2008), "의료정보 표준화 동향", 정보과학회논문지 제26권 제6호 통권 229호.
[81] 이준택(2010), "의료정보의 안전한 전송을 위한 감사시스템 기반의 Secured Node에 관한 연구", 성균관대학교 석사학위논문.
[82] 통계청(2008), "2008 WHO-FIC 출장보고서", 통계청 통계기준팀 출장보고서.
[83] 김화선(2011), 김화선외 2, "의료정보 표준에 기반한 EHR 플랫폼의 설계 및 개발", 한국지능시스템학회 논문지, 제21권 4호, 2011.12
[84] 안은형(2009), 안은경 외 3, "EHR System에서의 개인정보보호를 위한 개선된 RBAC 모델에 관한 연구, 정보모안논문지, 제9권 제2호, 2009.
[85] 조인숙(2011), 조인숙 외1, "평생전자건강기록(Electronic Health Records) 기반 임상의사결정지원 시스템 연구동향, 정보과학회논문지 제29권 제2호 통권 제261호, 2011.
[86] 노문종(2005), 노문종, "의료환경에서 XDS를 이용한 의료정보의 공유에 관한 연구 : 진료정보 공유시스템 사례 중심으로", 건국대학교 정보통신대학원 석사학위논문, 2005.
[87] 김승희(2005), 김승희 외1, "퇴원요약지를 이용한 CDA 문서 생성에 관한 가이드", 대한의료정보학회지 제11권 제3호 통권 26호, 2005.
[88] 김일곤(2008), 김일곤 외3, "보건의료정보(Health Information) 표준화", 정보통신표준화소식 TTA Journal 통권 제119호, 2008.
[89] 김성현(2010), 김성현 외4, "의료영상 표준화를 위한 DICOM 표준 인터페이스 모듈 설계", 한국컴퓨터정보학회 학술발표논문집, 2010.
[90] 김귀현, "요양기관 종합관리제 도입방안연구", 근로복지공단노동보험연구원, 2009.
[91] 통계청, 한국표준질병및사인분류코드(KCD),
http://kostat.go.kr/kssc/main/MainAction.do?method=sub&catgrp=kssc&catid1=kssc03
[92] 지식경제부 기술표준원, http://www.kats.go.kr/
[93] ISO/TC215 Working Group,
http://www.iso.org/iso/standards_development/technical_committees/list_of_iso_technical_committees/iso_technical_committee.htm?commid=54960
[94] IEC, http://iec.org/

찾아 보기

NEW 병원정보시스템
-OCS를 중심으로

2013년 7월 20일 초판 발행
2015년 9월 1일 2판 발행

저 자 양옥렬 / 김병화 / 박주희 / 변지혜
이동희 / 이상영 / 정영필 / 정용기

발행인 주 병 오

발행처 메디시언 MeDiCEAN

경기도 파주시 회동길 209
파주출판문화정보산업단지
영업부 (031) 955-7566 · 7577
편집부 (031) 955-7731
FAX (031) 955-7730

등록번호 2005년 2월 16일 제 406-2005-000045호

ISBN 978-89-93033-61-8